中华医学会麻醉学分会推荐读物

Miller's Anesthesia

米勒麻醉学

（简装版）

第 9 版 | 第 5 卷

原 著 总 主 编	Michael A. Gropper
原著名誉主编	Ronald D. Miller
原著共同主编	Neal H. Cohen Lars I. Eriksson
	Lee A. Fleisher Kate Leslie
	Jeanine P. Wiener-Kronish
主　　译	邓小明　黄宇光　李文志
副 主 译	姚尚龙　王国林　熊利泽　郭曲练
主　　审	曾因明

北京大学医学出版社

MILE MAZUIXUE（DI 9 BAN）

图书在版编目（CIP）数据

米勒麻醉学：第9版：简装版：全五卷 /（美）迈
克尔·格鲁博（Michael A. Gropper）原著；邓小明，
黄宇光，李文志主译 . —北京：北京大学医学出版社，
2022.4
　书名原文：Miller's Anesthesia
　ISBN 978-7-5659-2601-3

Ⅰ.①米…　Ⅱ.①迈…②邓…③黄…④李…　Ⅲ.
①麻醉学　Ⅳ.① R614

中国版本图书馆 CIP 数据核字（2022）第 031726 号

北京市版权局著作权合同登记号：图字：01-2020-7224
Elsevier (Singapore) Pte Ltd.
3 Killiney Road, #08-01 Winsland House I, Singapore 239519
Tel: (65) 6349-0200; Fax: (65) 6733-1817

米勒麻醉学（第9版）（简装版·第5卷）

主　　译：邓小明　黄宇光　李文志
出版发行：北京大学医学出版社
地　　址：（100191）北京市海淀区学院路 38 号　北京大学医学部院内
电　　话：发行部 010-82802230；图书邮购 010-82802495
网　　址：http://www.pumpress.com.cn
E-mail：booksale@bjmu.edu.cn
印　　刷：北京金康利印刷有限公司
经　　销：新华书店
策划编辑：王智敏
责任编辑：陈　奋　袁朝阳　　责任校对：靳新强　　责任印制：李　啸
开　　本：710 mm×1000 mm　1/16　印张：181　字数：6200 千字
版　　次：2022 年 4 月第 1 版　2022 年 4 月第 1 次印刷
书　　号：ISBN 978-7-5659-2601-3
定　　价：680.00 元（全套定价）

版权所有，违者必究
（凡属质量问题请与本社发行部联系退换）

目　录

第 5 部分

儿科麻醉

76 小儿区域麻醉

SANTHANAM SURESH，PER-ANNE LONNQVIST

雷东旭　韩雪　余高锋　译　宋兴荣　曹铭辉　审校

要　点

- 在过去的三十年里，儿科区域麻醉已经成为日常临床实践中不可或缺的一部分。
- 区域麻醉成为治疗小儿术中和术后疼痛的一种可行的选择。
- 近年来，外周神经阻滞在婴幼儿中的应用呈上升趋势。
- 大型儿科数据库为周围神经阻滞的安全性提供了相关数据。
- 数据证实了外周导管技术在儿科患者中的使用正在成为常规实践。
- 这些技术的高效性和安全性可能有助于包括在家治疗的患儿早期下床活动，改善疼痛管理，促进患儿康复。
- 超声引导已取代了通常用于小儿区域麻醉的解剖定位和神经刺激。
- 超声引导下区域阻滞技术的优点是目标神经和间隙的可视化，能够观察到注入的局麻药的扩散，提高神经阻滞的安全性。
- 超声引导下的周围神经阻滞可减少局麻药用量和穿刺次数，增加敏感阻滞的起效时间和持续时间。
- 为避免局部或全身毒性，应仔细计算局麻药剂量、体积和浓度。脂肪乳剂的引入降低了与使用区域麻醉有关的严重并发症的发生率。

引言

小儿区域麻醉及相关技术和应用的研究紧随在该项技术在成人中的使用之后。儿科医生对于一些成熟的阻滞技术的适应证及应用的描述，甚至为我们提供了探索其在低体重新生儿中应用的机会。来自欧洲和北美的最新数据支持婴幼儿和儿童普遍接受和使用区域麻醉。此外，在儿童中引入加速康复外科（enhanced recovery after surgery，ERAS）方案正逐渐被接受成为术后镇痛的标准化方法。

超声引导在区域麻醉中的应用为区域麻醉技术开辟了新的途径。此外，最近的一项Cochrane综述阐明了超声引导用于区域麻醉的有效性以及为减少局麻药用量提供可能（见后文的参考文献[1]）。

小儿与成人的差异

解剖差异

成长过程中的体型改变

小儿与成人之间最明显的差异是体型。"正常"足

月新生儿体重为 3 ～ 3.5 kg，身高 50 cm，而 10 ～ 15 年内体重将增加 12 倍以上（＞ 1200%），身高增长 3 倍以上（＞ 300%）。早期发育阶段，脊髓占据了整个椎管，但随后脊椎生长的速度超过脊髓[1a]，尾端脊神经、脊髓以及各层被膜容纳在椎管之内。出生时，硬脊膜终止于骶椎的 3/4 水平，脊髓末端（脊髓圆锥）在 L_3 ～ L_4 水平。1 岁末时上述解剖结构才达到成人水平，即脊髓圆锥终止于 L_1 水平、硬脊膜达 S_2 水平。

整个婴儿和儿童时期的解剖关系和标志都在不断地变化，增加了区域麻醉技术的难度。因此，操作者必须熟悉发育解剖学，用准确的辅助技术对解剖间隙和神经干进行定位。

在儿科人群中观察到的先天畸形、遗传性疾病、胎儿 / 新生儿窒息导致的后遗症（脑性瘫痪），常需要进行手术操作以促进患儿活动或适应正常的童年生活。

影响局部神经阻滞适应证和实施的主要解剖、生理因素见表 76.1。

骨骼骨化和骶椎融合延迟

新生儿的骨骼，包括椎骨，大多为软骨。由于软

表 76.1　小儿期影响区域阻滞选择或实施的主要解剖与生理因素

儿科因素（主要为婴儿期）	导致的危险	对区域麻醉的影响
脊髓末端位置较低	直接损伤脊髓的风险增加	尽可能避免在 L_3 以上硬膜外穿刺
硬脊膜囊投射位置较低	意外穿破硬脊膜的风险增加	检查有无脑脊液流出（包括骶管阻滞） 建议在较低位置行硬膜外穿刺
神经纤维髓鞘化尚未完成	局麻药液易进入神经内	起效时间缩短，低浓度局麻药即可产生成人较高浓度局麻药的效果
骨骼为软骨性结构	锐利穿刺针穿刺时阻力下降 骨化中心直接损伤和细菌污染的风险增加，进而影响骨／关节的生长	避免使用细、尖的穿刺针；宜使用针体短、针尖斜面短的穿刺针 进针时不可过分用力；遇有阻力时，停止进针
骶椎尚未融合	存在骶骨椎间隙	整个儿童期能实施骶部椎间隙入路的硬膜外穿刺
脊柱的弯曲尚未形成	颈椎生理弯曲（3～6 个月） 腰椎生理弯曲（8～9 个月）	6 个月前硬膜外穿刺针方向与脊柱水平相同，之后随脊柱弯曲调整方向
尾骨轴改变，骶裂孔不生长	随着年龄增长，骶裂孔相对变小	6～8 岁后，骶裂孔定位更为困难（骶管阻滞失败率增加）
髂棘的骨化和生长尚未完成	婴儿 Tuffier 线（两侧髂前上棘连线）平 L_5 或更低水平	Tuffier 线平对 L_5～S_1 椎间隙，而不是 L_4～L_5 椎间隙
硬膜外脂肪的流动性增加	6～7 岁前，局麻药扩散随着年龄增长而增加	6～7 岁前，使用骶管麻醉能取得很好的阻滞效果
神经鞘和腱膜与其覆盖的结构连接疏松	局麻药沿神经走向的扩散能力增加，有渗透到远处解剖间隙的危险，可阻滞远端神经	局麻药沿脊神经根处渗漏出椎管，硬膜外阻滞时需较大容量的局麻药 只需较小容量的局麻药就可产生很好的周围神经阻滞效果
酶尚未成熟	局麻药代谢较慢（通常被其他酶途径代偿）	特征为药物的机体平均滞留时间与半衰期延长，易蓄积（特别是重复注射和持续输注局麻药后）
细胞外含量高	局麻药（以及大多数药物）的分布容积与机体平均滞留时间增加	单次注射后药物峰值浓度（C_{max}）降低，但是重复／持续注射后蓄积
血浆蛋白含量低（HSA 和 AGP）	竞争结合 HSA 的非特异性结合位点 AGP 特异结合局麻药的能力有限，导致血浆游离局麻药浓度增加	所有局麻药的未结合的游离部分增加：全身毒性反应的风险增加
心输出量与心率增加	局部血流增加，导致局麻药全身吸收增加	局麻药全身吸收增加（T_{max} 降低，阻滞时间缩短） 添加肾上腺素的效应增强：血管收缩作用可减少吸收（从而减少毒性反应），延长阻滞时间
交感神经发育不成熟，心脏自主神经适应能力低下，下肢血管床较小	椎管内阻滞期间血流动力学稳定	不必液体预扩容或使用血管收缩药
体形和概念化尚未形成，焦虑	患儿不能对自己身体部位精确定位 不理解"异感"的概念 难于配合	须使用定位技术对神经／间隙进行定位，而不依靠患儿配合 大多数患儿需要行深度镇静或全麻（特别是实施"危险"技术操作时，以避免患儿在阻滞过程中的关键阶段惊恐发作）

AGP，α_1 酸性糖蛋白；C_{max}，血浆峰浓度；HSA，人血清白蛋白；T_{max}，达 C_{max} 的时间

骨抵抗穿刺力的能力低，易被锐利的针尖刺入，从而导致骨化中心损伤，影响骨或关节的发育。因此，神经阻滞期间应尽可能避免触及骨质，特别是婴儿。X 线片和超声也较易透过软骨。

脊柱弯曲的形成

出生时，脊柱仅有一个弯曲，无论在哪个椎间隙行硬膜外穿刺，进针方向都相同。但脊柱弯曲并不固定，整个儿童期的脊柱都具有可塑性，脊柱弯曲容易被强制的屈曲抵消，这是儿童期的一个主要优势（骨赘除外）。

筋膜连接疏松和硬膜外脂肪的流动性

筋膜和神经血管周围鞘与其覆盖的结构（如神

经、肌肉、肌腱、血管）连接疏松。这使得局麻药容易扩散，不论使用何种区域麻醉技术都能获得完善的神经阻滞效果，但偶尔也会意外地扩散到较远处的神经或其他解剖间隙。婴儿和较小的儿童（6～7 岁以下）的硬膜外脂肪流动性很强。硬膜外脂肪具有流动性且包绕脊膜神经根的鞘膜较疏松，使注入硬膜外间隙的局麻药持续地渗漏。因此，硬膜外阻滞时需要相对较大的局麻药容量（可达 1.25 ml/kg）才能达到预期的麻醉效果。

神经纤维髓鞘化不完善

胎儿时期颈神经分节开始髓鞘化，随后向头侧和尾侧延伸[2-3]，但髓鞘化过程在 12 岁前都未停止。婴儿髓鞘化的神经纤维非常少，这也是他们不能行走的主要原因。这种情况导致的主要药理学结果是局麻药容易渗透进入神经。成人应用的局麻药浓度至少是小儿的 2 倍，而小儿应用浓度较低的局麻药就可获得与前者相同的神经阻滞效果。小儿神经阻滞的起效时间缩短，但阻滞持续的时间也相应缩短，这是因为局麻药被髓鞘包裹后的进行性释放减少；再者，婴儿局部血液循环丰富，局麻药被血液吸收较多。

疼痛的感知

躯体痛觉是一种主观感觉体验，由三种主要成分混合产生[4]：动机指令（motivational-directive）、感觉辨别（sensory-discriminatory）和认知评价（cognitive evaluative）。动机指令由无髓鞘的 C 纤维传导（"慢"痛或"真实"痛）。疼痛引起保护性反射，如自主神经反应、肌肉收缩、肌紧张。C 纤维在胎儿早期就具有了完善的功能。C 纤维与背角神经元的联系在出生后的第二周才成熟。但是，由 C 纤维传递到背角的伤害性刺激能引起持续性反应[5-6]，这可能是因为 P 物质大量产生后，引起周围的神经元广泛去极化。出生后两周内 P 物质的背角受体数量减少，新生儿对伤害性刺激的过度反应逐渐消失，刚出生时并不成熟的抑制性控制通路也逐渐完善。

新生期的疼痛性操作能使随后婴儿和儿童期的疼痛反应发生改变[7]，这种改变取决于婴儿的发育阶段（足月抑或早产）和婴儿对疼痛的累积体验。足月的新生儿对伤害性操作的反应表现为行为反应性增强，而早产儿表现为反应性减弱。在疼痛性操作之前给予麻醉药（局麻药或阿片类药），婴儿对操作的疼痛表现和痛觉长期改变的幅度会减小[7]。

小儿无法向医务人员准确表达不适与痛苦，致使小儿疼痛的认定与诊断非常困难。过去 20 年间，小儿疼痛引起了广泛的关注。人们已设计可靠的、与年龄相关的疼痛评分表来评价疼痛的严重程度和治疗的有效性。

局麻药和辅助药的药理学

小儿用药的药理学特性主要受两个因素影响：①某些酶代谢途径不完善，被其他的生化途径替代；②生长过程中体表面积逐渐增加。根据体表面积计算药量与成人相同（或按比率）[8]。由于体表面积的数据不易获得，临床上一般根据体重计算药量。随着小儿生长，用药量需要不断地调整，用药量错误并不少见。

局麻药

局麻药的药物特点和作用机制在本书其他章节已有详细叙述（见第 29 章）。两者在小儿期基本相同，仅药代动力学的特点可能有较大差异，特别是新生儿和婴儿[9]。

局麻药的固定

简言之，与成人相比，婴儿局麻药固定减少，扩散增加。特别在硬膜外间隙，由于硬膜外脂肪流动性增加以及聚集的脂肪少，局麻药更易扩散。上述改变导致的主要结果是：①局麻药起效时间缩短；②局麻药沿纵向扩散和周围扩散更为广泛；③局麻药局部结合部位的二次释放减少，作用时间更为短暂。

局麻药向靶点的扩散　局麻药作用的靶点是神经纤维的电压依赖性 Na^+ 通道。非离子化的分子才能透过生物膜，其速度取决于神经鞘膜的数量和厚度（随年龄增加而增加）。

全身吸收和分布

血浆蛋白的结合　非离子化的局麻药能自由地穿过注射部位附近的毛细血管壁。由于婴儿的心排血量和局部血流量是成人的 2～3 倍，局麻药的全身吸收会相应增加。血管活性药（如肾上腺素）能有效延缓局麻药的全身吸收。

局麻药进入血管床后，主要与人血清白蛋白（human serum albumin，HSA）、α_1 酸性糖蛋白（acid glycoprotein，AGP）或 α 酸性黏蛋白结合。局麻药与 HSA 的亲和力低，很多药物能与其竞争结合位点。出生后的第一个月，血浆 HSA 的水平低，尤多见于早产儿和禁食的婴儿。因此，HSA 防止局麻药全身毒性和预防术后毒性反应的作用减弱。局麻药与 AGP

的亲和力是 HSA 的 5000 ～ 10 000 倍，因此 AGP 能有效防止局麻药全身毒性反应（后者的发生取决于非结合、游离的局麻药）。但是，出生时 AGP 的血浆浓度也很低（0.2 ～ 0.3 g/L），在 1 岁前也未达到成人的水平（0.7 ～ 1.0 g/L）[10-12]。

出生时，能结合局麻药的两种蛋白的血浆浓度低，因此婴儿血浆中局麻药的游离成分增加。即使 AGP 的血浆浓度在术后会增加（除非发生肝功能不全），在此年龄段所有氨基酰胺局麻药的最大剂量也必须大幅度减少[12]。另一方面，手术的应激，尤其是婴幼儿感染或接受急症手术时，血浆 AGP 的浓度会升高[10]。血浆 AGP 浓度的升高能改变游离罗哌卡因的比例，增加结合型罗哌卡因的浓度，因此可以防止局麻药全身毒性的发生[13]。这可以大幅减少局麻药单次注射后的毒性作用，可以使局麻药的浓度处于安全范围。

红细胞储存　局麻药进入血流后会分布到红细胞上，这部分占局麻药总量的 20% ～ 30%，取决于局麻药的种类和血细胞比容。红细胞储存通常对局麻药的药代动力学影响较小，除非存在下列情况。

- 新生儿：血细胞比容高（可超过 70%）和红细胞增大（生理性巨红细胞症）使得局麻药持续"被捕获"，导致单次注药后血药峰值浓度（C_{max}）降低，但二次释放增加。因此，所有局麻药的半衰期延长。
- 婴儿：生理性贫血减少红细胞对局麻药的储存，当血浆蛋白结合位点饱和后（接近中毒的血液浓度），防止局麻药全身毒性反应的效应降低（仅指单次注射）。

硬膜外间隙局麻药的吸收　硬膜外局麻药的吸收已能被很好地评估。小儿和婴儿的局麻药动力吸收已有报道，但较年长患者的局麻药血浆浓度曲线的双相性形状不明显。虽然达到 C_{max} 的时间（T_{max}）基本不变（如布比卡因的 T_{max} 不随年龄改变，约 30 min）[14]，但 C_{max} 和浓度下降曲线的坡度增加。

罗哌卡因是个明显的例外。婴儿骶管或腰部硬膜外注药后，罗哌卡因的 T_{max} 延长至 2 h，C_{max} 也增加[15]。这一不典型的药代动力学特征可用以下因素来解释，如酶不成熟，全身吸收缓慢，分布容积减少[16-17]。另外，罗哌卡因具有内源性血管收缩的作用，如同局麻药中添加了肾上腺素，这也可能发挥了一定作用。无论如何，由于很多婴儿手术时间短，年长患儿在骶管／硬膜外阻滞后 2 h 内（通常在达到 C_{max} 之前）就会离开手术室和麻醉后监护治疗室（postanesthesia care unit，PACU），因此不能忽视 C_{max} 和 T_{max} 的增加。

左旋布比卡因的药代动力学特征与甲哌卡因类似。2 岁以下婴幼儿骶管注射 2 mg/kg 左旋布比卡因后，C_{max} 的范围为 0.41 ～ 2.42 μg/ml［(0.91±0.40) μg/ml］，高于注射同等剂量的消旋布比卡因[18]。由于其血浆清除率减少，未满 3 个月婴儿的 T_{max} 值也相应延长（婴儿为 50 min，成人为 30 min）[19]。

重复注射时，需减少硬膜外的给药剂量，使 C_{max} 值保持在首次注射后的相同范围内。第二次注射时应注意以下两点：

- 降低到首次剂量的 1/3。首次注射利多卡因、甲哌卡因或丙胺卡因后，30 min 内不可行第二次注射，而布比卡因、左旋布比卡因或罗哌卡因 45 min 内不可行第二次注射。
- 或第二次剂量为首次剂量的 1/2。但间隔时间为首次注射利多卡因、甲哌卡因、丙胺卡因、氯普鲁卡因 60 min 后或布比卡因、左旋布比卡因、罗哌卡因 90 min 后。

如果需要多次注射，剂量应该减少到第二次剂量的 1/2（首次剂量的 1/6）间隔的时间与第二次注射相同。

为获得术后 24 h 内的稳态浓度，可采用持续输注的方式。青少年患者以 0.3 mg/（kg·h）的速率持续输注布比卡因、左旋布比卡因或以 0.4 mg/（kg·h）的速率给予罗哌卡因，可达到此目的。

婴儿的给药速率必须减慢[20-21]。未满 4 个月的婴儿，布比卡因的给药速率须小于 0.2 mg/（kg·h）（或其他等效剂量的局麻药），大于 4 个月的婴儿以 0.25 mg/（kg·h）的速率给药。由于不能达到稳态的血浆浓度，即使是"安全"的输注速率，未满 4 个月的婴儿（有时候 4 ～ 9 个月）也可发生全身毒性反应（甚至是在给药后 48 h）。该年龄群体在给药 24 h 后可获得稳定的峰值浓度，因此宜选择左旋布比卡因[22]或罗哌卡因[23]，而不宜选择消旋布比卡因。

其他注射部位的吸收　局麻药在婴儿的黏膜部位吸收增加[24]。长期以来，人们认为黏膜表面麻醉禁用于该年龄群体。但是只要做好某些预防措施，该技术仍可安全应用：选择特制的透黏膜纱布片[22]或喷洒稀释的利多卡因[23, 25]；并且要认识到利多卡因表面麻醉会使喉软骨进一步软化[26]。

在经皮使用 EMLA（利多卡因和丙胺卡因的混合物）乳剂后，血浆峰值浓度出现在 4 h 后，且维持在低水平[27]：利多卡因不超过 200 ng/ml，丙胺卡因不超过 131 ng/ml，即使未满 6 个月的婴儿也是如此。

腔隙阻滞（如髂筋膜、脐、腹股沟、阴部阻滞）时，局麻药的吸收与硬膜外阻滞时的双相曲线相同[28-31]。由于吸收面积大，注入高浓度局麻药经常导致很高的血浆峰值浓度（偶尔可达到有中毒可能的血浆峰值浓度），特别是使用 0.5% 罗哌卡因时[31]。但使用较低浓度局麻药后，其血浆浓度会很低。

外周神经阻滞时，局麻药吸收也成相似的双相曲线，但 C_{max} 和 T_{max} 不同。后两者取决于局麻药本身、是否添加肾上腺素以及注射的部位；注射位置越靠近远端，吸收过程越缓慢（与成人相同）。

肺的摄取 氨基酰胺类局麻药进入静脉血流后，一部分与血浆蛋白结合，一部分被红细胞储存，然后到达右心室，再进入肺循环，被肺摄取。随后其在肺静脉的血浆浓度、体循环动脉血浆浓度（特别是冠状动脉和脑动脉）持续降低。因此，肺的摄取起到了临时防止毒性反应的作用。但某些药物如普萘洛尔能降低肺的摄取，抑制这种保护效应。右向左分流心脏病的小儿，因肺循环分流的存在，局麻药的动脉血浆浓度会显著增加，即使使用少量的局麻药也可导致全身毒性反应[32]。

分布容积 静脉注射氨基酰胺类局麻药后的分布容积稳定，为 $1 \sim 2$ L/kg（表 76.2）。其他部位注射局麻药后，由于"反转"效应，计算的分布容积通常显著增加，尤其见于长效局麻药。婴儿和新生儿的细胞外液含量增加（表 76.3），所有局麻药的分布容积比成人大，这会导致以下结果：①所有局麻药的血浆峰值浓度明显降低，单次注射后的全身毒性危险减少；②反复注射时，药物血浆浓度增加，清除半衰期延长，清除减少。

肝对酰胺类局麻药的摄取及清除 短效酰胺类局麻药的肝摄取率很高（利多卡因为 $0.65 \sim 0.75$），该指标主要取决于肝的血流量而不是药物的血浆浓度。有关左旋布比卡因在小儿中应用的研究资料很少。出生后几个月的小儿，单次注射左旋布比卡因后的清除率增加，但持续输注时（即使是 0.0625% 的左旋布比卡因），其清除率降低的程度与消旋布比卡因相同，且血浆浓度不能达到稳态水平[19]。

胎盘转移 孕妇胎盘对局麻药的摄取会持续地影响其在组织的分布。血浆蛋白结合率会影响药物的胎

表 76.2 酰胺类局麻药药代动力学参数的年龄相关差异

局麻药	蛋白结合率（%）	稳态分布容积（Vdss）	清除率 [ml/（kg·min）]	消除半衰期（h）
利多卡因				
新生儿	25	$1.4 \sim 4.9$	$5 \sim 19$	$2.9 \sim 3.3$
成人	$55 \sim 65$	$0.2 \sim 1.0$	$11 \sim 15$	$1.0 \sim 2.2$
甲哌卡因				
新生儿	36	$1.2 \sim 2.8$	$1.6 \sim 3$	$5.3 \sim 11.3$
成人	$75 \sim 80$	$0.6 \sim 1.5$	$10 \sim 13$	$1.7 \sim 6.9$
布比卡因				
新生儿	$50 \sim 70$	3.9（±2.01）	7.1（±3.2）	$6.0 \sim 22.0$
成人	95	$0.8 \sim 1.6$	$7 \sim 9$	$1.2 \sim 2.9$
左旋布比卡因				
婴儿	$50 \sim 70$	2.7	13.8	4
成人	95	$0.7 \sim 1.4$	$28 \sim 39$	1.27 ± 0.37
罗哌卡因				
婴儿	94	2.4	6.5	3.9
成人	94	1.1 ± 0.25	$4 \sim 6$	1.15 ± 0.41

表 76.3 不同年龄段体液分布的差异

体液分布	早产新生儿（%）	足月新生儿（%）	婴儿（%）	儿童（%）	成人（%）
液体总量	$80 \sim 85$	$70 \sim 75$	65	$55 \sim 60$	$50 \sim 55$
细胞内液	$20 \sim 25$	$30 \sim 35$	35	$35 \sim 40$	$40 \sim 45$
细胞外液	$55 \sim 60$	45	30	$20 \sim 25$	20

盘转移：利多卡因在胎儿脐静脉血和产妇动脉血中浓度之比约为 0.73，丙胺卡因为 0.85，而布比卡因只有 0.32。药物的旋光性可能也有一定的影响，至少布比卡因如此。在与肾上腺素合用时，右旋布比卡因的胎盘转移远超过左旋布比卡因[33]。绝大多数酯类局麻药可被快速分解代谢，不会发生胎盘转移。丁卡因和可卡因分解缓慢，仅用于表面麻醉或脊髓麻醉（仅丁卡因）。由于两者的全身吸收速率缓慢，血浆浓度非常低，因此不必顾虑胎盘转移。

代谢　酯类局麻药由血浆胆碱酯酶迅速水解。刚出生时的血浆胆碱酯酶活性很低（这并不会导致不良反应），此后逐渐增加，至 1 岁时活性可逐渐达到成人水平[34]。氯普鲁卡因的消除率最快[4.7 mol/（ml·h）]，普鲁卡因较慢[1.1 mol/（ml·h）]，而可卡因仅 0.3 mol/（ml·h）。氯普鲁卡因和普鲁卡因也有一部分通过肝胆碱酯酶分解代谢。

酰胺类局麻药在肝内的分解代谢主要通过两种酶促反应：第一时相，在肝微粒体酶系细胞色素 P（CYP）450 的作用下发生氧化反应；第二时相，第一时相的代谢产物与葡糖醛酸或氨基酸残基结合，生成易于排出体外的无毒性水溶性化合物。

出生后几个月内，人体肝细胞 CYP450 的活性很低。布比卡因在成人主要是由 CYP3A4 分解，但婴儿体内缺乏此酶。然而，婴儿体内胎儿型 CYP3A7 的活性很高，其对布比卡因的分解能力与 CYP3A4 相当[24]。罗哌卡因和左旋布比卡因[19]主要被 CYP1A2 分解（3 岁前此酶的功能尚不完善），小部分被 CYP3A4 分解。小儿的肝细胞 CYP450 氧化酶不成熟，临床意义有限（清除率低、延迟的 T_{max} 和增加的 C_{max} 仅见于罗哌卡因，但仍在临床可接受的范围内），这并不妨碍这些局麻药在新生儿和婴儿中的使用。

刚出生时，药物在体内代谢的第二反应时相，特别是与葡糖醛酸的结合反应并不完善，这种情况一直持续至 3 岁。但在出生后 1 个月，其他的结合反应途径如与硫酸基团的结合，却很活跃，且非常有效。

消除半衰期　消除半衰期（$t_{1/2}\beta$）取决于药物的分布和代谢。可以通过以下公式计算（Cp 为血浆清除率，Vd_{ss} 为稳态分布容积）。

$$\frac{t_1}{2}\beta = (0.693 \times Vd_{ss})/Cp$$

1 岁以上小儿与成人的 $t_{1/2}\beta$ 基本相同，主要是因为增加的 Vd_{ss} 被增加的 Cp（部分与小儿肝的高血流量相关，其肝血流量占体重 4%，而成人仅为 2%）所代偿。1 岁前，所有局麻药的清除率低且 $t_{1/2}\beta$ 延长（表 76.2），重复注射时容易蓄积。但 Bricker 及其同事[35]的研究表明，婴儿和成人之间的药代动力学参数没有差异。

局麻药的全身毒性　据报道，利多卡因和甲哌卡因血浆浓度达 7 ～ 10 μg/ml，布比卡因血浆浓度达 1.5 ～ 2 μg/ml（术中）或 2 ～ 2.5 μg/ml（术后）时就会出现神经系统毒性反应症状。然而也有报道称，布比卡因血浆浓度超过 4 μg/ml 也未曾出现任何毒性反应的临床症状。通过对成年志愿者的研究，以下局麻药在血浆中游离状态时的毒性阈值已经确定。

- 未结合的布比卡因为 0.3 μg/ml
- 未结合的左旋布比卡因或罗哌卡因为 0.6 μg/ml

婴幼儿局麻药血浆蛋白结合率较成人低，发生全身毒性的风险更大，所以心脏毒性反应与中枢神经系统毒性反应常同时发生，而非在中枢系统毒性反应之后发生。

阿片类药物

阿片类药物用于婴幼儿椎管内麻醉时，$t_{1/2}\beta$ 明显延长[36]。椎管内注射吗啡 10 min 内达到 C_{max}；但这个浓度值非常低，不能达到临床镇痛水平[35, 37]。阿片类药物在脑脊液中的 $t_{1/2}\beta$ 与血浆 $t_{1/2}\beta$ 相同，但硬膜外注射阿片类药物后，脑脊液中的浓度很高，需要经过 12 ～ 24 h 才能降低到最小有效浓度（约 10 ng/ml）。表 76.4 列出了椎管内麻醉药的常用剂量。短效脂溶性阿片类药物（芬太尼、舒芬太尼）都可用于镇痛。但是，与成人相同，它们并不能明显延长术后镇痛的时间，除非反复或持续输注。阿片类药物的镇痛作用主要是全身性的，可能会导致患者急性呼吸抑制（突然窒息）。这与成人患者硬膜外/鞘内注射吗啡过量后患者先有皮肤瘙痒、嗜睡，继而呼吸频率减慢，然后出现进行性或延迟性呼吸抑制的情况不同。

表 76.4　小儿区域麻醉常用的辅助药及使用剂量

辅助药	推荐剂量	最大剂量
吗啡		
硬膜外给药	30 μg/kg	50 μg/kg
鞘内注射	10 μg/kg	20 μg/kg
芬太尼（硬膜外给药）	1 ～ 1.5 μg/kg	2.5 μg/kg
舒芬太尼（硬膜外给药）	0.25 ～ 0.5 μg/kg	0.75 μg/kg
可乐定（硬膜外或周围神经给药）	1 ～ 1.5 μg/kg	2 μg/kg
氯胺酮 *（硬膜外给药或偶用于周围神经给药）	0.5 mg/kg	1 mg/kg

* 不含防腐剂的氯胺酮（最好是不含防腐剂的 S- 氯胺酮）

其他辅助药

肾上腺素（5 mg/L 或 1/200 000）常与局麻药混合使用，特别是用于 4 岁以下的小儿时，可降低局麻药血浆峰值浓度[28]并延长局麻药作用时间[38-39]。小儿对肾上腺素致心律失常的作用非常敏感，故合用肾上腺素时，还可以早期发现药物（试验剂量）误入血管。但肾上腺素是否会引起脊髓缺血一直存在争议，尽管事实证明这种担心是没有必要的。新生儿和婴儿区域阻滞添加肾上腺素时，许多麻醉学家推荐使用低浓度肾上腺素（2.5 mg/L 或 1/400 000）；此时布比卡因在骶管的吸收率可下降 25%[39]。

可乐定作为 α_2 肾上腺素能受体激动药，与肾上腺素一样，其与局麻药配伍用于小儿椎管内[40-42]或外周神经阻滞时有很多优势（表 76.4）[43]：可增加（2 倍）神经阻滞的持续时间且不引起血流动力学紊乱；减少局麻药的血浆峰值浓度；手术后还可以维持 1～3 h 的轻度镇静（这并不影响患者出院）。混合使用可乐定时，无需为术后镇痛留置导管，从而降低并发症及费用。可乐定在婴幼儿体内的代谢途径尚不完善，其清除率仅为成人的 1/3[44]。可乐定引起婴幼儿呼吸抑制已有报道[45-46]，因此 6 个月以内的小儿应尽量避免使用[47]。

氯胺酮，尤其是 S- 氯胺酮，有阻断 N- 甲基 -D- 天冬氨酸（NMDA）受体的效应，对钠离子通道的影响与局麻药相似（与局麻药的结合位点相同），其作为辅助药已引起人们的关注。与局麻药混合使用时，0.25～0.5 mg/kg 氯胺酮能显著延长局麻药的镇痛时间[41, 48]且无明显不良反应。但这一适应证在美国未被批准使用。

还有很多药物曾被用作区域阻滞时的辅助用药[49]，尽管已证明其中一些具有镇痛作用（糖皮质激素、丁丙诺啡、新斯的明、曲马朵、咪达唑仑），但不良反应大，从而限制了它们的使用。此外，因涉及伦理问题，在美国，它们不被批准应用于小儿。

生理因素

手术引起新生儿、婴儿、小儿的神经内分泌应激反应[4, 50]，导致代谢状态和免疫功能发生改变[51]。硬膜外麻醉能减少甚至消除这种应激反应[52-54]。8 岁前的小儿在实施中段硬膜外阻滞时，不影响左心室功能及血流动力学平稳[55-56]。硬膜外阻滞不会引起体循环或肺循环平均动脉压、左心室舒张末期容积、左心室射血分数、左心室周径纤维平均缩短速率的改变[57]。硬膜外阻滞期间，肺多普勒血流速度降低，可能是由

于肺动脉阻力增加的原因。小儿硬膜外阻滞前，不推荐预先输注盐水。即使是青少年，也很少需要液体扩容或使用血管活性药物。

心理因素

儿童对手术室新环境产生恐惧，绝大多数存在无法控制的焦虑感[58-59]。他们觉得被父母遗弃，置身于一群拿着注射针来威胁他们的陌生人中。此外，年龄小于 10 岁的儿童对身体还没有完全的认识，还不能清楚辨别相邻近的部位，比如前臂和上臂。年幼的患儿还无法理解异感和有差别的阻滞状态（"触觉"不是"疼痛"）。因此，需要使用不依赖患者合作的方法（阻力消失感、神经刺激仪、超声技术）对神经干和某些解剖间隙进行定位。婴儿和大多数儿童会对注射针感到焦虑不安和恐惧。为了避免患儿在区域阻滞操作过程中惊恐发作和躁动，实施镇静或浅全身麻醉是必需的。一项前瞻性区域麻醉临床试验证明，与清醒状态下相比，患儿在全身麻醉状态下接受区域阻滞并没有任何有害影响[60]。

区域麻醉对心理有明显的影响。术后无痛可以改善患儿、家属及护士的心理舒适感。外科医师也乐于为安静、易处理的患者诊疗。临床上，有时可以观察到区域麻醉的不良心理影响：术后持久的运动（甚至感觉）功能丧失会引起小儿（尤其是 3～5 岁）和父母的恐惧感，即使是术前已经充分解释此种预期的围术期情况。友好的环境、医护人员的同情心以及对区域麻醉药的作用做进一步解释，可以减轻这种术后焦虑。

适应证、禁忌证和并发症

适应证

小儿区域麻醉的适应证跟成年人并不完全相同，这不仅是因为外科情况有明显的不同，还因为区域阻滞是一种用于已被麻醉小儿的镇痛技术，而不是有意识或轻度镇静的患者。数据表明，区域麻醉可以在患儿安全入睡的情况下进行[60-61]。

麻醉适应证

有时候，较大的儿童和青少年愿意保持清醒状态在区域麻醉下实施手术。如果区域阻滞可以提供充分的镇痛，没有任何理由拒绝这种麻醉方式，特别是短小手术。有时候，某些特殊原因致使小儿全身麻醉会

有严重并发症风险时，可以考虑局部阻滞的方法[62]：

- 睾丸扭转或嵌顿疝有随时破裂的风险，而患儿未禁食。
- 不满 60 周的早产儿行腹股沟疝修补术，术后有窒息的风险。
- 严重的急性或慢性呼吸功能不全。
- 患儿有严重的代谢或内分泌失调的紧急情况。
- 神经肌肉疾病、重症肌无力或某些类型的卟啉症。
- 某些类型的多发畸形综合征及骨骼畸形。

颈椎不稳定（使气管插管成为导致四肢瘫痪的危险因素）常见于 Chiari 畸形、软骨发育不全和唐氏综合征的小儿。患儿合并面部畸形、小口畸形、代谢性疾病（如 Hurler 和 Hunter 综合征）及下颌骨发育不良可能导致插管困难，对这类患儿实施全身麻醉的风险较大。此外，大疱性表皮松解症患儿的全麻管理非常棘手，此时可以选择区域阻滞，风险较小[63-65]。对肢端损伤的外伤患儿施行外周神经阻滞有诸多优点：减轻疼痛的同时不会妨碍对头部创伤或血流动力学异常的监测和评估、有利于包扎伤口、暂时稳定骨折；但要采取适当的预防措施以避免掩盖间隔综合征的发展（请参阅下文）。

术中 / 术后镇痛及操作性疼痛

镇痛是小儿应用区域阻滞的主要指征，可为很多门诊或住院手术患儿提供最佳的风险 / 利益比，包括：矫形外科（包括脊柱侧凸矫正）、胸外科、泌尿外科、上腹部和下腹部的手术[66-68]。心脏手术能否实施区域阻滞仍有争议[69-70]，很多麻醉科医师不愿意对使用了抗凝药物的患儿实施神经阻滞，尽管最近美国区域麻醉和疼痛医学学会（American Society of Regional Anesthesia and Pain Medicine，ASRA）改变了关于实施区域阻滞 60 min 后肝素化的指导方针。

操作性疼痛可以早期预见，大多可以通过区域阻滞或浸润麻醉预防[71-73]。周围神经置管的指征取决于预期的术后疼痛的时程[74]，同样伴有强烈术后疼痛的手术（大型的整形手术、手足的截肢手术）、术后疼痛管理、持续数天的疼痛的体格检查（膝关节镜检查及修复术）都是置管的良好指征[75]。

大部分区域阻滞的适用性及风险 / 利益比的比较评估见表 76.5。

非手术疼痛的处理

局部神经阻滞技术可以用于减轻如带状疱疹、获得性免疫缺陷综合征（AIDS）、黏膜 / 皮肤损伤及癌症等内科疾病所致的疼痛[76-77]。镰状细胞病小儿发生

血管阻塞危象或胸部综合征时，会出现顽固性疼痛，其他方法不能缓解时，可采用硬膜外镇痛，前提是疼痛局限在一定区域，且同时存在的发热并非由菌血症引起[78-79]。

慢性疼痛和姑息治疗

小儿慢性疼痛并非人们认为的那么少见。硬膜外阻滞、星状神经节阻滞及连续周围神经阻滞常用于治疗小儿慢性疼痛，特别是幻肢痛和复杂性局部疼痛综合征（complex regional pain syndrome，CRPS），可减轻疼痛、协助理疗并促进康复[80]。用长时的外周置管技术治疗慢性髋部脱白这种棘手的难治性疼痛已有报道[81]。红斑性肢痛症很罕见，但疼痛非常剧烈，连续硬膜外阻滞可以有效缓解患者的疼痛[82]。当药物治疗的效果不佳或不良反应太多时，可用区域阻滞控制由原发癌或转移癌引起的癌痛。实际上，所有的区域阻滞技术包括硬膜外阻滞、鞘内注射、腹腔神经丛阻滞、臂丛阻滞在小儿终末期疼痛的应用都有报道[83-84]。

非镇痛性适应证

在某些特定的情况下，局部神经阻滞不止有镇痛的优点。严重创伤时，交感神经阻滞对保护 / 改善上肢或下肢的血液供应非常重要。现已证实，连续硬膜外阻滞可有效治疗川崎病、麻醉药误注入动脉[85]、含肾上腺素局麻药阻滞阴茎神经及严重冻伤所致的血流灌注不足。腋神经和星状神经节阻滞也可有效治疗急性上肢血流灌注不足[86]。

禁忌证和限制

椎管内阻滞的绝对禁忌证

禁忌应用小儿椎管内阻滞的病情包括：①严重的凝血功能障碍，可见于先天性（血友病）、后天性（弥散性血管内凝血），或医源性；②严重感染，如脓毒症或脑膜炎；③颅内肿瘤伴颅内压增高；④局麻药过敏（即使是酯类局麻药也非常罕见）；⑤某些化疗药（如顺铂）易引起亚临床的神经损害，区域阻滞会加重神经损害；⑥未纠正的低血容量；⑦任何原因（感染、血管瘤、营养不良或肿瘤、文身）导致的穿刺部位皮肤或皮下组织的损伤。父母拒绝椎管内阻滞是一个非医学的绝对禁忌证。

有时虽然属于禁忌证，但根据患者的病情和治愈的可能性（至少暂时性的），仍可考虑使用区域阻滞。只要与其他镇痛技术相比时椎管内阻滞利大于弊，血友病患儿在纠正低血容量及补充Ⅷ因子后、脓毒症

表 76.5　小儿各种区域麻醉技术的适用性和优点及超声引导可行性评估

麻醉方法	操作难度	利益 / 风险比	超声引导可行性	是否置管
椎管内阻滞				
蛛网膜下隙阻滞	+~++	+++	中度	否
骶管阻滞	+++	++++	容易	偶有
腰段硬膜外阻滞	+++	+++	困难	是
胸段硬膜外阻滞	+++	+++	困难	是
骶段硬膜外阻滞	++	++	困难	是
颈段硬膜外阻滞	避免	极低	避免	避免
肢体神经丛和周围神经阻滞				
肌间沟阻滞	++	++	中度	偶有
肌间沟旁路阻滞	+++	++++	中度	是
锁骨下阻滞	+++	+++	中度	是
腋窝阻滞	++++	++++	容易	偶有
腰丛阻滞	+++	++	困难	偶有
股神经阻滞	+++	+++	容易	是
近端坐骨神经阻滞	++~+++	+++	中度	是
臀下坐骨神经阻滞	+++	++++	容易	是
腘窝坐骨神经阻滞	+++	++++	容易	是
末梢神经阻滞	++~+++	+++	不可行	否（踝部胫神经阻滞除外）
躯干部神经阻滞				
肋间神经阻滞	++	+	不可行	偶有
胸膜神经阻滞	++++	0~+	不可行	是
胸椎椎旁神经阻滞	++	+	困难	是
腹直肌鞘阻滞	++++	+++	容易	否
髂腹股沟 / 髂腹下神经阻滞	++++	+++	容易	偶有
经腹横肌平面阻滞	++++	+++	容易	偶有
阴茎神经阻滞	++++	++++	中度	否
阴部神经阻滞	+++	+++	困难	否
面部神经阻滞				
三叉神经浅支阻滞	++++	++++	中度	否
腭弓上上颌神经阻滞	+++	+++	中度	偶有
下颌神经阻滞	+++	+++	困难	否
其他麻醉技术				
Bier 阻滞	++~+++	+	不可行	否
伤口浸润麻醉	++++	+++	不可行	是
表面麻醉	++++	++++（皮肤）黏膜	不可行	否

患儿经有效的抗生素治疗后[87]，可以实施椎管内阻滞。一些学者认为，预防性使用抗生素后，可对安装分流装置的患儿实施骶管阻滞[88]。一项单中心临床研究中证明，骶管阻滞可安全地应用于施行脑室腹腔（VP）分流术的儿童[89]。

周围神经阻滞的绝对禁忌证

局麻药过敏是周围神经阻滞唯一的绝对禁忌证。凝血功能障碍患儿实施外周神经阻滞风险较椎管内阻滞低，但操作时要谨慎，避免损伤动脉，特别是在压迫动脉困难或不可能压迫的部位操作时（锁骨下臂丛神经阻滞、腰神经丛阻滞）[61]。若利大于弊，脓毒症患儿实施周围神经阻滞则不属禁忌证。需注意注射部位的感染，尤其是需要置管的患儿。周围神经阻滞对血流动力学影响轻微，因此低血容量并不是禁忌证。

存在间隔综合征风险的患者

疼痛是间隔综合征的主要症状，通常认为任何减轻疼痛的治疗包括区域阻滞都属于禁忌，因为疼痛减轻后会掩盖患者的临床症状，从而延误"拯救性"的手术治疗。但是医学和伦理学均不认同这种对疼痛不予处理的方式[90]。小儿骨折常见，但很少并发间隔综合征。无论是否进展为间隔综合征，患儿都会有剧烈的疼痛。大不列颠国家儿科硬膜外审计报告（National Pediatric Epidural Audit in Great Britain）已证实，适度的镇痛包括连续硬膜外阻滞[91]并不妨碍对病情的早期诊断[92]。

欧洲区域麻醉学会和 ASRA 最近合作发布了区域麻醉应用于间隔综合征患儿的指南[61]。

剧烈的疼痛并不是间隔综合征的明显症状，而是晚期症状。有间隔综合征风险的患儿必须得到严密监测，但绝大多数时候，即使是大学附属医院也无法做到。另外，要积极采取预防措施：不要使用闭合石膏固定，并且固定时关节弯曲角度大于90°[93]；肱骨髁上骨折的闭合复位，要反复观察肢体末梢血流灌注及组织氧合情况；无创监测间隔内压力，即使该监测并非百分之百的可靠。对于有间隔综合征高风险的患儿（如肱骨骨折移位、胫骨或桡骨髓内钉固定、反应迟钝的患儿），应该在其骨折处附近的间隔内行压力有创监测：监测方法简单，费用不高，只需一个静脉导管，一条静脉输液管和一个压力测量仪（如同测量中心静脉压）[94-95]。

血红蛋白疾病

镰刀形红细胞贫血病患儿在出现低氧血症或血流缓慢（如血液浓缩、休克、外科止血带）引发广泛微血栓导致患儿出现反复剧烈的疼痛时，容易发生溶血[96]。如患儿有缺氧（呼吸系统疾病）或血流动力学紊乱（大出血手术、使用止血带）的风险，应避免实施区域阻滞（尤其是椎管内阻滞）。区域麻醉已被证明可以改善镰刀形红细胞贫血病患儿的症状并减轻其疼痛[78]。

骨及关节畸形

轻微或局限性的脊柱畸形（半椎体、隐性脊柱裂、脊柱骨软骨病）仍然可以实施椎管内阻滞，但严重的畸形如脊椎融合、脊椎脊膜突出、开放脊柱裂以及脊椎显著前移则为椎管内阻滞的绝对禁忌证[89]。脊髓栓系综合征并不少见，也常被误诊。如果腰骶部棘突线的皮肤有丛生性毛发或营养障碍性皮损，或有轻度骨盆神经功能失调的情况（轻度括约肌功能失调，会阴部感觉障碍），应考虑是否有脊髓栓系综合征。此时可以通过超声引导进行诊断。尽管有些学者认为脊髓栓系综合征并非椎管内阻滞禁忌证[97]，但最好选择其他的麻醉方式[89]。很多儿科综合征（如脑性瘫痪、脊柱侧凸）常合并骨、关节畸形，实施局部阻滞技术时较为困难，但并非禁忌。

先前存在的神经功能障碍或疾病

已控制的癫痫并不是区域麻醉（包括椎管内阻滞）的禁忌。尽管并没有资料支持区域阻滞会使这些情况恶化，但长期以来，先前存在的中枢神经系统障碍和退行性轴突疾病被认为是区域阻滞的禁忌，至少是相对禁忌[98]。

并发症

小儿区域麻醉并发症与成人基本相似。最近的一项大型流行病学调查表明，小儿区域阻滞并发症的概率为 0.12%，两个主要的危险因素是年龄和椎管内阻滞[99]，它们可以划分为局部的、区域的和全身的（或系统的）。

局部并发症

主要有以下四种局部并发症。

1. 穿刺针损伤神经及周围解剖结构。

2. 组织碎片或上皮细胞异位并形成压迫性肿物（尤其椎管内）[100]。

3. 神经毒性溶液的注射（如终末动脉附近注射肾上腺素）。

4. 穿刺点周围渗漏，尤其是留置导管，这可能导致部分阻滞失败或细菌感染（极少见）。

这些局部并发症通过恰当的处理及标准的预防措施（合理的防护及无菌技术）可以很好地避免。导管隧道及轻度紧压的敷料可以减少导管周围渗漏。

区域麻醉药具有局部神经毒性作用。对神经根具有保护作用的鞘磷脂在小儿中不是很丰富或缺失，使得神经对局麻药更加敏感。在动物实验中已经明确地表明，神经纤维对局麻药的敏感性与年龄成负相关[101]。然而在大部分情况下，局麻药都注入到了肌肉周围。在人体和动物实验中都已证明局麻药具有肌肉毒性[102]，主要是通过损伤线粒体引起的,这在幼年动物中也得到了证实[103]。通过对成年大鼠和幼年大鼠持续外周神经输注布比卡因,研究人员发现布比卡因对幼年大鼠肌肉、线粒体和超微结构的毒性作用更加显著[103],因此强调了在年轻患者中应该使用低剂量的局麻药。

全身并发症

全身并发症通常是由意外静脉注射局麻药引起的,也可见于局麻药剂量使用过大时[9, 104]。局麻药的全身毒性通常有两种类型:神经毒性和阻滞钠钾通道引起的心脏衰竭。神经毒性的早期征兆(耳鸣、心神不安、口腔内有金属味)可以被全身麻醉所掩盖。因此主要的并发症有心脏传导阻滞、心律失常(心动过缓或心动过速)和房室传导阻滞。QRS 波增宽、心动过缓和尖端扭转型室性心动过速会在心房纤颤或心脏停搏后产生[105]。然而,布比卡因发生心脏毒性或神经毒性的血浆浓度要比罗哌卡因低[106]。这种毒性可以因为血浆结合蛋白浓度的降低而加剧,主要是 AGP,可以引起游离型的局麻药的比例增加。出生时 AGP 的血浆浓度较低,并随着年龄的增加而逐渐增高,到 10 个月时达到成人水平[107],因此在持续输注的过程中必须更加注意。在非常年幼的小儿或持续输注以后(> 48 h),局麻药的用量必须减少。

儿童局麻药的全身并发症可以威胁生命的安全,应该与成人一样采取同样的处理措施。儿童与成人最主要的差别是心血管系统并发症没有预先的神经征兆,但却与大脑的毒性同时发生[108]。除了药代动力学的因素以外,小儿过快的心率也会增加局麻药引起的心脏毒性。即使在使用罗哌卡因时发生了中毒事件,小剂量的肾上腺素也可以使情况快速好转。局麻药中毒的主要表现是心室传导阻滞,其治疗措施包括供氧、心脏按压和给予单次注射 $1 \sim 2$ μg/kg 肾上腺素并逐步递增[109]。如果心室纤颤一直持续,就需要施行除颤($2 \sim 4$ J/kg)。尽管必须首先采取复苏的措施,局麻药中毒的特殊处理措施还包括及时给予脂肪乳剂[109]。小儿推荐的脂肪乳剂给药剂量是浓度 20% 的脂肪乳剂 $2 \sim 5$ ml/kg 静脉注射。如果心功能不能恢复,则应该重复给予脂肪乳剂[24]。

流行病学

可获得的儿科信息是非常有限的。在 ASA 首份已结案的医疗事故索赔报告中,有 238 个儿童案例(10% 索赔),但仅 7 例涉及区域阻滞[110]。然而,那时区域阻滞并未在儿童中普遍开展,因此,从这份报告中获得的并发症发生率低没有太大的实际意义。1996 年,

法语国家儿科麻醉科医师协会进行了一项为期一年的前瞻性研究,评估了 85 412 例儿科麻醉方案,其中包括 24 409 例区域麻醉[111]。有 23 例并发症(无后遗症、无死亡、无法律后果)发生在椎管内阻滞。2000 年,澳大利亚医疗事件监测涉及 2000 例索赔案,其中 160 例与儿科区域阻滞相关(83 例硬膜外麻醉、42 例脊髓麻醉、14 例臂丛阻滞、4 例静脉区域阻滞、3 例眼部阻滞和 14 例局部浸润)[112]。最大的并发症是循环问题,有 24 例用药问题(10 例用错药,14 例不当用药)。2007 年,大不列颠国家儿科硬膜外审计报告 10 633 例硬膜外阻滞中有 96 例意外事件发生[92]:

- 56 例(0.53%)与硬膜外穿刺及麻醉维持有关,绝大部分无严重后遗症发生,仅一例留有马尾综合征(药物输注程序错误所致)。
- 40 例(0.38%)主要为压疮[92],与硬膜外连续输注技术有关。

新生儿期区域麻醉并发症发生率明显增高,主要为用药错误(13 例)和局麻药毒性反应(1 例),与留置导管无关。有 28 例感染相关并发症,主要为轻微的皮肤感染,骶管内置管并不增加感染的发生率。6 例年龄大于 8 岁的儿童发生脊椎穿刺后头痛。4 例发展为间隔综合征,但经硬膜外输注后并未掩盖病情。

从 2005 年 11 月到 2006 年 10 月,法国的 47 家医院进行了关于小儿接受区域麻醉的大型流行病学调查[99]。如之前 Rochette 及其同事研究的一样[113],法国的麻醉科医师现在已经用周围神经阻滞逐渐替代椎管内麻醉,包括置管技术。一项为期一年的前瞻性调查对 31 132 例接受区域麻醉后的并发症和不良反应进行了研究,结果发现并发症非常少(只有 40 例),既没有严重的并发症,也不会引起后遗症。这篇研究报道的并发症非常低,仅有 0.12%,比椎管内麻醉的并发症低 6 倍。年龄也是一个危险因素,因为 6 个月以下的儿童的并发症比 6 个月以上儿童的并发症要高(6 个月以下的是 0.4%,6 个月以上的是 0.1%),这其中有 15 例发生了心脏毒性(其中 87% 发生于椎管内阻滞)。留置导管并不会增加并发症的发生率。

一个大型的北美区域麻醉临床研究——小儿区域麻醉网络(pediatric regional anesthesia network, PRAN)最近发布了一项涉及 20 多个中心 10 万个病例的前瞻性数据。全身毒性发生率为 0.76/10 000 例,以婴幼儿为主。无永久性神经功能缺损的报告;但暂时性神经功能缺损的风险为 2.4/10 000,外周神经和椎管内阻滞的风险无显著差异[114]。

总之,局部阻滞技术,主要是椎管内阻滞,其不良反应(约 0.5%)一般比较轻微,但偶尔也较严重。

主要原因为术前（错用药物）和术后（褥疮）防范不足引起。同时，在确保完善的监护下间隔综合征都可以被及时发现[61]。

材料、方法和药物的选择

正确选择阻滞方法

阻滞方法的选择应建立在解剖学基础上。首先，感觉神经阻滞必须覆盖所有可能接受伤害性刺激的区域（如手术野、移植皮肤或移植骨、上止血带处和引流处）。其次，对阻滞方法可能存在的并发症需从患者的一般情况、体位要求及该阻滞方法本身固有的不良反应来评价。最后，应该预计术后疼痛的时间，区域阻滞技术应该提供完善的镇痛，将镇痛药的用量降到最低。麻醉科医师将选择以下方法：

- 单次注射短效或长效局麻药。
- 单次注射局麻药及辅助药。
- 留置导管多次或持续注射局麻药。

神经阻滞针具及导管的选择

硬膜外麻醉（骶管、腰段、胸段）常使用 17 ～ 22 号、长度为 50 ～ 90 mm 的图奥针（Tuohy needle）。更短的 Tuohy 针（25 mm）更多用于新生儿和婴儿，但供货少。过去各种类型的穿刺针都曾用于骶管阻滞，现在认为不可取，要求使用有斜面且带管芯的短穿刺针或静脉穿刺套管针。超声引导的精确度更高并

发症更少，但尚未被引入新生儿和婴儿硬膜外置管操作中[115]。

早产儿脊髓麻醉可选择新生儿腰椎穿刺针（22 号）或更细的脊髓麻醉针（短于 50 mm）。穿刺针尖端的设计可能没有成人穿刺针那么重要，因为小儿发生穿刺后头痛的概率非常低[116-117]。最重要的是穿刺针末端与开口的距离应尽可能小，以免当穿刺针未完全穿透硬脊膜而造成硬膜外腔漏药。在婴幼儿使用笔尖式穿刺针并不能改善麻醉效果，反而使局麻药在硬膜下腔扩散而降低脊髓麻醉的成功率。儿科患者区域阻滞推荐穿刺针的小结见表 76.6。

麻醉溶液的选择

局麻药的选择与成人不完全一致，因为区域阻滞技术主要目的是用来镇痛而并非麻醉，应考虑：①手术部位及大小；②预计术后严重疼痛的时间；③住院及尽早出院。常用剂量见表 76.7。

利多卡因、氯普鲁卡因和甲哌卡因多用于门诊手术。对于住院患者，罗哌卡因、左旋布比卡因和布比卡因更常用。尽管如此，现在还是更推荐使用左旋布比卡因，特别是用于连续输注；众所周知，与消旋体相比，左旋布比卡因具有较低的心脏毒性[118]。罗哌卡因可以产生差异性神经阻滞效果[119]，与布比卡因相比具有更低的肌肉毒性作用[120]。血管外注射以后，罗哌卡因的血浆达峰浓度要比布比卡因慢，有时注射 2 h 后才达峰值浓度[17]。在一些儿科研究中已经证实，罗哌卡因这种延迟的达峰效应可以减少最大血浆浓

表 76.6　小儿区域阻滞推荐用器具

阻滞方法	推荐器具	替代器具
皮内注射和掌部阻滞	皮内注射针（25 G）	无
皮下浸润或区域阻滞	标准肌注注射针（21 ～ 23 G）	皮内注射针（25 G）
筋膜腔隙阻滞（胸椎旁阻滞、腹直肌鞘阻滞、髂腹股沟神经-髂腹下神经、阴部神经、阴茎神经）	短（25 ～ 50 mm）和短斜面（45°～ 55°）针	硬膜外针（肋间神经阻滞）新生儿脊髓麻醉针
周围神经阻滞或神经丛阻滞	适当长度穿刺针并连接神经刺激器（0.5 ～ 1 mA）绝缘的 21 ～ 23 号短斜面针 专用留置管（持续给药技术）	带鞘的笔尖式穿刺针 无鞘穿刺针只适合在超声引导下使用 硬膜外导管（持续给药技术）
脊髓麻醉	脊髓麻醉针（24 ～ 25 G；30、50 或 100 mm 长，Quincke 斜面，带针芯）	新生儿腰穿针（22G，30 ～ 50 mm 长） Whitacre 脊髓麻醉针
骶麻	短（25 ～ 30 mm）和短斜面（45°）带针芯针	静脉套管针（22 ～ 18 G），尤其适用于硬膜外置管儿科硬膜外麻醉（偶用脊髓麻醉）穿刺针
硬膜外麻醉	Tuohy 针（22、20、19/18 号）；无阻力注射器和硬膜外导管	Crawford、Whitacre 或 Sprotte 合适大小的硬膜外穿刺针 无阻力注射器和中号硬膜外导管

表 76.7　神经阻滞局麻药推荐常用剂量及最大剂量（静脉区域阻滞及脊髓麻醉除外）

局麻药	常用浓度（%）	普通溶液最大剂量（mg/kg）	加肾上腺素最大剂量（mg/kg）
酯类			
普鲁卡因	1～2	7	10
氯普鲁卡因	2～3	7	10
酰胺类			
利多卡因	0.25～2	5（或 400 mg）	10（或 700 mg）
甲哌卡因	0.25～2	5～7（或 400 mg）	尚无
布比卡因	0.125～0.5	2（或 150 mg）	3（或 200 mg）
左旋布比卡因	0.125～0.5	2（或 200 mg）	4（或 250 mg）
罗哌卡因	0.1～1.0	3（或 300 mg）	尚无（并且不推荐）

度，进而减少毒性的发生[17, 121]。即使幼儿游离和总血浆罗哌卡因浓度比较高，罗哌卡因及其代谢物并不受局麻药输注时长的影响。对于 3 个月以下的婴儿，罗哌卡因硬膜外持续给药不应超过 36 h[122]。罗哌卡因的清除率随年龄的增加而增加，但在每个年龄段的输注模式保持不变。罗哌卡因用于持续输注 48～72 h 比布比卡因更可控、更安全。随着输注时间的延长，布比卡因的血浆浓度增加清除率降低[12]。有关儿童人群神经旁连续输注局麻药的药代动力学的研究较少，儿童中连续区域麻醉的安全性依赖于使用低浓度局麻药，以降低其吸收入血的毒性反应。此外，可乐定和氯胺酮可以改善阻滞效果和延长阻滞时间，但不影响早期出院。在许多情况下使用上述药物时可提供完善的术后镇痛而不需留置导管和进行持续输注。

许多年来，持续硬膜外麻醉被认为是适合治疗持续疼痛的唯一技术。最近研究表明，周围神经置管技术更为有效[67]。与持续硬膜外阻滞相比，其并发症少，适应证广，对于部分儿科患者甚至适合出院后院外治疗[80]。持续输注（2～5 ml/h）或按需输注（2～5 ml）低浓度的左旋布比卡因或罗哌卡因（0.1%～0.2%）是外周神经置管阻滞技术中最好和最安全的选择。

患者自控的持续输注更适合于儿童，在达到同样镇痛效果的情况下可以减少局麻药的用量[123-124]。Duflo 及其同事[124]比较了接受髂筋膜和髋部置管持续输注 0.2% 的罗哌卡因 0.1 ml/（kg·h）和患者自控的区域麻醉［背景输注 0.02 ml/（kg·h），单次追加 0.1 ml/（kg·30 min）］，结果表明患者自控组每小时局麻药的用量更少。与对照组相比，患者自控组的罗哌卡因的血浆浓度要低（24 h 血浆浓度分别是 0.31 mg/ml 和 0.86 mg/ml，48 h 血浆浓度分别是 0.31 mg/ml

和 0.52 mg/ml）。最近的一项研究比较了小儿接受连续硬膜外阻滞和连续腰大肌阻滞时罗哌卡因的血浆浓度[125]。在连续腰大肌阻滞中，局麻药的用量是 0.2% 的罗哌卡因 0.2 mg/（kg·h），罗哌卡因的平均血浆浓度不超过 0.59 μg/ml，比连续硬膜外阻滞时罗哌卡因血浆浓度要低。最近的一项检测接受股神经（置管）持续阻滞的青少年局麻药的血浓度的研究表明，在家中使用布比卡因持续输注是安全的[126]。

区域麻醉的解剖定位

人工定位

区域麻醉技术的成功依赖于注入的局麻药是否接近神经及其或受解剖结构限制的空间。少部分神经阻滞可以不在神经刺激仪或超声的引导下进行人工定位，这些技术在儿科麻醉或镇静的情况下是可行的。不借用任何设备实施区域麻醉需要遵循以下要点。

- 熟练掌握不同年龄小儿的解剖学基础，对穿刺位点的解剖学标志可以进行良好的定位。
- 确定局麻药扩散的解剖间隙，以阻滞目标神经。
- 确保不存在损伤其他周围结构的风险（如血管、神经、器官）。

中轴阻滞（包括骶管阻滞、硬膜外或腰麻）属于不需要借用其他设备就可以完成的阻滞类型，虽然目前已有建议使用超声引导进行穿刺。硬膜外麻醉的实施得益于落空感的存在，腰麻时穿透到蛛网膜下隙可以通过穿透硬脑膜（坚实的纤维结构）来进行确定：可以感受到一个轻微的落空感，接下来会有脑脊液流出。对于骶管阻滞，可以通过穿透骶尾部隔膜时阻力的增加和消失来定位。多数的肢体外周神经阻滞可以通过使用神经刺激仪或超声引导进行定位。对于神经干的阻滞，在过去很长一段时间内是通过解剖标志来进行定位的，现在的神经阻滞均得益于超声引导的定位。阴部神经的阻滞虽然可以通过解剖标志来进行定位，也可以通过神经刺激仪[127]或超声引导[128]的定位来更靠近神经。面部三叉神经的浅丛在很长时间内是通过解剖标志进行定位的，现在可以通过超声引导进行定位[129]。最后，诸如异感、经动脉的腋窝神经阻滞、借助听诊的骶管阻滞（在注射液体的过程中用听诊器听尾椎）等陈旧技术都不应继续使用。

电刺激

超声引导下神经阻滞是小儿和成人区域阻滞的一次革命，尽管其使用逐渐增多，电刺激仍然是小儿和成人神经定位的金标准。神经刺激设备已经有了很大的改善，临床应用也更加安全。穿刺前确定针尖的进针部位可以减少试穿的次数，降低神经损伤的可能性[127]。

对于神经丛和神经干阻滞，麻醉科医师应该使用神经刺激仪来诱发肌肉颤搐。神经刺激仪阳极应该远离神经阻滞位点。神经刺激仪可以提供时长 50 ～ 100 ms、频率 1 ～ 5 Hz 的电刺激方波。初始输出电流是 2 ～ 2.5 mA，不断进针直到可以诱出所需的肌肉运动，在 0.5 ～ 0.8 mA 时肌肉仍然继续收缩，是判断针尖位置正确的标准，此时针尖距离神经约 1 mm 或在神经筋膜鞘内。0.5 mA 或低于 0.5 mA 被认为是成人实施成功的神经阻滞可接受的指标[131]。如果电流低于 0.5 mA 时，小儿肌肉收缩依然存在，应该退针以避免神经内注射和损伤神经[132]。Gurnaney 及其同事[133]评估了全身麻醉下接受外周神经阻滞的小儿，观察诱发运动反应的最低电流、阻滞的成功率和神经并发症发生率之间的关系，发现低强度的电流刺激（＜ 0.5 mA）和高强度的电流刺激（0.5 ～ 1.0 mA）时外周神经阻滞的成功率相似，结果表明可能不需要通过调整针尖的位置靠近神经而获得一个低强度的刺激电流（＜ 0.5 mA），因为这可能会增加神经内注射的风险。更为重要的是，为已麻醉的小儿实施外周神经阻滞的过程中，针尖不应置于神经束内。降低强度至 0.5 mA 持续 0.1 ms 的电流刺激，如果肌肉运动消失即可以保证针尖未接触神经束。在一项成人临床研究中，Bigeleisen 及其同事[134]比较了超声引导下锁骨上神经阻滞时神经内和神经外电流刺激阈值，研究了最小刺激电流与针尖置入神经内的关系，结果表明54% 的患者神经内刺激阈值为 0.2 ～ 0.5 mA，穿刺针在神经内时 10% 的患者刺激阈值超过 0.5 mA。因此，

低于 0.2 mA 持续 0.1 ms 的电流刺激仍诱发出肌肉反应时，针尖可能位于神经内，需要避免此种情况发生。

儿童不同于成人，外周神经位置较浅，可以经皮肤定位。神经体表投影画线能提高儿童外周神经阻滞的成功率[135]，该技术有助于确定穿刺时皮肤进针点，因此可以减少试穿的次数，降低神经损伤的风险。

神经刺激仪可以用作超声引导的培训，结合使用神经刺激仪有助于增加学员的信心，减少指导者的焦虑。新手练习过程中常见的错误包括不能区分邻近回声区的结构[136]。

超声引导技术

小儿超声引导下区域神经阻滞已经逐渐引起了大家的关注。这种技术的好处是使目标神经及其间隙和局麻药的扩散具有可视性。

小儿区域神经阻滞的绝大多数外周神经在超声引导下都可视。然而，神经并不是静态的结构，它会因为小儿体位的变化、施加探头的压力、进针的过程和局麻药的注射而发生改变。在小儿用 25 mm 表面积的线阵超声探头（或者年龄稍大的儿童使用 38 mm 表面积探头），可以提供没有失真的方形图像。8 ～ 13 MHz 频率的探头可以为上肢浅表结构提供良好的分辨率（如腋窝神经阻滞），也可以为下肢提供良好的穿透深度（如腘窝神经阻滞），高频可以为浅表结构提供锐利的影像。原则上用来实施外周神经阻滞的穿刺针都可以在超声引导下应用。体外研究表明，穿刺针的可视性主要取决于穿刺针的直径和进针角度[137]。实施外周神经阻滞时应用小平面的针尖有助于针尖的精确定位及减少小儿的疼痛感觉[138]，这对于没有接受全身麻醉或镇静的小儿是非常有意义的。保持穿刺过程和部位的无菌是进行超声引导下穿刺的首要条件，在单次或连续神经阻滞过程中应该使用无菌单。

超声引导下相对简单的神经阻滞是腋神经阻滞、股神经阻滞、髂筋膜阻滞、骶神经阻滞、髂腹股沟神经阻滞和脐周阻滞[139]。上述神经阻滞实施时比较安全，也容易学习。超声引导下区域神经阻滞最主要的优点是可以看清楚不同的组织解剖结构和穿刺针针尖的位置，小儿超声引导下神经阻滞的优点还包括运动和感觉阻滞起效快、感觉阻滞的持续时间更长[138]、阻滞的质量更好[138, 140]、局麻药的用量减少[140-141]。超声引导在椎管内阻滞中的应用可以分辨不同组织结构，脊髓、棘突、黄韧带、硬脊膜、脊髓圆锥和脑脊液都可以辨别，提供脊髓、硬膜外腔以及皮肤至硬膜外腔之间距离的信息[142]。最后，在骶神经阻滞中超声显像可以评估骶管的解剖结构，尤其是骶裂孔和硬

膜囊的关系，发现隐性脊柱裂[143]。最近，超声引导下实施骶管阻滞比寻找落空感更具有优势[144]。注入盐水或局麻药后硬膜前移是阻滞成功的标志。超声引导可以减少试穿的次数，提高了中轴阻滞的安全性和有效性。不过，随着小儿年龄增大，组织骨化不断进展，图像的质量迅速发生改变[145]。

最近的一项Cochrane回顾表明，超声引导可提供更高的准确性，减少小儿局麻药的剂量，减少穿刺次数，有助于使用者更好地理解其解剖结构[1]。表76.5比较评估了超声引导下大部分区域神经阻滞的可行性。

安全要点、注意事项和出院标准

实施区域神经阻滞所需要的环境条件

区域神经阻滞是麻醉技术之一，因此必须在配备有监护仪、麻醉药品和复苏设备（包括麻醉药和抢救药品）的情况下才能实施。另外麻醉科医师必须配备专业辅助人员，以协助患者监护和急救。大多数阻滞应在手术室进行，除非患者是年龄较大的青少年，他们可能愿意在术前区域进行阻滞。

镇静和全身麻醉

成人在接受或不接受镇静的清醒状态下就可以实施区域神经阻滞，一般不需要施行全身麻醉。部分小儿患者也可以进行同样的处理，有时小儿也会主动要求在清醒时实施神经阻滞[144]。然而，大多数儿童都需要在非清醒时接受神经阻滞。如果全身麻醉不是禁忌，浅全身麻醉下实施区域阻滞已被广泛接受；大型数据库已经证明了其安全性[68, 99, 114, 147]。

实施阻滞技术时患者的监护与安全措施

监护与麻醉记录单

即使患者未行全身麻醉，手术所采用麻醉方法主要为区域麻醉，麻醉科医师术中也应始终常规监测心电图、血压、体温、呼吸频率及脉搏氧饱和度。实施区域麻醉前必须建立静脉通道[148]，并在麻醉记录单上详细记录患者生命体征参数、区域麻醉的方法及局麻药的剂量。必须对阻滞的区域进行标记，如果患儿年龄在10岁以下，要得到监护人的批准；如果患儿年龄大于10岁，（除了得到监护人的批准外）还需要征得患儿的同意。

注射方法

成人与儿童的注射方法相同，最重要的是在30～60 s内评估含肾上腺素溶液的试验量（0.1 ml/kg，不超过3 ml，含0.5～1 μg/kg肾上腺素）对心电图的影响：出现任何ST段抬高或T波增高[149-151]，伴有血压升高但仅偶伴有心动过速，提示误入血管，必须马上停止注射。对肾上腺素有禁忌者，可改用异丙肾上腺素0.05～0.1 μg/kg[152]。

阻滞效果的评估

每次阻滞完毕后，在切皮前均应评估镇痛的效果和范围。然而，即使是清醒的儿童，这种评估也比较困难。轻掐皮肤是感觉神经测试最可靠的方法，尤其是浅麻醉的儿童。另一种方法是使用塑料袋包裹的冰块来测定轻度镇静儿童的阻滞效果；然而，在全身麻醉下的儿童可能很难引起任何反应。在健康志愿者中使用神经刺激器进行不同阈值的电刺激来评估镇痛效果已被证实有效，但在儿童中获得的数据却很有限。皮温测试不适用于患儿，瞳孔反射（镇痛不全患儿受到刺激时瞳孔扩大0.2 mm）也不适用于临床[153]。

恢复室的术后监测

与接受全身麻醉的患儿一样，所有区域麻醉复合全身麻醉的患儿术后必须转运到PACU进行监护并保证呼吸循环的稳定。除了标准的麻醉后监护外，还需反复评估阻滞范围。应尽可能避免阻滞运动神经，如果出现运动神经阻滞，则应注意查证其阻滞范围是否与被阻滞的神经所支配的区域相一致。须仔细护理患者，常规检查患者体位以免压伤。时刻要注意有发生间隔综合征的可能，并反复评估相应肢体的血供情况及镇痛效果。

椎管内麻醉后应注意有发生尿潴留的可能。但大多数情况下并不要求患儿离室时排空膀胱。

麻醉方法为区域阻滞的成人患者，术后常不需进入麻醉后复苏室进行监测。但儿童即使未给任何镇静药，也应送入复苏室：适当的监护及专业护理可以促进患者术后即时并发症的恢复[154]。对于短小手术，外部刺激的突然停止可能会出现一些代偿性的不良反应（尤其是血流动力学和呼吸方面），及早发现可避免对患者造成危害。同时，如前所述，罗哌卡因和左旋布比卡因在婴儿均有较长的T_{max}（长达2 h）和C_{max}，对于时间短的手术，可能在局麻药达到血浆峰值前手术就已经结束，因此，建议该类患儿在PACU至少监护到神经阻滞后2 h。

单次阻滞离室标准

转出 PACU 的标准与全身麻醉相同（Aldrete 评分或在相关研究机构有专门适用于儿科患者的评分），如无运动神经阻滞，一般 30 min 内可以离开 PACU。否则，则要视患儿的运动功能恢复情况而定。即使是有家人细心照顾的乖巧小孩，离开 PACU 前也必须恢复部分运动功能，对于顽皮的小孩运动功能则必须完全恢复方能离开 PACU。此外，保护性敷料（包括石膏）可防止损伤患肢。除非家庭条件不允许，持续的感觉神经阻滞并非患者早期离院的禁忌证。出院时应给予患者镇痛药口服并嘱其规则服用，以预防患儿感觉阻滞消退后发生的剧痛[155]。绝大多数辅助用药并不妨碍患儿早期离院，但椎管内或鞘内应用阿片类药尤其是吗啡或者氢吗啡酮者，当晚应在医院留观。

连续阻滞技术的管理

使用患者自控镇痛或持续硬膜外给药的患儿必须住院并适当监护。偶有部分慢性痛或终末期癌痛患儿可以带硬膜外导管出院治疗。此类连续阻滞技术对于儿科患者而言还比较新颖[74]，也未广泛应用。有研究报道，采用家庭监护的外周神经阻滞的患儿并发症发生率低且镇痛效果好[156-157]。有一个研究机构甚至在患儿家中采用外周神经置管连续阻滞技术治疗患有复杂性区域疼痛综合征的小儿[80]。用于注射局麻药的一次性弹力装置有助于简化患儿的这种家庭医疗并减少护理费用。或许这种治疗模式在不久的将来会获得广泛的认可，但目前尚需评估。

椎管内麻醉

骶管阻滞

超声引导下骶管阻滞的定位

- 首先使用横向成像平面技术来识别位于两侧骶角之间的骶裂孔；骶裂孔位于上高回声线和下高回声线之间，上高回声线代表骶尾部膜/韧带，下高回声线代表骶骨盆腔表面（底部）的背侧。
- 将探针旋转到纵向平面（大一点的儿童可能需要一个参数平面），以捕获骶尾部倾斜的较厚的线性高回声带——骶尾部膜。
- 将穿刺针置入任何一个视图下，尽管纵向视图

可能是沿着穿刺针方向的最佳视图。在硬膜外腔内放置针后，可使用横断面视图，以观察局部麻醉的扩散（如尾侧间隙的扩张和局部的液体流动）。

骶管阻滞可能是最常用的小儿椎管内阻滞技术。然而由于超声引导技术的开展，在某些喜欢使用外周神经阻滞技术的国家却较少选择此技术[99]。此技术简单，易于实施，并发症少。

骶管阻滞能明显减少手术应激反应[158-160]。其完全或部分失败率仅为 3% ~ 11%[161]，尤其是大于 7 岁的儿童。

骶裂孔解剖

小儿骶骨解剖特殊。1 岁以前，5 个骶椎易于识别且外观与腰椎相似。每个骶椎有 5 个原始骨化中心，并于 2 ~ 6 岁融合，这是由于此阶段小儿身体开始直立，需学习步行且椎体需承受机械应力。

骶裂孔是由第 5（或第 4）骶椎椎弓融合不全形成的 U 形或 V 形孔，两侧有可触及的骶角，由骶尾韧带（黄韧带在骶尾部的延续）覆盖。儿童（10 个月到 18 岁）骶裂孔顶点离硬脊膜终点距离约为 30 mm（标准差为 10 mm）（范围 13.6 ~ 54.7 mm）[162]。2 个月至 7 岁小儿皮肤至骶骨前壁的平均距离为 21 mm（极值 10 ~ 39 mm）[142]。患儿体重及年龄对皮肤到硬膜外腔的距离影响轻微（图 76.1）。对大多数患儿而言，25 mm 长的穿刺针即足以到达硬膜外腔且不容易穿破硬脊膜。

随着年龄的增长，骶管的中轴发生变化：骶裂孔变得定位困难，间隙变窄[163]。同时，硬膜外腔脂肪增厚，从而限制了局麻药的扩散。这些变化增加了年

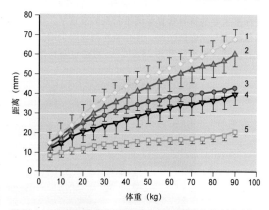

图 76.1　不同椎间隙水平及骶裂孔从皮肤至硬膜外腔或蛛网膜下隙的距离。1，脊髓麻醉；2，腰段硬膜外途径（中路）；3，胸段硬膜外途径（中路）；4，骶部硬膜外途径；5，骶管途径

龄大于 6～7 岁的儿童实施骶管阻滞的难度，故该方法不太适合于该类儿童。

适应证、禁忌证及并发症　大多数脐部以下的外科手术推荐应用骶管阻滞，包括腹股沟疝修补术、泌尿外科手术、消化道手术和骨盆及下肢矫形外科手术[164]。通常在浅镇静下行骶管阻滞，对于孕周数小于 50～60 周早产婴儿也可以在完全清醒时局麻下进行，可单次注射[165-166]，也可留置硬膜外导管以便重复或连续注射局麻药[167]。

禁忌证主要包括骶管畸形（脊髓脊膜膨出、脊柱裂）、脑膜炎和颅内高压。

如果使用恰当的穿刺器械，骶管阻滞并发症少且轻微[92, 99]。但值得注意的是，如果穿破硬脊膜并注入局麻药，也可导致循环衰竭及呼吸停止（呼吸暂停）。一项包含 18 650 例骶管阻滞病例的大型数据库显示，总的并发症发生率为 1.9%，没有暂时或永久的后遗症；估计人群并发症发生率为 0.005%，进一步提示安全问题不应成为在儿童中使用骶管阻滞的障碍[168]。

操作技术

操作时患儿取侧卧位，清醒状态下的早产婴儿取俯卧位，骨盆下面垫以卷好的毛巾或双腿屈曲呈青蛙状。两个骶角位于 V 形骶裂孔两侧，可沿着棘突在骶尾关节水平进行触摸定位（图 76.2）。两侧髂后上棘与骶裂孔形成等边三角形，但在临床实践中，当不能触及骨性标志时，这种解剖特征对骶裂孔的定位并无帮助。骶管穿刺技术如图 76.3 所示。

骶管阻滞主要采用单次注射法，偶行硬膜外置管重复或连续给药。任何硬膜外阻滞的导管置入长度一般为 2～3 cm。由于婴儿硬膜外腔脂肪具有流动性，更深置入容易将导管置至腰椎乃至胸椎水平，这种技术仅限于专家谨慎实施，且必须控制导管尖端的最终位置，其误置率可高达 28%[169]。可通过对比增强的

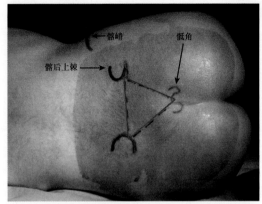

图 76.2　**侧卧位时骶管阻滞体表标志。**两个髂后上棘形成等边三角形，其顶点为 V 形骶裂孔，骶裂孔两侧为骶角

X 线检查或以下技术确认。

- 相当高强度的神经刺激（这种技术的安全性尚未确定）[170-171]。
- 记录导管金属线的心电图，并将其与将电极放在导管尖端应在的相应棘突线上获得的心电图进行比较，两者一致时即为导管顶端所在位置[172]。这是一种巧妙的无创方法，但这种继发的心电图在一些患者中很难获取（尤其是当患者清醒或活动时）。
- 超声引导[173]是最有前景的无创技术。

推荐通过导管隧道来减少细菌感染[174]。Armitage 及提出的容量方案尽管已发表多年，但目前仍然是最可靠的依据。

- 0.5 ml/kg：所有骶部皮肤区域可被阻滞。
- 1.0 ml/kg：所有骶部及腰部区域可被阻滞。
- 1.25 ml/kg：麻醉范围至少到中胸段。

然而，当骶管阻滞注射量达 1.25 ml/kg 时有扩散平面过广的风险（T4 以上）[175]，因此局麻药用量最好不超过 1.0 ml/kg。Hong 及其同事[176]力求寻找骶管

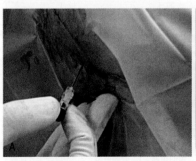
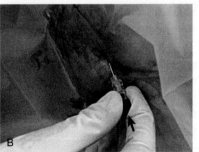

图 76.3　**骶管穿刺技术。**A. 从右骶角皮肤处进针。B. 穿破骶尾韧带后朝头端重新调整针头方向

阻滞时镇痛效果及局麻药扩散两者之间的最佳方案。作者比较了相同总剂量的局麻药（罗哌卡因 2.25 mg/kg），一组为高容量低浓度（0.15% 罗哌卡因 1.5 ml/kg），另一组为低容量高浓度（0.225% 罗哌卡因 1 ml/kg），结果发现，高容量低浓度组的局麻药扩散范围明显广于另一组，阻滞平面分别为 T_6（$T_3 \sim T_{11}$）和 T_{11}（$T_8 \sim L_2$）。此外，高容量低浓度组能提供更长时间的镇痛（554.5 min 与 363 min）。导管置入后应减少重复注射，避免全身毒性反应。第二次注射与首剂量之间应间隔至少 60 min（短效局麻药）或 90 min（长效局麻药），且剂量减半。再次注射剂量应是第二次剂量的一半（1/6 初始剂量），间隔时间相同。

　　超声促进了骶管阻滞在小儿中的应用，可通过超声对骶骨的解剖进行初始扫描评估（图 76.4），了解骶裂孔到硬脊膜囊的距离，了解有无椎管闭合不全[143]。Roberts 及其团队[173] 通过骶管阻滞时注射试验量的生理盐水论证其超声图像值，用以确认穿刺针的正确位置。作者认为，注射生理盐水时硬膜的移位是阻滞成功的标志。他们发现，超声引导下骶管阻滞成功的敏感性为 96.5%，特异性为 100%，阳性预测值为100%。超声也比 Swoosh 试验更能准确判断穿刺针的

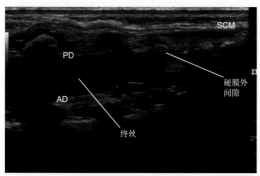

图 76.4　超声引导下骶管阻滞时骶骨的解剖超声图像。AD，硬脊膜内层；PD，硬脊膜外层；SCM，骶尾膜

位置[177]。最近，Shin 及其团队[178] 发现，对小儿进行骶管阻滞或骶椎间隙阻滞前先用超声扫描骶部解剖有助于明确骶裂孔位置和硬脊膜囊水平。

硬膜外麻醉

超声引导下硬膜外镇痛

- 超声引导技术并不妨碍对落空感的持续检测。
- 该技术的局限性是，依靠穿刺针（中线）和探头（旁正中线）的切向关系可能难以定位针长轴和针尖。
- 穿刺置管时需要一名助手，以便进行超声辅助置管的实时成像。在超声显像过程中，生理盐水的应用是一项重要的技术。

解剖和生理

　　硬膜外腔环绕脊髓，硬脊膜从枕骨大孔延伸到骶裂孔。硬膜外腔后方为椎弓板及黄韧带，与椎旁间隙和神经根囊自由相通。由于蛛网膜颗粒的突起，硬膜囊靠近脊神经节的地方与蛛网膜下隙连接紧密，使局麻药容易通过。婴儿及 6 ~ 8 岁以下的小儿硬膜外腔内有丰富的血管及淋巴管，并填充有疏松的脂肪组织。

　　小儿行椎管内阻滞的一个主要标志是两侧髂嵴连线——Tuffier 线。该线在小儿中成比例缩短，1 岁以内婴儿髂嵴连线与棘突连线交点为 $L_5 \sim S_1$，而 1 岁以上儿童及成人则为 $L_4 \sim L_5$[179]。58.3% 的患者屈曲脊柱时（如硬膜外阻滞体位）会改变 Tuffier 线与脊柱的交点水平。小儿椎骨的活动性和韧带弹性可改变脊髓在椎管内的位置。坐位时脊髓后移并靠近椎弓，此时硬膜外腔较难识别。侧卧位时，弯曲使脊髓向前移动，远离黄韧带，扩大硬膜外间隙。因此小儿应优先选择侧卧位下行硬膜外麻醉（图 76.5）。

　　硬膜外注射将产生明显的压力改变。在 20 例婴儿患者置入 20 号硬膜外导管后，Vas 与其同事检测到

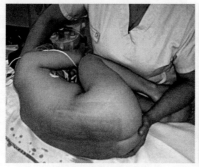
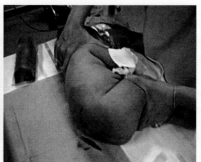

图 76.5　10 岁男孩（左图）和 4 个月女婴（右图）侧卧位时硬膜外穿刺

了下列变化[180]。

- 穿透硬膜外腔的压力为：（1±10）mmHg（极值 −17 ～ 16 mmHg）。
- 以 1 ml/min 的速度注射局麻药的峰压为：（27.8±18.6）mmHg，注射完后 1 min 剩余压力为（12±5.5）mmHg。
- 以 0.5 ml/min 速度注射局麻药的峰压为：（15.2±9.5）mmHg，注射完后 1 min 剩余压力为（14.8±5.4）mmHg。

人出生时脊柱只有一个生理弯曲：脊柱后凸。学会行走后才出现腰椎前凸。在其之前脊柱是直的，如进行硬膜外穿刺，穿刺针应垂直于背部平面。此外，出生时腰椎骨化不全，穿刺时有损伤软骨组织的风险。

适应证与禁忌证

小儿可以较好地耐受硬膜外麻醉且血流动力学稳定[56]。硬膜外麻醉主要用于腹部、腹膜后、骨盆以及胸部手术[181-182]，包括漏斗胸修补术[183] 及脊柱侧弯手术[184-185]，此类手术多倾向于双管阻滞[69]。在某些医院甚至用于心外科手术[70, 186]，但这存在争议，大多数学者因抗凝问题而将硬膜外麻醉列为禁忌。

椎间隙的选择还存在争论，主要取决于患儿的年龄及麻醉科医师的经验。脐部以下的手术如采用单次阻滞，婴儿及幼儿常选择骶管阻滞，而年长儿则选择腰段硬膜外麻醉。如需置管，则更常选用腰段硬膜外麻醉以减少肛周附近细菌感染的风险，尽管这种可能性很小[92]。

如需阻滞上胸段感觉神经，则胸段硬膜外阻滞最可靠，但是有损伤脊髓的风险，因此要求麻醉科医师必须要有熟练的专业技术。有学者建议，如麻醉科医师不习惯采用婴儿胸段硬膜外阻滞，可考虑经骶管朝头端置入较长的导管以到达胸段[187]。此法同样要求麻醉科医师技术熟练且要一定的运气：即使是技术熟练者导管误置率仍高 30%[169]，还可能导致严重的并发症（如脊髓、血管损伤，细菌感染，退管时神经根周围损伤或受压变形等）[188-190]。

硬膜外麻醉的特异性禁忌证包括脊柱及脊髓严重畸形（非隐性脊柱裂）、脊髓损伤及肿瘤、脊髓栓系综合征等。在绝大多数情况下，有脑积水、颅内压增高、不稳定癫痫或颅内顺应性降低等病史的患儿不宜选用硬膜外阻滞，但上述并非绝对禁忌，取决于患者的病情[191]。同时，有脊柱手术史患者可能会导致硬膜外麻醉或腰麻穿刺困难，甚至失败，但除非有脊髓损伤，否则这并非硬膜外麻醉的禁忌证。

技术

腰段硬膜外麻醉　$L_2 \sim L_3$ 间隙（脊髓圆锥最低点）以下椎管内麻醉通常采用中路法（图 76.6）。穿刺技术和成人基本一致。对于棘突异常或脊柱畸形患者可采用旁正中法。小儿取半俯卧位，使操作的地方位于最底端，脊柱尽量弯曲，增加椎间隙距离。坐位姿势只能在清醒患儿中使用。

阻力消失法（LOR）所使用的媒介存在争议，有人选择空气，有人选择生理盐水。更多人倾向于使用生理盐水。但是，对于新生儿和婴儿，空气（或者 CO_2）可能更为灵敏。

皮肤到硬膜外腔的距离与患者年龄和体型相关（图 76.1），6 个月到 10 岁小儿约为 1 mm/kg[192]。应用超声探头可以准确测量皮肤到黄韧带以及皮肤到硬脊膜的距离（图 76.7）。

当针头进入硬膜外腔，去掉注射器，无液体（血或脑脊液）流出，然后经硬膜外针或硬膜外导管缓慢注射局麻药。2 岁以下小儿在注药期间将超声探头平行放置在棘突连线上时可看见硬脊膜向内凹陷[145]。通过使用超声可以看清椎管、脊髓位置、黄韧带以及棘突的解剖（图 76.7）[193]。置管不宜超过 3 cm，以免发生卷曲、打结或偏向一侧并导致导管堵塞。隧道导管可以减少导管脱出和细菌感染的发生率[194]。和骶管阻滞相同，如需置入较长的硬膜外导管，应严格控制好导管尖端位置。

局麻药所需容量取决于手术所需的最高镇痛平面，每阻滞 1 个神经节段约需要每岁 0.1 ml 的局麻药[195]。常用剂量为 0.5 ～ 1 ml/kg（最大剂量为 20 ml），可使 80% 的患者感觉阻滞平面上限达 $T_6 \sim T_9$。

许多小儿外科手术使用单次硬膜外麻醉即可，单次硬膜外阻滞适用于许多儿科手术，尤其是辅用可乐

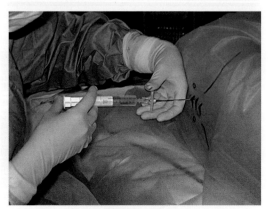

图 76.6　腰段硬膜外麻醉时的生理盐水阻力消失法

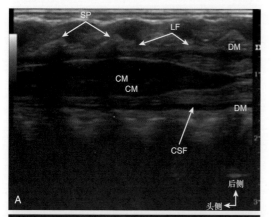

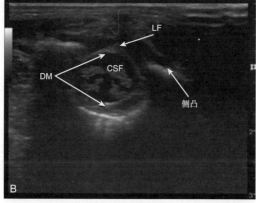

图 76.7　脊髓圆锥横向（A）及纵向（B）超声图像。CM, 脊髓圆锥；CSF, 脑脊液；DM, 硬脊膜；LF, 黄韧带；SP, 棘突

定（1 ～ 2 μg/kg），并在适当的情况下联合使用吗啡（30 μg/kg）或氢吗啡酮（10 μg/kg）。大手术术后疼痛时间长，需留置硬膜外导管并注射局麻药进行术后镇痛（表 76.8）

　　能理解患者自控镇痛概念并愿意使用这种方法的年龄稍大的儿童，可以选择硬膜外患者自控镇痛（patient-controlled epidural analgesia，PCEA）。一项针对 128 例 5 岁以上小儿进行的前瞻性研究结果显示，PCEA 的成功率为 90.1%，分别有 6.1% 和 3.8% 的儿童因不良反应或镇痛不全中断 PCEA[196]。局麻药为 0.0625% 或 0.125% 布比卡因复合芬太尼 2 ～ 10 μg/ml，背景剂量 ≤ 0.2 ml/（kg·h），每 15 ～ 30 min 追加负荷量为 1 ～ 3 ml［布比卡因最大剂量 0.4 mg/（kg·h）］。

　　另一项对 58 例行下肢矫形手术的小儿（年龄 7 ～ 12 岁）进行的前瞻性研究比较了给予 0.2% 罗哌卡因持续输注［0.2 ml/（kg·h）］与 PCEA（背景剂量 1.6 ml/h，负荷量 2 ml，锁定时间 10 min）两种镇痛效果，结果两组均获得相同的疼痛评分，但 PCEA 组每小时罗哌卡因的需要量仅为持续输注组的一半[123]。

　　胸段硬膜外麻醉　胸段硬膜外阻滞适用于需要长期镇痛的大手术，因此需要留置硬膜外导管以便重复或持续输注局麻药。由于胸段硬膜外阻滞主要用于胸部及上腹部手术，且有脊髓损伤的风险，因此较少应用于小儿。1 岁以内的婴儿，因脊柱只有一个弯曲（尤其屈曲时），穿刺方法与腰段硬膜外阻滞相同，应垂直于棘突连线进针。随着年龄的增加，脊柱弯曲形成，其穿刺方法越来越接近于成人的胸段阻滞，Tuohy 穿刺针应向头端与皮肤成 45° 进针。也可采用旁正中

药物	初始剂量	持续给药（最大剂量）	重复注射
布比卡因，左旋布比卡因	溶液：0.25% 含 5 μg/ml（1/200 000）肾上腺素 剂量：< 20 kg，0.75 mg/kg；20 ～ 40 kg，8 ～ 10 ml［或 0.1 ml/（岁·神经节段）］；> 40 kg，与成人一致	< 4 个月：0.2 mg/（kg·h）［0.125% 浓度 0.15 ml/（kg·h）或 0.0625% 浓度 0.3 ml/（kg·h）］ 4 ～ 18 个月：0.25 mg/（kg·h）［0.125% 浓度 0.2 ml/（kg·h）或 0.0625% 浓度 0.4 ml/（kg·h）］ > 18 个月：0.3 ～ 0.375 mg/（kg·h）［0.125% 浓度 0.3 ml/（kg·h）或 0.0625% 浓度 0.6 ml/（kg·h）］	每 6 ～ 12 h 给予 0.25% 或 0.125% 溶液 0.1 ～ 0.3 ml/kg（根据疼痛评分）
罗哌卡因	溶液：0.2% 剂量：ml/kg，方案与布比卡因相同（见上）	与布比卡因相同的年龄相关输注速率 mg/（kg·h）（罗哌卡因常用浓度为 0.1%、0.15% 或 0.2%） < 3 个月的婴儿输注时间不超过 36 h	每 6 ～ 12 h 给予 0.15% 或 0.2% 溶液 0.1 ～ 0.3 ml/kg（根据疼痛评分）
辅助用药	< 6 个月婴儿避免应用 芬太尼（1 ～ 2 μg/kg）或舒芬太尼（0.1 ～ 0.6 μg/kg）或可乐定（1 ～ 2 μg/kg）	仅选用一种辅助药： 芬太尼：1 ～ 2 μg/ml 舒芬太尼：0.25 ～ 0.5 μg/ml 吗啡：10 μg/ml 氢吗啡酮：1 ～ 3 μg/ml 可乐定：0.3 ～ 1 μg/ml	吗啡（无防腐剂）每 8 h：25 ～ 30 μg/kg

表 76.8　儿科患者硬膜外麻醉常用剂量及给药方案

入路，但儿童较少采用。使用超声可以看见婴儿硬脊膜位置、Tuohy 针的进针过程，多数情况下甚至可以看到硬膜外导管的置入过程及其最终位置[197]。

颈段硬膜外麻醉　小儿颈段硬膜外麻醉无手术适应证，极少数情况下可用于慢性疼痛的治疗或防止上肢（如肱骨骨肉瘤）截肢前的幻肢痛，但几乎只用于青少年，穿刺方法与成人相同。

脊髓麻醉

解剖和生理

1 岁以内的婴儿脊髓及硬脊膜终止点比年长儿低（见骶管阻滞部分）。根据年龄的不同，脑脊液的容量变化较大，新生儿超过 10 ml/kg，小于 15kg 的婴儿 4 ml/kg，儿童 3 ml/kg，青少年和成人 1.5 ～ 2 ml/kg。脑脊液在脊髓和大脑的分布也随年龄不同而不同：儿童一半的脑脊液分布于脊髓蛛网膜下隙，而成人仅占 25%。这主要与药代动力学有关，也解释了为何婴儿或小儿脊髓麻醉时需要较大剂量的局麻药。

婴儿脑脊液压力在仰卧位时较低[198]，全身麻醉时更低。脊髓麻醉时，进针宜慢，每次进针前均应观察穿刺针是否有脑脊液流出。

5 岁以上小儿脊髓麻醉后的临床表现与成人相同，然而年龄更小的小儿却能保持血流动力学稳定，无明显的低血压及心动过缓[199]，即使是有心脏畸形的患儿也是如此[200]。但是，有报道称，1.5 ～ 5 个月大的婴儿在注射 0.5% 布比卡因 0.8 ml/kg 10 min 后，平均动脉压降低[201]，这种血压的降低具有时限性，可耐受，且静脉输液可迅速纠正。也有报道认为孕周数 41 周龄的早产儿平均动脉压降低时伴有脑血流减少[202]。

适应证与禁忌证

儿科患者脊髓麻醉的适应证有限。孕后期孕周数小于 60 周的早产婴儿腹股沟斜疝修补术是脊髓麻醉的一项适应证[203-204]，因为这类患儿全麻甚至浅镇静下手术后也易发生呼吸暂停[205]。而且即使是单纯脊髓麻醉，术后也可能发生呼吸暂停（包括术前），此类风险高的婴儿应留院观察。其他适应证很少，主要是择期下腹部或下肢手术[206-208]，偶用于心脏外科或心导管手术[209-210]，但存在争议。由于全身麻醉可能引起神经认知功能的改变，近年来人们越来越关注脊髓麻醉在婴幼儿中应用[211-213]。

操作方法

脊髓麻醉的穿刺方法与腰穿相似（图 76.8），患者可以取侧卧位或坐位（图 76.9）。目前最常用的局麻药为重比重的丁卡因或布比卡因，也可用等比重的布比卡因[206]。尽管罗哌卡因[208]及左旋布比卡因[214]目前还不允许用于儿科患者脊髓麻醉，但将来可能会成为一线用药。

药物和剂量

最常用的药物为 0.5% 丁卡因和 0.5% 布比卡因。

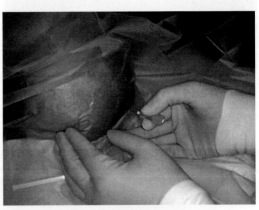

图 76.8　1 个月龄女婴坐位下行脊髓麻醉

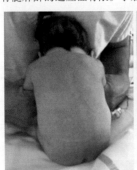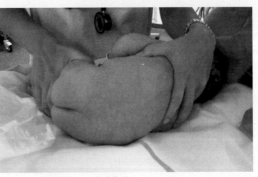

图 76.9　坐位或侧卧位下脊髓麻醉

0.5 ~ 0.8 mg/kg 的剂量阻滞平面较低，1 mg/kg 能达到较高平面（T_2 ~ T_4）。两种药物的阻滞持续时间均为 60 ~ 75 min。新生儿和婴儿如使用酰胺类局麻药后出现神经毒性的风险较高，黄疸患儿风险则更高[215]。从新生儿到青少年的局麻药物常用剂量如表 76.9 所示。

小儿年龄越大，所需局麻药物剂量越小。6 个月 ~ 14 岁儿童使用 0.5% 比重布比卡因 0.2 mg/kg，阻滞成功率达 98%。最近有研究显示 1 ~ 17 岁患者使用 0.5% 罗哌卡因 0.5 mg/kg 和 1 ~ 14 岁患者使用 0.5% 左旋布比卡因 0.3 mg/kg，均可获得良好的阻滞效果。有儿科文献报道使用可乐定 1 μg/kg、芬太尼 1 μg/kg 及吗啡 4 ~ 5 μg/kg 作为辅助药物可延长小儿脊髓麻醉阻滞时间（表 76.9）。在心脏手术患者中使用较高剂量吗啡进行腰麻，可以获得良好的术后镇痛效果。

不良反应及并发症

新生儿及婴儿进行腰麻的操作比较困难，总失败率达 10% ~ 25%[205, 216]。其最大局限性就在于阻滞时间短且无术后镇痛作用，因此需备好备选方案（清醒骶麻）或辅助镇痛方法（髂腹股沟或髂腹下神经阻滞）。8 岁以下小儿极少发生穿刺后头痛，笔尖式腰麻针能减少其发生率[217]。所有腰段硬膜外麻醉并发症都可能在腰麻后发生。

表 76.9 脊髓麻醉时局麻药常用剂量

局麻药	剂量	持续时间（ min ）
新生儿		
0.5% 丁卡因	0.6 ~ 1 mg/kg	60 ~ 75
0.5% 布比卡因	0.5 ~ 1 mg/kg	65 ~ 75
0.5% 罗哌卡因	1.08 mg/kg	50 ~ 70
0.5% 左旋布比卡因	1 mg/kg	75 ~ 90
婴儿到青少年		
0.5% 布比卡因	0.4 mg/kg（5 ~ 15 kg）	
0.5% 丁卡因	0.3 mg/kg（< 15 kg）	
0.5% 左旋布比卡因	0.4 mg/kg（5 ~ 15 kg）	
0.5% 罗哌卡因	0.3 mg/kg（> 15 kg）	
	0.4 mg/kg（5 ~ 15 kg）	
	0.3 mg/kg（15 ~ 40 kg）	
	0.25 mg/kg（> 40 kg）	
	0.5 mg/kg（最大剂量 20 mg）	
辅助用药		
可乐定	1 μg/kg（新生儿）	
芬太尼	1 μg/kg（< 1 岁的婴儿）	
吗啡	4 ~ 5 μg/kg（所有年龄段）	

上肢神经阻滞

解剖

支配上肢的臂丛神经主要由 C_5 ~ T_1 脊神经前支组成。神经根从椎间孔后经斜角肌间隙（前斜角肌与中斜角肌之间）穿出。与成人相同，小儿臂丛神经纤维也是由脊神经根先合成 3 干（上、中、下干），然后在锁骨和第一肋之间重组成三束。这三束伴行并包绕腋动脉，根据其与动脉的关系分别命名为外侧束、内侧束以及后束（图 76.10）。正是因为臂丛神经纤维如此复杂的重新分配组合，麻醉阻滞的范围很大程度上取决于麻醉科医师注射局麻药的具体部位。解剖知识对于预测运动和感觉神经阻滞的范围至关重要，并决定了某一特定手术最适合使用哪种神经阻滞入路（彩图 76.11）。

此处婴幼儿与成人解剖结构的最大区别在于婴幼儿的肺尖及胸膜顶超过了锁骨与第一肋形成胸廓上口平面，到达了颈部区域。由于锁骨下血管与低位臂丛神经在胸膜顶处交汇，因此婴幼儿锁骨下入路的穿刺操作极有可能穿破胸膜。尽管存在大量的胚胎学及解剖学证据，围神经血管鞘这个概念一直受到强烈质疑。最近一项放射学研究再次肯定了这个概念，并精确测量了腋鞘的容量（成人为 5.1 ~ 9.5 ml）[218]。

超声成像可精确地识别壁胸膜、锁骨下及腋窝血管，可连续监测穿刺针针尖的位置，提高了锁骨上及锁骨下入路臂丛神经阻滞的安全性。超声结合神经刺激仪进行神经定位可避免神经内注射。

Roberts[139] 建议从简单的神经阻滞法开始做起。肌间沟入路及锁骨周围入路技术难度较高，必须由受过专业培训的麻醉科医师实施。腋路及前臂神经阻滞相对容易，尤其是对于超声引导下区域阻滞的初学者。

臂丛神经阻滞适应证主要为清醒或全麻下行上肢急诊或择期手术的患儿[219-221]，尤其适用于门诊手术，并可提高患者满意度。

- 腋路是儿科患者臂丛神经阻滞的首选，尤其是针对手及前臂的手术。该法优点是易于操作，安全性高，成功率高以及并发症少。随着超声技术的发展，锁骨上入路逐渐成为小儿上肢手术的首选方法[114]。
- 随着超声引导技术的发展，锁骨下入路臂丛神经阻滞也使用得越来越多。该方法可提供完善的上肢阻滞。与腋路比较，该法更易于置管，导管易固定，意外脱管概率小，患者感觉更加

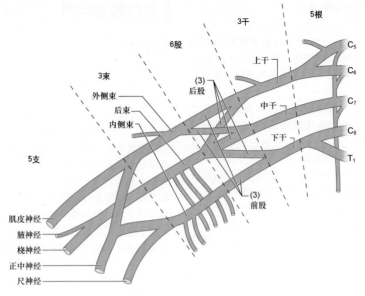

图 76.10　臂丛神经解剖

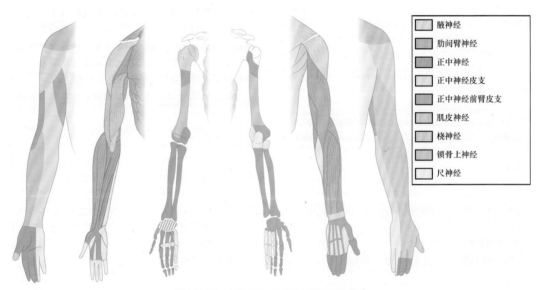

彩图 76.11　上肢皮肤、肌肉及骨骼的神经支配

舒适。

- 锁骨上臂丛神经阻滞适用于肩部及手臂近端（包括肘部）手术。婴儿应慎重选择经锁骨上入路的臂丛神经阻滞，因为该入路紧邻胸膜顶；超声引导下穿刺可减少损伤血管和穿破胸膜的风险。在超声引导下神经阻滞技术出现前，斜

角肌旁或改良的斜角肌间隙入路（事实上两种方法的针尖均在肌间沟）臂丛神经阻滞是较为安全的替代方法。

- 远端神经阻滞可用于上肢远端手术（手或单根手指的手术）或作为近端神经阻滞不完善时的补救方法。

颈部臂丛神经阻滞

由于潜在的并发症（气胸、误入椎动脉及鞘内），及单独的肩部手术较少，因此儿童较少使用颈部臂丛神经阻滞。

肌间沟入路

肌间沟入路是在靠近 C_6 横突附近的肌间沟顶部位置进入肌间沟。患儿取颈肩部垫高仰卧位，手臂伸展置于胸壁侧方，头稍微偏向对侧。

体表标志包括环状软骨、C_6 横突前结节（Chassaignac 结节）及肌间沟。穿刺点为肌间沟的 Chassaignac 结节，位于胸锁乳突肌的外侧缘后方。穿刺针稍向尾端及背侧与皮肤成 80° 角（非垂直），朝锁骨中点进针，直至接近臂丛神经其中一干（而非神经根）并引出上肢的肌颤。任何远端的肌颤掮及肱二头肌、肱三头肌和三角肌肌颤均可（图 76.12）。出现膈肌收缩表明针尖过于靠前并刺激到了膈神经。相反，如果刺激到斜方肌，说明穿刺针过于靠后。Borgeat 等[222] 提出的一种成人改良穿刺法，可用于儿童。该法与经典法进针点相同，但进针方向稍偏外侧朝锁骨中点，直至接近臂丛神经其中一干（而非神经根）并引出上肢的肌颤。由于肌间沟入路并发症较多，如同侧膈神经阻滞，损伤血管（如椎动静脉）及颈部硬膜外阻滞 / 蛛网膜下隙阻滞，故在小儿中较少采用。

超声技术可显示颈部大血管、斜角肌腱膜及 $C_5 \sim C_7$ 臂丛神经根，能增加肌间沟臂丛神经阻滞的安全性[138, 223]。超声探头横斜向放置于环状软骨水平（图 76.13），在胸锁乳突肌深面，前斜角肌和中斜角肌之间独立的圆形或椭圆形低回声暗区即为臂丛神经干或神经根。内侧为颈内静脉和颈动脉（彩图 76.14）。超声联合神经刺激仪下采用平面内技术，从外侧（后）向内侧（前）朝目标神经进针。穿刺针的精确定位可明显减少局麻药用量[224]。

斜角肌旁路

斜角肌旁路臂丛神经阻滞法是由 Dalens 及其团队[225] 提出的，目的在于使穿刺针在远离胸膜顶及颈部大血管的情况下到达斜角肌间隙。其位置为锁骨上缘和 C_6 横突之间，胸锁乳突肌后缘，环状软骨平面的肌间沟内可触及。穿刺点为 C_6 横突体表投影与锁骨上缘中点连线的上 2/3 与下 1/3 交汇处（图 76.15）。该法成功率高，安全性好。偶有低位臂丛神经（如尺神经或正中神经的内侧分支）阻滞不完善的情况发生。该入路的穿刺几无并发症发生[226]。

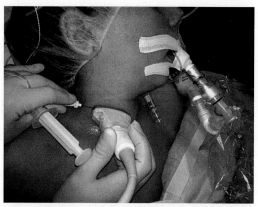

图 76.13　超声引导下行肌间沟入路臂丛神经阻滞时患者头部及超声探头位置，采用平面内进针技术

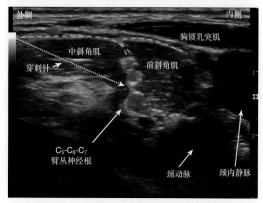

彩图 76.14　**肌间沟入路臂丛神经阻滞的超声图像**

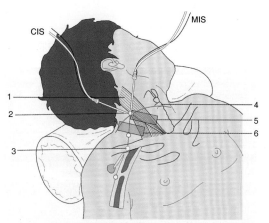

图 76.12　**肌间沟臂丛神经阻滞**。CIS，经典肌间沟入路（Winnie）；MIS，改良肌间沟入路（Borgeat）；1，胸锁乳突肌；2，Chassaignac 结节体表投影；3，锁骨中点；4，环状软骨；5，经典法探头位置；6，改良法探头位置

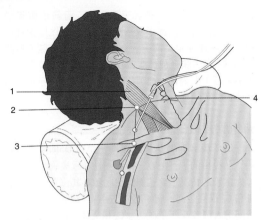

图 76.15　斜角肌旁路臂丛神经阻滞。1，胸锁乳突肌；2，Chassaignac 结节体表投影；3，锁骨中点；4，环状软骨

锁骨上臂丛神经阻滞

由于该位置臂丛神经接近胸膜，因此与其他入路比较，锁骨上入路行臂丛神经阻滞发生气胸的风险较高。该入路穿刺推荐使用超声引导下平面内进针的方法，这样可以全程监测针尖位置，大大避免了穿破胸膜的风险。

目前已有数篇文献报道成人超声引导下锁骨上臂丛神经阻滞，但小儿的相关报道却极少[75, 227-228]。臂丛神经干在肌间沟下部汇合并包绕锁骨下动脉。该入路的优点在于臂丛在此处最为密集。将高频探头平行放置于相对于锁骨的冠状斜切面（图 76.16）。臂丛神经（干或股）表现为在第一肋（曲线状的高回声区）上方，锁骨下动脉（搏动性的低回声区）后外侧上方的低回声结节状暗区（彩图 76.17）。应注意采用超声

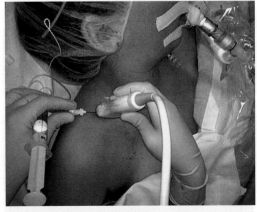

图 76.16　锁骨上臂丛神经阻滞超声探头位置，采用平面内进针技术

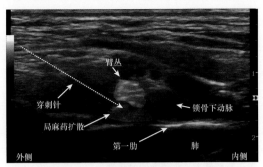

彩图 76.17　锁骨上臂丛神经阻滞的超声图像

引导下穿刺以避免将局麻药注入邻近血管内（如肩胛上动脉或肩胛背动脉）（彩图 76.18）。采用平面内技术在直视下由外向内将穿刺针朝第一肋与锁骨下动脉构成的夹角进针（彩图 76.17）。锁骨上入路的成功标志就在于看见局麻药在该夹角处扩散。在 Lurie 儿童医院，主要使用该方法进行臂丛神经阻滞。此外，我们还通过一种简单的手指规则来描述儿童的臂丛神经：拇指向上征（桡神经）；拇指示指形成 "O" 形（正中神经）；剪切示指和中指（尺神经）。使用这个规则，我们成功地描述了那些由于存在神经损伤而不适合接受神经阻滞的患儿[228]。

超声引导下穿刺提高了锁骨上臂丛神经阻滞的安全性，因此对于经验丰富的麻醉科医师而言，该法可能是最为可靠且有效的臂丛神经阻滞方法之一[224]。

锁骨下臂丛神经阻滞

锁骨下入路

随着超声引导技术的发展，锁骨下臂丛神经阻滞也备受关注。锁骨下入路可阻滞臂丛神经的股（锁骨

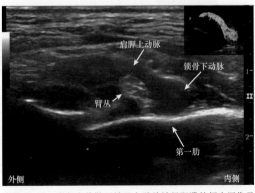

彩图 76.18　彩色多普勒下锁骨上臂丛神经阻滞的超声图像及周围血管影

旁）或束（喙突旁或喙突下）。锁骨下臂丛神经阻滞法有两条主要路径：锁骨中路和喙突旁路。两种入路患儿均取颈肩部垫高仰卧位[229]。与腋路比较，该法置管容易且导管易于固定。

锁骨中点入路

锁骨中点入路有垂直法及前外侧法两种。垂直法穿刺时，穿刺针贴临锁骨下缘中点并垂直于皮肤进针，直至同侧上肢出现肌颤。尽管有报道指出此方法用于患儿没有严重并发症发生[227, 230]，但该法的穿刺路径有损伤胸膜顶及肺尖的风险，因此不建议小儿选择该入路行臂丛神经阻滞。前外侧法用于小儿患者更为安全。患儿取仰卧位，患侧上肢紧贴身体旁。前外侧法的定位标志为肩胛骨喙突、锁骨下缘及三角肌胸大肌的肌间沟（图76.19）。穿刺点在锁骨下缘中点下1 cm 处，向背侧30°～45°，向外30°，平行于三角肌胸大肌肌间沟朝腋窝进针。目的是进入肩胛骨喙突内侧1～1.5 cm 处的神经血管鞘内，直至引出上臂、前臂或手部的肌颤。

喙突旁入路

喙突旁内侧入路是小儿患者目前最常用的锁骨下臂丛神经阻滞方法。该法建议在神经刺激仪引导下操作，并发症发生率最低。穿刺点为三角肌胸大肌间沟尾端，距喙突内侧缘及尾端1～2 cm（根据患者的年龄）处（图76.19）。上臂外展90°（而非紧贴躯干），使臂丛神经靠近皮肤表面，且利于局麻药的扩散[231]。穿刺针与皮肤垂直进针，直至引出上肢的肌颤。

超声引导锁骨下臂丛神经阻滞

锁骨下臂丛神经阻滞

- 将线性探头置于锁骨上方靠外侧寻找大血管
- 找出第一肋和锁骨下动脉
- 锁骨上神经丛在锁骨下动脉周围形成"葡萄串征"
- 使用平面内进针法，将穿刺针置入神经丛下方，注射 0.2 ml/kg 局麻药物以获得合适的镇痛效果
- 由于神经丛非常接近肺尖顶部，应避免使用平面外进针的方法

如果不使用超声引导，仅在神经刺激仪下行喙突旁内侧入路臂丛神经阻滞，操作虽然灵活简便，但安全性低，可能会穿破胸膜。患侧上肢伸展贴于躯干，或外展110°同时屈肘90°[229]，使神经血管鞘远离壁胸膜并处于松弛状态，利于局麻药的扩散。超声引导下定位标志为位于神经束内侧深部的腋动脉和腋静脉，其中腋静脉位于腋动脉的内侧尾端。胸大肌和胸小肌大多位于神经血管组织的上方。

有两种主要的锁骨下入路。一种为近端法，探头平行放置于锁骨下缘，神经束位于腋动脉外侧（彩图76.20）。另一种为喙突旁入路，将探头沿矢状面放置于喙突内下侧，可以看到臂丛神经的短轴图像（图76.21）。包绕动脉的神经束具体位置个体解剖差异较大。通常，外侧束最易识别，内侧束位于动静脉之间，后束位于动脉深面且最难辨识。采用平面内技术由外（表面）向内（深面）进针，使局麻药在动脉后方靠近后束的位置扩散（彩图76.22）。

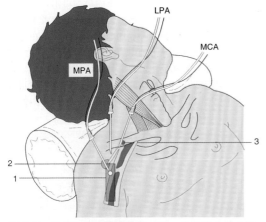

图76.19　锁骨下臂丛神经阻滞。LPA，喙突旁外侧入路；MCA，锁骨中点入路；MPA，喙突旁内侧入路；1，超声探头；2，肩胛骨喙突；3，锁骨中点

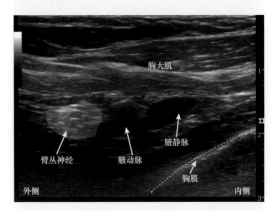

彩图76.20　超声引导锁骨下臂丛神经阻滞，近端法。在该阻滞平面，胸大肌是血管神经束表面可视的主要肌肉，胸小肌位于远端。血管神经束中，腋静脉位于最内侧，动脉在中间，最外侧为臂丛神经

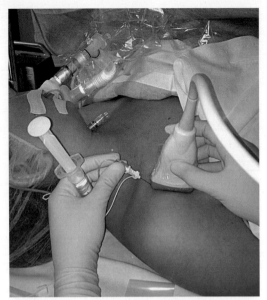

图 76.21   喙突旁入路锁骨下臂丛神经阻滞探头位置，采用平面内技术进针

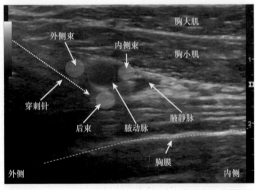

彩图 76.22   超声引导下喙突旁入路锁骨下臂丛神经阻滞超声图像

腋路臂丛神经阻滞

腋路阻滞

- 使用球面探头或小的线阵探头，尽量靠近腋窝
- 采用平面内进针，进针方向直接由上向下
- 神经丛非常表浅，很容易识别
- 彩色多普勒有助于识别血管组织
- 将局麻药注射到神经束周围

　　腋路臂丛神经阻滞时，局麻药可充分浸润臂丛神经在腋窝的各终末分支，因此，小儿臂丛神经阻滞常选腋路。该入路的阻滞方法简单安全，对于肘部、前臂及手的手术镇痛效果好。儿童有数种腋路阻

滞法，不同方法临床麻醉效果相近。与成人不同，儿童一般不采用经动脉入路，因为该入路易造成血管痉挛和缺血坏死。儿童采用单次注射即可阻滞几乎所有支配前臂和手部的神经[232]，但有 50% 病例的肌皮神经例外。解决这个问题最有效的方法为经喙肱肌入路的臂丛神经阻滞。患儿取仰卧位，患侧上肢外展并后旋 90°[220]。喙肱肌与胸大肌下缘交叉处为穿刺点（图 76.23），向后经喙肱肌的外上部（肌皮肌位于其内），朝肱骨的内侧缘进针。如使用神经刺激仪，穿刺针常先经过肌皮神经（建议在退针时进行阻滞），然后继续向深部进针直至穿过神经血管鞘引出手及前臂肌颤[218]。在此处神经束已分为各个终末神经，穿刺针常最先触及正中神经。随之注入局麻药，退针时在肌皮神经旁再注入小剂量局麻药（0.1 ml/kg，最大剂量 5 ml）。所有上止血带的疼痛（由肋间臂神经支配）均可通过腋窝处皮下注射解决。

　　如用超声引导技术，高频探头应与手臂长轴垂直放置以获得神经血管鞘的短轴图像。穿刺时应严格采用多点注射法。该处正中神经、桡神经和尺神经均位于腋动静脉附近。但不同患者神经的具体解剖位置关系变异很大[233]。大体上而言，正中神经位于动脉外侧与肱二头肌之间，尺神经位于动脉的内上方，桡神经位于动脉下方。可通过从远端向腋窝方向移动探头以辨识各根神经。在超声波平面下进针时，穿刺针全程可视（彩图 76.24）。针尖可精确置入到三根神经的附近，退针时也可精确退到喙肱肌和肱二头肌短头间的肌皮神经旁。

　　腋路臂丛神经阻滞非常安全。意外损伤动脉是最不希望出现的并发症，偶可引起短暂性供血不足或形成血肿。局麻药注入神经纤维内最为可怕，被认为是永久性神经损伤的主要病因，且全麻的患者不易发现。在一项前瞻性研究中，Biegeleisen 等[134]在志愿者身上通过超声引导下刺中神经干，并进行神经内注射，注射后即刻及注射 6 个月后评估神经功能，未发现一例运动及感觉功能障碍。不论该研究本身是否具有争议性，其结果却非常有趣地显示，神经内注射

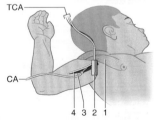

图 76.23   **腋路臂丛神经阻滞**。CA，经典入路；TCA，经喙肱肌入路；1，胸大肌；2，超声探头；3，腋动脉；4，喙肱肌

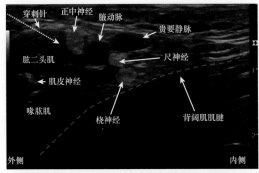

彩图 76.24　超声引导下腋路臂丛神经阻滞超声图像

可能并非如大家既往所认为的那么危险，在非神经束内注射而仅是鞘旁注射（注射时阻力较大且可引起剧痛）甚至可能是完全无害的。尽管如此，仍需注意避免神经内注射，尤其是超声影像有提示时（针尖位于神经内，注射少量局麻药时神经直径增大）。

如需连续阻滞，可进行腋窝神经血管鞘内置管，但导管难以固定。因此常选择导管易于固定且患者舒适度高的锁骨旁或肌间沟入路进行置管。

麻醉药的容量影响神经阻滞的效果，采用不同的神经定位方法，所需的局麻药剂量不同（表 76.10）。使用神经刺激仪进行定位时，不能观察到局麻药在神经周围的扩散情况，因此，局麻药的推荐剂量是根据获得完善的阻滞效果的概率制订的。如用超声引导技术，则可清楚地观察到局麻药在神经周围呈"甜麦圈"样扩散。临床实践证明，超声引导下神经阻滞技术可明显减少局麻药的用量。

远端神经阻滞

肘关节和前臂入路

单独使用神经刺激仪很难定位桡神经、正中神经及尺神经，如果盲目在皮下注射局麻药，神经阻滞的失败率则会更高。因此，患儿很少在肘或腕部行桡神

经、正中神经及尺神经阻滞。长期以来，远端神经阻滞的适应证仅限于作为辅助措施用于不完善的臂丛神经阻滞。

近年来，在超声引导下，这些表浅神经更容易识别和定位，远端神经阻滞的适应证增多，而且仅需少量的局麻药（0.05 ml/kg，最大量 1～2 ml）即可达到完善的神经阻滞。随着超声的广泛应用，从腋窝到腕部的任何一点都可以阻滞正中神经和尺神经，但是在腕关节处，由于尺神经与肌腱超声影像相似，常常难以区分，因此需要谨慎辨别。

- 肘前窝的正中神经在肱动脉的内侧走行（彩图 76.25）。前臂的正中神经位于桡动脉的内侧，桡骨的内上方（彩图 76.26）。在腕部，正中神经走行于掌长肌腱和桡侧腕曲肌腱中间，所以很难区分神经与肌腱。
- 为避免尺神经沟内注射局麻药引起神经损伤，肘部的尺神经阻滞一般选择在肘部以上或以下几厘米。不能行肘管内阻滞，因为鹰嘴和肱骨内上髁之间的骨性神经沟空间狭小，神经很容易被压迫（彩图 76.27）。腕部的尺神经紧邻

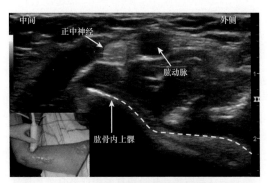

彩图 76.25　肘部正中神经超声图像

表 76.10　臂丛神经阻滞时局麻药注射剂量和输注速度：0.1%～0.2% 罗哌卡因或 0.125%～0.25% 左旋布比卡因（0.1% 罗哌卡因及 0.125% 左旋布比卡因均为新生儿所用浓度）

阻滞技术	单次注射剂量（ml/kg）	输注速度
锁骨上或锁骨下臂丛神经阻滞	0.3～0.5	0.1～0.2 ml/（kg·h）
肘部神经阻滞	0.1～0.2	—
腕部神经阻滞	0.05～0.1	—

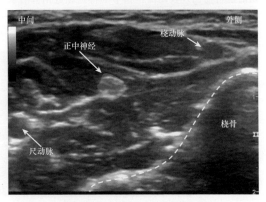

彩图 76.26　前臂正中神经超声图像

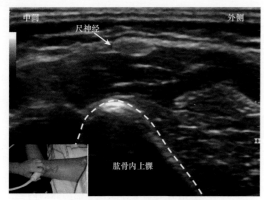

彩图 76.27　肘部尺神经超声图像

尺动脉的内侧走行（彩图 76.28A），是一个高回声的三角，从安全和简便的角度出发，我们一般追踪到尺神经近端，直到神经与动脉分离（彩图 76.28B）。

■ 桡神经在肱骨的后方下行通过肘部外侧，分为浅支和深支。在肘部上方，肱骨表面，肱肌下方可见到桡神经（彩图 76.29）。

末端神经阻滞

麻醉科医师很少将指间神经阻滞用于小儿，因为有其他更加安全的麻醉方法可以替代，如掌部或经掌鞘神经阻滞以及皮下浸润。

单次的皮下手指神经阻滞可以避免液体进入手指屈肌腱鞘，进而减少注射感染的发生。其操作方法是用 25 G 穿刺针在手掌指根部位进针注药（图76.30）[234]。

需要注意的是，经掌鞘神经阻滞或者掌骨神经阻滞都可能出现仅阻滞两指节的神经和近指节的掌侧神经。

下肢神经阻滞

腰丛神经阻滞

解剖

腰丛由 $L_1 \sim L_4$ 神经前支及组成，有时部分 T_{12} 神经和 L_5 神经也会加入。腰丛位于椎旁内的腰大肌间隙内，腰大肌间隙的前壁是腰大肌，后壁是腰方肌。腰丛发出支配下肢的 4 个分支：股神经、股外侧皮神经、闭孔神经和生殖股神经。髂筋膜覆盖于腰大肌及髂肌，腰丛自腰大肌发出后，其分支在髂筋膜下走行各不相同。将足量的局麻药注入髂筋膜的内面，局麻药可沿该筋膜扩散，并浸润腰丛，即髂筋膜腔隙阻滞。

腰大肌间隙阻滞（腰丛神经阻滞）

患儿取侧卧位，患侧向上。患侧髂后上棘、两侧髂嵴与第 5 腰椎棘突为体表标志。腰丛神经阻滞有 3 种入路，各入路穿刺点分别如下（图 76.31）。

1. 患侧髂后上棘与 L_5 棘突连线的中点处（改良的Chayen 入路）。

2. 患侧嵴间线（Tuffier 线），L_4 棘突与经髂后上棘平行脊柱的连线的 3/4 处[235]。

3. 患侧髂后上棘与 L_4 棘突连线内 2/3 与外 1/3 处[236]。

无论选择哪种入路，穿刺针都应垂直皮肤进针，直至引出同侧股四头肌颤搐。腰丛神经阻滞的并发症包括：误入血管导致心搏停止，腰大肌血肿，局麻药误入椎管内，进针过深损伤腹膜后脏器[237-238]。所以，应该由有经验的麻醉科医师进行操作，可以根据患者的年龄、体重和腰大肌的解剖结构评估进针的深度。

腰丛神经阻滞适用于髋部和股骨的手术（髋关节和股骨截骨术）。这些手术都需要同时阻滞支配髋关节的三支神经：股神经、股外侧皮神经和闭孔神经。术后 48 h 内，腰丛神经阻滞都可以提供良好的术后镇痛作用。有研究采用超声波扫描腰丛神经发现，患儿

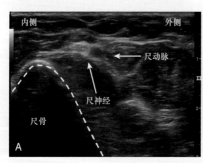

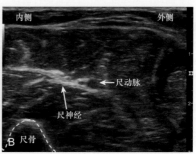

彩图 76.28　腕部（A）和前臂（B）尺神经超声图像

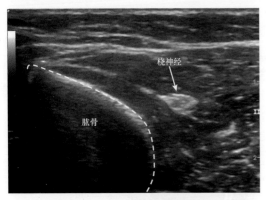

彩图 76.29 **肱骨中段桡神经超声图像**

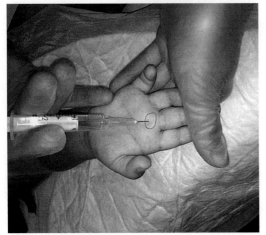

图 76.30 **掌鞘神经阻滞**，经掌鞘神经阻滞触诊确定掌骨头位置

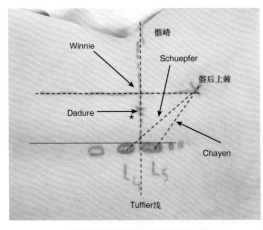

图 76.31 不同入路的腰丛神经阻滞

体重与腰丛神经阻滞穿刺深度的关系比年龄更密切[239]。连续腰丛神经阻滞能够为患儿的髋部手术和股骨手术提供良好的镇痛[125, 235, 240]。有研究比较了小儿髋关节和股骨手术使用连续腰丛神经阻滞和连续硬膜外阻滞作为术后镇痛的效果[125]。与连续硬膜外阻滞相比，连续腰丛神经阻滞不仅有同样良好的术后镇痛作用，而且不良反应少，罗哌卡因的用量也减少。

股神经阻滞

患儿取仰卧位，最好患肢轻度外展。腹股沟韧带及股动脉是体表标志。穿刺点取腹股沟韧带下 0.5 ～ 1.0 cm（非腹股沟皱褶处），股动脉外侧 0.5 ～ 1.0 cm 处（图 76.32），穿刺针可垂直于大腿前部向后进针，也可与大腿前部成 45° 角向头侧、后侧进针（特别是需要置入导管时，穿刺针应与大腿前部成 45° 角），针尖朝脐的方向，直至引出股四头肌肌颤。

超声显像技术使股神经阻滞更加容易实施[141]。超声探头放置于腹股沟韧带稍上方，与腹股沟韧带平行（图 76.33 和彩图 76.34）。

股神经阻滞的适应证包括股骨干和膝关节的手术。股神经[244]或者髂筋膜腔隙神经[242-243]置管都能提供良好的连续镇痛。但是这两种方法在儿童身上尚未证实其有效性[244]。髂筋膜腔隙神经阻滞不需要神经刺激仪和特殊体位，较少误入血管，对于股骨骨折患者操作也会相对容易。

髂筋膜间神经阻滞

此阻滞法是将局麻药注射至髂筋膜下[244]。局麻药在髂筋膜内扩散，浸润腰丛发出的支配下肢的神经，其扩散程度取决于药物容量。髂筋膜腔隙神经阻滞时，患儿常取仰卧位（图 76.32）。该法常可同时阻滞股神经和股外侧皮神经，通常也可阻滞闭孔神经近端分支（该支发出小分支支配髋关节）。超过 70% 的患者，腰丛近端分支如生殖股神经也可被阻滞。

目前尚未在小儿身上进行股神经阻滞和髂筋膜腔隙神经阻滞的比较[244]。髂筋膜腔隙神经阻滞对于股外侧皮神经、闭孔神经和生殖股神经的阻滞具有优势。血管周围穿刺入路误入血管的概率高。此外，对于骨折患者，髂筋膜间隙神经阻滞不需要神经刺激仪和特殊体位，操作相对更容易。

采用超声辅助髂筋膜腔隙神经阻滞比使用神经刺激仪具备更多优点，如术后镇痛时间更长，局麻药量更少[1, 141]。Oberndorfer 等发现超声引导镇痛时间长达（508±178）min，而非超声组镇痛时间只有（335±69）min[141]。

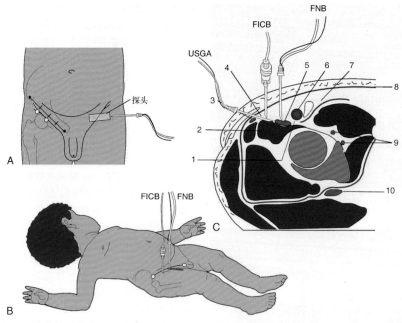

图 76.32 股神经阻滞及髂筋膜腔隙阻滞。A. 体表标志和探头位置。B. 患者体位。C. 大腿横截面。FICB，髂筋膜腔隙阻滞；FNB，股神经阻滞；USGA，超声引导法；1，髂耻弓；2，腰大肌；3，股外侧皮神经；4，髂筋膜；5，股神经；6，股动脉；7，股血管鞘；8，阔筋膜；9，闭孔神经分支；10，坐骨神经

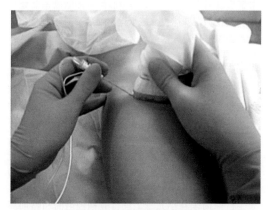

图 76.33 超声引导下平面内行股神经阻滞的探头位置

长效局麻药术后连续镇痛的单次注射量为 0.2 ～ 0.5 ml/kg，持续剂量为 0.1 ～ 0.2 ml/（kg·h）[126]。患者自控镇痛剂量设置为每次 0.1 ml/kg（最大剂量 5 ml，每小时最多 3 次）。只要没有禁忌证，局麻药内均应加入肾上腺素。此外伍用少量的可乐定（1 ～ 2 μg/kg）[60] 可以明显延长镇痛作用时间[44]。

在超声引导下股神经置管和髂筋膜腔隙置管操作都比较容易，而且能够有效发挥持续镇痛作用（图

76.35）。最近，Lako 等[243] 比较了患儿骨盆截骨手术术后应用连续股神经置管和静脉吗啡镇痛的镇痛效应和不良反应。与吗啡组相比，股神经阻滞具备更好的镇痛效应，而且较少发生镇静和恶心呕吐的不良反应。此外，Paut 等[242] 证实在患儿股骨骨折手术和膝关节手术时可以安全使用布比卡因作为连续髂筋膜间隙术后镇痛的局麻药。单次注射量是 0.25% 加入肾上腺素的布比卡因，持续剂量是 0.1% 的布比卡因，维持时间 48 h。他们发现小儿股神经置管应用布比卡因在安全血浆浓度之内，24 h 和 48 h 分别为（0.71±0.4）g/ml、（0.84±0.4）g/ml。

其他腰丛神经阻滞

隐神经阻滞

- 使用线阵探头置于大腿下 1/3 的内侧面
- 识别缝匠肌和股浅动脉，采用平面内进针技术
- 将局麻药注射至缝匠肌和股内侧肌之间、股浅动脉浅表侧的筋膜层内
- 反复回抽以避免血管内注射

隐神经阻滞 小剂量局麻药隐神经阻滞常用于辅助坐骨神经阻滞。隐神经是感觉神经，不能被神经

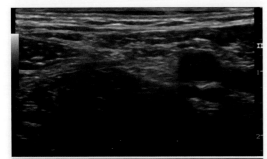

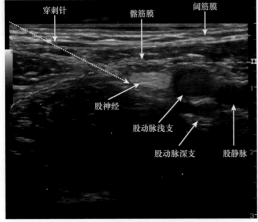

穿刺针　　髂筋膜　　阔筋膜

股神经

股动脉浅支

股动脉深支　股静脉

彩图 76.34　股神经阻滞操作的超声图像

刺激仪识别。隐神经阻滞也被称为收肌管阻滞，目前使用越来越多，尤其是不需要运动阻滞的下肢远端手术。虽然隐神经阻滞相关的报道较多，但失败率也很高（30% 或更高）。超声引导下的操作将使隐神经阻滞更加容易。

　　经典的隐神经阻滞操作时，患者取仰卧位，在膝关节处扪及腓肠肌内侧头前缘和胫骨结节，从胫骨结节到腓肠肌前缘画一直线，并与内外髁连线成 45° 角，沿此线皮下注射局麻药即完成隐神经阻滞术。该法操作简单，几乎无任何并发症，但失败率非常高。

　　隐神经与股内侧神经均位于大腿上部的收肌管内，因此可同时行隐神经及股内侧神经阻滞。股内侧神经是混合神经，容易通过神经刺激仪定位。定位后在局部注射麻醉药，即可同时阻滞隐神经及股内侧神经。股动脉、腹股沟韧带和缝匠肌上缘是隐神经、股内侧神经阻滞的体表标志（图 76.36）。使用绝缘短斜针在缝匠肌上缘、股动脉旁开 0.5 cm 处垂直皮肤进针，直至引发股内侧肌肌颤。注射 0.1 ~ 0.2 ml/kg 的局麻药即可同时阻滞两条神经，获得完善的小腿内侧、足内侧镇痛。

　　超声引导技术已广泛用于隐神经阻滞。患儿大腿稍外旋，使用线性高频探头扫描缝匠肌，在缝匠肌下区域内找到缝匠肌与股内收肌之间筋膜层。隐神经位于该筋膜层靠近股浅动脉处。在超声引导下注射局麻药包绕神经丛。

　　股外侧皮神经阻滞　儿童很少单独使用股外侧皮神经阻滞，其主要用于辅助股神经阻滞。股外侧皮神经阻滞可以用于阔筋膜移植、股骨、肌肉活检的镇痛。超声引导技术的使用使股外侧皮神经阻滞更方便和安全。

　　具体操作方法为：将线性探头置于髂前上棘下方，识别缝匠肌。股外侧皮神经则位于缝匠肌与阔筋膜张肌肌间沟潜在腔隙的筋膜层内。由于这是一个潜在的腔隙，极少出现并发症。传统的股外侧皮神经阻滞方法已逐渐被超声引导下技术取代。

　　股外侧皮神经阻滞：超声引导

- 在髂前上棘下扪及缝匠肌与阔筋膜张肌肌间沟。
- 将高频线性探头置于髂前上棘下方，超声图像

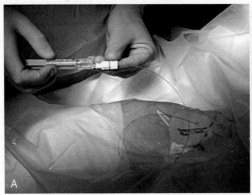

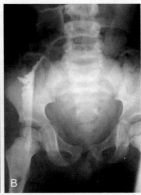

图 76.35　放置股神经导管（A）和导管在造影下的定位（B）

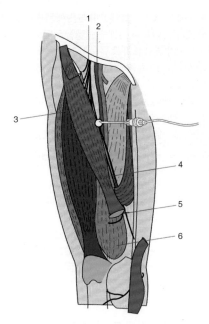

图 76.36　隐神经 / 股内侧神经阻滞。1，股神经；2，股动脉；3，缝匠肌；4，隐神经；5，支配缝匠肌的运动神经；6，股内侧肌

上缝匠肌表现为一个三角形图像，紧邻其外侧的阔筋膜张肌。

- 阔筋膜张肌与缝匠肌的肌间沟中可看到髂筋膜间隙，股外侧皮神经就位于这个间隙中。
- 注药之后，髂筋膜间隙中充满了局麻药。大容量的局麻药可以扩散到股神经，造成运动阻滞。

闭孔神经阻滞　患儿取仰卧位，下肢轻度外展外旋（如病情允许）。长收肌腱与耻骨肌内侧缘之间的肌间沟为闭孔神经阻滞的体表标志，闭孔神经阻滞的穿刺点在该肌间沟的股骨大转子水平处。在神经刺激仪辅助下，穿刺针应严格按照由浅入深的顺序进针，直至引出长收肌、短收肌的肌颤（刺激了闭孔神经的前支）。然后继续进针 1 ～ 2 cm，直至引出大收肌肌颤搐（刺激了闭孔神经的后支），注入局麻药总量的一半（总量为 0.1 ml/kg，最大剂量为每根神经 5 ml），然后退针至闭孔神经前支，再次用神经刺激仪定位后，注入剩下的半量局麻药。

闭孔神经阻滞也可在超声成像技术辅助下完成。探头置于耻骨结节下，中轴平行于腹股沟韧带，识别出缝匠肌和长短收肌腱膜后，即可在长短收肌之间找到闭孔神经前支，在短收肌和大内收肌之间找到后支（彩图 76.37）。

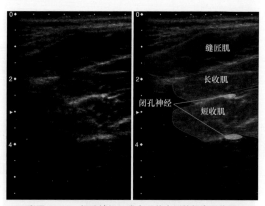

彩图 76.37　闭孔神经阻滞大腿前内侧的超声影像图

坐骨神经阻滞

解剖

骶丛由 $L_4 \sim L_5$ 的前支，$S_1 \sim S_3$ 和 S_4 的部分神经组成。骶丛位于骶骨前到梨状肌的表面。骶丛发出股后皮神经（也称为小坐骨神经）和坐骨神经支配下肢。坐骨神经阻滞通常是指阻滞这两条神经。这两条神经包裹在同一神经鞘内，穿出坐骨大孔后分开走行于大腿后侧。沿着大腿后侧中央下行至腘窝处分为腓总神经和胫神经两大分支。腓总神经绕过腓骨头和腓骨颈继续下行，终末端形成腓浅神经和腓深神经。胫神经在小腿内侧走行，在踝关节处胫动脉后外侧终止。终末端形成足底外侧神经和足底内侧神经。

适应证和禁忌证

坐骨神经阻滞被推荐用于小腿和足部手术（小腿内侧皮肤受隐神经支配，所以通常需联合隐神经阻滞）。根据手术的不同，可以选择在腘窝处或更近端行坐骨神经阻滞。坐骨神经阻滞无特殊禁忌证。同其他下肢神经阻滞相同，对存在间隔综合征风险的患者，需要密切监测和使用低浓度局麻药物以避免出现运动阻滞。

近端坐骨神经阻滞

近段坐骨神经阻滞有多种阻滞方法，且这些方法的并发症发生率有显著差异。如果操作成功，这些方法的阻滞范围是相同的。选择近端坐骨神经阻滞时，麻醉科医师必须考虑以下几点：①阻滞方法的并发症；②患者的体位；③所采用神经定位的技术；④是否需要置入导管；⑤麻醉科医师应用该技术的经验。

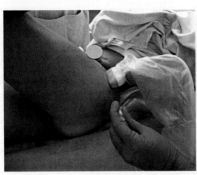
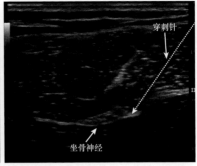

图 76.38　超声引导下平面内技术的坐骨神经阻滞

臀下入路　臀下入路在小儿坐骨神经阻滞应用较多。采用这一入路，患者的体位可以是仰卧位、侧卧位和俯卧位。如患者取仰卧位，大腿弯曲成 90°，膝关节弯曲 90°（图 76.38）。这种体位适用于年龄较小的患儿。如果是年龄较大的患儿则选择侧卧位和俯卧位更佳。穿刺点在坐骨结节和大转子的中点垂直线上。穿刺针以合适角度从皮肤朝股骨方向进针，直至引出足的肌颤。此处神经位于沟内，位置较浅，阻滞成功率较高。

超声引导下阻滞时，无论有无神经刺激仪，成功率都很高[245]。在患儿的踝关节或者足部手术可以使用臀下入路连续坐骨神经阻滞作为术后镇痛[245]。

外侧入路　行外侧入路坐骨神经阻滞时，患者取仰卧位[246]，患肢轻度内旋。穿刺针朝股骨下缘水平进针（图 76.39）。如触及骨质则稍退针，略向后侧再进针，直至引出小腿和足的肌颤。穿刺深度与患儿的年龄相关（图 76.40）。

侧入法的坐骨神经阻滞可用于大部分小儿足部手术，但是需要局麻药的剂量大，而且患者体动时还可能导致导管移位[247-248]。其穿刺点定位和方法参见下文。为了延长使用时间，导管需要用透明敷贴或者固定器固定。

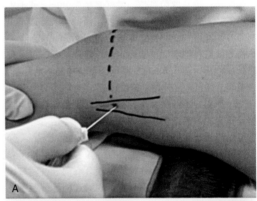

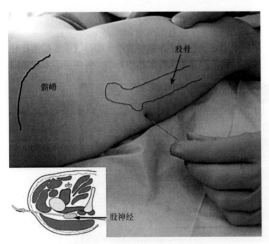

图 76.39　坐骨近端外侧神经阻滞

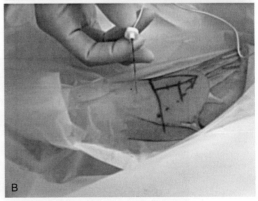

图 76.40　腘窝坐骨神经阻滞的侧入法（A）和改良的 Singelyn 后路法（B）

腘窝坐骨神经阻滞

腘窝处行坐骨神经阻滞

- 将线性探头置于膝关节褶皱的腘窝处
- 寻找腘动脉
- 腘静脉在腘动脉上方
- 胫神经通常紧靠着腘动脉
- 腓总神经在胫神经外侧
- 将超声探头向头侧轻轻滑动，直至看见两条神经的交会处，神经与血管是分开的
- 采用平面内技术，进针至坐骨神经旁，注射局麻药包绕神经

腘窝坐骨神经阻滞是一种简单、安全有效的方法，只需要少量局麻药就能达到良好的镇痛效果。对于儿童足部和踝关节手术，首选这种方法。腘窝坐骨神经阻滞有两种入路：侧路和后路。如采用侧路法，患儿取仰卧位。体表定位标志是在平膝盖上方股外侧肌和股二头肌长头肌腱的肌间沟（图76.40A）。如采用后路法，患儿取俯卧位，最好是半俯卧位，非手术侧朝下。患儿后路腘窝坐骨神经阻滞的体表标志（图76.40B）采用 Singelyn 的方法定位最合适[249]。在操作需要使用神经刺激仪辅助定位。定位正确时神经刺激仪的输出电流为 0.6 mA 即可诱发胫神经（足背屈）或者腓总神经（足外翻）的反应。

超声引导下行腘窝坐骨神经阻滞是最佳选择，根据操作者的习惯选择平面内或平面外技术均可。超声下可以清楚看到坐骨神经的位置及其分支[245, 250]。坐骨神经一般走行于腘动脉的外侧，位置比动脉浅（彩图76.41）。此外，在坐骨神经发出分支前进行阻滞能达到最好的阻滞效果。这一点可以通过神经刺激仪来检验阻滞效果。

连续坐骨神经阻滞可以用于足部和踝关节手术的术后镇痛。远端坐骨神经阻滞操作容易，效果好，局

麻药用量少，镇痛持续时间长[67, 157, 251-252]。有学者对连续远端坐骨神经阻滞和连续硬膜外镇痛用于小儿足部和踝关节手术术后镇痛进行比较[252]。结果显示这两种方法的镇痛效果都很好，但是连续远端坐骨段神经阻滞局麻药用量少，尿潴留和恶心呕吐发生率较低。腘窝置管是患儿家庭镇痛治疗最常用的方法[80, 156]。

跖骨阻滞

跖骨（或跗骨）阻滞操作简单，能为足趾手术提供良好的镇痛。患儿取仰卧位，在足掌侧触及相应的跖骨头，紧贴跖骨内侧缘，用标准肌内注射针从足背进针，直到在足掌侧感觉到针尖并可见针尖能轻微推动足掌侧皮肤。这时缓慢退针同时注入 1 ～ 3 ml 局麻药。在同一跖骨外侧缘重复该操作，即可得到完善的阻滞效果。

躯干阻滞

胸腹部手术是小儿最常见的手术。既往，胸腹部手术大多数采用椎管内麻醉。但是椎管内麻醉会引起较多的并发症，包括广泛运动阻滞、尿潴留、瘙痒、恶心呕吐，甚至脊髓损伤或硬膜外血肿。从全球范围来看，躯干外周神经阻滞正越来越多地应用于小儿麻醉。腹壁神经阻滞能为儿童腹部小手术提供良好的镇痛效果。超声引导使这些神经阻滞的实施更为方便。

腹壁手术的外周神经阻滞

腹直肌鞘阻滞和脐部阻滞

腹直肌鞘阻滞和脐部阻滞是沿着支配脐周感觉的第 10 肋间神经终末支将局麻药注入腹直肌内。这项技术可以为腹部手术或者腹中线切口的手术提供良好镇痛，如脐部或者上腹部疝修补术、腹腔镜手术和幽门

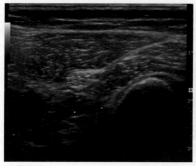
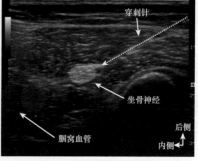

彩图 76.41　**腘窝坐骨神经的超声图像。**坐骨神经一般走行于腘动脉的外侧，位置比动脉浅

肌切开术等。现在这种麻醉方式应用得越来越多[253]。

超声用来确定腹壁各层解剖结构，可以清楚地识别腹直肌及其后侧的腹直肌后鞘和筋膜。操作中使用高频线性探头，在脐周两侧进行阻滞。使用短斜针成 45°角逐层穿过腹壁组织，将局麻药注射至腹直肌后鞘下方，B 超下可以明显看到这个潜在地腔隙被局麻药扩开。一般使用低浓度 0.2% ～ 0.5% 的长效局麻药。局麻药的总量为单侧 0.1 ～ 0.5 ml/kg。

超声辅助可以避免穿破腹膜和穿刺部位错误[254]。与突破感法相比，超声引导可以明显增加阻滞成功率（88% vs. 44%），减少腹腔内注射（11.5% vs. 34.5%）和注射药物过于表浅（0% vs. 20.9%）[254]。超声下腹直肌鞘和脐部均有回声。超声探头水平置于脐上，穿刺针沿长轴内侧进针，穿过浅筋膜后继续向前进针，直至到达深筋膜层（利于局麻药的纵向扩散）。然后注射局麻药，这时超声下可见逐渐扩大的双凸型影像（图 76.42）。

腹直肌鞘阻滞

- 将高频线性探头或球面探头置于脐平面
- 腹直肌在腹直肌前后鞘之间
- 使用平面内技术，27 号穿刺针进行穿刺直至到达腹直肌与腹直肌后鞘之间
- 将 0.1 ml/kg 的局麻药注射至腹直肌与腹直肌后鞘之间的潜在腔隙
- 如该腔隙太小，可以使用水分离的方法来精确定位

髂腹下神经和髂腹股沟神经阻滞

腹股沟区由三条神经支配：髂腹股沟神经、髂腹下神经和生殖股神经。50% 的患者腹股沟管的感觉神经来自生殖股神经生殖支（男性也称为精索外神经）。近年来，伴随着超声成像技术的发展[140, 256-257]，出现了关于髂腹股沟神经和髂腹下神经阻滞的研究。

髂腹股沟神经阻滞可以为小儿腹股沟部位的手术包括但不限于腹股沟疝修补术 / 鞘膜积液修复术提供良好的镇痛。辅助生殖股神经阻滞或阴囊浸润可以为睾丸固定术提供良好的镇痛。由于这三条神经都位于靠近由腹外斜肌腱膜形成的腹股沟皮下环的同一筋膜层，故单次注药即可安全可靠地同时阻滞这些神经。体表标志为脐、同侧髂前上棘和腹股沟韧带中点。将髂前上棘和脐的连线分为四等份，穿刺点位于外 1/4 与内侧 3/4 交界（图 76.43）。使用斜短针穿刺，逐层突破各层组织。该操作主要的并发症是误入血管（发生率极低）和穿刺过深进入腹腔或者造成腹腔脏器损伤。另外，阻滞过广导致股神经阻滞也是其并发症之一，发生率为 10%[258]。髂腹下–髂腹股沟神经阻滞通常使用长效局麻药，剂量为 2.5 mg/kg。如果手术需要可以行双侧阻滞。如使用突破感法进行穿刺，容易造成肠管损伤，因此我们推荐使用超声引导下穿刺。

超声辅助下行该神经阻滞镇痛效果好，且局麻药的用量少，具有明显优势[140]。操作时将探头置于脐与同侧髂前上棘中间的连线上靠近髂前上棘一侧。在这一位置，可以看到腹部的两层肌肉组织：腹横肌和腹内斜肌。腹外斜肌和腹内斜肌在这个水平上形成一层腱膜层。要阻滞的神经则位于腹内斜肌和腹横肌之间（图 76.44）。该操作采用平面内或者平面外技术均可。Willschke 等[140]研究发现，超声引导法与突破感法相比能明显减少局麻药的用量（分别是 0.19 ml/kg 和 0.3 ml/kg，0.25% 左旋布比卡因）。超声引导下穿刺局麻药的最低有效用量是 0.25% 左旋布比卡因 0.075 ml/kg[257]。使用突破感法进行神经阻滞，有 85% 的病例穿刺针定位不准确，阻滞失败率达 45%[259]。

腹横肌平面阻滞

对于儿童的腹股沟手术，腹横肌平面阻滞可以替代髂腹下神经和髂腹股沟神经阻滞[260]，其越来越普

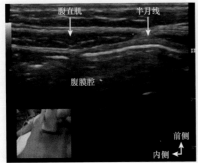
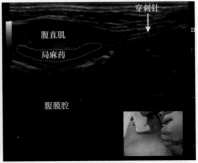

图 76.42　脐部神经阻滞超声图像。穿刺针靠近腹直肌后筋膜刺入和注入局麻药后形成双凸暗影

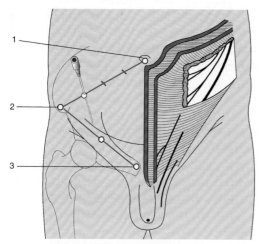

图 76.43　髂腹下神经和髂腹股沟神经阻滞。1. 脐；2. 髂前上棘；3. 耻骨

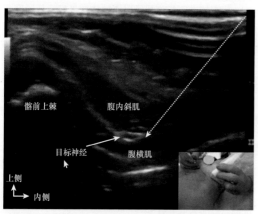

图 76.44　平面内技术阻滞髂腹下神经和髂腹股沟神经超声图像

遍地用于腹部手术的镇痛。单次给药后，局麻药通过腹横肌和腹内斜肌之间的间隙扩散，可以同时阻滞髂腹下神经、髂腹股沟神经和 $T_9 \sim T_{12}$ 的部分神经。

髂腹股沟神经阻滞

- 将线性探头或球状探头置于髂前上棘和脐部的连线上
- 可以识别腹壁的三层肌肉
- 髂腹股沟神经和髂腹下神经位于腹内斜肌和腹横肌之间的 2 层高回声结构之间
- 使用平面内技术，用 27 号穿刺针进行穿刺，直至腹内斜肌与腹横肌之间
- 回抽后注射 0.1 ml/kg 的局麻药

Petit 三角（髂骨、背阔肌、腹外斜肌构成的空间区域）是腹横肌平面阻滞的体表标志，出现两次突破感后即到达准确的阻滞部位。第一次突破感是进入腹外斜肌筋膜，第二次是腹内斜肌筋膜。一般徒手进行腹横肌平面阻滞操作也比较容易，并发症较少。

对于儿童腹横平面阻滞，建议使用超声引导。探头位于髂嵴与第 12 肋骨之间连线、对锁骨中线的点，行平面内穿刺（图 76.45）。在超声辅助下操作更安全，可以分清不同肌群，观察到穿刺针的位置和局麻药的扩散情况[261]。操作时需要分清楚不同肌群，但是不能直接看到神经。有学者对超声引导下腹横肌平面阻滞和髂腹下神经及髂腹股沟神经阻滞进行了比较[262]。髂腹下神经及髂腹股沟神经阻滞比腹横肌平面阻滞的术后镇痛效果更好，可能与腹横肌平面时不能完全阻滞生殖股神经有关。一项大型的前瞻性数据库研究已经证明了这种阻滞对于儿童是安全的，并且几乎没有并发症[263]。此外，药代动力学研究已经证明这种阻滞对新生儿的安全性[264]。

腹横肌平面神经阻滞

- 将线性探头或球状探头置于脐部外侧
- 向外侧缓慢移动探头，可以看到腹壁的三层肌肉（腹内斜肌、腹外斜肌和腹横肌）
- 采用平面内技术，在腋中线处进针，到达腹内斜肌与腹横肌之间间隙
- 注射局麻药后可以看到间隙被扩开，腹横肌被向后推移

阴茎手术的外周神经阻滞

阴茎神经阻滞

包皮和阴茎手术在儿童中很普遍。这类手术多为门诊手术，且要求术后 12 ～ 24 h 的持续镇痛。阴茎主要由阴部神经的终末支阴茎背神经支配。使用长效

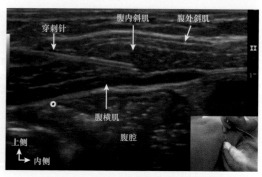

图 76.45　平面内行腹横肌阻滞的超声图像

局麻药物行耻骨下入路阴茎神经阻滞是这类手术镇痛的好方式。通常使用 0.1 ml/kg（最大剂量 5 ml）局麻药物作双侧局部麻醉。具体操作是垂直于皮肤进针，在 Scarpa 浅筋膜背侧，耻骨之下的两个潜在间隙里注射适量的局麻药物（图 76.46）。在阴茎上轻柔绷紧 Scarpa 浅筋膜，即可获得更好的筋膜突破感（图 76.47）。这种阻滞方法简单且容易掌握[265]。阴茎经腹侧注射阻滞与阴茎背神经阻滞联合应用于包皮环切手术，可以减少单纯阴茎背神经阻滞的失败率。

B 超可以显示 Scarpa 浅筋膜交汇处[266-267]。通过术后第一小时疼痛程度与术后第一次要求镇痛药物的时间比较，B 超引导下阴茎神经阻滞比筋膜突破感技术效率更高[268]。

阴茎神经阻滞并发症发生率很低（不加肾上腺素单独使用局麻药时，其并发症几乎为零），但也有在 Buck 筋膜下行局部浸润麻醉阻滞阴茎背神经引起并发症的报道。

使用肾上腺素和穿刺部位皮肤破损是阴茎神经阻滞的主要禁忌证。严重的并发症包括有误穿血管引起的背动脉损伤，穿刺时损伤海绵体，此时注射局麻药相当于静脉注射相同剂量的局麻药物引起的危险[269]。

一般适应证为择期手术如包皮环切术、包茎矫正术，或者急诊手术，如减轻包皮挛缩、解放被紧身裤子拉链夹住的前部皮肤。

阴部神经阻滞

儿童包皮包茎手术使用阴茎神经阻滞的效果有随机性，有团体提倡使用阴部神经阻滞。阴部神经支配盆腔及其内容物，包括外生殖器的感觉和运动。体表标志是双侧坐骨结节和肛门。麻醉范围依赖于注射剂量。0.1 ml/kg（最大剂量为 5 ml）的局麻药通常可以阻滞支配阴囊后部的会阴神经（这足以补充髂腹股沟神经、髂腹下神经和生殖股神经阻滞，以满足阴囊手术的需要），单侧 0.3～0.4 ml/kg（最多 15 ml）的局麻药可阻滞阴部神经所有分支，包括阻滞阴茎背神

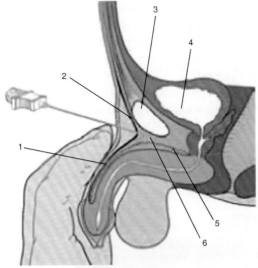

图 76.46 **阴茎神经阻滞的耻骨下间隙原始穿刺通路**。1. Buck 筋膜（阴茎筋膜）；2. Scarpa 筋膜；3. 耻骨；4. 膀胱；5. 阴茎背神经；6. 耻骨下间隙

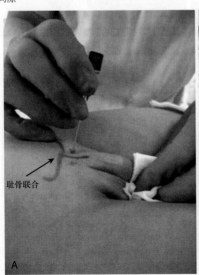
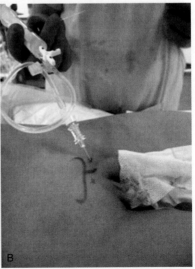

耻骨联合

图 76.47 **阴茎神经阻滞技术的步骤**。在阴茎上轻柔用力绷紧 Scarpa 筋膜及感觉贴紧筋膜（A）。轻松注入局麻药物而没有阻力（B）

经，可为会阴部手术提供完善的镇痛。

阴部神经是混合神经，可利用神经刺激器进行准确定位[256]（图 76.48A）。预期的运动反应是肛门外侧括约肌收缩，建议从 1.5 ～ 2.0 mA 强度开始刺激。当刺激强度为 0.5 ～ 0.8 mA（0.1 ～ 0.2 ms，1 Hz）肌肉仍有反应时，认为针的位置是正确的。

目前超声引导法已用于成人神经阻滞，但仅半数患者可经超声辨认出阴部神经[270]。由于终动脉（阴部动脉）与阴部神经伴行，注射局麻药时应避免伍用麻黄碱。

Naja 等[271] 在 60 例接受包皮环切手术的儿童中，对使用神经刺激仪技术行阴部神经阻滞和使用筋膜突破感技术行阴茎背神经阻滞的两组患儿做比较，结果显示阴部神经阻滞组患儿的疼痛评分和镇痛药物使用量显著降低，家长和外科医生的满意度更高。会阴神经在阴茎的神经分布中有重要的作用，因此在包皮环切手术中建议阻滞会阴神经。会阴神经和背神经是阴部神经的终末分支，单次注射阻滞阴部神经即可阻滞背神经和会阴神经。

肋间神经阻滞

肋间神经沿肋骨下缘走行，肋间隙是一个三角形的区域，包括：①后肋间肌、最内肋间肌、脏胸膜和壁胸膜组成的内侧缘；②由肋间内肌、肋间外肌和肋间筋膜（肋间外肌内筋膜增厚形成）组成的外侧缘；③由下肋骨构成的底部。肋间神经阻滞可以仅在一个肋间隙中注入局麻药完成，如同时阻滞邻近的数个肋间隙，可为开胸手术[272]、肝移植、胸腔引流和肋骨骨折固定等提供充分的术中和术后镇痛。

氧合较差和换气功能障碍的患者应避免行肋间神经阻滞。由于临床上可能出现迟发性气胸，因此在操作过程中应对患者进行严密监测。肋间神经阻滞不适用于门诊患者。

行肋间神经阻滞最安全的方法是患儿取半俯卧位，使用一根短的 22 G 或 20 G 的 Tuohy 穿刺针（皮内穿刺针并不合适）沿腋中线穿刺（图 76.49）。

在阻滞区域中央肋间隙入导管便于重复给药，也可在术中由外科医师直视下放置导管[273-274]。但是持续给药存在导致局麻药大量吸收的风险[275]。单次

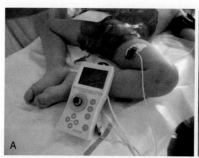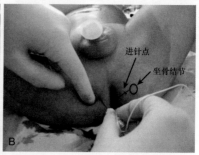

图 76.48　阴部神经阻滞过程的体位（A）和体表标志及穿刺位置（B）

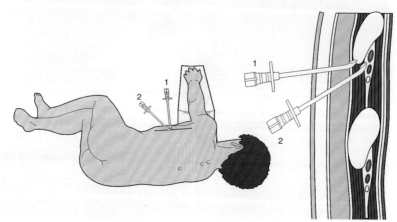

图 76.49　**肋间神经阻滞**。1. 穿刺针与皮肤成 80° 角进针；2. 向尾侧和背侧进针

注药可为许多患者提供较长时间的充分镇痛，其原因可能是大剂量局麻药通过椎旁间隙扩散到远端（甚至对侧）肋间隙，甚至可能扩散到硬膜外间隙，因而应对接受肋间神经阻滞的患儿进行严密的呼吸功能监测，以免发生迟发性气胸。

椎旁阻滞

儿童的椎旁神经阻滞自 20 世纪 90 年代前第一次提出[276]，已进行了很多相关的研究。该技术通过在胸椎旁间隙单次注射局麻药物，使药物在椎旁缓慢渗透，同时阻滞几个脊神经后支感觉神经分布的皮区，类似于神经丛阻滞。置入导管可以延长镇痛时间。椎旁神经阻滞具有躯体神经阻滞以及交感神经阻滞（交感神经链位于局麻药物渗透的区域）的作用。负荷剂量为长效局麻药物 0.5 ml/kg，然后以相同浓度的局麻药物 0.2 ～ 0.25 ml/（kg·h）输注进行维持。

解剖学上的体表标志为胸椎棘突，穿刺点位于棘突水平，旁开平行于椎体纵轴线（图 76.50），针尖必须接触椎体横突。确定儿童的体表标志如下[277]。

- 穿刺点：棘突旁开距离 10.2 mm ＋（0.12× 千克体重）mm
- 间隙深度：18.7 mm ＋（0.48× 千克体重）mm

椎旁间隙穿刺点视手术而定，通常胸部手术为 T_5 ～ T_6 间隙，肋下（腹部）手术为 T_9 ～ T_{10} 间隙。Tuohy 针通过肋横突韧带时，可以用阻力消失法定位椎旁间隙，也可通过神经刺激仪刺激选定平面间隙对应的脊神经进行辨别。超声引导用于辨别横突、肋横突韧带，以及施行阻滞前测量皮肤到壁胸膜的距离[278]（图 76.50）。

儿童胸椎旁神经阻滞的适应证包括开胸手术[279]和单侧切口的上腹部手术（肾手术、胆囊切除手术、脾切除术）的术后镇痛[280]，也有报道用于儿童单侧腹股沟疝修补术[281]。这种阻滞也可用于婴儿的胸部手术如主动脉狭窄等开胸手术的术后镇痛。禁忌证包

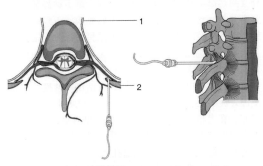

图 76.50　**胸椎旁神经阻滞**。1. 壁胸膜；2. 肋骨

括有同侧开胸手术史（增加气胸和肺组织损伤的风险）和脊柱畸形（增加胸腔穿刺伤的风险）。该阻滞还应该避免在可能出现严重并发症的患者使用（有换气功能障碍的患者易发生气胸）。

椎旁神经阻滞要求麻醉科医师技术精湛。胸段硬膜外麻醉可用于替代椎旁阻滞，其发生脊髓直接损伤的风险相对更小。在 Lurie 儿童医院，椎旁阻滞已成为儿童漏斗胸手术快速康复方案的一项措施。

其他躯干神经阻滞

胸膜间（或胸膜内）神经阻滞是在避免出现气胸的前提下在胸膜腔内注入局麻药。这一技术在数年前曾较流行，但在儿科手术中一直未被认可。其他躯干神经阻滞包括：椎旁神经节阻滞、生殖股神经阻滞、宫颈旁（子宫骶骨）神经阻滞和经骶骨神经阻滞，但均未用于小儿。近来，还有报道其他一些躯干神经阻滞，包括竖脊肌阻滞和前锯肌平面阻滞。尽管在一些医疗机构，这些阻滞已用于替代椎旁阻滞，但其用于儿童的效果尚无明确证据。

竖脊肌阻滞

自从 2016 年首次报道后，竖脊肌阻滞很快得到了广泛的应用。越来越多的证据[282]推荐竖脊肌阻滞可作为一种安全有效的神经阻滞方法替代椎旁阻滞等用于开胸手术[283]、肾盂成形术[284]、腹股沟斜疝修补术[285]、髋关节手术[286]。单次注射、间断推注和持续输注[283, 287]均有报道，但病例数仍较少。

超声下可见竖脊肌位于脊柱外侧，引导穿刺针到达横突与竖脊肌之间的筋膜层，注射药物后可见其延脊柱向头端和尾端扩散。竖脊肌阻滞通过阻滞胸段脊神经的背支和腹侧支以及交感神经，来减轻躯体和内脏疼痛（图 76.51）[282]。

胸背部的神经阻滞具有能避免或减少硬脊膜穿破、气胸和椎管内血肿形成的风险等优势，可用于需要抗凝、体外循环[288]的心脏手术以及早产儿、新生儿等高危患者[283-284, 290]。

头面颈部神经阻滞

面部神经阻滞

面部所有感觉神经均来自三叉神经（第五脑神

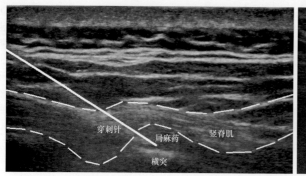 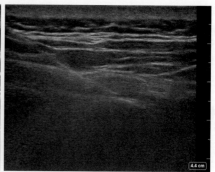

图 76.51　竖脊肌阻滞

经，或者迷走神经）及由 $C_2 \sim C_4$ 颈神经根构成的颈浅丛。

解剖

第五脑神经是感觉和运动混合神经。感觉神经纤维在位于后颅窝颞骨岩尖三叉神经压迹处的三叉神经节（半月或三叉神经节）联合起来，节后纤维组成三条神经，如下。

1. 眼神经（V_1），支配前额、眉毛、上眼睑及鼻前部区域。

2. 上颌神经（V_2），支配下眼睑、上唇、鼻外侧部及鼻黏膜、脸颊、扁桃体窝的前部、上部牙齿和齿龈、上颌窦、硬腭和软腭。

3. 下颌神经（V_3），支配舌前 2/3 和皮肤、黏膜、牙齿以及颚骨。

无论在颅骨起源处的深部操作（V_2 和 V_3），还是在远端分布的面骨处浅表操作（V_1、V_2、V_3），都可以阻滞这些感觉神经末端（图 76.52）。

浅表三叉神经阻滞

行浅表三叉神经阻滞，需要紧贴由三叉神经分出的三条特别的终末浅表分支注射局麻药：额神经（由眼神经，V_1 分出）、眶下神经（上颌神经，V_2 分出）、颏神经（下颌神经，V_3 分出）。解剖上每一条神经与各自穿出的骨孔关系紧密，这些骨孔通常位于垂直于瞳孔中央的一条直线上。

滑车上神经：在成人的眶上孔在眼眶上沿、中线旁开约 2 cm 处很容易触摸到滑车上神经（中外 1/3 处）。穿刺针（皮内注射针，成人 25 G，儿童 30 G）在眉毛下缘 0.5 cm 处向中线并向头侧进针，针尖接近框上切迹时，回抽并确认没有进入孔内，注射局麻药物（0.5 ~ 1 ml），形成皮下包块。滑车神经阻滞的

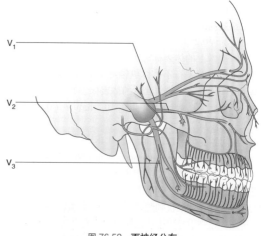

图 76.52　面神经分布

体表标志是眉毛和鼻梁形成的夹角顶端，神经在此处紧贴于骨面走行。针头继续向中线前进 1 cm 左右，再注射 0.5 ml 局麻药物即可阻滞滑车神经。

眶下神经：上颌神经（三叉神经第二分支）终末分支到达眶下孔时，称为眶下神经。眶下动静脉与其紧密并行。它的分布于皮肤、上唇黏膜、下眼睑和脸颊。眶下神经阻滞有口内和口外两种方法。无论哪种方法都必须避免穿透眶下孔，以免最终可能损伤与眶下孔相连的眼球。

口内法：口内法的体表标志包括可以触摸到的局限性骨性小孔、门齿和第一前臼齿。穿刺针（25 G 或 27 G）在犬齿或第一臼齿水平的齿槽沟刺入颊黏膜，向上向外进入犬齿窝，在眶下孔放置一只手指以评估针尖的正确方向，以免损伤瞳孔[294]。

口外法：采用口外法，在眼眶下沿触及眶下孔，

同侧瞳孔中央的垂直线与鼻翼水平线的交点即为进针点。穿刺针（25 G 或 27 G）垂直头部进针，向正中方向接近眶下孔，直到触及骨质（图 76.53）。

眶下神经阻滞在儿童主要用于为唇裂修复术提供良好的围术期镇痛，减少阿片类用药量[291-294]。

颏神经是槽神经（下颌神经的最大分支）的终末分支，于颏孔穿出。颏孔位于下牙床，同侧瞳孔与下白齿的连线上。触摸到颏孔，旁开 1 cm 穿刺进针，25 G 或 27 G 穿刺针由外向内侧，注意避免穿透颏孔（图 76.54）。

负压回抽后，不同阻滞方法均可注射 1 ～ 3 ml 局麻药物。眶下神经阻滞的并发症有血肿、神经支配范围持续感觉异常、长时间麻木及局麻药物误入血管。

超声引导可以用于表浅三叉神经阻滞中的孔隙定位[129]，简单安全。孔隙在超声成像中表现为骨面上的断裂（图 76.55）。

颧上入路上颌神经阻滞

上颌神经从颅骨圆孔穿出并分成几支，除了中间支配硬脊膜的脑膜神经，其他分支（颧支、上牙槽神经、翼突腭和副交感神经分支、上腭和咽支）都起源于面部的翼腭窝。在翼腭窝上部，上颌神经容易被接近并完全阻滞。其阻滞范围包括下眼睑、鼻翼、面颊、上唇、颧骨和颞骨带、上颚带以及上颌骨。

颧上入路对翼腭窝内的上颌神经阻滞对于儿童最为安全和可行的[295]。患儿仰卧位，头部正中稍微转向对侧，进针点位于颧弓上缘和眼眶外缘形成的内夹角（图 76.56）。穿刺针（22 ～ 25 G）垂直皮肤进针，进入 10 ～ 15 mm 到达蝶骨大翼，然后向下向后进针 35 ～ 45 mm 到达翼腭窝（图 76.57）。负压回抽血液试验后，缓慢注射 0.15 ml/kg，总量不超过 5 ml 的局麻药物。

采用超声引导技术可把探头置于上颌骨上方颧骨下区域，与前额及水平面皆成 45° 夹角（图 76.58）。探头在这个位置可以看到翼腭窝，其前方为上颌骨，后方为蝶骨大翼。采用平面外入针，在实时超声下可以看到局麻药物注入翼腭窝内正确的位置（图 76.59）[296]。

下颌神经阻滞

下颌神经是三叉神经的最大分支，从蝶骨大翼的卵圆孔穿出颅骨。前干由支配颞肌、咀嚼肌、翼突、下颌舌骨肌、鼓膜张肌及腭帆肌的神经分支和颊神经组成。耳颞神经、舌和下齿槽神经组成后干。

穿刺区域为上方的颧骨弓，耳屏前部及下方的下颌切迹之间（图 76.60）。穿刺点位于喙状突和颚骨下颌支的髁突之间的乙状切迹。为了避免损伤动脉，建议穿刺点尽量在颧弓和下颌切迹中心之间靠上的位置（图 76.60）。垂直穿透皮肤后，穿刺针（22 ～ 25 G）

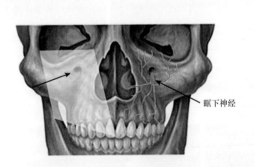

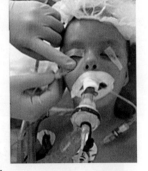

图 76.53　眶下神经阻滞步骤

眶下神经

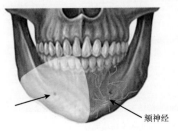

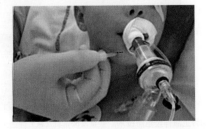

颏神经

图 76.54　颏神经阻滞步骤

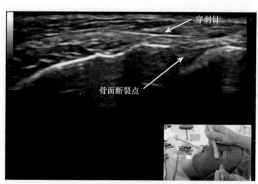

图 76.55 眶下神经阻滞的超声成像与面部探头位置。骨面的断裂指示三叉神经孔隙

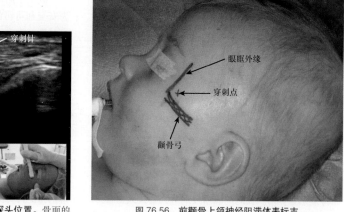

图 76.56 前颧骨上颌神经阻滞体表标志

向翼突外侧板（深度为 2 ~ 4 cm）进针，保持此深度向后向下，诱导出下颌的向上抽搐。确定最小刺激强度（约 0.5 mA）仍可引出抽搐，负压回抽试验后可缓慢注射 0.1 ml/kg，最多 5 ml 的局麻药物。神经刺激仪辅助下的经皮穿刺下颌神经阻滞操作简单且成功率高。

鼻区阻滞：鼻睫神经阻滞与外鼻神经阻滞

鼻和鼻腔的神经支配构成比较复杂，包括三叉神经的眼支（V_1）和上颌支（V_2）。

鼻睫神经阻滞点位于筛骨孔旁，此后神经分为筛

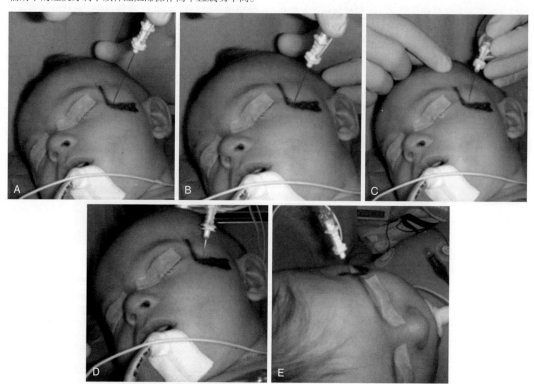

图 76.57 前颧骨上颌神经阻滞技术。垂直皮肤进针（A）前进 10 ~ 15 mm 深度到达蝶骨大翼（B）。调整针尖方向向下向后（C）进入 35 ~ 45 mm 深度到达翼腭窝（D 和 E）

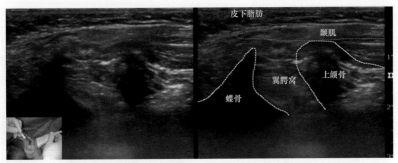

图 76.58　前颧骨上颌神经阻滞超声图像

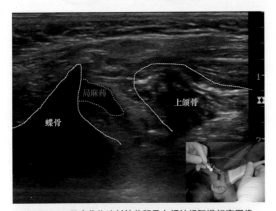

图 76.59　局麻药物注射的前颧骨上颌神经阻滞超声图像

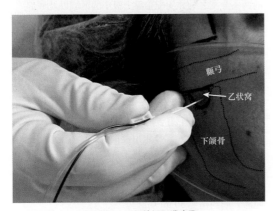

图 76.60　下颌神经阻滞步骤

前神经鼻分支和滑车下神经。25 ～ 27G 穿刺针在眼睛中点上方约 1 cm 处，眼睑皱褶和眉毛连线的中点刺入，针尖向中向后指向眼眶上壁骨缝结合处，进入 1.5 cm 深度，将到达筛骨孔。负压回抽试验后，注入不超过 2 ml 局麻药物。

在鼻骨与鼻软骨交界处做局部浸润可以阻滞筛前神经鼻外支。眶下神经阻滞联合鼻外支阻滞能为唇腭裂手术提供的良好的镇痛效果[297]。

耳郭的神经阻滞

解剖学情况　耳郭的神经支配复杂，主要由三叉神经和颈丛神经构成。

三叉神经腭支的耳颞神经分支支配前面部的上 2/3。耳颞神经与颞浅动脉伴行，穿过腮腺向上向前到达耳道，后穿越浅层到达颧骨弓。

耳后面部和前面部的下 1/3 由颈丛神经的两个分支耳大神经和枕小神经支配。

耳大神经起源于颈丛神经第二和第三神经根，从胸锁乳突肌后侧缘穿出，向上分布（分为前支和后支）到腭部、腮腺和耳郭，支配耳郭下后部、耳垂和下颌角的皮肤（与下颌神经相互补充）。

枕小神经起源于颈丛神经第二和第三神经根的腹侧神经干，分布到耳垂上部和枕骨侧面。

迷走神经（Arnold 神经）的耳支分布在外耳、耳道的大部分后侧壁（Ramsay Hunt 带）以及鼓膜下部。

区域阻滞技术　除了 Ramsay Hunt 区域（图 76.61A），支配耳郭周围感觉的每个神经分支都可以被阻滞麻醉。

在颧骨后部上方，耳前位置，颞浅动脉的后面注射局麻药物可以阻滞耳颞神经。穿刺针（27 G）在耳屏的前上方进针。因附近有颞浅动脉故须谨慎操作。

耳大神经和枕小神经可以在耳后的乳突远侧被阻滞。穿刺针在耳垂下部的后方刺入，沿后沟的弧线进针。

环形阻滞技术下的局麻药物浸润可以为耳郭提供额外优良的麻醉效果（图 76.61B）。

颈丛神经浅丛阻滞被广泛应用于麻醉枕小神经和耳大神经的终末分支。这种麻醉阻滞可用于几种耳部操作的镇痛，如脓肿或血肿的切开引流术[298]、耳或耳周围皮肤巨大撕裂伤的缝合术[299]、鼓室乳突手

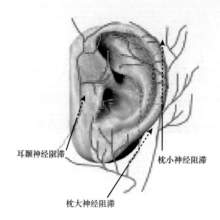
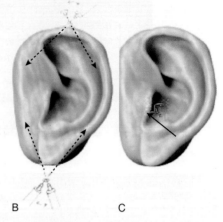

图 76.61　A.耳的区域阻滞。B.耳的环形阻滞。C.迷走神经耳支阻滞

术或耳蜗植入术的耳后切开[300]、耳整形术[301]以及"板状"耳矫正术[291]。

　　鼓室乳突手术中，耳大神经阻滞提供良好的麻醉效果，减少阿片类药物的使用量，减轻术后疼痛和呕吐[300]。

　　迷走神经耳支阻滞用于控制鼓膜切开置管术、中耳整复术以及鼓膜破裂修补术的镇痛[286]。翻开耳屏，以 30 G 穿刺针刺入耳屏，回抽试验后注入 0.2 ml 局麻药物施行阻滞（图 76.61C）。

头部神经阻滞

枕大神经阻滞　枕大神经起源于第二颈神经根，在寰椎与枢椎间穿出，在头下斜肌与头半棘肌之间上行，后穿过头半棘肌。穿过斜方肌腱鞘后到皮下，稍低于上项线。在此处，枕大神经通常位于枕动脉接近中部的位置。枕大神经提供从枕骨隆突水平到顶部的后头皮大部分的皮肤神经支配。

　　枕大神经体表标志位于沿上颈部的乳突中点与枕外隆突连线约 2/3 远端，枕动脉中部。枕动脉的搏动很容易被触摸到，当触摸到神经分布的区域时会引出感觉异常或不适感。视患者的体型选择 25 G 或 27 G 的穿刺针，针尖成 90° 角向枕骨部进针，负压回抽试验后，注入 1 ~ 3 ml 局麻药物。针尖拔出时压迫注射部位以促进神经浸润和防止出血。注射头顶部的异常麻木显示枕大神经阻滞成功。

　　最近有报道枕大神经阻滞在超声下可获得良好的显像。枕大神经位于头半棘肌和头下斜肌之间，旁边可见明显的枕动脉搏动。超声引导技术使枕大神经阻滞更加精确和安全[302]。

头皮阻滞　头皮阻滞的经典方法为阻滞包括颈段脊神经的分支和三叉神经的分在内的 7 条神经。

　　枕大神经、枕小神经以及耳大神经起源于颈 2 和颈 3 脊神经的腹侧、背侧分支。枕大神经向上移行至头顶，枕小神经支配耳后的皮肤。

　　三叉神经发出的眼支，通过额神经、眶上神经和滑车上神经，支配从前额到人字缝的皮肤。

　　颧颞神经是起源于三叉神经上颌支的颧神经发出的两条分支之一，支配前额上很小的区域以及颞部。

　　耳颞神经起源于三叉神经下颌支，支配太阳穴后部的皮肤。

　　头皮阻滞用于成人和儿童的各种头颈部神经外科操作或慢性疼痛诊疗（很多由肌肉和神经源引起的不规则头痛）。头皮阻滞常用于头皮裂伤修复术、异物清除术、头皮外伤探查术，以及脓肿或硬膜外血肿引流清除术，也用于患者清醒下开颅手术。

　　头皮阻滞绝大部分采用浸润麻醉。支配头皮感觉的全部神经都趋于表浅和易于麻醉。为了阻滞整个头皮，需要沿着枕骨隆突经过耳郭上缘到眉毛，用局麻药物（混合 1：200 000 肾上腺素）浸润一圈。沿头皮阻滞一圈约需要 30 ml 局麻药。

　　头皮阻滞最常见的并发症是穿刺部位血肿和注射误入血管。

颈部神经阻滞

颈丛神经阻滞　在儿科手术中，颈丛神经阻滞使用较少但适应证明确——颈部淋巴结活检、甲状腺切除术[303-304]以及声带手术[305]。只需要沿胸锁乳突肌外侧缘表面浸润阻滞浅丛分支即可。

喉神经阻滞 喉神经阻滞用于清醒患者的短时间喉镜检查，或怀疑困难插管患者的辅助清醒气管插管，还可用于预防或治疗喉痉挛[306]。在已报道的几种方法中，最简易的是在舌骨终点背面旁皮下注射局麻药物（双侧）（图 76.62）。27G 皮下穿刺针紧贴舌骨终点进针直至触到软骨，轻微退针并皮下注射 0.1～0.2 ml/kg（不超过 8 ml）1% 利多卡因，即能获得满意的喉阻滞效果。

颈胸（星状）神经节阻滞 星状神经节阻滞操作风险较高，只用于极少有明确指征的儿童：①先天性 QT 间期延长综合征引起的快速室性心律失常[307-308]（建议阻滞左侧星状神经节）；②同侧上肢的严重循环紊乱。患有某些急性疼痛综合征如眼部带状疱疹[77] 或者罕见的慢性疼痛综合征，如交感神经持续性疼痛综合征[309-310] 的患者，也可使用该阻滞。在超声引导下这项阻滞技术可以容易操作。超声下识别颈长肌；在颈长肌上方注入局麻药。注药侧出现霍纳综合征可以证实阻滞部位正确。

其他方法

静脉局部麻醉

静脉局部麻醉（Bier 阻滞）从未在小儿麻醉中得到广泛应用。目前这项技术已经过时，只在骨折复位手术中仍有应用（一般在急诊室）[311-313]，其操作方法与成人相同。先用驱血带或是向心引力法进行患肢驱血。然后在手臂近端上止血带，并充气至压力为收缩压的 2～3 倍并去掉驱血带，并注射 0.5% 的利多卡因 1 ml/kg（不超过 3 mg/kg）。青少年可用丙胺卡因代替。小儿通常不能耐受止血带引起的疼痛，此方法曾有数个死亡病例的报道。

皮内注射

皮内注射常用于成人麻醉覆盖深部组织的皮肤。该方法在儿童中极少使用，仅用于非全身麻醉患儿行区域阻滞时穿刺点的麻醉。用 25 G、27 G 或 30 G 穿刺针斜面向下贴近皮肤进针，不穿过真皮层，注入少量（小于 0.5 ml）局麻药（0.5%～1% 的利多卡因或丙胺卡因，加或不加肾上腺素）。该处皮肤呈橘皮样改变时，即能达到麻醉效果。这种方法唯一的缺点是存在注射痛。

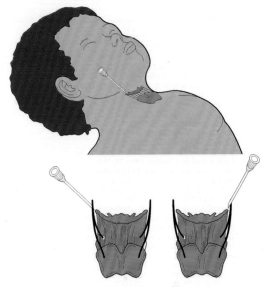

图 76.62　喉神经阻滞

伤口浸润

一些成人研究显示置管进行持续的伤口浸润是有益的[314-315]。而当前关于儿童使用置管伤口持续浸润的文献报道较少。Ouaki 等[316] 研究了通过髂嵴导置管持续输注罗哌卡因，用于上颌牙槽骨移植术的儿童取植骨后镇痛的效果。紧贴供体的髂骨膜导管，以 0.125 ml/（kg·h）速度持续泵注 0.2% 罗哌卡因 48 h。研究结果显示，与其他文献的结果相比较，使用该方法能降低疼痛评分，并减少 3 个月后的慢性疼痛的发生。

Dashow 等[317] 的研究显示，在供体髂前上棘区放置一块布比卡因浸泡的吸收海绵复合布比卡因的伤口浸润，用于儿童术后镇痛，能明显降低疼痛评分，减少镇痛药物的需求，以及缩短住院时间。

使用伤口局部浸润必须采取措施避免细菌污染和药物过量，特别对于大面积创伤或重复注射的病例。

致谢

感谢 Drs. Chris-tophe Dadure，Chrystelle Sola，Bernard Dalens 和 Xavier Capdevila 对本章内容出版前的校对与修改，他们对本章的完稿起了重要作用。

感谢 John Hajduk 对本章内容的编辑。

参考文献

1. Guay J, et al. *Anesth Analg.* 2017;124(3):948.
1a. Nolting D, et al. *Spine.* 1998;23:2265.
2. Weidenheim KM, et al. *J Neuropathol Exp Neurol.* 1992;51:142.
3. Tanaka S, et al. *Early Hum Dev.* 1995;41:49.
4. Easley RB, et al. Development and evaluation of pain and the stress response. In: Bissonnette B, ed. *Pediatric Anesthesia: Basic Principles, State of the Art, Future, Shelton, Conn.* People's Medical Publishing House; 2011:259.
5. Grunau R. *Clin Perinatol.* 2002;29:373.
6. Anand KJ. *Nat Med.* 2000;6:971.
7. Taddio A, et al. *Paediatr Drugs.* 2005;7:245.
8. Lack JA, et al. *Br J Anaesth.* 1997;78:601.
9. Mazoit JX, et al. *Clin Pharmacokinet.* 2004;43:17.
10. Booker PD, et al. *Br J Anaesth.* 1996;76:365.
11. Mazoit JX, et al. *Anesthesiology.* 1988;68:387.
12. Meunier JF, et al. *Anesthesiology.* 2001;95:87.
13. Burm AG, et al. *Anesthesiology.* 2000;93:395.
14. Eyres RL, et al. *Anaesth Intensive Care.* 1986;14:13.
15. Lonnqvist PA, et al. *Br J Anaesth.* 2000;85:506.
16. Ala-Kokko TI, et al. *Acta Anaesthesiol Scand.* 2000;44:1099.
17. Karmakar MK, et al. *Anesth Analg.* 2002;94:259.
18. Chalkiadis GA, et al. *Br J Anaesth.* 2004;92:218.
19. Chalkiadis GA, et al. *Br J Anaesth.* 2005;95:524.
20. Peutrell JM, et al. *Br J Anaesth.* 1997;78:160.
21. Luz G, et al. *Paediatr Anaesth.* 1998;8:473.
22. Leopold A, et al. *Anesth Prog.* 2002;49:82.
23. Gjonaj ST, et al. *Chest.* 1997;112:1665.
24. Mazoit JX. *Paediatr Anaesth.* 2012;22:31.
25. Sitbon P, et al. *Anesth Analg.* 1996;82:1003.
26. Nielson DW, et al. *Am J Respir Crit Care Med.* 2000;161:147.
27. Engberg G, et al. *Acta Anaesthesiol Scand.* 1987;31:624.
28. Doyle E, et al. *Paediatr Anaesth.* 1997;7:121.
29. Weston PJ, Bourchier D. *Paediatr Anaesth.* 1995;5:219.
30. Dalens B, et al. *Paediatr Anaesth.* 2001;11:415.
31. Paut O, et al. *Br J Anaesth.* 2004;92:416.
32. Bokesch PM, et al. *Anesthesiology.* 1987;67:739.
33. Papini O, et al. *Chirality.* 2004;16:65.
34. Zsigmond EK. *Can Anaesth Soc J.* 1971;18:278.
35. Bricker SR, et al. *Anesthesiology.* 1989;70(6):942–947.
36. Bouwmeester NJ, et al. *Br J Anaesth.* 2004;92:208.
37. Attia J, et al. *Anesthesiology.* 1986;65:590.
38. Warner MA, et al. *Anesth Analg.* 1987;66:995–998.
39. Hansen TG, et al. *Acta Anaesthesiol Scand.* 2001;45:42.
40. Jamali S, et al. *Anesth Analg.* 1994;78:663.
41. De Negri P, et al. *Anesth Analg.* 2001;93:71.
42. Kaabachi O, et al. *Anesth Analg.* 2007;105:516.
43. Cucchiaro G, et al. *Anesth Analg.* 2007;104:532.
44. Bouchut JC, et al. *Reg Anesth Pain Med.* 2001;26:83.
45. Galante D. *Paediatr Anaesth.* 2005;15:708.
46. Potts AL, et al. *Paediatr Anaesth.* 2007;17:924.
47. https://www.asra.com/news/66/esra-asra-guidelines-for-pediatric-regio - Suresh, S, ESRA/ASRA Guidelines for Pediatric Regional Anesthesia. Link: http://www.brightcopy.net/allen/asra/15-4/index.php#/14 p15-16.
48. Nafiu OO, et al. *J Natl Med Assoc.* 2007;99:670.
49. Dalens B. *Curr Opin Anaesthesiol.* 2006;19:301.
50. Bouwmeester NJ, et al. *Br J Anaesth.* 2001;87:390.
51. Siebert JN, et al. *Paediatr Anaesth.* 2007;17:410.
52. Wolf AR, et al. *Br J Anaesth.* 1993;70:654.
53. Tuncer S, et al. *Pediatr Int.* 2004;46:53.
54. Khalil SN, et al. Middle East. *J Anesthesiol.* 2005;18:391.
55. Larousse E, et al. *Anesth Analg.* 2002;94:1165.
56. Raux O, et al. *Anesth Analg.* 2004;98:948.
57. Ozasa H, et al. *Paediatr Anaesth.* 2002;12:317.
58. Kain ZN, et al. *Anesthesiol Clin North Am.* 2002;20:29.
59. Wright KD, et al. *Behav Modif.* 2007;31:52.
60. Taenzer AH, et al. *Reg Anesth Pain Med.* 2014;39(4):279.
61. Ivani G, et al. *Reg Anesth Pain Med.* 2015;40(5):526.
62. Ion T, et al. *Anesth Analg.* 2005;100:82.
63. Nasr AA, et al. *Paediatr Anaesth.* 2008;18:1278.
64. Diwan R, et al. *Paediatr Anaesth.* 2001;11:603.
65. Englbrecht JS, et al. *Anaesth Intensive Care.* 2010;38:1101.
66. Johr M, et al. *Best Pract Res Clin Anaesthesiol.* 2004;18:357.
67. Dadure C, et al. *Anesth Analg.* 2003;97:687.
68. DeVera HV, et al. *J Pediatr Orthop.* 2006;26:801.
69. Hammer GB. *J Cardiothorac Vasc Anesth.* 1999;13:210.
70. Peterson KL, et al. *Anesth Analg.* 2000;90:1014.
71. Young KD. *Ann Emerg Med.* 2005;45:160.
72. Blount RL, et al. *Behav Modif.* 2006;30:24.
73. Anand KJ, et al. *Clin Ther.* 2005;27:844.
74. Dadure C, et al. *Paediatr Anaesth.* 2012;22:93.
75. Walker BJ. *Br J Anaesth.* 2015;115(3):457.
76. Tobias JD. *Paediatr Anaesth.* 2002;12:272.
77. Elias M, et al. *Anesthesiology.* 1994;80:950.
78. Yaster M, et al. *Pediatrics.* 1994;93:310.
79. Labat F, et al. *Br J Anaesth.* 2001;87:935.
80. Dadure C, et al. *Anesthesiology.* 2005;102:387.
81. Nayak S, et al. *Pediatr Anesth.* 2008;18:357.
82. Rauck RL, et al. *Anesthesiology.* 1996;82:1097.
83. Collins JJ, et al. *Pain.* 1996;65:63.
84. Cooper MG, et al. *J Pain Symptom Manage.* 1994;9:277.
85. Kessel G, et al. *Anaesthesia.* 1996;51:1154.
86. Elias M. Middle East. *J Anesthesiol.* 2001;16:359.
87. Kotzé A, et al. *Br J Anaesth.* 2007;98:662.
88. Platis CM, et al. *Paediatr Anesth.* 2006;16:1198.
89. Longhini AB, et al. *Anesth Analg.* 2018;127(1):188.
90. Lejus C. *Paediatr Anaesth.* 2004;14:622.
91. Dunwoody JM, et al. *J Pediatr Orthop.* 1997;17:285.
92. Llewellyn N, et al. *Pediatr Anesth.* 2007;17:520.
93. Battaglia TC, et al. *J Pediatr Orthop.* 2002;22:431.
94. Bibbo C, et al. *Pediatr Emerg Care.* 2000;16:244.
95. Carbonell PG, et al. *J Pediatr Orthop B.* 2004;13:412.
96. Firth PG, et al. *Anesthesiology.* 2004;101:766.
97. Ali L, et al. *Anaesthesia.* 2005;60:1149.
98. Hernandez-Palazon J. *Paediatr Anaesth.* 2003;13:733.
99. Ecoffey C, et al. *Paediatr Anaesth.* 2010;20:1061.
100. Krane EJ. *Reg Anesth Pain Med.* 1999;24:494.
101. Benzon HT, et al. *Br J Anaesth.* 1988;61:754.
102. Nouette-Gaulain K, et al. *Anesthesiology.* 2007;106:1026.
103. Nouette-Gaulain K, et al. *Anesthesiology.* 2009;111:1120.
104. Dalens BJ, et al. *Drug Saf.* 1998;19:251.
105. Di Gregorio G, et al. *Reg Anesth Pain Med.* 2010;35:181.
106. Scott DB, et al. *Anesth Analg.* 1989;69:563.
107. Bienvenu J, et al. *Clin Chem.* 1981;27:721.
108. Maxwell LG, et al. *Anesthesiology.* 1994;80:682.
109. Weinberg GL. *Reg Anesth Pain Med.* 2010;35:188.
110. Morray JP, et al. *Anesthesiology.* 1993;78:461.
111. Giaufré E, et al. *Anesth Analg.* 1996;83:904.
112. Fox MA, et al. *Anaesth Intensive Care.* 1993;21:646.
113. Rochette A, et al. *Curr Opin Anaesthesiol.* 2009;22:374.
114. Walker BJ, et al. *Anesthesiology.* 2018;129(4):721.
115. Long JB, et al. *Anesth Analg.* 2016;122(6):1965.
116. Kokki H, et al. *Acta Anaesthesiol Scand.* 2000;44:210.
117. Kokki H, et al. *Acta Anaesthesiol Scand.* 2005;49:1367.
118. Knudsen K, et al. *Br J Anaesth.* 1997;78:507.
119. McClure J. Ropivacaine. *Br J Anaesth.* 1996;76:300.
120. Zink W, et al. *Anesth Analg.* 2003;97:1173.
121. Ala-Kokko TI, et al. *Br J Anaesth.* 2002;89:438.
122. Hansen TH, et al. *Anesth Analg.* 2000;85:347.
123. Antok E, et al. *Anesth Analg.* 2003;97:1608.
124. Duflo F, et al. *Br J Anaesth.* 2006;97:250.
125. Dadure C, et al. *Ann Fr Anesth Réanim.* 2010;29:610.
126. Suresh S, et al. *Anesth Analg.* 2017;124(5):1591.
127. Kim SH, et al. *Colorectal Dis.* 2012;14:611.
128. Rofaeel A, et al. *Reg Anesth Pain Med.* 2008;33:139.
129. Tsui BCH. *Can J Anaesth.* 2009;56:704.
130. Dillane D, et al. *Pediatr Anesth.* 2012;22:102.
131. Hadzic A. *Reg Anesth Pain Med.* 2004;29:185.
132. Kinder Ross A, et al. *Anesth Analg.* 2000;91:16.
133. Gurnaney H, et al. *Anesth Analg.* 2007;105:1605.
134. Bigeleisen PE, et al. *Anesthesiology.* 2009;110:1235.
135. Bosenberg AT, et al. *Paediatr Anaesth.* 2002;12:398.
136. Sites BD, et al. *Reg Anesth Pain Med.* 2010;35(suppl 2):S81.
137. Schafhalter-Zoppoth I, et al. *Reg Anesth Pain Med.* 2004;29:480.
138. Marhofer P, et al. *Anaesthesia.* 2004;59:642.
139. Roberts S. *Techniques Paediatr Anesth.* 2006;16:1112.
140. Willschke H, et al. *Br J Anaesth.* 2005;95:226.
141. Oberndorfer U, et al. *Br J Anaesth.* 2007;98:797.
142. Kil HK, et al. *Reg Anesth Pain Med.* 2007;32:102.
143. Kriss VM, et al. *Am J Roentgenol.* 1998;171:1687.
144. Uguralp S, et al. *J Pediatr Surg.* 2002;37:610.
145. Marhofer P, et al. *Paediatr Anesth.* 2005;15:671.
146. Deleted in proofs.

147. Krane EJ, et al. *Reg Anesth Pain Med.* 1998;23:433.
148. Eyres RL. *Paediatr Anaesth.* 1995;5:213.
149. Freid EB, et al. *Anesthesiology.* 1993;79:394.
150. Kozek-Langenecker SA, et al. *Anesth Analg.* 2000;90:579.
151. Tobias JD. *Anesth Analg.* 2001;93:1156.
152. Perillo M, et al. *Anesth Analg.* 1993;76:178.
153. Emery J, et al. *Paediatr Anaesth.* 2004;14:768.
154. Kluger MT, et al. *Anaesthesia.* 2002;57:1060.
155. Kokinski MT, et al. *Paediatr Anaesth.* 1999;9:243.
156. Ganesh A, et al. *Anesth Analg.* 2007;105:1234.
157. Ludot H, et al. *Reg Anesth Pain Med.* 2008;33:52.
158. Nakamura T, et al.: Takasaki M. *Can J Anaesth* 38:969, 1991.
159. Gaitini LA, et al. *Anesth Analg.* 2000;90:1029.
160. Teyin E, et al. *Paediatr Anaesth.* 2006;16:290.
161. Veyckemans F, et al. *Reg Anesth.* 1992;17:119.
162. Adewale L, et al. *Paediatr Anaesth.* 2000;10:137.
163. Crighton IM, et al. *Br J Anaesth.* 1997;78:391.
164. Dalens BJ. Regional anesthetic techniques. In: Bissonnette B, Dalens B, eds. *Pediatric Anesthesia: Principles and Ractice.* New York: McGraw-Hill; 2002:528.
165. Gunter JB, et al. *J Pediatr Surg.* 1991;26:9.
166. Bouchut JC, et al. *Paediatr Anaesth.* 2001;11:55.
167. Peutrell JM, et al. *Anaesthesia.* 1993;48:128.
168. Valairucha S, et al. *Paediatr Anaesth.* 2002;12:424.
169. Suresh S, et al. *Anesth Analg.* 2015;120(1):151.
170. Valairucha S, et al. *Paediatric Anaesthesia.* 2002;12(5):424.
171. Tsui BC, et al. *Anesth Analg.* 2004;99:694.
172. Tsui BC, et al. *Anesthesiology.* 1999;9:374.
173. Tsui BC, et al. *Anesth Analg.* 2002;95:326.
174. Roberts SA, et al. *Pediatr Anaesth.* 2005;15:948.
175. Vas L, et al. *Paediatr Anaesth.* 2000;10:149.
176. Dalens B, et al. *Anesth Analg.* 1989;68:83.
177. Hong JY, et al. *Anesth Analg.* 2009;109:1073.
178. Raghunathan K, et al. *Paediatr Anesth.* 2008;18:606.
179. Shin SK, et al. *Anesthesiology.* 2009;111:1135.
180. Tames SJ, et al. *Paediatr Anaesth.* 2003;13:676.
181. Vas L, et al. *Paediatr Anaesth.* 2001;11:575.
182. Hammer GB. *Anesthesiol Clin North Am.* 2002;11:578.
183. Soliman LM, et al. *Paediatr Anaesth.* 2016;16:200.
184. Futagawa K, et al. *J Anesth.* 2006;20:48.
185. Arms DM, et al. *Orthopedics.* 1998;21:539.
186. Blumenthal S, et al. *Anesthesiology.* 2005;102:175.
187. Bosenberg AT. *Tech Reg Anesth Pain Manag.* 1999;3:157.
188. Berkowitz D, et al. *Anesth Analg.* 2005;100:365.
189. Lenox WC, et al. *Anesthesiology.* 1995;83:1112.
190. Kost-Byerly S, et al. *Anesth Analg.* 1998;86:712.
191. Taenzer AH. *Anesthesiology.* 2003;98:1014.
192. Cooper MG, et al. *Anesthesiology.* 1991;75:370.
193. Bosenberg AT, et al. *Anaesthesia.* 1995;50:895.
194. Willschke H, et al. *Reg Anesth Pain Med.* 2007;32:34.
195. Aram L, et al. *Anesth Analg.* 2001;92:1432.
196. Schulte-Steinberg O. *Ann Chir Gynaecol.* 1984;73:158.
197. Birmingham PK, et al. *Anesth Analg.* 2003;96:686.
198. Busoni P, et al. *Anaesth Intens Care.* 1991;19:325.
199. Kaiser AM, et al. *Neuropediatrics.* 1986;17:100.
200. Dohi S, et al. *Anesthesiology.* 1979;50:319.
201. Sacrista S, et al. *Paediatr Anaesth.* 2003;13:253.
202. Mahé V, et al. *Anesthesiology.* 1988;68:601.
203. Bonnet MP, et al. *Anesth Analg.* 2004;98:1280.
204. Frumiento C, et al. *Arch Surg.* 2000;135:445.
205. Nickel US, et al. *Paediatr Anaesth.* 2005;15:58.
206. William JM, et al. *Br J Anaesth.* 2001;86:366.
207. Imbelloni LE, et al. *Paediatr Anaesth.* 2006;16:43.
208. Puncuh F, et al. *Paediatr Anaesth.* 2004;14:564.
209. Kokki H, et al. *Anesth Analg.* 2005;100:66.
210. Hammer GB, et al. *Anesth Analg.* 2005;100:1283.
211. Katznelson R, et al. *Paediatr Anaesth.* 2005;15:50.
212. Rappaport BA, et al. *N Engl J Med.* 2015;372(9):796–797.
213. Davidson AJ, et al. *Lancet.* 2016;387(10015):239.
214. Davidson AJ, et al. *Anesthesiology.* 2015;123(1):38.
215. Williams RK, Adams DC, Aladjem EV, et al. The safety and efficacy of spinal anesthesia for surgery in infants: the Vermont Infant Spinal Registry. *Anesth Analg.* 2006;102(1):67–71.
216. Lopez T, et al. *Minerva Anestesiol.* 2012;78:78.
217. Shenkman Z, et al. *Can J Anaesth.* 2002;49:262.
218. Kokki H, et al. *Acta Anaesthesiol Scand.* 1998;42:1076.
219. Cornish PB, et al. *Anesth Analg.* 2007;104:1288.
220. Dalens B. Peripheral blocks of the upper extremity. In: Dalens B, ed. *Regional Anesthesia in Infants, Children and Adolescents.* London: Williams & Wilkins; 1995:275.
221. Brown TC, et al. *Br J Anaesth.* 1999;83:65.
222. Tobias JD. *Paediatr Anaesth.* 2001;11:265.
223. Borgeat A, et al. *Anesthesiology.* 2001;95:875.
224. Soeding PE, et al. *Anaesth Intensive Care.* 2005;33:719.
225. Tsui B, et al. *Anesthesiology.* 2010;112:473.
226. Dalens B, et al. *Anesth Analg.* 1987;66:1264.
227. McNeely JK, et al. *Reg Anesth.* 1991;16:20.
228. De Jose Maria B, et al. *Paediatr Anaesth.* 2004;14:931.
229. Suresh S, et al. *Paediatr Anaesth.* 2009;19:1238.
230. Bigeleisen P, et al. *Br J Anaesth.* 2006;96:502.
231. Zimmermann P, et al. *Anesth Analg.* 2002;95:1825.
232. Wang FY, et al. *Acta Anaesthesiol Taiwan.* 2007;45:15.
233. Carre P, et al. *Paediatr Anaesth.* 2000;10:35.
234. Christophe JL, et al. *Br J Anaesth.* 2009;103:606.
235. Yin ZG, et al. *J Hand Surg Br.* 2006;31:547.
236. Dadure C, et al. *Anesth Analg.* 2004;98:623.
237. Schuepfer G, Jöhr M. *Paediatr Anaesth.* 2005;15:461.
238. Capdevila X, et al. *Anesth Analg.* 2002;94:1606.
239. Parkinson SK, et al. *Anesth Analg.* 1989;68:243.
240. Kirchmair L, et al. *Anesthesiology.* 2004;101:445.
241. Sciard D, et al. *Anesthesiology.* 2001;95:1521.
242. Johnson CM. *Anaesth Intensive Care.* 1994;22:281.
243. Paut O, et al. *Anesth Analg.* 2001;92:1159.
244. Lako SJ, et al. *Anesth Analg.* 2009;109:1799.
245. Dalens B, et al. *Anesth Analg.* 1989;69:705.
246. Van Geffen GJ, et al. *J Clin Anesth.* 2010;22:241.
247. Dalens B, et al. *Anesth Analg.* 1990;70:131.
248. Ivani G, et al. *Paediatr Anaesth.* 2003;13:718.
249. Chelly JE, et al. *Foot Ankle Int.* 2002;23:749.
250. Singelyn FJ, et al. *Anesth Analg.* 1997;84:383.
251. Ponde VC, et al. *Pediatr Anesth.* 2011;21:406.
252. Vas L, et al. *Pediatr Anesth.* 2005;15:971.
253. Dadure C, et al. *Anesth Analg.* 2006;102:744.
254. Hamill JK, et al. *Paediatr Anaesth.* 2016;26(4):363.
255. Willschke H, et al. *Br J Anaesth.* 2006;97:244.
256. Dolan J, et al. *Reg Anesth Pain Med.* 2009;34:247.
257. Naja ZM, et al. *Anaesthesia.* 2006;61:1064.
258. Jagannathan N, et al. *Paediatr Anaesth.* 2009;19(9):892.
259. Lipp AK, et al. *Br J Anaesth.* 2004;92:273.
260. Weintraud M, et al. *Anesth Analg.* 2008;106:89.
261. Willschke H, et al. *Paediatr Anaesth.* 2012;22:88.
262. Hebbard P, et al. *Anaesth Intensive Care.* 2007;35:616.
263. Fredrickson MJ, et al. *Pediatr Anesth.* 2010;20:1022.
264. Long JB, et al. *Anesth Analg.* 2014;119(2):395.
265. Suresh S, et al. *Anesth Analg.* 2016;122(3):814.
266. Schuepfer G, Johr M. *Paediatr Anaesth.* 2004;14:574.
267. Sandeman DJ, et al. *Anaesth Intensive Care.* 2007;35:266.
268. O'Sullivan MJ, et al. *Paediatr Anaesth.* 2011;21:1214.
269. Faraoni D, et al. *Paediatr Anaesth.* 2010;20:931.
270. Snellman LW, et al. *Pediatrics.* 1996;95:705.
271. Kovacs P, et al. *Dis Colon Rectum.* 2001;44:138.
272. Naja Z, et al. *Anesthesia.* 2011;66:802.
273. Matsota P, et al. *Eur J Pediatr Surg.* 2001;11:21.
274. Downs CS, et al. *Anaesth Intensive Care.* 1997;25:390.
275. Karmakar MM, et al. *Anaesth Intensive Care.* 1998;26:115.
276. Maurer K, et al. *Can J Anaesth.* 2005;52:112.
277. Lonnqvist PA. *Anaesthesia.* 1992;47:607.
278. Lonnqvist PA, et al. *Paediatr Anaesth.* 1992;2:285.
279. Pusch F, et al. *Br J Anaesth.* 2000;85:841.
280. Shah R, et al. *J Cardiovasc Surg.* 1997;38:543.
281. Berta E, et al. *Paediatr Anaesth.* 2008;18:593.
282. Naja ZM, et al. *Anesthesiology.* 2005;103:600.
283. Tsui BCH, et al. *J Clin Anesth.* 2018;53:29–34.
284. Kaplan I, et al. *A&A practice.* 2018;11(9):250–252.
285. Munshey F, et al. *J Clin Anesth.* 2018;47:47–49.
286. Aksu C, Gurkan Y. *J Clin Anesth.* 2018;50:62–63.
287. Elkoundi A, et al. *Korean journal of anesthesiology.* 2018.
288. Munshey F, et al. *Anesth Analg.* 2018.
289. Wong J, et al. *J Clin Anesth.* 2018;47:82–83.
290. Munoz F, et al. *Canadian journal of anaesthesia = Journal canadien d'anesthesie.* 2017;64(8):880–882.
291. Hernandez MA, et al. *Reg Anesth Pain Med.* 2018;43(2):217–219.
292. Bosenberg AT. *Tech Region Anesth Pain Manage.* 1999;3:196.
293. Bosenberg AT, et al. *Br J Anaesth.* 1995;74:506.

294. Prabhu KP, et al. *Scand J Plast Reconstr Surg Hand Surg*. 1999;33:83.
295. Simion C, et al. *Paediatr Anaesth*. 2008;18(11):1060–1065.
296. Mesnil M, et al. *Paediatr Anaesth*. 2010;20:343.
297. Sola C, et al. *Paediatr Anaesth*. 2012;22:841.
298. Salloum ML, et al. *Cleft Palate Craniofac J*. 2009;46:629.
299. Giles WC, et al. *Laryngoscope*. 2007;117:2097.
300. Brown DJ, et al. *Emerg Med Clin North Am*. 2007;25:83.
301. Suresh S, et al. *Anesth Analg*. 2002;94:859.
302. Cregg N, et al. *Can J Anaesth*. 1996;43:141.
303. Greher M. *Br J Anaesth*. 2010;104:637.
304. Dieudonne N, et al. *Anesth Analg*. 2001;92:1538.
305. Tobias JD. *J Clin Anesth*. 1999;11:606.
306. Suresh S. *Anesth Analg*. 2004;98:1556.

307. Monso A, et al. *Reg Anesth Pain Med*. 1999;24:186.
308. Parris WCV, et al. *Anesth Analg*. 1991;72:552.
309. Mesa A, et al. *Reg Anesth*. 1993;18:60.
310. Tong HC, Nelson VS. *Pediatr Rehab*. 2000;4:87.
311. Agarwal V, Joseph B. *J Pediatr Orthop B*. 2006;15:73.
312. Blasier RD, White R. *Pediatr Emerg Care*. 1996;12:404.
313. Davidson AJ, et al. *Paediatr Anaesth*. 2002;12:146.
314. Constantine E, et al. *Pediatr Emerg Care*. 2007;23:209.
315. Rackelboom T, et al. 116:893 2010.
316. Forastiere E, et al. *Br J Anaesth*. 2008;101:841.
317. Ouaki J, et al. *Pediatr Anesth*. 2009;19:887.
318. Dashow JE, et al. *Cleft Palate Craniofac J*. 2009;46:173.

77 小儿麻醉

LASZLO VUTSKITS，ANDREW DAVIDSON
刘慧敏 赵珍珍 译 夏中元 审校

要 点	

- 出生时，血液循环发生了根本性的变化，因为血液氧合通过肺而不是胎盘。这种转变使一些新生儿面临肺动脉压力突然升高的风险，由此导致血液通过未闭的卵圆孔或动脉导管分流到肺部。这可能是由缺氧、高碳酸血症、酸中毒和感染引起的。

- 新生儿心脏中起收缩作用的细胞减少致使心室顺应性降低，从而导致心脏对静脉容量超负荷的敏感性增加，对后负荷增加的耐受性差（如双心室衰竭），与较大儿童相比，新生儿的心排血量呈相对的心率依赖性。此外，新生儿心肌钙储备不足，使得强效麻醉药对心肌抑制的敏感性增加，也使新生儿依赖于外源性钙（即血中游离钙），并对低钙血症的负性肌力作用特别敏感。

- 新生儿气道与成人气道相比存在 4 点不同：喉位于颈部较高的位置，声门形状不同且与喉咙口成角，声带成角，最狭窄部分位于声门下的环状软骨水平。

- 新生儿的分布体积相对较大，大多数药物的清除率较低。因此，负荷剂量通常必须相对较大，而持续输注速率或剂量间隔往往较长。异速生长律（如体重）比简单的"mg/kg"计算更能预测儿童对大多数药物的剂量需求。

- 儿童的挥发性麻醉药的最低肺泡有效浓度（MAC）高于成人。然而，对大多数药物而言，新生儿的 MAC 低于大龄儿童。与较大儿童相比，婴儿能够更快地平衡吸入到组织中的挥发性药物的浓度，因此，如果长时间使用较高浓度的药物，则会有相对过量的风险。

- 与较大儿童相比，新生儿和婴儿发生麻醉相关心搏骤停的风险更大。病因通常与心脏或呼吸系统的影响有关。

- 早产儿有术后呼吸暂停的风险。在这类患儿中使用区域麻醉可以减少麻醉后即刻呼吸暂停的发生率，但对早产儿的持续监测至关重要。

- 新生儿和婴儿术中需要足够的镇痛。在这一人群中，实现充分镇痛的麻醉药最佳剂量尚不清楚。成人脑电图（EEG）的衍生算法，如脑电双频指数（bispectral index，BIS）并不适用于该年龄组的麻醉。

- 体温调节对新生儿和婴儿尤为重要。由于体表体重比值大，术中易发生低体温。可通过使用热空气床垫、加热外科皮肤消毒液尽量维持术中温度，选择适当的运输设备运送新生儿或婴儿并且途中包被好，都有助于防止体温过低。

- 与成人相比，儿童更易患医源性低钠血症且随后的发病率显著。为了减少这种风险，围术期液体治疗应包括等张溶液。Holliday 和 Segar 的经典 4-2-1 规则高估了替代需求。

- 学龄前儿童有术后谵妄和（或）躁动的风险。躁动可能是由许多因素引起的，包括疼痛、恐惧和饥饿，谵妄也可能引起躁动。孩子们表现出谵妄，变得不安，不与父母或照顾者交流。众所周知，许多策略可以降低谵妄的风险，许多方法被用来减少术后谵妄。使用丙泊酚麻醉的患儿发生谵妄的风险比接受挥发性麻醉药麻醉的患儿低。

- 根据动物研究，大多数全身麻醉药会引起发育中的大脑的形态学改变。加速神经元凋亡是最广泛描述的变化。一些人类研究发现，儿童早期接触麻醉和手术与随后的神经发育之间存在关联。这可以用一些混淆因素来解释。同时，越来越多的证据表明，婴儿期 1 h 的麻醉对认知和一系列其他心理测量结果没有持久的影响。
- 小儿麻醉需要合适的各种型号的儿科设备。新生儿需要能满足其需求的呼吸机。
- 术前焦虑在儿童中很常见。分散注意力、使用咪达唑仑或 α_2 受体激动药以及诱导期父母在场都被证明可以减少焦虑。

生理因素

在发育过程中，儿童的生理和解剖发生了重大变化。了解这些是提供安全的小儿麻醉的关键。最实质性的变化发生在出生时和婴儿早期；然而，许多系统在整个儿童时期继续发展变化。

宫内发育

宫内发育从受孕到分娩。这一产前期的特点是易受多种遗传和外部因素的影响，这些因素可导致严重程度不等的永久性器官功能障碍（表 77.1）。确定这些产前危险因素至关重要，因为它们可能对围术期管理产生重大影响。产前发育通常分为三个阶段：①生殖期，②胚胎期，③胎儿期。生殖期从受孕开始，随着胚胎植入子宫壁约 2 周后结束。这个时期的一个关键特征是胎盘的形成。影响着床过程的基因或环境因素导致妊娠终止。胚胎期包括妊娠第 3 周至第 8 周，其特征是细胞的强烈增殖、迁移和分化，进而所有主要器官在此时期建立。在这一时期，对各种各样的基质（通常称为致畸原）的脆弱性增加，可导致重大的发育缺陷，其中许多与生命不相容。胎儿期从妊娠第 9 周到出生，以胚胎期形成的器官生长发育和功能分化为特征。许多外源性因素，如环境毒素、电离辐射、母体感染以及许多药物都会干扰整个胎儿期器官发育的生理模式，进而导致不同严重程度的器官功能障碍。因此，仔细评估产前病史是术前评估的重要组成部分，可以在围术期管理前指导进一步检查。

虽然足月定义为妊娠 37 周至 42 周，但在严密的医疗支持下，妊娠 22 周至 26 周的胎儿亦可宫外成活。早产分为轻度早产（ 32 ～ 37 周）、重度早产（ 28 ～ 31 周）和极度早产（ 28 周以下），新生儿发病率和死亡率随早产程度增加（图 77.1）[1]。

足月新生儿正常出生体重为 2500 ～ 4200 g。体重低于标准的婴儿可分为低出生体重儿（ < 2500 g）、极低出生体重儿（ < 1500 g ）和超低出生体重儿（ < 1000 g ）。根据胎龄划分体重可以进一步分为三类：小于胎龄儿、适于胎龄儿或大于胎龄儿（图 77.1）。小于或大于胎龄的婴儿通常有与母体疾病相关的发育问题或困难，这些问题或困难可直接影响围术期管理（表 77.1）。

新生儿和婴儿生理学

胎儿的生理与新生儿的生理有着根本的不同。从宫内生活到宫外生活的转变是迅速的，涉及一系列复杂而精心策划的事件，旨在确保新生儿的生存能力[2]。Apgar 评分（表 77.2）是评估新生儿出生后瞬间状况的一项有用的临床指标。所有婴儿出生后 1 min 和 5 min 报告该评分，此后可延长至胎儿到新生儿的过渡期。Apgar 评分为 7 ～ 10 分被认为是令人放心的，4 ～ 6

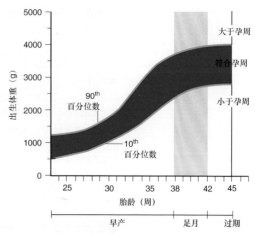

图 77.1　绘制新生儿出生体重与胎龄的关系图，以确定婴儿是小于、符合还是大于胎龄。小于或大于胎龄的婴儿特别容易出现各种问题，如代谢、发育、感染或结构异常，以及药物成瘾和戒断（Modified from Battaglia FC. Intrauterine growth retardation. Am J Obstet Gynecol. 1970；106：1103-1114. Used with permission.)

表 77.1　与体重和胎龄相关的常见新生儿问题

孕周	体重	发生率上升的新生儿问题
早产（< 37 周）	小于胎龄儿	呼吸窘迫综合征
		呼吸暂停
		围生期抑郁症
		低血糖
		红细胞增多症
		低钙血症
		低镁血症
		高胆红素血症
		病毒性感染
		血小板减少症
		先天性异常
		母体用药成瘾
		胎儿酒精综合征
	适于胎龄儿	呼吸窘迫综合征
		呼吸暂停
		低血糖
		低钙血症
		低镁血症
		高胆红素血症
	大于胎龄儿	呼吸窘迫综合征
		低血糖；母亲患糖尿病的胎儿呼吸暂停
		低血糖
		低钙血症
		高胆红素血症
足月产（37 ～ 42 周）	小于胎龄儿	先天性异常
		病毒性感染
		血小板减少症
		胎儿酒精综合征
		围生期抑郁症
		低血糖
	适于胎龄儿	—
	大于胎龄儿	分娩创伤
		高胆红素血症
		低血糖；母亲患糖尿病的胎儿
过期产（> 42 周）	小于胎龄儿	胎粪吸入综合征
		先天性异常
		病毒性感染
		血小板减少症
		母体用药成瘾
		围生期抑郁症
		吸入性肺炎
		低血糖
	适于胎龄儿	—
	大于胎龄儿	分娩创伤
		高胆红素血症
		低血糖；母亲患糖尿病的胎儿

（From Coté CJ，Lerman J，Anderson BJ，eds. A Practice of Anesthesia for Infants and Children. 5th ed. Philadelphia：Saunders；2013.）

分为中度异常，而 3 分及以下通常表示预后不良[3]。然而，值得注意的是，Apgar 评分有其局限性，不能单独用于诊断新生儿窒息[3]。

心血管系统

出生后第一年，心血管系统在生理和生长发育上经历了巨大的变化。在子宫内，大部分的心排血量从

表 77.2　Apgar 评分

分值	0 分	1 分	2 分
外貌（肤色）	发绀 / 全身发白	仅周围发绀	粉红色
脉搏（心率）	0	0 < 100	100 ～ 140
皱眉（对刺激的反射能力）	对刺激无反应	皱眉（面部运动）/ 低声抽泣	受刺激时大声啼哭
运动（肌张力）	松弛	四肢略有屈曲	良好的弯曲和抗拉伸
呼吸	暂停	缓慢有规律的呼吸	哭声响亮

胎盘经卵圆孔进入升主动脉（氧合血），而上腔静脉血（去氧合血）则直接流至肺动脉和动脉导管（另见第 78 章）[2]。这种循环模式导致宫内肺血流最小化。出生时，一系列事件改变了血流动力学的相互作用，使胎儿循环适应离开子宫后的环境。具体而言，胎盘脱离了循环系统；门静脉压下降，导致静脉导管关闭；血液通过肺氧合。氧合血液促使动脉导管闭合。由于肺复张、血液接触氧气和丧失低阻力胎盘血流的综合作用，肺血管阻力下降而外周血管阻力迅速上升。肺血管阻力在出生后的第一天开始下降，在之后的几年内随着肺血管结构的改变而持续逐渐下降。左心压力的升高（外周血管阻力增加引起）导致卵圆孔关闭。至此，连接左右循环的 3 条通路都关闭了。尽管动脉导管的关闭最初主要是由于动脉血氧浓度的升高，但是其完全闭合还需要动脉平滑肌的参与。早产儿多半缺乏这一组织，这可部分解释为何早产儿动脉导管未闭的发生率很高。动脉导管纤维化闭合直到出生 2 ～ 3 周才会出现。

在此关键时期，婴儿容易从成人型循环恢复到胎儿型循环，这一转变称为过渡型循环。许多因素（如缺氧、高碳酸血症、麻醉药物诱导的外周或肺血管阻力改变）都会影响这种不稳定的平衡，导致突然返回至胎儿型循环。这种情况一旦发生，肺动脉压迅速升高至体循环水平，血液流经未闭的卵圆孔经肺分流，动脉导管可能重新开放而使血液分流。这一急速恶化可能会发生并导致严重的低氧血症，在这种情况下，尽管以 100% 氧气进行肺通气，婴儿的低氧血症状态仍可能延长。大多数情况下，单纯的过度通气可通过降低动脉 CO_2 分压（$PaCO_2$）使升高的肺动脉压恢复至正常水平。

一些危险因素增加过渡型循环延长的可能性，包括：早产、感染、酸中毒、导致高碳酸血症或低氧血症（胎粪吸入）的肺部疾病、低温和先天性心脏病。必须注意保持婴儿体温，维持正常的 PaO_2 和 $PaCO_2$，并尽量减少麻醉对新生儿的心肌抑制作用。

新生儿的心脏，特别是具有收缩功能的心肌细胞量，明显低于成人。这种差异加上收缩蛋白的发育变化，导致心功能曲线左移，心室顺应性降低。由于这些差异，心排血量强烈地依赖于心率；由于婴儿无法通过增加每搏量来保持正常心排血量来轻松地补偿心率下降，因此对心动过缓的耐受性较差。

在儿童中最常见的心律失常是缺氧引起的心动过缓，如果处理不当，可导致心脏停搏。心室颤动在婴儿和儿童中极为罕见。

一般而言，大多数婴幼儿包括先天性心脏病患儿的心肌功能通常是足够的。这一规则的罕见例外是患有先天性神经肌肉和代谢疾病的个体，其心肌可能严重受损[4]。在新生儿和婴儿中，由于肌浆网的不成熟，心脏钙储备减少；因此，这部分人群更多地依赖于外源性（离子）钙，并可能对有钙通道阻滞作用的挥发性麻醉药所造成的心肌抑制作用更加敏感。

呼吸系统

当呼吸系统和心血管系统发育足够成熟到能满足血流经肺泡-血管床从空气交换氧时，肺系统才能维持生命。在妊娠早期，肺芽从前肠分离，在妊娠中期形成气道的气体交换部分。肺泡管发育始于妊娠第 24 周，气囊的分隔始于妊娠第 36 周[5]。然后肺泡数量和大小持续增加，直到孩子长到 8 岁左右。进一步的生长表现为肺泡和气道的增大。足月时，表面活性蛋白的完全发育有助于保持气道通畅。如果孩子过早出生，而这些蛋白质不足，则可能发生呼吸衰竭（如呼吸窘迫综合征）。

婴儿的呼吸效率比成人低。婴儿的气道呈高度顺应性，周围结构支撑不良。胸壁的顺应性也很高，因此肋骨对肺的支撑作用很小，也就是说胸腔内负压维持不良。气道直径小，导致气流阻力增加。因此，每次呼吸伴随着功能性气道关闭。婴儿无效腔通气的比例与成人相似，然而耗氧量是成人的 2 ～ 3 倍。早产儿的呼吸做功接近成人的 3 倍，而在冷刺激（如氧代谢需要量增加）或不同程度的气道受阻时呼吸做功更高。另一个影响呼吸的重要因素是膈肌和肋间肌的结构。约 2 岁以后这些肌肉才发育为成人的 I 型肌纤维（图 77.2）[6]。因为 I 型肌纤维才能进行重复运动，任何增加呼吸做功的因素将很快导致婴儿呼吸肌疲劳。这些差异可部分解释婴儿呼吸频率快和血红蛋白去饱和快，以及气道阻塞的婴儿更易于发生疲劳和呼吸暂停的原因。

气道解剖上的差异解释了婴儿出现技术性困难气道的可能性比青少年和成人大得多的原因。一般来说，婴儿气道与成人差异主要体现在 5 个方面[7-8]：①相对口咽而言较大的舌体，提示在麻醉诱导和喉镜检查过程中，婴儿更容易出现气道阻塞和技术困难。然而，最近的磁共振成像（MRI）研究表明，儿童时期上呼吸道周围的软组织与骨骼结构成比例生长，这就对这一点提出了质疑[9]；②其他的解剖差异可能解释了儿童气道管理的一些挑战。喉部位于颈部较高的位置（头部更高），因此直接镜片比弯喉镜片更有用；③会厌形状不同，短、肥、"Ω"形，与喉入口成角，这使喉镜操控更加困难；④声带成角，因此在盲插气管导管时，导管不易滑入气道而在声带前联合部受阻；⑤最后，婴儿喉部呈漏斗状，最窄的部分出现在环状软骨（图 77.3）[9]。而经典教学认为成人喉部呈圆柱形，婴儿喉部呈漏斗状，现在已经认识到，在约 70% 的成人中，气道最窄的部分也和儿童一样位于环状软骨水平的声门下区域。然而，儿童气管内插管的挑战与成人不同。对于成人患者来说，气道的尺寸要大得多，因此常用的气管导管通常容易通过声门开口[10]。婴儿或幼儿气管内插管时导管容易通过声带，但因为环状软骨水平处气管相对狭窄，在通过声门下区时可能就比较紧。

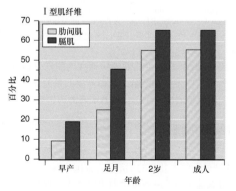

图 77.2 出生后 2 年内膈肌和肋间肌结构发生显著的变化。I 型肌纤维的数目与年龄成反比，这部分解释了呼吸做功增加时婴儿呼吸疲劳的原因（Data from Keens TG, Bryan AC, Levison H, et al. Developmental pattern of muscle fiber types in human ventilatory muscles. J Appl Physiol. 1978；44：909-913.）

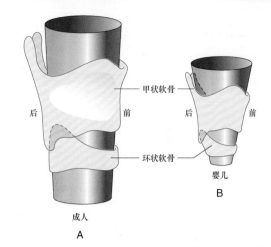

图 77.3 成人和儿童喉最狭窄的部位位于环状软骨水平。传统观点认为成人喉呈圆柱形，但是尸检资料表明成人（A）咽喉狭窄并不像婴儿（B）那么明显。婴儿喉最狭窄的部位在环状软骨水平；直至十几岁喉结构才发育成正常成人结构。这种解剖学差异是传统 6 岁以下的儿童优先选用无套囊气管导管的原因之一（From Coté CJ, Lerman J, Anderson BJ, eds. A Practice of Anesthesia for Infants and Children. 5th ed. Philadelphia：Saunders；2013.）

尽管婴儿和新生儿被认为是鼻式呼吸，他们仍然可以利用口腔气道保持自然通气和对完全鼻塞的反应[11]。即使在早产儿中，据报道，在睡眠期间，自主口式呼吸的发生率也高达 50%，而在这一人群中，一旦发生鼻塞，口式呼吸就可以持续开始[12-13]。

肾

由于灌注压低以及肾小球和肾小管功能未成熟致使新生儿肾功能明显低下，早产儿表现更为明显（表 77.3，图 77.4）[14-15]。在足月婴儿，肾小球滤过能力和肾小管功能在出生后 20 周左右近乎成熟，而早产儿会有延迟。肾功能在 2 岁才能完全发育成熟。因此，新生儿对水和电解质的处理能力相对不足，以肾

表 77.3 足月新生儿肾小球滤过率的变化		
年龄	肾小球滤过率 [平均值 ml/（min·1.73 m² ）]	范围
1 d	24	3～38
2～8 d	38	17～60
10～22 d	50	32～68
37～95 d	58	30～86
1～2 岁	115	95～135

（From Heilbron DC, Holliday MA, al-Dahwi A, et al. Expressing glomerular filtration rate in children. Pediatr Nephrol. 1991；5（1）: 5-11.）

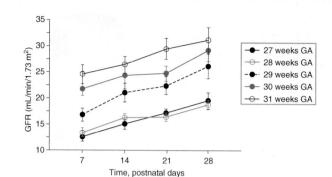

Fig.77.4 Glomerular filtration rate（GFR）in the first month of life in preterm infants. The ability of the kidney to regulate large amounts of solutes and water is also limited during the first several months of life. These developmental changes have significant implications for drug excretion and fluid therapy，particularly during the first 4 weeks of life. Maturation of renal function may be delayed in sick and preterm neonates. Data are means±SEM.（From Vieux R，Hascoet JM，Merdariu D，et al. Glomerular filtration rate reference values in very preterm infants. Pediatrics. 2010；125（5）：e1186-e1192.）（由于授权限制，本图保留英文）

小球滤过方式排泄的药物半衰期会相应地延长（如抗生素）。因此对新生儿应延长给药间隔时间。

肝

足月新生儿的肝功能并未完全发育成熟[16-17]。药物代谢的大部分酶系已经发育，但尚未被它们代谢的药物所诱导（激活）。随着婴儿的成长，药物代谢能力迅速增加，原因有 2 点：①肝血流增加导致更多药物被输送至肝；②酶系统发育并被激活。细胞色素 P450 系统负责亲脂类药物的 I 相代谢。出生时该系统的活性接近成人的 50%，这意味着对一些药物（如咖啡因）的代谢能力降低。但是，并不是所有的亲脂药物都如此。新生儿代谢某些药物的能力取决于某些特异性个体药物细胞色素酶。CYP3A（细胞色素 P450，家族 3，亚家族 A）通常在一出生时就达到成人水平，而其他一些细胞色素酶则缺失或不足。II 相反应涉及结合反应，可增加药物的水溶性便于肾排泄。这些反应在新生儿中通常较弱，导致出现黄疸（胆红素降解减少）和药物（及其活性代谢产物）半衰期延长（如吗啡和苯二氮䓬类的半衰期长达数天）。其中有些反应的活性直到 1 岁以后才能达到成人水平。

早产儿肝糖原储备很少，且不能代谢大量的蛋白质。这种差异可解释为什么当饮食中包含太多蛋白质时，早产儿有发生低血糖和酸中毒的倾向而且体重不增加。此外，与较大婴儿相比，足月新生儿结合药物所需的血浆白蛋白和其他蛋白质要少（早产儿更少）（图 77.5）。这一情况在新生儿凝血功能障碍（如出生时即需要维生素 K），药物结合和药效动力学方面具有重要临床意义。白蛋白水平越低，结合型药物越少，非结合型药物越多（非结合型药物才可以通过生

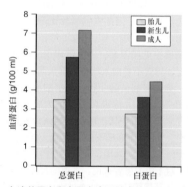

图 77.5　血清总蛋白和白蛋白含量随成熟而变化。早产儿总蛋白和白蛋白低于足月儿，足月儿低于成人。结果可能是蛋白质结合程度高的药物的药代动力学和药效学的改变，因为蛋白质结合的药物越少，可用于临床疗效的药物越多（From Ehrnebo M，Agurell S，Jalling B，et al. Age differences in drug binding by plasma proteins：studies on human foetuses，neonates and adults. Eur J Clin Pharmacol. 1971；3：189-193；Coté CJ，Lerman J，Anderson BJ，eds. A Practice of Anesthesia for Infants and Children. 5th ed. Philadelphia：Saunders；2013.）

物膜）。此外，新生儿期的病理性高胆红素血症可影响药物与白蛋白的结合，从而产生大量的非结合型药物，因此该效应对于蛋白结合率高的药物更为重要。

胃肠道系统

出生时，胃内 pH 为碱性。出生后第 2 天，胃内 pH 即处于较大儿童的正常生理范围。吞咽和呼吸的相互协调能力直至 4 ～ 5 个月大时才完全成熟，因此新生儿的胃食管反流发生率较高，早产儿尤为普遍。如果胃肠道系统发育有问题，出生后 24 ～ 36 h 就会出现症状。上消化道异常表现为呕吐和反流，下消化道异常则表现为腹胀和胎便排出失败。

血液和凝血系统

胎儿使用两种代偿机制，以确保在相对低氧的子宫环境中获得充分的氧气输送。其中之一是由于低氧血症导致胎儿肾促红细胞生成素分泌增加而促使红细胞生成增加。另一个代偿机制是胎儿血红蛋白的产生。胎儿血红蛋白对氧的亲和力很高，导致氧合血红蛋白解离曲线左移，增加低氧胎盘血管床的氧摄取。出生时血红蛋白水平很高（160～240 g/L），但在出生后的前 3 个月由于在正常的宫内环境中肾促红细胞生成素的生成减少而迅速下降。胎儿血红蛋白在出生后的前 6 个月将逐渐被成人血红蛋白取代。这种生理性贫血程度在早产儿中更为明显，可能促使围术期输血的必要。

新生儿和婴儿的止血系统与成人相比有许多独特的特点[18-20]。出生时，维生素 K 依赖性凝血因子水平较低。而在 6 个月大的时候就达到了成人水平。新生儿和成人的纤维蛋白原水平相当。然而，在出生后的最初几个月，纤维蛋白原聚合并没有达到其最大能力，从而导致凝血酶时间延长。出生时的血小板数量也与成人相当，但在早年血小板功能受损。尽管有这些明显的缺陷，但产后表现为高凝状态，是因为凝血抑制剂在新生儿中也减少了 30%～50%。抗凝血酶Ⅲ和蛋白 S 水平在 3 个月龄时达到成熟，而蛋白 C 和纤溶酶原水平在 6 个月龄后达到成年水平。这种高凝状态的总体结果是新生儿和婴儿发生血栓并发症的风险更高[21]。与成人相比，1～16 岁的儿童形成凝血酶的能力降低了 25%，据估计，这一人群中静脉血栓的发生率非常低（0.05%～0.08%）[19, 22]。在青春期，凝血系统的生理成熟了。在青少年人群中，吸烟、肥胖、怀孕和口服避孕药的使用等其他因素与凝血相关。由于其中一些因素，最近的指南建议考虑对青春期后的青少年进行血栓预防[23]。

在子宫内，胎儿的免疫系统对母体的同种抗原保持耐受性。出生后，暴露于各种环境抗原，包括来自肠道细菌的抗原，致使免疫系统迅速发展[24]。然而，先天性和适应性免疫系统的完全成熟是在几年后实现的，因此，与成人相比，幼儿受到许多致病性病毒、细菌、真菌和寄生虫危害的风险增加了。

中枢神经系统

人类的神经管一般形成于妊娠的第 3 周和第 4 周之间，随后在妊娠中期是细胞增殖和迁移的活跃阶段。与新生儿和儿童围术期管理特别相关的是，大脑发育最强烈的阶段发生在妊娠晚期开始和产后最初几年之间。在这一时期，也被称为脑生长暴发期，神经系统经历了重要的分化，包括神经元之间无数突触接触的形成。神经活动在这些事件中起着重要作用，特别是在神经系统对外界刺激特别敏感并依赖外界刺激来驱动神经网络分化的关键时期。在此期间，药物对生理活动模式的干扰可能导致大脑发育受损。

早产儿和足月新生儿都表现出强烈的疼痛行为，与较大儿童和成人相比，这种行为更为弥漫和不协调。对触觉和伤害性刺激的第一个功能和反射反应旨在保护个体免受组织损伤，并能在整个生物体内触发一系列生理反应。在人类中，疼痛意识或"感觉"的开始还没有定义，而且争论很大。然而，有证据表明，早期的疼痛经历，即使是无意识的，也可能改变随后的中枢神经系统（CNS）功能，充分缓解疼痛可以改善结果[25-27]。

体温调节系统

婴儿因体表面积与体重的比值大，皮肤薄，对冷刺激的处理能力有限，特别容易出现低体温[28]。冷刺激导致耗氧量增加和代谢性酸中毒，尤其是在早产儿，因为其皮肤更薄和脂肪储存更有限。婴儿可通过寒战和非寒战（细胞）产热（棕色脂肪代谢）代偿热量的丢失。然而，出生后 3 个月内，寒战能力很弱，使得细胞产热（棕色脂肪代谢）成为产热的主要途径。寻找围术期所有可能导致热量丧失的原因非常重要。将婴儿放在温暖的床垫上并升高手术室内温度（80 T，甚至更高）从而减少传导散热。将婴儿置于保育箱并盖上毛毯以减少对流散热。由于头皮散热较多，因此还应该盖住头部。在转送患儿过程中采用双层保育箱可减少辐射散热。湿化吸入气体、应用塑料薄膜减少皮肤失水、加温皮肤消毒剂均可减少蒸发散热。热空气毯是最为有效的小儿保温措施。但必须避免温度过高，特别是新生儿。麻醉药物可影响很多体温调节机制，尤其是新生儿的非寒战产热。

药理学

发育药理学

几乎所有用于麻醉的药物，儿童和成人所需的剂量都不同。这些差异是由诸如生长、成熟和并发症发病率的不同等因素造成的[29]。对发育药理学的透彻理解可以减少儿童的用药错误[30]。仅凭借个体大小不能预测成人和儿童之间的差异[31]。在成人，许多药物是以每千克为基础单位给予的，这是假设间隙和分配体积相对于重量保持不变。但是这种假设对儿童无效，儿童的药代动力学随身体成分、肾和肝功能以及蛋白质结合的改变而变化。肾、肝功能会随年龄变化，肾、肝相对血流量和器官成熟度也随年龄发生变化。麻醉药物的药效学在儿童中也可能有很大差异。新生儿的药代动力学和药效学变化最为明显。值得注意的是，对于一般儿童，特别是婴儿和新生儿，许多药物的药理学知识是有限的。指导实践的证据也是有限的，因此，许多麻醉药在小儿中是"超说明书"使用的[32]。

身体组成

身体组成（包括脂肪、肌肉、水）随着年龄变化而变化（图 77.6）[33]。早产儿总含水量显著高于足月儿，足月儿高于 2 岁儿童。与细胞内液量相比，新生儿和婴儿的细胞外液量要大得多。脂肪和肌肉含量随年龄增长而增加。新生儿身体组成的改变具有以下临床意义：①水溶性的药物分布容积大，首次剂量（mg/kg）通常要加大才能达到理想的血药浓度（如大多数抗生素及琥珀酰胆碱）；②由于新生儿脂肪和肌肉含量少，因此依赖再分布到脂肪或肌肉来消除反应的药物其临床药效将延长（如芬太尼、丙泊酚和硫喷妥钠）。

蛋白结合

新生儿血浆总蛋白水平降低，包括低水平的白蛋白（与地西泮和巴比妥酸盐等酸性药物结合）和 α_1

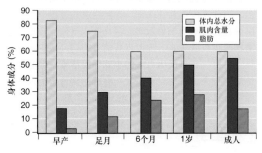

图 77.6　**早产儿和足月儿在生命的前 12 个月身体成分变化很快。**他们的高水分含量为水溶性药物提供了大量的分布空间，而它们的低脂肪和肌肉含量为药物提供了一个小型的储存库，这些药物依赖于重新分布到这些组织中来终止药物效应。因此，身体成分可能会显著影响药代动力学和药效学（Data from Friis-Hansen B. Body composition during growth. In vivo measurements and biochemical data correlated to differential anatomical growth. Pediatrics. 1971；47：264；Coté CJ，Lerman J，Anderson BJ，eds. A Practice of Anesthesia for Infants and Children. 5th ed. Philadelphia：Saunders；2013.）

酸性糖蛋白（与利多卡因和阿芬太尼结合）。蛋白质水平降低意味着高蛋白结合的药物将具有更高的游离分数，从而产生更大的药物效应。然而，必须注意的是，这仅与具有非常高的蛋白结合度、高提取率和窄治疗指数（如利多卡因）的药物临床相关。一些药物，如咖啡因和头孢曲松，也可能取代血浆蛋白胆红素，增加患病新生儿患核黄疸的风险。

清除率

清除率是预测药物清除的基本参数。这也是决定疗效持续时间、给药间隔和输注速率的一个重要特征。药物通过新陈代谢和排泄的结合被清除。清除率随年龄变化复杂[34]。幼儿的清除率［以 L/（h·kg）表示］大于较大儿童。这种差异与器官功能和大小的许多方面之间的非线性关系有关。这种非线性关系与器官成熟度无关，并且在器官功能、年龄和物种的不同方面惊人地保持不变。它被称为异速生长，可以表示为

$$函数＝（标度常数）\times（体重）^{（异速指数）}$$

用体表而不是体重会导致异速生长指数约为 2/3，是一个合理的清除率预测指标。其他儿科药理学家认为，3/4 的异速生长指数更能反映实际功能。然而，单用异速生长并不能解释婴儿和新生儿体内清除率的变化。对这些婴儿来说，器官成熟度有很大的影响。除异速生长外，还需要一个 S 型双曲线或 Hill 模型来预测该年龄组的清除率。使用月经后年龄比按实际年龄更合适，与从胎儿到出生后的器官成熟度一致。肾和肝清除完全成熟的时间因药物而异。一般来说，在新生儿期坡度最陡，2 岁时达到完全成熟（图 77.7）[29]。

许多药物，如琥珀胆碱、阿曲库铵和瑞芬太尼，其清除不依赖于肝或肾。瑞芬太尼的非特异性酯酶代谢在出生时就已成熟[35]。这些药物的清除率不需要对成熟度进行调整，单靠异速生长就可以预测。

对于需要经肝或肾清除的药物，新生儿和婴儿的清除率较低，从而导致清除半衰期较长，因此在稳定状态下给药频次低，输注速率较低。在大龄儿童，清除半衰期似乎更短，但这种差异往往随着异速（体重）生长的增加而趋于消失。

除新生儿药代动力学差异外，其他因素也会影响给药量和清除率。其中的一些关键因素包括败血症、充血性心力衰竭和影响肝肾功能的腹内压升高。

药效学差异

在大龄儿童中，大多数麻醉药的药效学特点可能

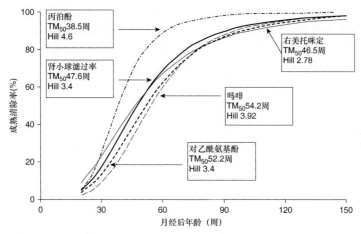

图 77.7 药物的清除成熟度，以成熟清除率的百分比表示，其中葡糖醛酸结合起主要作用（From Sumpter A，Anderson BJ. Pediatric pharmacology in the first year of life. Curr Opin Anaesthesiol. 2009；22：469-475.）

与成人相似，尽管有一些显著的例外，如抗凝药[20, 36]。在婴儿和新生儿中，对麻醉药的药效学知之甚少。缺乏数据的部分原因是缺乏对婴儿和新生儿麻醉效果各个方面的可靠和有效的测量。例如，婴儿的基本麻醉终点，如疼痛、记忆，甚至无意识，可能难以评估。在婴儿身上，替代麻醉效果的措施，如脑电图，也不可靠。随着对疼痛和意识的发展神经生物学的理解不断加深，我们很可能会发现婴儿的其他临床显著药效学差异。

吸入麻醉药

吸入麻醉药在儿童的效力

儿童吸入麻醉药的最低肺泡有效浓度（MAC）随年龄不同而变化（图 77.8）[37-44]。早产儿对麻醉药的需要量比足月新生儿低，足月新生儿又比 3 个月大的婴儿低。婴儿的 MAC 比年长儿和成年人高。但 MAC 的这种年龄相关性改变的原因尚未得到充分解释。在考虑年龄对 MAC 的影响时，必须指出，证据是有限的。研究数量和每项研究中的儿童数量都很少。

同样重要的是要注意，MAC 只是测量麻醉效果的一个方面，并且主要反映脊髓反射。与成人相比，大龄儿童在 MAC 和其他麻醉效果指标之间有相似的关系。在儿童，MAC 比 MAC$_{苏醒}$，MAC$_{插管}$，MAC$_{喉罩置入}$，MAC$_{拔管}$和 MAC$_{BAR}$的比值与成人相近[45-48]。MAC 和 EEG 之间的关系，以及大多数麻醉深度监测仪在儿童和成人中是不一致的。对于 MAC 的特定部分，儿童的 BIS（双频谱指数）较高[49-50]，其意义尚不清楚。

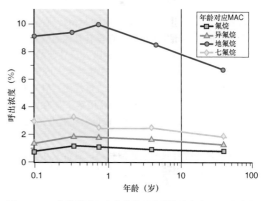

图 77.8 四种常用吸入麻醉药的最小肺泡浓度（MACs）与年龄的关系（From references 37-44.）

在婴儿和新生儿中，没有数据可以确定 MAC 如何与麻醉效果的其他方面相关。很明显，与成人相比，婴儿的 MAC 和 EEG 之间的关系有很大的不同，但这一点的临床意义仍然不清楚。

氟烷、七氟烷、异氟烷和地氟烷都能产生剂量依赖性的全身血压降低。目前尚不清楚这是对心肌收缩力和血管平滑肌的直接影响，还是通过自主神经或神经体液反射的间接影响。对新生儿的心肌抑制作用比大龄儿童大[51]。所有这些吸入麻醉药对呼吸驱动和对二氧化碳的反应也有剂量依赖性作用[52-54]。

吸入麻醉药在儿童的药代动力学

吸入麻醉药浓度的上升速率取决于吸入浓度、分钟通气量和分钟通气量与功能残气量之比所确定的给药速率；还取决于由心排血量、组织 / 血液溶解度所确定的摄取速率，肺泡–静脉分压梯度。

在儿童，肺泡和吸入部分达到平衡的稳定状态，比成人更快。这一差异是由于相对于功能残气量而言更大的分钟通气量以及较低的组织 / 血液溶解度所致。对于更易溶解的药物如氟烷，对儿童的这种影响教大，而七氟烷和地氟烷的影响较小。

在新生儿中更快地达到稳定状态会增加麻醉诱导期间过量用药的风险，特别是当吸入高浓度药物的时间过长时。当挥发罐可提供更大的 MAC 倍数时，吸入麻醉药的风险可能更大；例如，氟烷挥发罐可提供高达 5.75 倍 MAC，而七氟烷挥发罐可提供 2.42 倍 MAC（表 77.4）。

氟烷

氟烷现在在美国和许多其他发达国家很少使用。但是，它仍然在发展中国家广泛使用。氟烷是一种相对有效的药剂，但如果使用相同的 MAC，血液溶解度更大，而诱导和起效更慢。它没有有害的气味，因此，在七氟烷出现之前，是儿童吸入诱导药的首选。氟烷是一种多卤代烷烃，与其他醚类吸入麻醉药相比，其药效学性质有细微的差异。氟烷比乙醚具有更多的"镇痛"性质，在等效 MAC 倍数上具有更高的 BIS。氟烷的 MAC 在新生儿中较低，在婴儿中最高，然后随着年龄的增长逐渐下降。

氟烷是一种有效的心肌抑制药，对新生儿和儿童有深远的影响。氟烷也会引起心肌对心律失常的敏感性。第一个儿科围术期心搏骤停（Pediatric Perioperative Cardiac Arrest，POCA）登记的研究报告了氟烷是围术期心搏骤停的主要原因。人们认为，在诱导后不降低吸入浓度的情况下使用控制性通气是特别危险的[55]。在随后的 POCA 审计中，在美国心脏事件的减少归因于氟烷应用的减少[56]。同时，氟烷可以安全使用，但如果麻醉科医师没有使用经验时，则应特别小心。

表 77.4　当前挥发罐允许的新生儿的最低肺泡有效浓度倍数

药物	挥发罐的最大输出（%）	MAC（%）	可能的最大MAC 倍数
氟烷	5	0.87	5.75
异氟烷	5	1.20	4.2
七氟烷	8	3.3	2.42
地氟烷	18	9.16	1.96

MAC，最低肺泡有效浓度
From Coté CJ，Lerman J，Anderson BJ，eds. A Practice of Anesthesia for Infants and Children. 5th ed. Philadelphia：Saunders；2013.

七氟烷

七氟烷是一种聚卤醚。它具有较低的血液溶解度，有助于相对快速的吸入诱导。七氟烷比异氟烷和地氟烷刺激性小，已成为儿童吸入诱导麻醉的首选药物。与其他吸入麻醉药不同，新生儿和婴儿的 MAC 相似，但与其他吸入剂一样，随着婴儿出生后年龄的增长，MAC 降低：新生儿 3.3%，1 ～ 6 个月婴儿 3.2%，6 个月以上儿童 2.5%[37-38]。与氟烷相比，七氟烷与更大的谵妄发生率有关（见下文）。据报道，七氟烷在儿童高浓度给药时也会引起 EEG 的癫痫样改变。这些 EEG 变化的临床意义尚不清楚[57]。

异氟烷

异氟烷是一种聚卤醚，血液溶解度介于氟烷和七氟烷之间。与七氟烷一样，它在新生儿中的 MAC 相对较低，在婴儿期达到高峰，然后随着年龄的增长而下降。它比七氟烷更有效，但有一种相对更有害的气味，这使得大多数儿童不能接受它的吸入诱导。

地氟烷

地氟烷是另一种聚卤醚，其血液溶解度低于异氟烷或七氟烷。与七氟烷和异氟烷相似，地氟烷的 MAC 峰值在婴儿期，新生儿较低，婴儿期后随年龄下降[40, 58]。低溶解度有助于更迅速地起效。然而，由于其刺鼻的气味和不可接受的喉痉挛发生率（～ 50%），它不适合在儿童中吸入诱导[59]。然而，它适合在儿童中维持麻醉，尽管包装插页说明不建议在没有气管导管的儿童中维持麻醉。

氧化亚氮

氧化亚氮是一种无味气体，在血液中溶解度低，但相对来说是无效的。氧化亚氮在儿童中的 MAC 值尚未准确测定。当氧化亚氮与一种吸入麻醉药一起使用时，它会降低更有效的吸入麻醉药所需的浓度。它可能会加速更有效吸入麻醉药的摄取，但这种"第二气体"效应背后的基本理论受到了挑战。这一特征的临床意义可能有限。氧化亚氮是一种弱镇痛药，可单独使用或与其他药物联合使用，用于儿童的程序性镇静和镇痛[60-62]。因为它是无味的，它也常用于合作儿童的吸入诱导。例如，在加入七氟烷之前，短时间高浓度呼吸可以提供相当大的镇静作用。在许多机构中，维持麻醉期间常规使用氧化亚氮的情况有所下降，因为它与成人术后恶心和呕吐的风险增加有关；然而，研究很少显示氧化亚氮对儿童术后恶心和呕吐有任何影响[63-64]。

氙

氙气是另一种无味的麻醉气体，效力相对较低。虽然目前还没有常规使用，但它比其他麻醉药有一些潜在的优势。儿童的 MAC 是未知的。在成年人中，它对心血管的影响非常小。因此，它被认为是一种潜在的高级麻醉药，用于患有严重先天性心脏病的儿童，但迄今为止只有初步研究对此进行了评估[65-66]。它的高成本要求要么使用非常低的新鲜气体流量，要么使用复杂的清除和回收系统。这可能会降低它在许多儿科环境中的实用性。

苏醒期躁动和谵妄

儿童在苏醒或到达麻醉后监护治疗室（postanesthesia care unit，PACU）后不久会变得躁动。报告的躁动发生率变化很大，反映了在各种研究中使用的躁动和谵妄的定义的多样性。潜在原因或相关因素的列表很长。躁动可能是由许多因素引起的，包括疼痛、寒冷、膀胱充盈、存在限制性、恐惧、与父母分离引起的焦虑，或只是"发脾气"。躁动最好用克雷韦罗（Cravero）量表来测量[67]。对躁动的最初处理是试图找出或排除可能的原因。在某些情况下，躁动可能是由于谵妄。谵妄的特征是对环境的意识降低，认知改变或知觉障碍。通常，孩子会迷失方向，对父母或工作人员没有反应。一般没有眼神交流，孩子无法得到安慰[68]。如果谵妄与到处乱撞或暴力行为有关，这被称为"苏醒期谵妄"。苏醒期谵妄最常见于学龄前儿童。这让医务人员和家长都很苦恼。它还可以导致自伤，并使敷料、引流管和静脉输液管脱落。在大多数情况下，苏醒期谵妄可能持续 10 ～ 20 min，但是呈自限性。谵妄也可能是低活性的，在这种情况下，孩子有谵妄，但不活跃，不激动，因此对自己造成伤害的风险较小。

谵妄的原因还不清楚，可能与觉醒模式有关[69]，与儿童的夜惊非常相似。当维持麻醉用七氟烷或地氟烷时更常见。丙泊酚全凭静脉麻醉（TIVA）后，谵妄是不常见的。已经发现许多药物可以降低谵妄发病率[70-72]。最有效的方法是使用 TIVA 或在苏醒前给予 2 ～ 3 mg/kg 丙泊酚[73]。芬太尼和 α_2 受体激动药也被发现是有效的[74]。丙泊酚、可乐定和咪达唑仑都被认为有用的。在处理谵妄时，应考虑其他引起躁动的原因，特别是疼痛。苏醒期谵妄可能发生在无痛手术后，但也有一些证据表明疼痛可能增加苏醒期谵妄的风险。其他生理变化，包括缺氧、代谢紊乱和低钠血症，也可能引起躁动或谵妄，因此必须排除，尤其是当谵妄延长时。

静脉全麻药

丙泊酚

丙泊酚在儿童体内的药代动力学已阐述得很好。在儿童，分布容积大于成人，而且有一个更快的再分布。儿童与成人的清除率相似，但早产儿的清除时间较长。诱导剂量随年龄减小而增加。1 ～ 6 个月婴儿睫毛反射消失的半数有效量（ED50）为 3 mg/kg，1 ～ 12 岁儿童为 1.3 ～ 1.6 mg/kg。丙泊酚在新生儿中的药代动力学尚未得到很好的阐述，但是，诱导剂量通常小于较大婴儿。丙泊酚的使用与新生儿严重低血压有关[75]。丙泊酚的一个潜在缺点是注射时疼痛。已经描述了许多减少注射痛的策略。最有效的方法可能是使用大静脉，或在丙泊酚中加入利多卡因（0.5 ～ 1.0 mg/kg），或在丙泊酚之前注射利多卡因。对鸡蛋过敏的儿童不是丙泊酚的禁忌证[76]。

丙泊酚的一个主要问题是可能出现丙泊酚输注综合征（脂血症、代谢性酸中毒、横纹肌溶解症和高钾血症，随后出现难治性心血管衰竭），这通常与长时间大剂量输注有关［通常在重症监护治疗病房（ICU）环境中持续几天］[77]。发病可能是轻微的和隐匿的，然后迅速死亡。丙泊酚输注综合征的发病机制尚不清楚，可能与线粒体脂质代谢有关[78]。

小儿全凭静脉麻醉

TIVA 在小儿麻醉中的应用越来越广泛[79-81]。主要使用丙泊酚和瑞芬太尼。在儿童中 TIVA 被认为具有许多优点，包括减少苏醒期躁动和苏醒期谵妄，加快恢复，减少术后呕吐，减少苏醒期呼吸道并发症。这些优点都是可信的，但是很少有设计良好的研究来证实这些优点。TIVA 在儿童中的一个局限性是需要特定的且经过充分验证的儿科算法。成人靶控输注模型不适合儿童[82]。Paedfusor 模型是一种广泛应用于儿童的儿科专用算法。

硫喷妥钠

在大多数国家，丙泊酚在小儿麻醉中已基本取代硫喷妥钠。硫喷妥钠的新生儿 ED50 为 3.4 mg/kg，婴儿为 6 mg/kg，学龄前儿童为 4 mg/kg，4 ～ 7 岁儿童为 4.5 mg/kg，7 ～ 12 岁儿童为 4.3 mg/kg，大龄儿童为 4.1 mg/kg。新生儿的清除速度较慢。在大龄儿童中，将总剂量限制在 10 mg/kg 或以下，可最大限度地减少巴比妥酸盐残留镇静导致麻醉延长的可能性。

氯胺酮

氯胺酮在儿童中的分布容积与成人相似，但在婴儿中的清除率降低。氯胺酮在小儿麻醉中有许多特殊用途。氯胺酮可用于麻醉诱导（静脉注射 $1 \sim 3$ mg/kg，肌内注射 $5 \sim 10$ mg/kg）。对于较大的不合作儿童来说，肌内注射是一种很好的方法，在这些儿童中，静脉注射和吸入诱导是不可能的，其他形式的术前治疗也被拒绝。肌内注射剂量可添加苯二氮䓬类以降低致幻风险，并添加抗胆碱能药物以降低高分泌风险。对于相对较短的手术，大剂量的肌内注射可能导致明显的苏醒延迟。

与其他等剂量静脉麻醉药相比，氯胺酮引起的心血管或呼吸抑制相对较小，导致气道阻塞的可能性较小。因此，在资源匮乏的环境中，它被认为是一种更安全的药物。然而，虽然通常能保持自主呼吸和气道通畅，但呼吸暂停和喉痉挛仍可能发生。它也经常用于儿科急诊室的短暂的疼痛治疗。氯胺酮可单独使用，也可作为一种有效的术前用药与其他药物联合使用。考虑到它的心血管稳定性，它可能是患有严重心血管疾病的儿童（如先天性心脏病儿童）的最佳术前用药。无论是单独使用还是与其他药物联合使用，氯胺酮越来越多地被用作术后镇痛药。

依托咪酯

清除率在儿童和成人中相似，但是在儿童中分布的容积更大，因此需要更大的初始剂量。考虑到过敏反应和肾上腺功能抑制，限制了这种麻醉药在儿童中的广泛应用。与丙泊酚一样，静脉注射痛的发生率也很高。依托咪酯对心血管的抑制作用很小，因此它对危重症儿童和头部受伤儿童非常有用。依托咪酯在急诊气道管理中越来越受欢迎。

▎α_2 受体激动药

α_2 受体激动药在小儿麻醉中的应用越来越多。用途包括镇静、术前镇痛、预防苏醒期谵妄，并作为辅助物延长局部神经阻滞的作用时间。α_2 受体激动药导致心率和血压呈剂量依赖性降低，然而，在常规使用剂量下很少具有相应的临床意义。

可乐定

可乐定越来越多地用于术前治疗。为了达到最佳效果，在诱导前 $45 \sim 60$ min 口服 4 mcg/kg 可乐定。有证据表明可乐定在镇静、术后躁动和术后疼痛方面优于咪达唑仑[83]。与许多其他药物类似，可乐定在新生儿中的清除率降低，但在 1 岁时上升到成人水平的 82%[84]。

右美托咪定

与可乐定相比，右美托咪定对 α_2 肾上腺素受体具有更大的选择性，因此产生的低血压和心动过缓较少。它也有轻微的呼吸抑制作用。右美托咪定的镇静作用类似于自然睡眠。因此，与其他镇静药相比，在刺激下，用右美托咪定镇静药的小儿更易被唤醒。右美托咪定在重症监护室被广泛用作镇静药。它也被用作儿童医学成像的唯一镇静药。通常在 10 min 内给予 $1 \sim 2$ μg/kg 的负荷剂量，然后以 $0.5 \sim 1$ μg/(kg·h)泵注[85]。然而，与其他方案相比，这可能需要更长时间的恢复期。右美托咪定也被用于心导管术、清醒开颅术和促进阿片类药物戒断。右美托咪定可能产生双相血流动力学反应，在血压轻度下降之前，一个负荷剂量产生最初的血压升高。其在新生儿的清除率降低[86]。

右美托咪定在鼻腔内的应用越来越多，其生物利用度为 80%。鼻内预给药一般采用 $1 \sim 2$ μg/kg 剂量，高峰效应需 $30 \sim 40$ min。儿童的术前给药的几项研究发现，滴鼻右美托咪定优于咪达唑仑[87-88]。

▎阿片类药物

吗啡

吗啡常用于术后镇痛。在儿童和成人中，药效学和药代动力学也有很大的差异，因此应调节滴定剂量以达到效果。吗啡通过葡萄糖醛酸化和硫酸化代谢。在成人中，硫酸化是一个次要的途径。但在新生儿中，硫酸化相对更占主导地位。其临床意义尚不清楚。新生儿的清除率较低，但在 $6 \sim 12$ 个月大时达到成人水平。吗啡最令人担忧的不良反应是呼吸抑制。在动物模型中，与年龄较大的动物相比，新出生的动物更易患呼吸抑制，这可能是由于血脑屏障不成熟所致。有证据表明，人类新生儿也更容易受到吗啡的呼吸抑制作用，但其机制尚不清楚。不过，对于婴儿，尤其是早产儿，应谨慎使用。

可待因

可待因是一种吗啡样阿片类药物，其效力约为吗啡的 10%。口服吸收快，生物利用度 90%。这些特点导致它以前被广泛用作口服镇痛药（1 mg/kg）。约

10% 的可待因被代谢为吗啡，因此通过这种代谢机制，其镇痛作用相当可观。这种代谢在不同人群中有相当大的差异，分为代谢不良、快速和超快速。约 10% 的白种人和 30% 的中国香港人是代谢不良者，其中可待因仅提供较差的镇痛效果[89]。相比之下，1% 的高加索人和 30% 的埃塞俄比亚人是超快速代谢者。超快速代谢者有增加临床反应的风险，包括与儿童死亡相关的严重呼吸抑制[90]。因此，可待因使用的越来越少。美国食品和药物管理局（FDA）发布了一个"黑匣子"警告，禁止在儿童扁桃体切除术后使用。

哌替啶

哌替啶的使用正在减少，因为担心多剂量的代谢物"正哌替啶"的累积，可能导致癫痫发作。哌替啶的效价约为吗啡的 1/10，达到峰值的时间较短。新生儿对哌替啶的清除减少。

芬太尼

芬太尼是小儿麻醉中常用的术中镇痛药，比吗啡具有更大的血流动力学稳定性。高剂量 10 μg/kg 或更大剂量可用于维持心血管稳定性。早产儿的清除率明显降低，但长到足月时上升至成人值的 80%。成人级别的清除率是在足月后的头几周内完成的。分布容积在新生儿时（5.9 L/kg）最大，随年龄增长而逐渐下降，成人为 1.6 L/kg。

阿芬太尼

早产儿的阿芬太尼清除率明显降低，其分布容积大于较大婴儿。药代动力学数据通常很少，并且有些矛盾，但分布容积和消除半衰期在 3 ～ 12 个月的婴儿和较大的儿童之间是相似的[91]。

舒芬太尼

舒芬太尼主要用于小儿心脏手术。与其他类似的药物一样，舒芬太尼在新生儿中具有更大的分布容积、更低的清除率和更长的清除半衰期。

瑞芬太尼

瑞芬太尼的主要优点是它的半衰期极短。消除半衰期为 3 ～ 6 min，与剂量和持续时间无关。瑞芬太尼被非特异性血浆和组织酯酶降解，代谢不受丁酰胆碱酯酶缺乏的影响。肾和肝功能成熟的重要性微乎其微，该药物对肝或肾衰竭的婴儿有很大的效用。瑞芬太尼在新生儿、婴儿和成人中的半衰期差异很小。

一项研究检查了其在儿童中的药代动力学效应，发现与年龄有关的分布容积和清除率的差异，但半衰期没有差异，与大龄儿童相比，婴儿的分布容积更大（图 77.9）[92]。与大多数药物的药代动力学相反，新生儿比大龄儿童能更快地清除药物。更令人感兴趣的是，与检测其他阿片类药物的类似研究相比，在药代动力学参数方面，患者间的变异性非常小，尤其是婴儿和新生儿。对新生儿特别有利的药代动力学允许提供深阿片诱导的麻醉平面，同时避免心血管抑制和满足术后通气的需要。

输注前可能需要初始剂量的瑞芬太尼。然而，快速的大剂量注射可能会导致低血压和心动过缓。3 μg/kg 瑞芬太尼与 3 ～ 4 mg/kg 丙泊酚联合应用是琥珀酰胆碱的替代品，有助于气管插管[93-94]。儿童也有类似于

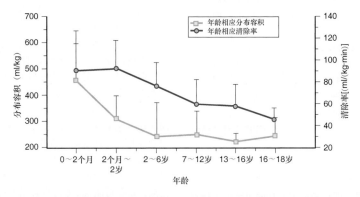

图 77.9　瑞芬太尼是可用于新生儿麻醉的最新有效阿片类药物。与几乎所有其他药物不同，它在新生儿中的清除比在较大儿童中更快，可能是因为非特异性血浆和组织酯酶消除了瑞芬太尼，以及在新生儿的分布容积更大。这一观察的重要性在于，肝肾功能发育不成熟并不影响瑞芬太尼的药代动力学（Data abstracted from Ross AK，Davis PJ，del Dear G，et al. Pharmacokinetics of remifentanil in anesthetized pediatric patients undergoing elective surgery or diagnostic procedures. Anesth Analg. 2001；93：1393-1401.）

成人的急性耐药。如果预期术后疼痛，应在瑞芬太尼停输前给予足够的长效镇痛。

曲马朵

曲马朵是一种相对较弱的阿片类药物，具有较小的呼吸抑制作用。两种对映体提供镇痛作用；一种是阿片类 μ 受体激动药，另一种抑制 5- 羟色胺和去甲肾上腺素的摄取。早产儿的清除率较低，但如果采用标准化异速生长律，儿童的清除率与成人相似。曲马朵通过多种途径代谢，包括通过 CYP2D6 到 0- 去甲基曲马朵。这种代谢物的 μ 受体亲和力约是曲马朵的 200 倍[95]。CYP2D6 基因多态性产生快速和慢速代谢产物，可能在儿童中产生多变反应。FDA 已经警告患有阻塞性睡眠呼吸暂停的儿童扁桃体切除术后不要使用曲马朵。一种口服曲马朵儿童制剂的浓度为 100 mg/ml，并以滴剂给药。如果误给了毫升而不是滴入，这可能会增加用药错误的风险，从而可能导致的 10 倍的过量。在一些国家，这种制剂已被一种 10 mg/ml 的万能药所取代。

肌肉松弛药和逆转药

琥珀酰胆碱

琥珀酰胆碱水溶性高，能迅速地重新分配到细胞外液中。因此，婴儿静脉注射这种去极化肌肉松弛药（2.0 mg/kg）所需的剂量约为年长儿（1.0 mg/kg）的 2 倍。肌内注射琥珀酰胆碱也有效。婴儿 5 mg/kg，6 个月以上儿童 4 mg/kg，3 ～ 4 min 出现可靠的肌肉松弛。肌内注射产生的骨骼肌松弛可持续 20 min。在紧急情况下，琥珀酰胆碱可以经舌内（通过颏下入路）给药，这将进一步将缩短肌肉松弛药起效时间，因为药物经舌吸收比经外周骨骼肌吸收快。

静脉注射琥珀酰胆碱后可能出现心律失常。预先静脉注射阿托品（但不是作为术前肌内注射阿托品品）可降低心律失常的发生率。静脉注射琥珀酰胆碱首剂后可出现心脏窦性停搏，但在重复给药后更为常见，这种停搏可发生在任何年龄段的儿童。因此，对于所有儿童包括青少年，静脉注射琥珀酰胆碱首剂之前应该静脉注射迷走神经阻滞药物，除非存在心动过速的禁忌证（如心肌病）。

琥珀酰胆碱由于其可能的并发症的严重性而受到广泛关注。横纹肌溶解症和高钾血症的可能性（特别是 8 岁以下未被识别的肌营养不良的男孩）较大，以及恶性高热的风险较高，因此不宜在儿童中常规使用琥珀酰胆碱[96]。注射琥珀酰胆碱后，尤其是使用氟

烷时，下颌肌肉张力（咬肌痉挛）增加。咬肌强直（"钢颚"），导致张口不能，是一个咬肌张力增加的极端变化。这种抽搐可能是恶性高热的早期症状，但肯定不是所有的抽搐病例都会进展成恶性高热。

琥珀酰胆碱仍然被用于紧急气道管理，包括严重喉痉挛的管理和儿童饱胃时作为快速序列诱导（RSI）的一部分。大剂量非去极化神经肌肉阻滞药如罗库溴铵或大剂量丙泊酚和瑞芬太尼已被提出作为 RSI 中琥珀酰胆碱的替代品。在成人，大剂量罗库溴铵产生足够的插管条件几乎与琥珀酰胆碱一样快[97]。sugammadex 的出现使大剂量罗库溴铵在需要时能迅速逆转。大剂量丙泊酚和瑞芬太尼的使用也可以及时获得足够的插管条件，但是可能会导致明显的低血压。

非去极化肌肉松弛药

相较于大龄儿童和成人对非去极化肌肉松弛药的反应，婴儿对这些药物的反应一般更敏感，而且他们的反应差异较大。尽管神经肌肉阻滞所需的每千克初始剂量在各年龄段的儿童中通常是相似的，但新生儿因分布容积更大且肝肾功能较低导致药物排泄速度减慢和效果延长。在婴儿中，血药浓度较低时就能发生神经肌肉阻滞。

非去极化肌肉松弛药的选择取决于各种药物的不良反应和所需的肌肉松弛维持时间。如果需要维持较快的心率（如芬太尼麻醉），那么潘库溴铵可能是一个合适的选择。维库溴铵、阿曲库铵、罗库溴铵和顺式阿曲库铵可用于婴儿和儿童较短的手术，它们也可持续输注使用。阿曲库铵和顺式阿曲库铵的代谢方法（霍夫曼消除法和酯水解法）使这些肌肉松弛药特别适用于新生儿和肝肾功能不成熟或异常的儿童。维库溴铵很有价值，因为它不释放组胺，但是，它在新生儿中的作用时间会延长。

罗库溴铵的临床特征与维库溴铵、顺式阿曲库铵和阿曲库铵相似。罗库溴铵可以肌内注射。一项研究观察到，罗库溴铵在婴儿肌内注射 1 mg/kg 后 3 ～ 4 min 具备插管条件，在 1 岁以上儿童肌内注射 1.8 mg/kg 后 3 ～ 4 min 产生可接受的插管条件，三角肌注射比股四头肌注射更可靠[98]。表 77.5 提供了注射剂量的一般建议指南。建议对所有儿童常规使用神经肌肉阻滞的药理学拮抗剂，即使他们已经达到临床恢复水平。受试者的恢复时间各不相同，残余的阻滞剂可能难以检测，这些可能与术后并发症增加有关。

舒更葡糖

舒更葡糖是一种环糊精，能迅速包埋罗库溴铵，

表 77.5　儿童常用肌肉松弛药及其拮抗药

药物	平均插管剂量（mg/kg）	类别	大致持续时间
肌肉松弛药 *			
泮库溴铵	0.1	长效	45 ～ 60 min
顺式阿曲库铵	0.1	中效	约 30 min
维库溴铵	0.1	中效	约 30 min
罗库溴铵		与剂量相关	
	0.3	短效	15 ～ 20 min
	0.6	中效	30 ～ 45 min
	1.2	长效	45 ～ 75 min
拮抗药 †			
依酚氯铵	0.3 ～ 1.0 mg/kg ＋阿托品 0.02 mg/kg		
新斯的明	0.02 ～ 0.06 mg/kg ＋阿托品 0.02 mg/kg		

* 早产儿和足月儿（他们可能对药物更敏感）对肌肉松弛药的反应个体间的差异极大。因此，所有剂量均应根据反应滴定。在复合强效吸入麻醉药时，推荐的插管剂量可减少 30% ～ 50%

† 非去极化肌肉松弛药的拮抗药的剂量应根据残留的神经肌肉阻滞程度而定（如剂量应根据临床效果进行滴定）

在较小程度上包埋维库溴铵，形成稳定的复合物，防止肌肉松弛药的进一步作用。这个复合体由肾排出。在儿童的数据很少；但是一项研究发现，在儿童和青少年中，2 mg/kg 的剂量可以逆转中度罗库溴铵诱导的阻滞，其时间与成人相似[99-100]。

麻醉对大脑发育的影响

最近，FDA 发布了一项警告，许多全身麻醉药可能对发育中的大脑产生有害影响[101-102]。该警告强调，3 岁以下儿童长期反复使用麻醉药的风险更大。这个警告是基于大量的动物数据和有限的人类数据得出，而且受到了一些批评。

动物数据

有大量的临床前证据表明，许多全身麻醉药会对发育中的大脑造成形态和功能的改变[103-105]。这些发育变化已经在从线虫到非人灵长类动物等多种物种中得到证实[106-107]，并且目前已观察到多种不同的形态变化。加速神经细胞凋亡是公认的最普遍现象[108]。还有树突状细胞形态的改变[109]。此外，神经胶质细胞中也有凋亡现象[110]。已经确定的一些机制中，线粒体功能障碍可能是重要的[103]。大剂量和长时间的暴露，其影响最大，然而，很难确定不会产生影响的全身麻醉药暴露时间上限[104]。暴露时，这种影响也随年龄而变化。一般来说，这种不良影响在相对不成熟的大脑中更大，可能相当于人类中的怀孕晚期或婴儿早期，但在老年动物中也可以看到一些影响。受影响的大脑区域也可能随着暴露的年龄而变化。γ- 氨基丁酸激动剂和 N- 甲基 -D- 天冬氨酸拮抗剂的影响最大，在丙泊酚、苯二氮䓬类、吸入麻醉药和氯胺酮中也发现影响。关于 α₂ 受体激动药的影响，证据相互矛盾。功能实验表明，动物包括非人灵长类动物年幼时接受麻醉，在学习和行为改变方面可能有缺陷。然而，并非所有的实验都显示了功能缺陷，而且这些功能缺陷是否与所观察到的形态学变化有关目前尚不清楚。

把动物数据转化为人类数据

一般来说，将动物数据转化为人类数据存在相当大的问题，而考虑到年龄则更具挑战性[111-112]。换算剂量范围是有问题的，就像准确地理解动物的特定年龄与人类年龄之间的转换关系一样。在小动物中，麻醉期间内环境可能紊乱，且很少有模型研究并发手术的影响。人类的大脑是复杂的，而且要经过很长一段时间才能发育。人身伤害的影响将取决于伤害的类型和时间。人类的大脑在特定的时间特别容易受到特定类型的伤害，或者表现出相当大的可塑性和恢复能力。重要的是，遗传和环境因素对复原力和恢复或脆弱性有着巨大的影响。

人类研究结果

人类研究可以根据其设计和研究结果进行广泛的分组[113]。迄今为止，只有一项前瞻性试验公布了结果。所有其他的研究都是观察性的。这是一个关键点，稍后将予以解释。各种各样的研究设计已经被使用。

观察性研究的**设计**大致包括以下方面。

- 基于人群的数据关联研究。这些研究使用了可以链接的现有数据集。它们具有内在的回顾性，并受到已经收集到的结果和暴露变量的限制。然而，他们可以是非常大的研究，检查整个国家或整个州的人口。通常使用的结果是某种形式的学前准备测试，或学校成绩。
- 使用现有的出生队列或纵向研究。这些研究使用纵向队列中的现有数据，这些数据通常用于其他目的。它们通常包括获得更详细的测量结果，包括一些心理测量结果，它们还可能包括残疾诊断和学校成绩。虽然它们通常很大，但并没有人口关联研究那么大。暴露的细节可能是有限的，但通常有其他因素的良好数据可能有助于结果。
- 专门建立的队列研究。这些研究招募了暴露于麻醉中的儿童，并将他们与未暴露于麻醉中的儿童配对，然后测试这些儿童的一系列心理测量结果。这些研究使研究人员能够专注于最感兴趣的神经发育领域，但从逻辑上讲，很难招募到大量的儿童。可以通过各种方式招募儿童，包括从现有的纵向研究中招募。

各种**测量结果**已被采用[114]：

- 学校成绩或入学准备测试。这些对家庭来讲是非常感兴趣和重要的，但他们只是神经发育的粗糙测量。然而，神经发育的一个方面可能存在缺陷，而这并没有在学校成绩中反映出来。相反，许多其他因素影响学校成绩，稀释了任何可能的"伤害"效应。学校成绩的优势不仅在于它们对家庭的重要性，还在于它们很容易大量获得。
- 学习障碍或特定神经发育障碍的诊断。这些对家庭和社会也非常重要。一个主要的问题是，诊断可能并不总是明确的，并且随着时间的推移，不同行政辖区对疾病的定义也不尽相同。另一个潜在的缺点是，这些疾病并不常见，除非在非常大的研究中，否则不足以得出精确的结果。
- 心理测试。许多测试可用于测试广泛的神经发育领域。尖端测试，如智商（IQ），是汇总来自几个领域的综合评分结果。在预测未来功能方面，尖端测试具有最好的价值，但使用顶端试验可能会遗漏某些子域的缺陷。查看多个域会导致类型 1 错误（由于多次测试而发现"重要"关联）的问题。心理学文献中大量的研究是不可复制的——部分原因就是这个问题。如果在测试的众多子域中只发现一两个存在"缺陷"，

则必须非常谨慎地解释结果，直到它们在后续研究中得到重复。进行心理测试是一项劳动密集型的工作，必须以高标准进行才能发挥作用。

- 成像。MRI 可以提供一些信息。然而，由于逻辑问题，这些研究通常规模较小，与心理测量测试类似，许多结果通常被测量从而增加了 1 型错误的风险。我们对 MRI 的理解正在迅速增加，但在 MRI 上看到的和功能相关性之间仍然存在一定程度的脱节。

在所有这些研究中，考虑受试者的年龄是很重要的。神经发育的某些方面，如更高的执行功能，要等到孩子长大后才能测试。此外，受伤后的孩子通常会"成长为他们的缺陷"。随着孩子的发育，大脑功能的某一方面的损伤会变得更加明显，并且缺乏这种功能。这与大脑总是具有可塑性和恢复性的观点相反。

混淆　当观察到的 A 和 B 之间的关联不是直接相关或因果相关，而是由于另一个因素 C 增加了 A 和 B 之间的关联时，就会发生混淆。在所有观察麻醉和发育结果的观察研究中，混淆都有很大的问题。儿童接受麻醉是因为他们正在经历手术或研究。手术或研究程序本身可能会造成伤害，例如，手术的应激反应或疼痛处理不当。另外，需要手术的疾病可能与神经发育不良的风险增加有关。这在基因异常或重大疾病的情况下可能是显而易见的，但也可能较微妙。插入耳管的儿童可能需要使用耳管，因为他们因听力丧失而出现发育迟缓的迹象。或者，需要牙科护理的儿童可能需要全身麻醉，因为以前未经治疗的牙科问题的严重程度，或者是由于一些微妙的行为问题，使得在没有全身麻醉的情况下提供牙科护理具有挑战性。

在分析中，通过仔细的样本选择、匹配或统计调整，可以减少混淆，但这些措施在数学上从来都不是完美的，因此不能完全消除混淆的影响。重要的是，它们只能减少已知混杂因素的影响。混淆的问题意味着，就其本身而言，在观察研究中看到的任何关联都不能被视为比因果关系的弱证据更好的证据。到目前为止，随机试验是减少混淆的最佳方法，然而，几乎不可能将儿童随机分为麻醉组或非麻醉组。

基于人群的临床研究结果　大多数（但不是全部）基于人口的大规模研究，着眼于学校成绩或入学准备成绩，发现有证据表明，在儿童早期接触麻醉的儿童中，学校成绩或入学准备成绩的差异很小[115-120]。事实上比性别或出生月份相关的风险要小得多。有趣的是，这些研究并没有表明 0～2 岁的接触比 2～4 岁的接触更糟，一些人的发现恰恰相反。就接触频率

而言，一些人显示出多次接触风险更大的证据不足，但大多数人没有足够的能力确定多次接触是否比一次接触风险更大。几项研究发现，手术降低了准备上学或考试成绩差的可能性。这些发现有许多潜在的解释，可能与获得特定发育障碍的风险增加有关。

研究特定发育障碍的结果

大部分但不是全部的识别学习或发展障碍诊断的研究发现，幼儿时期的麻醉与诊断行为障碍或学习障碍的风险增加之间存在关联[121-128]。这些研究中的大多数还注意到，这种关联在多次接触时更大。

使用心理测量测试结果的研究结果 这些研究的结果之间没有明确的联系。许多研究发现，幼儿时期的麻醉与心理测试的一个或两个特定领域之间存在关联。这些领域包括：语言、阅读、抽象推理、执行功能、记忆的某些方面、处理速度、精细运动能力和行为的某些方面[129-132]。有些（但不是全部）发现与 IQ 的小幅度下降有关[117]。

一些强有力的研究，如 PANDA，没有发现与任何缺陷相关的证据[133]。唯一一个报告结果的试验（GAS 试验）发现，在 2 岁或 5 岁儿童随机接受全身麻醉或清醒区域麻醉行疝修补术后，没有证据表明他们的智商和一系列其他心理测试结果有差异[134]。

总结和建议 尽管有强有力的动物证据，但儿童幼年时期麻醉与一系列后期神经发育结果之间的关联，人类证据并不一致。虽然不能排除因果关系，然而，人类证明这些关联可能是偶然的证据非常薄弱。这些联系可以用混淆来简单解释。临床决策需要在临床前和临床数据的背景下作出。目前，这是一项不精确的任务，然而，随着更多数据的出现，这项任务将变得更加明确。目前大多数儿科麻醉学会建议即使是新生儿也不要延迟手术，因为这仍然是神经毒性的理论风险，而且麻醉技术不应该改变。一些人建议推迟非紧急手术。然而，很少有纯选择性的手术是在儿童身上进行的，需要手术但不治疗而延迟手术的情况，总是会增加固有的客观风险。最后，即使手术延期，也没有数据表明此类延期应持续多久。由于这些相互矛盾的数据，虽然并非所有人都同意将神经毒性作为知情同意的一部分，但麻醉科医师应准备好与父母讨论神经毒性的潜在风险，如果他们被问到或表达了担忧，讨论应包括对推迟手术的影响。

持续的不确定性 几乎没有专门研究长时间暴露的影响的人类数据。最近的两项研究确定了美国儿童麻醉持续时间的范围，其中大多数儿童麻醉持续时间不超过 1 h[135-136]。

除了麻醉的神经毒性问题外，还有越来越多的证据表明，大手术的新生儿神经损伤的风险和神经预后不良的风险显著增加[137-138]。这一观察结果可能与临床前研究中观察到的麻醉毒性完全无关。这可以部分地解释为什么这些儿童有相当多的合并症，但似乎损伤也可能与围术期的各种其他因素有关，如脑灌注，有无低血压、炎症、缺氧、高碳酸血症、压力和疼痛。虽然这些问题可能与麻醉药的使用没有直接关系，但麻醉科医师必须考虑并解决围术期神经损伤的其他潜在原因。

很明显，新生儿大脑很脆弱，需要做更多的工作来确定最佳的围术期照护。

围术期管理

术前评估

术前评估是围术期管理的重要组成部分。其目的是评估：①儿童的医疗状况；②计划手术或诊断程序的需要；③儿童和家庭的心理背景。如有需要，此评估应辅以特定的术前检查和其他专业咨询。会诊的时机取决于患者的情况和手术类型，可能受到机构组织、人口和地理特征的强烈影响。有重大疾病的患者应在择期手术前进行充分的评估，以便有足够的时间进行适当的计划和医疗条件的优化，以降低围术期的风险。术前访视也有利于无明显合并症（ASA Ⅰ 和 Ⅱ 状态）的儿童，因为它提供了一个有意义的机会，为儿童和家庭提供详细和个性化的围术期管理信息，反过来，可以降低手术和麻醉相关的焦虑。在一些国家，在麻醉前几天进行这项访视是获得知情同意的法定义务。

病史应特别关注药物、既往麻醉经历的细节和家族史。当没有医院病历回顾时，从孩子的儿科医师那里获得这些信息是非常有帮助的。体格检查包括对儿童的气道、心血管、呼吸和神经系统以及水合状态的全面评估。常规的术前检查在麻醉科医师对患者围术期的评估和管理中，并非十分重要[139-140]。尽管目前的文献不能充分确定特定术前检查或这些检查时机的决策参数[140]，麻醉科医师应安排与可疑情况（如先天性心脏病）相关的特定术前检查，这可能会改变围术期的管理和结果，或是采用特定治疗可降低围术期风险的情况（如哮喘）[139-140]。不建议对健康儿童常规要求术前心电图（ECG）。然而，对于是否需要对长 QT 综合征（LQTS）进行常规新生儿筛查仍存在争议[141-142]。事实上，LQTS 是婴儿猝死的主要可疑原因，通过药物治疗可以降低死亡率[143]。由于围术期应激和一些麻醉药物都可以延长 QT 间期，对新生儿和 6 个月以下的婴儿进行心电图检查可能是一种选择[144]。特别是考虑到电离辐射的有害影响，应放弃常规的术前胸片检查[140, 144]。相反，建议所有育龄妇女在获得适当同意后进行妊娠试验[140, 144]。

上呼吸道感染的儿童

上呼吸道感染（upper respiratory tract infections，URIs）在儿童时期非常常见，每年在婴儿和学龄前儿童中的发病率高达 6 ～ 8 次[145]。通常持续 7 ～ 10 d，但症状可能持续 3 周。超过 200 种病毒被证明与 URI 相关[146]。病毒侵入呼吸道黏膜导致炎症反应，导致气道水肿和分泌物增多[147]。支气管高反应性，主要由病毒感染对自主神经系统的影响引起，可持续 6 周或更长时间，远远超过临床症状的消失[145]。因此，URI 患儿是小儿麻醉的主要挑战[145, 148]。与 URI 相关的最常见的围术期呼吸不良事件（perioperative respiratory adverse events，PRAEs）有：喉炎、支气管痉挛、屏气、肺不张、动脉氧饱和度降低、细菌性肺炎和非计划入院[149]。幸运的是，患有"普通感冒"的儿童患上严重的 PRAEs 的概率很低[145]。

在麻醉前的访视期间，麻醉科医师应评估患者是否有潜在的呼吸系统疾病，并确定与 PRAE 相关的危险因素。这些危险因素可能与儿童本身、麻醉程序的具体风险或手术的具体因素有关。出现严重 URI 症状的儿童，包括发热、排痰性咳嗽、流鼻涕或中耳炎，PRAE 的风险增加[150]。呼吸道合胞病毒感染的婴儿是围术期管理中特别高危的人群[151]。麻醉科医师还应询问任何原发性肺疾病的病史或体征，如支气管哮喘、早产、支气管肺发育不良、囊性纤维化和肺动脉高压，也应该考虑被动吸烟。麻醉和手术的特殊危险因素对于气道的仪器操作（如支气管镜检查和气管插管）最为重要[145, 150]。耳、鼻、喉、眼手术以及上腹部和胸部手术也增加了 PRAE 的风险。

是否取消 URI 患儿的手术？如果取消，手术推迟多久？这个问题很难回答，而且受到许多因素的影响（图 77.10）。现在专家们越来越一致地认为，不必在儿童出现任何 URI 后都将手术推迟 6 周[145, 148]。事实上，鉴于儿童 URI 的年发病率很高，这种方法甚至可能导致无限期推迟手术。最近的建议强调临床症状缓解和麻醉之间约有 2 周的时间间隔[145]。

可以采取几种方法降低 URI 儿童 PRAE 的发生率。沙丁胺醇气雾剂在术前应用对支气管高反应性患儿围术期支气管痉挛的预防和治疗都是有效的[152]。虽然静脉注射利多卡因（1 mg/kg）也被认为可以降低 PRAE 的发生率，但目前的证据并不支持这种方法[145]。丙泊酚静脉诱导麻醉与吸入诱导相比，URI 患儿 PRAE 的发生率较低[150]。支气管高反应性患者的气管内插管与经面罩或 LMA 通气相比，PRAE 的发生率更高[150]。最后较为重要的是，有几项调查指出，麻醉科医师的经验是预防 PRAE 的重要因素[145]。

儿童围术期焦虑

大多数儿童在麻醉前都有明显的焦虑和压力[153]。有一些证据表明术前焦虑与术后不良结局之间存在关联，包括出现谵妄、镇痛需求增加和不良行为改变[154-155]。一般来说，儿童的恐惧与许多因素有关，包括与父母分离、不熟悉的和有威胁的医院环境、痛苦的过程、手术本身和麻醉[155]。麻醉前的访视提供了一个机会来确定每一个因素的作用，讨论术前焦虑的程度，并计划旨在降低焦虑水平的干预措施[154-155]。这些干预措施的计划必须考虑到儿童对麻醉和手术压力反应的年龄差异。9 个月大的婴儿不太容易产生分离焦虑，而且很可能会接受父母的代理（包括舒缓的声音、轻柔的摇摆和被抱着）[156]。分离焦虑是 1 ～ 3 岁儿童最大的问题。有些孩子，但不是所有的孩子，可能会对玩具和故事等分散注意力的技术做出反应。虽然在这一人群中提倡父母在场麻醉诱导，但最近的研究不支持将常规的父母在场作为减少焦虑的最佳手段[157]。3 ～ 6 岁的儿童除了对将要发生的事情感到害怕之外，还担心身体残缺，可能需要安慰[155]，术前游戏治疗对这个年龄组特别有用。7 ～ 12 岁的儿童通常需要更多的解释，并希望积极参与他们的围术期过程。视频、宣传册和互动计算机应用程序在这一人群中非常有用。评估青少年的焦虑尤其困难。尽管他们外表平静，但青少年会经历高度焦虑，而且这种焦虑可能会在他们从术前等待区到手术室的路上不断增加。预测这一组焦虑程度较高的风险因素包括基线焦虑、抑郁、躯体问题和可怕的性情[158]。

有很多不同的游戏疗法和行为干预措施旨在减少儿童围术期的焦虑。术前几天应实施院前计划，包括参观医院和手术室、视频、宣传册和其他互动书籍和应用程序，以达到预期效果[156, 159]。几项研究表明，在干预的当天，一些分散注意力的技术，包括药片、乘坐玩具车到达手术室等，都相当于甚至优于治疗前的药物治疗[160-161]。

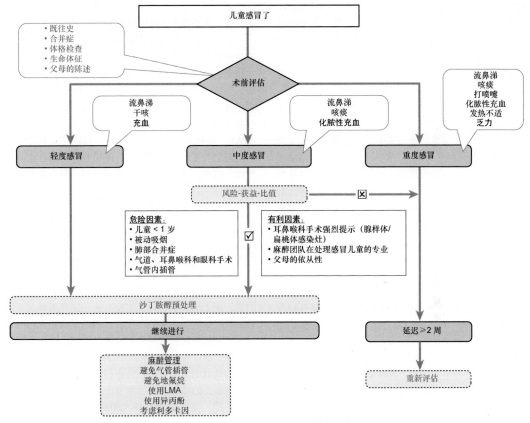

图 77.10　关于"感冒"儿童的决策算法的建议。LMA，喉罩（From Becke K. Anesthesia in children with a cold. Curr Opin Anaesthesiol. 2012；25［3］：333-339.）

催眠、音乐和非攻击性照明也可用于在孩子到达手术室时为其提供一个平静和舒缓的环境[155]。

多种药物可用于儿童焦虑症的药物治疗[155, 162]。在没有静脉注射的情况下，最常用的途径是口服、鼻腔和直肠途径，这是大多数儿童可接受的顺序。咪达唑仑因其良好的安全性和有效性而成为最常用的药物。通常以 0.5 mg/kg（最多 15 mg）的剂量口服给药，给药后，约 20 min 内即可达到镇静和消除焦虑的效果。也可通过静脉途径（0.05 ～ 0.1 mg/kg）以及经鼻途径（0.3 mg/kg）和直肠途径（0.5 mg/kg）给予[154]。它作为一种理想的药物用于术前治疗的潜在局限性在于可能会产生长期的效果和矛盾的反应[154]。α$_2$ 肾上腺素能受体激动药越来越多地应用于术前。可乐定可以口服（4 μg/kg）或鼻内（4 μg/kg）给药，尽管起效时间相对较长（45 min），但其镇痛和麻醉节约特性非常有利。与可乐定相比，右美托咪定的起效时间和作用时间更短，是一种有趣的术前替代药物。口服时的生物利用度较低（～ 15%），但经鼻给药时可能更有效[158]。氯胺酮是高脂溶性药物，无论口服、鼻内、肌内注射还是静脉注射后均可迅速吸收。口服（5 ～ 8 mg/kg）15 ～ 20 min 后镇静起效[155]。当手术不能延迟或重新安排时，肌内注射氯胺酮（4 ～ 5 mg/kg）对不合作和好斗的儿童尤其有用。然而，用氯胺酮进行术前用药前可能会导致涎液过多、过度通气、幻觉，并增加苏醒谵妄的发生率[155, 162]。芬太尼通过黏膜途径被迅速吸收，可作为一种美味的棒棒糖用于术前治疗。该途径的生物利用度为 33%，但如果咀嚼或吞咽棒棒糖则会降低[162]。芬太尼预给药的不良反应包括呕吐、瘙痒和呼吸抑制。

术前禁食

术前禁食可将麻醉期间胃内容物吸入肺部的风险降至最低。大多数国家的指导方针都推荐"6-4-2 规则", 即固体食物至少禁食 6 h, 母乳禁食 4 h, 清液禁食 2 h。这些指南没有区分成人和儿童[163], 主要是基于专家意见, 没有可靠的临床证据支持[163]。在儿童中遵守这些准则可能会带来一些问题。首先, 在现实中, 禁食时间往往会延长很多, 而且在麻醉诱导前 12 h 或更长的时间里幼儿禁食清液的情况并不少见[164-166]。除了与饥渴有关的明显不适外, 这些长时间的禁食可能导致低血糖、代谢性酸中毒、脱水和心血管不稳定[164-165]。在其他健康儿童中, 肺误吸的发生率非常低 ($1/10^4 \sim 2/10^4$), 越来越多的证据表明, 至少在术前用药前自由的摄入清液, 不会导致残余胃容量增加, 或增加肺误吸的发生率[164-165]。因此, 目前应用的禁食指南可能需要重新评估。关于儿童禁食的新欧洲共识声明建议在摄入清夜后禁食 1 h。

麻醉诱导

麻醉诱导的方法取决于许多因素, 包括孩子的身体状况, 外科手术, 孩子的焦虑水平, 孩子的合作和沟通能力 (因年龄、发育迟缓或语言障碍) 以及是否饱胃。如上所述, 大多数儿童在麻醉诱导前存在焦虑, 许多药物和非药物技术被提出来缓解这种焦虑。许多游戏疗法和 (或) 催眠建议可以在麻醉诱导期间继续进行。不同医院对父母在场的办法存在显著差异。最近一项现有循证文章回顾表明, 在麻醉诱导时, 父母在场既不能减轻孩子的焦虑, 也不能减轻父母的焦虑[167]。尽管如此, 父母在场对于有潜在行为问题或发育迟缓 (如自闭症谱系障碍、唐氏综合征) 的儿童以及计划重复手术的儿童来说可能很重要。在这种情况下, 麻醉诱导前对父母的教育有助于减轻父母和孩子的焦虑。

父母和手术室的工作人员都应该参与对好斗儿童的围术期计划和管理[155]。这些儿童特别焦虑, 他们很少配合麻醉前的行为疗法, 并且经常拒绝接受任何术前用药治疗。通常他们以前有过麻醉经历, 若父母告知什么办法对他们的孩子最有效, 将会非常有帮助。对于这些儿童, 术前鼻内给药可能是有益的。在没有建立静脉通道的情况下, 肌内注射氯胺酮 ($4 \sim 5$ mg/kg) 或使用高浓度七氟烷进行吸入诱导可能是该人群麻醉诱导的一个有利选择。后一种方法需要身体上的约束, 这会引发伦理、法律和实际问题。为达到最有效的效果, 约束和控制不应该只留给父母一方, 而应该在有经验的麻醉科工作人员的指导下进行。这种方法的相对禁忌证包括未经父母或工作人员同意, 未能用尽所有其他技术, 以及约束诱导的压力可能显著恶化

儿童的状态 (如合并严重的心脏病)[155, 168]。对于这类儿童, 应始终考虑推迟择期手术。

在儿童, 最常见的两种麻醉诱导技术是吸入诱导和静脉诱导。麻醉诱导类型与 PRAE 之间的因果关系文献很少。一项回顾性研究表明, 在高危 PRAE 儿童中, 静脉注射诱导有好处[150], 最近的一项随机试验进一步证实了这一点[167]。然而, 必须指出的是, 这些研究仅集中于一组患 PRAE 风险增加的儿童中的 PRAE, 还应考虑许多其他因素, 包括儿童对建立静脉通道的接受 / 恐惧, 以及这种相对容易的方法的可行性。因此, 在决定诱导技术时, 应注意权衡所有相关因素[169]。

使用 RSI 预防肺吸入胃内容物是基于成人的经验。由于成人和幼儿之间的解剖和生理差异, 将这种技术的 "经典形式" 直接外推到儿童群体中可能并不总是正确的选择[170-172]。虽然经典的 RSI 依赖于充分的预充氧, 但这通常在不合作的儿童中无法实现。即使在合作儿童中, 预充氧也不如成人患者有效。重要的是, 由于低 FRC, 即使在没有正压通气的情况下短暂的呼吸暂停也会导致严重的低氧血症和相关的心动过缓。静脉注射药物需要建立静脉通道, 这在躁动不安的孩子身上是很难做到的。采用按压环状软骨很容易扭曲幼儿的气道, 从而使声门结构的可视化变得困难。最重要的是, 这些因素可能导致更高的不安全行为发生率, 如强制面罩通气和插管尝试失败[171-172]。因此, 为了平衡肺误吸的风险和更普遍的低氧血症风险, RSI 技术的控制形式越来越受到小儿麻醉科医师的欢迎[170-172]。重要的是, 在麻醉过浅和不完全肌肉麻痹的情况下, 直接喉镜检查可引起误吸性反流和呕吐[173-175]。尽管应始终评估面罩诱导的可能性, 但对于 "高危" 儿童, 必须考虑强制静脉注射[172]。在无法建立静脉通道的人群中, 骨内注射是一种合适的替代方法[176]。在现有静脉通道的情况下, 使用非去极化肌肉松弛药快速诱导充分催眠和深度肌肉麻痹, 温和的面罩通气, 最大气道压力为 12 cm H_2O, 直到可以进行气管插管。采用这种 "控制" 方法可以减少潜在的严重低氧血症风险, 同时提供快速插管条件[170]。

气道管理与通气

气道管理

术前对气道的评估应以儿童的病历和临床评估为基础。广泛的综合征和遗传条件以及先天性畸形与潜在的气道问题有关, 尤其是涉及面部畸形的问题[177-178]。还必须考虑出生并发症、阻塞性睡眠呼吸暂停、头颈外

伤、既往手术史以及相关的气道管理史。在体格检查中，麻醉科医师应检查面部有无畸形、喘鸣、发音困难、吞咽障碍、呼吸困难、说话困难和声音嘶哑[178]。在儿童有大量预测困难气道的指标，但它们的适用性、敏感性和特异性，在临床上差异很大。其中，下颌前突、Mallampati 分类、寰枕关节运动、下颌间隙缩小和舌厚度增加都是气道问题的良好预测指标[179-180]。其他报告的危险因素有年龄小于 1 岁、ASA Ⅱ～Ⅳ状态、肥胖，以及颌面和心脏外科[181]。

适当实施面罩通气是儿童气道管理的关键组成部分。麻醉后的儿童尤其容易出现上呼吸道塌陷，通过适度的倾斜头部、抬高下巴、推下颌以及应用持续气道正压通气，可以很容易地缓解上呼吸道塌陷[182-183]。这些动作与侧卧位相结合可以进一步提高气道通畅性[184]。此外，口咽和鼻咽通气装置可用于自主呼吸或正压面罩通气，以进一步缓解麻醉后儿童舌后坠引起的气道阻塞[185-186]。

现在各种声门上通气设备常用于小儿麻醉。其中最受欢迎的两种是经典的喉罩（LMA）和双管喉罩[183]。两种喉罩在儿童中具有相当的安全性和有效性[187]。越来越多的证据表明，与气管内插管相比，在儿童中使用 LMA 可降低围术期呼吸系统并发症的发生率[188]。

直接喉镜检查仍然是儿童最常用的插管技术。由于儿科患者的年龄和大小各不相同，任何一家有儿童医疗的医院都必须有一整套弯曲和直的喉镜片，以确保最适合儿童的喉镜片随时可用。一般来说，由于幼儿的会厌多呈"U"形，而且可能位于声门开口处，所以在新生儿和幼儿通常使用直喉镜片直接抬高会厌和观察声带。大一点的孩子可以用弯喉镜片或直喉镜片来管理。在过去的十年中，越来越多的设备被开发出来并应用于气管内插管[189]。其中，视频喉镜最初是作为困难气道管理的辅助手段而引入的，它甚至可以在越来越多的适应证中取代纤维软镜的使用[190]。视频喉镜在日常气道管理中的应用也在增加。事实上，这些设备能够更好更快地显示声门，从而减少插管时间、尝试次数以及牙科创伤。然而，需要注意的是，每种类型的视频喉镜都需要一种特殊的技术，而且这种技术在不同的设备之间可能有很大的差异[189]。对于成人已知或预期的困难气道，纤维软镜引导清醒气管内插管通常被认为是金标准，但对于儿童，由于该操作过程需要大量的配合，所以这种办法通常是不可行的。大多数小儿麻醉医师更喜欢在预测气道困难的情况下使用吸入诱导，并在麻醉儿童在自主呼吸下实施纤维软镜辅助气管内插管[191]。

在新生儿、婴儿和幼儿中使用带套囊的气管导管越来越普遍[183]。以前未带套囊的气管导管被推荐用于 8 岁以下的儿童，因为人们认为气道最窄的部分是环状软骨环，这样可以减少由套囊引起的气管黏膜潜在损伤，也可以通过插入更大尺寸的导管来减少气流阻力[192]。当使用可接受泄漏压力的无套囊气管导管时，也可能发生气道损伤。此外，也有报告称使用无套囊导管时喉部痉挛的发生率较高，而且使用带套囊导管与无套囊导管比较，没有资料显示声门下气道损伤增加[178]。无泄漏的带套囊导管也可以更准确地估计呼气末二氧化碳（CO_2）浓度，避免手术室受到污染。最后较为重要的一点是，使用带套囊导管实际上也消除了由于插入无套囊导管导致的严重泄漏时需较频繁地更换气管内导管的需要。因为气囊充气可以插入较小的导管，使用套囊阻塞气道而无需更换较大的导管，避免了重复置入喉镜。同时，使用带套囊导管时必须小心，因为直径较小的气管导管可能更容易扭结或被分泌物阻塞。

与成人相比，儿童的非预期困难气道的发生率较低，但仍可能导致主要的发病率和死亡率[193]。因此，尽管在儿童气道管理方面可获得的高质量证据很少，但专家普遍认为成人指南不适用于幼儿。最近的国际小儿非预期困难气道管理指南是 Delphi 小组专家讨论的结果，重点关注的是 1 ～ 8 岁儿童的气道管理[193]。确定了三种情况：①面罩通气困难；②气管插管困难；③瘫痪的麻醉儿童不能插管和通气。这些场景的详细指导见图 77.11。这些指南是专门为非专业麻醉科医师制订的，可以根据儿童麻醉服务的特殊性进行调整。最重要的是，儿童麻醉的每个区域都应该有一个特定的困难气道推车，配有适当设备，以及困难气道的书面计划和呼救计划，以备麻醉科医师在管理儿童非预期困难气道时需要额外的帮助[194]。

有喘鸣的儿童

患有胸腔内气道阻塞的儿童有呼气困难和呼气时间延长（如毛细支气管炎、哮喘、胸腔内异物）[195]。相反，胸腔外上呼吸道阻塞的儿童有吸气性鸣音（如会厌炎、喉气管支气管炎、喉或声门下异物）。当激动或哭泣时，这些儿童表现出气道的动态塌陷（图77.12），这会显著加重气道阻塞，导致呼吸衰竭和低氧血症。因此，必须尽量减少可能使儿童不安的事件，如动脉血气分析、静脉穿刺验血以及与父母分离。困难气道推车也应该在现场。如果出现完全气道阻塞，无法进行面罩通气或气管插管，应动员手术组并准备好进行紧急气管切开术。

当对喘鸣儿童实施麻醉诱导时，有以下几条建

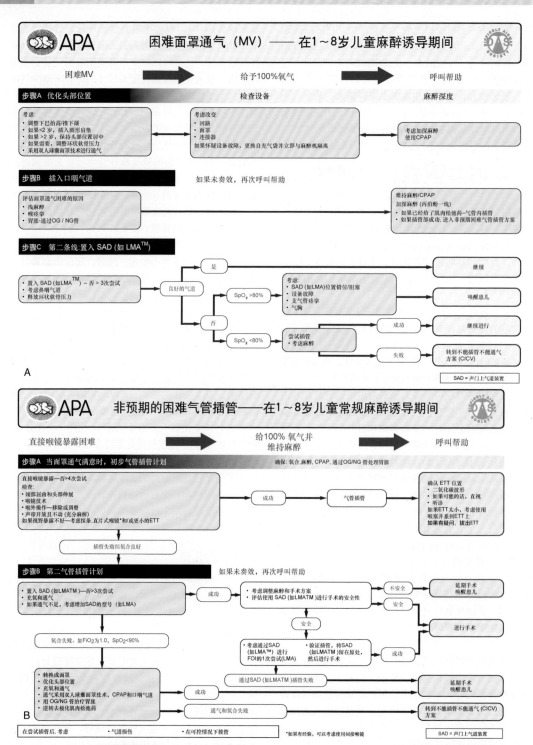

图 77.11　1～8 岁儿童的困难气道方案。（A）非预期的困难面罩通气管理指南。（B）常规麻醉诱导期间未预料的困难气管插管管理指南

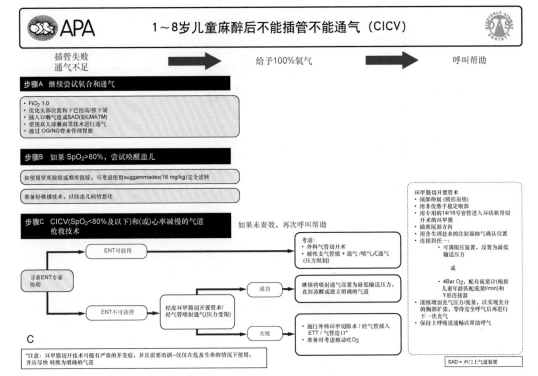

图 77.11 （续）（C）当麻醉的儿童出现插管失败和不能充分通气时的不能插管不能通气（*CICV*）的管理指南（From Black AE, Flynn PE, Smith HL, et al. Development of a guideline for the management of the unanticipated difficult airway in pediatric practice. Paediatr Anaesth. 2015；25［4］：346-362. ）

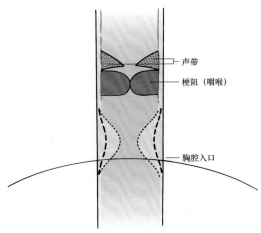

图 77.12 婴幼儿具有高度顺应性的气道结构。正常呼吸时，胸外上呼吸道会发生一些动态塌陷（虚线）。当儿童患有上呼吸道阻塞，如会厌炎、喉气管支气管炎或胸外异物（深棕色），并在这种阻塞中挣扎着呼吸时，气管的动态塌陷增加。动态塌陷（虚线）的增加加重了气道的机械阻塞。在气道安全之前，避免让孩子感到不适的程序很重要（Modified from Coté CJ, Lerman J, Anderson BJ, eds. A Practice of Anesthesia for Infants and Children. 5th ed. Philadelphia：Saunders；2013. ）

议。为了尽量减少孩子的不安，孩子由母亲或父亲带到手术室，诱导期间抱着（最好是半直立躺下）。七氟烷氧气面罩诱导麻醉是首选方法，因为维持自主呼吸至关重要。如果喘鸣加重或出现轻度喉炎，则 pop-off 阀应充分关闭，以产生 10 ~ 15 cmH$_2$O 的呼气末正压（PEEP）。当孩子试图激发抵抗阻塞的气道时，这种方法可以缓解由气道动态塌陷和咽肌张力丧失引起的大多数气道阻塞（图 77.13）。随着麻醉深度的加深，可能需要轻柔的辅助通气，但是，如果条件允许，保持自主呼吸是很重要的。

任何气道阻塞的儿童在充分麻醉以允许喉镜置入和气管内插管之前都会有一个缓慢的麻醉诱导期。饱腹问题仅次于呼吸道问题。对这些儿童应禁止快速诱导麻醉。患有喉气管支气管炎或会厌炎的儿童通常需要一根内径比正常小 0.5 ~ 1.0 mm 的无套囊气管导管（表 77.6），这有助于插管。

通气策略

第 41 章（呼吸管理）回顾了呼吸管理、呼吸机模式和设置的细节。对于有肺损伤或无肺损伤的患

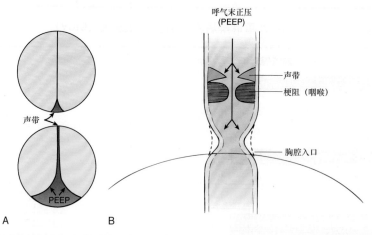

图 77.13　当儿童因喉痉挛（A）（上）或机械性阻塞（B）引起的上呼吸道阻塞时，在自主呼吸期间施加 10 ～ 15 cm H_2O 呼气末正压（PEEP）（箭头）通常可以缓解阻塞。PEEP 有助于保持声带分离（A）（下）和气道开放（B）（虚线）。如果这个简单的操作不能解除阻塞，那么可能需要更有力的正压通气。由舌头引起的气道阻塞需要插入大小适中的口咽气道

表 77.6　患儿使用的气管导管和喉镜片的推荐尺寸和置管深度

患者年龄	气管导管内径（mm）	直喉镜片的推荐尺寸	置管深度 *（cm）
早产儿（＜ 1250 g）	2.5 无套囊	0	6 ～ 7
足月儿	3.0 ～ 2.5 无套囊	0 ～ 1	8 ～ 10
3 个月～ 1 岁	3.5 ～ 4.0 带套囊	1	11
2 岁	4.5 ～ 5.0 带套囊	1 ～ 1.5	12
6 岁	5.0 ～ 5.5 带套囊	1.5 ～ 2	15
10 岁	6.0 ～ 6.5 带套囊	2 ～ 3	15
18 岁	7.0 ～ 8.0 带套囊	3	19

* 插入气管导管距离下颌骨或上颌骨牙槽嵴的距离，通常是将导管的远端放在气管中段

者，没有足够的证据来指导最佳的小儿通气实践[196]。因此，当小儿麻醉科医师确定对任何个体患者来说都是最佳的呼吸机设置时，他们会考虑现有的成人数据、小儿肺和成人肺的年龄特异性解剖和生理差异，以及他们自己的个人经验。在成人中，人们越来越认识到机械通气甚至对健康肺患者的肺也会造成损伤［呼吸机引起的肺损伤（ventilator-induced lung injury，VILI）］，现在已经确定了高出生理潮气量的容量伤在该病理中的重要性[197]。VILI 在儿科中的临床相关性尚不清楚。没有研究探讨小儿麻醉期间机械通气方式与患儿预后的关系。最近的荟萃分析显示，无论疾病的严重程度如何，儿科 ICU 机械通气患者的潮气量与死亡率之间没有关系[198]。因此，VILI 的易感性可能与年龄有关[196]。对于小儿通气的最佳潮气量，还没有循证推荐，但是可以认为，潮气量在 6 ～ 10 ml/kg 之间是合理的，但应避免潮气量超过 10 ml/kg[199]。尚未

研究吸入压对健康肺患儿的影响，但来自急性肺损伤儿童的数据表明，吸入压峰值与死亡率之间存在直接关系[200]。因此，与具有连续吸气流模式的容积控制通气相比，具有减速流的压力控制通气（PCV）可能更受青睐[196, 201]。PCV 的一个明显缺点是缺乏容量保证，因为由此产生的潮气量将取决于呼吸系统的顺应性和阻力。因此，监测压力和流量曲线是机械通气的重要组成部分。新型呼吸机为我们提供了 PCV 与容积保证相结合的呼吸机模式[201]。

PEEP 是肺保护性通气策略的重要组成部分，其目的是通过稳定肺泡来预防肺不张[196, 201]。儿童通气中的最佳 PEEP 尚未确定，但通常设置在 5 cm H_2O 的水平[201]。在肺损伤的情况下，可能需要更高的 PEEP 水平（超过 10 ～ 15 cm H_2O）。然而，在增加 PEEP 时应小心，以避免因胸膜腔内压升高而导致血流动力学损害。应始终小心调定 PEEP，使血流动力学和通

气达到最佳平衡[196]。

机械无效腔是指麻醉回路中没有气体交换的双向气体流动的任何部分，在儿童比在成人更重要[201]。回路无效腔加上解剖和生理无效腔，特别是在较小的患儿中，可能是无效腔与潮气量比值增加的最大因素，反过来，会导致 $PaCO_2$ 增加[202]。因此应尽一切努力，以减少机械无效腔，尤其在新生儿和婴儿。

设备和监测

成人和儿童的基本麻醉监测标准相同。这些监测模式包括在整个手术过程中有合格的麻醉人员在场，以及有监测患者氧合、通气、循环和体温的设备。除了这些最低要求外，还需要额外的监测，这将取决于儿童的状况和手术类型。成年人使用的许多设备并不适用于儿童。小儿麻醉可能涉及照顾从几百克重的新生儿到成人大小的青少年。因此，应提供各种尺寸的儿科设备，并由具有小儿麻醉经验的麻醉科医师负责组织这些项目[203]。需要配备适合所有年龄段儿童患者的复苏推车，包括儿童除颤电极板。应提供浓度适当的心脏复苏药物，并应包括这些药物的书面儿科剂量表。在手术室和 PACU 中，应立即提供儿科专用认知辅助设备，用于诊断 / 治疗最常见的紧急情况和危急情况。所有年龄段儿童的气道设备应包括通气面罩、声门上气道设备、气管导管、口腔和鼻咽通气道，以及带儿童喉镜片的喉镜。此外，还应提供一个单独的、库存充足的困难气道推车，其中包含管理儿童困难气道的专用设备以及特定机构的困难气道算法。在任何进行区域阻滞的地方，应易于取到 20% 的脂肪乳剂，以治疗局部麻醉药的全身毒性。最重要的是，一名有小儿围术期管理经验的麻醉科医师应可以立即到场评估和治疗儿童的任何严重麻醉事件。

在过去十年里，儿童设备和监测方面有了相当大的改进和更多的选择[184, 204]。大量视频喉镜的发展，已经从根本上改变了具备这些设备的机构中，困难气道的概念和处理方法[189]。近红外和超声设备旨在促进解决儿童静脉通路建立困难的问题。近红外设备的原理是，近红外光穿透皮肤，主要被血红蛋白吸收，进而帮助观察细小的静脉。虽然这些设备已经使用了几年，但仍然缺乏证据表明它们可以缩短儿童静脉置管的时间或成功率[189]。相比之下，超声引导下儿童中心静脉穿刺与传统定位技术相比，速度更快，成功率更高，并发症发生率更低，已成为一种标准的方法[205]。超声也可用于静脉置管困难的儿童外周静脉置管[206]。在静脉置管和围术期儿童的其他紧张时期，平板电脑

和智能手机可以作为分散注意力的有用技术[189, 207]。越来越多的小儿麻醉应用程序也可用来协助计算和算法来管理不同的患者群体，并确保合适的药物剂量和设备选择[189]。

持续心排血量监测也越来越多地用于儿童。目前可用的选择是基于多普勒原理、电阻抗法、心排血量测量或脉搏轮廓分析。经过验证，经食管多普勒探头与热溶、Fick 和染料稀释技术相比较，可用于体重轻到 3 kg 的儿童[208]。由于血容量、血流量和血细胞方向变化而引起的胸廓电生物阻抗变化可用于心排血量和其他心脏参数的连续无创监测。ICON 监测仪（Carditronic/Osypka Medical Inc., La Jolla, CA, USA）是一种基于电测速原理的便携式无创心排血量监测仪。该装置已通过 Fick 方程、热解法和超声心动图在从新生儿到青少年的儿童群体中进行验证。基于脉搏轮廓分析的心排血量监测仪使用复杂的算法从动脉血压波形的形状计算心排血量。它们通常需要基于动脉线进行校准，而大多数此类设备尚未在儿童中得到验证[189]。基于脉搏血氧测定的无创血红蛋白测定是一种很有吸引力的测定方法，但仍需要在儿童群体中进行验证[204]。

近红外光谱（near-infrared spectroscopy, NIRS）使用类似于脉搏血氧仪的原理来测量组织血红蛋白氧合。近红外光谱监测可用于监测氧合，从而间接监测包括脑、肝、肾、肠、肌肉等多个器官的血流和供需关系。与许多监测设备一样，目前还缺乏近红外光谱法改善预后的证据，但它确实有潜力用于目标导向干预，以减少器官缺氧和缺血[204, 209]。

到目前为止，几乎没有证据表明术中脑电图监测可以改善儿童的预后。然而，重要的是要注意到，除非是明显的神经病变，否则是很难发现的。BIS 监测已经成功地用于较大龄儿童，以减少麻醉药物的总用量并促进恢复[210]。BIS 在婴儿，特别是不到 6 个月的婴儿中的效用值得怀疑，因为在这些人群中，BIS 值与其他麻醉深度测量之间几乎没有相关性[210]。最近开发的一些方法，如频谱分析，在这方面可能很有趣，但今后仍有必要对这些方法进行验证[211]。

安全问题

与较大龄儿童相比，新生儿和婴儿的围术期死亡率高出数倍[212]。重要的是要认识到，在这些人群中，死亡率的增加并不等同于麻醉相关的死亡率增加，因为麻醉相关的死亡很少发生在没有明显相关医学合并症的儿童身上。然而，可能导致死亡或严重持久发病

的危重事件可能是麻醉管理的直接后果。在小儿围术期管理中，有三种主要方法可以确定不良结果：①机构审计；②结案索赔分析；③大规模的麻醉相关心搏骤停登记。每种方法在大小、报告偏差和不同的定义方面都有优势和局限性，但它们都将年幼（即婴儿）、ASA Ⅲ～Ⅴ状态和紧急手术确定为危重事件的主要危险因素。危重事件最常见的是心脏和（或）呼吸系统。根据 POCA，儿童围术期心搏骤停的最常见原因是心源性的，按频率从高到低依次为血容量不足、心肌缺血、高钾血症和突发性心律失常[56]。呼吸原因包括喉痉挛、氧合不足和气管插管困难[56]。基于对已结案索赔的分析，有学者认为，自从采用最低监测标准以来，导致严重呼吸道疾病的危重事件有所减少[213]。

有间接证据表明小儿麻醉的专业水平与围术期发病率之间存在关联。事实上，呼吸系统并发症的发生率一再被报道依赖于麻醉科医师的经验[150, 214-216]。围术期并发症与麻醉科医师提供的儿科麻醉药数量之间也有关系[217-218]。因此，建议对那些为儿童提供麻醉管理的人进行小儿麻醉的专门培训，并保持合适的小儿麻醉经验值[219-220]。

液体管理

对儿科患者而言，围术期液体管理是一项重要的挑战。被低估的低血容量往往是导致儿童围术期心搏骤停的最常见原因[55]。溶质成分不适当或输液速率过快也会导致显著的发病率和死亡率。新陈代谢、细胞外液容量和液体周转率的快速变化不允许将成人指南直接外推到儿童，也不允许生成广泛适用于所有儿科年龄组的简化建议。鉴于这些困难，循证建议很少，而专家意见占主导地位。虽然专家之间没有达成明确的共识，但在过去的十年里，儿童围术期液体管理的概念发生了重要的变化。

围术期液体管理的三个主要目标是：①满足维持要求；②弥补术前缺失；③补偿围术期发生的持续损失。小儿麻醉实践中最常用的基本液体维持公式是基于生理体液丢失和热量消耗之间的关系[221]，并已演变成所谓的"4-2-1"规则，这是一个以体重为基础的公式，规定儿童每小时的液体需求量为体重的前 10 kg 为 4 ml/kg，然后是 10～20 kg 之间的 2 ml/kg，超过 20 kg 的每增加 1 kg 需要 1 ml[222]。人们普遍认为，这个公式高估了患病儿童的维持需求。关于如何补充术前液体不足的争论也在继续[223]。这种不确定性背后的原因是缺乏指导和确定儿童最佳体液状态的围术期研究。减少术前液体缺乏的最简单选择之一是尽量缩短术前禁食清液的时间[164]。以往建议按"4-2-1"原则计算和补充术前禁食缺乏量，或者为 3 岁以下儿童或 3 岁以上儿童提供 25 ml/kg 的剂量。最近，在欧洲广泛采用的德国指南规定："背景输液可以 10 ml/（kg·h）的初始输液速度开始，并在以后的疗程中根据实际需要进行调整[224]。"此外，如果出现明显的临床脱水迹象，这些指南建议每 1% 的估计脱水剂量补充 10 ml/kg 液体[224]。围术期体液持续丢失所需的液体量在很大程度上取决于手术类型和儿童的病理状态。它可以很容易地高达 10～15 ml/（kg·h），在某些特殊情况下，如烧伤或新生儿腹部大手术，可超过 50 ml/（kg·h）[223]。采用多种血流动力学监测方法相结合的个体化目标导向液体管理对于实现这些目标至关重要。

足月儿和早产儿的液体管理还必须考虑其他变量。无形失水量与胎龄成反比。婴儿年龄越小，身体越不成熟，皮肤通透性越高，体表面积与体重的比值越高，代谢需求也越高。此外，使用辐射加热器和光疗会增加无形水分流失。另一方面，用加温装置保存体温可以减少无形的水分流失。也必须考虑到新生儿肾不能排出大量多余的水或电解质的事实。如前所述，新生儿细胞外液的容积相对较大。在生命的最初几天，这些多余的水中有一部分会被排出体外。因此，足月新生儿出生后第一周的液体需求量减少。

足月新生儿出生后第 1 天的日需水量估计为 70 ml/kg，第 3 天为 80 ml/kg，第 5 天为 90 ml/kg，第 7 天为 120 ml/kg。早产儿的日需水量略高。钠和钾的浓度通常保持在 2～3 mEq/100 ml，必须常规进行血钠水平的连续监测。

使用哪种液体的问题与液体用量同样重要。过去十年来，我们在这方面的考虑发生了重大变化。基于人乳或牛奶的电解质组成，Holliday 和 Segar 的原始出版物中将钾和氯化物的每日电解质需要量定义为 2 mEq/（100 kcal·d），钠的电解质需要量为 3 mEq/（100 kcal·d）[221]。这种电解质给药方案，加上"4-2-1"规则，导致频繁使用过量的低渗液，进而导致低钠血症、癫痫发作、脑水肿和死亡。儿童尤其易患急性低钠血症的脑水肿。医院获得性低钠血症可能在儿童中迅速发生，最初可能表现为呕吐和嗜睡[225]。最近的一项荟萃分析和一项大型随机试验表明，与低渗静脉输液相比，钠浓度与血浆相似的等渗静脉维持液降低了低钠血症的风险[226-227]。因此，为了维持围术期内环境平衡，应给予等渗的晶体液[223-224]。

由于细胞外液的成分在从新生儿到老年人的所有年龄组之间具有可比性，因此儿童和成人可使用相同的输液溶液（另见第 47 章）。然而，值得注意的是，接受等渗盐水溶液治疗的儿童仍然可能发生低钠血症和高钠血症，建议对接受长期或广泛干预的儿童进行常规系列血清钠浓度检查[225]。

在过去的几十年里，儿科人群围术期使用葡萄糖溶液的情况发生了重大变化[223]。最初，术中使用葡萄糖是小儿麻醉管理中的一种常见做法，目的是避免低血糖及其相关后果。然而，现在公认的是，术前低血糖的发生率不到 2.5%，而且通常与禁食时间远超当前推荐的禁食指南的禁食时间有关[228]。另一方面，患儿在手术期间使用的含 5% 葡萄糖的液体会导致高血糖，进而也会导致发病率和死亡率的增加[228-229]。因此，越来越多的共识是，在接受麻醉的健康儿童中，常规给予葡萄糖是不必要的[223]。添加葡萄糖对选定的患者群体很重要。低血糖风险最高的群体包括接受高营养治疗的儿童以及患有内分泌 / 代谢疾病的儿童。在这些患儿中，建议根据常规血糖监测调整葡萄糖输注速率。尽管补充率低于他们的正常维持要求，新生儿和婴儿在麻醉手术期间也需要补充葡萄糖[228-229]。在新生儿和婴儿的术中维持中，使用含 1%～2.5% 的葡萄糖等渗液似乎是最佳选择，同时需要进行系列血糖测量将血糖水平维持在最佳范围内[224, 229]。

在缺乏明确定义终点的良好对照研究的情况下，目前没有证据支持晶体和胶体在新生儿和儿科人群围术期补液和扩容中的作用[223, 230]。历史上，白蛋白一直被认为是维持婴儿和新生儿胶体渗透压的金标准，并且仍然是这些人群中使用最频繁的血浆扩张药。然而，目前缺乏支持继续使用白蛋白对儿童进行一般液体复苏的数据。非蛋白质合成胶体如羟乙基淀粉（HES）、明胶和右旋糖酐也被用作儿童血浆扩张药。虽然一项使用第三代 HES 的前瞻性观察性药物安全性试验显示，肾功能和凝血功能正常的儿童中没有严重的药物不良反应，如过敏反应、肾衰竭或凝血障碍，但在假定对肾衰竭或出血风险增加的患儿是安全的之前，还需要进一步的研究[223, 231]。据报道，在儿科心脏手术中，HES 在血管内容量扩张方面的有效性和安全性与白蛋白相当[232]。明胶是产生的多肽。虽然该产品的初始配方引起了高发生率的过敏反应，但最近的一项试验无法提供任何短期或长期不良反应的证据[233-234]。葡聚糖是水溶性葡萄糖聚合物。虽然这些分子具有出色的胶体渗透能力，但由于它们的消极凝血作用和高致敏潜力，可能不应该使用它们[223]。

非新生儿患儿的输血指南与成人相似[235]。然而，应该考虑一些预防措施，特别是在大量输血的情况下。在照顾儿童时，重点应该放在血容量和血容量损失的百分比，而不是具体的血液单位，因为一个单位的血可能构成早产儿的几个血容量，但只占一个健壮青少年血容量的一小部分。这些考虑因素决定了导致可接受的血细胞比容的最大允许失血量（maximal allowable blood loss，MABL）的计算。MABL 考虑了患者年龄、体重和起始红细胞压积对血容量的影响。一般来说，早产儿的血容量为 100～120 ml/kg，足月儿约为 90 ml/kg，3～12 个月大的儿童为 70～80 ml/kg，1 岁以上的儿童约为 70 ml/kg。这些量仅仅是对血量的估计。单个孩子的血液容量是通过简单的比例计算出来的，方法是将孩子的体重乘以估计的每千克血液体积（EBV）。虽然有几个公式可用，但简单的公式最容易记住：

$$MABL = \frac{EBV \times (起始血细胞比容 - 目标血细胞比容)}{起始血细胞比容}$$

因此，如果一个 3 岁的孩子体重 15 kg，起始血细胞比容为 38%，而临床判断预期的术后血细胞比容为 25%，那么计算如下：

$$MABL = [(15 \times 70) \times (38 - 25)] / 38 = 360 \ ml$$

MABL 将每 3 ml 乳酸林格溶液替代每 1 ml 失血，也就是说，3 ml 乳酸林格溶液乘以 360 ml 失血量约等于 1080 ml 乳酸林格溶液输注替代量。如果失血量 ≤ MABL，并且在术后没有发生或预计不会发生进一步的严重失血，则无需输注压缩红细胞（packed red blood cells，PRBC）。然而，如果术后发生或预计会出现明显出血，那么与外科医师的讨论有助于确定和准备潜在的输血需求。正常情况下，血容量不足但得到充分补充替代的儿童对贫血有很好的耐受性。在大多数情况下，有足够的时间通过观察术后尿量、心率、呼吸频率和整体心血管稳定性来决定输血。不幸的是，没有一个公式可以做出最终的决定。乳酸酸中毒的发展是携氧能力不足的晚期征兆。

如果儿童失血已经达到 MABL，并且在手术过程中预计会有更多的失血，那么儿童应该接受足够量的 PRBC，以维持血细胞比容在 20%～25% 的范围内。除非临床表明这些额外的 PRBC 是否会使儿童暴露于额外的血液制品单位，否则不应替换全部的红细胞损失。除早产儿、足月新生儿、发绀型先天性心脏病患儿或需要高携氧能力的呼吸衰竭儿童外，大多数儿童对血细胞比容在 20% 范围内耐受良好。有镰状细胞病史的大龄儿童可能需要术前输血，并应与他们的血液科主治医师一起管理治疗。

儿童输注新鲜冰冻血浆（fresh frozen plasma，FFP）的适应证和禁忌证与成人基本相同。FFP 用于补充大量输血过程中丢失的凝血因子（通常定义为失血量超过一个血容量），用于弥散性血管内凝血病，或用于先天性凝血因子缺乏症。麻醉科医师在大量失血时开始并指导使用 FFP 治疗，而当其他两种情况中的任何一种存在时，则寻求血液学家的建议。

已知有凝血因子缺陷的儿童，如有大量热损伤或凝血障碍的儿童，在失血量超过 1 个血容量之前，可能需要输注 FFP。相比之下，在手术开始时没有凝血因子缺陷的健康儿童在失血超过 1 个血容量之前不需要 FFP[236-237]。尽管失去了 1 个血容量，凝血酶原时间（PT）和部分凝血活酶时间（PTT）的延长将是轻微的。这一概括适用于接受 PRBCs 的儿童，即使失血量超过几个血容量，给予全血的儿童也不需要 FFP。

目前尚无相关的儿童研究证实需要给予 FFP 治疗的病理性出血与 PT 和 PTT 值的关系。通常，国际标准化比率（INR）＜ 2 不需要修正。一般来说，如果凝血因子缺陷与异常渗出有关，则 PT 超过 15 s（INR ＞ 1.4）或 PTT 大于 60 s（＞ 1.5 倍基线）需要密切观察。如果存在这些异常，但手术部位出血有限，观察患儿并停止输注 FFP 似乎是适当的。

纠正 PT 和 PTT 值延长所需的 FFP 容量取决于凝血因子缺乏的严重程度和是否存在消耗性凝血障碍。一般来说，FFP 治疗可能需要替换 30% 或更多的儿童血容量。以超过 1 ml/（kg·min）的速度输注 FFP 后，有时会出现严重的离子性低钙血症和伴有低血压的心脏抑制，特别是在使用强力吸入麻醉药的麻醉期间输注 FFP 时（图 77.14）[238-239]。因此，在快速输注 FFP 时，应通过单独的静脉通道注射外源氯化钙（2.5 ～ 5 mg/kg）或葡萄糖

酸钙（7.5 ～ 15 mg/kg）[240]。给予 FFP 的新生儿经常发生离子性低钙血症，可能是因为他们调节钙和代谢柠檬酸盐的能力降低。接受肝移植的儿童或肝功能受损或灌注不良的儿童也可能因为柠檬酸盐代谢能力下降而面临更高的风险。

儿童大量输血（massive blood transfusion，MBT）最近被定义为在 3 h 内输血超过总输血量（total blood volume，TBV）的 50%，在 24 h 内输血超过 TBV 的 100%，或输血支持，以替代每分钟超过 10%TBV 的持续失血[241]。大量输血的管理需要恢复循环血容量，并给予成分血，以维持凝血或使凝血恢复正常[242-243]。止血复苏的一个主要概念是构建平衡的输血策略，输送 PRBC、FFP、血小板、凝血因子和抗纤溶药。成人 MBT 策略建议 PRBC∶FFP∶血小板比例为 1∶1∶1，早期考虑纤维蛋白原替代和氨甲环酸的潜在应用。患儿大出血的实验室评估具有挑战性，急性治疗不能依赖于等待这些相对耗时的检查结果。血栓弹力图和旋转血栓弹力图是有用的监测方法，在 MBT 期间提供比标准实验室检查更及时的评估。一旦出血得到控制，建议大量输血后以血红蛋白 80 g/L、纤维蛋白原 ＞ 1 g/L、PT 比值 ＞ 1.5、血小板 ＞ 75×10⁹/L（颅脑外伤为 100×10⁹/L）为宜[243]。MBT 期间的允许性低血压是成人创伤治疗中常用的策略，直到出血得到明确控制。这种方法在儿科人群中可能不是一个合适的策略，因为儿童在生命体征发生重大损害之前只会有极小的生命体征变化来补偿失血。其 MBT 的并发症与成人相似[244]。

对于任何可能需要快速纠正血容量的儿童来说，

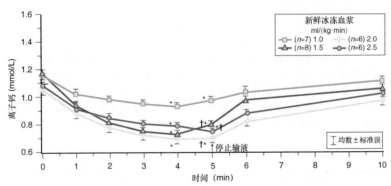

图 77.14　服用柠檬酸血液制品（如新鲜冰冻血浆、柠檬酸化全血）时，总是伴随着离子化低钙血症。新鲜冰冻血浆的单位体积柠檬酸浓度是所有血液产品中最高的，而且在快速输液过程中最有可能导致离子化低钙血症。对患有热损伤的儿童的研究表明，速率超过 1 ml/（kg·min）会产生严重的离子化低钙血症。如果没有更多的柠檬酸血液产品，那么这种异常会因为柠檬酸的新陈代谢而自我纠正。然而，肝血流受损的儿童 / 婴儿、肝移植患者、创伤患者可能需要外源性钙治疗。*P，＜ 0.001；†P，＜ 0.0021versus 基线；S.E.，标准误（From Coté CJ，Drop LJ，Hoaglin DC，et al. Ionized hypocalcemia after fresh frozen plasma administration to thermally injured children：effects of infusion rate，duration，and treatment with calcium chloride. Anesth Analg. 1988；67：152-160. Used with permission.）

液体和血液加温器都是必不可少的。然而，使用这样的设备来维持静脉输液治疗没有任何益处，因为输液速度太慢，以至于静脉液体在离开加温器进入儿童体内之前降至室温。大量血液制品的管理还需要有足够的输血通道。在儿童创伤期间，当怀疑大出血时，如果在 90 s 或两次尝试后仍未建立静脉通路，则应使用骨内通路[243]。麻醉科医师应熟悉通过不同大小的静脉导管和骨内套管所能输送的最大流速（表 77.7）[244]。

区域麻醉与镇痛

只要严格注意局麻药和肾上腺素的用量、给药途径和使用合适的设备，大多数应用于成人的区域麻醉技术可安全用于儿科患者。术后镇痛方法的进展可能是儿科麻醉的最大进步。骶管麻醉、骶管应用阿片类药物镇痛、区域阻滞、患儿-父母-护士控制镇痛技术已被麻醉科医师和患儿所接受。超声设备的新进展已进一步提高了神经阻滞的准确性，并降低了药物使用量。

在缓解患儿疼痛方面，采用长效局麻药物行区域神经阻滞或外科伤口直接局部浸润麻醉的方法仍然是简单而行之有效的方法[245-246]。这种操作特别适用于门诊患者，鼓励家长在观察到孩子变得焦躁不安时便开始给予镇痛药，而不要等到神经阻滞完全失效时才开始镇痛。这种方法通常能够使患儿从全身麻醉到无痛状态平稳过渡。

重要的小儿麻醉方案

在确定最佳麻醉管理时，某些患儿群体或儿童外科手术需要特别注意。

新生儿麻醉

新生儿对设备、液体和药物治疗、麻醉剂量和环境控制有独特的要求。小于 1 岁的儿童比年龄较大的儿童更容易出现并发症[55, 247-251]。这些并发症主要与氧合、通气、气道管理和麻醉药物反应有关。了解生理学和药理学的基本差异，了解常见的并发症和潜在的外科病理问题，对于制订安全的麻醉计划是至关重要的。新生儿的心血管和呼吸储备通常有限，导致相应误差范围很小，需要仔细注意麻醉管理的各个方面的细节。新生儿更有可能出现功能突然恶化，因此需要仔细监测，并为快速和适当的干预做好准备。新生儿也可能有过渡性循环或未诊断的先天性畸形或遗传疾病，这些可能在麻醉期间变得明显。

与其他患者群体一样，当麻醉科医师要提供最佳的新生儿麻醉管理时，他们必须始终确保有充分的术前准备、适当的监测、合适的设备尺寸和种类，并在手术室和重症监护室获得最大程度的支持。如果麻醉科医师只是偶尔做婴儿麻醉，那么出现问题的可能性（通常是未预料到的）会急剧增加。举个例子，当给新生儿做麻醉时，在患儿被安置好准备手术后，接触患儿可能会很困难，因此当管理这些患儿时，在手术开始之前应该检查气道、静脉通路和所有监测并确保其安全，这一点至关重要。

麻醉科医师必须特别注意药物剂量的计算和药物的配制。仔细注意所有药物的使用是至关重要的。对于儿科患者来说，预防反常的空气栓塞至关重要。在临床上对于成年人来说不重要的空气量对婴儿来说可能是灾难性的。为了减少空气栓塞的风险，要求在使用前从静脉输液装置和注射器中排出所有空气，每个静脉注射口都要抽气，以清除这些连接处滞留的空气，并在静脉注射之前排出一些药液以清除针头无效腔中的空气。静脉输液应该使用容量限制装置，输液泵特别有助于防止静脉输液过量。应记录冲洗液的组成和输液率，并计算维持液治疗。在新生儿和小婴儿中，平衡盐溶液的基础输液速率和平衡泵最有用，其他液体或血液产品通过背负式或三向旋塞输注。

必须尽一切努力保持婴儿的体温，将热应激降至

表 77.7 静脉插管和骨内插管的流速		
静脉留置针	重力最大流速（ml/min）	最大带压流速（ml/min）
14G 50 mm 套管	236.1	384.2
16G 50 mm 套管	154.7	334.4
18G 50 mm 套管	98.1	153.1
20G 50 mm 套管	64.4	105.1
22G 50 mm 套管	35.7	71.4
15G 25 mm 骨内针（胫骨）	68.2	204.6

（From Reddick AD，Ronald J，Morrison WG. Intravenous fluid resuscitation：was Poiseuille right? Emerg Med J. 2011；28（3）：201-202.）

最低。手术环境应保持温暖，新生儿的暴露应保持在最低限度。强制空气变暖对于保持温度特别有用。液体应该加热，也可以使用加热床垫和头顶辐射式加热器。

监测呼出的二氧化碳浓度对小婴儿来说可能不太准确，但对于观察长时间变化以及诊断支气管痉挛、气管导管扭结或支气管内插管等问题仍然非常有用。也可以使用经皮二氧化碳监测，尽管它需要仔细的校准和管理。由于存在脑血管收缩的风险，应避免低碳酸血症。

脉搏血氧饱和度是检测缺氧所必需的，也有助于避免高氧血症。新生儿的最佳血氧饱和度是有争议的。早产儿的高氧饱和度增加了早产儿视网膜病变的风险，然而，一些随机试验发现，针对极早产儿的低氧饱和度（85% ～ 89%）可能会增加其他神经系统疾病的风险[252]。在稳定的情况下，将早产儿的氧饱和度目标定在 93% ～ 95% 是合理的。然而，由于这些婴儿的耗氧量最高，93% ～ 95% 范围内的氧饱和度可以在几秒钟内转变为严重的低氧血症。在管理如此微妙的平衡时，并鉴于这些监护仪的微小误差，麻醉科医师必须保持高度警惕，并准备对血氧饱和度的变化做出快速反应。

新生儿经历了过渡循环，肺循环需要几天的时间才能适应。新生儿缺氧或酸中毒可导致明显的肺血管收缩和由此产生的肺动脉高压。这可能导致右向左分流，加剧动脉缺氧，从而导致恶性循环，加剧肺动脉高压、酸中毒、缺氧和最终的心血管衰竭。

新生儿的肺很脆弱，特别容易因潮气量过大而受伤。相反，需要仔细注意通气，以维持功能残气量，避免肺不张。应使用呼气末正压通气。即使是短暂断开气道回路或呼吸机也可能导致严重的肺泡塌陷，因此应尽可能避免。在手术室中，新生儿应仅使用专为新生儿使用而设计的呼吸机进行麻醉，并且最好配备能够准确测量新生儿潮气量的监测设备。越来越多的人认识到，插管的新生儿应该带着适当的新生儿便携呼吸机设备进出手术室，而不是简单地拿着氧气袋和 T- 组合复苏器。对于一些危重儿童，在新生儿重症监护治疗病房（NICU）使用 NICU 呼吸机进行手术可能比将儿童转移到手术室更安全。转移高频振荡通气的孩子尤其具有挑战性。然而，在这些情况下，NICU 工作人员和外科医师必须准备好进行手术，拥有所有必要的设备和程序以确保无菌，并为手术提供安全的环境。

新生儿麻醉期间的最佳血压尚不清楚。传统上可以接受的平均动脉压（以 mmHg 为单位）与矫正胎龄大致相同（以周为单位），然而几乎没有证据支持这一点。最近的研究表明，新生儿的大脑可能特别容易发生低血压[253]。

毫无疑问，新生儿，即使是极早产儿，也能感觉到疼痛并对痛苦的刺激做出反应。事实上早产儿可能对痛苦的刺激更敏感[254]。新生儿不能形成外显记忆，但有证据表明会有内隐记忆的形成。在新生儿中，有意识和无意识之间的区分也可能是有问题的。任何儿童都不应因为大小或年龄而被拒绝镇痛或麻醉。然而，究竟是什么构成了新生儿的充分麻醉状态尚不清楚[255-256]。同样，因测量适当的麻醉终点很困难，使得很难确定麻醉药的最佳剂量。

丙泊酚和吸入麻醉药可导致新生儿严重的心血管抑制。相比之下，即使在危重病婴儿中，合成阿片类药物（如芬太尼、舒芬太尼、阿芬太尼、瑞芬太尼）通常耐受性良好。使用这些有效的阿片类药物必须仔细滴定到明确的反应。麻醉科医师必须特别小心阿片类药物引起的心动过缓及其对心排血量的影响。低浓度的强效吸入麻醉药可与阿片类药物配合使用，以提供一种控制血流动力学反应而又不显著抑制心肌的方法。一种麻醉技术相对于另一种麻醉技术的优点尚不清楚。

区域麻醉对新生儿可能非常有效。骶管和脊髓麻醉相对简单，但是腰段或胸段硬膜外阻滞的安全置管需要相当高的技巧。硬膜外局麻药输注可能因代谢不成熟而导致全身毒性。

特殊新生儿手术麻醉

脊髓脊膜膨出

由于母亲叶酸摄入量和产前筛查的改善，脊髓脊膜膨出（脊柱缺陷引起的部分脑膜和脊髓的疝性突出）在发达国家变得越来越不常见。除了处理新生儿的常规问题外，还应考虑以下事项：①气管内插管的特殊位置（即缺损处垫"甜甜圈"样空心圆枕，且头下垫毛巾）；②有可能低估的失血和液体丢失；③脊髓脊膜膨出与脑积水的高度相关性；④颅神经（声带）麻痹的可能性，从而导致吸气性喘鸣；⑤脑干疝形成的可能。麻醉科医师必须建立足够的静脉通道来替代所有的液体缺失，包括缺损处的失血（通常用生理盐水），并确保有交叉匹配的血液可用（特别是如果计划转皮瓣）。这类患儿在首次和其后的麻醉中应预防乳胶过敏。

脐膨出和腹裂

脐膨出和腹裂是腹壁闭合时发生的主要缺陷，导致腹膜覆盖（脐膨出）或未覆盖（腹裂）的内脏暴露（图 77.15，表 77.8）。这类缺陷的主要麻醉相关问题

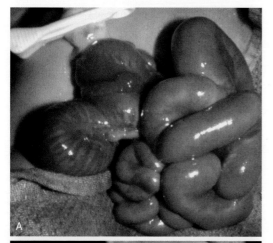

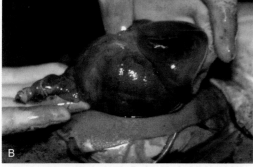

图 77.15 A. 腹裂畸形，内脏在腹膜外突出。B. 脐膨出畸形，内脏仍然被腹膜覆盖

包括：①严重脱水和裸露的内脏表面以及部分肠梗阻所致的潜在大量液体流失；②热量丢失；③闭合时腹部压力增高；④这类疾病与早产和其他先天性缺陷，包括先天性心脏畸形（约 20% 有脐膨出）高度相关。这些儿童必须进行充分的术前检查，包括超声心动图，以评估解剖和心脏功能。由于腹壁紧密闭合，这些患儿通常需要术后进行机械通气。在某些情况下，需要分阶段完成修复治疗。

患有脐膨出或腹裂的婴儿需要在术前仔细处理，以最大限度地减少感染或肠道功能受损的可能性。对于所有儿童，在手术前应该提供足够的液体复苏和纠正电解质失衡。充分的静脉输液是必不可少的。有时有必要进行侵入性监测，特别是如果儿童有相关的心脏缺陷。肌肉松弛药的充分使用为闭合缺损提供了最佳的手术条件。闭合过程中，由于肝受压或腔静脉受压，可能会发生低血压。同样，关闭过程中腹压升高可能会阻碍充分的机械通气。术后可能需要机械通气，直到腹壁有时间伸展以容纳内脏。需要注意的是，闭合后腹压升高（腹腔室综合征）可能损害肝肾功能，并显著改变药物代谢。使用预制的弹簧加载硅胶筒仓进行分期缝合日趋频繁广泛，此举可以减少再次手术的可能性。一小部分脐膨出患儿还有Beckwith-Wiedemann 综合征，这是一种以严重低血糖、高黏滞综合征、先天性心脏病和相关的内脏肿大为特征的疾病。

气管食管瘘

气管食管瘘可以有 5 种或 5 种以上的构型，其中大多数是在因相关的食管闭锁而无法吞咽（食道末端为盲腔）后诊断出来的。在这些情况下，特征性的诊断测试是不能将吸引管送入胃内。因远端瘘管通过食管连接胃和气管或者是食管与气管的近端连接，患病的新生儿可能发生吸入性肺炎。比较罕见的 H 形瘘管的新生儿在食管和气管之间有瘘管，但是食管是开放的，没有闭锁。这些儿童出现瘘的时间较晚，通常患有呼吸窘迫和胸部感染。

这种异常可能是一系列异常的一部分，如 VATER 联合征（V，脊椎；A，肛门；TE，气管食管；R，肾）或 VACTERL 联合征（VATER：C，心脏；L，肢体））。因此，对于患有气管食管瘘或食管闭锁的患儿都应怀疑存在上述的异常。麻醉前应进行超声心动图

表 77.8	腹裂与脐膨出畸形比较	
	腹裂	脐膨出
病理生理特征	肠系膜动脉闭塞	肠道不能从卵黄囊迁移到腹部
发生率	每 15 000 名新生儿中就有 1 名	每 6000 名新生儿中就有 1 名
相关异常的发生率	～ 10% ～ 15%	～ 40% ～ 60%
缺陷位置	脐周	脐带内
与缺陷相关的问题	外露肠炎 水肿 扩张和缩短的肠道（化学性腹膜炎）	先天性心脏病（～ 20%） 膀胱外翻 Beckwith-Wiedemann 综合征（巨舌症、巨人症、低血糖症、高黏滞度）

（From Coté CJ，Lerman J，Anderson，BA，eds. A Practice of Anesthesia for Infants and Children. 5th ed. Philadelphia：Saunders；2013.）

检查，明确是否存在右位主动脉弓和先天性心脏病[257]。腹部超声也应该被用来检测主要的肾脏异常。

主要的麻醉问题包括：①吸入性肺炎已经损害了呼吸功能；②空气经瘘管直接进入胃导致胃过度膨胀，特别是在使用面罩进行正压通气之后；③由于瘘管过大而无法使儿童的肺部机械通气；④与其他异常相关的问题，特别是动脉导管未闭和其他形式的先天性心脏病[258]。麻醉前，婴儿应禁食，置吸引管于食管引流唾液，并将婴儿置于头高位俯卧。麻醉评估以肺和心血管系统为主。

麻醉的一个主要目的是在有瘘管的情况下确保足够的通气。由于正压通气可能会通过瘘管使胃膨胀并导致胃扩张，因此应避免使用正压通气，直到将气管导管放置在瘘管的远侧和（或）瘘管被阻塞或结扎。当瘘管较大或肺顺应性较差时，腹胀和通气不足的风险最大。膨胀的胃将进一步影响肺部的通气，使情况恶化。已有文献描述了几种不同的麻醉策略[259]。

通常首选吸入诱导，并维持自主呼吸直到瘘管结扎。但并不总是可行的。与外科医师的协调，对于确定在瘘管闭塞之前确保充分通气的最佳方法至关重要。通常在诱导后进行支气管镜检查以评估瘘管的大小和位置。支气管镜检查时，可将 Fogarty 导管或类似装置直接放置在瘘管内封堵。气管导管的理想放置位置是瘘管起始处远端。可以将导管盲插推进到主支气管中，然后小心地退管，直到两侧听到相同的空气进入。气管导管可能被不经意地放入瘘管，导致胃迅速膨胀和动脉氧饱和度降低。一旦发生这种情况，应将气管导管拔出。可能需要紧急经皮胃减压或通过腹部切口夹闭食管远端。

现在大多数修复都是在胸腔镜下进行的。建议进行有创血压监测，因为术中操作纵隔结构可能会发生动脉氧饱和度降低或低血压。动脉导管前和导管后的脉搏血氧饱和度监测可用于诊断心内分流。一些外科医生倾向于让婴儿在手术后保留气管内插管，而另一些外科医师则倾向于尝试术后拔管。术后疼痛可以用输注或间歇注射局部麻醉药，通过骶尾部置管到胸腔水平，或由外科医师放置椎旁导管来控制。

先天性膈疝

先天性膈疝（congenital diaphragmatic hernia，CDH）是指腹部脏器通过膈缺损而发生的疝，最常见的是左侧的 Bochdalek 孔。许多腹部脏器，包括肝和脾，可能位于膈肌之上。大约一半的病例是在产前诊断的。超过一半的 CDH 病例与其他先天畸形相关，因此在手术前应对所有系统进行全面评估。麻醉管理的主要关注点是肺发育不良和相关的肺动脉高压。值得注意的是，手术并不能直接纠正肺动脉高压，手术后呼吸状态可能会急剧恶化。因此，手术不应仓促进行，而应在孩子处于最佳状态时进行计划。术前体外膜肺氧合（ECMO）和一氧化氮的使用已成为 CDH 治疗的重要方面，然而，有混合证据表明它们可以改善预后，ECMO 应该只在最严重的情况下使用[260-261]。西地那非和前列环素也可以用于控制肺动脉高压。通常需要高频振荡通气，也提倡允许通气（允许性高碳酸血症的前提下限制吸气峰值压力和 PEEP）[262]。

手术可以通过肋骨下切口开胸做，也可以在胸腔镜下进行。它通常在 ICU 进行，以避免将儿童转移到手术室。小儿膈疝的麻醉管理包括：①避免低氧血症和过度高碳酸血症，以及减少应激反应（如使用大剂量芬太尼，25 μg/kg 或以上），以防止肺动脉高压的恶化；②在气管内插管前避免使用袋子和面罩通气，因为这可能导致胸腔内的胃胀；③避免氧化亚氮，以防止胸腔内脏扩大的风险；④意识到同侧或对侧发生气压伤所致气胸的风险；⑤精细化的液体管理，必要时正性肌力支持循环。已经尝试了其他方法来解决 CDH，包括胎儿镜腔内气管闭塞。这种方法虽然在选定的案例中取得了成功，但仍被视为管理 CDH 的试验性方法[263]。

婴幼儿特定外科手术的麻醉

幽门狭窄

幽门狭窄在出生后 1 周至 3 个月被诊断，通常是在持续的喷射性呕吐之后。患儿可能会严重脱水，并伴有严重的低氯血症、低钾血症和代谢性碱中毒。这个过程并非外科手术紧急情况。应该对患儿仔细评估，任何脱水或代谢失衡都应该在手术前纠正。如果没有心血管不稳定和低血容量性休克，代谢失衡和脱水可以慢慢纠正。持续性碱中毒会增加术后呼吸暂停的风险，应该注意的是，脑脊液 pH 校正可能滞后于血浆 pH 校正几个小时。

越来越多的切开术是通过腹腔镜进行的。鼻胃管并不总是在术前使用，因为它们可能加重电解质失衡。诱导期间胃内容物的抽吸是一个主要问题。即使患儿在到达手术室时鼻胃管已经到位，在麻醉诱导前，仍然应该在仰卧位、左侧卧位和右侧卧位用大口径胃管抽吸胃内容物。这种抽吸方法通常能吸除 98% 的胃内容物[264]。已经描述了多种诱导幽门狭窄儿童的技术。清醒插管已被频繁使用，然而这种方法越来越不常见。一项研究表明，当使用肌肉松弛药时，气管内插管的尝试次数更少，成功插管的时间只有一半[265]。经典的快速序列技术（预充氧、按压环状软骨和避免面罩通气）可能不适合幽门狭窄的婴儿。按压环状软骨很容易扭曲解剖结构，使喉镜暴露变得困难。如果使用时没有清晰的喉部视野，那么应该放松压力。避免面罩通气也可能不合适。婴儿呼吸暂停后饱和度会迅速降低，因此在置入喉镜前经常需要用100% 的氧气轻轻地给婴儿通气，以避免低氧血症和心动过缓。在这种情况下，已经描述了各种不同的静脉麻醉药和神经肌肉阻滞药。如使用琥珀酰胆碱（2 mg/kg），则应给予阿托品（0.02 mg/kg）预防心动过缓。术后镇痛一般可以以局部浸润皮肤切口和给予对乙酰氨基酚。这里还描述了腹直肌和腹横肌平面阻滞。

幽门肌切开术术后发生呼吸暂停的事件已有报道[266]。接受此手术的儿童术后应同时使用呼吸暂停监测仪和脉搏血氧仪进行密切监测。

婴儿腹股沟疝修补术

腹股沟疝修补术是婴儿最常见的手术之一。腹股沟疝通常是双侧的，在男性和早产儿中更为常见。手术的最佳时机是有争议的。等到孩子长大些，可能会降低麻醉风险，然而，未修复的无症状疝仍有嵌顿的风险，这可能是危及生命的并发症。修补可采用腹腔镜或开放手术。麻醉可采用清醒下骶管麻醉或全身麻醉。清醒骶管麻醉通常是用脊髓麻醉。清醒骶管麻醉已被描述，但通常需要大量额外的镇静。脊髓麻醉在PACU 中并发症少，PACU 停留时间短，但失败率为10% ～ 20%[267-269]。这可能是由于无法找到蛛网膜下隙，或者即使阻滞有效，儿童也没有充分安顿下来。脊髓麻醉通常提供 60 ～ 90 min 的麻醉，因此可能不适合预期复杂的疝修补术。脊神经阻滞可以用骶尾部局部麻醉来加强。腹股沟疝修补术的全身麻醉可采用气管内插管或 LMA。骶尾部局部麻醉阻滞，髂腹股沟阻滞，或外科医师局部浸润实施局部麻醉都可以提供足够的镇痛作用，并消除对阿片类药物的需求。

婴儿腹股沟疝修补术的主要麻醉问题是术后呼吸暂停的风险。大多数出现感觉后呼吸暂停的婴儿是早产儿（胎龄＜ 37 周）和＜ 44 周矫正胎龄（PMA）的婴儿，然而，呼吸暂停最多可以发生在 60 周 PMA 的婴儿[270]。由于对呼吸暂停的定义和检测方法的差异很大，评估术后呼吸暂停的研究很难解释或比较。在一项联合分析中，术后呼吸暂停的风险随着 PMA 的降低和胎龄的降低而增加[271]。贫血（血细胞比容＜ 30%）也是早产儿呼吸暂停的独立危险因素。即使

使用七氟烷或地氟烷麻醉，呼吸暂停仍然会发生，因此，新的吸入麻醉药并没有消除这一担忧[272]。清醒区域麻醉的早期呼吸暂停风险较小，然而，晚期呼吸暂停的风险可能相似[267, 273]。也有一些证据表明，与那些没有使用镇静药的患儿相比，那些需要使用脊髓麻醉进行镇静的患儿发生呼吸暂停的风险更高[274]。

一项 Cochrane 综述发现了预防性使用甲基黄嘌呤（咖啡因）降低术后呼吸暂停风险的证据，然而，它对日常使用的建议持谨慎态度[275]。咖啡因可能不会降低晚期呼吸暂停的风险。建议视情况而定，但一般来说，所有矫正胎龄小于 56 ～ 60 周的早产儿应在腹股沟疝修补术后进行呼吸暂停监测[271, 276-277]。足月儿的风险定义目前不清晰，但是，呼吸暂停仍被认为是小于 44 周 PMA 婴儿的风险。

唇腭裂

唇腭裂是比较常见的先天性畸形。大约 1/3 与其他多种综合征相关，因此需要仔细和彻底的术前评估。唇裂通常在 3 ～ 6 个月时修复，而腭裂通常在9 ～ 12 个月时修复。困难气道可能会发生但很少见，除非伴有颌后缩。在有较大或双侧裂隙的儿童中，舌头可能会撞击阻塞气道的裂隙，或者喉镜片可能落入裂隙。唇部矫正通常是一个简单的过程。腭裂修复术可能会并发术后梗阻。孩子应该在清醒状态下拔管。术后镇痛的基础基于对乙酰氨基酚和阿片类药物的合理使用。眶下神经阻滞也为唇裂修复术提供了有效的镇痛[278]。

大龄儿童特殊手术和情况的麻醉

前纵隔肿物

在儿童中，前纵隔肿块可能是由一系列的病理引起的，其中淋巴瘤是最常见的。它们可能导致气道和（或）血管压迫，可能是无症状的，也可能导致呼吸困难、端坐呼吸、疼痛、咳嗽或上腔静脉综合征。这些儿童经常来做病变部位或其他淋巴结的活检，为了准确的诊断和适当的治疗，必须在任何化疗或放疗之前获得这些活检。麻醉的主要问题是麻醉诱导时严重的心肺衰竭和死亡。这种塌陷可能发生在术前无症状的儿童身上。这种塌陷的确切原因尚不清楚，但可能与主要血管、心脏和（或）气道的压迫增加有关。塌陷可能是由瘫痪或正压通气引起的。因此，一些小儿麻醉科医师主张避免使用神经肌肉阻滞药，并保持自主呼吸。术前评估应包括仔细的病史和检查，以确定体位是否对症状、胸部计算机断层扫描（CT）和超声

心动图有影响。CT 上显示气道闭塞超过 50% 通常与麻醉下发生严重阻塞的风险增加有关。超声心动图有助于确定体位是否对血管压迫和心功能有任何影响。如果在诱导时确实发生了塌陷，将孩子的体位改为侧卧或俯卧可能会挽救生命。在严重的情况下，应该尽一切努力在不全身麻醉的情况下进行活检，以便能够确定进一步的治疗方案。

吸入异物

吸入异物是幼儿发病率和致命性的主要来源，最常发生在 1～2 岁的儿童中。气道阻塞可能是急性的，导致严重的呼吸窘迫，需要紧急处理，然而，诊断往往被延误。部分梗阻可能在数天甚至数周内无法诊断。急性窒息事件可能没有被目击，孩子可能出现晚些时候出现肺炎的迹象。清除的紧迫性取决于呼吸道症状的程度和梗阻的可能位置。理想情况下，孩子应该禁食。已经描述了几种麻醉技术。在手术前和整个手术过程中，与外科医师进行清晰、有效和持续的沟通是最重要的。通常在诱导前给予抗胆碱能药物以减少分泌物，并给予类固醇以减少气道肿胀。理想情况下，保持自主通气是为了减少正压通气将物体推到更远的地方的风险，这使得拔管技术上更具挑战性。一旦孩子被深度麻醉，应直接将局麻药应用于声门和气管。麻醉可通过支气管镜使用挥发性药物或丙泊酚输注维持。丙泊酚输注可能更可靠，它还避免了易挥发的药剂暴露给外科医师的问题。瑞芬太尼输注也可用于帮助阻塞性气道反射，但应慎重使用，以避免不必要的呼吸暂停。在某些情况下可能需要肌肉放松，但在确定正压通气是安全的之前，决不能使用肌肉松弛药。

扁桃体切除术与阻塞性睡眠呼吸暂停

扁桃体切除术和（或）腺样体切除术是儿童较为常见的一些外科手术。虽然不像过去那样频繁，但最常见的适应证包括反复感染和气道阻塞，包括阻塞性睡眠呼吸暂停。扁桃体切除术 / 腺样体切除术的技术种类繁多。为了维持麻醉，可以使用吸入麻醉和全凭静脉麻醉 TIVA。柔性喉罩气道或预成型的 Ring-Adair-Elwyn（RAE）气管导管可用于气道。当外科医师插入张口器时，LMA 或 RAE 管扭结或移位的情况并不少见。儿童可以清醒后拔管或在深麻醉下拔管。深麻醉下拔管可以避免苏醒时咳嗽所致的出血，但拔除气管后会增加气道阻塞的风险。如果儿童深麻醉下拔管，随后必须在能够快速有效地检测和处理任何气道阻塞的环境中对他们进行后续管理。术后恶心和呕吐是常见的，应预防性使用止吐药物。地塞米松通常

用来减少肿胀和呕吐，但是，如果淋巴瘤可能是扁桃体肥大的原因之一，地塞米松就不应该使用，因为地塞米松可能会在肿瘤溶解时产生致命的高钾血症。扁桃体 / 腺样体切除术后有效的镇痛是一个挑战。仅靠对乙酰氨基酚是不够的。许多中心都在使用非甾体抗炎药（NSAIDs），然而，即使有充分的证据表明术后出血没有增加，一些外科医师也会因为担心出血而避免使用它们[279]。局部麻醉药渗透到扁桃体床可以起到一定的镇痛作用，一些外科医师会用肾上腺素浸润以减少出血。这种浸润必须谨慎进行，因为注射到扁桃体床下的主要血管可能会导致癫痫发作或脑梗死。扁桃体切除术后伴随着长达 10 d 或更长时间的剧烈疼痛[280]。扁桃体切除术通常需要阿片类药物，无论是在儿童术后立即康复期间还是在其回家后的早期，但在出现阻塞性睡眠呼吸暂停时应谨慎使用。扁桃体切除术后出血可能发生在手术刚结束或在出院后的早期。轻微出血可以保守治疗，但持续活动性出血需要麻醉才能进行手术治疗。扁桃体出血的麻醉需要考虑：①伴随大量失血的急性低血容量——这些儿童在麻醉前必须始终充分复苏；②饱胃——儿童可能吞咽了大量血液；③由于活动性出血和气道肿胀，气道管理和喉镜暴露有潜在困难。

拟行择期扁桃体切除术或腺样体切除术的儿童通常有一定程度的阻塞性睡眠呼吸暂停。阻塞性睡眠呼吸暂停（OSA）被定义为"睡眠期间的呼吸障碍，其特征是长时间的上呼吸道阻塞和（或）间歇性的完全阻塞（阻塞性呼吸暂停），扰乱了睡眠期间的正常通气[281]"。诊断阻塞性睡眠呼吸暂停综合征严重程度的金标准是正式的多导睡眠图[282]。呼吸暂停指数（apneahypopnea index，AHI）和呼吸紊乱指数（respiratory disturbance index，RDI）是衡量 OSA 存在和严重程度的指标。AHI 是每小时不连续的梗阻事件的数量，而 RDI 包括中枢性呼吸暂停和由于梗阻引起的呼吸暂停。AHI > 10 且血氧饱和度最低值 < 80% 者为重度 OSA。然而，大多数儿童在没有正式的多导睡眠图的情况下，会因梗阻症状而接受手术。因此，基于夜间血氧饱和度、儿童因素和症状程度的各种其他评分被开发出来，以评估梗阻程度，从而评估围术期风险[283]。

麻醉科医师必须考虑的主要问题包括扁桃体切除术 / 腺样体切除术后何时将患有阻塞性睡眠呼吸暂停的儿童送回家是安全的，以及如何最好地提供术后镇痛。对于患有和不患有阻塞性睡眠呼吸暂停综合征的儿童的术后管理，实践中有相当大的差异。ASA 已经发布了一套指南[284]。一些日间手术中心通常会在扁

桃体切除术后将没有阻塞性睡眠呼吸暂停的儿童送回家，另一些日间手术中心会将儿童留观至少 4 h（在此期间最有可能发生出血或呼吸危害），如果有任何梗阻事件，则再多留观 7 h。已知或怀疑患有严重阻塞性睡眠呼吸暂停综合征的儿童应进行通宵监测。患有唐氏综合征或颅面畸形、年龄较小（＞ 3 岁）或肥胖的儿童也应考虑入院过夜和监测。

对这些患儿，疼痛管理是一项挑战。通常镇痛需要阿片类药物，然而，一些中心避免使用阿片类药物，并用非甾体抗炎药补充对乙酰氨基酚。如果使用阿片类药物，一些人建议患有阻塞性睡眠呼吸暂停综合征的儿童应该减少剂量。扁桃体切除术／腺样体切除术后不再推荐可待因镇痛，因为有报道称，扁桃体切除术后死亡与前体药物可待因转变为吗啡有关[90, 285]。一小部分儿童的基因决定了他们可将可待因快速转化为吗啡[286]。因此，OSA 诱导的阿片类药物敏感性和快速新陈代谢相结合可导致致命后果。FDA 已经发出警告，强烈建议不要将可待因用于儿童扁桃体切除术后的镇痛，特别是那些患有阻塞性睡眠呼吸暂停的儿童。

肌肉活检

儿童可能需要肌肉活检来帮助诊断肌病或其他神经退行性疾病。各种各样的肌病给麻醉带来了一系列的问题（见第 35 章）。包括现有的心脏或呼吸功能受损、发育迟缓、营养状况差，以及恶性高热、横纹肌溶解和丙泊酚输注综合征的风险。全面彻底的术前评估十分必要，包括呼吸和心脏功能的评估[287]。还必须与转诊医师进行清晰的沟通，以确定和讨论最有可能的诊断，以及将对活检进行哪些测试。最佳的麻醉技术方案取决于对这些信息的了解[288]。

清醒区域麻醉对于合作的大龄儿童来说是理想的选择，但在年幼儿童中几乎不可行[289]。选择最佳麻醉药时，应考虑以下患者相关因素。

- 琥珀酰胆碱是肌肉营养不良儿童的禁忌，因为有急性横纹肌溶解的风险。
- 卤化挥发性麻醉药与横纹肌溶解症伴肌营养不良有关，特别是 Duchenne 和 Becker 肌营养不良症，年幼的儿童，以及肌酐激酶升高的儿童[290-291]。
- 一些患有线粒体疾病的儿童在接受丙泊酚后可能更容易发生不良代谢和心脏事件[292-293]。这可能与丙泊酚输注综合征有关。

麻醉对活检标本的影响也需要考虑以下方面。

- 如果计划进行挛缩试验，则需要一种"非触发"

麻醉药。还应注意，没有局麻药污染标本。
- 如果计划进行线粒体酶分析，一些代谢临床医师倾向于避免使用丙泊酚。

综上所述，对于接受肌肉活检的儿童来说，没有单一的最佳麻醉药。选择麻醉药需要清楚地了解：①可能的诊断，从而平衡风险；②分析样本的实验室规定的任何与麻醉相关的要求；③根据儿童特定的心肺状况和耐受清醒手术的能力来量身定制计划。

发育障碍儿童

有发育障碍的儿童更有可能需要麻醉来进行手术和一系列其他过程。然而，在系统研究方面，它们往往被忽视。例如，大多数关于前期用药的研究排除了有发育障碍的儿童，尽管他们可能需要它，并且比其他儿童受益更多。

对这些儿童围术期管理的一个关键方面是要认识到，他们是一个不同的群体，有着各种各样的残疾和不同的临床需求。这些儿童通常有多种诊断和几种合并症。即使是那些只有单个诊断的患儿，比如自闭症谱系障碍（autism spectrum disorder，ASD），也可能会出现广泛的行为问题。没有两个患有自闭症的孩子是相同的，必须为每个孩子量身定制管理方案[294-295]。另一个关键因素是让父母或照顾者尽早参与规划。他们最有资格就管理的哪些方面具有挑战性以及哪些策略最有可能奏效提出建议。

自闭症儿童通常有固定的作息习惯。同样，自闭症儿童可能会发现特定的行为、环境、噪声或难闻的气味。了解并适应这些会减少痛苦。对患有自闭症的孩子使用图片解释事情，交流会更容易。

脑瘫是一种广泛的运动和姿势障碍，其严重程度各不相同。麻醉难题包括营养不良，并发呼吸状态差，咳嗽反射差，胃内容物反流，体位摆放困难，易受压力损伤，低体温，以及静脉通道开放困难[296-297]。术后肌肉痉挛可能导致明显疼痛。局部镇痛技术和（或）地西泮可有效减少痉挛。阿片类药物通常是必需的，必须小心使用以避免呼吸抑制。对有认知障碍的儿童来说，滴定镇痛起效可能很困难。通常，父母或照顾者是判断他们的孩子是否痛苦的最佳判断者。

▌致谢

编辑和出版商要感谢查尔斯·J. 科特博士在这本书的前一版中对本章的贡献，它是本章新版的基础。

参考文献

1. Moutquin JM. *BJOG.* 2003;110(suppl 20):30–33.
2. Morton SU, Brodsky D. *Clin Perinatol.* 2016;43(3):395–407.
3. American Academy of Pediatrics Committee on Fetus and Newborn. American College of Obstetricians and Gynecologists Committee on Obstetric Practice. *Pediatrics.* 2015;136(4):819–822.
4. Lloyd DF, et al. *Pediatr Int.* 2017;59(5):525–529.
5. Hillman NH, et al. *Clin Perinatol.* 2012;39(4):769–783.
6. Keens TG, et al. *J Appl Physiol Respir Environ Exerc Physiol.* 1978;44(6):909–913.
7. Eckenhoff JE. *Anesthesiology.* 1951;12(4):401–410.
8. Holzki J, et al. *Paediatr Anaesth.* 2018;28(1):13–22.
9. Arens R, et al. *Am J Respir Crit Care Med.* 2002;165(1):117–122.
10. Seymour AH, et al. *J Cardiothorac Vasc Anesth.* 2002;16(2):196–198.
11. Miller MJ, et al. *J Pediatr.* 1985;107(3):465–469.
12. de Almeida V, et al. *Am J Perinatol.* 1995;12(3):185–188.
13. deAlmeida VL, et al. *Pediatr Pulmonol.* 1994;18(6):374–378.
14. Heilbron DC, et al. *Pediatr Nephrol.* 1991;5(1):5–11.
15. Vieux R. *Pediatrics.* 2010;125(5):e1186–1192.
16. Beath SV, et al. *Semin Neonatol.* 2003;8(5):337–346.
17. Grijalva J, et al. *Semin Pediatr Surg.* 2013;22(4):185–189.
18. Andrew M, et al. *Blood.* 1987;70(1):165–172.
19. Andrew M, et al. *Blood.* 1992;80(8):1998–2005.
20. Heppenstall M, et al. *Blood cells, molecules & diseases.* 2017;67:41–47.
21. Haley KM, et al. *Front Pediatr.* 2017;5:136.
22. Stein PD, et al. *The Journal of pediatrics.* 2004;145(4):563–565.
23. Morgan J, et al. *Paediatr Anaesth.* 2018;28(5):382–391.
24. Simon AK, et al. *Proc Biol Sci.* 2015;282(1821):20143085.
25. Fitzgerald M, et al. *Nat Rev Neurosci.* 2005;6(7):507–520.
26. Fitzgerald M, et al. *Exp Physiol.* 2015;100(12):1451–1457.
27. Valeri BO, et al. *Clin J Pain.* 2015;31(4):355–362.
28. Knobel RB, et al. *Newborn and infant nursing reviews.* 2014;14:45–49.
29. Sumpter A, Anderson BJ. *Curr Opin Anaesthesiol.* 2009;22(4):469–475.
30. Kaufmann J, et al. *Br J Anaesth.* 2017;118(5):670–679.
31. Anderson BJ, et al. *Paediatr Anaesth.* 2012;22(6):530–538.
32. Barker CIS, et al. *Archives of disease in childhood.* 2018;103(7):695–702.
33. Friis-Hansen B, et al. *Pediatrics.* 1971;47(1):264+. suppl 2.
34. Anderson BJ, Holford NH. *Drug metabolism and pharmacokinetics.* 2009;24(1):25–36.
35. Welzing L, et al. *Anesthesiology.* 2011;114(3):570–577.
36. Monagle P, et al. *Chest.* 2012;141(suppl 2):e737S–e801S.
37. Katoh T, Ikeda K. *Br J Anaesth.* 1992;68(2):139–141.
38. Lerman J, et al. *Anesthesiology.* 1994;80(4):814–824.
39. Lerman J, et al. *Anesthesiology.* 1983;59(5):421–424.
40. Taylor RH, Lerman J. *Anesthesiology.* 1991;75(6):975–979.
41. LeDez KM, Lerman J. *Anesthesiology.* 1987;67(3):301–307.
42. Gregory GA, et al. *Anesthesiology.* 1969;30(5):488–491.
43. Katoh T, Ikeda K. *Anesthesiology.* 1987;66(3):301–303.
44. Nicodemus HF, et al. *Anesthesiology.* 1969;31(4):344–348.
45. Katoh T, et al. *Anesth Analg.* 1993;76(2):348–352.
46. Inomata S, et al. *Anesth Analg.* 1998;87(6):1263–1267.
47. Taguchi M, et al. *Anesthesiology.* 1994;81(3):628–631.
48. Kihara S, et al. *Anesthesiology.* 2003;99(5):1055–1058.
49. Davidson AJ, et al. *Br J Anaesth.* 2005;95(5):674–679.
50. Wodey E, et al. *Br J Anaesth.* 2005;94(6):810–820.
51. Murat I, et al. *Anesthesiology.* 1990;73(1):73–81.
52. Murat I, et al. *Br J Anaesth.* 1985;57(12):1197–1203.
53. Murat I, et al. *Br J Anaesth.* 1985;57(6):569–572.
54. Murat I, et al. *Anaesthesia.* 1987;42(7):711–718.
55. Bhananker SM, et al. *Anesth Analg.* 2007;105(2):344–350.
56. Ramamoorthy C, et al. *Anesth Analg.* 2010;110(5):1376–1382.
57. Constant I, et al. *Paediatr Anaesth.* 2005;15(4):266–274.
58. Fisher DM, Zwass MS. *Anesthesiology.* 1992;76(3):354–356.
59. Zwass MS, et al. *Anesthesiology.* 1992;76(3):373–378.
60. Tsze DS, et al. *J Pediatr.* 2016;169:260–265 e262.
61. Babl FE, et al. *EMJ.* 2008;25(11):717–721.
62. Babl FE, et al. *Pediatrics.* 2008;121(3):e528–532.
63. Villeret I, et al. *Paediatr Anaesth.* 2002;12(8):712–717.
64. Pandit UA, et al. *Anesth Analg.* 1995;80(2):230–233.
65. Devroe S, et al. *Paediatr Anaesth.* 2018;28(8):726–738.
66. Devroe S, et al. *Paediatr Anaesth.* 2017;27(12):1210–1219.
67. Bajwa SA, et al. *Paediatr Anaesth.* 2010;20(8):704–711.
68. Malarbi S, et al. *Paediatr Anaesth.* 2011;21(9):942–950.
69. Martin JC, et al. *Anesthesiology.* 2014;121(4):740–752.
70. Costi D, et al. *Paediatr Anaesth.* 2015;25(5):517–523.
71. Dahmani S, et al. *Curr Opin Anaesthesiol.* 2014;27(3):309–315.
72. Moore AD, Anghelescu DL. *Paediatr Drugs.* 2017;19(1):11–20.
73. van Hoff SL, et al. *Paediatr Anaesth.* 2015;25(7):668–676.
74. Kim N, et al. *Paediatr Anaesth.* 2017;27(9):885–892.
75. Veyckemans F, et al. *Paediatr Anaesth.* 2001;11(5):630–631.
76. Fernandez PG, Mikhael M. *Paediatr Anaesth.* 2017;27(5):461–470.
77. Parke TJ, et al. *BMJ.* 1992;305(6854):613–616.
78. Wolf A, et al. *Lancet.* 2001;357(9256):606–607.
79. Lerman J, et al. *Paediatr Anaesth.* 2010;20(3):273–278.
80. Lauder GR, et al. *Paediatr Anaesth.* 2015;25(1):52–64.
81. Mani V, Morton NS. *Paediatr Anaesth.* 2010;20(3):211–222.
82. Gaynor J, Ansermino JM. *BJA Education.* 2016;16(11):369–474.
83. Dahmani S, et al. *Acta Anaesthesiol Scand.* 2010;54(4):397–402.
84. Potts AL, et al. *Paediatr Anaesth.* 2007;17(10):924–933.
85. Phan H, Nahata MC. *Paediatr Drugs.* 2008;10(1):49–69.
86. Potts AL, et al. *Paediatr Anaesth.* 2008;18(8):722–730.
87. Sun Y, et al. *Paediatr Anaesth.* 2014;24(8):863–874.
88. Pasin L, et al. *Paediatr Anaesth.* 2015;25(5):468–476.
89. Crews KR, et al. *Clin Pharmacol Ther.* 2012;91(2):321–326.
90. Ciszkowski C, et al. *N Engl J Med.* 2009;361(8):827–828.
91. Goresky GV, et al. *Anesthesiology.* 1987;67(5):654–659.
92. Ross AK, et al. *Anesth Analg.* 2001;93(6):1393–1401. table of contents.
93. Crawford MW, et al. *Anesth Analg.* 2005;100(6):1599–1604.
94. Morgan JM, et al. *Anaesthesia.* 2007;62(2):135–139.
95. Anderson BJ, et al. *Paediatr Anaesth.* 2017;27(8):785–788.
96. Larach MG, et al. *Clinical pediatrics.* 1997;36(1):9–16.
97. Tran DTT, et al. *Anaesthesia.* 2017;72(6):765–777.
98. Reynolds LM, et al. *Anesthesiology.* 1996;85(2):231–239.
99. Plaud B, et al. *Annales francaises d'anesthesie et de reanimation.* 2009;28(suppl 2):S64–69.
100. Tobias JD, et al. *Paediatr Anaesth.* 2017;27(7):781.
101. U.S. Food and Drug Administration. FDA review results in new warning about using general anesthetics and sedation drugs in young hildren and pregnant women. In: UFaD A, ed. FDA Drug Safety Communication2016.
102. U.S. Food and Drug Administration. FDA approves label changes for use of general anesthetic and sedation drugs in young children. In: UFaD A, ed. FDA Drug Safety communication2017.
103. Vutskits L, Xie Z. *Nat Rev Neurosci.* 2016;17(11):705–717.
104. Lin EP, et al. *Neurotoxicol Teratol.* 2017;60:117–128.
105. Jevtovic-Todorovic V, et al. *J Neurosci.* 2003;23(3):876–882.
106. Paule MG, et al. *Neurotoxicol Teratol.* 2011;33(2):220–230.
107. Raper J, et al. *Anesthesiology.* 2015;123(5):1084–1092.
108. Istaphanous GK, et al. *Anesth Analg.* 2013;116(4):845–854.
109. Briner A, et al. *Anesthesiology.* 2010;112(3):546–556.
110. Brambrink AM, et al. *Ann Neurol.* 2012;72(4):525–535.
111. Vutskits L, Davidson A. *Curr Opin Anaesthesiol.* 2017;30(3):337–342.
112. Disma N, et al. *Paediatr Anaesth.* 2018;28(9):758–763.
113. Davidson AJ, Sun LS. *Anesthesiology.* 2018;128(4):840–853.
114. Beers SR, et al. *Anesth Analg.* 2014;119(3):661–669.
115. Bartels M, et al. *Twin Res Hum Genet.* 2009;12(3):246–253.
116. Hansen TG, et al. *Anesthesiology.* 2011;114(5):1076–1085.
117. Glatz P, et al. *JAMA pediatrics.* 2017;171(1):e163470.
118. O'Leary JD, et al. *Anesthesiology.* 2016;125(2):272–279.
119. Graham MR, et al. *Anesthesiology.* 2016;125(4):667–677.
120. Schneuer FJ, et al. *Paediatr Anaesth.* 2018;28(6):528–536.
121. Wilder RT, et al. *Anesthesiology.* 2009;110(4):796–804.
122. Flick RP, et al. *Pediatrics.* 2011;128(5):e1053–1061.
123. Hu D, et al. *Anesthesiology.* 2017;127(2):227–240.
124. Ing C, et al. *Anesth Analg.* 2017;125(6):1988–1998.
125. Warner DO, et al. *Anesthesiology.* 2018;129(1):89–105.
126. DiMaggio C, et al. *J Neurosurg Anesthesiol.* 2009;21(4):286–291.
127. Ko WR, et al. *Paediatr Anaesth.* 2014;24(7):741–748.
128. Ko WR, et al. *Eur J Anaesthesiol.* 2015;32(5):303–310.
129. Ing C, et al. *Pediatrics.* 2012;130(3):e476–485.
130. Stratmann G, et al. *Neuropsychopharmacology.* 2014;39(10):2275–2287.
131. Backeljauw B, et al. *Pediatrics.* 2015;136(1):e1–12.
132. de Heer IJ, et al. *Anaesthesia.* 2017;72(1):57–62.
133. Sun LS, et al. *JAMA.* 2016;315(21):2312–2320.
134. Davidson AJ, et al. *Lancet.* 2016;387(10015):239–250.
135. Bartels DD, et al. *Paediatr Anaesth.* 2018;28(6):520–527.
136. Shi Y, et al. *Paediatr Anaesth.* 2018;28(6):513–519.
137. Stolwijk LJ, et al. *Pediatrics.* 2016;137(2):e20151728.
138. Stolwijk LJ, et al. *The Journal of pediatrics.* 2017;182:335–341 e331.
139. American Academy of Pediatrics. *Pediatrics.* 1996;98(3 Pt 1):502–508.
140. Apfelbaum JL, et al. *Anesthesiology.* 2012;116(3):522–538.

141. Skinner JR, et al. *Heart Rhythm.* 2014;11(12):2322–2327.
142. Saul JP, et al. *Heart Rhythm.* 2015;12(3):610–611.
143. Van Niekerk C, et al. *J Clin Pathol.* 2017;70(9):808–813.
144. Section on Anesthesiology and Pain Medicine. *Pediatrics.* 2014; 134(3):634–641.
145. Becke K, et al. *Curr Opin Anaesthesiol.* 2012;25(3):333–339.
146. Makela MJ, et al. *J Clin Microbiol.* 1998;36(2):539–542.
147. Empey DW, et al. *Am Rev Respir Dis.* 1976;113(2):131–139.
148. Tait AR, et al. *Curr Opin Anaesthesiol.* 2005;18(6):603–607.
149. Tait AR, et al. *Anesthesiology.* 2001;95(2):299–306.
150. von Ungern-Sternberg BS, et al. *Lancet.* 2010;376(9743):773–783.
151. Worner J, et al. *Anaesthesist.* 2009;58(10):1041–1044.
152. Scalfaro P, et al. *Anesth Analg.* 2001;93(4):898–902.
153. Kain ZN, et al. *Arch Pediatr Adolesc Med.* 1996;150(12):1238–1245.
154. O'Sullivan M, Wong G. *Continuing Education in Anaesthesia, Critical Care and Pain.* 2013;13(6):196–199.
155. Tan L, Meakin G. *Continuing Education in Anaesthesia, Critical Care and Pain.* 2010;10(2):48–52.
156. Watson AT, Visram A. *Paediatr Anaesth.* 2003;13(3):188–204.
157. Chundamala J, et al. *Can J Anaesth.* 2009;56(1):57–70.
158. Strom S. *Curr Opin Anaesthesiol.* 2012;25(3):321–325.
159. Caldas JC, et al. *Paediatr Anaesth.* 2004;14(11):910–915.
160. Marechal C, et al. *Br J Anaesth.* 2017;118(2):247–253.
161. Liu PP, et al. *Br J Anaesth.* 2018;121(2):438–444.
162. Bozkurt P, et al. *Curr Opin Anaesthesiol.* 2007;20(3):211–215.
163. Practice guidelines for preoperative fasting and the use of pharmacologic agents to reduce the risk of pulmonary aspiration: application to healthy patients undergoing elective procedures: an updated report by the American Society of Anesthesiologists Task Force on Preoperative Fasting and the Use of Pharmacologic Agents to Reduce the Risk of Pulmonary Aspiration. *Anesthesiology.* 2017;126(3):376–393.
164. Frykholm P, et al. *Br J Anaesth.* 2018;120(3):469–474.
165. Mesbah A, Thomas M. *BJA Education.* 2017;17(10):346–350.
166. Schmidt AR, et al. *Br J Anaesth.* 2018;121(3):647–655.
167. Ramgolam A, et al. *Anesthesiology.* 2018;128(6):1065–1074.
168. Christiansen E, Chambers N. *Paediatr Anaesth.* 2005;15(5):421–425.
169. Davidson AJ. *Anesthesiology.* 2018;128(6):1051–1052.
170. Newton R, Hack H. *BJA Eduction.* 2016;16(4):120–123.
171. Eich C, et al. *Acta Anaesthesiol Scand.* 2009;53(9):1167–1172.
172. Engelhardt T, et al. *Paediatr Anaesth.* 2015;25(1):5–8.
173. Warner MA, et al. *Anesthesiology.* 1993;78(1):56–62.
174. Kalinowski CP, Kirsch JR. *Best Pract Res Clin Anaesthesiol.* 2004;18(4):719–737.
175. Warner MA, et al. *Anesthesiology.* 1999;90(1):66–71.
176. Weiss M, Engelhardt T. *Eur J Anaesthesiol.* 2012;29(6):257–258.
177. Raj D, Luginbuehl I. *Continuing Education in Anaesthesia, Critical Care and Pain.* 2015;15(1):7–13.
178. Klucka J, et al. *Biomed Res Int.* 2015;2015:368761.
179. Frei FJ, Ummenhofer W. *Paediatr Anaesth.* 1996;6(4):251–263.
180. Karkouti K, et al. *Can J Anaesth.* 2000;47(8):730–739.
181. Heinrich S, et al. *Paediatr Anaesth.* 2012;22(8):729–736.
182. Meier S, et al. *Anesth Analg.* 2002;94(3):494–499. table of contents.
183. Harless J, et al. *Int J Crit Illn Inj Sci.* 2014;4(1):65–70.
184. Arai YC, et al. *Anesth Analg.* 2004;99(6):1638–1641. table of contents.
185. Brambrink AM, Braun U. *Best Pract Res Clin Anaesthesiol.* 2005;19(4):675–697.
186. Holm-Knudsen R, et al. *Paediatr Anaesth.* 2005;15(10):839–845.
187. White MC, et al. *Paediatr Anaesth.* 2009;19(suppl 1):55–65.
188. Luce V, et al. *Paediatr Anaesth.* 2014;24(10):1088–1098.
189. Leslie D, et al. *Anaesthesia and Intensive Care Medicine.* 2015;16(8):389–394.
190. Wallace C, Englehardt T. *Current Treatment Options in Pediatrics.* 2015;1:25–37.
191. Brooks P, et al. *Can J Anaesth.* 2005;52(3):285–290.
192. Brambrink AM, et al. *Curr Opin Anaesthesiol.* 2002;15(3):329–337.
193. Black AE, et al. *Paediatr Anaesth.* 2015;25(4):346–362.
194. Engelhardt T, Weiss M. *Curr Opin Anaesthesiol.* 2012;25(3):326–332.
195. Maloney E, Meakin GH. *Conitnuing Education in Anesthesia, Critical Care and Pain.* 2007;7:183–186.
196. Kneyber MC. *Best Pract Res Clin Anaesthesiol.* 2015;29(3):371–379.
197. Slutsky AS, Ranieri VM. *N Engl J Med.* 2013;369(22):2126–2136.
198. de Jager P, et al. *Crit Care Med.* 2014;42(12):2461–2472.
199. Randolph AG. *Crit Care Med.* 2009;37(8):2448–2454.
200. Erickson S, et al. *Pediatr Crit Care Med.* 2007;8(4):317–323.
201. Feldman JM. *Anesth Analg.* 2015;120(1):165–175.
202. Pearsall MF, Feldman JM. *Anesth Analg.* 2014;118(4):776–780.
203. Section on A, et al. *Pediatrics.* 2015;136(6):1200–1205.
204. Holtby H, et al. *Paediatr Anaesth.* 2012;22(10):952–961.
205. Schindler E, et al. *Paediatr Anaesth.* 2012;22(10):1002–1007.
206. Benkhadra M, et al. *Paediatr Anaesth.* 2012;22(5):449–454.
207. Seiden SC, et al. *Paediatr Anaesth.* 2014;24(12):1217–1223.
208. Cote CJ, et al. *Paediatr Anaesth.* 2015;25(2):150–159.
209. Yu Y, et al. *Cochrane Database Syst Rev.* 2018;1:CD010947.
210. Ganesh A, Watcha MF. *Curr Opin Anaesthesiol.* 2004;17(3):229–234.
211. Cornelissen L, et al. *Elife.* 2015;4:e06513.
212. van der Griend BF, et al. *Anesth Analg.* 2011;112(6):1440–1447.
213. Jimenez N, et al. *Anesth Analg.* 2007;104(1):147–153.
214. Schreiner MS, et al. *Anesthesiology.* 1996;85(3):475–480.
215. Mamie C, et al. *Paediatr Anaesth.* 2004;14(3):218–224.
216. Habre W, et al. *Lancet Respir Med.* 2017;5(5):412–425.
217. Auroy Y, et al. *Anesth Analg.* 1997;84(1):234–235.
218. Zgleszewski SE. *Anesth Analg.* 2016;122(2):482–489.
219. Lunn JN. *Paediatric Anaesthesia.* 1992;2:69–72.
220. Weiss M, et al. *Curr Opin Anaesthesiol.* 2015;28(3):302–307.
221. Holliday MA, Segar WE. *Pediatrics.* 1957;19(5):823–832.
222. Oh TH. *Anesthesiology.* 1980;53(4):351.
223. Bailey AG, et al. *Anesth Analg.* 2010;110(2):375–390.
224. Sumpelmann R, et al. *Paediatr Anaesth.* 2017;27(1):10–18.
225. Oh GJ, Sutherland SM. *Pediatr Nephrol.* 2016;31(1):53–60.
226. McNab S, et al. *Cochrane Database Syst Rev.* 2014;12:CD009457.
227. McNab S, et al. *Lancet.* 2015;386(9989):136.
228. Leelanukrom R, Cunliffe M. *Paediatr Anaesth.* 2000;10(4):353–359.
229. Datta PK, Aravindan A. *Anesth Essays Res.* 2017;11(3):539–543.
230. Osborn DA, Evans N. *Cochrane Database Syst Rev.* 2004;(2):CD002055.
231. Sumpelmann R, et al. *Paediatr Anaesth.* 2008;18(10):929–933.
232. Brutocao D, et al. *J Cardiothorac Vasc Anesth.* 1996;10(3):348–351.
233. Northern Neonatal Nursing Initiative. *Eur J Pediatr.* 1996;155(7):580–588.
234. Northern Neonatal Nursing Initiative. *Lancet.* 1996;348(9022):229–232.
235. Hume HA, Limoges P. *Am J Ther.* 2002;9(5):396–405.
236. Barcelona SL, et al. *Paediatr Anaesth.* 2005;15(9):716–726.
237. Barcelona SL, et al. *Paediatr Anaesth.* 2005;15(10):814–830.
238. Cote CJ. *Anesthesiology.* 1987;67(5):676–680.
239. Cote CJ, et al. *Anesth Analg.* 1988;67(2):152–160.
240. Cote CJ, et al. *Anesthesiology.* 1987;66(4):465–470.
241. Diab YA, et al. *Br J Haematol.* 2013;161(1):15–26.
242. Chidester SJ, et al. *J Trauma Acute Care Surg.* 2012;73(5):1273–1277.
243. Blain S, Paterson N. *BJA Education.* 2016;16(8):269–275.
244. Reddick AD, et al. *Emergency medicine journal: EMJ.* 2011;28(3):201–202.
245. Polaner DM, et al. *Anesth Analg.* 2012;115(6):1353–1364.
246. Suresh S, et al. *Anesthesiol Clin.* 2012;30(1):101–117.
247. Morray JP, et al. *Anesthesiology.* 2000;93(1):6–14.
248. Flick RP, et al. *Anesthesiology.* 2007;106(2):226–237. quiz 413-224.
249. Murat I, et al. *Paediatr Anaesth.* 2004;14(2):158–166.
250. Tay CL, et al. *Paediatr Anaesth.* 2001;11(6):711–718.
251. Tiret L, et al. *Br J Anaesth.* 1988;61(3):263–269.
252. Askie LM, et al. *Cochrane Database Syst Rev.* 2017;4:CD011190.
253. McCann ME, et al. *Pediatrics.* 2014;133(3):e751–757.
254. Chang PS, et al. *Anesthesiology.* 2016;124(4):885–898.
255. Davidson A. *Paediatr Anaesth.* 2014;24(1):3–4.
256. Davidson AJ. *Anesthesiology.* 2012;116(3):507–509.
257. Diaz LK, et al. *Paediatr Anaesth.* 2005;15(10):862–869.
258. Broemling N, Campbell F. *Paediatr Anaesth.* 2011;21(11):1092–1099.
259. Knottenbelt G, et al. *Paediatr Anaesth.* 2012;22(3):268–274.
260. Putnam LR, et al. *JAMA pediatrics.* 2016;170(12):1188–1194.
261. Kays DW. *Semin Pediatr Surg.* 2017;26(3):166–170.
262. Snoek KG, et al. *Neonatology.* 2016;110(1):66–74.
263. Deprest J, et al. *Ultrasound Obstet Gynecol.* 2004;24:121–126.
264. Cook-Sather SD, et al. *Can J Anaesth.* 1997;44(2):168–172.
265. Cook-Sather SD, et al. *Anesth Analg.* 1998;86(5):945–951.
266. Andropoulos DB, et al. *Anesthesiology.* 1994;80(1):216–219.
267. Davidson AJ, et al. *Anesthesiology.* 2015;123(1):38–54.
268. Frawley G, et al. *Anesthesiology.* 2015;123(1):55–65.
269. Silins V, et al. *Paediatr Anaesth.* 2012;22(3):230–238.
270. Kurth CD, et al. *Anesthesiology.* 1987;66(4):483–488.
271. Cote CJ, et al. *Anesthesiology.* 1995;82(4):809–822.
272. Sale SM, et al. *Br J Anaesth.* 2006;96(6):774–778.
273. William JM, et al. *Br J Anaesth.* 2001;86(3):366–371.
274. Welborn LG, et al. *Anesthesiology.* 1990;72(5):838–842.
275. Henderson-Smart DJ, Steer PA. *Ochrane Database Ssyt rev.* 2001;4:CD000048.
276. Walther-Larsen S, Rasmussen LS. *Acta Anaesthesiol Scand.* 2006;50(7):888–893.

277. Murphy JJ, et al. *Journal of Pediatric Surgery*. 2008;43(5):865–868.
278. Bosenberg AT, et al. *Br J Anaesth*. 1995;74(5):506–508.
279. Lewis SR, et al. *Cochrane Database Syst Rev*. 2013;7:CD003591.
280. Stewart DW, et al. *Paediatr Anaesth*. 2012;22(2):136–143.
281. Strauss SG, et al. *Anesth Analg*. 1999;89(2):328–332.
282. American Academy of Pediatrics. *Pediatrics*. 2002;109(4):704–712.
283. Nixon GM, et al. *Pediatrics*. 2004;113(1 Pt 1):e19–25.
284. Gross D, et al. *Paediatr Anaesth*. 2006;16(4):444–450.
285. Kelly LE, et al. *Pediatrics*. 2012;129(5):e1343–1347.
286. Voronov P, et al. *Paediatr Anaesth*. 2007;17(7):684–687.
287. Birnkrant DJ, et al. *Chest*. 2007;132(6):1977–1986.
288. Allison KR. *Paediatr Anaesth*. 2007;17(1):1–6.
289. Shapiro F, et al. *Paediatr Anaesth*. 2016;26(7):710–721.
290. Brandom BW, Veyckemans F. *Paediatr Anaesth*. 2013;23(9):765–769.
291. Veyckemans F. *Curr Opin Anaesthesiol*. 2010;23(3):348–355.
292. Litman RS, et al. *Anesthesiology*. 2018;128(1):159–167.
293. Parikh S, et al. *Genetics in medicine : official journal of the American College of Medical Genetics*. 2017;19(12).
294. Vlassakova BG, Emmanouil DE. *Curr Opin Anaesthesiol*. 2016;29(3):359–366.
295. Taghizadeh N, et al. *Paediatr Anaesth*. 2015;25(11):1076–1084.
296. Wongprasartsuk P, Stevens J. *Paediatr Anaesth*. 2002;12(4):296–303.
297. Theroux MC, Akins RE. *Anesthesiology clinics of North America*. 2005;23(4):733–743. ix.

78 小儿心脏手术麻醉

EDMUND H. JOOSTE，KELLY A. MACHOVEC，WILLIAM J. GREELEY
马宁 译 张马忠 审校

要 点

- 出生至青春期器官系统的成熟过程影响生理功能并影响麻醉、手术的管理及预后。
- 了解先天性心脏病（congenital heart disease，CHD）并制订麻醉管理策略应基于四类缺损相关的病理生理：分流、混合病变、梗阻性病变、反流性病变。
- 影响 CHD（已修补、姑息治疗或未修补）麻醉管理的慢性后遗症包括心室衰竭、残余血流动力学影响（如瓣膜狭窄）、心律失常和血流量改变（如肺动脉高压）。
- 术前心功能状态评估和计划是麻醉成功的关键。
- 术中经食管超声心动图和中枢神经系统（central nervous system，CNS）监测有助于提高手术效果并减少并发症。
- 麻醉诱导需权衡患者心脏功能障碍程度、缺损、术前药的镇静水平及是否留置静脉导管。其他需考虑的因素包括肺动脉高压、心律失常和合并症。
- 麻醉维持取决于患者的年龄和状态、手术特点、心肺转流（cardiopulmonary bypass，CPB）时间及术后是否需机械通气。通常，患者术终能恢复到维持自主呼吸下的可唤醒的镇静状态最为合适。
- CPB 对新生儿、婴儿和儿童的生理影响与成人显著不同。患儿 CPB 期间暴露于深低温（18℃）、高度血液稀释、低灌注压及泵流量改变幅度大等极端生理状态，这些成人 CPB 很少出现。
- 复杂先心病修补后患儿 CPB 撤机困难的可能原因包括手术效果不满意、肺动脉高压、低外周血管阻力、低血红蛋白以及右或左心室功能障碍。
- 改良超滤（modified ultrafiltration，MUF）可逆转患儿 CPB 相关的血液稀释和炎症反应的有害作用。显著减少围术期失血量和用血量、改善左心室功能和收缩压、增加氧供并改善肺顺应性和脑功能。
- CPB 心脏手术新生儿、婴儿和儿童较年长患者更易出现术后出血。这主要是由于过度接触非内皮化体外循环管道的炎症反应，手术类型涉及更广泛的重建和缝合，频繁使用深低温或停循环，新生儿凝血系统不成熟以及发绀型心脏病患儿的出血倾向增加。
- 手术后患儿生理的特点是"连续性变化"，术后管理需剖析麻醉和心脏手术后正常和异常的恢复情况。
- 成人先心病管理是一个新兴的医学领域，需要经验丰富的多学科团队熟练管理。
- 先心病患者行移植手术、非体外循环下不进入心腔手术、心脏介入和非心脏手术时，麻醉尚需考虑其他相关问题。

外科手术是先天性心脏缺损患儿确实有效的治疗手段。早期手术的成功使先天性心脏病（congenital heart disease，CHD）（简称先心病）的管理进入了一个全新时代，并促进了小儿心脏内科、小儿心脏外科等亚学科及其合作学科的发展。通过这种合作，诊断和外科治疗取得了巨大进展；借此，小儿心血管麻醉科医师对先天性心脏畸形的病理生理学、心脏疾病的诊疗以及儿科、心脏麻醉和重症监护的基本原理理解更为深刻，水平进一步提高。小儿心脏麻醉是一个技术要求较高、持续发展的麻醉亚专业，其麻醉管理主要基于生理学原则。

CHD 心血管手术和麻醉通常在非正常生理条件下进行。临床很少有患者会经受类似 CHD 手术患儿降温到 18℃，急性血液稀释容量超过 50% 细胞外液量，完全停循环长达 1 h 等极端生理状态。小儿心血管麻醉科医师的重要作用主要体现在这种极端情况下的患者管理；此外，与医学其他领域一样，很多临床技术在完全阐明生理影响之前，实际上已经用于小儿心脏麻醉。

复杂病例的围术期管理需要医师团队（外科、麻醉科、心内科、重症监护科）、护士和灌注师共同努力。决定预后的主要因素是手术修补质量、心肺转流（cardiopulmonary bypass，CPB）影响和术后管理，但严格的麻醉管理不可或缺。理想情况下，除了疾病的复杂程度和 CPB、手术导致的明显生理改变，麻醉管理不应增加并发症发生率或死亡率[1]。为此需了解 CHD 患者管理的基本原则并将其应用于临床麻醉。

小儿心脏麻醉的独特性

小儿心血管疾病的治疗具有其独特性，与成人心脏手术差异较大（框 78.1），这与新生儿和婴儿正常

框 78.1 小儿心脏麻醉的独特性

患者
婴儿正常器官系统的发育和成熟改变
  心血管系统：出生时循环模式，心肌顺应性，体/肺循环系统及 β 肾上腺素能受体
  肺：呼吸商、闭合容量、胸壁顺应性
  中枢神经系统：脑生长、脑血流量、自主调节
  肾：肾小球滤过率、肌酐清除率
  肝：肝血流量、微粒体酶活性
疾病与生长相互影响
全身性疾病的影响改变躯体和器官生长
发育期器官损伤恢复的代偿能力
婴儿免疫系统不成熟
客观的小体型（即患者体型和体表面积较小）
先天性心脏病
解剖缺陷和生理改变多样
心肌肥厚和缺血导致心室重构改变
先心病的慢性后遗症
外科手术
手术方式多样
多次心脏内和右心室手术
深低温和停循环手术
婴幼儿早期施行修补手术的趋势
避免残余分流和改善后遗症状相关的外科技术发展
某些术式有扩大应用的趋势

器官系统成熟、先心病的病理生理状况不同、手术修补方法多样以及 CPB 技术（如深低温、完全停循环、脑局部灌注和三区域灌注技术）的使用等有关。

儿科患者的生理和成熟特征

出生时血流模式急剧改变，心血管系统变化明显（彩图 78.1）。胎儿期，血流绕过无通气、充满液体的肺脏返回右心房（right atrium，RA）。随后，血液优先从卵圆孔分流至左心房（left atrium，LA），或从右心室（right ventricle，RV）经动脉导管（patent ductus arteriosus，PDA）进入体循环。出生时，PDA 和卵圆孔生理性闭合形成正常成人循环模式。某些先天性心脏缺损或肺部疾病将破坏这种正常适应过程，右向左分流持续流经卵圆孔或 PDA，从而形成过渡循环；如过渡循环持续存在可导致严重低氧血症、酸中毒和血流动力学不稳定，新生儿对此耐受性较差。然而，某些先心病治疗初期，延长过渡循环对患儿有益，可促进体循环血流、肺循环血流（pulmonary blood flow，PBF）并提高出生后生存能力。肺动脉闭锁即属于这种情况，患儿 PBF 由 PDA 提供；若无侧支血管则 PDA 关闭将消除 PBF 的主要来源，导致低氧血症和死亡。此类患者使用前列腺素 E1 可维持导管通畅。对小儿心血管麻醉科医师而言，重要的是过渡循环可使用药物和通气策略控制，从而提高血流动力学稳定性。

正常新生儿和婴儿心血管系统的独特性之一是心肌储备低于健康成人。新生儿左心室功能受以下因素限制：α 肾上腺素能受体数量较少、循环儿茶酚胺静息水平较高、可动员的搏出功有限、钙转运系统不成熟以及心室顺应性较低[2]。这些因素限制了收缩性储备，导致左心室（left ventricle，LV）静息张力较高。新生儿心肌静息做功可能大于成人和年长儿，对 β 受体阻滞药敏感性更高，但 β 受体激动药多巴酚丁胺和异丙肾上腺素仅轻度增加心脏做功[3]。此外，心脏的实际收缩质量减少，因而心室顺应性下降。充盈压较低（1～7 mmHg）时，增加前负荷治疗有效；但充盈压超过 7～10 mmHg 时，左心室每搏量进一步增加极小[2]。因此，充盈压 7～10 mmHg 或更高时，新生儿维持心排血量更多依赖于心率，而对前负荷依赖性较小[4]。此外，新生儿心肌钙转运系统不发达，因而对细胞外钙水平的依赖性高于成人[5-6]；为增加或维持有效每搏量，需确保血浆离子钙水平正常甚至升高。成人心脏病患者相反，由于担心心肌缺血和再灌注损伤，心脏手术期间钙剂使用越来越少。

独特性之二与肺循环有关。生命第一个月肺循环

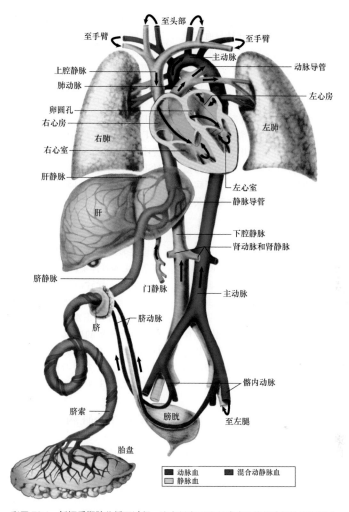

至头部

至手臂　　　　　　　　　　　　　　　　至手臂

上腔静脉　　　　　　　　　　主动脉　　　　　动脉导管
肺动脉
　　　　　　　　　　　　　　　　　　　　　左心房
卵圆孔
右心房
右肺　　　　　　　　　　　　　　　　　左肺
右心室

肝静脉
　　　　　　　　　　　　　　　左心室
肝　　　　　　　　　　　　　　静脉导管

　　　　　　　　　　　　　　　下腔静脉
　　　　　　　　　　　　　　　肾动脉和肾静脉

脐静脉　　　　门静脉　　　　　主动脉

脐　　　脐动脉

　　　　　　　　　　　　　　　髂内动脉

脐索
　　　　膀胱　　　　至左腿

胎盘

| ■ 动脉血 | ■ 混合动脉静脉血 |
| ■ 静脉血 | |

彩图 78.1　**妊娠后期胎儿循环过程。**注意经卵圆孔和动脉导管的选择性血流模式

改变巨大。刚出生的新生儿，由于肺膨胀和高 PaO₂（较宫内）的血管舒张作用，肺血管阻力（pulmonary vascular resistance，PVR）大幅下降。随后两个月，由于肺小动脉平滑肌层退化，PVR 进一步下降。肺动脉压随着 PVR 下降相应降低。新生儿期低氧血症或酸中毒等急性生理性应激，可能导致肺动脉压升高进而增加 PVR。如果由此引起右心室高压导其顺应性降低，则可在卵圆孔处形成右向左分流。一旦 PVR 超过体循环阻力（systemic vascular resistance，SVR），也会经 PDA 形成右向左分流。这两种情况均会加重低氧血症并因而降低组织氧（O₂）供。相反，室间隔缺损（ventricular septal defect，VSD）等左向右分流会增加 PBF，并随时间推移产生肺血管内膜改变，中层

肌性肥厚消退延迟，进而导致 PVR 持续升高。

因成人和小儿心脏病患者的体型差异，麻醉技术而有所不同，设备器材也需要相应的小型化处理。解剖学上，儿科患者上下呼吸道、动静脉和体表面积相比成人患者更小，这将影响麻醉处理。但由于超声的应用，即便最小的患儿，动脉导管置入也较为方便，动脉切开需求减少。由于技术上难以确定导管尖端在肺动脉的位置，且患儿有心内或心外交通时，肺血流与体循环输出量缺乏必然联系，因此肺动脉导管很少使用。可经由术野而非颈部经皮入路置入经胸导管，施行压力监测或输注血管活性药。选择经食管超声（transesophageal echocar-diography，TEE）微型探头结合多普勒彩色血流显像，评估手术修补效果和

功能[7-8]。

体型大小也影响 CPB 管理。小儿预充量与血容量之比比成人要高得多，血液稀释程度更大。多项研究表明儿童比成人对 CPB 的炎症反应更强[9]，这与患儿血液成分按体表面积计算，更多暴露于非上皮化泵管道表面有关。

罹患 CHD 的小儿患者，心血管系统问题通常是就医的唯一原因。生长发育期婴儿和儿童存在独特的疾病-生长互补关系，发育器官可代偿或改变疾病过程。由于这种发育器官系统的代偿能力，故儿童修复和恢复能力更强。尽管 CHD 患儿已适应心血管病理过程，但其躯体及脑、心肌和肺的生长发育确实会受到损害，有时甚至是永久性的影响。

先心病早产儿应特别关注。早产儿分为低体重（31～34 周，1～1.5 kg）、极低体重（26～30 周，600 g～1 kg）和超低体重（< 26 周，400～600 g）。早产儿呼吸衰竭常见，其病因众多。因小气道容易阻塞，气道阻力和呼吸做功增加，患儿易疲劳。由于表面活性物质缺乏造成肺顺应性降低，导致肺内分流和通气-灌注比例失调。机械通气可防止肺泡塌陷、保持气道通畅和维持肺容量，防止缺氧，但早产儿肺易发生气压伤和氧化损伤，使用须谨慎。肺保护性通气策略包括降低峰值吸气压力和使用最低吸入氧浓度（保证合理氧合水平）。

早产儿围术期容易出现呼吸暂停，可能为中枢性也可能为阻塞性，两者均可因麻醉药而加重。氧合或肺力学突变、脑出血和体温过低也可导致呼吸暂停。麻醉恢复期可出现持续性呼吸暂停，甚至长达 48 h。治疗选择包括持续监测呼吸暂停和饱和度、纠正贫血（血细胞比容 > 30）和静脉应用咖啡因。术后呼吸暂停与孕龄和胎龄、是否贫血及手术类型有关。

心脏病理生理改变会加重呼吸道问题。早产儿心脏收缩力弱、舒张功能差且对细胞内钙变化敏感。心排血量主要取决于心率，储备较少。早产儿绝对血容量也相对较低，对失血耐受性较差。由于自身调节功能尚不完善，在出现其他低血容量表现之前失血即可能已影响脑和冠状动脉血流。然而，早产儿也不能很好耐受液体超负荷。动脉导管开放可致左向右分流和肺血过多伴心力衰竭（heart failure, HF）。不加纠正将导致继发于肺血管内膜肥厚的肺动脉高压。

早产儿棕色脂肪储备不足，非颤抖产热调节体温的能力很差。提高手术室温度、使用恒温箱转运、呼吸气体加温加湿及静脉输液加温对维持体温正常至关重要。早产儿血糖控制困难，易出现低血糖症和高血糖，强调需频繁检测血糖。围术期继续输注葡萄糖溶液。早产儿吸入高浓度氧易发生视网膜病，早产儿也易发脑室内出血。应尽力避免血流动力学紊乱和氧饱和度波动。通常，器官系统不成熟可导致药效增加和作用时间延长，需仔细调节给药。

早产儿心血管畸形发生率是足月儿的两倍[10]。如不包括 PDA 或房间隔缺损（atrial septal defect, ASD），1/6 的 CHD 婴儿为早产。法洛四联症（tetralogy of Fallot, TOF）、肺动脉狭窄、肺动脉闭锁伴 VSD、完全性房室（atrioventricular, AV）间隔缺损、单发大 VSD 或合并主动脉缩窄和主动脉狭窄等较为常见[11]。TOF、完全性 AV 间隔缺损、左心发育不良、肺动脉狭窄或大 VSD 婴儿中低胎龄显著增加[12]。

心导管、介入和手术修补已在极低体重（< 1.5 kg）新生儿成功实施，但早熟器官系统的复杂性再叠加心肺病理生理，并发症率和死亡率均增加，值得注意[13-14]。复杂单心室低体重新生儿姑息手术死亡风险非常高[15-16]。早产儿介入导管治疗的并发症风险较高，并发症与血管通路建立、心律失常和呼吸功能受损有关[13]。维持血糖和体温正常，关注液体、电解质平衡很重要。维持适合年龄的血压、足够的血容量和血细胞比容可优化氧供。即时发现酸中毒并积极纠正。此类婴儿应尽可能收治于专科心脏重症监护治疗病房（intensive care unit, ICU）。

先天性心脏病

先天性心脏病（CHD）解剖和生理明显有别于成人后天性心脏病。心内分流、瓣膜病变、大动脉连接中断以及一个或多个心腔缺如等范围和程度不一，使得 CHD 患者采用统一的麻醉方法几无可能。此外，缺损可致血流动力学改变和心脏做功增加，引发心肌改变。就功能而言，这些心肌变化导致术中心室缺血和衰竭风险增加。了解孤立缺损、相关心肌改变和血流动力学后果是规划合理麻醉方案的基础。可将 CHD 划分为若干生理类别，麻醉科医师据此制订策略，定性预测药物、通气管理和输液的影响以优化心血管功能。心脏畸形可能是孤立的，但受影响的可能是整个心肺系统。

先心病的生理学方法

CHD 结构变异形成多种畸形，但麻醉管理则是以实现生理目标为目的。表 78.1 所列为通用生理学分类，结构虽复杂但这使我们能在有限的生理学范畴内理解这些缺损。基于生理学识别和分类，为复杂先心病患儿术中麻醉和术后管理提供一个条理性框架。通常，先心病可归入以下四类：分流、混合性病变、血流梗阻和瓣膜反流（表 78.1）。每一类至少有下述一种病理生理状态：心室容量超负荷、心室压力超负荷或低氧血症，并最终导致心力衰竭或肺血管疾病。围术期管理策略的重点是最大限度地减少这些病变的病理生理学后果。

分流病变　分流是心腔之间的心内连接（如 ASD 或 VSD）或体-肺动脉之间的心外连接（如 PDA）。血流方向取决于两侧相对阻力及分流孔径大小。心房水平分流的方向和程度还受心室顺应性的相对差异和各自 AV 瓣功能的影响。非限制性 VSD 或 PDA，血流方向取决于肺血管床和体循环血管床之间的相对阻力。分流病变对心血管系统的影响取决于分流大小和方向。

PVR 低于 SVR 时出现左向右分流，血流优先流向肺部、PBF 增加。左向右分流较大且 PVR 较低的患者 PBF 大量增加，导致三个病理生理学问题：①肺循环充血；②血管内容量超负荷导致左心室做功增加；③ PBF 过多导致 PVR 进行性升高。容量超负荷致心室扩张不利于心脏力学和生理，从而导致舒张期顺应

性降低。舒张期改变使相应的静脉床充血，因而在容量超负荷状态自然病史的早期，即可出现临床充血性心力衰竭（congestive heart failure，CHF）的体征和症状。婴儿心脏结构不成熟，增加左心室输出量的能力受限，因此巨大的左向右分流可能超过左心维持足够体循环灌注的能力。

对血流动力学有明显影响的 VSD，手术关闭室间隔缺损能显著降低左心室容量输出需求，机体从而立即受益。但有时，原来扩张的心室在修补后室壁张力突然增加，此时血流已无法进入低阻力肺循环，只能向高阻力体循环泵血，术后早期可能会引起更严重的心室衰竭。如果左向右分流未修补，长时间 PBF 增加会导致 PVR 进行性升高。肺小动脉可发生永久性改变，造成不可逆的肺血管阻塞性疾病。表 78.1 列出了常见的左向右分流病变。

肺血管或右心室流出道阻力超过 SVR 时出现右向左分流，随之 PBF 减少。体循环接受含缺氧血的混合血，临床表现为发绀和低氧血症。艾森曼格综合征和持续肺动脉高压新生儿的心房和导管水平分流，为 PVR 增加引起的单纯右向左分流。更常见的情况是，复杂病变伴肺流出道近肺血管处梗阻，产生右向左分流，而 PVR 较低。TOF 是右向左分流的经典范例，肺流出道梗阻而在 VSD 处发生分流。右向左分流时体循环灌注通常能维持正常，除非低氧血症严重到足以损害组织氧供。右向左分流可产生两个病理生理学问题：① PBF 降低，导致全身性低氧血症和发绀；②右心室射血阻力增加，最终可能导致心室功能障碍和 RV 衰竭。然而，由于生理机制可代偿压力超负荷，因此在自然病程早期很少出现收缩或舒张功能异常。不同于心室容量超负荷病变，压力超负荷病变通常需数年才会引起心室功能障碍和衰竭。

混合性病变　发绀型先天性心脏缺损中混合性病变最多（表 78.1）。缺损导致体肺循环大量混合以致两者动脉氧饱和度相似。肺-体循环流量比 Q̇p/Q̇s 与分流大小无关，而完全取决于血管阻力或流出道梗阻。肺、体循环趋于相互平行而非串联（表 78.1）。无流出道梗阻时，如单心室或 RV 双出口患儿，流向体循环或肺循环的流量取决于两者的相对血管阻力。如 SVR 超过 PVR（典型情况），则趋势是 PBF 过多，主要病理生理过程是左向右分流。患者 PBF 增加，心室容量超负荷且 PVR 随时间逐渐升高。如 PVR 超过 SVR，则体循环血流占主导地位而 PBF 急剧下降，导致低氧血症；可见于导管依赖性病变如左心发育不良综合征（hypoplastic left heart syndrome，HLHS）（表 78.2）。

表 78.1　先天性心脏缺损的分类		
生理学分类	**肺血流**	**注释**
左向右分流		
VSD	↑	心室容量超负荷
ASD		进展为 CHF
PDA		
AV 通道		
右向左分流		
法洛四联症（TOF）	↓	心室压力超负荷
肺动脉闭锁 /VSD		发绀
艾森曼格综合征		低氧血症
混合性病变		
大动脉转位 /VSD	通常↓，但 Q̇p/Q̇s 多变	压力与容量负荷多变
三尖瓣闭锁		常有发绀
静脉异位引流		
单心室		
梗阻性病变		
主动脉弓中断		心室功能障碍
严重主动脉瓣狭窄		心室压力超负荷
严重肺动脉瓣狭窄		动脉导管依赖
左心发育不全综合征		
主动脉缩窄		
二尖瓣狭窄		
反流性病变		
艾伯斯坦畸形		心室容量超负荷
其他继发性原因		进展为 CHF

ASD，房间隔缺损；AV，房室的；CHF，充血性心力衰竭；PDA，动脉导管未闭；VSD，室间隔缺损；Q̇p，肺循环血流；Q̇s，体循环血流

表 78.2　导管依赖性病变

PDA 提供体循环血流	PDA 提供肺血流
主动脉缩窄	肺动脉闭锁
主动脉弓中断	危重肺动脉狭窄
左心发育不良综合征	严重肺动脉瓣下狭窄伴 VSD
危重主动脉瓣狭窄	三尖瓣闭锁伴肺动脉狭窄

PDA，动脉导管未闭；VSD，室间隔缺损

　　混合性病变和左心室流出道梗阻的患者，PBF 过度增加可能损害体循环灌注。混合性病变和右心室流出道梗阻（如单心室伴肺动脉瓣下狭窄）的患者，体循环至肺循环的血流量变化多样，从血流均衡到 PBF 明显减少，后者低氧血症的严重程度取决于梗阻程度。典型的混合性病变包括永存动脉干、单心室、完全性肺静脉异位引流、肺动脉闭锁合并大的 VSD 和单心房。

　　梗阻性病变　梗阻性病变范围从轻到重。新生儿期出现严重梗阻时，表现为梗阻近端压力超负荷、身材矮小或梗阻近端心室严重功能异常。此类病变包括危重主动脉瓣狭窄、危重肺动脉瓣狭窄、主动脉缩窄和主动脉弓中断。主动脉和肺动脉闭锁属于流出道梗阻的最极端情况，与严重心室发育不全（HLHS 和室间隔完整的肺动脉闭锁）有关，这种情况下心室功能对循环生理已没有贡献。正如其他危重梗阻性病变，这些极端情况下的循环具有导管依赖性。但撇开相似之处，将其作为单心室生理可能更好理解，按照混合性病变的特点进行管理尤为重要。

　　危重左侧梗阻性缺损新生儿，体循环灌注依赖于通过 PDA 来的 RV 缺氧血；冠状动脉灌注由降主动脉逆行血流提供（表 78.2）。右侧病变时 PBF 由主动脉通过 PDA 供应，右心室功能受损。

　　危重新生儿左心梗阻性病变的病理生理问题包括：①严重左心室衰竭；②冠状动脉灌注障碍且室性异位节律增加；③体循环低血压；④ PDA 依赖性体循环；⑤体循环低氧血症。危重新生儿右心梗阻性病变的病理生理问题包括：①右心室功能障碍；② PBF 减少；③体循环低氧血症；④ PDA 依赖性 PBF。除非新生儿期出现最极端的情况，流出道梗阻的婴儿和儿童（如轻至中度主动脉或肺动脉狭窄、主动脉缩窄）可有效代偿压力超负荷，且常保持无临床症状很多年。

　　瓣膜反流　瓣膜反流作为原发性先天性缺损并不常见。新生儿期仅有的纯反流性缺损是三尖瓣 Ebstein 畸形。反流性病变常与瓣膜结构异常有关，如不完全或部分性房室管缺损、永存动脉干及 TOF 伴肺动脉瓣缺如。反流性病变的病理生理学包括①容量超负荷循

环，并因此②进展为心室扩张和衰竭。

　　如包括所有先天性心脏缺损的发生率，三种简单的左至右分流（VSD、ASD 和 PDA）和两种梗阻性病变（肺动脉狭窄、主动脉缩窄）构成其中的 60%；而混合性病变、复杂梗阻性病变及右向左分流病变占其余 40% 的绝大多数。后一组缺损较难处理，并发症率和死亡率明显更高。

　　先心病的慢性后果　CHD 的慢性影响与缺损或残余梗阻的血流动力学改变和手术后遗症有关。这些影响在整个生命中持续改变心血管和其他器官系统正常生长发育。术后很少能达到完全治愈，那些姑息性（非矫正性）手术，修补前后的异常都会对 CHD 患者产生长期影响[17]。许多异常表现轻微无临床意义，而有些则会影响心室功能、心脏传导系统，中枢神经系统（central nervous system，CNS）发育或 PBF 等。这些患者无论是初次或后续心脏手术，抑或非心脏手术，麻醉计划都应考虑以上慢性影响。

　　宫内和整个生命周期中，心肌受特定血流动力学影响持续重塑。CHD 异常血流动力学负荷干扰了心室正常的塑形过程（图 78.2）[18]。异常心室重构通常始于宫内，并刺激心室质量增加。心室质量增加是由于心室发育过程中室壁张力改变引起心肌细胞增生和肥

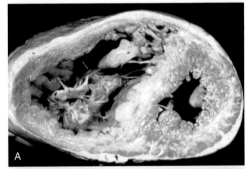

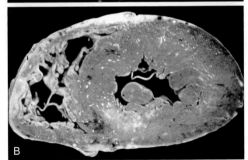

图 78.2　**两种不同先天性心脏病心室重构改变中心室肥厚模式的比较。**A. 法洛四联症，注意右心室肥厚和左心室缩小。B. 主动脉瓣狭窄，注意严重的左心室肥厚和室间隔膨入右心室

大。心室相应的生物力学变形会改变其几何形状，从而影响正常的收缩和舒张功能。

慢性血流动力学超负荷和复杂发绀性病变患者，静息和运动时即有心室功能异常。这些异常源于慢性心室超负荷、心肌缺血反复发作及手术残余分流或后遗症（心室切开、冠状动脉供血改变、心肌保护不足）。左心室慢性容量或压力超负荷均可导致 CHF，但由于代偿机制，压力超负荷对生理干扰尤其是舒张功能的影响低于容量超负荷。因此，孤立梗阻性病变出现 CHF 较晚，新生儿期无需治疗。同样，TOF 修补后肺动脉瓣功能不全引起的慢性右心室容量超负荷与慢性心室功能障碍和衰竭关系更大，而非残留肺动脉狭窄引起的 RV 压力负荷增加。实际上，当心室压力超负荷与心室扩张、容量超负荷叠加时（如 TOF 术后伴肺动脉瓣关闭不全和肺动脉分支狭窄），最易诱发心室功能障碍和衰竭。

由于对异常负荷产生多种生物物理反应，CHF 初期表现为心室顺应性改变。心室因血管容量超负荷而代偿性扩张和肥厚，以维持收缩期室壁张力正常，但舒张期室壁张力改变更明显（图 78.3）。慢性或重度压力超负荷产生的变化类似心肌肥厚，血供不足导致缺血和成纤维细胞增殖。最终导致心肌结构和功能的永久性改变。

发绀型心脏病患者对慢性低氧血症的长期代偿方式是灌注重新分配，即血液选择性流向心脏、大脑和肾，而到内脏循环、皮肤、肌肉和骨骼的血流减少。

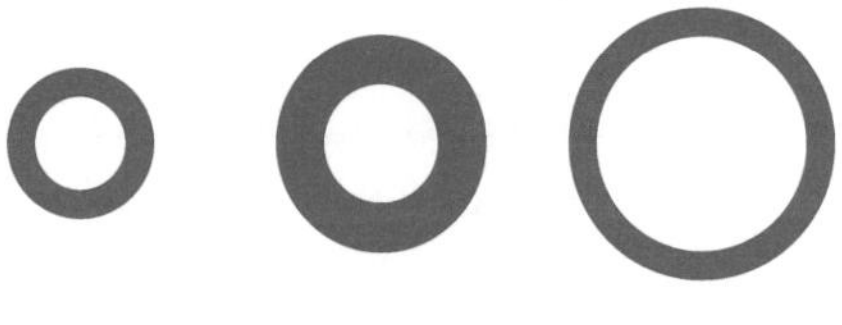

	正常	压力超负荷	容量超负荷
左心室压力	117 ±7 / 10 ±1	220* ±6 / 23* ±3	139 ±7 / 24* ±2
h	0.8 ±0.1	1.5* ±0.1	1.1* ±0.1
r	2.4 ±0.1	2.8 ±0.1	3.3* ±0.1
h/r	0.34 ±0.02	0.58* ±0.05	0.34 ±0.02
σ_s	151 ±14	161 ±24	175 ±7
σ_p	17 ±2	23 ±3	41* ±3

图 78.3 **青少年和成人异常心室压力和容量负荷的生理学变化。** 图示异常压力和容量负荷改变心室横截面几何形状。数据来源于 30 例青少年和成人心导管和超声心动图检查。压力超负荷致室壁厚度、厚度 / 半径比（h/r）显著增加但 σ 因代偿仍保持在正常范围；容量超负荷引起心室扩张和肥厚以维持 σ_s 正常但舒张功能明显受损。*$P = 0.01$。σ_d，舒张末期室壁张力；σ_s，峰值收缩期室壁张力；h，室壁厚度（mm）；LVp，左心室压；r，左心室半径（From Grossman W，Jones D，McLaurin LP. Wall stress and patterns of hypertrophy in the human left ventricle. J Clin Invest. 1975；56 [1]：56-64. ）

慢性低氧血症可致呼吸做功增加，以期增加氧摄取和氧供。最明显的并发症是躯体生长速度降低、代谢率增高和血红蛋白浓度升高。

先天性综合征可能伴有 CHD，会影响长期预后（表 78.3）

外科手术和特殊技术 先天性心脏手术的最终目标是：①生理循环分离；②缓解流出道梗阻；③保存或恢复心室质量和功能；④正常预期寿命；⑤维持生活质量。实现这些目标的外科手术复杂多样（表78.4）。通常，先天性心脏缺损手术可分为矫正治疗和姑息治疗。手术类型和时间取决于患者年龄、特定解剖缺损及外科医师和团队的经验（表 78.4）。

当部分解剖结构缺如时，如肺动脉闭锁（RV 和肺动脉缺如）、三尖瓣闭锁（RV 和三尖瓣缺如）、HLHS（主动脉闭锁和 LV 发育不良）、单心室（RV 或 LV 缺如）和二尖瓣闭锁（LV 缺如），常在婴儿期施行姑息手术。这些姑息手术可进一步细分为增加 PBF、减少 PBF 和增加混合（表 78.4）。增加 PBF 的姑息手术包括分流（Blalock-Taussig、中央和 Glenn）、流出道补片和 VSD 扩大术；降低 PBF 的手术包括肺动脉环缩和 PDA 结扎；改善心内混合的方法包括房间隔切开术（球囊、刀片切开和 Blalock-Hanlon 手术）。

外科和麻醉技术进步使婴儿早期修补手术不仅可行，很多情况下效果可能更好[19-20]。目前许多先天性心脏缺损能在婴儿期修补（表 78.4）。手术时机取决于医疗必要性、生理和技术的可行性及最佳预后。需要 PDA 维持足够体循环血流或 PBF 的心脏缺损（如肺动脉闭锁、HLHS、主动脉弓中断、危重主动脉瓣狭窄和危重肺动脉狭窄）需在新生儿期手术。很多缺损在婴儿早期修补最佳。大动脉转位（transposition of the great arteries，TGA）之类的病变，出生最初几周，PVR 较高有利于增加左心室收缩压，此时施行动脉调转手术，左心室功能更好；而其他手术修补如推迟数周或数月直到 PVR 持续下降（如 TOF、AV 通道缺损），术后生理功能可能更为稳定。那些存在"缓冲"畸形的缺损（如 TOF 合并冠状动脉分支异常或多发性VSD、TGA 合并 VSD 和严重左心室流出道梗阻），推迟进行根治性修补更容易达到理想的结果。

婴儿期心血管手术目的在于优先修补缺损而非姑息治疗[21]。这种趋势既是技术能力的提高，也是希望借此减少长期治疗和多次姑息手术后遗症相关的并发症和死亡率。早期矫正可降低 CHD 慢性并发症的发生率，如心室超负荷、发绀和肺血管梗阻性疾病相关的问题[22]。此外，一些尚未阐明的婴儿期因素具

表 78.3　先心病相关的综合征

综合征	病变	心脏病变	注释
综合征伴气道问题和 CHD			
CHARGE 综合征		VSD，ASD，PDA，TOF	小颌畸形，困难气道可能
Edwards 综合征	18 三体征	VSD，ASD，PDA	小颌畸形，小口，插管困难
Di George 综合征	22q11.2 微缺失	主动脉弓和圆锥动脉干病变	气管短-插管易入支气管
Goldenhar 综合征		VSD，PDA，TOF，CoA	上下颌发育不良，颈椎异常-插管困难
Hurler 综合征	MPS1 储积病	多瓣膜疾病，CAD，心肌病	巨舌症、短颈-插管极度困难
Noonan 综合征		PS，ASD，心肌病	短蹼颈、巨颌畸形-插管困难
Turner 综合征	单倍体 X	LVOT O，AS，HLHS，CoA	小颌畸形、蹼颈-插管困难
VATER 联合征		VSD，TOF，ASD，PDA	可能插管困难
综合征伴心律失常风险			
长 QT 综合征（LQTS）		尖端扭转型室速，SCD	
Brugada 综合征		VT/VF/SCD	
心律失常性右心室发育不良（ARVD）		VT/SCD	
儿茶酚胺性多形性室速		多形性 VT/SCD	
Wolff-Parkinson-White 综合征		SVT	
孕产妇狼疮		新生儿 CCHB	
CHD 相关的染色体紊乱			
Down 综合征	21 三体	VSD，ASD，CAVC	
Edward 综合征	18 三体	VSD，ASD，PDA	
Patau 综合征	13 三体	VSD，PDA，ASD	
Turner 综合征	单倍体 X	LVOT O，AS，HLHS，CoA	
3p- 综合征	3p 缺失	CAVC	
Cri du chat 综合征	4p 缺失	多变	
8p- 综合征	8p 缺失	CAVC	
9p- 综合征	9p 缺失	VSD，PDA，PS	
Williams 综合征	7q11 微缺失	SVAS，SVPS，分支 PS	
Smith-Magenis 综合征	17p11.2 微缺失	ASD，VSD，PS，AV 瓣畸形	
Miller-Dieker 综合征	17p13.3 微缺失	TOF，VSD，PS	
CHARGE 联合征		VSD，ASD，PDA，TOF	眼残缺，心脏病变，后鼻孔闭锁，生长发育障碍，生殖器和耳畸形

AS，心房狭窄；ASD，房间隔缺损；AV，房室；CAD，冠状动脉疾病；CAVC，完全性房室间隔缺损；CCHB，先天性完全性心脏传导阻滞；CHARGE，眼残缺，心脏病变，后鼻孔闭锁，生长发育障碍，生殖器和（或）泌尿系统发育不良，耳畸形和（或）耳聋；CHD，先天性心脏病；CoA，主动脉缩窄；HLHS，左心发育不全综合征；LVOTO，左心室流出道梗阻；MPS 1，黏多糖病 1 型；PDA，动脉导管未闭；PS，肺动脉狭窄；SCD，心脏性猝死；SVAS，室上主动脉狭窄；SVPS，肺动脉瓣上狭窄；SVT，室上狭窄；TOF，法洛四联症；VATER，脊椎缺损、肛门闭锁、气管食管瘘以及桡骨和肾发育不良；VSD，室间隔缺损；VT/VF，室性心动过速 / 室颤

有促进抗损伤和增强恢复能力（即可塑性增强）的效应，早期修复还有增强器官系统保护性的优势。脑、心、肺等重要器官随着外科技术的进步和 CHD 早期治疗，将能避免血流动力学和氧供慢性紊乱的有害影响。

CHD 外科技术本身的不断进化发展也有利于减少长期并发症和提高生存率。例如，Mustard 手术修补

TGA 带来的长期右心室功能障碍和衰竭问题，促进了新生儿动脉调转术的发展，解剖学矫正的同时长期效果更好。其次是 TOF 手术。TOF 右心室流出道修补术后长期肺动脉瓣功能不全与右心室功能不全和衰竭有关。首次手术修补时，采用经右心房和肺动脉的联合方法有助于保存肺动脉瓣，如存在肺动脉瓣功能不全

表 78.4　先天性心脏缺损及其修补

解剖缺损	姑息治疗	完全性修补
法洛四联症（TOF）		VSD 闭合和 RVOT 补片
合并肺动脉闭锁	分流	
合并右冠状动脉异常		Rastelli 手术
HLHS	Norwood 手术 / 移植	
大动脉转位		动脉调转术
冠脉解剖不理想		心房调转术（Senning）
三尖瓣闭锁	分流，然后 Fontan 术	
肺动脉闭锁合并 VSD	分流，然后 Fontan 术	
合并室间隔完整	分流，然后 Fontan 术	
严重主动脉瓣狭窄		主动脉瓣膜切开术
主动脉弓中断		端端吻合 / 锁骨下动脉翻转 / 外管道连接
完全性肺静脉异常		肺静脉与左房吻合和关闭 ASD
单心室 / 正常 PAs	环缩，然后 Fontan 术	
合并小 PAs	分流，然后 Fontan 术	
永存动脉干		RV-PA 管道和 VSD 关闭
房室通道		修补瓣裂 / 补片修补 ASD/ 将瓣膜固定于补片

ASD，房间隔缺损；HLHS，左心发育不全综合征；PA，肺动脉；RV，右室；RVOT，右心室流出道；VSD，室间隔缺损

则尽早植入同种带瓣肺动脉管道，以避免发生右心室功能不全和衰竭等长期并发症的发生[23]。

经系列分期重建术后，曾是致命性疾病的 HLHS，长期生存率显著提高[24-25]。用 RV-PA 导管替代传统体–肺分流，消除舒张期肺循环窃血的同时降低了体循环 RV 负荷，Ⅰ期姑息手术后存活率提高。较高的舒张压、无肺循环窃血和心肌做功降低改善了心肌灌注。右心室切开对单心室的长期影响尚不清楚[26-28]。2008 年，美国国立卫生研究院资助一项随机对照试验，比较了Ⅰ期 Norwood 手术时改良 Blalock-Taussig 分流（mBTS）和 RV-PA 导管的效果[29]。近期结果显示，婴儿 RV-PA 分流的存活率优于 mBTS，但长期预后没有差异[29-30]。

术后神经系统预后一直备受关注。很多先天性心脏缺损患者术前脑血流量（cerebral blood flow，CBF）已降低，而脑血流较低又与脑室周围白质软化有关[31]。

这些患者主动脉弓重建过程中，有些医院主张常规行局部低流量脑灌注，并使用经颅多普勒成像技术监测局部脑氧饱和度指数和 CBF 速度。局部脑氧饱和度指数或 CBF 减少大于 20% 基础值时应积极治疗，提高平均灌注压、输注红细胞（red blood cell，RBC）和维持 $PaCO_2$ 正常水平高限以扩张脑血管，尽力增加脑氧供。

Norwood 手术主动脉弓重建时采用"三区"灌注策略；直接灌注冠状动脉和远端胸主动脉，并通过无名动脉插管行持续脑灌注。患者体温较高时从远端到近端修补动脉弓，理论上可减少冠状动脉和内脏缺血时间，降低心脏功能障碍和腹部器官损害的风险，并减轻低温对血液系统的不良影响[32-33]。

由于技术进步，最初为特定缺损设计的手术方式应用范围也有所扩大。例如本来为三尖瓣闭锁患者设计的 Fontan 手术，改良后用于包括 HLHS 在内的系列单心室心脏手术[34-35]。Fontan 手术扩大用于那些曾经无法手术的复杂缺损时，初期并发症和死亡率增加。但近年来已经有所改变；通过分期手术（上腔–肺静脉吻合术，随后行 Fontan 手术）、Fontan 手术时 RA 和 LA 开窗以及改良超滤（modified ultrafiltration，MUF），至少可改善术后早期数年的预后情况[36]。

但是 Fontan 术后随着年龄增长，患者面临顽固性心律失常、单心室衰竭、蛋白丢失性肠病和纤维素性支气管炎等诸多独特的病理生理。大多数此类成年患者需儿童心脏专科–成人心脏专科协作管理，多学科加强监护优化心肺状态。手术精细化和创新使 CHD 患者生存率持续提高，如 Fontan 手术心肌小切口、缝合更精确及外科技术的不断发展，心室功能障碍、心律失常和残留梗阻的并发症减少，患者生活质量得以进一步改善。

先天性心脏手术对麻醉管理的影响与心肺支持类型有关。小患者修补手术复杂，常需相应改变转流技术，例如在 18℃ 下行深低温 CPB 并完全停循环。尽管这些技术在 CPB 广泛使用，但了解其主要器官系统生理功能的影响才刚刚开始。这些将在后续章节讨论。

麻醉管理

术前管理

麻醉评估

麻醉科医师管理先心病儿童将面临各类解剖和生理学异常。从年幼、健康、无症状 ASD 儿童到围术期需血流动力学和通气支持的 HLHS 新生儿；这些又

与患儿及其父母的心理影响因素相互纠结。患者和家人准备工作费时但不可忽略，否则影响患儿预后和父母满意度。先心手术非常复杂，围术期必须坚持以团队为导向的精准管理，以防出现错误和遗漏。术前访视为患者家庭提供了与外科医师和麻醉科医师会面的机会。

一般健康状况和活动基本上能反映心肺功能储备，应咨询父母关于患儿的一般健康状况和活动情况。如果不足则表明心血管或其他系统可能影响麻醉或手术风险。患儿运动耐力是否受损？体重是否增加适当或是否有因心脏恶病质表现出生长迟滞的迹象？是否有 CHF 体征（发汗、呼吸急促、喂养困难、反复呼吸道感染）？是否有发绀进行性加重或发绀发作？任何间发性疾病如近期上呼吸道感染或肺炎等必须明确。呼吸道反应性和 PVR 升高对手术预后有不良影响，因此，下呼吸道感染时择期手术可能需推迟进行。肺炎反复发作通常与肺循环过度和 PBF 升高致肺顺应性改变有关。

病史应包括手术和介入治疗史，这些可能影响当前的手术和麻醉计划。如患者锁骨下动脉已用于锁骨下皮瓣血管成形术纠正缩窄或用于 Blalock-Taussig 分流术，那么患侧安装监测仪将无法准确显示体循环动脉压或脉氧饱和度。同样，导管检查后股静脉闭塞儿童，不适合建立股静脉通路，尤其当不能开胸而选用股静脉 CPB 时更是如此。了解当前用药、先前的麻醉问题及麻醉困难家族史也同样重要。

当前处于超声心动图和心导管检查时代，体检很少能提供更多心脏病变的解剖信息。但在评估患儿整体状况方面非常有用。例如，病态面容、恶病质呼吸窘迫患儿心肺功能储备有限，过量术前药或长时间吸入麻醉诱导可能导致严重血流动力学不稳定。

联合用药和药物相互作用

多种心血管药物联合应用、麻醉药与影响血流动力学的药物联合应用时常发生药物相互作用。小儿心血管麻醉科医师须了解药物机制及其相互作用。表78.5 列出了常用心血管药物及其麻醉相关注意事项。

肿瘤患儿心脏或非心脏手术时，因化疗心脏毒性心血管风险较高[37]。常见心脏毒性药物包括抗代谢药物 5- 氟尿嘧啶、蒽环类抗生素阿霉素和柔红霉素以及烷化剂环磷酰胺。急性毒性特征为心电图 ST 段 /T波急性改变（ECG）、严重节律障碍和心包积液相关的 CHF。慢性心脏毒性心力衰竭通常为累积性，与剂量相关且对地高辛治疗无反应。严重心肌病与剂量、辐射和蒽环类药物等有关，死亡率超过 50%。对此类患儿应全面术前评估，包括全血细胞计数、肝肾功能和凝血参数及超声心动图；异氟烷 / 氧化亚氮（N_2O）麻醉和阿片类药物麻醉相比，前者血流动力学稳定性更好[38]。

麻醉药诱发恶性心律失常——尖端扭转型室上性心动过速，危险因素包括：女性，电解质失衡如低钾、低镁血症，先天性长 QT 综合征（congenital long QT syndrome，LQTS）离子通道多态性、亚临床 LQTS、QT 基线延长以及使用延长 QT 的药物，尤其高浓度和快速静脉注射时。CHF 或地高辛中毒等复极储备异常时，也可能导致尖端扭转型室速。表 78.6 列出了可引发先天性 LQTS 患者尖端扭转型室速的药物。网站 https://crediblemeds.org 可提供延长 QT 间隔药物的更新列表。

传统管理标准要求心脏手术患儿术前抽血行实验室评估（血红蛋白、电解质、血型和筛查）。最近这种做法受到质疑，尤其是从家里直接来院的患者。这些测试价格昂贵并占用大量医院资源，给患者带来痛苦和焦虑，且很少改变患儿管理[39]。详尽、针对性

表 78.5　常见围术期用药和注意事项		
心脏药物分类	相互作用	注意事项
血管紧张素转换酶抑制药	全身麻醉诱导致低血压	低血压患者应考虑取消清晨剂量或减量；避免使用有明显拟迷走作用药物，避免固定剂量诱导方案
β 受体阻滞药	急性停药加速心动过速和心律失常；增强挥发性麻醉药的降压作用；降低正性肌力药的反应性	围术期可继续用药
钙通道阻滞药	可能会增强挥发性麻醉药的负性变力和变时作用	围术期可继续用药
利尿药	低容量 / 低血钾；可能增强神经肌肉阻滞药的作用	术前停药
抗心律失常药	使用强心药和电解质紊乱时，有致心律失常作用；高儿茶酚胺能状态；与其他抗心律失常药物相互作用并导致心动过缓	避免电解质失衡；避免致心律失常药物；严密监护
α_2 受体激动药	减少围术期寒战、缺血以及麻醉药和镇痛药需要量	严密监测下围术期继续使用

和个性化策略则不影响患者安全、减少花费和不适感；此外，21 三体综合征、发绀型心脏病和接受抗血小板治疗等特殊人群，可能需要额外的特异性检查。

血容量正常儿童，血细胞比容升高可提示低氧血症的严重程度和病程。血细胞比容超过 60% 时易出现毛细血管淤塞和继发性终末器官损害（包括卒中）。尽管如此，如能放宽禁饮禁食指导原则，允许患儿饮用清亮液体直至麻醉诱导前 2 h，则此类患者无需尽早入院接受术前静脉输液[40-41]。

无创多普勒彩色血流超声心动图（echocardiography with Doppler color flow imaging，echo-Doppler）检查可用于评估心内解剖、血流模式及生理数据[42]。基于良好的超声心动图评估，很多心脏缺陷已无需创伤性更高的检查。echo-Doppler 确定心内异常效果最佳但对心外异常如肺动脉或静脉狭窄敏感性较差，后者需要计算机断层扫描（CT）或心导管检查。准确诠释解剖和生理需要技术熟练的心脏超声医师，这再次说明良好团队合作的重要性。解剖学极端变异和负荷条件不断变化使病情更为复杂，术中 echo-Doppler 检查对有经验的心脏超声医师也极具挑战，但小儿心血管麻醉科医师应了解其功能和局限性，以便参与术中管理的关键决策。

心脏和大血管磁共振成像（magnetic resonance imaging，MRI）广泛用于心脏病患儿检查。节段性描述心脏异常，评估胸主动脉异常，无创检测和量化分流、狭窄和反流，评估圆锥动脉干畸形和复杂异常，确定肺静脉异常，以及成人 CHD 患者的术后研究和评估[43-44]。MRI 在量化心室功能、局部室壁运动、瓣膜功能和流速流量图方面特别有用。对复杂先心病，主动脉弓、肺动脉和纵隔血管成像尤其有用。MRI 可为某些病变提供准确有用的信息，包括主动脉缩窄、肺动脉异常、肺静脉异常连接和左上腔静脉残留以及心内板障、管道和分流[43-44]。MRI 也可用于声窗较差的年长患者和胸壁畸形患者。某些患者可替代心导管检查，对冠状动脉异常、心肌灌注缺损及与心肌瘢痕相关状况（如致心律失常性 RV 异常增生）进行无创评估。如今，更新颖的 MRI 图像可用于 3D 打印、重建复杂病变，以建立心脏模型帮助规划手术过程[45-46]。心脏腺苷负荷 MRI 可用于描绘可诱导的缺血区域。但是，MRI 无法获得诸如氧饱和度之类的生理数据。

麻醉注意事项仍然与所有心脏病变相同，需额外关注的是 MRI 安全性，麻醉患儿不可使用非核磁兼容监护仪。MRI 扫描时间较长，且通常要求患者绝对制动或控制呼吸机以获得最佳图像。但是，随着呼吸门控技术和自由呼吸技术的进步，自主呼吸时获取图像已成为可能。如此则无需使用气管内插管和屏气的全身麻醉，代之以维持自主呼吸的静脉镇静。

心导管检查仍是先心病解剖和生理功能评估的金标准。尽管目前许多解剖学问题可通过无创方法获得，但导管检查仍是了解解剖复杂病例或生理数据的重要工具。对麻醉科医师较重要的导管数据包括以下内容。

1. 患儿对镇静药的反应
2. 所有心腔和大血管的压力和氧饱和度
3. 心内和心外分流 $\dot{Q}p/\dot{Q}s$ 的位置和大小
4. PVR 和 SVR
5. 心腔大小和功能
6. 瓣膜解剖和功能
7. 与先前手术相关的体肺动脉畸形
8. 冠状动脉解剖
9. 先前建立分流的解剖、位置和功能
10. 可能影响规划血管路或手术的后天或先天性解剖变异

详细回顾心导管检查数据并了解对手术和麻醉计划的潜在影响是非常重要的。并非所有医疗问题都可以在术前评估和纠正；心外科、心内科和麻醉科医师必须讨论可能的管理问题，确定患者术前进一步评估或处理的必要性。沟通与合作将优化患者监护，并促进围术期临床管理。

表 78.6 对先天性长 QT 综合征患者可能会引起尖端扭转型室速的药物	
药物分类	**药物名字**
抗心律失常药	胺碘酮 普鲁卡因胺 丙吡胺 伊布利特 奎尼丁 索他洛尔
抗精神病药	氯丙嗪 氟哌啶醇 硫利达嗪 美索达嗪
抗生素	红霉素 克拉霉素
其他	西沙必利 砷 美沙酮 氟哌啶醇 多潘立酮 多拉司琼 恩丹西酮 格隆溴铵

术中管理

手术室准备

手术室和麻醉设备须提前、周到准备。麻醉机须能提供空气、氧气和氧化亚氮以帮助平衡肺循环和体循环血流。有些麻醉机可能额外装配了二氧化碳（CO_2）用于帮助平衡循环。NO 对降低 PVR 非常重要，通常做法是将一台独立的设备添加至吸气侧呼吸回路，以便运送患者时也能连续应用。必须保证静脉输液管无气泡，所有输液管道应添加空气过滤器。标记并备用复苏药物，包括琥珀酰胆碱、葡萄糖酸钙或氯化钙、碳酸氢钠、阿托品、利多卡因、去氧肾上腺素和肾上腺素等。高危情况下应预先配制混合正性肌力药备用，通常为肾上腺素或多巴胺，但如强烈质疑其效应亦可准备其他药液（如米力农、血管加压素）。某些麻醉药物（依托咪酯、丙泊酚、氯胺酮等）可用于所有患儿。不推荐使用任何单一药物，也不存在某种药物更为重要的情况。许多小儿心脏麻醉患者储备能力有限，对基础心脏病的适应性反应导致内源性儿茶酚胺水平较高。因此，应在麻醉诱导前准备好复苏药物，随时备用。

对 CHD 手术而言，快速改变体温以降温和复温的能力至关重要。深低温 CPB 时患者温度降至 18℃。这些患者的手术管理中，冷-热水垫表面降温、冰袋以及有效的房间和环境温度控制系统非常重要。

生理监测

特殊监护取决于患儿状况及计划手术的大小和性质。框 78.2 列出了围术期可用的监测技术。最好在麻醉诱导前安放无创监测设备，但麻醉科医师面对哭泣患儿可能会推迟至麻醉诱导后。标准监测包括心电图、脉搏氧饱和度、二氧化碳和适当大小的血压袖带（示波法或多普勒法）。其他监测包括留置动脉导管和温度探头。手术需要 CPB 或可能引起肾缺血时，或者麻醉管理可能导致尿潴留时需使用 Foley 尿管。多数医院常规经皮置入中心静脉压（central venous pressure，CVP）监测，或由外科医师直接留置心房管，以帮助撤离 CPB 及术后血流动力学管理。

留置动脉导管可连续监测动脉压。年幼患儿桡动脉导管选用 22 G 或 24 G 最佳；较大儿童和青少年可用 20 G 导管。仔细检查、触诊、测定四肢无创血压以及使用超声有助于确保先前或目前的计划手术（如先前桡动脉切开、锁骨下皮瓣行缩窄修补或 Blalock-Taussig 分流）不影响选定的动脉压监测部位。其他可选置管部位包括尺、股、腋和脐（新生儿）动脉。胫

后或足背动脉置管通常不能满足复杂手术需要。外周动脉导管（主要是下肢远端）CPB 后效果差，肢体远端温度较低时不能反映中心主动脉压力[47]。

维持心肌和脑保护的主要措施是低温，因此准确、连续监测体温至关重要。直肠和鼻咽温度分别反映核心温度和大脑温度；食管温度监测可较好反映心脏和胸腔温度；鼓膜探头虽然反映大脑温度很好，但有引起鼓膜破裂可能。

脉搏血氧饱和度仪和二氧化碳分析仪可瞬时反馈通气和氧合是否充分。有助指导通气和血流动力学调节，可在分流手术和肺动脉环缩术前后帮助优化 $\dot{Q}p/\dot{Q}s$。深低温和停循环后患者外周血管收缩，数字化氧饱和度探头可靠性降低。新生儿提倡使用舌传感器监测中心氧饱和度，并减少与温度相关的变异性[48]。

是否使用经胸或经静脉肺动脉导管应根据疾病过程、生理状态和外科手术个体化确定。对三尖瓣闭锁或单心室 Fontan 手术患儿，Fontan 通路和肺静脉导管特别有用。Fontan 术后维持 PBF 缺乏心室泵支持，前负荷、PVR 和肺静脉压细微变化都会影响 PBF，从而影响体循环心排血量。CVP 和左心房压差［（LAP），也称跨肺压差］有助于确定血管内容量（CVP）、PVR（CVP-LAP 压差）或心室顺应性（LAP）的相对重要

性，治疗方法也不相同。

通常，体重超过 7 kg 儿童可经颈内静脉置入肺动脉导管。体重 7 ～ 25 kg 儿童使用 5.0-Fr 导管，超过 25 kg 儿童使用 7.0-Fr 导管。体重不足 7 kg 婴儿可经股静脉置入肺动脉导管，这有时可能需要透视检查。多数情况下，术中可使用经胸监测和 echo-Doppler 成像，一般无需经静脉肺动脉导管。

特殊监控

术中超声心动图　echo-Doppler 目前已成为儿科心脏手术的管理标准[49-50]。二维超声心动图结合脉冲多普勒超声检查和彩色血流图，可为大多数手术病例提供详细的形态学和生理学信息。手术室使用 echo-Doppler 可在 CPB 前获得详细的形态学和生理数据，从而帮助完善手术计划。转流前 echo-Doppler 有助于麻醉和手术管理精确定义[49]。由于患者麻醉后，心外膜和 TEE 超声多普勒成像方法不再受限，因此经常会有新的发现，治疗计划也会相应改变（图 78.4）。

转流后 echo-Doppler 可用于监测室壁运动和收缩期厚度，帮助评估手术修补质量和心脏功能[49]，即刻显示残留结构缺陷并立即修补，避免以后再次手术（图 78.5）。echo-Doppler 评估右心室或左心室收缩异常（据室壁运动或收缩期厚度变化判定），有助指导药物治疗。重要的是，转流后心室功能障碍和残余结构缺陷可再次手术发生率增加，相应的并发症和死亡率更高。echo-Doppler 有助于评估手术修补和确定手术危险因素，而有望改善预后。

术中 echo-Doppler 技术有两种：心外膜和 TEE。TEE 探头可在麻醉诱导和气管插管后放置。该技术优点

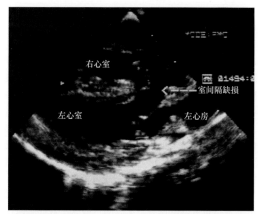

图 78.4　**术中心肺转流前心外膜超声心动图的长轴视图。**注意三尖瓣乳头肌起源点为室间隔。外科医师基于此图认为本例术前考虑仅能姑息治疗的儿童可以关闭室间隔缺损（VSD）

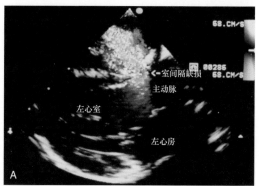

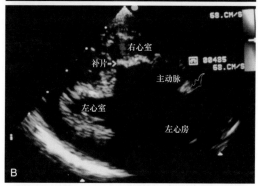

图 78.5　（A）超声心动图与多普勒血流图，长轴视图显示初期修补后因补片裂开导致残留室间隔缺损（VSD）。通过 VSD 的湍流显示为白色颗粒马赛克（箭头）；须立即重建体外循环并再次修补。（B）复查长轴视图表明 VSD 再次修补后补片闭合（箭头）。无湍流，白色颗粒马赛克消失

是可连续监测心脏结构和功能而不会中断手术[49, 51]。由于其成像位置理想，TEE 特别有助于评估肺静脉回流，以及在二尖瓣成形、完全 AV 瓣修补和复杂 CHD 纠正术后评估左侧 AV 瓣完整性。临床经验和双平面图像的改进，早期视野限制已不复存在。双平面 TEE 探头的患者体重要求已延伸到 2.5 ～ 3 kg 新生儿[52]。TEE 的潜在危险是探头尺寸较大或探头弯曲时压迫降主动脉和气道，应特别警惕。有报道体温较低或无流量状态时，TEE 探头产热发生食管损伤，因而大多数医院 CPB 期间选择暂停探头成像、将探头与机器断开连接或将其取出。

第二种技术是心外膜入路[52]。方法是将清洁、短焦距 5.0 或 7.0 MHz 换能器置入无菌袖套，然后置于心脏外表面。彻底检查心脏主要结构和动态功能时，探头所需各种操作均可完成。优点是任何大小患者均可获得所有视图；缺点包括操作需有足够技能和经验、需中断手术以及与直接心肌操作相关的有害影响。鉴于目前 TEE 的功能，心外膜成像很少使用。

特殊中枢神经系统监测 脑功能监测目的是增进对心脏手术中大脑功能的了解，以便开发有效的脑保护策略。CPB 期间，正常大脑灌注的许多决定因素都受手术团队的外部控制，如流速（心排血量）、灌注压、温度、血细胞比容和 $PaCO_2$。了解这些因素对新生儿、婴儿和儿童大脑的影响至关重要。多种技术已用于术中脑监测，以防止因缺氧、缺血、栓子和电生理紊乱引起的继发性脑损伤。主要包括以下三种方式的单独应用或组合：①脑电图（electroencephalography，EEG），用于评估灌注有关的皮质活动变化；②经颅多普勒成像，用于测量动脉血流和阻力；③近红外光谱法（near-infrared spectroscopy，NIRS），用于测量静脉加权、组织氧合血红蛋白饱和度。此外，用专业研究工具测量 CBF 和代谢对于进一步了解术中、术后大脑功能非常重要。在新生儿主动脉弓重建手术中，多模式神经监测也可用于指导 CPB、深低温停循环（deep hypothermic circulatory arrest，DHCA）和局部低流量脑灌注技术[53-55]。

EEG 监测可检测缺血或在低温期间、DHCA 前识别大脑代谢活动是否已充分下降。EEG 有助于深低温转流和完全停循环期间监测中枢神经系统生理功能。例如，在深低温期间和完全停循环之前，脑电指数可识别残余脑电活动；随后进一步降温诱发等电静默，并进一步监测任何大脑活动。因为停循环期间残余电活动与脑代谢有关，所以等电状态可防止大脑缺血性损伤。EEG 也有助于监测麻醉水平和深度。术后 EEG 分析发现许多高危患者有亚癫痫发作活动，这些异常可能与神经精神学预后较差有关。CPB 后术中脑电图监测的价值和发现的临床意义仍有待进一步阐明。

经颅多普勒成像在婴儿主要用作研究目的，监测静脉或动脉血流异常及微栓[56]。该技术应用多普勒原理，检测大脑中动脉血液反射信号频率位移以计算血流速度[57]。由于大脑中动脉直径相对恒定，血流速度可用来粗略估计 CBF。经颅多普勒成像有许多优点：①无创；②无放射性；③可连续监测；④可捕获温度或灌注改变引起的血流速度快速变化。缺点包括：①重现性较差，尤其低流速时患者头部微小移动会显著改变信号；②低温 CPB 期间缺乏有效研究。此时体温降低、流速减慢及非搏动性层流灌注可能限制 CBF 速度准确测量。

经颅多普勒成像已用于研究 CPB 和 DHCA 对儿童脑血流动力学的影响、评估脑栓塞发生率。近期研究使用经颅多普勒检查大脑，提供了很多儿童心脏手术中正常和异常灌注相关的重要信息。儿童经颅多普勒成像已协助解决了脑灌注压力、自动调节、

$PaCO_2$ 影响和温度等有关的问题[58-60]。对心脏手术期间大脑中动脉内是否存在气栓，也能提供定性信息[61]。

NIRS 是大脑组织氧合的无创监测方法，反映氧供和氧耗平衡。大脑 NIRS 反映静脉室氧饱和度，数值与颈静脉球饱和度相关[62]。人们尤其关注 NIRS 对预后尤其神经发育方面的预测能力。HLHS 婴儿 Ⅰ 期 Norwood 手术研究表明，低 NIRS（尤其低于 50%～60%）与神经发育预后不良有关[63]。虽然这种有关并非线性，但至少提示 NIRS 可用于临床探测缺氧的有害后果。Ⅰ 期 HLHS 姑息手术患者，术后即刻躯体和大脑氧饱和度可预测总体发病率和死亡率[64]。大脑氧饱和度低于 50% 的时间（分钟数）可用于预测发病率，并可作为缺氧、出血和（或）低心排血量状态早期预警[65]。如 NIRS 监测到肾氧饱和度比基线降低超过 20% 并持续 20 min，则机械通气和 ICU 恢复时间更长[66]。

2016 年的一篇综述评价了 NIRS 在小儿心脏手术的应用（部分前瞻性试验，大多为观察性），总体而言 NIRS 改善临床预后的结果不一[67]。尤其是当前证据并不能提供大脑或躯体 NIRS 的明确阈值，即低于此阈值并发症增加。也未证明 NIRS 值的差异会导致长期心、肾或神经发育预后的不同。尽管如此，NIRS 仍是与其他监测技术共同诠释临床的重要工具。

基于氙气清除技术测定 CBF，有助于理解 CPB 期间尤其是深低温和停循环后幼儿脑血管动力学[68-71]。该技术可描述 CPB、温度和各种灌注技术对 CBF 的影响，以及对脑代谢的间接影响（图 78.6）。研究表明，深低温会使某些脑血流自动调节机制（如压力-流量调节）消失，并且在完全停循环一段时间后大脑再灌注受损。

麻醉诱导和维持

心胸手术的术中管理原则是了解疾病的病理生理学、麻醉药和其他药物对特定患者病情的影响。麻醉诱导技术的选择应考虑心脏功能障碍程度、心脏缺陷、术前药的镇静程度以及是否留置导管等。儿童如心脏储备佳且有良好监测，诱导技术多样。对心脏储备一般的患者，麻醉诱导时精确调节麻醉药使用，较使用特殊麻醉技术更为重要。多种麻醉诱导技术已安全成功应用，包括七氟烷、异氟烷、N_2O、静脉和肌内注射氯胺酮以及静脉丙泊酚、芬太尼和咪达唑仑[72]。氯胺酮可增加 SVR 和心排血量，减小右向左分流，常用于发绀患者麻醉诱导。氯胺酮可静脉注射或肌内注射给药，但肌内注射可能导致疼痛、躁动和随后动脉氧饱和度降低，值得注意。

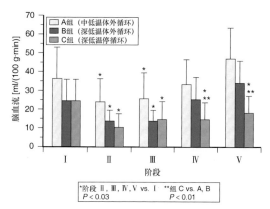

图 78.6 67 例婴儿和儿童心肺转流（CPB）前、中、后脑血流量（CBF）条形图（均数 ± 标准差）。A 组 28 ～ 32℃中低温转流（MoCPB）；B 组 18 ～ 22℃深低温转流；C 组 18℃完全停循环（TCA）。完全停循环后大脑再灌注受损（C 组）。阶段 I，转流前；阶段 II 和 III，低温转流期间；阶段 IV，复温；阶段 V，转流后（From Greeley WJ, Brusino FG, Ungerleider RM, et al. The effects of cardiopulmonary bypass on cerebral blood flow in neonates, infants, and children. Circulation. 1989；80：I209.）

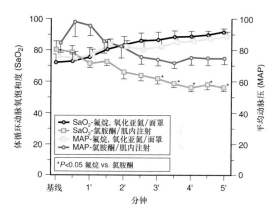

图 78.7 有右向左分流风险的法洛四联症患儿面罩氟烷–氧化亚氮（$n = 7$）和肌内注射氯胺酮（$n = 7$）诱导过程中动脉血氧饱和度（SaO₂）和平均动脉压（MAP）的变化。氟烷组 MAP 显著下降但 SaO₂ 仍能维持。N₂O，氧化亚氮（From Greeley WJ, Bushman GA, Davis DP, et al. Comparative effects of halothane and ketamine on systemic arterial oxygen saturation in children with cyanotic heart disease. Anesthesiology. 1986；65：666-668.）

多数儿童能接受和耐受吸入诱导。即使如 TOF 发绀患儿也可安全、舒适地应用七氟烷吸入诱导（图 78.7）。这些患儿有右向左分流和体循环氧饱和度降低风险，尽管体循环动脉压降低，但气道和通气良好时氧合仍能较好维持[73]。熟练的气道管理和有效通气也是麻醉诱导的重要组成部分。识别分流和血管阻力变化的复杂性以及气道和通气对心血管系统的影响，在麻醉诱导过程中至关重要。

麻醉诱导后酌情建立或增加静脉通路。通常用非去极化肌肉松弛剂，静脉阿片类药和（或）吸入麻醉药维持麻醉。患儿采用 100%FiO₂ 预氧合，随后小心置入气管内导管。推荐使用适度肺泡预氧合，尽管婴儿可能因 PVR 降低致 PBF 升高而导致体循环灌注受损，但这种操作可延迟插管过程中对缺氧的耐受。新生儿和其他术后需维持插管患儿通常选择经鼻径路，相比经口气管内插管，稳定性和舒适度更好。但由于早期拔管甚至是术中拔管的趋势，以及有证据显示 6 个月以上儿童鼻插管与感染增加有关，鼻插管普及率有所下降。如果患儿带气管导管进入手术室，则应评估导管深度和总体状态。内径较小的导管如分泌物凝结可严重阻碍气流，转流期间因缺乏湿化气体情况可能更糟。手术开始时置换新的气管导管可将影响降到最低。

先天性心脏缺陷和手术方式多样，个性化麻醉管理非常重要。患儿麻醉维持取决于其年龄和状况、手术性质、CPB 持续时间以及术后是否需机械通气。应

以减轻患者病理生理学负荷为目的并充分考虑麻醉药和通气策略的已知影响，为每位患者制订合适的血流动力学评价指标。个性化还须兼顾围术期整体目标以优化麻醉。术前需正性肌力药和机械通气支持的复杂缺损患者，通常选用强效阿片类药物精心控制麻醉诱导和维持。单纯 ASD 或 VSD 患者最好选用吸入麻醉、阿片类药物和右美托咪定平衡麻醉，如此可实施术中气管拔管并缩短重症监护时间。相比特定麻醉技术和药物，熟练执行麻醉计划、考虑患者药物反应、根据手术操作调整及早期识别术中并发症更为重要。

正常儿童吸入麻醉所致动脉血压和心率改变，也会在小儿心脏手术中观察到。作为平衡麻醉技术的组成，并考虑其对心肌缺血/再灌注损伤的直接保护作用，我们几乎在所有病例（包括 CPB）都使用强效吸入麻醉药[74-75]。虽然异氟烷相比氟烷可降低新生儿、婴儿和儿童血压，但其血管舒张特性可能会改善总体心肌收缩力[76]。异氟烷可改善心脏储备，但麻醉诱导过程中喉痉挛、咳嗽和氧饱和度降低的发生率限制了其用于先心病患儿诱导[77]。

地氟烷心肺影响类似异氟烷[78]。其主要优点是血气和组织溶解度低，吸入气和肺泡浓度平衡快速，停药后肺泡浓度迅速降低[79]。手术期间给药剂量的准确性更高，这使得地氟烷用于小儿心脏麻醉时更易调节。地氟烷的缺点主要体现在效能、刺激性和负性肌力三方面[80-81]。正常婴儿和儿童 1 MAC 地氟烷需浓度高达 8% ～ 10%[82-83]；地氟烷刺激性大，吸收迅

速,但用于儿童吸入诱导时气道反应性和喉痉挛发生率很高[83-85];尽管其负性肌力作用明显弱于氟烷,但有显著心脏功能障碍患者不应将地氟烷用作唯一麻醉药[85]。

挥发性麻醉药首选七氟烷,其芳香味更易耐受但心肌抑制低于氟烷[86];血气溶解度较低且与地氟烷相似。血流动力学上,七氟烷可导致心动过速,尤其在年长儿童,但体循环动脉血压能很好地维持[87]。婴儿七氟烷麻醉心率和体循环动脉血压降低幅度低于氟烷,超声心动图提示收缩力和心脏指数正常。21 三体征儿童麻醉时亦是如此[88-89]。

复杂 CHD 和心脏储备受限儿童,麻醉须保证血流动力学稳定。心脏储备有限的患儿尤对吸入麻醉药单独作为主要麻醉药的耐受性较差,尤其是 CPB 后。芬太尼用于这类患者诱导和维持表现出色。可采用低到中等剂量阿片类药辅以吸入麻醉。低剂量阿片类药物辅以低浓度吸入麻醉可缩短或消除术后机械通气的需要,同时维持术中血流动力学稳定。采用大剂量(如芬太尼 > 20 μg/kg)阿片类药物时术后需机械通气。先天性心脏缺陷婴儿给予芬太尼 25 μg/kg 和潘库溴铵,术后 LAP、肺动脉压、PVR 和心脏指数均无变化,SVR 和平均动脉压略有下降[90]。潘库溴铵因其心血管作用曾是小儿心脏手术的理想神经肌肉阻滞药,但已不再用于临床。维库溴铵或罗库溴铵目前最为常用。复杂先天性心脏缺陷手术婴儿,大剂量芬太尼(50 ~ 75 μg/kg)合用罗库溴铵或维库溴铵,动脉血压和心率降低稍大于合用泮库溴铵[91]。尽管芬太尼安全性很大,但有些婴儿和儿童,依赖内源性儿茶酚胺仅能维持血流动力学于代偿边缘,使用如此剂量可能出现严重的心血管改变。已证明芬太尼可阻断不良刺激诱导的肺血管收缩,并有助于先天性膈疝修补后新生儿的肺循环稳定性[92]。对于反应性肺血管床新生儿和幼儿,芬太尼稳定肺血管反应性作用对 CPB 撤离和稳定分流量至关重要。芬太尼 8 ~ 12 μg/kg 可提供足够镇痛,且仍能维持通气充分和确保术中拔管,同时血流动力学稳定。

儿童采用单剂量舒芬太尼 5 ~ 20 μg/kg 麻醉诱导,插管前血流动力学稳定[93-94];插管和开胸等刺激不会引发血流动力学显著变化,但变化幅度超过等效剂量芬太尼。舒芬太尼连续输注[1 ~ 2 μg/(kg · h)]时心率和血压无改变。这对血流动力学改变耐受性较低的婴儿尤为重要。危重先心病新生儿,相比氟烷麻醉和常规术后使用吗啡,舒芬太尼麻醉和术后输注可降低心脏手术后并发症[95];在该研究中观察到的应激反应弱化可能是导致发病率差异的原因;没有代表更典型

剂量的苯哌啶类阿片药物(如芬太尼,0 ~ 75 μg/kg)的对照组,因此不能得出此类大剂量阿片类药物是否最佳的结论。

瑞芬太尼为超短效阿片药物,具有独特的非特异性组织酯酶代谢,代谢迅速无蓄积[96]。术中需要减轻内源性反应但术后减轻又可能产生潜在危害的特定患者,使用瑞芬太尼有独特的优势。随机对照试验发现,等效剂量阿芬太尼和瑞芬太尼用于小儿门诊手术,仅阿芬太尼组出现苏醒延迟需纳洛酮拮抗[97]。瑞芬太尼在成人和儿童血流动力学变化均与其他阿片类药物类似,心动过缓趋势多变,动脉血压轻度下降[98-101]。

小儿心脏手术时,阿片类药物应用广泛且具有可用的有创监测,因而药代动力学和药效学研究较深入[93, 99]。总的来说,芬太尼和舒芬太尼临床药理学有同样的年龄相关性药代学和药效学特征。例如,1 个月至 12 岁患者舒芬太尼清除率增加,青少年(12 ~ 16 岁)与成人清除率相当,而新生儿期(出生至 1 个月)清除率降低(表 78.7)[84, 88]。CHD 新生儿序贯使用舒芬太尼发现,出生第一周至第三或第四周之间,清除率和消除显著增加(图 78.8)[101]。消除加快最可能与肝微粒体活性成熟及静脉导管关闭肝血流量增加有关。婴儿出生后第一个月,清除率和消除变异性较

表 78.7　心血管患儿舒芬太尼的药代动力学

年龄组	t_{1/2}α (min)	t_{1/2}β (min)	清除率 Cl[ml/ (kg · min)]	Vdss (L/kg)
1 ~ 30 天	23±17	737±346	6.7±6.1	4.2±1.0
1 ~ 24 月	16±5	214±41	18.1±2.7	3.1±1.0
2 ~ 12 岁	20±6	140±30	16.9±2.2	2.7±0.5
12 ~ 18 岁	20±6	209±23	13.1±0.4	2.7±0.5

数据以平均值 ± 标准差表示(see Forbess et al.[386])
$t_{1/2}\alpha$,慢分布半衰期;$t_{1/2}\beta$,消除半衰期;Vdss,稳态分布容积

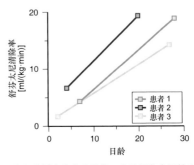

图 78.8　先心病新生儿出生后第一个月舒芬太尼的序贯清除率。新生儿期舒芬太尼清除率增加超过成人(Data from Greeley WJ, de Bruijn NP. Changes in sufentanil pharmacokinetics within the neonatal period. Anesth Analg. 1988; 67: 86-90.)

大，再加上心血管储备有限，因此该年龄段患儿很难把控阿片类药物剂量。仔细滴定芬太尼 5 ～ 10 μg/kg 或舒芬太尼 1 ～ 2 μg/kg、或连续输注是保证血流动力学稳定和确定剂量反应的最可靠方法。CPB、不同医院麻醉方法及患者个体差异，都会以无法预料的方式影响阿片类药物的药代动力学和药效动力学。甚至某些疾病状态（如 TOF）或病理生理状况（如腹内压升高）也会改变药代动力学[90-91]。

美沙酮作为替代用于控制疼痛，旨在缓解术后芬太尼输注引起的急性耐受。成人数据表明术中 CPB 时应用美沙酮作为主要阿片类药物，术后其他阿片类药物用量显著减少、疼痛评分改善、患者感知的疼痛管理质量提高[102]。CPB 手术儿童药代动力学研究缺乏，但已有数据表明儿童和新生儿药代动力学与成人相似，且清除率与年龄无关[103]。非 CPB 时建议剂量为 0.2 mg/kg；我们曾在 CPB 中使用总剂量 0.3 ～ 0.4 mg/kg，成功术中拔管。解决阿片类药物耐受性的其他策略包括交替使用阿片类药物、设定阿片类药物停用时间、按需加用苯二氮䓬类药物以及输注右美托咪定。

右美托咪定为 α_2 受体激动药，美国食品药品管理局批准用于成人镇静。作为平衡麻醉技术的组成，在儿科麻醉用于术前和术中镇静、抗焦虑和镇痛，并用于术后预防苏醒期谵妄和镇痛[104]。右美托咪定有镇痛和抗炎作用，减弱手术神经内分泌反应且无神经毒性；因其可减少其他镇痛药和催眠药的用量，是平衡麻醉的重要辅助用药[105-107]。

右美托咪定静脉滴注给药时，CHD 患儿通常能良好耐受其药理效应[108]。其临床效应可预测，心率和动脉血压较基础值略有降低但不明显[109]。快速注射时其生理效应是先出现高血压伴心率减慢，持续 2 ～ 5 min，随后动脉血压降低[110]。

右美托咪定直接抑制心脏窦房结和 AV 结、降低蓝斑交感神经张力影响心脏传导[111]。临床上显著降低 CPB 后交界性异位心动过速的发生率[112]。然而，有研究和病例报道（大多为成人）应用期间可出现明显心动过缓、低血压、甚至心搏停止。必须保持警惕并小心滴定使用。有心动过缓、窦房结或房室结功能障碍风险以及接受心脏移植的患儿，使用右美托咪定应特别谨慎[113]。我们医院几乎所有病例都使用右美托咪定，诱导后开始，新生儿以 0.2 μg/（kg·h）静脉滴注，其他病例均为 0.5 μg/（kg·h）。手术过程中持续静脉滴注直至术后。这种做法对术中拔管患者特别有用，拔管后通常增加剂量至 1 ～ 2 μg/（kg·h），保持患儿安静，便于运输到 ICU。

心肺转流

成人与小儿 CPB 的区别

CPB 对新生儿、婴儿和儿童的生理影响明显有别于成人（表 78.8）。患儿 CPB 期间处于极端生理状态，包括深低温（18℃）、血液稀释（循环血容量稀释 3 ～ 5 倍）、低灌注压（20 ～ 30 mmHg）、泵流速变化很大［从完全停循环到 200 ml/（kg·min）］以及不同血液 pH 管理技术（α 稳态、pH 稳态或两者序贯使用）。这些参数与正常生理相差甚远且影响 CPB 期间和其后的正常器官功能保护。此外，葡萄糖的轻微变化、导管置入、主动脉-肺侧支形成以及患者年龄均会影响 CPB 期间的器官功能。

成人患者很少处于这种极端情况。温度很少降至 25℃ 以下，血液稀释适中，灌注压通常保持在 50 ～ 80 mmHg，流速维持在 50 ～ 65 ml/（kg·min）。中度低温和很少使用停循环，因而 pH 管理策略不再重要。由于肝糖原储存量较大，成人患者极少补充葡萄糖。动静脉插管时心房和主动脉变形较小，位置可预测。尽管表面相似，但儿童 CPB 实施与成人有很大不同。儿童 CPB 反应有明显生理差异。另外，多种术中可变因素也可影响神经心理并发症（框 78.3）。

预充液容量

儿童 CPB 预充液与血容量比例很大，因此预充液非常重要。成人预充量相当于患者血容量的 25% ～ 33%，而新生儿和婴儿预充量可能超过血容量

表 78.8　成人和儿童心肺转流的不同

参数	成人	小儿
低温	很少低于 25 ～ 30℃	通常为 15 ～ 20℃
完全停循环	很少	通常
预充液 血容量稀释 预充液其他添加物	25% ～ 33%	150% ～ 300% 血液、白蛋白
灌注压	50 ～ 80 mmHg	20 ～ 50 mmHg
α 与 pH 稳态管理的影响	中度低温时影响最小	深低温时影响显著
$PaCO_2$ 差异	30 ～ 45 mmHg	20 ～ 80 mmHg
葡萄糖调节 低糖血症 高糖血症	罕见-需要严重的肝损伤 频繁-胰岛素常容易控制	常见-肝糖原储备减少 少见-可能发生反跳性低糖血症

框 78.3　中枢神经系统损伤和潜在的术中可调节因素

空气或微栓
核心温度降低的速度和深度（如果使用）
深低温停循环（如果使用）
再灌注损伤和炎症
核心温度复温速率 / 体温过高
高糖血症
高氧血症
体外循环过程中的 pH 管理
体外循环过程中血细胞比容的管理

的 200%。新生儿使用现代小容量回路（如小容量氧合器、较小的管路）时预充量低于血容量。必须注意维持预充液生理平衡并尽可能限制容量。然而大多数小儿预充液电解质、钙、葡萄糖和乳酸盐水平变化很大。如果溶液包含大量库血则电解质、葡萄糖和乳酸水平可能相当高；而如果库血添加较少则上述成分可能很低。小儿预充液钙含量通常非常低，导致随着转流开始，心脏迅速变慢。

预充液主要成分包括晶体、胶体，以及必要时加入库血以保持适当温度的血细胞比容。其他添加物包括新鲜冷冻血浆、甘露醇、缓冲液 [碳酸氢钠或三羟甲基氨基甲烷（THAM）] 和类固醇。实验证明，低浓度血浆蛋白会损害淋巴回流并增加毛细血管渗漏而改变肺功能[114]。虽然预充液添加白蛋白不改变成人 CPB 结果，但有研究表明维持正常胶体渗透压可能改善 CPB 婴儿的生存率[115-116]。

可用全血替代浓缩 RBCs 和新鲜冷冻血浆。将血细胞添加到预充液，以维持稀释后血细胞比容至少 20% ～ 25%（发绀型 CHD 患者通常更高）和恢复血浆促凝剂水平。使用低容量转流管道，灌注师和麻醉科医师可共享一个单位全血，减少异体血供体数量。

任何血液制品添加入预充液都会增加葡萄糖负荷。一旦发生脑缺血，高糖血症可能增加神经系统损伤的风险。加入甘露醇可促进渗透性利尿和循环氧自由基清除。添加类固醇有膜稳定作用并在理论上具有以下优势：减少缺血期离子转移、减轻 CPB 炎症、减少低心排血量状态并改善术后液体平衡。然而，类固醇可能升高葡萄糖，一旦出现脑缺血可能有害并抑制免疫功能。预充液添加类固醇仍有争议。最近的回顾性数据表明，Norwood 手术新生儿使用类固醇将会产生不良影响，并与存活率降低相关[117]。目前许多前瞻性探讨类固醇在小儿心脏手术应用的研究正在进行。

温度

低温 CPB 用于心脏手术期间保护器官功能。包括三种：中度低温（25 ～ 32℃），深低温（18℃）和 DHCA。转流方法的选择取决于所需手术条件、患者体型、手术类型以及对患者的潜在生理影响。

中度低温 CPB 是大龄儿童和青少年常用的转流方法。这些患者静脉插管不那么碍眼，心脏可以轻松容纳上、下腔静脉插管。双腔静脉插管可减少右心房血液回流，外科医师心内解剖结构视野更佳。中度低温也可用于要求不高的心脏修补，如 ASD 或单纯 VSD。大多数外科医师选择给新生儿和婴儿行下腔静脉和上腔静脉插管。然而该技术在此类患者更加困难，可能会导致短暂血流动力学不稳定。此外，腔静脉柔韧性和管道刚性结合，可能会导致腔静脉梗阻、静脉回流受损及肠系膜和脑循环静脉压力升高。

深低温 CPB 常用于新生儿和婴儿复杂心脏修补；某些复杂心脏病或严重主动脉弓疾病的年长儿童也可从中受益。大多数情况下，选择深低温可允许外科医师在低流量 CPB 或完全停循环条件下手术。低流量 [50 ml/（kg·min）] 可提供近乎无血流的视野，改善外科医师的操作条件。DHCA 允许外科医师挪开心房或主动脉插管。由于术野无血和无插管，使用此技术，手术修补将更加精确。但即便在深低温下停循环，人们依然会担心深低温保护器官功能的效果，其中大脑的风险最大。三区灌注技术可作为深低温 CPB 的一种选择，但需进一步研究评估这种新策略的可行性和预后。

血液稀释

CPB 期间血液稀释可降低低温时的血液黏度，减少同源血用量并改善微循环。尽管浓缩血液携氧能力更好，但其黏性使微循环有效流量降低。低温时血液黏度显著增加，流量减少。低体温加上 CPB 非搏动性血流影响微循环血流，可能会导致血液淤塞、小血管阻塞以及多个组织区域灌注不足。因此，血液稀释是低温 CPB 期间的重要考虑因素。

特定低温对应的适宜血液稀释水平尚未确定。血液稀释降低灌注压、增加脑血流量，因此增加大脑微血栓负荷并降低血液携氧能力[118]。动物研究发现，血液极度稀释至血细胞比容小于 10% 时氧供不足，但血细胞比容高于 30% 可改善 DHCA 后脑恢复[119]。Jonas 等[120] 在 9 个月以下婴儿随机使用两种血液稀释方案（20% 与 30% 血细胞比容）证实了以上发现。短期来看，血细胞比容较低患儿的心脏指数最低点更低、CPB 后 1 h 血清乳酸水平更高且术后第一天机体总含水量增加更大；1 岁时血细胞比容较低患儿智力发育指数评分相似但精神运动发育指数评分明显较低，此外，精神运动发育评分较平均值低 2 个标准差。RBCs 是停循环期间尤其复温时的主要氧储库，因此考虑采用深低温时优选血细胞比容值接近 30%。目前大多数医院 CPB 期间维持血细胞比容水平 25% ～ 30%，以增强重要器官（如大脑）的氧供。脑氧供是尤其重要的考虑因素，因为深低温和 DHCA 后大脑自动调节功能受损。

为了使新生儿和婴儿血细胞比容水平达到 25% ～ 30%，预充液应添加库血。CPB 期间混合血细胞比容水平（总预充量与患者血容量之和的血细胞比容水平）用以下式计算：

$$Hct_{CPB} = BV_{pt} \times HCT_{pt} / (BV_{pt} + TPV)$$

其中 Hct_{CPB} 为混合血细胞比容（$TPV + BV_{pt}$），BV_{pt} 为患者血容量［重量（kg）× 估算血容量（ml/kg）］，TPV 是总预充量，Hct_{pt} 为患者初始血细胞比容水平。该计算允许使用无血预充液估算患者的血细胞比容水平，因此对较大儿童和青少年有用。新生儿和婴儿低温 CPB 期间，灌注师须向预充液中添加血液，以达到所需血细胞比容水平。下式估算了为达到该血细胞比容水平而必须添加到预充液中的浓缩 RBCs 量（ml）：

$$添加的 RBCs（ml）=（BV_{pt} + TPV）（HCT_{预期}）$$
$$-（BV_{pt}）（Hct_{pt}）$$

其中 BV_{pt} 为患者血容量，TPV 是总预充量，$Hct_{预期}$ 为 CPB 所需血细胞比容水平，Hct_{pt} 为患者初始血细胞比容水平。

类似成人，儿科患者 CPB 撤机后最佳血细胞比容尚未确定。CPB 后血细胞比容水平高低应根据心脏修补后功能和解剖决定。血细胞比容达 40% 或更高时，携氧能力提高，新生儿、残余低氧血症患者以及中-重度心肌功能不全患者均可受益；生理矫正和心肌功能良好的患者可耐受 25% ～ 30% 的血细胞比容水平[121]；轻-中度心肌功能不全患儿，血细胞比容控制在以上二者之间似乎比较明智。因此，生理矫正、心室功能尚好和血流动力学稳定患者，应在转流后即重视输注血液和血制品相关风险。

血气管理

低温 CPB 期间 α 稳态与 pH 稳态血气管理理论一直很有争议。成人脑损伤的主要风险是微血栓栓塞，pH 稳态策略可能不是最佳选择，但婴儿无动脉粥样硬化，微栓塞风险较低。使用 pH 稳态管理，CPB 降温期间将 CO_2 加入吸入混合气体可增加 CBF，并可能改善脑组织氧合和预后。

波士顿儿童医院的研究解决了 CPB 期间 pH 管理的争议。研究在深低温 CPB 期间将 9 个月以下婴儿随机分为 α 稳态和 pH 稳态并进行长期随访[122-123]。神经行为学评估发现 pH 稳态管理有短期好处，包括术后并发症趋于降低和首次脑电图活动恢复时间缩短。TGA 患者保留气管插管时间和 ICU 停留时间都更短[122]。但不论 α 稳态或 pH 稳态，2 年和 4 年随访时与神经发育预后的改善或受损无一致性关系[123]。

心肺转流的启动

CPB 开始前置入心脏的动静脉插管，转流期间可能出现问题。静脉插管位置不佳可导致腔静脉阻塞。因新生儿正常动脉压较低（20 ～ 40 mmHg），而较大、相对较硬的插管容易扭曲柔软的静脉血管，CPB 期间发生静脉阻塞问题更大[114, 116]。下腔静脉插管可阻碍内脏静脉回流，导致静水压升高形成腹水或直接降低跨肠系膜、肾和肝血管床灌注压。随之发生严重肾、肝和胃肠道功能障碍，低龄婴儿出现无法解释的腹水时应考虑这种情况。类似插管问题也能导致上腔静脉阻塞。转流过程中出现这种情况可能更是不祥信号。此时可能会出现三个问题：①脑水肿；②局部或整体 CBF 降低；③到达脑循环的泵流量比例降低，脑部降温效率低下。

启动转流后检查患者头部是否有充血迹象，借以判断上腔静脉压力。与灌注师探讨静脉回流是否合适，上、下半身之间是否有降温阶差，这些可提醒麻醉科医师和外科医师警惕潜在的静脉插管问题。全身大静脉异常患者（永存左上腔静脉，或者下腔静脉中断经奇静脉回流到右上腔静脉）尤其容易发生静脉插管和引流问题。

主动脉插管也可能出现问题。如果主动脉插管过深，有可能滑入无名动脉，以致血液选择性流向右侧大脑循环。同样，如果插管尖部位置错误，由于文丘里效应存在，灌注血液会从插管远端向插管部位逆流，以致脑部供血减少。CPB 启动后 CBF 监测如发现右、左半球流量差较大可资证实。伴主动脉-肺动脉巨大侧支如巨大 PDA 时，也可能将血液从体循环转移到肺循环，从而降低 CPB 期间 CBF 和脑部降温效能。外科医师应在 CPB 建立前后即刻处理动脉导管，消除此类问题，如有可能，术前可在导管室栓塞较大的主-肺动脉侧支。严重主动脉弓异常（如主动脉闭锁、主动脉弓中断）新生儿，须彻底修正插管技术，如主肺动脉插管并暂时阻断肺动脉分支，通过 PDA 灌注躯体，或甚至是升主动脉和主肺动脉的双动脉插管。如此修正需谨慎保持警惕，确保重要器官得到有效、彻底地灌注和降温。

主动脉和静脉插管到位并连接至体外回路后即可开始转流。缓慢启动动脉泵，一旦确认前向血流，便可将静脉血引入氧合器。逐渐增加泵流速，直至完全循环支持。如果静脉回流减少、动脉管路压力高或平均动脉压过高，则须降低泵流速。管路压力较高和静脉回流不足通常分别是动脉和静脉插管位置不当或扭曲所致。静脉血从患者体内引出的速度，取决于患者与氧合器入口的高度差、静脉插管和管路直径。有时可用真空辅助增加静脉引流。

新生儿和婴儿常用深低温。为此泵预充液应保持较低温度（18～22℃）。CPB 建立过程中，当冷灌注液接触心肌时心率立即减慢且收缩受损。婴儿心脏泵出量迅速减少。因此，为在常温或接近常温时维持足够全身灌注，动脉泵必须迅速达到全流量。

新生和婴儿启动 CPB 需首先开始动脉泵血流。确认主动脉血流后松开静脉钳，并将血液从 RA 虹吸至氧合器入口。如果存在夹层或主动脉插管移位，容易发生大出血，放开静脉钳之前转流可保证足够的灌注，防止大出血造成组织灌注不足。新生儿和婴儿血容量/预充量之比很低，如静脉引流先于主动脉流入，血管内容量会急剧下降。主动脉插管位置确认正确后即可快速增加泵流速，保持有效的全身灌注。由于儿童很少有冠状动脉疾病，除非插管扭曲影响冠状动脉，否则心肌可均匀降温。使用冷预充液时，启动 CPB 前必须谨慎；外科医师准备开始 CPB 之前，输注冷灌注液可能会导致心动过缓和心脏收缩力受损。

一旦启动 CPB，应确认管路连接合适、心肌灌注和心脏减压最佳。静脉引流无效时可致心室迅速胀满。婴儿和新生心心室顺应性较低尤其如此，且心脏相对不能承受前负荷过度增加。如果发生心室膨胀，必须减少泵流量并重新调整静脉插管位置。或者，在心腔合适位置切开放置吸引管或小排气孔给心脏减压。

泵流速

推荐基于体重和有效器官灌注证据两者确定患儿最佳泵流速，有效器官灌注取决于 CPB 期间动脉血气、酸碱平衡和全身氧耗量[124]。低温时代谢降低，因此 CPB 流速可以降低，但仍应满足或超过组织代谢需要（参见下一章节低流量 CPB 的讨论）。

特殊技术

深低温停循环

某些 CHD 新生儿、婴儿和儿童需在 DHCA 下实施复杂先天性心脏缺损修补。该技术可为精确手术修补提供最佳条件，术野无血或管道，最大限度提供器官保护且通常缩短 CPB 总时间。其科学依据主要基于温度介导的代谢减少。体温每降低 10℃，全身及大脑氧耗与氧代谢率降低至 $1/2.5 \sim 1/2$[125]。与体外模型一致，正如 Arrhenius 方程 $k = Ae^{-RT}$ 描述，温度降低与化学反应速率常数降低相关。深低温低流量 CPB 期间氧供减少与重要器官灌注（如大脑）优先增加和氧摄取率提高有关[126]。因此在某种程度上，深低温低流量 CPB 通过降低氧代谢率、促进优先器官灌注和增加组织氧摄取来发挥保护作用。

DHCA 安全持续时间尚未明确[127]。DHCA 期间乳酸和丙酮酸生成提示所有器官系统都存在缺血和再灌注损伤风险，无疑大脑最为敏感且耐受度最低。DHCA 后脑干和皮层诱发电位以及脑电指数均发生改变[127-129]。诱发电位异常似乎与 DHCA 持续时间有关并受代谢改变影响。停搏后再灌注期间，新生儿和小婴儿 CBF 和代谢仍然较低（图 78.9；另见图 78.6）[70]。重要的是，这些极端温度时自体调节功能丧失，大脑灌注高度依赖于体外灌注，并可能依赖于转流后的血流动力学。

关于长时间 DHCA 对婴儿和新生儿的潜在伤害已有充分了解。总的来说，长时间不间断 DHCA 后神经系统预后可能不良。但关于 DHCA "安全"期以及是否存在患者特异性、手术特异性或其他术后管理策

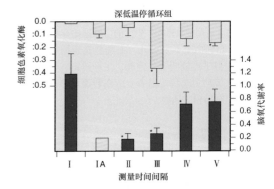

图 78.9　深低温停循环（DHCA）患者细胞色素氧化酶（cyt aa₃）的近红外光谱信号和脑氧代谢率（CMRO₂）变化柱状图。cyt aa₃ 每个点表示 6 例患者平均值 ± 标准误；CMRO₂ 值为平均值 ± 标准差；cyt aa₃ 负值表示氧化酶数量相对减少。*CMRO₂ 和 cyt aa₃ 与对照相比有显著差异，$P \pm 0.05$

略可减轻或促进 DHCA 对 CNS 的损害，则存在较大分歧。有认为 DHCA 对中枢神经系统的多种预后均产生有害影响，也有认为影响不一或无影响[122, 130-131]。随着时间推移，以下三个问题已逐渐清晰：①短期 DHCA 的影响与不良预后无一致性关系；②DHCA 的影响为非线性现象；③最有可能改变这种影响的因素包括患者相关的因素以及术前和术后因素[131-133]。549 例 DHCA 下 I 期 Norwood 手术研究发现，持续时间超过 45 min 是 30 d 死亡率的危险因素[134]。

局部脑灌注

为避免使用或最低限度使用 DHCA，有外科医师开发出创新性的策略，可在主动脉弓或心脏内复杂重建手术过程中提供连续脑灌注。然而，避免使用 DHCA 必然延长 CPB 持续时间，而且已证实长时间 CPB 对短期和长期预后均有不利影响[51-52]。关于较长时间 CPB 和较少（或不用）DHCA 的相对风险 / 收益仍在争议中。为此，最近有两项研究评估了局部脑灌注技术。Wypij 等[135]的非随机研究随访了 29 例 I 期姑息术婴儿，其中 9 例以 30 ～ 40 ml/（kg·min）的速度接受局部脑灌注。局部脑灌与 DHCA 患儿 1 岁时心理或精神运动发育指数无差异。另有 DHCA 随机对照试验纳入 77 例功能性单心室患者，用或不用 20 ml/（kg·min）局部脑灌注，出院生存率（88%）和 1 年随访率（75%）相似[136]。精神运动发育指数或智力发育指数得分在任何时间点均无显著差异，但局部脑灌注组得分趋于更低。

Norwood 手术主动脉弓重建时采用三区域灌注策略是对已有技术的进一步创新。包括近心端主动脉插管直接灌注冠状动脉、远端胸主动脉插管灌注内脏及无名动脉插管行脑灌注。在患者体温较高且心脏搏动的情况下，由远到近修补动脉弓。这从理论上可减少冠脉和内脏缺血时间、降低心脏功能障碍和腹部器官损害风险，并降低低温对血液系统的不良影响[2-3]。但尚需更大规模、更长期的研究评估其在改善心血管、肾和其他预后方面的功效。

葡萄糖调节

脑缺血（完全、不完全和局灶性）期间高血糖的有害作用已有充分证据[137-138]。葡萄糖增强脑损伤的作用似乎取决于两个因素：三磷腺苷的利用度和乳酸酸中毒[139-140]。葡萄糖无氧代谢需要磷酸化且产生 ATP 之前需消耗两分子 ATP，导致 ATP 快速耗尽，这可能是高血糖加重神经系统损伤的原因。乳酸酸中毒在葡萄糖加重脑损伤中也很重要，其机制可能是作为

糖酵解酶抑制剂：乳酸在葡萄糖磷酸化消耗 ATP 后即刻抑制糖酵解，从而减缓无氧 ATP 的产生[141]。

虽然缺血期高血糖的有害作用明确，但儿童 CPB 或 DHCA 期间神经系统预后恶化与高血糖间的关系仍然缺乏证据。HLHS 患儿 I 期 Norwood 术后获得性神经系统病变的回顾表明，高糖血症是广泛性脑坏死或脑室内出血的重要相关因素。大量其他潜在的有害因素（如低氧时间、低舒张压和收缩压、血小板减少）与观察到的神经病理学也存在统计学相关性[142]。尚不清楚葡萄糖是直接损伤神经系统，或仅是神经系统损伤高危人群的标志物，最终神经系统损伤另有其他因素。

低糖血症也常见于围术期新生儿。由于肝糖异生减少和糖原储备降低，新生儿低糖血症风险增加。先心病新生儿体循环灌注减少（如危重主动脉缩窄、HLHS、危重主动脉瓣狭窄）损害肝生物合成，进而影响葡萄糖生成。患者可能完全依赖外源性葡萄糖。因此转流前常需输注 20% ～ 30% 右旋葡萄糖以维持血糖正常。年长儿童也不能完全避免发生低糖血症，低糖血症也易引起神经系统损伤。低心排血量状态患者（心肌病、移植前患者、术后重症患者）需再次手术和大量正性肌力药物支持时，糖原储备减少和术中低糖血症风险很高[143]。

低温、CO_2 管理和其他可能在转流中改变正常脑血管反应的因素，使得 CPB 期间低糖血症的影响更加复杂。在犬模型，胰岛素诱导血糖低至 30 mg/dl 也不会改变脑电图，但低碳酸血症性低糖血症 10 min 后，脑电图即变得平坦[144]。血糖水平高于 8 mg/dl 时通常不会发生仅由低糖血症引起的脑电图活动丧失[145]。

深低温 CPB 和 DHCA 期间，CBF 和代谢都会改变。即使叠加轻度低糖血症，也可能改变大脑自主调节，并最终导致皮层损伤加重[142]。新生儿和婴儿 CPB 撤离期间和转流后早期，常规使用过度通气降低 PVR，可进一步加重低糖血症损伤。血糖监测和严格维持正常血糖，是 CHD 患者 CPB 管理的重要组成部分。

肾影响

CPB 后低温、非搏动性灌注和平均动脉压降低的联合作用，致血管紧张素、肾素、儿茶酚胺和抗利尿激素释放[146-148]。这些循环激素可促进肾血管收缩而减少肾血流量。然而，尽管 CPB 对肾功能有负面影响，但低流量、低血压、非搏动性灌注与术后肾功能不全缺乏联系（表 78.9）[147]。术前肾功能不全和 CPB 后心排血量明显降低与术后肾功能不全相关性最好，术前因素包括原发性肾疾病、低心排血量和心导

表78.9　小儿心肺转流后遗症	
终末器官损伤	**原因和体征**
肾损伤	器官不成熟、已有肾疾病 心肺转流后低心排血量、使用 DHCA 肾功能不全的特征是 GFR 和 ATN 降低
肺损伤	内皮损伤、毛细血管渗漏增加、补体活化和白细胞脱颗粒 肺功能不全的特征是顺应性降低、FRC 降低和 A-a 梯度升高
DHCA 后脑损伤	自主调节功能丧失、代谢和脑血流降低、细胞酸中毒和脑血管麻痹 CNS 功能障碍，表现为癫痫发作、发育商降低、舞蹈手足徐动症、学习障碍、行为异常

A-a，肺泡-动脉氧；ATN，急性肾小管坏死；CNS，中枢神经系统；DHCA，深低温停循环；FRC，功能残气量；GFR，肾小球滤过率

管后染料相关性肾损伤[148]。

基于不同诊断标准，小儿心脏手术后急性肾损伤的发生率在20%～60%[149]。病因众多，少尿和血清肌酐升高为最终共同结果。利尿药一直是小儿 CPB 术后利尿的主要手段。每4～6 h 给予呋塞米1～2 mg/kg 或依他尼酸1 mg/kg，或二者合用，利尿的同时可能有逆转 CPB 相关的肾皮质缺血作用。DHCA 后可出现24 h 少尿或无尿，并在其后12～24 h 消失。这些患者仅在开始自主排尿后，利尿药使用才有效。

新生儿和小婴儿肾小球滤过率、肌酐清除率和髓质浓缩能力明显降低。因此，这些患儿使用 CPB 后，相比年长儿童和成人会导致更多的液体潴留。其净效应是体内总水分增加、器官重量增加（如肺、心脏）以及术后呼吸支持撤离更困难。复温时或 CPB 后超滤可有效减少体内总水分、控制 CPB 的有害作用和缩短术后通气时间[150-151]。

肺的影响

心脏停搏液保护心脏，但转流过程中并不同时保护肺。CPB 后肺功能不全常见，发病机制不明（表78.9）。广义上，肺损伤通过白细胞和补体活化引起炎症反应或是机械作用两种方式之一介导。最终导致表面活性物质丧失、肺不张并致通气-灌注比例失调、肺容量减少和呼吸力学改变。

CPB 后肺功能特征是静态和动态顺应性降低、功能残气量降低、表面活性物质缺乏以及肺泡-动脉氧梯度增加[152-153]。最可能的原因是肺不张、血液稀释和低温 CPB 所致毛细血管渗漏增加。血液稀释使循环血浆蛋白减少而降低血管内渗透压，水外渗入血管外间隙。低温 CPB 引起补体活化和白细胞脱颗粒[154]。

白细胞和补体通过血小板栓塞和释放介质引起毛细血管-肺泡膜损伤和微血管功能障碍，从而增加 PVR。MUF 技术在减少术后肺水和肺部并发症方面非常有效。

应激反应和心肺转流

大量代谢性物质和激素物质释放，包括儿茶酚胺、皮质醇、生长激素、前列腺素、补体、葡萄糖、胰岛素、内啡肽和其他物质，是低温 CPB 期间应激反应的特征[9, 155]。这些物质生成的可能原因包括血液与泵管和氧合器的非内皮表面接触、非搏动性血流、低灌注压、血液稀释、低温和浅麻醉。其他导致应激激素升高的因素包括低温 CPB 期间肝肾清除延迟、心肌损伤及转流时无肺循环。肺具有代谢和清除应激激素的作用。应激反应通常在 CPB 复温期间达到峰值。很多证据表明，增加麻醉深度可减轻应激反应[9, 155]。

应激反应反过来可介导很多不良影响，如心肌损伤（儿茶酚胺）、体-肺动脉高压（儿茶酚胺、前列腺素）、肺内皮损伤（补体、前列腺素）和肺血管反应性（血栓素）。已证实在 PDA 结扎的早产儿使用芬太尼、在患复杂 CHD 新生儿中使用舒芬太尼，可较好控制应激反应[95, 156]。尽管削弱应激反应似乎很有必要，但新生儿应激反应尤其是释放内源性儿茶酚胺，可能是其出生时存活必需的适应性代谢反应[157]。因此，完全消除适应性应激反应或许并不可取。目前尚不清楚 CHD 新生儿在多大程度上依赖应激反应维持血流动力学稳定。

麻醉深度的选择应是足以减轻应激反应但不必完全阻断。CPB 期间麻醉实施最好经由与泵氧合器相连的挥发罐连续使用吸入麻醉药，输注右美托咪定，精心调节阿片类药物增量，或连续输注给予阿片类药物及苯二氮䓬类药物完成。相比氟烷麻醉，基于阿片类药物的麻醉技术可降低应激激素释放、减少术后代谢性酸中毒和降低乳酸，因此可能是复杂 CHD 患者的首选技术[95]。如果通过应用超大剂量的阿片类药物（如芬太尼或舒芬太尼）来获得足够的麻醉深度，术后须行机械通气。而 CPB 结束时残留的吸入麻醉药（如氟烷或异氟烷）可短暂抑制心肌，使 CPB 撤离困难。由于外科技术改进和 CPB 并发症降低，目前临床实际工作中很少使用大剂量阿片类麻醉药。

停止心肺转流

患者 CPB 撤机时，可直视心脏和监测右心房或

左心房充盈压评估血容量。充盈压足够、患者完全变暖，酸碱状态恢复正常、心率足够且已出现窦性心律时，停止静脉引流，患者可撤离心肺转流。保留动脉插管以便缓慢回输剩余泵血优化充盈压。心肌功能可通过心脏直视、经胸左或右心房导管、经皮颈内静脉导管或术中超声心动图评估。脉搏氧饱和度仪也可用于评估心排血量是否足够[158]。动脉氧饱和度低或脉氧饱和度探头无法记录脉搏，可能提示心排血量极低和外周阻力较高[159]。

复杂先天性心脏缺陷修复后，麻醉科医师和外科医师可能碰到患者CPB撤离困难。这种情况下的诊断包括：①手术效果不佳，有残余缺陷需修补；②肺动脉高压；③右或左心室功能障碍。

手术修补后心脏的结构和功能评估有两种常用方法，可单独或联合使用。其一，实施术中"导管介入"，借以独立评估测量心脏各大血管和心腔压力（导管回撤测压或直接穿刺评估跨修补瓣膜、狭窄部位和管道的残余压力梯度；或基于氧饱和度数据诊断是否存在残余分流）[160]。其二，术中使用echo-Doppler提供结构或功能影像，帮助评估术后心脏修补情况[7,161]。如发现结构异常则重新开始CPB，在患者离开手术室前修补残余缺损。如术后仍残余明显结构缺陷将对生存率产生不利影响，并增加并发症（图78.5）[7,161]。echo-Doppler可迅速识别左、右心室功能不全，并提示是否存在肺动脉高压。此外，可识别缺血或心肌内进气引起的局部室壁运动异常，协助指导药物治疗并帮助评估治疗效果（图78.10）[162]。

超滤

新生儿、婴儿和年幼儿童CPB可引起显著的促炎反应和明显血液稀释。因器官功能较差可能导致CPB后并发症和死亡率增加。心脏、肺和大脑是受此影响最大的器官。患者血液与转流回路表面接触是触发炎症级联反应的强烈刺激，其他因素（缺血、深低温、复温和手术创伤）在其发生中也很重要。这些炎性介质包括补体过敏毒素、血管活性胺和可致血管通透性增加的细胞因子［如肿瘤坏死因子-α（TNF-α）］[163]。尽管使用包括血液、晶体、白蛋白和缓冲液生理平衡预充液和较小容量的回路，CPB时仍可发生血液稀释。但是，从浅低温到DHCA等低温条件下为患者实施手术，血液稀释可能有利。CPB改变血液黏弹性，且已证实这些变化可延续到CPB后[164]。尽管CPB回路灌注模式、心脏切开吸引、动脉滚压泵类型和剪切力也很重要，但是温度和血细胞比容对黏弹性改变尤为最重要。研究表明，低温且血细胞比容高时，黏度较高[165]。黏度增高可致器官尤其是大脑灌注改变。由于血液黏度的这些变化，血液稀释在CPB降温阶段患者可很好耐受。尽管血液稀释在早期有利，但其与炎性反应结合将导致液体外渗至血管外间隙，继而导致先前没有的器官功能障碍发生。因此，使用超滤清除多余液体和炎性介质预防器官功能障碍和改善氧合作用非常合理。最终结果是跨膜清除血浆水分和低分子溶质。

实际上，目前临床使用五种形式的超滤，其中三种在CPB期间使用。转流前将浓缩RBC添加到预充液称为预充液超滤；预充液超滤旨在用血液预充液置

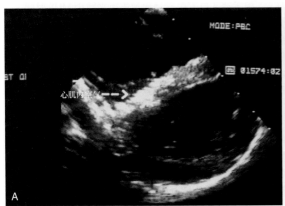
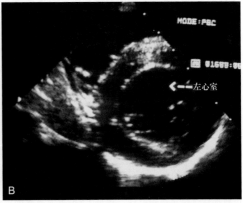

图78.10　（A）跨心室短轴二维超声心动图显示室间隔和右心室壁心肌内存在空气（箭头）。心肌内空气表现为密集的"雪"样回声区。注意相关的室壁运动异常表现为室间隔变平。（B）患者用去氧肾上腺素治疗，增加全身和冠状动脉灌注压力进而空气清除，回声密度正常，左心室（LV）壁运动和形态也恢复正常

换晶体预充液，调节 pH，将电解质浓度调整到更安全的水平，并清除供血中潜在的炎症介质[166]。常规超滤（CUF）指患者在 CPB 支持期间随时清除液体。常用来清除与心脏停搏液等量的溶液。在回路内放置一个超滤器并连接到静脉通路或静脉储器。超滤液去除过多时将导致储液器容量降低。零平衡超滤时，滤出液体用等量晶体液补充以避免储液器容量不足，该方法无容量净清除。

转流期间超滤的第三种方法是稀释性超滤，特定电解质（如钾）浓度升高时采用。一半滤出液用生理盐水替换，从而将电解质浓度稀释至更安全水平。所有转流期间的超滤目的相似，即去除过量清液，浓缩血液，清除炎症介质及调整电解质浓度到安全水平。

1991 年 Naik 等[150] 最早提出 MUF，患者撤离转流后开始血液过滤。采用静脉技术引出并浓缩血液返回右心房；或采用动静脉技术通过主动脉插管引出并浓缩血液经静脉通路返回[150, 167-168]。具体而言就是，通过主动脉插管逆行引出血液，连同静脉贮器和氧合器剩余回路容量一起通过超滤器。滚压式血泵控制并维持滤器流量 10 ～ 30 ml/kg，流速越慢越有利于血管内液体渐进性改变，耐受性更好。储液器根据需要添加晶体液以维持心房压力恒定。为获得最大跨膜压力可将吸引器连接到滤液出口，超滤速率可达 100 ～ 150 ml/min。超滤过程取决于时间（一般 15 ～ 20 min）和是否达目标血细胞比容（通常 40%），晶体液基本替换回路容量或者患者血流动力学不能耐受时停止超滤。

极低龄复杂心脏手术患儿 CPB 和阻断时间较长，撤机后心肌功能更低。CPB 期间超滤的目的是去除体内多余水分，但 MUF 也能显著改善心肌功能（图 78.11）[169-170]。超声心动图测量发现，MUF 改善非低温停搏矫正手术婴儿收缩和舒张功能[171]。改善前负荷可动员的每搏功，这是收缩功能的良好指标。心肌壁厚度和横截面积减少，提示舒张末期长度增加和压力下降，舒张功能改善。虽然推测这些改善与心肌水肿降低有关，但也观察到血细胞比容增加。由于这些作用不超过 24 h，MUF 的绝对收益有待阐明[171]。

CPB 最常见的不良影响包括肺功能障碍[172]。MUF 可改善氧合、减少炎症介质对肺泡毛细血管膜的影响和降低肺血管反应性。研究表明，超滤和 MUF 改善肺顺应性、降低气道阻力及肺动脉反应性、改善氧合[172-175]。也因此在小儿心脏手术应用广泛，特别是对那些维持正常顺应性、较低 PVR 至关重要的患者（即单心室生理）。研究发现 CPB 撤机和 MUF 结束后肺功能立即改善，但改善效果是否超过 6 h 仍存分歧，

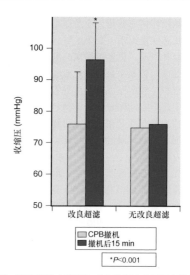

图 78.11　改良超滤（MUF）对心肺转流（CPB）撤离即刻和撤离后 15 min 收缩压（BP）的影响。注意 MUF 明显改善收缩压（From Ungerleider RM. Effects of cardiopulmonary bypass and use of modified ultrafiltration. Ann Thorac Surg. 1998；65；S35；reprinted with permission from the Society of Thoracic Surgeons.）

有研究发现 24 h 后几无效应。目前认为，转流期间超滤联合 MUF 在转流后早期的效果最好。

DHCA 猪模型研究证实 CPB 后 MUF 可改善血细胞比容、脑氧供和脑氧耗，从而减少脑损伤。进一步研究证实四个变量对改善脑氧合非常重要：PCO_2、平均动脉压、血细胞比容和 MUF 流速[176-177]。除 MUF 流速外其他变量增加均改善氧供；流速增加时有明显的舒张期血流从主动脉插管进入 MUF 回路，可能引起窃血现象。因此，尽管 MUF 对正常大脑功能恢复很重要，但不应通过增加流速来减少 MUF 时间，这样会抵消其有益作用（图 78.12）。

心功能改善和肺功能改善的共同点是超滤后炎症介质减少。研究表明超滤液包含多种低分子炎性介质，包括 C3a、C5a、白介素（IL）-6、IL-8、TNF、心肌抑制因子和内皮素[173, 178-179]。MUF 后内皮素 -1 清除可改善肺血管反应性，这非常重要，尤其对肺血管反应性高的 4 ～ 6 个月以下婴儿和分期腔静脉肺重建手术患者。MUF 清除强力炎性介质 TNF 效果最好，TNF 与 CPB 后毛细血管渗漏综合征有关。但尚无证据显示一种超滤形式明显优于另一种，或许不同超滤方式的组合可能有最佳效果。

CPB 后失血是另一个重要问题。如前述，MUF 清除体内过多水分，血细胞比容升高。血液用量因此减少且术后出血更少[180]。实际上，年长儿童可因而

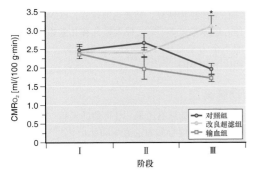

图 78.12　**深低温停循环前后脑氧代谢率（CMRO$_2$）。**注意阶段 3 MUF 动物的 CMRO$_2$ 相比对照组和输血组显著增加（From Skaryak LA, Kirshbom PM, DiBernardo LR, et al. Modified ultrafiltration improves cerebral metabolic recovery after circulatory arrest. J Thorac Cardiovasc Surg. 1995；109：744-751.）

尝试完全避免使用供血。

　　相关技术缺点也应关注。CPB 回路添加超滤器，一定程度上增加回路系统复杂性，并发症也可能因而增加。此外，MUF 还有以下潜在问题：空气混入动脉管道可能；患者需要额外的时间进行抗凝；血容量不足可能；滤过容量未经加热器 / 氧合器有低体温可能；药物（如芬太尼）血浆浓度可能升高[181]。此外可能与超滤相关的并发症是甲状腺激素减少；这种急性甲状腺功能减退可导致功能抑制，表现为收缩力下降、心率降低、心排血量减少和 SVR 升高，所有这些影响都发生在 CPB 后即刻[182]。类似其他技术，须兼顾考虑收益 / 风险，从现有证据看超滤非常有益，因此在目前小儿心脏手术中常用，效果好且并发症少[143, 145, 183-184]。

　　前文讨论认为，尚不能确定某种超滤方法明确优于另一种。遗憾的是，对各种情况下不同手术患者进行大规模比较非常困难。依据现有文献，最佳策略应包括 CPB 期间超滤和撤机即刻使用 MUF，目的是减少全身水量、清除炎症介质、改善血细胞比容从而提高携氧能力和维持重要器官功能。随着 CPB 回路小型化及由此带来的血液稀释度降低，考虑到其回路简化和容积降低，一些医院已停用 MUF；他们相信避免血液稀释优于 MUF 逆转血液稀释。回路减小也不是没有安全问题，CPB 流速增加能力受限。综合考虑前述多种原因，我们医院目前仍坚持继续使用 MUF。

▌停止心肺转流遇到的特殊问题

左心室功能不全

　　小儿心脏手术后，因手术引起的局部缺血、心肌术前状况、DHCA 对心肌顺应性的影响以及修补引起的左心室负荷变化等，左心室收缩状态可能降低[185-186]。左心室功能障碍治疗策略包括优化前负荷、增加心率、增加冠状动脉灌注压、纠正离子钙水平和增加正性肌力支持。新生儿心排血量具有心率依赖性，心肌顺应性降低、钙和儿茶酚胺反应减弱时需正性肌力支持。正性肌力支持通常从肾上腺素 0.03 ～ 0.05 μg/（kg·min）或多巴胺 3 ～ 10 μg/（kg·min）开始。研究表明儿童多巴胺的效应与年龄有关。年幼儿童心脏手术后使用多巴胺，其心排血量增加与心率增加的相关性大于每搏量；而年轻成人则是明显增加每搏量。尽管如此，婴儿和新生儿对肾上腺素和多巴胺输注反应良好，全身动脉血压和心排血量增加，全身灌注改善。

　　钙剂对增强心脏收缩力很重要。因担心再灌注损伤，补钙在成人患者已不再受欢迎，但它仍是小儿心脏手术后的重要治疗措施。儿童 CPB 后即刻离子钙水平波动较大，常见原因与大量输注富含枸橼酸和白蛋白的血制品有关，如全血、新鲜冷冻血浆、血小板和止血必需的冷沉淀，所有这些都与钙结合[187]。患者左心室功能减退时，CPB 后早期常规补充钙剂尤其有帮助。而缓慢窦性或交界性心律时，应用钙剂须谨慎以防 AV 传导明显减慢。

　　严重左心室功能不全患儿如伴有低血压、左心房充盈压较高或超声多普勒影像学提示收缩力下降或局部缺血，肾上腺素 0.02 ～ 0.2 μg/（kg·min）治疗很有帮助[188]。

　　米力农为强效磷酸二酯酶 -3 抑制药，是婴儿和儿童有效的强心 - 血管扩张药。新生儿心脏直视手术后，米力农增加每搏量，显著降低 SVR 和 PVR 而增加心脏指数[189]。婴儿和儿童米力农分布容积和清除率大于成人，因此达治疗水平所需初始负荷剂量可能高达 100 μg/kg[190]。新生儿 CPB 中米力农首剂量为 25 ～ 100 μg/kg，首剂量 90 min 内以 0.2 μg/（kg·min）连续输注维持治疗；较大婴儿和儿童连续输注的速率较大，通常为 0.5 ～ 1 μg/（kg·min）。

　　多巴酚丁胺在儿童是一种有效但较弱的正性肌力药。尽管有报道对新生儿变时作用低于多巴胺，但使用后仍可出现明显快速性心律失常。可能与其结构和异丙肾上腺素相似有关[188]。多巴酚丁胺用于心脏手术后儿童，主要通过增加心率来增加心排血量。这与新生儿 α 受体减少和循环儿茶酚胺水平更高一致。

右心室功能不全

　　新生儿、婴儿和儿童 CPB 后常有右心室功能不全。TOF 修补后，先前存在的右心室肥厚、右心室切开以及右心室流出道跨环补片，可致急性肺动脉瓣反流和右心室容量超负荷，这是术后右心功能不全的常见原因[17]。右心功能不全治疗目的是降低 PVR、维持冠状动脉灌注但不扩张 RV。心室功能不全时，低剂量肾上腺素 [0.01 ～ 0.03 μg/（kg·min）] 可提供正性肌力支持但不收缩血管[186]。应调整机械通气，以辅助右心室功能并使 PVR 降到最小。

不同于左心室，正常右心室心腔内压力低，右心室收缩期接受 2/3 的冠状动脉充盈。维持右心室功能不全患者收缩压正常或略微升高，可使冠状动脉对 RV 的灌注最大且收缩力增加。这种情况下输注加压素有益。如 CPB 后早期仍需持续正性肌力支持，应评估其他结构和功能异常。保持前负荷正常或略微升高。由于右心室收缩力降低，因此须最大限度增加前负荷直至 Starling 曲线的最高部分。然而，由于心室顺应性下降和舒张功能障碍，RV 对过度膨胀无法耐受。容量负荷过大可致严重舒张功能障碍、三尖瓣反流和前向血流恶化。通常，右心室功能不全的新生儿和婴儿对耐受 CVP 高于 12 ～ 14 mmHg 非常困难[191]。如右心功能不全较严重，应维持胸骨开放状态[192]。这样可以消除胸壁和机械通气阻抗，使右心室舒张末期容量达到最大。新生儿、婴儿和儿童 CPB 后右心室功能不全的另一种对策，是允许在心房水平有右向左分流。可能受益的典型患者包括 TOF 和永存动脉干修补的新生儿。保持心房交通开放，血液从右向左分流以保持心排血量和体循环氧供。这些患者尽管体循环氧饱和度有所降低，但有效心排血量和组织氧供提高、体循环灌注压改善且右心室冠状动脉灌注得以维持。随着右心室功能的改善，右心房压力下降、右向左分流减少，体循环动脉氧饱和度则升高。

如果右心功能不全持续至体循环心排血量受损，应考虑体外生命支持 [体外膜肺氧合（extracorpo-real membrane oxygenation，ECMO）]。ECMO 用于循环支持时，建议采用静脉-动脉插管。通过大的中心动脉和静脉（通常颈动脉和颈内静脉）或直接胸腔插管实现静脉和动脉通路。由于心肌遭受暂时性损伤（"心肌顿抑"），能够随着时间逐渐恢复[193-194]，基于此概念，预期的严重心室功能障碍也应恢复。ECMO 可降低心室壁张力、增加冠状动脉灌注并维持氧合血的全身灌注。ECMO 也可用于左心室衰竭，但成功率不如右心室功能障碍或肺动脉高压。因 CPB 撤机困难安装 ECMO 的患者，死亡率明显高于术后较晚进行 ECMO 治疗患者[195]。Fontan 手术后需 ECMO 治疗的儿童存活率最低[196]。心肌损伤或肺动脉高压患者，ECMO 的作用是提供充足的全身氧运输和灌注，同时

允许心室休息和恢复。如能迅速建立，ECMO 甚至可用作心脏术后复苏[197]。较大婴儿和儿童如果右心室功能不全为主而肺功能尚好，右室辅助装置（VAD）可能优于 ECMO[198]。

肺动脉高压

原发性肺动脉高压是一种可怕的疾病。PVR 进行性持续升高最终导致右心衰竭和死亡[199-200]。肺动脉高压（pulmonary arterial hypertension，PAH）的定义是，安静时平均肺动脉压 > 25 mmHg，或运动时 > 30 mmHg[201]。在两项研究中，PAH 是围术期心血管并发症的重要预测指标，包括麻醉下行心导管或非心脏手术时的肺高压危象、心脏停搏和死亡[202-203]。肺动脉压超过体循环压力时常提示会出现并发症。但并发症与年龄、病因、麻醉药类型或气道管理无关。麻醉前评估应估计疾病的严重程度。如有明显胸痛、晕厥和头晕史，有静息呼吸困难、低心排血量状态、代谢性酸中毒、低氧血症和右心衰竭症状时，应谨慎行事。PVR 急性增加导致肺高压危象，会引起右心室后负荷增加、右心室功能障碍和血流动力学失代偿。肺动脉压力超过体循环压力时可导致 PBF 不足、左心室前负荷不足、低心排血量和双心室衰竭。由此所致的低血压会导致冠状动脉缺血，而形成恶性循环。围术期肺高压危象的致病因素包括肺高压患者出现低氧血症、高碳酸血症、酸中毒、体温过低、疼痛和气道操作。患者常因血流动力学导管检查、确定治疗药物、非心脏和心脏手术而就诊。尽管麻醉须根据患者的病理生理状况和手术进行调整，但仍有某些共同的原则。围术期须继续肺血管扩张药和正性肌力药治疗；全面筛查超声心动图，必要时胸部 CT 血管造影排除肺血栓栓塞性疾病。给予术前药后应监测脉氧，确保不会出现通气不足或缺氧。滴定氯胺酮静脉诱导可能最为安全；如无静脉通路可用，七氟烷-100% O_2 吸入可安全用于诱导，尽力控制呼气末七氟烷浓度最低并迅速建立静脉通路。可能失血的手术、血流动力学不稳定和通气状态改变时须行有创动脉监测。全身麻醉时避免体循环低血压。控制通气和氧合并积极治疗酸中毒。低血压时如血容量正常，需正性肌力药物治疗，必要时可用 α_1 受体激动药[204-205]。

肺动脉高压治疗主要是降低 PVR 和减轻 RV 负荷。调整通气模式、吸入氧浓度和血液 pH 可降低 PVR。具体而言，调控新生儿和婴儿肺血管床的关键是调节动脉血 CO_2 分压（$PaCO_2$）、pH、PaO_2、肺泡氧分压和通气力学[206-207]。$PaCO_2$ 是 PVR 的强力调节剂，尤其在新生儿和小婴儿。$PaCO_2$ 降至 20 mmHg、 pH 升至 7.6 可平稳降低肺动脉高压患儿的 PVR。调节血清碳酸氢盐水平至 pH 7.5 ～ 7.6 并维持 $PaCO_2$ 在 40 mmHg 对 PVR 同样有益[208]。增加 FiO_2 和 PaO_2 也可降低 PVR。存在心内分流时改变 FiO_2 对 PaO_2 几无影响。因此推断，FiO_2 增加引起 PVR 降低，可能是 PaO_2 而非 FiO_2 的直接肺血管舒张作用。

通气力学对 PVR 降低也有重要作用。新生儿和婴儿闭合容量高于功能残气量，正常呼吸末会发生气道关闭。导致某些肺区虽有灌注但通气不足，随之这些肺段氧合越来越差，继发缺氧性肺血管收缩，最终结果是 PVR 增加。故机心膨肺以维持功能残气量将选择性降低 PVR。相对较大的潮气量和较低的呼吸频率可达此目的。新生儿和婴儿呼吸速率 15 ～ 25 次 / 分钟。

PBF 主要发生在呼吸周期的呼气相，因此应调整通气模式确保吸气期气体在全肺充分分布，并延长呼气相促进 PBF。CPB 后谨慎使用呼气末压力。呼气末正压（positive end-expiratory pressure，PEEP）较低时（3 ～ 5 mmHg）可防止毛细血管和前毛细血管收缩，从而降低 PVR；PEEP 更高或平均气道压过高时会导致肺泡过度扩张，压缩肺泡壁和间质毛细血管网，导致 PVR 增加和 PBF 减少[153]。

机械通气最为人所知的用途是辅助减少 RV 负荷。正压吸气期间胸腔内压力增加，导致从肺到 LA 的压力梯度增加，从而增加心排血量。这种辅助通气常用于 PAH 或右心室功能不全患者。吸气期可见动脉压增加。呼吸机增加体循环血流的原理与 CPR 期间胸泵概念相似[209]。吸气期辅助须权衡平均气道压增加对 PVR 和右心室负荷的不良影响。为最大限度发挥心肺相互作用，应使用高潮气量和低呼吸频率。

也可尝试使用药物干预 PVR。磷酸二酯酶抑制药氨力农和米力农是有前景的降低 PVR 药物[210]；异丙肾上腺素轻度舒张正常肺循环肺动脉[211]，能降低成人心脏移植后 PVR 但用于婴幼儿心脏手术后缺乏数据支持。未成年动物心肌对异丙肾上腺素反应较弱，并导致心动过速和心肌氧耗增加；后者可能会减少冠状动脉灌注并导致心肌相对缺血。前列腺素 E1 和前列环素均具有肺血管舒张作用，但体循环低血压严重限制了它们的使用[212-213]。

目前已开发出超短效静脉血管扩张药和吸入性血管扩张药，如 NO。超短效静脉血管扩张药是非特异性强效血管扩张药，半衰期数秒。将这些药物输注到右侧循环系统，肺动脉平滑肌有效短暂松弛[214]；一旦进入体循环药物将不再起作用。腺苷和 ATP 类化合物具有这些特性，未来可能在临床上用于肺动脉高压[215]。

已有几种治疗肺动脉高压有效的药物用于临床[206-207]。肺动脉高压患者静脉输注前列环素可改善肺血管血流动力学、运动耐力和生存率[216]。西地那非可分解环磷酸鸟苷，是选择性 5 型磷酸二酯酶抑制药，可产生急性、相对选择性肺血管扩张，与 NO 作用协同[217-219]。波生坦是一种双重内皮素受体阻滞药。初步报告表明波生坦可改善肺动脉高压患者症状、运动耐力和血流动力学。除肝酶有剂量依赖性增加外，该药具有良好的耐受性，无副作用[220]。原发性肺动脉高压唯一可用的手术治疗是肺移植；5 年生存率低于 50%，闭塞性细支气管炎是最常见死亡原因[221-222]。肺移植前，所有患者应进行心导管血流动力学检查和筛选治疗药物，以明确吸入氧浓度增加和使用 NO，肺动脉高压是否可逆[223]。虽然前列环素类似物（吸入伊洛前列素或静脉依前列醇）已用于成人，但并非儿科临床常规。

CPB 致内皮损伤易致 CHD 患者发生术后肺动脉高压。PBF 梗阻或残余左向右分流需通过手术解决。二尖瓣病变或左心室功能不全所致 LAP 升高、肺静脉梗阻、肺动脉分支狭窄或手术引起的肺血管横截面积减少，均可增加右心室压力并加重右侧心脏负担。

NO 是吸入性内皮源性血管舒张药，治疗 CHD 患者 PVR 增高最有前途。虽然药效为非选择性，但血红蛋白可将其迅速灭活且吸入时无全身性血管舒张作用[224]。NO 可以降低二尖瓣狭窄成人患者及部分 PAH 小儿心脏病患者的肺动脉压力[225-227]。先心病群体中似乎只有心脏直视术后 PVR 急性升高以及术前肺动脉高压伴有特定解剖学（如完全肺静脉异位引流、先天性二尖瓣狭窄）患者对 NO 有效[225, 227]。尽管儿童 CPB 后常有内皮损伤，但由于 NO 直接作用于血管平滑肌，治疗仍然有效[228]。Fontan 手术后 CVP-LAP 压差超过 10 mmHg 时，有些医院常规使用低剂量 NO（1 ～ 5 ppm）[229]。我们医院 ICU 和心脏手术中标准剂量是 20ppm。NO 可用于手术后或移植前患者评估，帮助区分反应性肺血管收缩与解剖梗阻性疾病[230-231]。用于后一种情况时，区分肺血管收缩与进展性肺血管闭塞性疾病，对判断肺高压合并 CHD 或心肌病患儿能否在心脏移植后存活，或需要心-肺联合移植非常重要。

术后肺动脉高压的管理策略和肺高压危象的治疗包括镇静、适当过度通气［维持 CO_2 分压（PCO_2）在 30 ～ 35 mmHg］、适度碱中毒（pH > 7.5）、增加吸入氧、优化 PEEP（使功能残气量达最大）、肺血管扩张剂（如 NO）以及创建或维持心内右向左分流以尽力维持心排血量[232-233]。NO 也有助于 Fontan 类手术后 PVR 管控[234]。但停用 NO 应谨慎，因为突然停药可能出现肺动脉高压反弹和肺高压危象[234-235]。

抗凝、止血和血液保护

小儿麻醉科医师在心脏手术中须管理围术期凝血、止血和血液保护。CPB 后凝血障碍是小儿心脏手术的重要问题[223]。CPB 后因持续失血而需要成分输血，导致血流动力学受损和并发症增加。已证实，儿科患者止血功能恢复困难且诊治效果有限。

CPB 心脏手术新生儿、婴儿和儿童术后出血比例高于年长患者[236]。首先，患儿体表面积与非内皮化体外管道容量不成比例；CPB 炎性反应与患者年龄成反比，越年轻反应越明显[9]。因为补体和血小板活化与其他血液蛋白质系统（即纤溶蛋白）活化有关，这种止血激活在小儿心脏手术中起重要作用，可能导致止血功能受损和出血倾向增加。其次，新生儿和婴儿手术重建和缝合更广泛，出血机会比成年心脏病患者更多。DHCA 后手术可能进一步损害止血功能[237]。第三，新生儿凝血系统不成熟也可能导致止血功能受损[238]。低龄 CHD 患儿肝合成不成熟或受损，促凝物和因子水平可能降低[239]，但术前通常无功能性出血倾向。此外，婴幼儿 CPB 时血液稀释使凝血蛋白不成熟问题更加复杂。尽管管路微型化，但 CPB 仍会引起稀释性血小板减少并降低因子 II、V、VII、VIII、IX、X、AT III 和纤维蛋白原水平[240]。由于血小板减少、血管假性血友病因子多聚体数量少、凝血因子缺乏和纤维蛋白原功能差等多种因素，发绀型心脏病患者 CPB 前后出血倾向更高[241]。

CPB 是重要的促凝和炎性系统刺激剂，启动之前需以肝素抗凝。传统习惯是根据患者体重给予肝素，经验剂量 400 U/kg。根据激活全血凝固时间（activated clotting time，ACT）判断肝素化是否充分，CPB 启动前目标 ACT 须大于 480 s。准确的 ACT 测定条件需要体温正常、血小板计数和功能正常以及包括抗凝血酶 III 在内的其他凝血蛋白水平正常。但这些异常在心脏手术儿童很常见，因此 ACT 并非该人群理想的抗凝监测。新生儿、婴儿和幼儿 ACT 与血浆肝素浓度不相关[242]，且 ACT 值很高时仍有证据显示凝血酶生成和凝血活性持续存在[243]。

肝素血液浓度系统可代替基于体重计算肝素剂量，该法利用鱼精蛋白滴定，床边显示全血肝素浓度。系统兼顾考虑了肝素效能和代谢的个体差异。虽然成人使用结果不佳，但用于儿童的结果表明，对凝血酶生成和止血活性抑制作用更大[244]、输血次数减少、呼吸机支持时间和 ICU 停留时间等临床结果改善[245]。确定转流预充液肝素剂量时，该系统还会考虑转流回路的特性。无此系统的情况下，推荐经验剂量为 1～3 U/ml 预充液。

婴儿抗凝管理应关注抗凝血酶 III 的作用，它是人体含量最丰富的天然抗凝剂，也是肝素的作用靶点。新生儿抗凝血酶 III 活性较低[246-247]，CHD 患儿抗凝血酶 III 功能水平约为 50%[248]。肝素通过加速凝血酶和抗凝血酶之间的反应发挥抗凝作用。抗凝血酶活性低是小儿心脏病患者肝素敏感性低的原因之一；但抗凝血酶 III 替代制剂的临床试验尚未实施。此外，包括 α_2 巨球蛋白在内的其他肝素辅助因子，可能在幼儿抗凝中发挥重要作用，但对此了解甚少[249]。

中和肝素的鱼精蛋白剂量可根据肝素用量或体重计算，通常为 2～4 mg/kg，但这仅考虑了患者已使用的肝素（不包括预充液添加的肝素）。血液肝素浓度系统则是根据患者循环中肝素量决定鱼精蛋白剂量，兼顾考虑代谢或近期给药量。年幼儿童器官不成熟可延迟肝的肝素清除，低温停循环进一步使其代谢和排泄降低。低龄儿童 CPB 后循环肝素水平更高，鱼精蛋白用量相对年长儿童和成人较高[250]。足量给予鱼精蛋白后如 ACT 仍然延长，可能表明血小板功能障碍、血纤维蛋白原不足或其他凝血异常。给予额外剂量鱼精蛋白之前应进行评估，以防过量导致术后出血[251]。

CPB 后出血并不罕见。应首先由外科医师确定修补部位有无明显出血源。无论有无出血，许多儿科患者标准凝血试验通常提示部分凝血活酶时间和凝血酶原时间延长、血纤维蛋白原减少、其他促凝物质稀释及出血时间延长（图 78.13）。血小板功能障碍是持续出血的最常见原因[252-254]，可经验性给予血小板。无出血情况下，常规使用血制品纠正实验室凝血异常没有临床意义。大多数情况下，精湛的外科技术、适量鱼精蛋白、合适的患者体温以及血小板输注可纠正过多的出血。

转流后出血的危险因素包括低体重[255-256]、低温转流[257]、胸骨再切开[257]、术前充血性心力衰竭[257]和发绀型 CHD[256]。此类人群应该采取更积极的管理方法。输血规范用于成人心脏手术可减少输血量甚至降低死亡率[258-259]，但儿童缺乏大型或多中心试验支持。由于先天性缺陷、手术操作和先心医院间复杂性差异较大，开发制定儿童输血规范非常复杂[260]。

多个单中心研究认为，转流后使用黏弹性试验（尤其旋转血栓弹性试验）指导输血，可减少输血用量[256,261-262]和 ICU 住院天数[262]。这些研究根据旋转血栓弹性仪（rotational thrombo-elastometry，ROTEM）参数为转流后输血提供了合理的阈值，但结论缺乏大规模前瞻性研究验证。更为重要的是，心脏手术儿童无论使用血栓弹力图还是 ROTEM，解读均需根据适

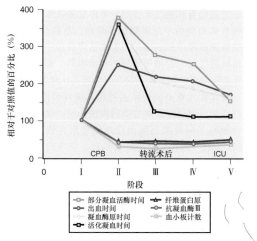

图 78.13　25 例患儿体外循环（CPB）前、中、后凝血变化。 凝血时间和凝血因子表示为相对于对照值的百分比。阶段 I ，基线、CPB 之前；阶段 II ，CPB 后、鱼精蛋白拮抗肝素前；阶段 III，鱼精蛋白拮抗后；阶段 IV ，即将离开手术室；阶段 V ，进入重症监护室（ICU）后 3 h。PT，凝血酶原时间；PTT，部分凝血活酶时间

合年龄的参考值进行[263-264]。

　　CPB 后出血使用药物干预越来越多。纤溶酶原是一种主要导致纤维蛋白分解的分子，抗纤溶药物通过与其赖氨酸类似物位点结合，抑制纤溶酶原继而抑制纤溶酶，纤维蛋白的促凝作用得以保留。赖氨酸类似物 ε-氨基己酸和氨甲环酸可有效减少小儿心脏手术中出血和输血需求[265]。22 258 例患儿研究发现，丝氨酸蛋白酶抑制剂抑肽酶减少需要手术处理的出血和降低死亡率方面，与氨基己酸和氨甲环酸相似[266]。遗憾的是，由于担心其致命的过敏反应，抑肽酶已撤出市场[237, 267-271]。抗纤溶治疗的剂量方案很多，由于新生儿清除率降低，负荷量和输注剂量低于年长儿童和成人[272]。转流手术后，可使用醋酸去氨加压素改善血小板功能，但该药在减少术后失血方面的结论不一[273-274]。

　　儿科患者不能输入大量新鲜冰冻血浆或冷沉淀，无法有效提高因子水平，为提供必要的凝血因子，CHD 患儿超处方使用浓缩因子越来越多[275]。观察表明，输注血小板、纤维蛋白原和凝血因子治疗失败的转流后长时间出血，重组活化因子 VII 可作为有效的治疗补救措施[275]。纤维蛋白原浓缩物也用于儿科心脏病患者补充纤维蛋白原，且可代替冷沉淀[276]。凝血酶原复合物浓缩物（PCCs）是纯化的血浆衍生产品，3-（3F）或 4-（4F）因子制剂中均含有维生素 K 依赖性凝血因子（ II 、 VII 、 IX 、 X ）。心脏手术成人的许多输血规范中都含 PCC，但在儿科患者的安全性和有效性尚无充分研究[277]。新生儿血浆离体研究发现 3-因子和 4-因子 PCC 均可改善凝血酶生成[278-279]，但大多数临床证据仅限于病例报告或少量病例。我们医院在严重出血时，补充血小板、纤维蛋白原和其他凝血因子后，将 3-因子 PCC 作为输血规范的一部分。

　　围术期输血须深思熟虑、目的明确。冒失使用血液制品纠正凝血异常，可加重现有促凝物质稀释并导致异体血暴露风险。输血应在有组织氧合障碍或有凝血障碍证据伴明显临床出血时进行。尽管成人应用输血规范有助减少输血，但用于儿童时更多的作用可能是改变输血方式[262]，如 RBC 输注减少，但同时血小板和冷沉淀应用增加。输血规范可以改善血流动力学稳定性[262]；但确认是否改善预后尚需更多的资料。

　　确定最佳血细胞比容是指导输血的必要条件，最好根据缺损、复杂性和手术计划与外科医师共同商定。使用 RBC 维持 CPB 稀释后血细胞比容至少 20%[280]；发绀型先心病儿童需要更高的血细胞比容。最近研究证实，儿童心脏手术输血指征与术后并发症相关，患者转流需要输血维持稀释目标血细胞比容时，并发症没有增加；而患者需要治疗性输血时，则有严重并发症和死亡率[281]。

　　儿科心脏手术患者血栓形成正在获得广泛共识。约 11% 心脏手术儿童经历血栓性并发症[282]；危险因素包括低龄[282-283]、发绀性疾病[282-283]、使用 DHCA[282]、中心静脉留置时间过长[282]以及不行凝血试验即给予血制品[284]。未成熟患儿促凝和抗凝水平改变，再加上转流炎性作用，很多患儿术后处于高凝状态[285]。成人心脏手术后抗凝血酶 III 水平降低与血栓形成有关[286]，但这尚未在儿童证实。此外，婴儿抗纤溶系统不成熟，溶解成熟纤维蛋白原组成的血凝块的能力可能会受影响[287]。

　　患者转运至 ICU 时须延续周详的输血和血液保护技术。非复杂性心脏手术患儿术后常见孤立性凝血异常（图 78.13），但术后第一天并无出血过多且能自愈。不建议常规输注血制品纠正。无临床出血证据及特定缺陷需要靶向成分治疗时，不应使用血制品。常规使用血制品补充容量也应避免；乳酸林格液或盐溶液花费低且无输血相关危害，可安全使用。

术后管理

　　心胸外科手术患儿，术后即刻是麻醉和手术管理的重要时期。预后主要取决于手术但管理也是重要因素。作为团队一员，麻醉科医师有必要理解并在术后

即刻参与。小儿心脏手术患者术后处理的详细原则超出了本节范围。这里仅描述通用指导原则和方法，为麻醉科医师提供基础知识。

术后阶段的特点是从 CPB 异常状况和心脏手术中逐渐恢复，伴随着一系列生理和药理学变化。在此期间，心脏手术的影响、潜在的疾病、低温 CPB 以及诸如 DHCA 等特殊技术的影响，都可能产生相关的特殊问题。术后即刻须及时识别异常恢复和特殊问题，并施以合适的处理。幸运的是，大多数患者能在手术修补和 CPB 影响所致生理障碍以及病理生理负荷减轻带来的益处之间达到平衡，并发症和死亡率较低。

因此术后患者管理的原则是：正确理解和识别麻醉和心脏手术后正常和异常恢复。术后即刻，即便正常恢复也是一种持续性生理变化，残留麻醉药的作用逐渐消退；继发于负荷改变、手术创伤和体外循环的生理变化仍在进行。麻醉和手术不仅影响患者意识状态，也影响心血管、呼吸、肝肾功能、液体和电解质平衡和免疫防御机制。尽管如此，大多数心脏手术患者的术后管理应该是可预测的，并且可以标准化处理。

心脏病患者术后管理的四个时段：①转运至心脏 ICU；② ICU 优化稳定；③撤离正性肌力药物和通气支持；④液体平衡（脱去体内多余水分）。患者因潜在疾病、术前状况、手术后遗症、CPB 持续时间及有无术中并发症等因素，度过以上阶段的速度不同。ICU 团队最重要的职能之一就是确定并处理恢复异常患者的并发症。心脏手术后生理变化明显，但正常恢复过程又能自我调节，因此识别异常较困难。这种情况下，经验丰富的医护团队采取统一、多学科方法，有助于及时发现恢复期异常。出现异常通常提示需要更密切的观察、创伤性监测、药物治疗和增加心肺支持。并发症包括血容量不足、残余结构缺陷、左右心室衰竭、高动力循环、肺动脉高压、心脏压塞、心律失常、心搏骤停、肺功能不全、少尿、癫痫发作、高凝状态、血栓形成和脑功能障碍。发现这些非正常恢复并予以积极处理，至关重要。

麻醉科医师帮助 CHD 患者康复的重要领域之一是疼痛控制。疼痛和镇静是 ICU 处理的最常见问题。许多因素影响术后疼痛的开始、发生和严重程度。危重婴儿强效阿片类药物治疗可减轻术后应激反应，从而降低并发症[95]。术前用药和包括术中强效阿片类药物在内的麻醉管理技术可减轻术后疼痛。如果患者术前或术中未使用阿片类药物，一旦吸入麻醉药消退，术后需立即使用镇痛药。多数病例术后疼痛可静脉注射小剂量阿片类药物（通常是吗啡或氢吗啡酮）治疗，这对术后早期撤离呼吸机的患者很重要。当需

要长时间插管和通气支持时，可连续输注苯二氮䓬类和阿片类药物给予足够镇静和镇痛，直到开始撤机。连续输注镇静药和镇痛药可控制术后疼痛稳定可靠。撤离机械通气的同时停用镇静药和镇痛药。有反应性肺动脉高压患者，阿片类药物可预防肺高压危象[92]。

婴儿和儿童开胸手术后可用区域麻醉控制疼痛。这种方法可避免静注阿片类药物诱发的呼吸抑制。硬膜外腔给予阿片类药物治疗疼痛非常有效。经骶管"单次注射"或经由骶管导管给药。吗啡或氢吗啡酮可提供有效镇痛，持续 6 ~ 12 h 且无明显呼吸抑制。我们医院常用骶管注射吗啡 0.05 ~ 0.075 mg/kg 用无菌盐水稀释至总容量 1.25 ml/kg。术后早期拔管儿童使用区域麻醉镇痛最适合。该技术的相对禁忌证包括血流动力学不稳定，凝血功能异常和（或）持续活动性出血。区域镇痛时动脉氧合更佳、撤离呼吸机更快且术后呼吸道并发症减少。但未放置导尿管的患者经常发生尿潴留。

胸廓切开或双侧胸廓胸骨切开（即"蛤壳式切口"），儿童应考虑胸部硬膜外镇痛。该技术可避免全身应用大剂量阿片类药物，明显降低呼吸抑制和肺力学异常。如手术需肝素化可推迟放置导管，直到肝素作用被中和。经左胸廓切开修补主动脉缩窄有术后偏瘫顾虑。但儿童偏瘫发生率极低，我们通常在手术切皮前放置骶管或硬膜外导管，以便术中使用；也有医院在手术结束，确认无神经损伤后放置导管。心、肺或心肺联合移植者，术后患者临近拔管并停用对呼吸功能有不利影响的静脉药物时，可选择放置胸部硬膜外导管协助随后数天的镇痛。

术后神经心理性疾病

随着 CHD 新生儿和婴儿外科手术死亡率改善，神经系统发病率问题愈发突出。尽管 CHD 新生儿术后早期发生中枢神经系统后遗症如卒中和癫痫发作的比例很小，但长期随访中人们逐渐认识到细微神经系统异常的重要性[222, 231, 288]。

这些发现可能包括精细和粗大运动障碍、说话和语言发育延迟、视觉-运动和视觉-空间能力障碍、注意力缺陷障碍、学习障碍和执行功能受损。CHD 患者存在先天脑病常提示改善神经系统的长期预后困难。许多 CHD 新生儿有先天性脑结构异常、染色体异常或两者兼有，以及可能损害大脑发育的生理学异常。接受心脏手术的足月婴儿中 1/5 头部超声检查发现大脑异常，其中一半出现于术前[288]。

术后继发性神经损伤可能与 CPB 改变大脑自动调

节、缺氧-缺血性损伤、癫痫发作或其他 ICU 长期停留的相关问题等有关。除那些产前和围术期可改变的因素，遗传和环境因素也很重要。很遗憾，相比患者特异性因素，可改变的围术期因素很难解释长期预后的多变。

临床发现 10% 以上婴儿术后有新发的神经损伤[288a]，使用更敏感的成像技术（如 MRI）可增加到 50% 以上[289-290]。鉴于新生儿住院期间各个时段均可发生新发神经损伤，故围术期关注减少已知风险至关重要。心脏手术婴儿中枢神经系统损伤的机制包括缺氧-缺血、栓塞、活性氧和炎症性微血管病变。术前重点是预防缺氧缺血性损伤和血栓栓塞；中枢神经系统损伤相关的、可改变的术中因素包括但不限于：pH 管理、心肺转流时血细胞比容、局部脑灌注和 DHCA 的使用。考虑到婴儿器官功能尚不成熟以及相对身体的 CPB 管路大小，CPB 对婴儿的不良影响可能大于较大儿童或成人[291]。关于术中预防神经损伤已有大量研究，随着技术和新疗法的不断变化，CPB 和其他支持技术研究也一直在积极实施中。

由于缺乏前瞻性、随机对照研究，全身麻醉药对发育的影响尚不清楚；并且影响神经系统预后的因素很多，也很难对其详细说明。目前文献表明多次暴露、累积剂量和婴儿期暴露可能增加神经发育迟缓风险[292-298]。如此看来，小儿心脏麻醉与所有三个危险因素都相关，因此有必要尝试将麻醉时间减至最短，在可缩短麻醉总暴露时间的情况下尽量一次性处理必要的手术，或将非必要的手术推迟到神经系统风险相关性较低的年龄。在发育关键期，谨慎选择麻醉药可能至关重要。

我们的做法是尽可能减少麻醉时间以尽可能减少神经毒性。建立静脉通路困难时尽早寻求帮助，外科医师在房间等待，诱导后立即开始手术。所有病例均监测 NIRS 帮助优化心排血量和确定是否输血。考虑到单一麻醉药高浓度毒性较大，应合用多种低剂量麻醉药。所有病例均使用右美托咪定输注以降低其他催眠药剂量，如有可能使用区域麻醉技术减少麻醉药总量。

机械辅助装置

由于术前管理、外科技术、麻醉管理、药物治疗和术后管理改善，先天性心脏病和肺疾病儿童生存率近几十年来有所提高。尽管如此，那些药物治疗无效的急、慢性心力衰竭患者仍需处理。这种情况下可使用 ECMO 或 VAD 机械支持，包括无法撤离 CPB、急性心脏停搏、恶性心律失常、继发于先天性缺陷或后天性心肌病相关的心肌功能恶化。万幸的是这些情况发生率较低，CPB 后需此类治疗的患者不到 2%[299]。机械支持是一种治疗选择，允许心室功能恢复、移植桥接或功能储备不足患者创伤性诊治时支持心脏（如威廉斯综合征伴严重肺动脉或主动脉瓣上狭窄）。机械辅助之前应首先排除禁忌证：包括极度早产、严重和不可逆多器官衰竭、无法治愈的恶性肿瘤和原有神经损伤[299]。使用 ECMO 时麻醉管理是支持性的，管理仅限于协助复苏和抢救处理，以及转换至 ECMO 时负责处理心脏手术相关的出血。一旦患者 ECMO 支持充分，继续通气支持但频率减慢到约 10 次/分钟、峰值压力 20 cmH_2O、PEEP 设置为 5～10 cmH_2O、FiO_2 降至约 40%。这些设置通过对流经回路膜的二氧化碳和氧气的管理，有助于防止肺不张。

VAD 支持则明显不同，此时，麻醉科医师如同常规 CPB 撤机那样继续管理患者。如果放置体循环 VAD，须特别关注心室是否将血液泵入肺血管，因为心室功能衰竭将带来灾难性后果。因此，针对性降低肺循环负荷处理非常重要，包括磷酸二酯酶抑制药类扩血管药、正性肌力支持，甚至吸入 NO 降低 PVR 和促进前向血流。与灌注师一起评估并维持血管内容量负荷以确保 VAD 有效工作，从而充分减轻被辅助心室的负荷。注意肺功能也很重要。必须使用足够的肺吸引、手法复张和恰当的通气参数。出血是 VAD 植入过程中潜在的并发症，因此必须制定明确的策略，包括抗纤溶剂、充足的血容量和血制品，甚至可能使用活化凝血因子（如因子Ⅶ、PCCs）[300]。

表 78.10 示两种辅助装置之间的差异。植入两种辅助设备都有出血可能；临床经验表明由于需要大范围解剖分离和切开心室，植入 VAD（尤其是双 VAD）

表 78.10　体外膜肺氧合与心室辅助装置的比较

对比因素	ECMO	VAD
插入时出血	++	++
胸骨切开	不需要	需要
左心房引流	±	−
血制品使用	+++	+
双室支持的管道数目	2	4
肺支持	+	−
静脉内抗凝	+	±
支持期限	数周	数月
紧急支持	是	否
患者的活动性	−	+

ECMO，体外膜肺氧合；VAD，心室辅助装置

问题更多。ECMO 抗凝要求维持 ACT 在 180 ～ 200 s，这可能导致持续、明显的出血，尤其是围术期植入的患者。膜式氧合器和 ECMO 配合使用时需持续静脉内抗凝，并维持 ACT 在前述范围内。除术后即刻外，植入 VAD 的患者可以转为口服药物。建议采用两段疗法。抗血小板治疗包括阿司匹林或氯吡格雷；第二部分包括使用华法林或皮下低分子肝素抗凝 [299]。

使用 VAD 系统有三个潜在的缺点。首先，VAD 缺乏肺支持，只能用于肺功能较好的患者。其次，表 78.10 提示双心室支持需要两个独立的 VAD 装置，必须插入四个管道，很小的患儿技术上困难较大。最后，VAD 不像 ECMO 可在紧急情况下或床旁放置。

VAD 的优势是支持期间患者能够走动，且相比 ECMO 只能支持数周，VAD 支持可以维持数月。VAD 相比 ECMO 的另一个优势是，患者无需进一步 LA 引流。ECMO 患者则需要经胸骨切开或球囊房间隔造瘘行左心房引流，需要将患者转运到导管室，因此患者可能出现转运相关并发症。

尽管成功复苏和植入机械辅助装置，并发症率和死亡率仍然很高，ECMO 预后似乎更差。20 世纪 90 年代 ECMO 的死亡率约 47%，21 世纪初发表的系列文献显示存活率无明显改善 [301-304]。相反，植入 VAD 的患者存活率更高，高达 80% 的患者可存活到移植或成功脱离支持 [303, 305]。然而 Blume 等研究 [302] 注意到，CHD 患者更年轻、更小，死亡率高于暴发性心肌炎和心肌病患者 [302]。除了生存率，另一个最重要的指标是神经系统预后，VAD 也似乎更好 [306-307]。神经系统预后差的危险因素仍然是低体重和 DHCA 持续时间，这两点对 ECMO 患者很不利，因为接受 ECMO 的患者更小，其中一些 DHCA 先天性畸形修补患者术后需要 ECMO 紧急支持或辅助 CPB 撤机 [308]。

生存预测对这些患者的管理很重要。预测患者存活的一个常用变量是启动支持 3 ～ 5 d 心室功能恢复 [304, 308]。两种模式都可成功用作桥接移植，超过 80%VAD 患者存活到移植，而 ECMO 低于 60%。然而 ECMO 经常用于婴儿和复杂先心病患者，而这两者都是已知的增加 VAD 患者死亡率的因素 [308]。两种模式下患者并发症和死亡率的重要原因包括继发于出血或栓塞的脑血管事件、回路相关性问题（如回路血栓）、需要血液滤过的肾衰竭、脓毒症、持续出血和多器官衰竭。

虽然经常被相互比较，但二者在心脏疾患儿童管理中都占有独特的位置。ECMO 具有很大优势，因为可在任何年龄或大小的患者紧急情况下快速使用。尺寸曾经一直是儿科患者植入 VAD 系统的限制因素。

柏林心脏 VAD（柏林心脏股份公司，柏林，德国）提供搏动性血流，甚至可用于新生儿。该系统已在欧洲使用 20 多年，泵的规格从 10 ～ 80 ml 不等。

尽管这是目前 FDA 批准的唯一用于儿童的 VAD，但其栓塞性卒中、出血和感染等不良事件发生率很高 [309]。因而那些需要长时间使用或可能携带设备出院回家的儿童使用成人平流装置者越来越多，包括 HeartMate Ⅱ（Thoratec Corp.，Pleasanton，CA）和 HeartWare HVAD（HeartWare Inc.，Framingham，MA）。婴儿 Jarvik VAD 是一种儿科专用平流装置，目前正在临床前试验。如果需要，还有许多短期 VAD 可供选择，这些 VAD 可以提供额外的器官支持，包括氧合、血透和血浆交换。CentriMag/PediMag（Thoratec Corp.，Pleasanton，CA）和 JostraRotaflow（MAQUET Cardiovascula，Wayne，NJ）都是用于多器官衰竭患者短期 VAD 支持的旋转或离心泵。目前还有一种小型经皮 VADs 可在儿童植入。Impella 2.5（Abiomed Inc，Danvers，MA）是一种轴向 VAD 导管，已用于 22 kg 儿童。这些模式可相互补充：紧急情况下迅速使用 ECMO，生理稳定后如仍需支持则可植入 VAD 中长期支持。器官移植网络最新数据表明，与 ECMO 相比，植入 VAD（特别是 CentriMag）患者具有等待移植前的生存优势 [310]。

临时全人工心脏（total artificial heart，TAH）系统是一种用于儿童的新型机械辅助装置。TAH 系统可用于双心室衰竭风险的濒死患者作为移植前桥梁。这种装置的植入和使用独特，它需要完全切除原始心肌，因而不移植就不可能恢复。心肌切除后将流入和流出泵植入左、右心脏血管。尺寸要求包括患者体表面积 1.7 m² 或更大、超声心动图左室舒张末期直径 70 mm 或更大、CT 扫描在第 10 胸椎的前后径 10 mm 或更大、胸透心胸比 0.5 或更大。较小的 TAH 装置可能不久进入临床，允许植入到更小的患者。该装置已成功地用作一例 Fontan 生理失败患者的移植前桥接，该患者后来接受了心脏移植。

心、肺移植麻醉

本书其他章节已讨论胸腔器官移植的围术期处理，但相应的围术期管理用于儿童仍需特别修订。不同之处包括供体特点、儿童准备、麻醉管理、手术考虑、心肺转流后管理和预后。最早心脏移植手术是针对先天性心脏畸形进行的，但从 20 世纪 80 年代后这种适应证变得很少见。1984 年，儿童心脏移植手术中超过 60% 是心肌病患者，通常是青少年。随后十年，

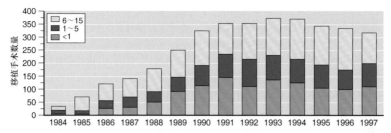

图 78.14　**儿童心脏移植按年龄人口统计学统计数据**。积条形图显示 16 岁以下心脏移植患者的总数和年龄分布。注意：20 世纪 80 年代后期移植手术迅速增加，尤其是 5 岁及 5 岁以下儿童。移植手术的总数（包括成人和儿童）在 20 世纪 90 年代中期达到顶峰后略有下降，但儿童群体相关年龄比例保持相对不变（Data from the Registry of the International Society for Heart and Lung Transplantation，Addison，TX.）

先天性心脏畸形婴幼儿接受心脏移植治疗的数量急剧增加，统计资料发生了明显的变化（图 78.14）[311]。到 1995 年，心脏移植儿童 70% 以上年龄小于 5 岁，其中一半小于 1 岁。这些婴儿绝大多数因为先天性心脏畸形接受移植，要么是畸形重建失败，要么没有机会重建（图 78.15）[311]。这一变化带来的影响涉及围术期管理的各个方面。

计划心脏移植的儿童较成人更可能罹患肺动脉高压。大多数移植中心不会为 PVR 大于 6 Wood 单位 /m² 的成人患者实施心脏移植治疗[312]，但婴儿和儿童阈值标准仍存争议。有些医院接受 PVR 高达 12 Wood 单位 /m² 的患儿，尤其是当肺血管对氧、NO、钙通道阻滞药或前列环素等血管扩张药有反应时[313]。可能因

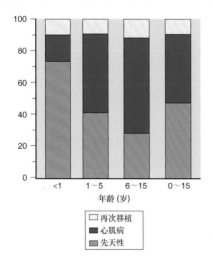

图 78.15　**儿童心脏移植指征**。过去 20 年，儿童心脏移植主要适应证均分为先天性畸形和心肌病。后期数年由于人口年龄变化，先天性畸形儿童移植者比例略增。如图所示，年幼儿童更多由于先天性畸形接受心脏移植（Data from the Registry of the International Society for Heart and Lung Transplantation，Addison，TX.）

为供体婴儿心脏刚刚经历过渡循环，能够更好地应对 PVR 升高带来的右心室压力负荷改变。通常认为新生儿 PVR 升高，但一些项目的结果数据表明，在出生第一年，该因素对预后影响的重要性明显下降[314]。

儿童心脏移植的麻醉计划须对多种病理生理学具有普遍适应性。先天性心脏畸形的受体得益于适应性负荷改变和血流动力学优化，其中一些因重建手术风险巨大，虽心脏功能尚可却选择心脏移植，但多数受体有心脏功能受损的表现。这些患儿需选择心肌抑制最小的麻醉药，并仔细调节以免心血管衰竭。因内源性儿茶酚胺释放减少，即使小剂量阿片类药物也可能导致这些脆弱患儿体循环血流动力学显著恶化。与大多数先心患者一样，熟练的气道和通气管理是成功诱导的关键，尤其是 PVR 升高时。无论麻醉方案在构思和实施上多么优秀，仍有少量患儿会在诱导时出现失代偿需紧急复苏处理。中心静脉穿刺时机特别关键，移植患者可能无法忍受 Trendelenburg 体位，宜放平手术台操作和使用超声辅助。

新生儿和小婴儿原位心脏移植，技术难度大，然而对这个年龄段患者，更换解剖正常的心脏要比实施数项心脏重建手术简单得多。而将移植与心血管畸形修补手术融合，需要高超的技术和创造力，这仍然是少数优秀心脏外科医师的专长[315-316]。

移植心脏由于已经忍受较长时间的缺血，特别不能耐受血管重建不佳带来的血流动力学负荷增加。广泛血管修补，尤其长期低氧血症的大龄儿童，易发生凝血异常加剧出血，这已成为儿童心脏移植并发症甚至死亡率增加的主要原因。然而，一旦成功植入，移植心脏将对发育中的婴儿和儿童刺激生长和适应的生理因素作出反应[317]。

CPB 撤机和术后早期管理的重点在于三个病理生理情况：心肌保存、去神经支配和 PVR。即使移植手术迅速完成，心脏通常仍需承受较重建手术时间更长

的缺血期。有研究认为婴儿心脏对长时间缺血的耐受性更强，但仍有再灌注损伤表现且都需要药理支持，某些情况甚至需要机械支持[314]。此外，去神经支配移植心脏对通过心肌交感神经激活发挥作用的内源性适应性反应和外源性药物无效。由于大多数心脏移植儿童，即便是孤立性终末期心肌病，也表现出一定程度的 PVR 升高，故植入心脏的右心室特别容易衰竭。

通气和药物干预应能对 PVR 产生有利影响，并提供正性肌力和变时支持。肺完全膨胀后，使用 100% FiO$_2$ 通气，维持 PaCO$_2$ 在 30 mmHg 低值范围。几乎所有受体都会使用低剂量正性肌力支持如肾上腺素、米力农、多巴胺和（或）异丙肾上腺素以促进肌力、变时和降低 PVR。如前所述，主要问题之一是右心室功能不全，因此 CPB 后通常即刻开始吸入 NO。

大多数移植中心都在围术期开始特定免疫抑制方案治疗。类似成人，儿童移植通常采用钙调磷酸酶抑制药（如环孢素、他克莫司）、抗代谢药（如硫唑嘌呤）和类固醇三重药物免疫抑制。间隔一段无排斥反应期后，有些儿科方案将逐渐减少并停止一至两种药物，尤其是新生儿对某些药物产生耐受性的情况下[318-319]。

小儿心脏移植后的存活率一直在提高。主要危险因素为年龄小于 1 岁及先天性心脏缺陷。由于两者密切相关（绝大多数 1 岁以下婴儿因先天性心脏缺陷接受移植），因此很难确定年龄的独立影响。同时修补结构性心血管异常可增加围术期出血、残留血流动力学负荷和 PVR 升高引起的右心衰竭风险。移植后第一年死亡风险最高；但婴儿术后第一年的存活率好于其他年龄组[320]。婴儿平均存活 18 年（移植后 50% 患者存活时间）[321]。1～10 岁移植患儿的平均生存期 15 年，青少年期心脏移植的平均生存期 11 年。排斥反应和免疫抑制的后果导致并发症和死亡率进展性增加；虽然药物治疗持续进展，但第一年急性排斥反应发生率并未明显降低[321]。

新生儿的独特之处是免疫系统不成熟，12～24 个月龄后才能有效产生针对外来血细胞的抗体。婴儿补体系统发育也较差。这些特征允许将 ABO 不匹配的器官移植到婴儿体内，因而该人群的可用器官库扩大。ABO 不相容移植受体婴儿对麻醉的影响主要是输血管理-移植前只应给予 ABO 相容的血制品，而不应输注全血[321]。

儿童肺移植和心肺移植手术存活率相当高[322]。严重肺血管疾病和某些进展性肺部疾病的婴儿和儿童，儿科虽少见但移植是唯一可行的手术治疗方法。闭塞性细支气管炎是肺移植相关的并发症，是一种小气道病变，随时间推移，流量相关的肺功能进展性恶化。肺和心肺移植，尽管手术本身的死亡率很低，但 5 年生存率只有 53%[322]。

心脏移植后的患者也需要心导管检查、活检和其他手术[299, 323-325]。这些患者的麻醉应考虑同种异体移植心脏去神经支配的生理和药理学问题、免疫抑制副作用、感染风险以及排斥反应可能[323-325]。心脏同种异体血管病是移植后并发症和死亡的主要原因，可导致移植心脏进行性功能不全伴心力衰竭，节律障碍风险增加和心律失常性猝死可能。传统血供重建无效，因为心脏移植物血管病是由内膜增生引起，再移植是其唯一的治疗选择。

心脏移植后高脂血症在成人和儿童均常见，慢性类固醇治疗和其他免疫抑制药可加重其发生。他汀类药物可能有内在的免疫抑制作用，控制移植后高脂血症效果良好。移植后肾功能不全的危险因素是使用钙调磷酸酶抑制药、机械循环支持、长时间正性肌力药物支持和先前存在肾功能不全。更新、更强效的免疫抑制药（如他克莫司）使得移植后晚期无需使用类固醇，从而消除类固醇长期使用的有害影响。西罗莫司等药物现在可以与较低水平的钙调磷酸酶抑制剂结合使用，从而最大限度地减少长期肾毒性。

移植后淋巴增殖性疾病包括一系列异常淋巴增生病例，范围从局限性早期病变到多形性疾病，某些情况下为单形性淋巴瘤疾病。临床病变部位以胃肠道和肺最为常见。多形性疾病治疗主要是减少或暂停免疫抑制，同时辅以外科手术诊断或治疗梗阻性病变。对无反应性多形性疾病和单形性疾病患者，大多数医院选择保留传统化疗方案。由于心脏失神经支配，故无法采用自主神经调节机制预防血流动力学大幅波动，应激反应也较正常患者缓慢。患者心脏参数明显改变，体循环血压和心脏充盈压可能降低。代偿机制延迟，心排血量降低导致冠状动脉及脑灌注减少，尤其是存在高血压时。主要治疗方法是使用具有直接心肌和血管作用的药物。大多数免疫抑制药可影响肝肾功能并与麻醉药物相互作用。

闭式心脏手术的麻醉

婴儿早期施行矫正性手术可显著减少非矫正性、姑息性闭式心脏手术次数。矫正性闭式心脏手术包括 PDA 结扎和主动脉缩窄修补。非矫正性闭式心脏手术包括肺动脉环缩和心外分流，如 Blalock-Taussig 分流。这些手术无需 CPB 辅助。因此，静脉通路和动脉监测对患者评估和支持非常重要。脉氧仪和 NIRS 监测仪（大脑和躯体）是术中管理非常宝贵的设备。

尽管视频辅助胸腔镜技术越来越普遍，但 PDA 结扎仍常选择经左胸切口进行[326-327]。生理学方面的管理主要是关注在向右分流导致容量超负荷。大 PDA、低 PVR 患者常表现为 PBF 过多和 CHF。新生儿和早产儿舒张期大量血流进入肺动脉，可能影响冠状动脉灌注。因此，患者范围可以从无症状健康幼童到依赖呼吸机、需正性肌力药支持的病态早产婴儿。前者的健康状况允许采用各种麻醉技术，可在手术室拔管；后者则需要精心控制麻醉和输液管理计划。早产儿手术矫正前可尝试使用吲哚美辛并限制补液。早产儿转运困难且有潜在危险，需高度警惕，避免气管导管脱出、降温过多和静脉通路不畅。也因此，目前许多医院在新生儿 ICU 施行结扎术。

部分 PDA 早产儿的就诊医院可能缺乏心脏外科。结扎 PDA 需要将这些高危新生儿转运到拥有技术能力的医院，或者手术团队前往新生儿所在 ICU（NICU）实施该手术。Gould 等[328]回顾了由一名小儿心脏麻醉科主治医师、一名注册护士麻醉师、一名小儿心胸外科主治医师和同事以及心脏手术护士组成的团队在本院或外出会诊结扎 PDA 的经验。两组均无麻醉相关并发症，围术期并发症的发生率也无差异。提示 PDA 结扎术可以在缺乏小儿心脏手术团队医院的 NICU 安全进行，且无危重病婴儿转运风险。此外，患者管理是由最熟悉患儿医疗和社会史的医师连续进行，患者家庭的不便也可最大程度降低。

PDA 结扎术的并发症包括意外结扎左肺动脉或降主动脉、喉返神经损伤以及 PDA 意外破裂大出血。当主动脉意外结扎时，下肢脉氧仪监测对麻醉科医师和外科医师有提醒作用。在早产儿导管结扎后，肺顺应性恶化可能需要通气支持，应预见到会有左心室后负荷急性增加的表现，尤其术前已出现左心室功能障碍时。胸腔镜技术实施婴幼儿 PDA 结扎的优点是胸腔镜切口较小、术后疼痛少，可以手术当天出院。

主动脉缩窄是指降主动脉在动脉导管汇入处附近变窄。主动脉血流受阻，范围可能从梗阻严重伴远端灌注受累，到仅以轻度上肢高血压为唯一表现。二尖瓣和主动脉瓣都可能发生相关异常。严重主动脉缩窄新生儿，体循环灌注依赖于 PDA 的右向左分流。这种情况下左心室功能障碍非常常见，且必须以前列腺素 E1 保持足够的体循环灌注。通常，术中和术后管理建议右上肢开放外周静脉通路和留置动脉导管。左心室功能不全患者，中心静脉导管可能是压力监测和正性肌力支持的理想选择。

手术方法是经由左胸切口，钳夹阻断主动脉并端端吻合、主动脉用补片成形或锁骨下动脉补片修补缩窄。阻断期间允许近心端高血压显著升高（比基础值增加 20%～25%），因为血管扩张药治疗可能危及远端灌注和脊髓缺血。释放阻断钳之前血管内给予 10～20 ml/kg 晶体液。降低麻醉浓度并给予额外的血容量支持，直到血压回升。由于压力感受器反应性增高而导致修补后反弹性高血压常见，常需药物治疗。钳夹阻断后，体循环高血压可致主动脉壁张力增加，艾司洛尔 β 受体阻断作用或拉贝洛尔 α/β 阻断作用治疗最为有效[329]。最近研究表明，6 岁以下患者初始剂量艾司洛尔 250～500 μg/kg，然后根据血压输注 250～750 μg/（kg·min）。但给予艾司洛尔输注后仍有 25%～50% 的患者血压高于目标范围，需要第二种药物。硝普钠或尼卡地平常用作第二种药物。普萘洛尔对年长患者有用但婴幼儿可引起严重心动过缓，在无 β 受体阻断作用的情况下，通过加速 dP/dT（收缩力），实际上增加了主动脉壁张力，有必要加入硝普钠以控制顽固性高血压。持续性高血压患者，恢复期开始使用卡托普利或另一种降压替代方案。

非 CPB 施行心外分流手术的婴儿，管理目标类似于有分流病变患——通过改变 $PaCO_2$、PaO_2 和通气动力学平衡肺和体循环血流。中央分流术通常经正中胸骨切开进行，而 Blalock-Taussig 分流术可通过胸廓切开或胸骨切开进行。PBF 极低的患者，远端吻合需要部分夹闭肺动脉，可能导致 PBF 进一步减少和氧饱和度降低，需要严密监测脉搏氧饱和度。小心使用夹闭钳以避免肺动脉变形有助于维持 PBF。夹闭后如发生严重氧饱和度降低以及心动过缓提示需要 CPB 辅助施行手术。

术中并发症包括出血和胸腔闭合时体循环氧饱和度严重降低，通常提示胸腔内容物关系出现改变，致肺动脉变形或分流通路扭曲。术后早期可能因巨大手术分流伴发急性容量负荷增加而发生肺水肿。旨在增加 PVR 的措施，如降低吸入氧浓度或吸空气、允许 $PaCO_2$ 升高以及添加 PEEP，都有助于降低 PBF 直到肺循环可调节。利尿药、地高辛可减轻 CHF。这种情况下不建议早期拔管。

婴儿因解剖或生理原因无法修补缺陷时，肺动脉环缩可用来限制 PBF。这些患者通常处于 CHF 状态，体循环灌注减少而 PBF 过多。在主肺动脉周围放置一条限制性束带以减少 PBF。束带位置精度很差，需要麻醉科医师精心协助才能成功完成。许多方法可供参考。我们让患者吸入 21% 氧浓度并维持 $PaCO_2$ 在 40 mmHg，模拟其术后状态。根据畸形情况收紧肺动脉束带以实现血流动力学（如远端肺动脉压力达到 50%～25% 体动脉压力）或生理学目标（如 $\dot{Q}p/\dot{Q}s$

接近 1)。如果实现这些目标时出现不可接受的低氧血症，则放松束带。

介入或诊断性心脏手术的麻醉

心导管介入和诊断技术的进展促进了先心病治疗的变革。心导管室常见处理见表 78.11。非手术干预正

表 78.11　心导管室常见处理

装置封堵	弹簧圈栓塞
简单的处理	
房间隔缺损（ASD）	静脉减压
室间隔缺损（VSD）	主–肺（AP）侧支
动脉导管未闭（PDA）	手术分流
卵圆孔未闭（PFO）	冠状动脉 / 房室瘘
球囊瓣膜成形术	球囊血管成形术
主动脉狭窄（AS）	肺动脉分支狭窄
肺动脉狭窄（PS）	主动脉缩窄
复杂的处理	
左心发育不全综合征（HLHS）	
Norwood 手术后	
肺动脉狭窄	血管成形术
分流血栓形成	扩张 / 血栓切除术
限制性 ASD	球囊隔造口术
主动脉弓阻塞	血管成形术
AP 侧支	弹簧圈栓塞
Glenn/Fontan 术后	
静脉减压	弹簧圈栓塞
板障泄漏	装置 / 弹簧圈栓塞
全身静脉狭窄 / 血栓形成	血管成形术 / 血栓切除术
右心室衰竭	建立窗孔
运动不耐受	关闭窗孔
AP 侧支	弹簧圈栓塞
Fontan 通路梗阻	PA 血管成形术，球囊隔造口术
大动脉转位	球囊房间隔造口术
法洛四联症	
分流血栓形成	血栓切除术
肺动脉狭窄	血管成形术
AP 侧支	弹簧圈阻塞
其他处理	
重度肺动脉高压	房间隔造口术
ECMO 左心减压	房间隔造口术
肺静脉狭窄	球囊血管成形支架
体循环静脉狭窄 / 血栓形成	球囊血管成形术 / 血栓切除术

ECMO，体外膜肺氧合

替代手术和 CPB 用来安全关闭继发孔 ASD、VSD 和 PDA。主动脉瓣和肺动脉瓣狭窄、复发性主动脉缩窄和肺动脉分支狭窄也可在导管室实施扩张，避免手术治疗[330-331]。导管技术缩短了住院时间，尤其有利于复发性缩窄和肌部或心尖部 VSD 等手术风险较高的患者。许多复杂心脏缺损患者无法手术治疗。创新性介入治疗措施可改善血管解剖、减少心室压力负荷并降低患者手术风险。如 TOF 伴肺动脉发育不全，球囊血管成形术和血管支架植入术可帮助建立良好的肺动脉解剖，降低肺动脉压和右心室舒张末压。导管介入期间并发症常见，包括动脉血栓形成、心律失常（尤其是心脏传导阻滞）、血流动力学不稳定、装置或弹簧圈栓塞、出血、大血管或心脏穿孔，以及肺再灌注损伤[332]。小婴儿尤其小于 6 个月者并发症更常见。保持警惕、纠正电解质失衡、维持酸碱状态和适当肝素化将缓解某些并发症发生率。心搏骤停婴儿复苏过程中尽早和适量输血并快速植入 ECMO 可改善预后。预期心肺移植行肺动脉高压诊断性评估的高危患者需在麻醉下实施。右心室压高于体循环压的患者手术风险很高，最好采用全身麻醉和控制性通气。

导管介入或诊断操作的麻醉管理必须至少包括同类患者在手术室的准备工作与管理。此类患者有同样复杂的心脏生理，有时复杂性更高而心血管储备更少。球囊扩张期间介入导管可急性增加心脏压力负荷。跨二尖瓣或三尖瓣置入导管可造成急性瓣膜反流，瓣口较小时导致短暂瓣膜狭窄。当导管跨过分流时，PBF 可能严重降低并出现明显低氧血症。麻醉计划须考虑介入治疗的目的和对麻醉管理的影响，为操作提供便利，必要时暂停介入操作。通常，导管介入包括数据采集、治疗和术后评估三个不同时期。

数据采集期，心内科医师插入血流动力学导管评估干预的必要性和程度。导管数据在正常生理条件下获得——即呼吸室内空气和生理性 $PaCO_2$。增加 FiO_2 或 $PaCO_2$ 变化可能混淆生理数据。有些患者 PBF 的状态处于呼吸空气会导致危及生命的缺氧，可能需要给氧，此时需与心内科医师讨论方案。理想情况下患者应保留自主呼吸但这并非总是可行；保障气道有利于麻醉科医师专注于血流动力学。正压通气可降低空气栓塞风险；心内科医师可以在呼气期测压以获得最准确的数据。自主呼吸期间胸膜腔内压大幅度降低，空气有可能经血管鞘进入导致肺动脉或体循环空气栓塞。肌肉松弛药可消除患者运动和控制通气，减少心脏结构呼吸位移，而有助于精确定位。治疗过程中大量失血和心室功能改变常见。

术后阶段主要评估治疗是否成功及其生理影响。

血压、混合静脉血氧饱和度、心室舒张末期压和心排血量（如有）用于评估治疗。如严重血流动力学紊乱持续存在，提示需要 ICU 监护和呼吸或心血管支持。

下面简要介绍一些介入操作及其对麻醉的影响。这些干预措施的成功无疑将促成今后几年的广泛应用。

经导管房间隔缺损封堵术

经导管 ASD 封堵是将装有折叠封堵伞的引导鞘穿过股静脉，并前行至 RA 经 ASD 进入左心房。封堵伞每一侧都有一个涤纶网片，悬挂在 6 个弹簧臂上，能像自动雨伞一样张开。使用双平面透视和 TEE，将导管定位于 LA，远离二尖瓣[333]。将鞘拉回，将 6 个远端臂和它的涤纶网罩打开进入 LA。然后将鞘和装置向后拉使远端臂接触到左房间隔。透视和 TEE 或心内超声确认远端臂位于左房侧且不干扰二尖瓣运动。一旦定位合适，将鞘再向后拉，露出装置的近端和近端臂，弹簧打开并与右侧房间隔接合。确定位置正确后释放装置[333]。封堵是继发孔 ASD 首选治疗。可用于房间隔长度和装置直径合适，小到中等（＜8～20 mm）缺损患者的治疗[334-338]。2012 年一篇综述发现关于经皮 ASD 封堵器其主要并发症（装置栓塞或磨蚀、卒中、心内膜炎、填塞和装置血栓）发生率为 1%～2.5%，轻度并发症（镍过敏炎症反应、心律失常、穿刺点并发症）发生率 3.5%～6%[339]。心脏磨蚀和传导阻滞可发生在封堵器选择过大时，尤其对前上缘缺损的患者[340-341]。血栓罕见，通常可用药物治疗且其发病率似乎与装置有关[342]。

经导管室间隔缺损封堵术

大多数择期导管室封堵的 VSD 是肌部中间部 VSD 或心尖部 VSD，常规手术关闭困难或者需要左心室切开。左心室切开与左心室功能不全的高发生率相关，已降格为最不理想的选择。治疗 VSD 的首选方法是手术关闭。经导管闭合肌部 VSD 可安全实施但并发症发生率很高，包括心脏传导阻滞、失血和血流动力学不稳定[343-344]。膜部 VSD 封堵装置尚处于早期研究阶段，其并发症的发生率未明[345-346]。经导管入路需要切开房间隔，将导管逆行从股动脉置入并前行进入 LA，导管穿过房间隔进入 RA 并用于引导上腔静脉导管（穿过颈内静脉）通过 ASD 进入 LA、跨过二尖瓣进入 LV。从左心室一侧接近 VSD。装载封堵装置的鞘管妨碍二尖瓣关闭而导致急性二尖瓣反流，或者 VSD 较大或二尖瓣瓣环较小的情况下导致急性

严重二尖瓣狭窄。后一种情况下体循环输出量减少，将不可避免出现一段时间严重低血压。导管放置期间可能需要判断并使用血管收缩药维持冠状动脉灌注，然后在 VSD 封堵器张开后进行容量和正性肌力复苏处理。经皮与开放手术关闭膜周部 VSD 比较研究显示，闭合成功率相当且主要并发症（死亡、再手术、需要永久起搏器）无差异[347]。但经皮封堵患者年龄较大（中位数 12 岁与手术组的 5 岁），输血和住院时间更少。

肺动脉分支狭窄血管成形术

肺动脉分支发育不全或狭窄患者行扩张和支架植入，是介入导管最重要应用领域之一。TOF 伴肺动脉发育不全、肺动脉闭锁或手术引起外周肺动脉狭窄的单心室患者，球囊血管成形和支架植入可建立良好的肺动脉解剖，并降低随后手术修补的风险（图78.16）。外周肺动脉狭窄不适合外科手术治疗，尤其

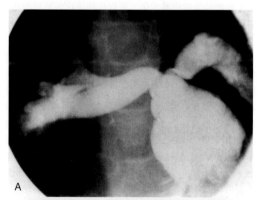

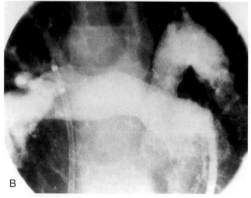

图 78.16　（A）肺动脉干闭锁室间隔缺损患者，导管远端双侧肺动脉分支严重狭窄。于左、右肺动脉放置支架。（B）随后在相同投影和放大倍数下血管造影，左、右侧狭窄均明显改善

适合导管置入和血管成形术。球囊血管成形术撕开血管内膜和中膜，使血管重塑并以较大直径愈合。将球囊跨过狭窄病变使其中段位于狭窄处。球囊充气直到球囊腰部消失。理想情况下，应首先扩张最狭窄病变部位以尽量减少对 PBF 和心排血量的影响。当球囊充气时，PBF 减少，右心室后负荷增加而心排血量下降。伴 VSD 或 ASD 患者，球囊扩张时可出现右向左分流和氧饱和度下降。无分流的患者右心室后负荷急性增加可导致体循环低血压和右心衰竭。手术所需血管鞘较大时可导致三尖瓣反流，严重 RV 高血压患者对其耐受性差。有时，球囊导管必须通过主动脉-肺动脉分流处，这会显著降低 PBF。

手术成功率约 60%。早期报道的并发症包括低血压（40%）、肺动脉破裂（3%）、单侧再灌注性肺水肿（4%）、肺血管动脉瘤性扩张（8%）、死亡（1.5%）和短暂术后右心室功能不全[348]。技术改进、患者筛选并使用优质球囊导管支架可显著改善结果，同时严重并发症显著减少。麻醉可通过以下措施提供支持：基于预测的血流模式变化，采取措施治疗短暂低血压、提供气道支持以减少与肺动脉破裂和急性单侧肺水肿相关的风险，从而最大限度减少血流动力学损害[348]。

威廉姆斯综合征伴主动脉和肺动脉瓣上狭窄患者较为独特。这类患者可能有多处严重肺动脉分支狭窄区域，导致右心室压力等于或超过体循环以及右心室功能不全。双心室肥大情况下，患者也可有冠状动脉狭窄并因血流动力学紊乱进展为心内膜下缺血。主动脉瓣上狭窄、双心室流出道梗阻和冠状动脉狭窄与围术期风险增加相关。通常这些患者在正压通气全身麻醉下行肺动脉分支狭窄血管成形术，并在心脏 ICU 中恢复[349]。必须注意维持 SVR、心肌氧合和收缩功能。出现心室肥厚时应避免心动过速和心内膜下缺血。

球囊瓣膜切开术

代偿功能良好的婴儿和儿童，球囊瓣膜切开术可无需麻醉支持。但危重主动脉或肺动脉狭窄新生儿和血流动力学不稳定的严重心室功能不全患者必须施行麻醉。球囊瓣膜成形术适应证是肺动脉瓣、主动脉瓣狭窄，瓣膜压差大于 50 mmHg。除了瓣膜发育不良（如 Noonan 综合征）患者，球囊扩张对大多数患者有效；预计扩张后会出现肺动脉瓣功能不全，但术后即刻和早期这不会导致严重问题。需长期预防亚急性细菌性心内膜炎。仅 8% 患者需要再次介入干预。患者应在 ICU 恢复并根据血流动力学稳定性确定是否输血。新生儿期主动脉瓣狭窄预后较差。所有治疗都是

姑息性的，多数需再次治疗。球囊瓣膜成形术往往是最初的治疗。球囊扩张术后残余梗阻或反流很常见，可能需要反复治疗。真正的风险是主动脉瓣和主动脉瓣下室间隔损伤，引起急性主动脉瓣关闭不全和冠状动脉缺血。瓣膜成形术期间常出现低血压和心动过缓，许多医院对此类高危治疗都有 ECMO 预案。外科和灌注团队随时待命，这对预后至关重要。严重主动脉狭窄的新生儿，术前常需正性肌力药和前列腺素治疗以维持体循环灌注。年长儿童术后再缩窄常选择球囊扩张复发缩窄。这些患者常有高血压，手术可在深度镇静或全身麻醉下进行。HLHS 婴儿 Norwood 姑息手术后，缩窄可以发生于远端主动脉弓吻合口。导管经右侧心脏顺行置入新主动脉，可引起三尖瓣反流和新主动脉反流，导致血流动力学不稳定。严密监测和积极处理血流动力学可获得良好结果。

弹簧圈栓塞

经导管方法可用于闭合不需要的血管结构。血管内弹簧圈已用于封堵 PDA、主-肺动脉侧支、外科体肺动脉分流、单心室静脉侧支、冠状动脉瘘和一些动静脉畸形（如静脉 Galen 畸形）。为了最大限度减少弹簧圈不在位威胁重要器官灌注，心内科医师对某些特殊病例会要求使用肌肉松弛药进行全身麻醉。

根据病变情况，患者可能出现严重发绀、低或高心排血量性心力衰竭和冠状动脉缺血。冠状动脉瘘患者应特别谨慎，以维持心肌氧供和减少氧耗。用于栓塞的材料包括手术凝胶（Gelfoam）、酒精和弹簧圈，其中一些可引起严重过敏反应，导致血流动力学崩溃。抗生素是预防细菌性心内膜炎的必要措施。血管造影可证实血管结构是否成功闭塞，置入位置是否恰当。

人工瓣膜

肺动脉瓣和主动脉瓣经导管生物瓣置换术正用于临床。该肺动脉瓣为安装在球囊可膨胀的 Cheatham 铂金支架上的牛颈静脉瓣膜。该技术受到牛颈静脉瓣膜最大 22 mm 的限制。经皮行肺动脉生物瓣置入已经成功；如能进一步改善和小型化，它将可用于右心室流出道壁瘤的治疗。经导管肺动脉瓣植入术目前适用于 ≥ 5 岁、体重 ≥ 30 kg 且血管直径 16 ～ 22 mm 的患者。这些患者存在中到重度肺动脉瓣反流，并常伴右心室扩张或功能障碍以及右心室流出道平均压差 ≥ 35 mmHg。一项比较经导管肺动脉瓣置换术（PVR）和手术 PVR 的单中心研究发现，< 17 岁的患者接受

经导管置换瓣膜后的肺动脉瓣功能优于手术 PVR[350]。经导管 PVR 用于 RV 流出道梗阻和肺动脉瓣反流的患者，其减少三尖瓣反流效果更显著[351]。值得注意的是，经导管 PVR 的前瞻性研究发现，术后肺动脉大小显著增加，但是该结果对患者筛选和远期预后的影响尚不清楚[352]。

经导管主动脉瓣置换一直用于病情复杂的主动脉狭窄成年患者，而这些患者由于手术风险而不考虑手术治疗。但是这些设备用于儿童一直受到限制。一些学者报道了经导管肺动脉瓣置换术式用于高压下的主动脉瓣置换，且短期效果良好。经导管瓣膜置入的并发症包括血管钢丝穿孔、血管破裂或冠状动脉压迫。

急诊手术

急诊手术，如球囊房间隔造口术，可确保大血管转位及限制性 ASD 合并单心室生理患者有足够的血液混合，挽救生命以择日手术治疗。手术可根据超声心动图在床边实施，或透视确定球囊位置在导管室实施。球囊导管经股静脉或脐静脉插入，通过卵圆孔进入 LA。球囊充以造影剂，然后通过房间隔向后拉，直至建立满意的 ASD。手术成功后左心房和右心房压力相等，且有足够的混合。氧合和肺静脉引流改善。并发症包括心房穿孔、二尖瓣或三尖瓣及肺静脉撕裂、低心排血量状态。患者接受 ECMO 治疗左心减压时，也可紧急施行球囊房间隔造口术。

心内膜活检

一般情况下，患者原位心脏移植术后应定期心内膜活检确定排斥反应。经右颈内静脉置入血管鞘并引导心肌活检钳；通常取 5 ～ 8 个样本。心内膜活检也用于确诊心肌炎或心肌病；低龄儿童需要镇静或全身麻醉，但较大儿童可在局部麻醉下进行。急性排斥反应期儿童心内膜活检时恶性心律失常风险很高，可能需要紧急复苏。临床有发热、胃肠道功能紊乱和心律失常等病史者提示排斥反应。并发症包括穿孔、三尖瓣损伤和冠状动脉-右心室瘘。

ECMO 支持患者心导管术

Booth 等[353] 报道了儿科 ECMO 支持患者的心导管术经验。适应证包括手术修补效果评估、左心减压、心肌炎或心肌病、血流动力学评估、导管介入治疗和心律失常消融。左心房高压患者左心减压术、肺动脉球囊血管成形术和心内膜活检最常见。麻醉科医师与灌注和护理团队协调以安全转运机械支持患者。转运前解决后勤保障、外科医师支持和血液等问题。经 ECMO 回路使用异氟烷或镇静药麻醉，运输前必须达到肌肉松弛状态。继续肺静息通气。麻醉科医师的职责是管理安全转运，并紧急处理机械、心肺和血液学问题。

目前，心尖肌部 VSD 或肌部室间隔前部 VSD 等外科手术实施困难，立即手术有禁忌或并发症死亡率高的复杂病变高危患者，适合内外科杂交技术治疗。双方密切合作制定并改良手术方法，以便于后续干预治疗。杂交治疗已用于 HLHS 管理。Ⅰ期姑息手术经心导管建立房间隔交通和放置动脉导管，手术安放右、左肺动脉外束带或经导管放置内束带维持导管通畅[354-355]。Ⅱ期姑息手术在 CPB 下行双向 Glenn 吻合，完成改良 Norwood 手术[356]。Ⅲ期（Fontan 手术）则完全采用经导管技术施行[357]。目前的医疗环境下，推进首选导管内支架置入确实很困难，但如患者有即刻手术禁忌证，导管无疑是一个有吸引力的过渡治疗选择[358]。

成人先天性心脏病

流行病学与分类

成人 CHD 患者管理是一个全新的医学前沿。成人先天性心脏病（ACHD）的疾病谱宽泛，范围可从轻到重、从姑息到矫正，可无或合并多种成人合并症。据估计，每 1000 名活产胎儿 CHD 发病率为 3 ～ 6 例，其中约 85% 预期可以活到成年[359]。儿童和成人 CHD 的患病率都在上升，而成人是最大的群体。

在 2001 年贝塞斯达会议上，根据医学诊断，将 ACHD 患者分为简单、中度或高度复杂几组[359]。麻醉科医师应了解贝塞斯达工作会议对 ACHD 患者管理分类的建议。对复杂程度很高的先心病患者，建议常规在专门治疗先心病的三级医院就诊。

成人先心病患者管理注意事项

成人 CHD 患者可能有儿科 CHD 患者少见的独特解剖或生理后遗症。一些 ACHD 患者曾经施行疾病特异性的姑息性修补术，如今可能已不再使用。如用于大动脉转位（d-TGA）的 Mustard 或 Senning 手术。

此外，患者小时候缺乏认识或无法获知其就医信息。随着 ACHD 患者数量增加，紧急情况下麻醉科医师管理此类患者的机会也增加。一般来说，临床医师都希望尽可能多的收集患者用药、外科修补和目前状态等信息。

常规考虑包括是否存在心律失常、低氧血症、肺动脉高压、心室功能不全、分流、血栓形成，是否需要抗生素预防。心律失常是成人 CHD 最常见的后遗症之一。常见的心律失常由心房扩张引起，包括心房颤动或心房扑动，对血流动力学可能有也可能没有影响。TOF 修补后常有心电图 QRS 段右束支传导阻滞。无肺部疾病时，低氧血症通常是由于梗阻或右向左分流引起 PBF 减少所致。避免进一步低氧血症的策略包括充分补液、通气和肺灌注，同时减少 PVR 或氧耗。较为谨慎的做法是确定患者的血氧饱和度基础值作为麻醉参考。许多患有慢性低氧血症的 ACHD 患者血细胞比容值可能需大于 45% 以保证足够氧供；给予浓缩红细胞可最大限度提高携氧能力。这些患者因发绀而红细胞增多，血栓栓塞风险增加。

ACHD 患者的管理应始终关注是否存在肺动脉高压。肺血管床慢性容量超载引起小动脉肥厚，导致肺动脉高压。分流病变是儿童期出现肺高压常见缺损，如果不治疗可导致肺血管阻塞性疾病。这种情况下出现低氧血症时应高度怀疑肺动脉高压和艾森曼格综合征可能。许多 CHD 缺损增加心脏容量或压力负荷，随着时间推移，会导致心脏扩张或肥厚。麻醉科医师应高度警惕 ACHD 患者是否存在心室功能不全。麻醉管理应选择对心室功能影响小的麻醉药物，仔细滴定诱导和维持。CHD 患者为应对低氧试图增加 PBF 时，可能会产生大小和位置不同的分流。很多情况下患者肺供血依靠这些分流的畅通，梗阻可能致命。同样，血流模式改变可能导致各种分流或心腔血栓形成。因此，为确保血流可能需要特定的抗凝策略。美国心脏协会提供了关于"预防感染性内膜炎的建议"最新指南（表 78.12）。

成人先心病的特异性和特殊注意事项

法洛四联症

TOF 包括四种不同生理学意义的缺损：VSD、右心室流出道梗阻、右心室肥厚和主动脉骑跨。这种心脏异常的典型临床特征是 PBF 降低导致缺氧。早期 TOF 治疗使用体–肺动脉分流术（Blalock-Taussig 分流术）保证患儿成长，等待未来彻底修补。20 世纪 70 年代前，许多患儿接受了经典 Blalock-Taussig 分流

表 78.12　感染性心内膜炎的预防

情况	药物	牙科手术前 30～60 min 单次剂量	
		成人	儿童
口服	阿莫西林	2 g	50 mg/kg
不能口服	阿莫西林或	2 g 肌内注射 / 静脉注射	50 mg/kg 肌内注射 / 静脉注射
	头孢唑啉 / 头孢曲松	1 g 肌内注射 / 静脉注射	50 mg/kg 肌内注射 / 静脉注射
青霉素类过敏 / 口服	头孢氨苄	2 g	50 mg/kg 肌内注射 / 静脉注射
	克林霉素或	600 mg	20 mg/kg 肌内注射 / 静脉注射
	阿奇霉素 / 克拉霉素	500 mg	15 mg/kg
青霉素类过敏 / 不能口服	头孢唑啉 / 头孢曲松或	1 g 肌内注射 / 静脉注射	50 mg/kg 肌内注射 / 静脉注射
	克林霉素	600 mg	20 mg/kg

β 内酰胺不能耐受患者或源甲氧西林耐药金葡萄球菌感染时，用万古霉素替代治疗

或中央分流术。而目前，mBTS 主要用于需增加 PBF 但不宜早期完全修补的患者。大多数婴儿出生后第一年施行完全修补；有时，一定程度的肺动脉狭窄可保护肺不受 VSD 过度血液循环侵扰，同时保证足够的 PBF 用于生长发育，这些患者最终可能不需要手术修补。

成人 TOF 患者可能已实施上述修补手术，所以，应确定修补手术类型和功能状态。肺动脉瓣功能不全是 TOF 修补术后最常见的长期并发症；心脏 MRI 可用于追踪右心室容积随时间的变化，以协助确定手术修补或肺动脉瓣置换的时机[360]。颈静脉压升高和肝大时提示右心室衰竭。TOF 修补的其他并发症包括心电图右心室起源的心律失常或右束支传导阻滞，尤其曾行心室切开患者。患者发绀提示 PBF 不足。

Fontan 循环

20 世纪 70 年代早期，Fontan 和 Kreutzer 为一名三尖瓣闭锁患者实施手术，试图将 PBF 从体循环分离[361]；现在称为 Fontan 手术或完全腔肺吻合，其目的是将缺氧静脉血直接从体静脉循环被动转移到肺，单心室将氧合血液泵入体循环。其原理已用于许多功能性单心室患者中，手术通常分二到三阶段实施。目前单心室 Fontan 手术在 2～4 岁实施，使肺循环和体循环分离。然而，偶尔也有成人患者就诊，但没有经历过循环完全分离。这些患者会有不同程度的发绀和心功能不全。

即使已实施完全腔肺吻合术，许多患者手术 15

年后的生存率仍然下降。收缩期和舒张期心室功能受损及 PVR 增高都会导致死亡率增加，且针对双心室患者 HF 的治疗可能对单心室患者无效[362]。Fontan 手术后常见死亡原因包括血栓栓塞、HF、蛋白丢失性肠病和心律失常[363]。管理 Fontan 生理的成人时，麻醉科医师应特别关注可能进一步损害氧合和心肌功能的情况。被动性 PBF 对任何 PVR 增加或体静脉容量减少的情况都很难耐受。患者可能对心肌抑制药非常敏感。此外，最初 Fontan 手术包括将心房板障直接连到肺动脉，但后来由于心房扩张和由此引起的心律失常等并发症而进行了修改。目前 Fontan 手术在心外施行，以最大限度减少房性心律失常。Fontan 生理患者预期氧饱和度至少 95%，但 Fontan 衰竭患者可能更低。如患者已证实有血栓栓塞或风险较高，必须在术前考虑慢性抗凝治疗。

大动脉转位

当主动脉起源于解剖右心室、肺动脉起源于解剖左心室时，就会发生 TGA。经典 d-TGA 中两个循环并行，需要血液混合才能生存。20 世纪 80 年代，TGA 外科治疗包括心房水平调转手术，即 Mustard 或 Senning 术，通过板障系统将返回心脏的静脉血流重新引至心房。因而高度氧合的肺静脉回流被重新导向右心室，并泵入主动脉和体循环；体循环缺氧血被引到左心室，通过肺动脉将血液泵入肺进行氧合。该手术的长期并发症包括因板障阻塞或渗漏引起的心房扩张及相应的心律失常、窦房结功能障碍或猝死。尤其难以解决的并发症包括体循环右心室功能不全、房室瓣反流、肺动脉瓣下狭窄和肺动脉高压。目前，首选动脉调转术，即主动脉和冠状动脉连接到左心室，而肺动脉连接到右心室。动脉调转术的并发症包括新主动脉瓣反流、冠状动脉口狭窄引起心肌缺血、右心室或左心室流出道梗阻、残余心内分流和左心室功能不全。

小儿心脏电生理

诊断性评估

心脏事件监测

大多数心律失常患者因偶发症状就诊，可能的症状包括胸痛、心悸、晕厥和晕厥前状态（头昏眼花感）。远程心电图监测仪因便于携带和由患者主动激活，可能记录到心律失常[364]。

植入式心电记录仪

环路记录仪植入皮下可连续监测心律，患者或家长手动激活或达到高或低频率参数时自动存储[365]。无创手段难以诊断时，这些可植入环路记录仪的价值在于可将心律失常与症状关联。植入环路记录仪通常在全身麻醉下门诊手术实施，仅有轻微疼痛。

旁路射频消融

射频消融术用于消除房性或室性折返性快速心律失常。该技术用射频消融导管标测异常旁路并精确消融。导管消融可用于病灶或旁路易于消融的顽固性心律失常。250 ～ 1000 名儿童大约有 1 名发生室上性心动过速（SVT），多发生于儿童后期[366]。CHD 成人 SVT 发生率高达 50%[367]。虽然右侧路径更容易进入，但需穿隔穿刺的左侧路径治愈率更佳[368]。儿科电生理导管经股静脉插入，导管尖端位于右心耳、希氏束区、右心室尖部和冠状窦。偶尔冠状窦导管可经右颈内静脉径路插入。标测旁路过程中需快速心房起搏，偶尔需输注异丙肾上腺素诱发心律失常。用消融导管标测，随后用射频能量（300 ～ 750 kHz）消融通路。情况复杂或房室结附近有通路时，可用冷冻疗法限制对房室结的损伤。冷冻治疗可减慢烧灼且出现短暂房室传导阻滞或 PR 间隔延长时可停止消融。患者意外移动可能导致导管移位和损伤正常传导组织，儿童消融手术需全身麻醉。

麻醉药物和技术应旨在维持循环儿茶酚胺并避免抑制心律失常，以帮助识别异常通路。丙泊酚全凭静脉麻醉或小剂量挥发性麻醉药同样安全。数据显示，吸入异氟烷和七氟烷对 SVT 患儿心脏传导无显著影响，可供选择[369-370]。地氟烷尚有争议，新近认为其可能阻断房室传导，因此可能不是合适的麻醉药[371]。手术后恶心和呕吐（PONV）的发生率增加，患者痛苦且可能致插管部位出血。低剂量丙泊酚输注和低剂量挥发性麻醉药可与双频指数监护仪一起使用，以维持浅麻醉水平。为降低 PONV 风险，应使用两类止吐药物。标测过程中，快速心房起搏和使用异丙肾上腺素时需要放置动脉测压管，两者都可导致明显低血压。手术结束前避免使用抑制传导或降低交感神经张力的药物，包括右美托咪定。

严重消融后心肌病已有报道但非常罕见。推测其致病因素包括频繁 SVT 发作引起的潜在心肌病以及长时间快速心房起搏和异丙肾上腺素输注引起的心肌氧失衡。其他并发症包括辐射暴露、心脏压塞、心包炎、腹股沟血肿、动脉血栓形成、房室传导阻滞、体循环栓塞、冠状动脉夹层、二尖瓣及三尖瓣损伤和心内膜炎。

房内折返性心动过速

心房内折返性心动过速（intraatrial reentrant tachycardia，IART）是 CHD 最常见的心律失常，与并发症和死亡率明显相关。由于存在心房切口、缝合线以及长期血流动力学改变继发的扩张和纤维化，Fontan 和心房调转手术患者 IART 发病率最高[367]。IART 治疗方法包括抗心律失常药、射频和冷冻消融、手术和起搏。儿科和先天性电生理学会（PACES）和心律学会（HRS）已经发布"ACHD 心律失常管理综合指南"[372]。重要的是对于麻醉药选择、监测和低心排血量状态的早期管理，尤其是单心室生理患者。标测过程中长时间诱发心律失常可降低心排血量，需要正性肌力治疗。患者术后恢复应入住心脏 ICU。此类患者急性期成功率高达 90%，但 34% ～ 54% 的患者心律失常复发是个问题。复发的危险因素包括 Fontan 生理和年龄较大[367, 373]。随着更多 CHD 患者存活到成年，永久性 IART 和房颤的发病率都在增加[374]。

通过术前和术中测绘，术中冷冻消融可成功在 RA 内用于 IART 患者或 LA 内用于房颤患者。可治疗性心动过速也可选择心房抗心动过速起搏；单中心队列研究表明可降低 CHD 患者电复律的需要[375]。L-TGA 患者心房抗心动过速起搏的疗效降低。不适合导管消融或消融失败的患者，可联合采用手术消融与 CHD 修补。

心律失常与心源性猝死

某些心肌病和心脏离子通道病患者由于致命性心律失常，心脏猝死风险增加。患者常有晕厥、先兆晕厥或猝死反复发作自行恢复的病史。这类患者需植入内置式自动复律除颤器（AICDs）进行一级或二级预防。

▌起搏器和除颤器植入

起搏器适用于完全性心脏传导阻滞或窦房结功能障碍、伴症状性心动过缓以及血流动力学失代偿。儿童通常需要气管插管全身麻醉，应注意麻醉药可能与心动过缓恶化有关。诱导前贴好经胸起搏片并备好异丙肾上腺素输注，以备紧急时需要。永久性起搏植入之前，有必要准备经胸、食管或经静脉临时起搏。较小儿童一般将起搏器置于上腹部，年龄较大儿童和青少年置于锁骨下区。较小儿童（静脉尺寸限制）和无法经静脉通路进入心脏（如 Fontan 循环）者可用心外

膜导联。心外膜起搏器通常由心脏外科医师安置，电生理专家则负责调试。需备有足够的外周静脉通路以防出血，备血随时可用。采用记录心电起搏机械夺获监护模式非常必要，该模式包括有创动脉监测或脉搏容积描记。经静脉起搏可在外科医师帮助下实施，也可在导管室由心内科医师实施。后者需在计划期间确定是否需要手术支持。

AICDs（植入式自动心脏复律除颤器）可用于危及生命的室性心律失常，包括 LQTS、肥厚性心肌病和心律失常性右心室发育不良。注意，该装置安装完毕后需通过诱发心室颤动进行测试。必须有外部除颤模式可用并备有抗心律失常药胺碘酮、镁剂和利多卡因，以防装置失效。通常在气管内插管和控制通气全身麻醉下实施并采用有创动脉血压监测。局部麻醉药局部浸润和静脉短效阿片类药物可提供足够镇痛。患者需入院治疗和监测。适当的抗生素治疗持续 24 h。

▌同步治疗的进展

无论是术前还是术后，束支传导阻滞或室间传导延迟常伴有心力衰竭和某些类型的 CHD，导致心肌非同步收缩进而引起心室功能障碍。双心室起搏通过起搏两个心室实现心室收缩重新同步，从而改善整体心室功能。左束支传导阻滞患者，心脏再同步治疗可消除潜在的电、机械不同步，从而改善收缩力、功能、运动耐力和生活质量。多点起搏，包括术中放置心房和心室单极心外膜临时起搏导线，可在转流后即刻改善心脏指数和收缩压[376]。多点临时起搏未改善低风险双室修补术后心脏功能[377]；但多点起搏在许多情况下已经成为标准，包括单心室生理、再次手术，或者患者并发症和死亡率较高时。

右束支传导阻滞先心病术后常见。可能出现右心室压力、容量负荷增加或两者兼有，且伴有右心室增大和运动障碍。双腔起搏减少 QRS 持续时间和增加心脏指数；当起搏部位能产生最窄的 QRS 持续时间时最为有利[378-379]。

▌非心脏手术的麻醉

▌感染性心内膜炎预防：美国心脏协会指南

2008 年，美国心脏病学会和美国心脏协会更新感染性心内膜炎预防指南。本章不作详细讨论。

以下操作 / 手术推荐预防感染性内膜炎[380]：

- 涉及牙龈组织或牙根尖周区或口腔黏膜穿孔的牙科手术
- 涉及呼吸黏膜切开的呼吸道手术
- 涉及受感染皮肤、皮肤结构或肌肉骨骼组织的手术

胃肠和泌尿生殖道手术不再常规推荐预防。择期手术应在泌尿生殖或胃肠手术前治疗并存的肠球菌性尿路感染；急诊手术当患者感染性心内膜炎风险最高时可考虑预防。

牙科手术存在以下情况时间推荐进行预防（见表78.12）：

- 人工心脏瓣膜
- 既往感染性心内膜炎
- 未修补的 CHD，包括姑息性分流和管道
- 用人工材料或装置完全修补 CHD 的手术后 6 个月内
- CHD 修补后，在人工补片或装置的位置或其近处有残余缺陷
- 心脏移植受者出现心脏瓣膜病

这些只是指导方针，谨慎的做法是咨询心内科医师，以便根据患儿病情、手术操作和菌血症风险制订个体化方案。

心脏磁共振成像

磁共振成像的主要优点是能够评估不对称心室，特别是右心室的体积和质量。美国麻醉科医师协会（ASA）已发布 MRI 麻醉管理的实用建议[381]。除了通常考虑的手术室外施行全身麻醉的一般注意事项，麻醉科医师必须准备磁场安全设备以供复苏治疗。评估有植入装置的患者以确保磁兼容和安全性。通常起搏器、植入式除颤器和动脉瘤夹是 MRI 禁忌。弹簧圈、支架和其他外科夹可干扰和产生图像伪影但不会对患者安全构成威胁。大多数患者扫描可在门诊进行。

年幼、不合作或幽闭恐惧症患者需镇静或全身麻醉。屏气对获得良好图像、血管造影和延迟增强成像很有帮助，持续超过 1 min 需预氧合处理。通常如需屏气，则应由麻醉科医师实施气管内全身麻醉。但因技术进展许多医院已使用"自由呼吸"方案无需屏气，也就无需全身麻醉[382-383]。这种方案可获取多个图像，使用检测算法消除呼吸伪影。影像学医师正逐步认识到幼儿全身麻醉的潜在风险，并努力调整方案以尽可能避免全身麻醉[384]。

无论何种麻醉技术都必须持续监测心率、脉搏血氧饱和度、二氧化碳描计图和无创血压。血流动力学受损时应将患者从 MRI 扫描仪转移到安全环境，以便安全使用复苏设备。随着兼容导管和装置的开发，MRI 是最大限度减少 X 线暴露的有用工具，特别对需大量导管操作的 CHD 患者。心脏 MRI 可与导管室透视结合，减少 CHD 辐射照射并改善其软组织显影[385]。

心脏手术患者手术室外麻醉

心脏病患者与其他需要手术室外手术或检查的患者一样。因此，麻醉科医师应随时准备应对各种情况，遵循 ASA 发布的各类指南。此处讨论不包括在心导管实验室进行的手术（上文已有详述）。先天性心脏手术的特性决定了许多患者可能需紧急开胸处理出血或缓解填塞或 ECMO 插管，这些都可能发生在ICU 中。显然，我们无法确知哪类患者术后会有问题，但手术医师应能准确感知。因此，最好提前计划，为最坏的情况做好准备。随时有足够血液和血制品供手术使用。紧急情况的成功处理取决于管理团队，外科、麻醉科和重症医师，灌注师和手术室护士必须可马上就位。当决定在 ICU 手术时，准备速度至关重要。必须保证药物、电解质和输液随时可用。紧急准备包括确保血液已核查、加温器处于备用状态、紧急药物已备好以及抢救车（带有内置垫板）可用。麻醉科医师的作用是使整个过程流畅，包括镇静、气道管理、患者体位、血液准备、继续容量和药物复苏。

PDA 早产儿带来了管理新问题。这些患儿所在医院常远离心脏团队所在专业医疗中心。Gould 等提及[328]其心脏团队已成功在外院进行导管结扎术。其理念是将团队带给新生儿而非转运脆弱的婴儿。他们比较了本院和外院新生儿手术，发现成功率和并发症率类似。故从麻醉角度看，外院手术需备齐全套呼吸设备和药物，且需当地医院备好浓缩红细胞。麻醉方案包括大剂量阿片类药物、肌肉松弛药、抗生素和继续使用术前血管活性药。我们发现这是稳定且耐受性好的麻醉方案。

临床对麻醉服务的需求不断扩大，对于儿科心脏病患者也是如此。心脏病患者需要进行放射学检查，包括 CT、MRI 和核医学扫描，介入放射治疗，胃肠道检查等。在讨论患者和麻醉之前，工作人员必须对所处环境全面了解，包括磁场、最近的抢救车以及需要时快速获得帮助的能力。这里，我们不讨论细节，只探讨一些基本要点。

同任何麻醉操作一样，全面术前评估至关重要。大多数心脏病患儿病史长而复杂，评估应详细描述心

脏状态，包括先前手术、导管检查结果和相关情况（如神经认知功能、肺功能状态、肾功能）。根据患者基础疾病，近期超声心动图将提供非常重要的细节，涉及总体功能、瓣膜病理、有无心内分流、手术分流是否通畅以及有无心包积液。这是理想的情况，但通常超声心动图检查可能远离麻醉，缺乏超声检查时，临床病史和检查就显得尤为重要。心脏移植患者应该有近期超声检查，因其可能提供重要信息，或提示虽然无症状但患者功能正在恶化。

禁食指南应特别关注。许多先心病患者的生理学状态（如单心室、手术分流、未修补的 TOF）可能因脱水而加重。允许和鼓励这类患者口服饮水直到手术前 2 h；否则必须给予静脉输液。麻醉过程取决于手术持续时间、患者生理状态（自主呼吸 vs. 控制通气）、气道管理技术（自然气道 vs. 喉罩 vs. 气管内导管）、麻醉维持、往返手术区行程以及患者体温维持情况。离开诱导区之前，麻醉小组必须做好应对气道意外甚至抢救的准备；因此，转运时必须携带辅助气道设备和复苏药物。手术室外麻醉的场所众多，很难在所有场所都配备麻醉机；但是应配备带有气道设备、静脉输液相关材料和复苏药物的麻醉车。因从业人员和医院不同，使用的麻醉药也不同，但对患者全面了解以及在手术室外出现任何困难都能迅速处理的能力是重要的共同细节。

致谢

编辑、出版商和修回作者 William J. Greeley 博士，非常感谢 Aruna T. Nathan 博士和已故 Dr. Chad C. Cripe 博士在本书前一版中对本章的贡献。它是本章内容的基础。

参考文献

1. Hickey PR, et al. *Anesth Analg*. 1984;63:657.
2. Teitel DF, et al. *Pediatr Res*. 1985;19:948.
3. Teitel DF, et al. *Pediatr Res*. 1991;29:473.
4. Thornburg KL, et al. *Am J Physiol*. 1983;244:H656.
5. Vetter R, et al. *Biomed Biochim Acta*. 1986;45:S219.
6. Humphreys JE, et al. *J Mol Cell Cardiol*. 1984;16:643.
7. Jarmakani JM, et al. *Dev Pharmacol Ther*. 1982;5(1).
8. Nassar R, et al. *Circ Res*. 1987;61:465.
9. Muhiudeen IA, et al. *Anesthesiology*. 1992;76:165.
10. Ungerleider RM, et al. *Am J Cardiol*. 1989;63(suppl):3F–8F, 14F.
11. Greeley WJ, et al. *J Thorac Cardiovasc Surg*. 1988;95:842.
12. Cheng HH, et al. *Pediatr Cardiol*. 2011;32:1139.
13. Tanner K, et al. *Pediatrics*. 2005;116:e833.
14. Rosenthal GL, et al. *Am J Epidemiol*. 1991;133:1273.
15. Simpson JM, et al. *J Am J Cardiol*. 2001;87:1372.
16. Kramer HH, et al. *Eur J Pediatr*. 1990;149:752.
17. Reddy VM, et al. *J Thorac Cardiovasc Surg*. 1999;117:324.
18. Weinstein S, et al. *Circulation*. 1999;100:II167.
19. Reddy VM, et al. *Semin Pediatr Surg*. 2000;9:91.
20. Reddy VM. *Semin Thorac Cardiovasc Surg Pediatr Card Surg Annu*. 2013;16:13.
21. Deleted in proofs.
21. Turley K, et al. *J Thorac Cardiovasc Surg*. 1980;79:194.
22. Pacifico AD, et al. *J Thorac Cardiovasc Surg*. 1987;93:919.
23. McElhinney DB, et al. *Circulation*. 2010;122:507.
24. Norwood Jr WI, et al. *Ann Thorac Surg*. 1992;54:1025; discussion 9.
25. Norwood Jr WI. *Ann Thorac Surg*. 1991;52:688.
26. Azakie A, et al. *Ann Thorac Surg*. 2004;77:1727.
27. Sano S, et al. *Ann Thorac Surg*. 2004;78:1951; discussion 7.
28. Pizarro C, et al. *Ann Thorac Surg*. 2004;78:1959; discussion 63.
29. Ohye RG, et al. *J Thorac Cardiovasc Surg*. 2008;136:968.
30. Ohye RG, et al. *N Engl J Med*. 2010;362:1980.
31. Licht DJ, et al. *J Thorac Cardiovasc Surg*. 2004;128:841.
32. Karavas AN, et al. *Ann Thorac Surg*. 2011;92:1138.
33. Turek JW, et al. *Ann Thorac Surg*. 2013;96:219–223; discussion 23.
34. Kopf GS, et al. *J Thorac Cardiovasc Surg*. 1992;103:1039; discussion 47.
35. Gildein HP, et al. *Int J Cardiol*. 1990;29:21.
36. Mayer Jr JE, et al. *J Thorac Cardiovasc Surg*. 1992;103:444; discussion 51.
37. Fukumi D, et al. *Pediatr Int*. 2002;44:134.
38. Thorne AC, et al. *J Cardiothorac Vasc Anesth*. 1993;7:307.
39. Nieto RM, et al. *J Thorac Cardiovasc Surg*. 2017;153:678.
40. Nicolson SC, et al. *Anesth Analg*. 1992;74:694.
41. Schreiner MS, et al. *Anesthesiology*. 1990;72:593.
42. Sahn DJ. *Circulation*. 1985;71:849.
43. Helbing WA, Ouhlous M. Cardiac magnetic resonance imaging in children. *Pediatr Radiol*. 2015;45:20–26.
44. Driessen MM, et al. *Pediatr Radiol*. 2015;45:5.
45. Kappanayil M, et al. *Ann Pediatr Cardiol*. 2017;10:117.
46. Valverde I, et al. *Eur J Cardiothorac Surg*. 2017;52:1139.
47. Stern DH, et al. *Anesthesiology*. 1985;62:557.
48. Reynolds LM, et al. *Anesth Analg*. 1993;76:751.
49. Kamra K, et al. *Paediatr Anaesth*. 2011;21:479.
50. Randolph GR, et al. *J Thorac Cardiovasc Surg*. 2002;124:1176.
51. Cyran SE, et al. *J Cardiovasc Surg (Torino)*. 1991;32:318.
52. Shah PM, et al. *J Cardiothorac Vasc Anesth*. 1992;6:8–14.
53. Andropoulos DB, et al. *Anesth Analg*. 2004;99:1365.
54. Boothroyd A. *Eur J Radiol*. 2006;26:154.
55. Andropoulos DB, et al. *Anesth Analg*. 2004;98:1267.
56. Rodriguez RA, et al. *Perfusion*. 2006;21:247.
57. Bishop CC, et al. *Stroke*. 1986;17:913.
58. Zimmerman AA, et al. *J Thorac Cardiovasc Surg*. 1997;114:594.
59. Lundar T, et al. *Pediatr Cardiol*. 1987;8:161.
60. Hillier SC, et al. *Anesth Analg*. 1991;72:723.
61. Padayachee TS, et al. *Ann Thorac Surg*. 1987;44:298.
62. Kussman BD, et al. *Anesth Analg*. 2017;125:234–240.
63. Hoffman GM, et al . *J Thorac Cardiovasc Surg*. 2013;146:1153–1164.
64. Hoffman GM, et al. *Ann Thorac Surg*. 2013;1527–1535.
65. Vida VL, et al. *Can J Cardiol*. 2016;32:970–977.
66. Gist KM, et al. *Pediatr Crit Care Med*. 2016;17:342–349.
67. Ghanayem NS, Hoffman GM. *Pediatr Crit Care Med*. 2016;17:S201–S206.
68. Kern FH, et al. *Ann Thorac Surg*. 1992;54:749.
69. Greeley WJ, et al. *J Thorac Cardiovasc Surg*. 1991;101:783.
70. Greeley WJ, et al. *J Thorac Cardiovasc Surg*. 1989;97:737.
71. Kern FH, et al. *J Thorac Cardiovasc Surg*. 1991;101:618.
72. Laishley RS, et al. *Anesthesiology*. 1986;65:673.
73. Greeley WJ, et al. *Anesthesiology*. 1986;65:666.
74. Landoni G, et al. *Ann Card Anaesth*. 2009;12:4–9.
75. Yildirim V, et al. *Heart Surg Forum*. 2009;12:E1–E9.
76. Murray D, et al. *Anesthesiology*. 1987;67:211.
77. Friesen RH, et al. *Anesth Analg*. 1983;62:411.
78. Eger 2nd EI. *Anesth Analg*. 1992;75:S43; discussion S8.
79. Davis PJ, et al. *Anesthesiology*. 1994;80:298.
80. Taylor RH, et al. *Can J Anaesth*. 1992;39:6–13.
81. Warltier DC, Pagel PS. *Anesth Analg*. 1992;75:S17; discussion S31.
82. Taylor RH, Lerman J. *Anesthesiology*. 1991;75:975.
83. Smiley RM. *Anesth Analg*. 1992;75:S38; discussion S6.
84. White PF. *Anesth Analg*. 1992;75:S47; discussion S4.
85. Zwass MS, et al. *Anesthesiology*. 1992;76:373.
86. Sarner JB, et al. *Anesthesiology*. 1995;82:38.
87. Kern C, et al. *Paediatr Anaesth*. 1997;7:439.
88. Holzman RS, et al. *Anesthesiology*. 1996;85:1260.
89. Wodey E, et al. *Anesthesiology*. 1997;87:795.
90. Hickey PR, et al. *Anesth Analg*. 1985;64:483.

91. Hickey PR, et al. *Anesth Analg.* 1984;63:117.
92. Hickey PR, et al. *Anesth Analg.* 1985;64:1137.
93. Greeley WJ, et al. *Anesth Analg.* 1987;66:1067.
94. Moore RA, et al. *Anesthesiology.* 1985;62:725.
95. Anand KJ, et al. *N Engl J Med.* 1992;326:1–9.
96. Guy J, et al. *Anesthesiology.* 1997;86:514.
97. Sebel PS, et al. *Anesth Analg.* 1995;80:990.
98. Thompson JP, et al. *Br J Anaesth.* 1998;80:467.
99. Davis PJ, et al. *Anesth Analg.* 1997;84:982.
100. Davis PJ, et al. *Anesth Analg.* 1987;66:203.
101. Frink Jr EJ, et al. *Anesthesiology.* 1996;84:566.
102. Murphy GS, et al. *Anesthesiology.* 2015;122:1112–1122.
103. Ward RM, et al. *Paediatr Anaesth.* 2014;24:591–601.
104. Tobias JD, et al. *Pediatr Cardiol.* 2011;32:1075.
105. Li B, et al. *Sci Rep.* 2015;5:12342.
106. Schwartz LI, et al. *Anesth Analg.* 2016;123:715–721.
107. Tang C, Xia Z. *J Pain Res.* 2017;10:1899–1904.
108. Chrysostomou C, et al. *Pediatr Crit Care Med.* 2006;7:126–131.
109. Lam F, et al. *Pediatr Cardiol.* 2012;33:1069–1077.
110. Jooste EH, et al. *Anesth Analg.* 2010;111:1490–1496.
111. Hammer GB, et al. *Anesth Analg.* 2008;106:79.
112. Gautam NK, et al. *J Cardiothorac Vasc Anesth.* 2017;31:1960–1965.
113. Schwartz LI, et al. *Semin Cardiothorac Vasc Anesth.* 2016;20:175–178.
114. Schupbach P, et al. *Vox Sang.* 1978;35:332.
115. Marelli D, et al. *J Thorac Cardiovasc Surg.* 1989;98:751.
116. Haneda K, et al. *J Cardiovasc Surg (Torino).* 1987;28:614.
117. Elhoff JJ, et al. *Pediatr Crit Care Med.* 2016;17:30–35.
118. Sakamoto T, et al. *Ann Thorac Surg.* 2004;77:1656; discussion 63.
119. Shin'oka T, et al. *J Thorac Cardiovasc Surg.* 1996;112:1610; discussion 20.
120. Jonas RA, et al. *J Thorac Cardiovasc Surg.* 2003;126:1765.
121. Spahn DR, et al. *J Thorac Cardiovasc Surg.* 1993;105:694.
122. Bellinger DC, et al. *J Thorac Cardiovasc Surg.* 2001;121:374.
123. Andropoulos DB, et al. *J Thorac Cardiovasc Surg.* 2003;125:491.
124. Fox LS, et al. *J Thorac Cardiovasc Surg.* 1982;83:239.
125. Michenfelder JD, Theye RA. *Anesthesiology.* 1968;29:1107.
126. Fox LS, et al. *J Thorac Cardiovasc Surg.* 1984;87:658.
127. Rebeyka IM, et al. *Ann Thorac Surg.* 1987;43:391.
128. Henriksen L, et al. *Thorac Cardiovasc Surg.* 1986;34:116.
129. Burrows FA, et al. *Anesthesiology.* 1990;73:632.
130. du Plessis AJ, et al. *J Thorac Cardiovasc Surg.* 1997;114:991; discussion 1.
131. Kern JH, et al. *Pediatrics.* 1998;102:1148.
132. Wells FC, et al. *J Thorac Cardiovasc Surg.* 1983;86:823.
133. Oates RK, et al. *J Thorac Cardiovasc Surg.* 1995;110:786.
134. Tabbutt S, et al. *J Thorac Cardiovasc Surg.* 2012; 144:882–895.
135. Wypij D, et al. *J Thorac Cardiovasc Surg.* 2003;126:1397.
136. Visconti KJ, et al. *Ann Thorac Surg.* 2006;82:2207; discussion 11.
137. Nakakimura K, et al. *Anesthesiology.* 1990;72:1005.
138. Lanier WL, et al. *Anesthesiology.* 1987;66:39.
139. Farias LA, et al. *Anesthesiology.* 1986;65:595.
140. Plum F. *Neurology.* 1983;33:222.
141. Kubler W, et al. *Am J Cardiol.* 1977;40:467.
142. Glauser TA, et al. *Pediatrics.* 1990;85:991.
143. Auer RN. *Stroke.* 1986;17:699.
144. Sieber FE, et al. *Am J Physiol.* 1989;256:H697.
145. Rappaport LA, et al. *Circulation.* 1998;97:773.
146. Kron IL, et al. *Ann Thorac Surg.* 1985;39:590.
147. Hilberman M, et al. *J Thorac Cardiovasc Surg.* 1979;77:880.
148. Gomez-Campdera FJ, et al. *Child Nephrol Urol.* 1988;9:138.
149. Toda Y, Sugimoto K. *J Intensive Care.* 2017;5:49.
150. Naik SK, et al. *Circulation.* 1991;84:III422.
151. Naik SK, et al. *Perfusion.* 1991;6:41.
152. McGowan Jr FX, et al. *J Thorac Cardiovasc Surg.* 1993;106:968.
153. Jenkins J, et al. *Crit Care Med.* 1985;13:77.
154. Howard RJ, et al. *Arch Surg.* 1988;123:1496.
155. Anand KJ, et al. *Anesthesiology.* 1990;73:661.
156. Anand KJ, et al. *Lancet.* 1987;1:62.
157. Lagercrantz H, et al. *Sci Am.* 1986;254:100.
158. Oshita S, et al. *J Cardiothorac Anesth.* 1989;3:597.
159. Severinghaus JW, et al. *Anesthesiology.* 1990;73:532.
160. Gold JP, et al. *Ann Thorac Surg.* 1986;42:185.
161. Ungerleider R. *Int J Card Imaging.* 1989;4:33.
162. Greeley WJ, et al. *Anesthesiology.* 1990;73:1042.
163. Goldberg CS, et al. *J Thorac Cardiovasc Surg.* 2007;133:880–887.
164. Seghaye MC, et al. *J Thorac Cardiovasc Surg.* 1996;112:687.
165. Undar A. *ASAIO J.* 2005;51:522.
166. Eckmann DM, et al. *Anesth Analg.* 2000;91:539.
167. Williams GD, et al. *J Thorac Cardiovasc Surg.* 2006;132:1291.
168. Bando K, et al. *Ann Thorac Surg.* 1998;66:821; discussion 8.
169. Draaisma AM, et al. *Ann Thorac Surg.* 1997;64:521.
170. Maluf MA. *Perfusion.* 2003;18(suppl 1):61.
171. Davies MJ, et al. *J Thorac Cardiovasc Surg.* 1998;115:361; discussion 9.
172. Sever K, et al. *Scand Cardiovasc J.* 2004;38:307.
173. Huang H, et al. *Chin Med J (Engl).* 2003;116:1504.
174. Gaynor JW, et al. *Cardiol Young.* 2005;15:4.
175. Mahmoud AB, et al. *Chest.* 2005;128:3447.
176. Keenan HT, et al. *J Thorac Cardiovasc Surg.* 2000;119:501; discussion 6.
177. Hiramatsu T, et al. *Ann Thorac Surg.* 2002;73:861.
178. Ramamoorthy C, Lynn AM. *J Cardiothorac Vasc Anesth.* 1998;12:483–485.
179. Bando K, et al. *J Thorac Cardiovasc Surg.* 1998;115:517; discussion 25.
180. Skaryak LA, et al. *J Thorac Cardiovasc Surg.* 1995;109:744; discussion 51.
181. Rodriguez RA, et al. *Ann Thorac Surg.* 2005;80:22.
182. Medlin WM, Sistino JJ. *Perfusion.* 2006;21:325.
183. Journois D, et al. *Anesthesiology.* 1994;81:1181; discussion 26A.
184. Taenzer AH, et al. *J Extra Corpor Technol.* 2005;37:369.
185. Graham Jr TP, et al. *Circulation.* 1986;74:I–61.
186. Berner M, et al. *J Thorac Cardiovasc Surg.* 1989;97:297.
187. Rebeyka IM, et al. *J Thorac Cardiovasc Surg.* 1990;100:240.
188. Bohn DJ, et al. *Crit Care Med.* 1980;8:367.
189. Chang AC, et al. *Crit Care Med.* 1995;23:1907.
190. Ramamoorthy C, et al. *Anesth Analg.* 1998;86:283.
191. Rudolph AM. *Circ Res.* 1985;57:811.
192. Pearl JM, et al. *Ann Thorac Surg.* 1991;52:780.
193. Golding LA. *Semin Thorac Cardiovasc Surg.* 1991;3:29–32.
194. Klein MD, et al. *J Thorac Cardiovasc Surg.* 1990;100:498.
195. Walters 3rd HL, et al. *Ann Thorac Surg.* 1995;60:329; discussion 36.
196. Meliones JN, et al. *Circulation.* 1991;84:III168.
197. Duncan BW, et al. *J Thorac Cardiovasc Surg.* 1998;116:305.
198. Karl TR. *Semin Thorac Cardiovasc Surg.* 1994;6:154.
199. Runo JR, Loyd JE. *Lancet.* 2003;361:1533.
200. Atz AM, Wessel DL. *Anesthesiology.* 1999;91:307.
201. Clabby ML, et al. *J Am Coll Cardiol.* 1997;30:554.
202. Carmosino MJ, et al. *Anesth Analg.* 2007;104:521.
203. Rich S, et al. *Ann Intern Med.* 1987;107:216.
204. Blaise G, et al. *Anesthesiology.* 2003;99:1415.
205. Taylor CJ, et al. *Br J Anaesth.* 2007;98:657.
206. Adatia I. *Curr Opin Pediatr.* 2002;14:292.
207. Fischer LG, et al. *Anesth Analg.* 2003;96:1603.
208. Lyrene RK, et al. *Pediatr Res.* 1985;19:1268.
209. Rudolph AM, et al. *J Clin Invest.* 1966;45:399.
210. Weisfeldt ML, et al. *Circulation.* 1986;74:443.
211. Lawless S, et al. *J Clin Pharmacol.* 1988;28:283.
212. Molloy DW, et al. *Chest.* 1985;88:432.
213. Levin DL, et al. *J Pediatr.* 1976;89:626.
214. Bush A, et al. *Am Rev Respir Dis.* 1987;136:767.
215. Zall S, et al. *Anesth Analg.* 1991;73:689.
216. Barst RJ, et al. *Ann Intern Med.* 1994;121:409.
217. Prasad S, et al. *N Engl J Med.* 2000;343:1342.
218. Barst RJ, et al. *N Engl J Med.* 1996;334:296.
219. Abrams D, et al. *Heart.* 2000;84:E4.
220. Zhao L, et al. *Circulation.* 2001;104:424.
221. Boucek MM, et al. *J Heart Lung Transplant.* 2003;22:636.
222. Barst RJ, et al. *Clin Pharmacol Ther.* 2003;73:372.
223. Gaynor JW, et al. *Curr Opin Pediatr.* 1998;10:256.
224. Pepke-Zaba J, et al. *Lancet.* 1991;338:1173.
225. Russell IA, et al. *Anesth Analg.* 1998;87:46.
226. Girard C, et al. *Anesthesiology.* 1992;77:880.
227. Curran RD, et al. *Ann Thorac Surg.* 1995;60:1765.
228. Wessel DL, et al. *Circulation.* 1993;88:2128.
229. Zobel G, et al. *J Cardiovasc Surg (Torino).* 1998;39:79–86.
230. Adatia I, et al. *J Thorac Cardiovasc Surg.* 1996;112:1403.
231. Adatia I, et al. *J Am Coll Cardiol.* 1995;25:1656.
232. Wheller J, et al. *Circulation.* 1979;60:1640.
233. Bartkowski R, et al. *Eur J Cardiothorac Surg.* 2002;22:879.
234. Journois D, et al. *J Thorac Cardiovasc Surg.* 1994;107:1129.
235. Yahagi N, et al. *Ann Thorac Surg.* 1994;57:1371.
236. Manno CS, et al. *Blood.* 1991;77:930.
237. Fergusson DA, et al. *N Engl J Med.* 2008;358:2319.
238. Andrew M, et al. *Blood.* 1987;70:165.
239. Colon-Otero G, et al. *Mayo Clin Proc.* 1987;62:379.
240. Hornykewycz S, et al. *Paediatr Anaesth.* 2009;19:854–861.
241. Zabala LM, Guzzetta NA. *Paediatr Anaesth.* 2015;25:981–989.
242. Guzzetta NA, et al. *Anesth Analg.* 2010;111:173–179.

243. Guzzetta NA, et al. *Anesth Analg.* 2005;100:1276–1282; table of contents.
244. Guzzetta NA, et al. *Anesth Analg.* 2008;106:419–425; table of contents.
245. Gruenwald CE, et al. *J Am Coll Cardiol.* 2010;56:1794–1802.
246. Andrew M, et al. *Blood.* 1987;70:165–172.
247. Monagle P, et al. *Thromb Haemost.* 2006;95:362–372.
248. Manlhiot C, et al. *J Thorac Cardiovasc Surg.* 2016;151:444–450.
249. Arnold PD. *Paediatr Anaesth.* 2014;24:89–97.
250. Jobes DR, et al. *J Thorac Cardiovasc Surg.* 1995;110:36.
251. Horkay F, et al. *Ann Thorac Surg.* 1992;53:822.
252. Romlin BS, et al. *Br J Anaesth.* 2014;113:847–854.
253. Woodman RC, Harker LA. *Blood.* 1990;76:1680.
254. Harker LA. *N Engl J Med.* 1986;314:1446.
255. Williams GD, et al. *Ann Thorac Surg.* 1998;66:870–875; discussion 5-6.
256. Faraoni D, et al. *Eur J Anaesthesiol.* 2015;32:320–329.
257. Williams GD, et al. *Anesth Analg.* 1999;89:1411–1416.
258. Steiner ME, Despotis GJ. *Hematol Oncol Clin North Am.* 2007;21:177–184.
259. Wikkelso A, et al. *Anaesthesia.* 2017;72:519–531.
260. Pasquali SK, et al. *Ann Thorac Surg.* 2016;102:1580–1587.
261. Romlin BS, et al. *Anesth Analg.* 2011;112:30–36.
262. Nakayama Y, et al. *Br J Anaesth.* 2015;114:91–102.
263. Oswald E, et al. *Br J Anaesth.* 2010;105:827–835.
264. Chan KL, et al. *Anesth Analg.* 2007;105:1610–1613; table of contents.
265. Eaton MP. *Anesth Analg.* 2008;106:1087–1100.
266. Pasquali SK, et al. *J Thorac Cardiovasc Surg.* 2012;143:550.
267. Royston D, et al. *Lancet.* 1987;2:1289.
268. Dietrich W, et al. *J Cardiothorac Anesth.* 1989;3:79.
269. Dietrich W, et al. *Anesthesiology.* 1990;73:1119.
270. Dietrich W, et al. *J Thorac Cardiovasc Surg.* 1991;102:505.
271. Dietrich W, et al. *J Cardiothorac Vasc Anesth.* 1992;6:324.
272. Eaton MP, et al. *Anesthesiology.* 2015;122:1002–1009.
273. Salzman EW, et al. *N Engl J Med.* 1986;314:1402.
274. Reynolds LM, et al. *J Thorac Cardiovasc Surg.* 1993;106:954.
275. Guzzetta NA, Williams GD. *Paediatr Anaesth.* 2017;27:678–687.
276. Galas FR, et al. *J Thorac Cardiovasc Surg.* 2014;148:1647–1655.
277. Ghadimi K, et al. *Anesth Analg.* 2016;122:1287–1300.
278. Guzzetta NA, et al. *J Anesth.* 2014;112:319–327.
279. Franklin SW, et al. *Anesth Analg.* 2016;122:935–942.
280. Cholette JM, et al. *Anesth Analg.* 2017.
281. Willems A, et al. *Anesth Analg.* 2016;123:420–429.
282. Manlhiot C, et al. *Circulation.* 2011;124:1511–1519.
283. Faraoni D, et al. *Ann Thorac Surg.* 2016;102:1360–1367.
284. Faraoni D, et al. *J Cardiothorac Vasc Anesth.* 2017;31:1943–1948.
285. Jaggers JJ, et al. *Ann Thorac Surg.* 1999;68:513–520.
286. Garvin S, et al. *Anesth Analg.* 2010;111:862–869.
287. Brown AC, et al. *Anesthesiology.* 2016;124:1021–1031.
288. Limperopoulos C, et al. *J Pediatr.* 2000;137:638.
288a. Chen J, et al. *Ann Thorac Surg.* 2009;88:823–829.
289. Galli KK, et al. *J Thorac Cardiovasc Surg.* 2004;127:692.
290. Mahle WT, et al. *Circulation.* 2002;106:I109.
291. Balasubramanian SK, et al. *J Cardiothorac Surg.* 2007;2:4.
292. Flick RP, et al. *Pediatrics.* 2011;128:e1053.
293. DiMaggio C, et al. *Anesth Analg.* 2011;113:1143.
294. DiMaggio C, et al. *J Neurosurg Anesthesiol.* 2009;21:286.
295. Gleich SJ, et al. *Contemp Clin Trials.* 2015;41:45–54.
296. Hu D, et al. *Anesthesiology.* 2017;127:227–240.
297. Ing C, et al. *J Neurosurg Anesthesiol.* 2017;29:264–273.
298. O'Leary JD, et al. *Anesthesiology.* 2016;125:272–279.
299. Jaggers JJ, et al. *Ann Thorac Surg.* 2000;69:1476.
300. Shah SA, et al. *ASAIO J.* 2005;51:504.
301. Kolovos NS, et al. *Ann Thorac Surg.* 2003;76:1435; discussion 41.
302. Blume ED, et al. *Circulation.* 2006;113:2313.
303. Ibrahim AE, et al. *Ann Thorac Surg.* 2000;69:186.
304. Carberry KE, et al. *Crit Care Nurs Q.* 2007;30:121.
305. Duncan BW, et al. *J Thorac Cardiovasc Surg.* 1999;117:529.
306. Heise D, et al. *J Cardiothorac Surg.* 2007;2:47.
307. Shen I, et al. *Ann Thorac Surg.* 2003;75:S729.
308. Duncan BW. *Ann Thorac Surg.* 2003;75:1670.
309. Adachi I, et al. *J Thorac Dis.* 2015;7:2194–2202.
310. Yarlagadda VV, et al. *J Am Coll Cardiol.* 2017;70:2250–2260.
311. Hosenpud JD, et al. *J Heart Lung Transplant.* 1998;17:656.
312. Kirklin JK, et al. *J Am Coll Cardiol.* 1988;11:917.
313. Gajarski RJ, et al. *J Am Coll Cardiol.* 1994;23:1682.
314. Fukushima N, et al. *J Thorac Cardiovasc Surg.* 1994;107:985.
315. Chartrand C, et al. *J Heart Transplant.* 1990;9:608; discussion 16.
316. Bailey LL. *J Heart Lung Transplant.* 1993;12:S168.
317. Zales VR, et al. *Circulation.* 1994;90:II61.
318. Boucek MM, et al. *J Pediatr.* 1990;116:171.
319. Canter CE, et al. *J Heart Lung Transplant.* 1994;13:74; discussion 9.
320. Dipchand AI, et al. *Pediatr Transplant.* 2013;17:99–111.
321. Schure AY, Kussman BD. *Paediatr Anaesth.* 2011;21:594–603.
322. Benden C. *J Thorac Dis.* 2017;9:2675–2683.
323. Drews T, et al. *ASAIO J.* 2007;53:640.
324. Wessel DL. *Crit Care Med.* 2001;29:S220.
325. Boucek MM, et al. *J Heart Lung Transplant.* 2005;24:968.
326. Laborde F, et al. *J Thorac Cardiovasc Surg.* 1995;110:1681; discussion 4.
327. Burke RP, et al. *J Thorac Cardiovasc Surg.* 1995;109:499; discussion 8.
328. Gould DS, et al. *Pediatrics.* 2003;112:1298.
329. DeSanctis RW, et al. *N Engl J Med.* 1987;317:1060.
330. Malviya S, et al. *Can J Anaesth.* 1989;36:320.
331. Mullins CE. *Circulation.* 1989;79:1153.
332. Lock JE, et al. *Circulation.* 1989;79:1091.
333. Hellenbrand WE, et al. *Am J Cardiol.* 1990;66:207.
334. Haas NA, et al. *Catheter Cardiovasc Interv.* 2016;88:571–581.
335. Wyss Y, et al. *J Interv Cardiol.* 2016;29:646–653.
336. Yew L, et al. *Catheter Cardiovasc Interv.* 2005;64:193.
337. Masura J, et al. *J Am Coll Cardiol.* 2005;45:505.
338. Butera G, et al. *Am Heart J.* 2004;148:507.
339. Tobis J, Shenoda M. *J Am Coll Cardiol.* 2012;60:1722–1732.
340. Suda K, et al. *J Am Coll Cardiol.* 2004;43:1677.
341. Amin Z, et al. *Catheter Cardiovasc Interv.* 2004;63:496.
342. Krumsdorf U, et al. *J Am Coll Cardiol.* 2004;43:302.
343. Holzer R, et al. *J Am Coll Cardiol.* 2004;43:1257.
344. Knauth AL, et al. *Circulation.* 2004;110:501.
345. Bass JL, et al. *Catheter Cardiovasc Interv.* 2003;58:238.
346. Hijazi ZM, et al. *Catheter Cardiovasc Interv.* 2002;56:508.
347. Saurav A, et al. *Catheter Cardiovasc Interv.* 2015;86:1048–1056.
348. Rothman A, et al. *J Am Coll Cardiol.* 1990;15:1109.
349. Geggel RL, et al. *Circulation.* 2001;103:2165.
350. Li WF, et al. *Congenit Heart Dis.* 2018;13:140–146.
351. Jones TK, et al. *J Am Coll Cardiol.* 2016;68:1525–1535.
352. Callahan R, et al. *Pediatr Cardiol.* 2017;38:456–464.
353. Booth KL, et al. *J Am Coll Cardiol.* 2002;40:1681.
354. Akintuerk H, et al. *Circulation.* 2002;105:1099.
355. Vitiello R, et al. *J Am Coll Cardiol.* 1998;32:1433.
356. Boucek MM, et al. *Semin Thorac Cardiovasc Surg Pediatr Card Surg Annu72.* 2005.
357. Galantowicz M, et al. *Semin Thorac Cardiovasc Surg Pediatr Card Surg Annu.* 2004;7:48.
358. Michel-Behnke I, et al. *Catheter Cardiovasc Interv.* 2004;61:242.
359. Warnes CA, et al. *J Am Coll Cardiol.* 2001;37:1170.
360. Twite MD, Ing RJ. *Semin Cardiothorac Vasc Anesth.* 2012;16:97–105.
361. Bailey Jr PD, et al. *Anesthesiol Clin.* 2009;27:285.
362. Kverneland LS, et al. *Congenit Heart Dis.*
363. Rychik J. *Semin Thorac Cardiovasc Surg Pediatr Card Surg Annu.* 2010;13:96.
364. Saarel EV, et al. *Pediatrics.* 2004;113:248.
365. Rossano J, et al. *Pediatrics.* 2003;112:e228.
366. Perry JC, Garson Jr A. *J Am Coll Cardiol.* 1990;16:1215–1220.
367. Wasmer K, Eckardt L. *Heart.* 2016;102:1614–1619.
368. Kugler JD. *Circulation.* 1994;90:639–641.
369. Erb TO, et al. *Anesth Analg.* 2002;95:1577–1581; table of contents.
370. Lavoie J, et al. *Anesthesiology.* 1995;82:884–887.
371. Hino H, et al. *Acta Anaesthesiol Scand.* 2018;62:159–166.
372. Khairy P, et al. *Heart Rhythm.* 2014;11:e102–e165.
373. Yap SC, et al. *J Am Coll Cardiol.* 2010;56:1589–1596.
374. Labombarda F, et al. *J Am Coll Cardiol.* 2017;70:857–865.
375. Kramer CC, et al. *Heart Rhythm.* 2017.
376. Zimmerman FJ, et al. *Ann Thorac Surg.* 2003;75:1775.
377. Jeewa A, et al. *Pediatr Cardiol.* 2010;31:181–187.
378. Dubin AM, et al. *Circulation.* 2003;107:2287.
379. Roofthooft MT, et al. *Pacing Clin Electrophysiol.* 2003;26:2042.
380. Nishimura RA, et al. *Catheter Cardiovasc Interv.* 2008;72:E1.
381. Practice advisory on anesthetic care for magnetic resonance imaging. *Anesthesiology.* 2015;122:495–520.
382. Cindea N, et al. *Magn Reson Med.* 2010;63:59–67.
383. Moghari MH, et al. *Magn Reson Med.* 2017.
384. Ahmad R, et al. *Pediatr Radiol.* 2018;48:37–49.
385. Tzifa A, et al. *Magn Reson Imaging Clin N Am.* 2012;20:117–128.
386. Forbess JM, et al. *Circulation.* 1995;92:II-262–II-266.

79 小儿与新生儿重症监护治疗

TODD J. KILBAUGH，MAURICE S. ZWASS，PATRICK ROSS

王坤 丁文刚 译 王国年 审校

要 点	

- 先天性心脏病可引起患儿出生后氧合、灌注和心肌功能发生严重改变，先天性心脏病可以分为低氧型和氧含量正常型两类。
- 休克治疗的总体目标是治疗病因、恢复足够的组织氧供并消除无氧代谢产生的代谢产物。机体越快恢复充足灌注，整体预后越好。
- 新生儿复苏细节之一是建议使用室内空气进行正压通气（positive pressure ventilation，PPV），如果复苏过程中需要进行胸外按压或药物治疗，则建议使用100% 氧气进行 PPV。
- 小儿心搏骤停并不罕见。每年至少 16 000 例美国儿童（每年每 100 000 名儿童中 8 ~ 20 例）发生心搏呼吸骤停。
- 心搏骤停和心肺复苏（CPR）干预措施的四个不同阶段是：①心搏骤停前阶段，②无灌注阶段（未经治疗的心搏骤停），③低灌注阶段（CPR），④心搏骤停和复苏后阶段。
- 最近修订了急性呼吸窘迫综合征（acute respiratory distress syndrome，ARDS）的诊断标准，在现在的柏林定义中，根据缺氧的程度将 ARDS 分成三个等级。轻度为 $PaO_2/FiO_2 = 201 ~ 300$，呼气末正压（positive end-expiratory pressure，PEEP）> 5；中度为 $PaO_2/FiO_2 = 100 ~ 200$，PEEP > 5；重度为 $PaO_2/FiO_2 < 100$，PEEP > 10。
- 创伤性脑损伤（traumatic brain injury，TBI）由两部分组成：由脑实质直接的机械损害引起的原发性损伤和随后数小时至数天发生的继发性损伤。继发性损伤可能涉及多种机制，包括缺血、兴奋性中毒、代谢衰竭与细胞凋亡、脑水肿、轴索损伤、炎症和再生。
- 肺血管闭塞性危象可导致急性胸部综合征（acute chest syndrome，ACS）。急性胸部综合征是镰状细胞病致死的主要原因和该病的第二常见并发症。
- 肿瘤溶解综合征是由大量肿瘤细胞急性溶解产生的一种代谢危象，血清尿酸、钾离子、磷酸盐浓度升高，而磷酸盐浓度升高可引起低钙血症。
- 随着时间的推移，家庭在儿科重症监护治疗病房（PICU）中的作用不断演变，将家庭纳入对孩子的护理中，现在已被认为是危重病护理的重要组成部分。
- 事故和创伤是 1 ~ 14 岁儿童死亡的主要原因。

重症监护治疗病房和手术室的关系

儿科重症监护治疗领域可能起源于麻醉，但是随着时间的推移这两个学科逐渐分开。由于每一领域都需要大量的培训，很少有医务人员能涵盖两个学科。对更复杂的患者在手术室和重症监护治疗病房（intensive care unit，ICU）都需要进行加强治疗。ICU和手术室医师之间要有良好沟通以确保患者的监护和治疗无缝过渡。许多医疗机构要求每例患者在术前及术后均要由 ICU 和麻醉科的主治医师进行交接。了解当前 ICU 的医疗情况可以减少潜在的麻醉困难。同样，了解手术和麻醉管理将会指导之后几天在 ICU 的治疗。一个完整的麻醉记录包括相关的病史、过敏史、面罩通气难易程度、诱导药物、插管难易情况、拔管相关的决定、静脉和动脉通路、输血补液情况、血管活性药物、输注药物包括抗生素的给药时间、并发症、实验室检查结果和最近的动脉血气分析，这些信息可以在麻醉记录中获得。然而，麻醉科医师的一个简短口头总结可以提供更实用的细节。

儿科重症监护治疗病房的家庭合作治疗

家庭是重症监护团队的重要组成部分，应参与到共同决策中。在儿科医院，家庭成员同照顾他们孩子的护士、呼吸治疗医师、药剂师、内科医师一起参与多学科查房。与传统的查房相比，不需要更多时间，也不影响教学[1]。这样可以大力推动儿童和成人 ICU 的家庭参与。家庭参与是重症监护病房解放 ABCDEF 集束化的一部分，该集束由重症监护医学学会指导和支持，可在 www.iculiberation.org 上获得大量信息。一个由新生儿、儿童和成人重症监护专家组成的国际多学科小组最近公布了以家庭为中心的监护指导方针[2]。这些指南涉及 ICU 中家属存在的必要性，ICU 以外的家属支持的必要性，沟通的目标，姑息治疗和伦理等咨询服务的使用，以及解决 ICU 中妨碍家庭参与运营和环境问题的方法。我们看到参与查房的家庭满意度很高，我们相信这可能对团队和患者都有利[3-5]。我们预计在未来某个时候，将不再需要向任何人证明家庭参与的必要性。

让家属在 ICU 中有更大的存在感，在决策方面承担更多的责任并有更大的自主权会增加他们的焦虑和痛苦。除了患儿可能发生创伤后应激障碍（posttraumatic stress disorder，PTSD）[6-8]，ICU 儿童的父母也可能会有严重的情绪困扰[9]。最近一项研究表明，PICU 儿童的父母 PTSD 的发生率为 10% ～ 21%，有多达 84% 的家庭成员出现 PTSD 的症状[10]。无论医护人员认为医疗过程如何常规，创伤后应激障碍都可能发生。对于家庭和儿童来说，重症监护病房是一种特别的、往往是可怕的地方。ICU 治疗过程涉及多个医疗护理人员的交接班和多名医师的参与。ICU 中的家庭会出现情绪失控、担心财务问题以及其他情况进而影响患儿父母的应对。帮助父母应对孩子的危重疾病和这些压力是重症监护的核心部分。父母可能会表现出一些不正常的行为，比如过分依恋、理智化过程、责备他人（包括配偶）、轻视或过度征求意见（网络、环境保护等）。我们必须努力理解促成这些行为的原因，以提供最佳的医疗服务。我们必须帮助父

母，使其扮演好父母的角色，并教育他们了解孩子的疾病。需要强调社会工作者、心理学家以及儿童和家庭治疗师都是重症监护治疗团队的重要部分。

随着向以家庭为中心治疗的转向，我们必须解决有创操作和心肺复苏（CPR）过程中父母在场的问题。越来越多的文献表明，家庭成员希望在心肺复苏或有创操作期间选择留下来，而父母确实从中受益[11-14]。我们认为，允许父母在手术或复苏期间留下来有助于父母应对危重儿童的创伤。对于这个问题，PICU 仍有几件事需要考虑。父母在场的可能性会逐渐增加，医护人员对父母在场的态度仍需要考虑。不应强迫医护人员允许家长在场。然而，我们已经看到，随着时间的推移，医护人员对家庭成员在场的抵制正在减少。临床医生和父母都必须学会委婉拒绝。必须有人确定谁将留下陪伴患者并支持他们。在我们的 ICU 中，这个角色由社会工作者或神职人员担任。对于那些在心肺复苏过程中寻求帮助过渡到父母在场的人，全国共识会议已经发布了指导方针[15]。与心肺复苏相比，有创操作时父母在场可能会带来不同的挑战，因为这些事件发生的频率更高。以同样的方式，除进行操作的人以外，其他人应该照顾家庭，即使我们认为是例行程序。我们还必须给年轻学员机会，让他们选择在家属不在场的情况下进行操作。

最后一个需要解决的问题是如何为危重病人提供姑息治疗服务。姑息治疗的早期会诊是有作用的，因为我们不认为它的使用或支持仅限于那些濒临死亡的病人。我们认为，对于住院期间有高死亡率风险的儿童、患有复杂疾病的儿童或那些在 ICU 出院后认知和身体能力与以前有显著差异的儿童，早期接触姑息治疗有显著的益处。姑息性治疗干预有很大的益处，它可以为家庭提供持续的支持和思考应对机制的机会。许多不同的 PICU 已经开发了姑息治疗咨询的自动触发器，以避免错过改善家庭支持的机会。触发的例子可以是 PICU 持续时间、CPR 发作、长时间机械通气和特定类型的手术。改善 ICU 中的姑息治疗（improving palliative care in the ICU，IPALICU）咨询委员会于 2014[16] 年的一篇综述提出了 PICU 中姑息治疗整合的需求和目标[1]。

医疗错误披露

我们相信向家庭披露医疗差错在伦理上是正确的，然而一些医师因担心诉讼问题依然不愿进行公开。在一项 1018 位伊利诺伊州居民的调查中，27%

的居民表示他们将起诉，但 38% 表示如果医院适当地披露和采取补救措施，他们会推荐这家医院[17]。这项研究的作者得出结论："患者对承认和披露医疗差错的人员更信任和宽容，不愿意提起诉讼。"对家属解释医疗差错应该由团队的高级成员来执行，目前通常是 ICU 的主治医师，但是基于事件和结局的复杂性也可能由 ICU 的主任来解释。进行沟通时应包括以非专业术语来解释所发生的情况及原因、对孩子的影响及治疗计划的改变，以及如何防止未来发生类似的错误。我们发现，如果有 ICU 社会工作者出面帮助沟通是有帮助的，主治医师仍需要在场，直到所有问题都得到回答或者在必要的时候约定另外见面的时间。大多数医院通过质量保证程序对错误或不良预后进行跟踪。应该针对事件进行"根本原因分析"。医疗差错会发生，但这些应被视为提高工作质量并防止未来同类事件发生的机会。

在 ICU 的环境中，需要面对死亡和濒死[18]。在医学对患儿无能为力的情况下，姑息治疗起着重要的作用。我们还发现，姑息治疗对预计再次入院将死亡的慢性疾病患儿非常有帮助。以团队的方式，尽量减少临终时患儿和家属的疼痛和痛苦。医护人员和 ICU 小组成员必须清楚何时让家庭进行选择并支持他们超越自己的信仰和习俗，目标是防止进一步的痛苦和折磨[19]。随着时间推移，人们对医疗无效的认识逐渐增强。然而，这一概念会受到经济、社会、伦理、个人和宗教观点及情感的影响。很难界定医疗有无价值，但当疼痛和痛苦持续而患儿最终还要死亡时，治疗可能是徒劳的。然而，对儿童和家属的疼痛缓解和关爱支持从来都是有意义的。

小儿重症监护治疗病房的组成

医疗和护理主任、医院行政管理者以及来自儿科各亚专科、麻醉科和外科的代表必须对 PICU 的政策和流程承担责任，且可对 PICU 的人事、设备购入以及组织内结构和设计变化进行建议。医疗主任对患儿的医疗质量、患儿分拣、规章和流程的设立、在职培训及与会诊医师之间的合作进行监管。理想情况下，病房中时刻（包括夜间）应有包括住院医师、实习医师和主治医师各级水平的医师在场。护理主任应有熟练的小儿重症护理、教育和人事管理能力。护理人员必须在小儿重症监护治疗和复苏术等各方面都经过培训。工作人员数量需要有一定的灵活性，在必要的时候可提供一对一的监护。同时，多学科合作是继续教育和科室定位的必要条件。其他的成员包括呼吸治疗

师、物理治疗师、营养师、社工、实验室技术人员、药剂师以及面向患儿和工作人员的精神病医师和心理学家。应鼓励所有的医疗和保障人员参与查房、继续教育和团队的会议。每张病床周围应具有足够的工作空间，并有足够的存储空间以使生命支持设备保持在触手可及的位置。工作人员读书、开会、睡眠及沐浴设备应一应俱全。应为患儿父母提供日间陪护及夜间陪同过夜的空间，鼓励患儿父母尽可能多地参与患儿治疗过程。每个床位设置应标准化，以方便提供不同水平的监护。单间的病房最为理想，如果不能做到，床位之间应有足够间距，以保证私密性并使院内交叉感染的可能性最小化。PICU 的空间内还应提供隔离病房。对清醒患儿应提供娱乐消遣的设备，电视和电脑游戏经常优于大剂量镇静药物[20-21]。足够的护士和床边护理可以预防潜在的危及生命的事件。由于患儿需要近距离的仔细观察，在 PICU 设立中心监测护理站并不重要。

心血管系统

结构与功能的发育

在胚胎 6 周时心脏形态发育完成，但肌原纤维的密度和成熟度继续增长至出生后一年。在这段时间里，肌细胞处于一个迅速的蛋白质合成和细胞生长过程，需要细胞内高浓度的细胞核、线粒体和内质网。这些大量无弹性、无收缩性的物质使新生儿的心肌比成人顺应性差且收缩效率低。在胎儿和新生儿，心室顺应性低，舒张末期即使发生很小的容量变化也可能导致舒张末期压力发生巨大改变。另外，小儿通过 Frank-Starling 机制增加每搏量效果也不显著。新生儿更多的依赖心率来维持心排血量[22-23]。心排血量的增加仅 15% 与静脉输液相关，增加心排血量更多地依赖于增加心率[24]。尤其在治疗危重婴儿时应考虑到其心排血量的特点。

循环的发育

成人和胎儿的循环有很多差异。胎儿循环的特点为：①胎盘为呼吸器官；②肺循环阻力（pulmonary vascular resistance，PVR）高；③体循环阻力（systemic vascular resistance，SVR）低；④胎儿心泵中右心室泵血占优势。胎儿生活在一个低氧的环境中，由于胎儿血液中对氧高亲和力的血红蛋白浓度高，因此胎儿

血中氧含量与成人相似（20 ml 氧气 / 100 ml 血液）。胎儿体循环有几个分流——动脉导管、静脉导管和卵圆孔，富氧血液可以绕过肺直接进入脑和心脏。以下的变化使胎儿由两套并存的循环系统转化为成人的一套循环系统。

1. 随着第一次呼吸的出现，肺组织膨胀、肺泡氧分压上升、pH 升高以及神经体液介质和 NO 的释放，这些使肺血管床舒张[25]。

2. 当胎盘从子宫壁剥离，胎盘血管收缩，SVR 增加和左心室后负荷上升。PVR 下降而 SVR 上升，左心房压高过右心房压，使卵圆孔的活瓣功能性关闭。解剖学上卵圆孔也许数月至数年不会关闭，至少 15% 以上的成人卵圆孔未闭[26-27]。

3. PVR 的降低导致动脉导管血流逆向，使动脉导管暴露于氧合的体动脉血中，加上血中前列腺素 E_2（PGE_2）于出生后迅速下降，促进了动脉导管闭合。而解剖上的闭合需要数周时间。

4. 随着胎盘循环消失以及门脉压调整以适应下腔静脉压，静脉导管被动关闭。

5. 由于肺血管肌层结构重塑导致 PVR 进一步下降。胎儿时期，肺中心血管床有相对较厚的肌肉层，出生后，这些肌肉层变薄，且扩展至肺的外周，该过程需数月至数年才能完成。

循环系统自主神经控制的发育

对于胎儿期和围生期自主循环调整功能完整性的认识仍然为一种推测。胎儿心脏儿茶酚胺的存储低下，而对外源性去甲肾上腺素的敏感性较高。

人类支配心肌的肾上腺素能神经发育在 18～28 周孕龄完成。在人类出生后，心肌去甲肾上腺素储备低下、交感神经数少。新生儿肾上腺素反应确实存在，只是强度小。人类新生儿胆碱能系统出生时已发育完全，心脏对迷走神经刺激敏感。自主神经张力增高时更易出现心动过缓。在足月妊娠后压力感受器反射存在，但发育不完全。早产儿体位改变不会引起心率变化[26]，提示压力感受器反射不完全或较弱。化学感受器反射在子宫中已得到良好发育。胎儿对低氧的反应性心动过缓被认为是由化学感受器介导的，可能类似于水下动物的氧储备机制[27]。

心肌代谢

胎儿的心肌代谢与成人不同，正常情况下在子宫中心肌就处于相对低氧状态，婴儿的心脏较成人更能

耐受低氧。这种差别可能部分源于胎儿心肌组织中高浓度的糖原和更有效的无氧代谢的能力。因为糖原储备多、无氧代谢能力更有效，胎儿和新生儿的心脏相对更能耐受低氧，如果氧合和灌注很快重新建立，更容易使其复苏。

出生后氧耗急剧上升，推测这是因为新生儿需要维持体温。在正常环境温度下，足月婴儿的氧耗量约为 6 ml/（kg·min），10 d 和 4 周分别增至 7 ml/（kg·min）和 8 ml/（kg·min）。

常见心血管疾病

先天性心脏病

先天性心脏病导致出生后氧合、灌注和心肌功能明显改变（框 79.1）。这些异常情况可以分为低氧和含氧量正常的病变。后者包括左心系统的阻塞性病变（二尖瓣狭窄、主动脉瓣狭窄、主动脉狭窄、肺静脉畸形引流、室间隔缺损或患者动脉导管存在左向右分流）。低氧性病变包括三尖瓣狭窄、肺动脉瓣狭窄、肺动脉狭窄或发育不全、法洛四联症。右心系统病变，如果左向右分流的分流量较大才引起充血性心力衰竭（congestive heart failure，CHF）和肺水肿也可以引起低氧。患有严重先天性心脏病的新生儿通常表现为发绀或 CHF。随着 PVR 逐渐降低至成人水平，出生后数月心功能异常处于变化之中。当 PVR 降低时，左向右分流增加，心力衰竭的症状会更加明显。很多有严重室间隔缺损的新生儿，无论术前检查是否发现，出生后数周内可能没有左向右分流，然而，手术中碱中毒会增加分流。新生儿 CHF 的常见症状和体征包括喂养困难、易激惹、出汗、心动过速、呼吸急促、外周脉搏微弱、皮肤低灌注及肝大。很多存在肺水肿的患儿表现为不缓解的呼吸急促。心脏器质性疾病会引

框 79.1 新生儿常见的先天性心脏畸形

1. 发绀型先天性心脏病
   - 法洛四联症
   - 大动脉转位
   - 左心发育不全综合征
   - 肺动脉闭锁伴完整室间隔
   - 单心室
   - 完全性肺静脉异位引流
   - 三尖瓣闭锁
2. 伴有充血性心力衰竭的先天性心脏病
   - 室间隔缺损
   - 动脉导管未闭
   - 严重的主动脉瓣狭窄
   - 主动脉缩窄

起发绀；但也必须考虑引起发绀的其他原因，如呼吸系统疾病、PVR 增加（持续性肺动脉高压）和高铁血红蛋白血症。先天性心脏病可通过体检、心电图、胸片和出生后或胎儿的超声心动图诊断，有时可采用心导管进行介入治疗或诊断。MRI 常用来在心脏手术前确定先天性心脏解剖缺损。先天性心脏病的治疗首先在于缓解 CHF、提高全身灌注以及改善或维持肺血流。在左心发育不全综合征、主动脉狭窄或闭锁、主动脉弓离断和症状性新生儿主动脉缩窄的情况下，动脉导管必须保持开放。在很多情况下，需要注射前列腺素 E1 维持生命，直至心脏矫形手术得以实施[28]。

小儿急性循环衰竭（休克和脓毒症）

休克

休克时无法提供组织所需的足够氧气。休克的状态取决于氧供与氧耗的平衡。通常情况下，机体为组织提供的氧气处于过剩状态。应激或生病的时期，血流量的减少或血氧含量降低可引起氧供减少，而此时组织对氧的需求和摄取可能增加。血液中的氧含量依赖于结合到血红蛋白的量和血浆中氧的溶解量：氧含量（CaO_2）（ml/dl）＝（1.34 g/dl）（SaO_2）（Hb）＋（PaO_2）（0.003）。正常氧含量约为 20 ml/dl。输送到组织的氧气取决于氧含量和心排血量。氧输送（$\dot{D}O_2$）（ml/min）＝氧含量（CaO_2）× 心排血量（CO）。氧耗量（$\dot{V}O_2$）是等式的需求部分。当高于临界阈值很多时，氧耗量（$\dot{V}O_2$）不依赖于氧输送（$\dot{D}O_2$）。当低于此临界阈值，$\dot{V}O_2$ 依赖于 $\dot{D}O_2$。对于婴儿和年幼儿童 $\dot{V}O_2$ 估计为 175 ml/（$min \cdot m^2$）。氧耗量等于氧输送乘以氧摄取率（O_2EX）：$\dot{V}O_2 = \dot{D}O_2 \times O_2EX$。氧摄取率等于（$CaO_2 - CvO_2$）/$CaO_2$。$CaO_2$ 是动脉血氧含量，CvO_2 是静脉血氧含量。动脉和静脉血氧含量差为（4～6）ml/100 ml。最初，当氧供降低时，氧耗可以通过增加氧摄取保持不变。低于氧供的临界值时，氧耗依赖于氧供。当氧供不能满足人体的代谢需要，会减少或消除不必要的代谢，这种代谢包括生长、神经递质的合成和调节体温等。在这种方式下，剩余的氧可以继续作为线粒体的底物。体内器官如肾、皮肤、肠道和骨骼肌有相对高的代谢需要，因此需更大量的血液供应。这些器官也有高比例的交感神经支配，允许血流再分配到氧储备有限的器官，如大脑和心脏。

休克的分类

临床医师对休克的分类有几种模式。此外，在每个分类模式中，疾病可以分为多个类别。一个分类模式将休克分为低血容量性休克、心源性休克、分布性或血管源性休克和心外阻塞性休克。

低血容量性休克可因外伤或胃肠道（gastrointestinal, GI）出血引起。非出血性低血容量性休克可能是由于呕吐、腹泻、多尿和液体摄入不足引起的体液丢失。烧伤、创伤和过敏反应时的液体再分配也能导致低血容量性休克。

心肌病变引起的心脏功能下降导致心源性休克，在成人通常是心肌梗死，儿童比较常见的原因是心肌炎或心肌病。心源性休克的其他原因包括机械故障，如瓣膜反流或梗阻。显著的心律失常时，心肌收缩不同步，心排血量减少，也可以导致心源性休克。

心外阻塞性休克是由于物理因素阻止足够的正向循环血流。原因包括继发于纵隔肿块、胸腔内压力增高的张力性气胸、缩窄性心包炎、心包积液和心脏压塞引起的前负荷不足。收缩时遇到阻塞的原因包括肺动脉高压、肺栓塞和主动脉夹层。

分布性休克是由全身血管阻力下降和终末器官血流量分布不均匀造成的。分布性休克时心排血量可增加，但是因为全身血管阻力非常低，动脉血压仍然较低。分布性休克感染性原因可能是细菌、真菌、病毒或立克次体感染，或这些感染产生的毒素。中毒性休克综合征是一种毒素介导的低血压情况。过敏性或类过敏性反应也是一个类型的分布性休克。全身炎症反应综合征（systemic inflammatory response syndrome, SIRS）可能出现分布性休克。

休克的诊断

保持高度警觉对迅速识别儿科患者的休克很重要。容量损失可能很容易从现病史中发现。发热、皮疹和易激惹可能表明感染；然而，心源性休克可能仅表现为活动度差和反应性降低。此外，如果患者的休克目前处于代偿阶段，则在体检中很难发现问题。儿童休克初期可能表现为心动过速、四肢冰冷和毛细血管充盈差。但分布性休克的儿童的末梢可能是温暖的，只是表现为心动过速。应进行简单的有针对性的体格检查，包括：觉醒水平、外周灌注、黏膜、脉率和体征、呼吸情况、尿量以及动脉血压。在儿童中，只有休克进展到一定程度，动脉血压才会下降，低血压是患儿休克晚期和失代偿的标志。代谢性酸中毒可能不会在最初的实验室检查中出现。

代偿机制

机体在休克发生时会利用代偿机制尽可能保持足够的组织灌注。液体从细胞内和间质再分配到血管内并减少肾小球滤过来限制肾的液体损失。机体还通过醛固酮和抗利尿激素释放来减少液体经肾排出。交感神经活动增强和肾上腺素释放增加可减少静脉容量并在一定程度上维持动脉血压。机体通过提高心率来维持心排血量。循环中的儿茶酚胺和肾上腺的刺激可增加心肌收缩力。交感神经刺激促使血液从非重要器官转移到重要器官。在组织水平，通过增加红细胞 2,3-二磷酸甘油酸（2,3-diphosphoglycrate，DPG）发热和组织酸中毒促进血红蛋白增加氧的传递。

治疗和预后

积极治疗小儿感染性休克可以改善预后。感染性休克的治疗是治疗一般休克的一个很好的模型。治疗休克的总体目标是解决休克的根本原因、恢复组织足够的氧供并清除在无氧代谢下产生的代谢产物。机体越快恢复足够灌注，预后越好。很多医院已经根据图79.1 给出的数据建立了治疗脓毒症的方案。作为复苏指南这些方案很容易被治疗人员获得。

在 1991 年，Carcillo 等[29] 报道了一项在急诊室34 例儿童感染性休克的研究。诊断休克基于相对于年龄的低血压、灌注不足、外周动脉脉搏微弱、四肢发凉和心动过速。血液或组织培养结果阳性可以确诊脓毒症。值得注意的是，所有的患者均在 6 h 之内放置了肺动脉导管。该组的整体死亡率为 47%；然而，在第1 个小时输注液体超过 40 ml/kg 的 9 例患者中只有一人死亡（死亡率为 11%）。作者指出，这位患者死于 2 周后脓毒症的第二阶段。在这项研究中，快速静脉输注液体并没有增加心源性肺水肿或急性呼吸窘迫综合征（acute respiratory distress syndrome，ARDS）的发病率。

2001 年，Rivers 等[30] 发表的一项研究显示成人感染性休克患者在第一个 6 h 内开展早期的、积极的、目标导向性治疗可以降低死亡率。263 例成年患者纳入研究，133 例患者根据临床判断进行标准治疗，130例患者进行早期目标导向治疗，根据方案治疗低血容量和维持动脉血压，必要时给予血管活性药物。两组的基础情况相似。标准治疗组住院死亡率为 46.5%，早期目标导向治疗组则为 30.5%（$P < 0.01$）。虽然研究对象是成人，但结果也显示早期积极干预的必要性。

随着 Rivers 文章的发表，一个由危重病医学协会（一个医学组织）成员组成的工作队对休克患儿的问题进行了研究，他们的工作成果发表在 2002年[31]。他们的指南被纳入美国心脏协会（American Heart Association，AHA）儿科高级生命支持（Pediatric Advanced Life Support，PALS）供应手册，并被翻译为西班牙语和葡萄牙语广泛传播。这些干预措施的有

效性和 2007 年的更新由同一组织在 2009 年发表[32]。他们强调，在登革热休克综合征、疟疾和感染性休克的治疗中，由社区医师采用早期目标导向治疗可以显著降低死亡率[33-35]。该指南包括快速识别休克、早期使用抗生素并早期静脉输注晶体液。最初的复苏应包括输注 20 ml/kg 等张盐水或胶体作为负荷量并持续给予液体达到 60 ml/kg，直到患者的灌注改善或出现啰音或肝肿大加重。早期液体复苏目标应在治疗的前 15 min 内启动，如果外周静脉插管失败，也可通过骨内装置启动治疗（图 79.2）。指南治疗的目标是外周和中心的脉搏之间没有差异、毛细血管再充盈时间 < 2 s、四肢温暖、与年龄相符的正常血压、精神状态、葡萄糖浓度和钙离子浓度及尿量 > 1 ml/（kg·h）。如果中心静脉通路不容易建立，应考虑放置骨内通路。冷休克（四肢发凉、颜色斑驳、毛细血管再充盈时间延长）需要用多巴胺治疗，剂量可高达 10 g/（kg·min），如果没有改善，可用肾上腺素 0.05 ～ 0.3g/（kg·min）治疗。暖休克（较快的毛细血管再充盈）宜用去甲肾上腺素。要尽早安排儿童入住 ICU。如果休克不能被血管活性药物改善，应考虑氢化可的松治疗儿茶酚胺抵抗性休克。推荐在入 ICU 后第 1 h 内完成的治疗应包括监测中心静脉压、中心静脉血氧饱和度和心排血量。如果表现为持续性休克并出现儿茶酚胺抵抗，应提示临床医师排除可能影响循环的心包积液、气胸或显著升高的腹内压等情况。在无法对休克进行纠正时，应考虑体外膜肺氧合（extracorporeal membrane oxygenation，ECMO）。

2007 年指南根据 2002 —2007 年的文献产生了几项新推荐。即使熟练的操作者放置中心静脉通路也可能会延迟血管活性药物支持的启动。因此，2007 年指南推荐如果还没有建立中心静脉通路，就经外周静脉给予多巴胺或肾上腺素。给药的位置需要监测。去甲肾上腺素不应在外周静脉注射，因为有外渗的风险。在 2002—2007 年期间，有几项儿童和成人的研究表明使用依托咪酯会抑制肾上腺和增加疾病死亡率[36-37]。2007 年指南推荐除非是用在随机对照试验中，否则不推荐使用依托咪酯。推荐氯胺酮和阿托品用于婴儿和儿童有创性操作的镇静。然而，由于经验有限，氯胺酮不推荐用于新生儿。

2007 年指南[32] 推荐根据心排血量进行滴定治疗，并介绍了测量心排血量的几种方法。肺动脉导管在儿科的使用已有所减少，可选用其他方法。Mtaweh 等在2013 年发表了一篇关于监测技术的非常好的综述[38]。心排血量可以应用新的技术通过分析动脉脉搏波、经肺热稀释、二氧化碳重复吸入、超声心动图、胸部生

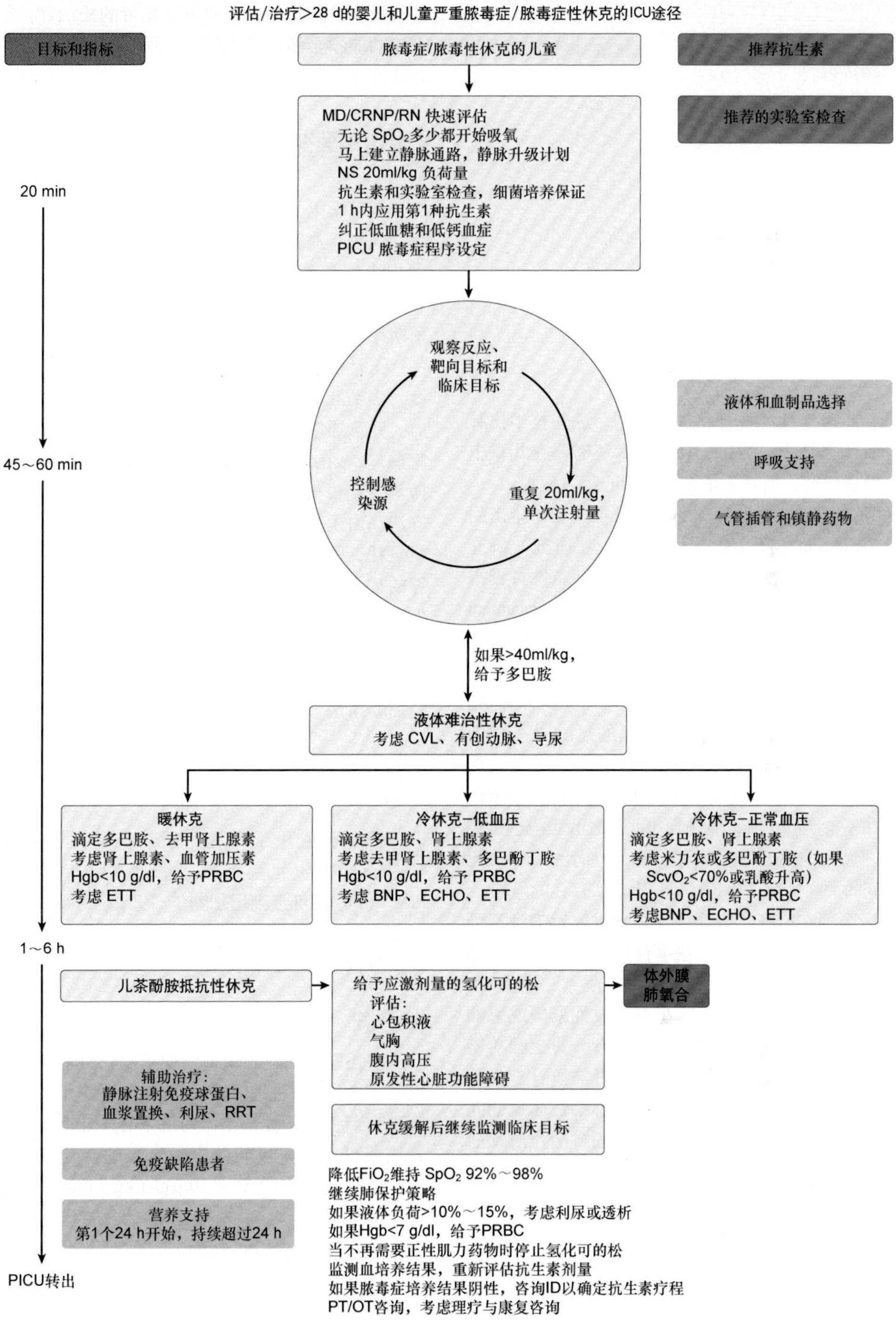

评估/治疗>28 d的婴儿和儿童严重脓毒症/脓毒症性休克的ICU途径

| 目标和指标 | 脓毒症/脓毒性休克的儿童 | 推荐抗生素 |

MD/CRNP/RN 快速评估
无论 SpO₂多少都开始吸氧
马上建立静脉通路，静脉升级计划
NS 20ml/kg 负荷量
抗生素和实验室检查，细菌培养保证
1 h内应用第1种抗生素
纠正低血糖和低钙血症
PICU 脓毒症程序设定

20 min

推荐的实验室检查

观察反应、靶向目标和临床目标

控制感染源

重复 20ml/kg，单次注射量

45~60 min

液体和血制品选择

呼吸支持

气管插管和镇静药物

如果>40ml/kg，给予多巴胺

液体难治性休克
考虑 CVL、有创动脉、导尿

暖休克
滴定多巴胺、去甲肾上腺素
考虑肾上腺素、血管加压素
Hgb<10 g/dl，给予PRBC
考虑 ETT

冷休克-低血压
滴定多巴胺、肾上腺素
考虑去甲肾上腺素、多巴酚丁胺
Hgb<10 g/dl，给予PRBC
考虑 BNP、ECHO、ETT

冷休克-正常血压
滴定多巴胺、肾上腺素
考虑米力农或多巴酚丁胺（如果ScvO₂<70%或乳酸升高）
Hgb<10 g/dl，给予PRBC
考虑BNP、ECHO、ETT

1~6 h

儿茶酚胺抵抗性休克

给予应激剂量的氢化可的松
评估：
　　心包积液
　　气胸
　　腹内高压
　　原发性心脏功能障碍

体外膜肺氧合

辅助治疗：
静脉注射免疫球蛋白、血浆置换、利尿、RRT

免疫缺陷患者

营养支持
第1个24 h开始，持续超过24 h

休克缓解后继续监测临床目标

降低FiO₂维持 SpO₂ 92%~98%
继续肺保护策略
如果液体负荷>10%~15%，考虑利尿或透析
如果Hgb<7 g/dl，给予PRBC
当不再需要正性肌力药物时停止氢化可的松
监测血培养结果，重新评估抗生素剂量
如果脓毒症培养结果阴性，咨询ID以确定抗生素疗程
PT/OT咨询，考虑理疗与康复咨询

PICU转出

图 79.1　脓毒症复苏途径

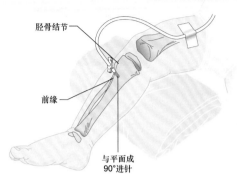

胫骨结节

前缘

与平面成
90°进针

图 79.2　骨髓腔内置管技术

物阻抗和超声连续波多普勒进行监测，这些技术比肺动脉导管创伤性小。然而，有些技术还需要在儿童中心进行验证研究，而且不是在所有中心都可应用。

2007 年指南中的另外一个领域是解决液体排出问题[32]。Goldstein 等于 2005 年进行了一项研究，研究对象是多器官功能衰竭的儿童患者，包括急性肾衰竭需要连续性肾替代治疗（continuous renal replacement therapy，CRRT）的儿童患者。在 CRRT 开始阶段，液体负荷百分比较低组生存率有所改善[39]。支持液体复苏的首要前提下，2007 年指南提出了新的对于液体超负荷和多器官功能衰竭患者体液排出的建议[31]。他们建议对得到了充分的液体复苏但无法通过自然的尿量保持正当液体平衡的患者使用利尿药、腹膜透析或 CRRT。然而，并不是所有中心都能进行小儿患者的腹膜透析和CRRT。但是，过量的血管内液体和急性肾衰竭所致死亡率之间的关联是在儿童 ICU 治疗中现实存在的问题。

临床医师在治疗感染性休克患者时应考虑到有可能发生肾上腺功能不全。一些事件可以预测肾上腺轴的功能抑制，包括最近接受过糖皮质激素、酮康唑、依托咪酯治疗的患者。此外，患有暴发性紫癜或影响下丘脑、垂体或肾上腺功能疾病的患者，肾上腺功能不全的风险增加。肾上腺功能不全患者需要补充皮质类固醇。然而，对于没有这些因素的感染性休克的儿童，肾上腺功能不全的风险及全身类固醇治疗对预后的影响并不清楚。在 2007 年，Zimmerman 博士[40]对类固醇治疗脓毒症的成人和有限的小儿文献进行了综述。他强调成人研究表明大剂量短疗程的类固醇与生存率下降有关。此外，CORTICUS 实验[41]的资料表明低剂量类固醇作为一种生理性替代，可以更快缓解血管升压药抵抗性休克，但死亡率没有变化。从2002 年开始直到 2007 年的指南一直没有改变：只推荐绝对肾上腺功能不全或垂体肾上腺素轴衰竭和儿茶酚胺抵抗性休克的患者使用氢化可的松治疗。绝对肾上腺功能不全的定义为促肾上腺皮质激素刺激后皮质醇峰浓度小于 18 μg/dl。

心血管药理学

药理学上支持循环系统的药物包括正性变力和变时性药物、血管收缩和扩张药物（降低后负荷）以及抗心律失常药物（见第 14、18 和 86 章）。大多数现有药物并未在儿童患者中进行充分研究，推荐剂量和预期疗效是从成人研究和临床经验中推断的。

正性肌力药物用于增加循环衰竭患儿的心排血量，多数正性肌力药物同时影响心率和血管舒缩张力。儿童通常可以良好耐受心动过速，甚至可以从中获益[42]。在新生儿，其心室肌顺应性相对较差，每搏变化很小，心动过速就成为提高心排血量的重要方法。由于提高心率和心肌收缩力的药物都会增加心肌氧耗，因此给药期间必须保证充足的动脉氧合和足够的代谢底物。在严重酸中毒和可能存在脓毒症时，拟交感胺类药的心血管反应减弱，此时应提高输注速率，但是在酸中毒改善时需重新调整剂量。下面的段落将列出在小儿重症监护治疗中常用的正性肌力药物及简要用法（表 79.1）。

肾上腺素

肾上腺素用于存在心肌功能障碍性休克的治疗是有效的。儿童起始剂量通常是 0.05 ～ 0.2 μg/（kg·min），可逐渐增加到 1 ～ 2 μg/（kg·min），大剂量有明显的末梢和腹部器官的血管收缩作用，可以使血液转移到心脏和大脑。

多巴胺

多巴胺是儿科患者最常使用的正性肌力药物。多巴胺是去甲肾上腺素和肾上腺素的代谢前体。其作用表现为剂量依赖性，在低剂量下有多巴胺能活性（尽管这些低剂量多巴胺效应尚未在危重儿童中得到证实）；中剂量时［5 ～ 10 μg/（kg·min）］兴奋 β 肾上腺素能受体，具有变时和变力的作用；大剂量时［10 ～ 20 μg/（kg·min）］兴奋部分 α 肾上腺素能受体，具有外周血管收缩的作用。小儿需要高于成人的剂量才能达到同样的效果。一项对婴儿心脏术后的研究表明，为增加心排血量，用量需达到 15 μg/（kg·min）[43]。这表明未成熟心肌中储存的去甲肾上

表 79.1　血管活性药物和正性肌力药物

药物	作用	剂量 μg/（kg·min）	正性肌力	正性变时	扩张血管	收缩血管
肾上腺素	α、β	0.05～2.0	++	++		++
异丙肾上腺素	β₁、β₂	0.05～2.0	++	++	+	
多巴胺	δ	1～3			+肾血管 内脏血管	
	β>α	5～15	+	+		+或-
	β、α	>15	+	+		+
米力农		单次注射剂量： 50 μg/kg，给药时间 15 min	+		+	
		输注：0.375～0.75				
去甲肾上腺素	α>>β	0.05～1.0	轻度+			++
硝普钠		0.5～10			++	
					动脉>静脉	
硝酸甘油		1～20			++	

腺素释放较少。而在生病的早产儿，由于多巴胺的清除率降低，表现出比预期更大的升压反应。

血管加压素

血管加压素是一种作用于肾和血管的垂体肽类激素。在肾脏，血管加压素作用于肾小管，控制水的重吸收，通过刺激血管平滑肌 V₁ 受体引起血管收缩。临床应用包括胃肠道出血、中枢性尿崩症，以及作为低血压的第二或第三线药物使用。

异丙肾上腺素

异丙肾上腺素是一种人工合成的、强效的、非选择性的 β 肾上腺素能受体激动药，有很强的变时效应和非常低的 α 肾上腺素能受体亲和力，儿童对其耐受性很好。然而，大剂量的异丙肾上腺素可以导致心肌缺血。异丙肾上腺素还可以引起血管扩张，这种情况对快速输入容量有反应。它通常用于完全性[44]心脏传导阻滞时提高心率，在心脏移植术后短期内使失神经支配的供体心脏通过增加心率提高心排血量以及在肺动脉高血压危象期间通过激活 β₂ 肾上腺素能受体有效地扩张肺血管。

多巴酚丁胺

多巴酚丁胺具有正性肌力和降低后负荷的效应。它激活 β 和 α 受体。主要是作为正性肌力药物应用，与多巴胺相比血管收缩作用较弱。它主要是以 5～20 μg/（kg·min）的速度连续输注，在一些研究中可以增加心肌氧供。在儿童可诱发心动过速，而在

成人却不会[45-46]。

去甲肾上腺素

去甲肾上腺素是 α、β 受体激动药，婴儿和儿童中的使用又有增多趋势[47]。心功能接近正常并伴有外周血管扩张的儿童对这种药物有良好反应。尤其在脓毒症引起的暖休克、过敏反应、肝衰竭和区域麻醉相关的交感神经阻滞等情况下有效。这将增加 SVR，但也限制了肠系膜血流量和肝灌注。

米力农

米力农是选择性磷酸二酯酶Ⅲ抑制药，可通过抑制降解提高环磷酸腺苷的浓度。该药同时具有正性变力和血管扩张作用，但不作用在 α 和 β 受体。已经证实可以改善小儿心脏手术后低心排血量综合征的预后[48]。应用米力农的初始剂量为 25～75 μg/kg，给药时间要超过 10 min，维持量是 0.25～0.75 μg/（kg·min）。因为注射负荷剂量后发生低血压，在 ICU 病房经常不给予负荷剂量。肾衰竭能明显延长该药的清除半衰期[49-50]。心外 ICU 之外使用时，米力农用于血管收缩的感染性休克及可能在肺动脉高压发挥治疗作用。

左西孟旦

左西孟旦通过结合到心肌肌钙蛋白 C，增加心肌收缩装置的钙敏感性以增加收缩力。该药增加心脏射血分数，同时减少儿茶酚胺剂量，对动脉血压和心率的影响很小。在儿童中，最常见的适应证是心力衰

竭或心脏手术后，初始剂量为 6 ～ 12 μg/kg，然后以 0.1 ～ 0.2 μg/（kg·min）的速度输注[51-52]。

奈西立肽

奈西立肽是人 β 型钠尿肽的重组形式，β 型钠尿肽在血管内容量过量和心室壁张力增加时从心室壁释放。通过作用在鸟苷酸环化酶导致静脉和动脉血管扩张。此外，B 型钠尿肽可使心肌松弛（lusitropy）和尿钠排泄。在儿童，它降低中心静脉压，增加尿量[53]。儿童和成人通常初始剂量是 2 μg/kg 静脉注射，之后 0.005 ～ 0.01 μg/（kg·min）连续输注。

洋地黄

洋地黄用于长期治疗儿童心肌衰竭非常有效，但对新生儿却效果不佳[54]。由于其半衰期长及不可预测性，应谨慎用于血钾、钙和 pH 改变的患儿。这种情况下，更适合应用起效快，可滴注给药的正性肌力药物。

钙

当血清离子钙低于正常时，给予钙剂有正性肌力效果。如果钙离子水平正常，则其正性肌力作用不明显。离子钙水平低最常见于 Di George 综合征、快速输注大剂量含枸橼酸保存液的血制品以及钙代谢较不稳定的新生儿。钙对心脏传导系统也有影响，快速给予钙剂可以导致严重心动过缓或心搏骤停，这种作用在低血钾和应用洋地黄的患儿中更为严重。钙是否有血管舒缩作用仍有争议，但大多数报告称其可提高 SVR 和 PVR[55]。

碳酸氢盐治疗

严重酸中毒会抑制心肌功能和减少组织灌注。在通气足够的状态下（尽可能使 $PaCO_2 < 40$ mmHg）当 pH < 7.20 时可以使用 1 ～ 2 mEq/kg 碳酸氢盐来纠正酸中毒。pH < 7.00 时必须进行治疗，因为此时循环系统对拟交感神经兴奋性胺类反应受到抑制。在给予纠正 pH 的措施后，持续或再出现的酸中毒说明持续的低灌注状态，需要进一步治疗。输注碳酸氢盐只可以临时改善对药物的反应。反复输注碳酸氢盐会导致高钠血症和高渗。每输注 50 mEq 碳酸氢盐，当其与体内酸性物质完全反应时可产生 1250 ml 的 CO_2。因此，给药时必须保证足够通气来避免酸中毒的恶化。三羟甲基氨基甲烷（trishydroxymethylaminomethane，THAM）可作为碳酸氢盐的替代物，但是需要更大剂量才能获得与碳酸氢盐同等的酸碱比例的纠正，对于 CHF 患者存在一定问题。THAM 不增加 $PaCO_2$。

血管扩张药物

血管扩张药物用于控制体循环高血压、通过降低后负荷提高心排血量、控制肺动脉高压和减少心内分流。血管扩张药物用于控制体循环高血压和提高 CHF 患儿的心排血量是非常有效的。用其治疗肺动脉高压和心内分流则效果有限，因为血管扩张药同时降低 PVR 和 SVR，可能增加肺外向右分流，进一步减少肺血流量。

尼卡地平

尼卡地平是一种静脉输注的二氢吡啶类钙通道阻滞药物，对儿童有强效的抗高血压作用。起效时间快，通常在 1 min 以内，适用于治疗严重高血压。Flynn 等[56] 报道尼卡地平是一种有效的用于 2 ～ 18 岁儿童的抗高血压药物。在作者所在机构，尼卡地平用于治疗高血压危象的首选药物。输注范围是 0.5 ～ 1 μg/（kg·min），最高可达 3 μg/（kg·min）。

硝普钠

硝普钠可以舒张小动脉和静脉的平滑肌，从而降低后负荷和前负荷。硝普钠的半衰期仅数分钟，因此通过静脉滴注达到理想疗效是非常安全的。硝普钠最常用于控制严重的体循环高血压、为减少出血而进行的控制性降压以及提高低心排血量综合征（心肌炎、手术后心脏状态）患儿的心排血量[57]。硝普钠可以连续使用数天。但部分儿童会出现氰化物和硫氰化物中毒，尤其肾衰竭或肾灌注不足的儿童。血清硫氰化物的水平达到 10 mg/dl 时，会伴有虚弱、低氧血症、恶心、肌肉痉挛和定向力障碍。此时应立即停用硝普钠。

肼屈嗪

肼屈嗪可用于控制体循环高血压，因为其对动脉系统的舒张作用比静脉系统明显。输注这种药物可导致头痛、恶心、头晕、多汗和震颤。最重要的急性副作用是心动过速，此作用可能增加心排血量，β 受体拮抗（拉贝洛尔）可以对抗此效应[58]。

妥拉唑林和酚妥拉明

这些竞争性 α 肾上腺素能阻滞药可以在一定程度上治疗肺动脉高压[59]。它们可以有效地控制嗜铬细胞瘤术前症状。这些药物的严重副作用包括心动过速、室性心律失常、低血压和组织水肿。

前列腺素 E₁

前列腺素 E_1 直接作用于血管平滑肌，极大地提高了对心脏病新生儿的治疗水平。当以 0.1 μg/（kg·min）输注时，可以维持新生儿动脉导管的开放并使某些患儿已关闭的动脉导管重新开放。这种药物对动脉导管依赖性的心脏畸形患者是必不可少的，如主动脉弓中断、严重的主动脉狭窄或左心发育不全综合征，因为体循环血供依赖于动脉导管。同样，在肺动脉闭锁和严重肺动脉狭窄时也必不可少[28]。呼吸暂停、发热和低血压是这种药物的常见副作用。

一氧化氮

一氧化氮（nitric oxide，NO）是一种内皮源性血管舒张因子，是选择性舒张肺血管的药物[60]。肺动脉高压患者可以吸入 NO 来降低 PVR。它可以改善反应性肺动脉高压新生儿的预后[61-63]。NO 与血红蛋白结合后灭活，并不进入体循环。在 5～80 ppm 的剂量时，偶尔会引起全身性血管舒张或临床明显的高铁血红蛋白血症[62]。

心律失常

窦性心动过速或相对应年龄心率的升高并不考虑为心律失常；然而，ICU 患者心率显著增加可能是最危重的情况。原因包括低血容量性心动过速、发热、疼痛、焦虑、充血性心力衰竭、心肌疾病和功能障碍及甲状腺功能亢进。对于所有这些可能的原因，目的是治疗基础疾病而不是心动过速。没有心脏病的儿童可以耐受暂时性的高达 180～200 次 / 分的心率，这种情况也并不少见。儿童不能增加每搏量，他们通过增加心率来增加心排血量。再次强调，治疗目标不是控制增加的心率而是治疗心动过速的原因。如果窦性心律失常随呼吸运动出现加速期和减速期，这表明患者迷走神经张力大于交感神经张力，而且心脏储备良好。心跳缓慢或窦性心动过缓是另一个在 ICU 比较常见的心脏节律，在年长的相对适应的青少年患者比较常见。其他可能的原因有颅内压（intracranial pressure，ICP）增高、高钾血症、低体温、严重缺氧和甲状腺功能减退症，需要进一步查明。右美托咪定使用量的增加时会发生心动过缓，但也可能发生在使用 β 肾上腺素能受体阻滞药或地高辛应用时。儿童先天性心脏病术后可能发生窦房结功能障碍。暂时性的心动过缓可在手术中放置经皮起搏器治疗。如果停止应用起搏器就出现完全性心脏传导阻滞或缓慢的室

性逸搏，则可能需要在心脏手术后不久就安装永久性起搏器。否则，可以观察一段时间，有可能会恢复。

正常心脏传导从窦房结起源。电活动的传播通过心房的结间通路，在房室结延迟，然后通过希氏束，并通过左、右束支传导至心室。室上性心动过速（supraventricular tachycardia，SVT）是在心房水平、房室（auriculo-ventricular，AV）结、或两者共同作用出现的心率增快。SVT 通常具有窄 QRS 波形。窦性心动过速不是 SVT，而是正常传导途径的加速。SVT 包括折返和非折返性心动过速。

折返性心动过速包括房室结折返性心动过速（AV node reentrant tach ycardia，AVNRT）、房室折返性心动过速和心房扑动。AVNRT 是经典的小儿 SVT。返性心动过速的发生是由于存在旁路，允许心脏的异常电流传导。在标准心电图上可能很容易发现异常通路的存在，如预激综合征（Wolf-Parkinson-White syndrome，WPW）。另外，异常通路可能不会出现在心电图上，即隐蔽通路。隐蔽通路会造成非预激房室折返性心动过速。在 AVNRT，房室结是折返发生的部位。心房扑动时，在心房组织内有微小的折返通路。在儿童中，通路通常临近三尖瓣。心房扑动时，心房内折返后，传导主要通过 AV 点减慢。折返通路较小时心房扑动发生率会很高。传导在房室结减慢，这些高速率通常不能传导到心室。然而，如果心房扑动或颤动发生在预激综合征患者，旁路允许电流传导速度明显快于房室结传导。通过旁道电流的快速传导可导致室性心动过速（ventricular tachycardia，VT）或心室颤动（ventricular fibrillation，VF），可引起猝死。

由于非折返原因引起 SVT 归因于心肌组织自律性异常。异常自律性的原因包括心房颤动和异位房性心动过速（ectopic atrial tachycardia，EAT）。在非折返 SVT，增高的心房率在通过房室结传导时减慢。在儿童，房颤通常由在肺静脉旁的紊乱通路引起。这样的节律被描述为"无规律的不规则节律"。异位房性心动过速是心房快速跳动，连续且无窦性形态。快速心房跳动可以有一个病灶，而多灶性或紊乱性房性心动过速，可以有几种不同的心房起源。短时间的异位房性心动过速，通常不引起后遗症，但长时间会导致心肌病。

折返性 SVT 的治疗取决于患者临床病情是否稳定。异常折返通路可以通过同步心脏电复律或其他方法阻断。如果患者病情不稳定，可以对折返性室上性心动过速采用 0.5～1 J/kg 同步心脏电复律术进行治疗。如果患者病情稳定则可以尝试其他方法。通过提高迷走神经张力，如冰块挤压眼球或 Valsalva 方法刺

激等可能阻断折返通路。注射腺苷可以短暂阻断 AV 节点上的传导，因此腺苷可以阻断经过 AV 节点传导的折返性 SVT。如果折返传导不经过 AV 节点，腺苷不会终止心动过速，但有助于病因诊断。给药后可能出现短时间的窦性停搏。腺苷通过红细胞代谢，是短效药物。给予腺苷时必须备好心脏电复律设备。起始剂量为 0.1 mg/kg，给药时应以足够的速度快速推注。有条件的通过中心静脉给药会更有效。如果 0.1 mg/kg 无效，可以再次给予 0.2 mg/kg。再增大药物剂量并不能提高治疗效果。如果 STV 仍然存在，应该应用其他药物如胺碘酮、普鲁卡因胺或是维拉帕米。碘酮能够阻断 AV 结和旁路，但如果给药过快会降低动脉压。胺碘酮和普鲁卡因胺给予负荷量后均应持续输注。维拉帕米阻断 AV 结作用比腺苷时间长。然而，维拉帕米在小儿（小于 2 岁）可能导致其他致命性的心律失常。如果患者发生 SVT，必须进行心内科会诊。如有必要应对患者进行随访，心脏超声或许有益。基于此原因，应该进行长期随访。

交界性异位心动过速是由发生在房室交界区的异常自主节律引起的。这种儿科心律失常并不常见，可见于先天性心脏病修补术后，最常见于法洛四联症术后造成的损伤。

如果没有证据表明其他原因引起的心动过速，宽大复杂心动过速发生于心室。如果在心室内发生脱离传导束的传导，SVT 会引起宽大复杂的心动过速。考虑到可能耽误宽大复杂的心动过速治疗的风险，应该首先当做 VT 治疗。如果没有脉搏，应开始 CPR、除颤，并按照 PALS 指导方针进行治疗。如果患者有脉搏，并且动脉压稳定，可以有时间考虑其他方法治疗，包括心脏电复律术或是应用腺苷、胺碘酮或者普鲁卡因胺等药物治疗。VF 的治疗方法包括心肺复苏、心脏电除颤术，之后按照 PALS 指导意见处理。心室节律应该马上监测以评估发生尖端扭转型室速的风险，使用镁剂或有裨益。

在 PICU 里的儿童的连续心电监护过程中可能会发现常见的异常情况。正常儿童可能发生 PR 间期延长或一度房室传导阻滞，通常这些儿童没有症状。二度房室传导阻滞可能是莫氏 I 型和莫氏 II 型。莫氏 I 型也被称作文氏传导阻滞，表现为逐渐延长的 PR 间期直到一个 QRS 消失，之后循环发生。延迟的状态是因为 AV 结延迟传导了电信号造成的，一般是良性的表现。莫氏 II 型则很少是良性表现，PR 间期仍然正常，但可能出现 QRS 消失或心室停搏。这种现象反映了希氏-浦肯野纤维病变，可能进展为完全性房室传导阻滞。莫氏 II 型在儿童中发生率远低于成人。完全性房室传导阻滞或三度房室传导阻滞造成彻底的房室运动分离。完全房室传导阻滞发生时，心房收缩频率远高于心室，通过心室逸搏发生心室收缩。婴儿发生先天性完全性房室传导阻滞的诱因可能是母亲有先天免疫性疾病，如红斑狼疮。当先心病手术破坏了传导通路时，会发生完全性房室传导阻滞。立即静脉应用异丙肾上腺素可能提高心室率以治疗完全性房室传导阻滞。如无效，在有效治疗前应使用经胸廓或静脉起搏。

期前收缩在 PICU 也很常见。房性期前收缩通常是良性的，多由心房组织内的自主节律造成，与窦房结无关。室性期前收缩（premature ventricular contractions，PVC）大多是良性的，一般不需处理。中心静脉导管接触心脏容易造成 PVC 增加。如果出现 PVC，导管应后撤。PVC 意味着可能存在需要纠正的电解质紊乱，钾、镁、钙的异常都可能引发 PVC。外源性儿茶酚胺会引起 PVC，如果儿茶酚胺浓度下降 PVC 会得到改善。内源性儿茶酚胺同样引起 PVC，如果对疼痛或焦虑进行处理则 PVC 会得到纠正。

高血压

儿童原发性高血压并不常见。一旦发生高血压，常常是与其他疾病有关（框 79.2）且很难控制。急性起病的严重体循环动脉高血压是医疗急症，有可能引起心血管失代偿、高血压脑病、癫痫发作和颅内出血。在年长儿，高血压的神经方面表现多先于心血管失代偿的表现。严重高血压的新生儿常伴有 CHF。高血压的治疗主要是阻止病情进展、控制高血压的绝对水平、改善心血管和神经系统症状[64-65]。

新生儿复苏

新生儿出生时心血管和呼吸系统均会发生剧烈变化。如果这些变化不成功，新生儿常会死亡或发生中枢神经系统损伤。因此，新生儿出生时必须有能够进行新生儿复苏的人员在场。去寻找复苏人员的时间对新生儿来说可能是一种灾难。本部分讨论新生儿出生时心肺功能不全的原因、预后及复苏方法。尽可能遵循美国儿科学会的建议实施复苏。

许多组织都公布了新生儿复苏的指南，包括美国心脏学会和美国儿科学会[66]。

胎儿出生时的评估

出生时应该迅速评估新生儿是否足月妊娠、是否

框 79.2　儿童严重高血压的病因

肾
急性肾小球肾炎（如链球菌感染、过敏性紫癜）
溶血性尿毒症综合征
慢性肾小球肾炎（所有类型）
急慢性肾盂肾炎
先天性畸形（发育不良、发育不全、囊性病变）
肿瘤（如肾母细胞瘤、白血病浸润）
肾移植后状态；排斥反应
少尿型肾衰竭
创伤
阻塞性尿路病
泌尿生殖系统手术后
儿童氮质血症输血
心血管
主动脉缩窄
肾动脉异常（如狭窄、血栓形成）
高安病
内分泌
嗜铬细胞瘤
神经母细胞瘤
肾上腺疾病
库欣综合征
醛固酮增多症
甲状腺功能亢进
甲状旁腺功能亢进
医源性
血管内容量超负荷
拟交感神经药（如肾上腺素、麻黄碱）
皮质类固醇
快速静脉滴注甲基多巴
其他
固定（如骨折、烧伤、吉兰-巴雷综合征）
高钙血症（如维生素 D 过多、转移性疾病、结节病、某些瘫痪患者）
高钠血症
Stevens-Johnson 综合征
颅内压增高（任何原因）
自主神经功能异常
复苏后

有呼吸和哭泣及是否有正常音调[66]（表 79.2）。

进一步评估

进一步评估包括三个征象：心率（heart rate，HR）、呼吸和氧合情况。评估心率的方法是听诊。以上生命体征的评估应在出生后第一个 30 s 内完成。

清理气道

推荐新生儿合适的体位为嗅花位，操作者应该尽量避免过屈或过伸，否则都会影响气道通畅。即使是健康的新生儿也应避免深部吸引操作，因为可能引

表 79.2　新生儿评估

临床状态	干预措施
初始复苏	清理气道 保温、保持干燥、刺激和体位 评估心率、呼吸和皮肤颜色
HR > 100 次 / 分，呼吸正常，无发绀	观察
HR > 100 次 / 分，存在持续的呼吸窘迫或发绀	清理气道 SpO₂ 监护 考虑 CPAP
窒息、喘或 HR < 100 次 / 分	面罩 PPV SpO₂ 监护
在开始复苏后（PPV），HR > 100 次 / 分，通气良好	复苏后监护治疗
HR < 60 次 / 分	考虑插管 胸外按压 调整 PPV
HR = 60 ~ 100 次 / 分	继续 PPV SpO₂ 监护

CPAP，持续气道正压；HR，心率；PPV，正压通气；SpO_2，外周血氧饱和度

起迷走神经张力过高导致心动过缓[67]。这里不包括本身有呼吸道阻塞或因胎粪而引起呼吸抑制的新生儿（本节稍后会做讨论）。

体温控制

复苏的初始阶段，新生儿的全身体温目标是正常体温。第一步是擦干新生儿，并给以加温措施使腋窝温度保持在 36.5℃。新生儿应用聚乙烯膜包裹颈部以下以避免热量流失。新生儿缺血缺氧性脑病应该在出生数小时后尝试控制性低温，并且应仅限于三级医疗中心。

氧气

在 2011 年新生儿复苏指南中，关于新生儿复苏最新的变化就是除胸外按压或需要使用药物复苏时使用 100% 纯氧进行正压机械通气（positive pressure ventilation，PPV）外，均使用空气进行 PPV。PPV 开始后在新生儿使用血氧探头（右手）监测很重要。对于早产儿，调整吸入氧浓度使患儿达到目标血氧饱和度。总结：①对于新生儿发绀或需要 PPV 者使用空气；②早于 32 周的早产儿调整氧浓度（表 79.3）；③胸外按压或给予药物复苏时使用 100% 氧气，之后调整氧浓度以达到目标 SpO_2；④在右手（导管前）

表 79.3　早产儿（＜ 32 周）：以滴定方式通过氧气混合器达到目标 SpO_2

分娩后时间（min）	目标 SpO_2（%）
1	60 ～ 65
2	65 ～ 70
3	70 ～ 75
4	75 ～ 80
5	80 ～ 85
10	85 ～ 95

SpO_2，外周血氧饱和度

使用血氧探头。

通气

胎儿通常在出生后 30 s 内开始呼吸，90 s 内趋向稳定。出生数分钟后的正常呼吸频率为 40 ～ 60 次 / 分。吸气与呼气之间无明显停顿，这有助于产生并保持正常功能残气量（functional residual capacity, FRC）。呼吸暂停和呼吸减慢都可延长呼气时间、减少 FRC，进而导致低氧。导致呼吸暂停和呼吸减慢的原因包括严重酸中毒、窒息、母体用药、感染或中枢神经系统受损。呼吸频率增快（＞ 60 次 / 分）的原因包括低氧血症、低血容量、代谢性或呼吸性酸中毒、中枢神经系统出血、气胸、肺部疾病（如透明膜病、误吸综合征和感染）、肺水肿和母体用药（如麻醉性镇痛药、酒精、镁和巴比妥类药物）。

现在的建议是初始 PPV 控制呼吸气道压为 20 cmH$_2$O。通气频率应维持在 40 ～ 60 次 / 分，并重新评估心率、皮肤颜色和呼吸音。在新生儿中，心率变快可能是对通气是否充分的最好评估。如果胃扩张影响通气则需要下胃管（8 Fr）减压改善顺应性。左右两侧胸廓应同时起伏，幅度应相同，而且不要超过自主呼吸时的幅度。由于新生儿胸壁薄、传导性好，单纯靠是否有呼吸音可引起误判。两侧的呼吸音不一致需警惕支气管内插管、肺不张或先天性肺解剖异常。如果在胃部听到响亮的呼吸音提示可能食道插管或有气管食管瘘。如果通气正常，则新生儿皮肤变粉、产生有节律的呼吸和正常心率。

大多数窒息的新生儿并无肺部疾患，气道峰压小于 25 cmH$_2$O 即可达到良好的通气，即使是气管插管后最初的几次呼吸。有些新生儿肺部顺应性低下（如新生儿红细胞增多症、先天性肺解剖异常、肺水肿、严重胎粪误吸和膈疝），在此情况下通常需要较高的压力进行通气，

此时容易漏气。为减少这种可能性，应首先进行肺部通气，吸气压力应保持在 15 ～ 20 cmH$_2$O，吸气速率为 150 ～ 200 次 / 分钟。如果这种低压力（低潮气量）及高频率通气不能改善氧合，则应调高吸气压力和潮气量。通气不足将加重新生儿低氧血症，导致神经系统损伤甚至死亡。如果 PaO_2 ＞ 70 ～ 80 mmHg 或 SaO_2 ＞ 94%，则应当逐步降低吸入氧浓度（如果已经应用高浓度吸入氧）直至 SaO_2 或 PaO_2 维持到相对年龄的正常范围。对于孕周少于或等于 34 周的新生儿而言，氧合应维持在正常值的低限，以防止发生早产儿视网膜病[68]。气管内插管时应持续监测新生儿心率，因为气管内插管易引发缺氧新生儿的心律失常。

如果操作者不能通过面罩进行有效通气或插管失败，可以尝试置入喉罩（laryngeal mask airway, LMA）[69-70]。

气胸

气胸发生率在自然分娩新生儿中占 1%，在胎粪污染新生儿中占 10%，在分娩室需机械通气的新生儿中占 2% ～ 3%。气胸一侧的胸壁常高于健侧，并且在通气时起伏小。最强的心脏搏动点向无气胸的一侧偏移。气胸侧胸壁心音可能减弱。

若怀疑存在气胸，可将一个小型高强度冷光源置于新生儿胸壁皮肤上照射皮肤，气胸侧的胸壁会发光[71]。用穿刺针或胸部引流管可以治疗气胸。

气管内插管

使用呼吸囊-面罩通气或气管内插管时应将头置于中立位或嗅花位。将适当尺寸的气管导管（endotracheal tube, ETT）插入气管。根据新生儿个体大小将导管尖端置于声门下 1 ～ 2 cm。通常而言，体重分别为 1 kg、2 kg、3 kg 和 4 kg 的婴儿导管尖端距齿龈的距离分别为 7 cm、8 cm、9 cm 和 10 cm。当机械通气的压力为 15 ～ 25 cmH$_2$O 时，应该有少量气体从气管导管和气管之间泄漏。这种漏气的要求限定了新生儿体重＜ 1.5 kg 时，使用内径为 2.5 mm 的导管；体重为 1.5 ～ 2.5 kg 时，使用 3.0 mm 的导管；体重 ＞ 2.5 kg 时，使用 3.5 mm 的导管。确定气管导管位置正确的方法包括直视气管导管通过声带、机械通气时双侧胸廓运动对称以及呼出气在气管导管上出现雾气。听诊双侧肺部呼吸音应明显强于腹部，肤色、心率和 SaO_2 应当在正压通气下得到改善。呼气过程中应存在 CO_2，然而由于有些新生儿潮气量较小，肺血流少，

CO_2 描记法可能无效。

心脏按压

双手拇指置于新生儿胸骨处，其余手指环绕胸廓以托起背部（图79.3）。按压胸骨下移 1/3 胸廓厚度，按压 3 次伴有 1 次人工通气，以替代过去每 4 次按压呼吸 1 次，因为有效的按压频率为每分钟 90 次按压伴随 30 次呼吸。心率评估应为每 45～60 s 进行一次。如果充分通气并有效按压 60 s 后心率仍低于 60 次／分，应该考虑使用药物。

药物

药物只有在婴儿发生严重衰竭或有明显异常导致心血管衰竭的情况下使用。在每个分娩室均需要一个新生儿体重相关剂量的药物快速使用参照表，能够根据推测的新生儿体重给药以应对这种少见的情况。对于复苏用药物首选静脉途径用药；然而，对于训练有素的操作者可以快速进行骨内和脐静脉置管，也能挽救生命。

肾上腺素

新生儿复苏首选药物为肾上腺素。在胸外按压和 PPV 开始 45～60 s 后，如果心率仍低于 60 次／分就应该给予。推荐浓度为 1∶10 000，剂量 0.1～0.3 ml/kg（0.01～0.03 mg/kg），并用 1 ml 生理盐水冲管。首选静脉给药，如果静脉通道无法建立时可以通过气管导管给药，但如果经气管导管给药，则应给予高剂量

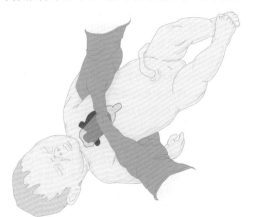

图 79.3 新生儿胸外按压。为了简化，未显示通气情况（From Gregory GA. Resuscitation of the newborn. Anesthesiology. 1975；43：225.）

的肾上腺素，浓度为 1∶10 000，剂量 0.5～1 ml/kg（0.05～0.1 mg/kg）。如有必要每 5 min 可重复使用肾上腺素，并每 45～60 s 评估一次心率。

纳洛酮

纳洛酮并不是呼吸困难的新生儿复苏的首选药物[66, 72]。新生儿应该用 PPV 进行呼吸支持，包括产妇分娩前 4 h 内接受麻醉药物的情况。然而，如果出现持续呼吸困难，则可考虑使用纳洛酮。此外，对于有麻醉药物依赖史产妇分娩的新生儿应避免使用纳洛酮，否则会有戒断反应引起的癫痫风险。

低血容量的检测

通过测量动脉血压和体格检查（如皮肤颜色、灌注、毛细血管充盈时间、脉搏容积和肢体温度）来确定患者是否有低血容量。

中心静脉压（central venous pressure，CVP）监测是确定是否有低血容量并能够指导补液的有意义指标。新生儿 CVP 正常值范围是 2～8 cmH_2O，如果 CVP 低于 2 cmH_2O，应考虑有低血容量。

低血容量的治疗

治疗低血容量需要补充血制品和晶体液来扩充血容量，也可使用白蛋白，但其有效性的证据有限。如果怀疑胎儿出生时存在低血容量，则应在新生儿出生前在分娩室备有 O 型、Rh 阴性浓缩红细胞[73]。如果血流动力学允许，可以缓慢滴注 10 ml/kg 晶体和血制品，时间应超过 10 min，以降低发生脑室内出血的可能性。有时需要大量血液和液体使动脉血压维持到正常水平。

在一些罕见情形下，新生儿必须补充占血容量（足月新生儿为 85 ml/kg，早产儿为 100 ml/kg）50% 以上的血液，特别是在胎儿出生过程中胎盘破裂时。但在大多数情形下，新生儿补充 10～20 ml/kg 以下的液体即可达到正常的平均动脉压水平。

低血压的其他原因

低血糖、低钙血症和高镁血症也可导致新生儿低血压。扩充血容量和（或）输注多巴胺对酒精或镁中毒引起的低血压通常有效。高镁血症的新生儿可给予葡萄糖酸钙，剂量为 100～200 mg/kg（给药时间应

在 5 min 以上)[66]。

胎粪

胎粪污染的羊水 (meconium-stained amniotic fluid, MSAF) 如果在宫内或分娩过程中被误吸则可能导致严重的肺损伤和呼吸窘迫综合征。多数吸入胎粪的病例发生在宫内,因此,只有在患儿处于如无呼吸或呼吸抑制、心率低于 100 次 / 分和肌张力弱的情况下才应进行气管插管,通过吸引清除呼吸道内 MSAF[66, 74-75]。当误吸 MSAF 的患儿存在抑制时,在分娩后应快速对新生儿进行气管插管,通过气管导管进行吸引。如果最后仍有大量 MSAF 存在或新生儿处于濒死状态,则应直接转至新生儿 ICU。

皮肤颜色

所有新生儿在出生时基本上都存在皮肤轻度青紫现象。出生 60 s 后,大多数新生儿躯干变红,但手足仍青紫。如果 90 s 后仍存在 (尤其是在吸氧或机械通气时) 躯干发绀,则应考虑是否存在窒息、低心排血量、肺水肿、高铁血红蛋白血症、红细胞增多症、先天性心脏病、心律失常或肺部疾患 (如呼吸窘迫、气道阻塞、肺发育不良、膈疝)。新生儿出生时皮肤苍白常提示窒息、低血容量、酸中毒、贫血或先天性心脏病。如果新生儿在出生 2 min 内全身发红,则可能是由于酒精或镁中毒或存在碱中毒 (pH > 7.5)。Rubrous 新生儿常存在红细胞增多症。

复苏设备

复苏床应适当倾斜,使新生儿头低于肺水平,以便于肺内液体的引流,并降低误吸胃内容物的可能性。除非发生窒息,应使用可控制红外线加热器保持新生儿的体温在 36 ~ 37℃。如果发生窒息,则应该使体温控制在 34 ~ 35℃,以保护脑功能。备好吸引装置,并且有多种压力可调,不应使用压力低于 −100 mmHg 的吸引器。

气管内插管的设备包括 0 号和 00 号直喉镜片,笔样的喉镜柄,2.5 mm、3.0 mm 和 3.5 mm 的气管内导管以及能顺利通过导管内径的吸引管。复苏时使用的通气系统必须可提供呼气末正压 (PEEP) 通气,并能提供至少 150 次 / 分的通气频率。单向活瓣可以一直处于关闭状态,尤其是当使用高速气流和高呼吸频率时。经过培训的医疗人员可使用改良的 Jackson-

Rees 或 Ayres 系统达到很好的效果。大潮气量所致的肺过度膨胀可引发炎性反应,导致新生儿出现慢性肺病;肺轻度膨胀产生的肺损伤较小。在分娩室对新生儿进行辅助或控制通气时应当持续监测气道压力,避免过高的气道压力和过大的潮气量。在任何危重情况下,都应当有相关信息来指导对患者的治疗。因此,必须监测动脉血气情况以及血 pH,血气结果应当在抽血后 10 min 内得到。脐动脉置管可监测动脉压、抽取血样进行血气分析和血 pH 检查,并便于紧急情况下的输液。新生儿出生后,即可以将脉搏氧监测仪连接至手或足上监测动脉氧饱和度 (SaO_2)[76]。脉搏血氧监测仪能使复苏者迅速观察到氧合状态的变化,并及时调整吸入氧浓度。新生儿正常的 SaO_2 为 87% ~ 95%,相应的 PaO_2 为 55 ~ 70 mmHg。

小儿心搏骤停与复苏

小儿心搏骤停并不少见。每年至少 16 000 美国儿童 (每 100 000 中有 8 ~ 20 名儿童) 接受过心肺复苏[77-81]。其中多于半数的心搏骤停发生在医院内[77-82]。随着复苏技术的进步和器械的改善,小儿心搏骤停的生存率在过去的 25 年里有显著提高[83]。

小儿心搏骤停的预后较 20 年前有显著改善。例如,院内发生心搏骤停的新生儿生存率已从 20 世纪 80 年代的不到 10% 提高到了 21 世纪的 25%。发生心搏骤停并存活出院的新生儿通过特殊儿童神经系统预后检测及生活质量评估发现有 75% 的患儿预后令人满意[83, 86-88]。影响小儿心搏骤停预后的因素包括:①原本的疾病情况;②发生心搏骤停时的周围环境;③最初的心电图检查;④无循环状态的时长 (即心搏骤停过程中没有自主循环或 CPR 的时长);⑤复苏过程中提供的生命支持质量;⑥复苏后生命支持质量。

毫无疑问,院外小儿复苏的预后较院内差得多[78-79, 89-97],很可能与院外心搏骤停相对长的无循环时间有关,许多小儿心搏骤停并没有被发现,仅有 30% 儿童接受目击者的 CPR。基于以上原因,在院外发生心搏骤停的小儿仅有低于 10% 能够生存至出院,而且幸存者常有神经系统损伤。这些结果令人迷惑,因为旁观者对成人实施 CPR 的成功率是小儿的两倍多[98]。一项由日本发起的全国范围内基于人群的前瞻性队列研究发现,院外心搏骤停患儿无论是传统 CPR (包括人工呼吸) 或者仅进行胸外按压都比没有进行 CPR 患者生存率高 2 倍以上[99]。该研究把心搏骤停的预后进一步分层为“心因性”和“非心因性”,并定义了接受旁观者 CPR 时人工呼吸的相对价值。对院外非心因的心搏骤停患儿进行旁观者传统 CPR（包括人工呼吸），神经系统预后在发生心搏骤停后一个月的良好率较单纯胸外按压或无 CPR 高。小儿因心脏原因引起的心搏骤停，CPR（传统方式或仅行胸外按压）较无 CPR 者神经系统预后有明显改善。有趣的是，传统 CPR 或仅进行按压对于心因性小儿心搏骤停的效果相似，动物或成人的结果也相似[99]。

院内心搏骤停小儿较成人生存率高，有 27% 的小儿存活出院而成人仅为 17%[83]。无论小儿还是成人，因心律失常，例如心室颤动、室性心动过速引起的心搏骤停预后更佳。小儿因心律失常引起的院内心搏骤停较少见（小儿为 10%，而成人为 25%），约 1/3 的小儿和成人在发生心律失常导致的心搏骤停后生存并出院。有趣的是，儿童在院内心搏骤停的高生存率（24% vs. 11%），反映了儿童较成人心搏骤停和无脉性电活动的生存率更高。进一步的研究显示儿童的高存活率主要是由于婴儿和学龄前儿童较年长儿童的生存率高[87]。对于儿童来讲生存率高可能是由于胸腔顺应性好，提高主动脉舒张压并增加静脉回流从而使冠状动脉和脑血流的灌注改善，但这仅仅是推测[100, 101]。另外，在有专业的儿科医师的医院里，院内小儿心搏骤停生存率更高[102]。

复苏的步骤

心搏骤停和复苏由四部分组成：①心搏骤停前阶段；②无循环阶段（无心搏骤停急救措）；③低循环期阶段（CPR）；④停搏及复苏后阶段。应采取最佳的干预措施改善心搏骤停患儿的预后，包括选择 CPR 的时机和阶段，如表 79.4 所示。

心搏骤停前阶段

心搏骤停前的阶段包括患者之前的相关疾病情况（如神经系统、心血管系统、呼吸系统及代谢相关疾病），或是突发事件（如呼吸衰竭或休克）使代谢供应和代谢需求不匹配。院内发生心搏骤停患儿在发生心搏骤停前数小时常会有生理状态改变[103-104]。因此，在停搏前阶段干预主要集中在阻止心搏骤停的发生，需要注意早期识别呼吸衰竭和休克，并进行针对性处理。早期识别对于判断患儿是否处于心搏骤停前期具有重要意义，与成人不同，儿童可能能够对恶化的临床状况进行长时间的生理适应。医疗应急团队（medical emergency teams，METs，也叫快速反应团队）是为预防这一问题而特别组建的院内急诊队伍。鼓励

表 79.4	心搏骤停和复苏的分期
分期	干预措施
心搏骤停前阶段（预防）	对患者进行良好的监护及快速的紧急状况反应 识别并处理呼吸衰竭或休克以预防心搏骤停
心搏骤停（无循环）阶段（保护）	尽快进行 BLS 和 ACLS 组织应急反应，领导人明确 当有明确的指征时尽早除颤
低灌注（CPR）期（复苏）	深、快的按压 使胸廓充分回弹 避免胸外按压的中断 避免过度通气 调整 CPR 以达到最佳冠状动脉血流灌注（冠状动脉灌注压及呼出 CO_2） 在 CPR 过程中通过其他方法提高生命器官的灌注 如果标准 CPR/ALS 不能获得成功则应考虑 ECMO
复苏后阶段：短期	优化心排血量和脑血流 如果有指征，治疗心律失常 避免高血糖、高热和过度通气 对可能出现的紧急情况需要预先研究方案
复苏后阶段：长期康复（再生）	早期干预，进行专业与物理治疗 生物工程和技术干预 干细胞移植的应用前景

ACLS，高级心脏生命支持；ALS，高级生命支持；BLS，基础生命支持；CPR，心肺复苏；ECMO，体外膜肺氧合

一线成员，甚至包括患儿父母，通过 METs 根据生理学参数或直觉评估患儿。METs 通过评估患者，将具有发生失代偿高风险的患者转至 PICU，目的是预防出现完全性心搏骤停或减少提供进一步生命支持的反应时间，从而缩短无循环期。通过回顾性研究发现，与建立 METs 前相比，METs 降低了发生心搏骤停的概率[105-107]。早期判定的方案并不能明确所有发生心搏骤停风险的患儿，把病情严重的患儿早期转入 ICU 能够更好地监测病情并且实施强有力的干预，从而改善复苏后的监护和临床预后。值得注意的是，发生心搏骤停前的状态需要得到识别并立刻进行监护和干预，以防进一步发生心搏骤停。相对于目前花费大量研究经费和资源去研究心搏骤停的其他各个阶段，特别关注心搏骤停前阶段的状态研究能够极大提高生存率和改善神经系统预后。

无循环和低灌注阶段

气道-呼吸-循环或循环-气道-呼吸

对于 OHCA 患者，"仅行胸外按压" CPR 与改善预后有关[108-109]。这是紧急医疗服务调度员指导旁观

者心肺复苏的推荐方式[110]。一项日本研究表明，由于原发性心脏病而出现 OHCA 的儿童在仅行胸外按压的 CPR 和经典 CPR 表现出同等的存活率。但是，只有 29% 的患者因心脏原因而出现 OHCA。在总体研究队列中，与进行人工呼吸的经典 CPR 相比，采用仅行胸外按压 CPR 的非心血管病因患者的生存率显著降低[111]。另一项全国性的日本 OHCA 注册研究显示，仅行胸外按压 CPR 完全优于无旁观者 CPR，但不优于传统 CPR[112]。美国的 OHCA 注册研究显示，接受传统旁观者 CPR 并进行胸外按压和人工呼吸的儿童比没有接受 CPR 的儿童的总体存活率高并预后良好，而仅行胸外按压 CPR 的儿童的效果并不优于未接受 CPR 的儿童[113]。因此，除非出现救援人员不愿或无法进行人工呼吸的情况，都不推荐对住院和医院外的儿童实施仅行胸外按压 CPR[114]。

由于提供辅助通气任务相对复杂，为了防止在起始阶段胸外按压的有害延迟，CPR 初始干预的优先次序已经由气道-呼吸-循环（"A-B-C"）转变为循环-气道-呼吸（"C-A-B"）。2010 年和 2015 年 AHA BLS 指南均对此表示认可[114-115]。然而，2015 年国际联络委员会在复苏的共识声明指出，这一建议缺乏支持应用于儿童患者的证据[116]。虽然考虑到在起始阶段，延迟的胸部按压与不良预后相关，这种方法在生理学上是合理的。但是，儿科医生必须考虑到窒息和低氧血症是心搏骤停的先兆[83, 117]。特别是在人力和物力充足的 ICU 和手术室，经常由经验丰富的人员提供辅助通气，同时给予循环支持和高质量的胸外按压。

为改善小儿心搏骤停的预后，应尽量缩短心搏骤停无循环阶段。高风险患者应该进行监护，以期早期识别心搏骤停并及时开始基础和高级生命支持。有效的 CPR 能够在低灌注期提高冠状动脉灌注压（相对于右心房压，能够提高主动脉舒张压），并且能够提高心排血量，增加重要器官血供。重要的基础生命支持原理是通过用力、快速地按压，在按压间期使胸廓完全回弹，尽量避免中断心外按压。心肌主要在心脏舒张期通过冠状动脉从主动脉根部获得血流灌注。当心脏停止跳动则血流停止，冠状动脉也终止灌注。然而，通过胸外心脏按压，主动脉压力升高的同时，右心房压力也升高。而后在按压间期短暂降低，右心房压力下降比主动脉更快，下降的程度更低，进而产生压力梯度使氧合后的血液进入心肌。因此胸廓完全回弹对于制造右心房与主动脉根部间的压力差是至关重要的。脑灌注压（cerebral perfusion pressure，CPP）低于 15 mmHg 不利于 CPR 后的自主循环恢复（return of spontaneous circulation，ROSC）。在 CPR 的低灌注

阶段，通过按压达到最佳冠状动脉灌注压、呼出二氧化碳浓度和心排血量能改善 ROSC，并且能够改善成年动物和人类的短期和长期预后[118-125]。无论对于未成熟动物或患儿都很有必要研究评估目标导向 CPR。其他能够判断心室颤动、无脉电活动的监护对于缩短无循环期很有必要，一旦发生应进行除颤。显然，单纯 CPR 对于心律失常后心搏骤停的复苏是不够的。由于窒息或心肌缺血引起的心搏骤停，提供充分的心肌灌注和氧供是恢复自主循环的关键。

心搏骤停和复苏后阶段

心搏骤停和复苏后阶段包括协调和技术性控制复苏后即时状态、之后数小时乃至数天及长时间康复过程。复苏后即刻是室性心律失常及再灌注损伤发生的高风险期。在复苏即刻和之后数天的干预目的包括：充足的组织供氧、治疗复苏后心脏功能异常，降低复苏后组织损伤（例如防止复苏后高热和低血糖，还有复苏后治疗性的降温、防止高血糖和避免氧过载）。在停跳和复苏后期，细胞损伤（如中毒、氧化应激和代谢应激）和细胞死亡（如细胞凋亡和坏死）具有很大的研究前景，并可能产生细胞靶向干预方法。康复阶段主要集中在修复受损细胞和器官并重建细胞或器官间的反应与信息传递，以提高远期功能性预后。

这个阶段复苏要求的关键是监护。某个阶段采取的有利措施对于其他阶段可能是有害的。例如心搏骤停后低灌注期发生的严重血管收缩能够提高冠状动脉灌流，对自主性循环恢复是有利的，但是同样的严重血管收缩在复苏后期则增加左心室后负荷压力，可能加重心脏负荷和功能异常。根据当前对心搏骤停和复跳的生理学理解，首先考虑动脉血压、氧的运输与消耗、体温和其他生理指标，以期获得最佳的预后。将来的策略可能会利用已掌握的日益提高的关于细胞损伤、血栓形成、再灌注损伤、瀑布学说、损伤和复原的细胞标记以及干细胞的移植技术等。

心搏骤停（无循环）和 CPR（低灌流）阶段的干预措施

气道和呼吸

在 CPR 过程中，心排血量和肺血流是正常窦性心律的 10% ～ 25%；因此，仅需要很低的分钟通气量即可以提供充足的肺与血液间的气体交换。动物和成人

数据显示在 CPR 过程中经常发生过度通气（如过度的人工呼吸），这可能会影响静脉回流，进而影响心排血量[126-128]。这些有害的血流动力学结果常伴随着某一操作者考虑控制呼吸道及人工呼吸而暂停 CPR 的情况，这样对预后更不利[129-132]。尽管过度通气存在弊端，但是因为小儿心搏骤停多为窒息造成的，因此应该立即开始充足的通气。心律失常致心搏骤停与窒息致心搏骤停发生的生理机制不同。动物实验中，突发性室颤引起的心搏骤停，在没有人工呼吸的情况下进行胸外按压，4～8 min 内 PaO_2 和 $PaCO_2$ 仍在可接受范围内[133-134]。在某种程度上说，由于在心搏骤停开始时无血流，并且动脉的耗氧量很小，因此动脉内氧和二氧化碳浓度与心搏骤停前期相比并没有明显的区别。在 CPR 期间的低灌流状态，肺相当于氧气的储存库；因此在没有人工呼吸的情况下能够保持足够的氧气供应。一些回顾性研究显示，成年人由于室颤引起的心搏骤停在胸外心脏按压时无论有无人工呼吸，抢救结果是相似的[135]。然而窒息导致的心搏骤停，由于外周及肺内血流在骤停前仍保持流动，导致动静脉内氧含量明显降低、乳酸水平提高、肺内储存氧耗净。因此心肺复苏开始时，就存在动脉低氧血症和酸血症。在这种情况下，控制通气进行呼吸复苏对于患者来讲是可以挽救生命的。相反，在室速或室颤导致的心搏骤停抢救时，不应该在 CPR 过程中过度通气或在胸外按压过程中为通畅气道并进行人工呼吸而中断按压，因为这是致命的。总之，复苏技术应根据患者的生理状态而实行，以期达到最佳预后。

循环：低灌注期间达到最佳血流的 CPR：按压更深、更快

心搏骤停发生时，大动脉和冠状动脉血流立刻中断[135]。这时，提供高质量的 CPR（按压采用大幅度、高频率）对于恢复冠状动脉血流具有重要意义。CPR 的目的是最大限度地增加心脏灌注压（myocardial perfusion pressure，MPP）。相关公式如下：MPP ＝ AoDP － RAP。心脏血流量的提高依靠主动脉舒张压（aortic diastolic blood pressure，AoDP）和右心房之间的压力梯度。按压阶段，AoDP 与 RAP 同时升高，因此，MPP 无明显变化；然而在胸外按压的胸廓回弹阶段，RAP 较 AoDP 下降得更低更快，产生了压力梯度使氧合的血液灌注心肌。一些动物和临床实验已经证明，在室速／室颤和窒息引起的心搏骤停模型中，建立 MPP 对于预测短期生存预后（也就是 ROSC）具有重要意义[124, 136-139]。因为没有胸外按压就没有血流，应尽量避免中断胸外按压。在胸外按压期间应在回弹期保证静脉回流，应保证胸廓充分回弹并避免过度通气（因过度通气使胸膜腔内压升高，减少静脉回流）。

基于上面公式，MPP 能够通过提高主动脉与右心房间的压力差来实现。例如，吸气阻力设备（impedance threshold device，ITD）带有很小的、一次性阀门，能够直接接到气管导管或面罩，在自主吸气阶段增加胸廓负压和阻止 CPR 胸腔回弹阶段空气进入肺内。动物实验和临床成人 CPR 表明 ITD 可以提高重要器官的灌注压和心脏血流[140-145]；然而，在唯一的随机成人 CPR 研究中，ITD 仅限于降低无脉性电活动患者的死亡率[145]。其他证据表明使用胸外按压设备（active compression-decompression device，ACD）进行 CPR 可以增加胸腔内负压、提高灌注压。ACD 为便携装置，像家用活塞一样通过吸引方式吸住患者前胸部，在回弹期可以主动减压，使胸腔产生真空。通过增加回弹期胸腔内负压促进血液回流入心脏[146]。动物实验和临床成人的研究已经证明联合应用 ACD 和 ITD，较单独使用 ACD 更能增加 CPR 期间灌注压[142]。最后，使用 ITD 或 ACD 是非常有前途的改善 CPR 期间血流灌注的辅助装置。但最基本的方法仍是用力、快速的按压，让胸廓回弹充分，尽量避免胸外按压的中断和避免过度通气，这是在 CPR 期间提高血流灌注并改善生存率的主要因素。

胸部按压深度

儿科胸部按压深度推荐至少达到胸廓前后径的 1/3（婴儿大约 4 cm，儿童大约 5 cm），该意见主要是根据专家的临床共识，通过动物、成人和有限的儿童数据推断而来。在一项 6 个婴儿的小型研究中，胸部按压目标为胸廓的前后径一半的深度相比于 1/3 深度明显改善了收缩压[147]。尽管这项研究范围很小，而且只是定性估计了胸部按压的深度，但是它仍是第一个收集实际的小儿资料并支持胸部按压深度指南的研究。相反，两项最近的研究通过 CT[148-149] 发现，如果按照胸廓的前后径的比率（%）计算，按压深度要深于成人的推荐深度，但是胸廓的前后径 1/2 的按压深度会直接按压在完全排空的心脏位置，这在大多数儿童会引起心脏移动，因为其前后胸直径偏小。有必要进一步从实际儿童处理中收集数据，并研究定量儿童胸部按压深度与短、长期临床预后（动脉血压、呼气末二氧化碳、自主循环恢复、生存率）的关系。

按压 / 通气比例

在心肺复苏期间，必须提供足够的通气量，但不可过量，在特定复苏过程中，应该根据循环情况和组织代谢的要求进行通气。因此，在心肺复苏低灌注期间，心排血量是正常的10% ～ 25%，低通气量是必要的[150]。然而，儿科患者按压和通气的最适宜比例还不清楚，取决于包括按压频率、通气量、按压血流、按压过程中因通气而中断的时间等多个因素。在一个儿科心搏骤停的模型，分钟通气量相同时，按压 / 通气比为 15：2 与按压 / 通气比为 5：1 相比，增加了48% 的按压次数[151-152]。这点非常重要，因为当胸部按压中止时，主动脉压力迅速下降引起冠状动脉灌注压突然下降，心肌氧供下降[135]。增加按压 / 通气比可以减少按压的中断次数，增加冠状动脉血流。应该平衡好正压通气（增加血氧含量、消除 CO_2）的好处和抑制循环带来的坏处。这些研究结果也是 AHA 推荐小儿按压 / 通气比为 15：2 的部分原因。

按压周期

在成人心搏骤停模型中，在胸部按压时间占整个循环时间 30% 的时候，心排血量和冠状动脉血流是最适宜的（按压时间和胸廓回弹时间比约为 1：2）[153]。随着心肺复苏持续时间的延长，最适宜的按压时间应增加到 50%。在幼猪模型中，与按压时间低于工作周期的 30% 相比，非按压时间在 250 ～ 300 ms（120 次 / 分按压频率时，按压时间占按压周期的 40% ～ 50%）可增加脑的灌注压[154]。

环绕按压与胸骨点按压

在成人和动物心搏骤停模型中，环绕胸部心肺复苏已经被证实可以显著改善血流动力学[155]。在较小的婴儿进行胸部按压时，通常情况下可以双手包围胸部并用拇指按压胸骨（胸部挤压）。在一个幼小动物心肺复苏模型中，这种"双拇指"法挤压胸部的方法与传统的双手指按压胸部相比，可以产生较高的收缩压、舒张压和脉压[156]。虽然没有经过严格的研究，但根据临床经验使用两指法对心搏骤停的患儿实行 CPR 难以达到足够的按压深度和维持足够的动脉压。因此 AHA 指南建议对于婴儿行 CPR 时，使用两拇指-环绕的手法[157]。

开胸心肺复苏术

在动物模型中，高质量标准的胸外 CPR 可使心肌血流达到正常值的 50% 以上，脑血流约为正常值约 50%，心排血量约为正常值的 10% ～ 25%[135, 155, 158-159]。相比之下，开胸 CPR 时心肌和脑血流接近于正常情况。尽管开胸心脏按摩可以改善动物和人类冠状动脉灌注压和增加除颤成功率[160-162]，但是在许多情况下，施行开胸术进行开胸心肺复苏术是不切合实际的。一个包括 27 例小儿钝挫伤后行 CPR 的回顾性综述（15 例开胸 CPR 和 12 例胸外 CPR）显示开胸 CPR 增加了住院费用，却没有改变 ROSC 或者生存出院的情况。然而，这两组的生存率都为 0%，可能提示这些患儿伤得太重或者抢救太晚，以至于不能从这种创伤性的治疗方法中受益[163]。开胸 CPR 常见于开胸心脏手术和胸骨切开术后的患儿。在某些特殊复苏环境下，开胸 CPR 的早期标准需要重新考虑。

治疗心搏骤停的药物

虽然动物研究表明注射肾上腺素可以改善窒息和室颤引起的心搏骤停的初期复苏成功率。然而，目前还没有前瞻性研究支持注射肾上腺素是否能改善小儿心搏骤停的生存状况。在小儿心肺复苏时的常用药物包括血管升压类药物（肾上腺素和垂体后叶素）、抗心律失常药物（胺碘酮和利多卡因）及其他药物，如氯化钙和碳酸氢钠。接下来逐个药物介绍。

血管升压类药物

肾上腺素是内源性的儿茶酚胺，可以强效激活肾上腺能 α 和 β 受体。α 受体被激活，表现缩血管作用，增加全身和肺血管阻力。在 CPR 期间，该药虽然使整体的心排血量减少，但是升高的主动脉舒张压改善了冠状动脉灌注的压力和心肌血流；如前所述，充足的心肌血流是 ROSC 的关键因素。在高质量的 CPR 过程中，肾上腺素还可以增加脑血流，因为外周血管收缩直接增加了脑循环血流的比例[164-166]。然而，最近有证据表明，在全脑血流增加时，肾上腺素却减少了脑局部微循环的血流[167]。β 受体肾上腺素能效应增加心肌收缩性和心率，舒张骨骼肌血管床和支气管平滑肌，但是心搏骤停时肾上腺素应用剂量大，在外周血管床观察不到 β 肾上腺素能效应。肾上腺素也增加了室颤的敏感性和强度，因此增加了电除颤成功的可能性。在动物心搏骤停模型中，相比标准剂量的肾上腺素（0.0～0.02 mg/kg），应用大剂量的肾上腺素（0.05～0.2 mg/kg）可改善心肌和脑血流，增加最初 ROSC 的概率[168-169]。然而，前瞻性和回顾性研究表明大剂量肾上腺素不会改善成人或小儿的生存率，还可能与不良的神经系统预后相关[170-171]。一项随机双盲对照研究表明，小儿住院期间发生的心搏骤停，应用标准剂量的肾上腺素抢救失败后，应用大剂量肾上腺素对比标准剂量的肾上腺素，其 24 h 的生存率显著降低[172]（1/27 存活者 vs. 6/23 存活者；P < 0.05）。基于这些临床研究，在初始或者复苏的治疗中，不常规推荐应用大剂量的肾上腺素。重要的是，这些研究提示大剂量的肾上腺素会使患者复苏后的血流动力学恶化并降低生存的可能性。

垂体后叶素是一种长效的内源性激素，作用于特异性受体调节全身血管收缩（V_1 受体）和肾小管水重吸收（V_2 受体）。垂体后叶素的血管收缩特性在骨骼肌和皮肤的血管床最显著。与肾上腺素不同，垂体后叶素不能收缩肺血管。在心搏骤停的实验模型中，与肾上腺素相比，垂体后叶素能增加心脏和脑血流，改善长期生存率。然而，垂体后叶素减少了 CPR 期间和复苏后的内脏血流，进而增加了复苏后的后负荷，进一步增加了左心室的张力[158, 173-176]。成人随机对照试验发现在 CPR 期间应用垂体后叶素或肾上腺素，转归是相似的[177-178]。在小儿心搏骤停期间，6 例持续长时间的心搏骤停患儿中有 4 例患儿应用了垂体后叶素，发现在标准药物复苏失败后，应用垂体后叶素可使自主循环恢复[179]。然而，从美国卫生协会心肺复苏国家注册处获得的 1293 例连续的小儿心搏骤停病例中发现，应用垂体后叶素的病例（仅有 5% 的病例）自主循环恢复的可能性较低。因此，垂体后叶素不太可能代替肾上腺素成为小儿心搏骤停抢救的一线药物。已有研究提示垂体后叶素与肾上腺素联合应用值得进一步研究，特别是最初对肾上腺素复苏无反应的长时间停搏病例。

抗心律失常药物

钙剂　尽管缺少证实其有效的证据，钙剂仍然常用于儿科心搏骤停的患者。在缺少明确临床适应证（如低钙血症、钙通道阻滞药过量、高镁血症以及高钾血症）时给予钙剂并不能改善心搏骤停患者的预后[180-188]。有三项儿科临床研究发现常规给予钙剂可能存在潜在危害，包括降低生存率和不良的神经学预后[180-188]。尽管支持 CPR 期间应用钙剂的临床文献有限，但在可能发生低钙血症（包括肾衰竭、休克伴大量输血等）的心搏骤停患者 CPR 期间应该考虑应用钙剂。

缓冲溶液　目前还没有随机对照实验研究碳酸氢钠在小儿心搏骤停中的应用。两项随机对照研究观察了碳酸氢钠在成人心搏骤停[189]和呼吸停止的新生儿中的应用价值[190]。这两项研究均未发现碳酸氢钠可以改善生存率。事实上，一项多中心回顾性的院内儿科研究发现，在心搏骤停过程中输注碳酸氢钠可降低生存率，即使控制了年龄、性别、首次记录的心脏节律后也是如此[187]。因此，在小儿心搏骤停复苏过程中不推荐应用碳酸氢钠。在严重代谢性酸中毒的成年危重症患者中应用碳酸氢钠可以纠正酸中毒，但并未改善血流动力学[191-192]。让人有些惊讶的是，严重的酸中毒可以抑制儿茶酚胺活性，破坏心肌功能[193-194]，然而，临床数据并不支持在 CPR 期间应用碳酸氢钠。酸中毒会增加植入心脏起搏器患儿心脏电刺激的阈值[195]。因此，碳酸盐或其他缓冲溶液适用于治疗这些患儿的严重酸中毒。碳酸氢钠也适用于三环类抗抑郁药过量、高钾血症、高镁血症或钠离子通道阻滞药中毒的患者。碳酸氢盐的缓冲作用体现在氢离子和碳酸根离子结合生成 CO_2 和水的过程中，CO_2 必须通过足够的分钟通气量清除。因此，如果在碳酸氢钠注射过程中通气功能受损，CO_2 的聚集将降低碳酸氢盐的缓冲作用。因为 CO_2 易于穿透细胞膜，在没有足够通气情况下注射碳酸氢钠，细胞内酸中毒可能加重。因此，碳酸氢盐不适用于呼吸性酸中毒。

不同于碳酸氢钠，三羟甲基氨基甲烷（tromethamine，THAM）缓冲液中额外的氢离子不产生 CO_2。事实上在 THAM 注射过程可以消耗 CO_2。THAM 适用于缓冲分钟通气量受损患者的酸中毒。THAM 经肾排除，故慎用于肾功能不全的患者。Carbicarb 是一种等摩尔的碳酸氢钠碳酸钠混合物，是一种较碳酸氢钠产生 CO_2 少的缓冲液。在犬心搏骤停模型中，给予碳酸氢钠、THAM 或碳酸氢钠碳酸钠混合液三种中任何一种缓冲液的动物恢复自主循环的比率均高于单纯给予生理盐水的动物。注射碳酸氢钠和碳酸氢钠碳酸钠混合液的动物，自主循环恢复的间隔明显短于单纯给予生理盐水的动物。在 6 h 研究周期的后期，所有恢复自主循环的动物均进入了深昏迷状态，对生存率的提高并没有定论[196]。在 CPR 阶段尚不推荐使用 THAM 或碳酸氢钠碳酸钠混合液。

复苏后的干预

体温的管理

两篇开创性的文章[197-198]展示了诱导低体温（32～34℃）可以改善成人室颤心搏骤停复苏后昏

迷患者的预后。这两项研究均是随机对照研究，入组标准为 18 岁以上非创伤性室颤复苏成功后持续昏迷的患者[199, 120]。然而在最近一项关于院外心搏骤停后失去意识的成人幸存者生存率的随机对照实验证实：与目标体温 36℃ 相比，目标体温为 33℃ 并未改善患者的预后[201]。用这些研究很难解释和推断在儿童中的情况；然而，在发生心搏骤停、头部创伤、卒中、缺血等损伤时，48 h 内发热与不良神经系统预后相关。对缺氧缺血性脑病的新生儿进行选择性脑组织降温以及全身性降温的实验表明，诱导性低体温可以改善患儿的预后[202-203]。一项进行中的随机对照实验[clinicaltrals. gov identifier NCT00880087；THAPCA：Therapeutic Hypothermia After Pediatric Cardiac Arrest (www.thapca.org)] 正在观察治疗性低体温对心搏骤停患儿的疗效。至少，CPR 后避免患儿体温过高是合理的。在监测核心温度的情况下，需要对 CPR 后患儿应用退热药以及外用降温装置来避免体温过高，这一过程被称为"治疗性控温"。需要注意的是抑制体温过高并不容易。许多心搏骤停患儿在应用抑制体温过高的措施后仍然会出现高体温[198]。

血糖的控制

心搏骤停后高血糖和低血糖都与不良的神经系统预后相关[204-207]。低血糖直接与不良的神经系统预后相关，而高血糖可能本身有害，但也可能是长时间缺血导致的应激反应的标志物。最近一项随机实验研究表明，严格控制血糖与危重患儿的临床预后不相关，但与低血糖的发生率增高相关[208]。总之，目前并没有足够证据强烈推荐对心搏骤停后自主循环恢复的患儿要控制高血糖。如果控制自主循环恢复后患儿的高血糖，需要严密监测血糖浓度避免发生低血糖。

血压的管理

心搏骤停后自主循环恢复的患者动脉血压会有较大波动，心搏骤停或复苏后常常出现心肌功能衰竭并伴有低血压（稍后讨论）[199-200, 209-218]。另外，心搏骤停后也可能发生高血压，尤其是在心搏骤停后心功能异常应用血管活性药物的患者。心搏骤停后最佳动脉血压对于维持重要脏器的灌注压至关重要，因为在最初的心搏骤停和心肺复苏时，"无灌注"和"低血流灌注"状态损害了各器官。健康人的脑血流存在脑神经血管的自身调节，当平均动脉压在一个很宽范围内波动时，脑血流仍能够维持恒定，然而，成人心搏骤停复苏时脑血流自动调节功能受损，这种情况也可能在儿童患者中出现[219]。心搏骤停影响了脑神经血管

束的自身调节，限制了脑调节过量血流和微血管灌注压的能力，从而导致全身高血压期间的再灌注损伤。在动物模型中，复苏后短时间诱导高血压与正常灌注压相比，可改善神经系统的预后[220, 221]。相反，全身低血压由于不能满足机体能量的供需平衡，导致缺血性损伤后神经系统一直处于代谢危机状态。调节心搏骤停后血压最实用的方法是在复苏后这个高风险时期努力减少动脉压的波动。

复苏后心肌功能障碍

无论动物或是人类，成功复苏后通常都会出现心搏骤停后心肌顿抑和低血压[199-200, 209-218]。动物研究表明，心搏骤停后心肌顿抑是心室收缩和舒张功能失衡的整体表现。心搏骤停后心肌顿抑在病理生理和生理上是与脓毒症相关性心肌功能障碍和体外循环后心肌功能障碍类似的综合征，机制包括炎症介质和 NO 产物的增加[212, 215-216, 218]。因为良好的心功能是心搏骤停后再灌注的必要条件，因此治疗心搏骤停后心肌功能障碍对改善生存率非常重要。在复苏后阶段必须根据心血管生理学情况调整使用改变心肌收缩力的药物、血管加压素和血管扩张药物。尽管并没有明确的最适宜的心搏骤停后低血压和心肌功能障碍的治疗方法，但是积极的血流动力学支持可改善预后。动物模型对照实验表明，多巴酚丁胺、米力农、左西孟旦可有效改善心搏骤停后心肌功能障碍[209-210, 222-223]。在临床观察研究中，液体复苏已用于低血压伴中心静脉压低的患者，很多血管活性药物，包括肾上腺素、多巴酚丁胺、多巴胺已用于治疗心肌功能障碍综合征[199-200, 213-217]。最后，这些药物最适宜的使用方法是目标导向滴定，应该进行有创血流动力学监测。一般来说加强治疗的目标是有适当的动脉压和氧气运输，然而适当的定义是模糊的。对于中心静脉压低的血管舒张性休克，合理干预包括静脉液体复苏和血管活性药物，治疗左心室心肌功能障碍的适当方法包括等容治疗、使用影响心肌收缩力的药物和减轻后负荷。

神经系统监测

心搏骤停后持续的神经系统监护和目标性干预在改善神经系统预后方面是一个大有希望的前沿领域[224]。持续脑电图越来越多地应用于严重患者的神经系统监测，用来判断无抽搐性癫痫和接受神经肌肉阻滞药物治疗患者的癫痫发作。连续 EEG 监测既无创又可在

床旁实施，可以持续评估大脑皮质功能，监护的结果可由在别处的神经科医师进行分析，而不需要由床旁监护的内科医师解读。然而，定量 EEG 工具的进展可以让床旁医护人员判断重要的神经生物事件，比如癫痫或者背景的突然变化，可以进行实时的分析和干预[225]。在一项儿童持续性 EEG 监测的前瞻性研究中，39% 的心搏骤停后患儿发生了非抽搐性癫痫（12/31）[226]。与前一项研究中的 19 个患儿部分重叠的队列研究表明，非抽搐性癫痫在心搏骤停后接受治疗性低温的患儿中很常见[226]。非抽搐性癫痫在小儿心搏骤停后经常出现。非抽搐性癫痫与成人和婴儿严重疾病的较差预后相关[227-233]，但在心搏骤停后的儿科患者中并未得到证实。持续 EEG 监测可应用于心搏骤停后的患儿，同时一些出现非抽搐性癫痫的患者（尤其是非抽搐性癫痫持续状态）应该应用抗癫痫药物。非抽搐性癫痫的频率和应用抗癫痫药物治疗的益处仍需要证实。

氧化损伤可能在心搏骤停复苏后治疗的早期阶段最为严重[234]。在动物模型中，复苏过程中和复苏后立即使用 100% 的氧气（相比室内空气）可加剧重要的线粒体酶（丙酮酸脱氢酶或超氧化物歧化酶）或线粒体脂质（心磷脂）的氧化损伤，从而导致更严重的神经功能损伤[235-238]。使用脉搏血氧饱和度逐步调定法调整氧浓度可以降低复苏后高氧损伤、显著改善神经病理学和神经行为的预后[239]。在心搏骤停的 24 h 内收入 ICU 的患者中，高氧和缺氧或正常氧含量的观察性研究发现，动脉血氧分压 $\geqslant$ 300 mmHg 与住院患者死亡率独立相关[240]。我们认为应该谨慎地逐步调定儿科患者心搏骤停后的血氧饱和度。虽然最佳的血氧是未知的，但 FiO_2 应逐步调节至使 SpO_2 > 94% 的最低量。也许心搏骤停后的治疗未来将包括更积极的神经重症加强治疗措施，如近红外光谱测定技术、脑微透析、脑组织氧合（$PbtO_2$）、脑血流量，甚至线粒体功能障碍的床旁分析。

心肺复苏的质量

尽管存在循证医学的指南，也进行了大量的复苏培训及用药的资格认证，但是 CPR 的质量通常很差。心肺复苏指南选择性推荐了某些 CPR 参数的目标值，包括按压频率、按压深度和通气，推荐避免 CPR 的间断并提倡胸骨按压间期完全释放压力[241]。但是按压频率不够、按压深度不足和大量的停顿时常发生。足够的按压强度和速度、尽量减少停顿时间、允许胸廓充分回弹及不过度通气可明显改善心肌、脑和全身灌

注，并可能会改善预后[131]。复苏后管理质量对提高复苏生存者的预后非常重要[213]。国际联络复苏委员会和 AHA 近期再次共同强调要在心搏骤停复苏过程中监测心肺复苏质量和避免过度通气[242]。虽然 CPR 过程中正确的数量、时间、强度和通气持续时间等仍存在争议，但是根据血流灌注量测量并逐步调整通气量是没有争议的，也是有必要的。因此，安全、准确和实用性高的技术将改善 CPR 质量的检测和反馈。

最近开发出来的技术已能够通过压力传感器和加速度计监视 CPR 的质量，为 CPR 管理者提供胸外按压的频率、深度和通气量的有声反馈。近期儿科数据表明，强化培训和实时纠正反馈可以帮助胸部按压质量达到特定年龄的 AHA 心肺复苏指南目标[243-245]。此外，改善复苏后重症监护医疗水平可以提高复苏后生存率[213]。

体外膜肺氧合及体外心肺复苏

体外膜救生（ECLS）设备作为体外心肺复苏（extracorporeal CPR，ECPR）的抢救措施是复苏科学中一个令人感兴趣的课题。对于患有内科或外科心脏病的儿童，ECPR 能提高出院后的存活率[246]，甚至对超过 50 min 的心肺复苏也有效[247]。然而，在广泛的人群中，对实施 ECPR 方案比传统的心肺复苏有利于患者生存这一观点并未达成一致[248-249]。患有原发性心脏病的儿童可能具有生存优势，因为这些疾病可通过 ECLS 进行治疗——无论是康复、手术还是移植。与非心脏原因的心搏骤停患者相比，这些患者可能也有潜在优势，主要是由于单器官衰竭，这使得复苏后完全康复的机会更大[250]。重要的是，在这些观察性研究中，ECPR 被用于常规心肺复苏失败患者的抢救治疗[250]。事实上，在一项对心肺复苏超过 10 min 的心脏病和非心脏病患者进行的 GWTG-R 研究中，接受 ECPR 患者在出院时生存率和神经功能预后均有改善[251]。缺乏生存优势，即使在控制混杂因素的情况下，这些研究的本质是有缺陷的[252]。在没有具体比较早期开始 ECPR 和常规 CPR 的随机对照试验的情况下，对于潜在可逆性隐性疾病患者病程中，考虑 ECPR 作为抢救疗法可能是合理的。然而，正如 PALS 指南所指出的，任何真正成功的机会都需要一个"现有 ECMO 协议、专业知识和设备"的设置[253]，以及专门的团队在困难情况下实施训练有素的管路置入。因此，及时、有效的 ECPR 可能是儿科患者 CPR 常规治疗的一个重要补充治疗。未来将会定义患者人群和优化体外支持的临床方法，但是临床医师实施 CPR 时，如果患者对常

规 CPR 无反应则应早期考虑 ECPR。也许未能在 5 min 内达到自主循环恢复，临床医师应该自问：①患者病情是否可逆；② ECMO 是否会是一个通向好预后的潜在"桥梁"；③我们是否有人员和资源提供及时的 EMCO。如果三者的答案均为"是"，则应考虑立即实施 ECPR。我们认为，有人目击并立即实施心肺复苏患者，并有证据表明实施高质量的心肺复苏术的患者应考虑进行 ECPR 治疗。

儿童心室颤动和室性心动过速

儿科心室颤动（ventricular fibrillation，VF）和室性心动过速（ventricular tachycardia，VT）一直是一个未得到充分认识的儿科问题。最近的研究指出，27% 的住院心搏骤停患者在复苏过程中会出现 VF 和 VT（即休克性心律失常）[254]。在 PICU 的住院人群中，41% 心搏骤停与 VF 和 VT 有关[255]。NRCPR 数据库显示，发生心搏骤停者的住院患儿中有 10% 最初存在 VF 或 VT。总计 27% 的儿童在复苏过程中发生过 VF 和 VT[254]。VF 的发生率随着环境和年龄而变化[256]。在特殊情况下，例如三环类抗抑郁药过量、心肌病、心脏手术后和 QT 间期延长综合征的情况下，VF 和无脉性 VT 更有可能发生。对于短期 VF 的治疗选择是快速除颤。总体来说，除颤时间每延迟 1 min，死亡率增加 7% ～ 10%。因为除颤前需要确定是室颤，所以早期通过心电图确诊节律非常重要。认为儿童 VF 发生极少的态度可能会导致致命性的后果。推荐的除颤能量是 2 J/kg，但该推荐数据并非最佳，而是基于老式的单相除颤器。在 20 世纪 70 年代中期，所有儿童的推荐起始能量均是 60 ～ 200 J。考虑到除颤导致的心肌损伤，在很多种类动物中，0.5 ～ 1 J/kg 的除颤能量足以达到除颤效果。Gutgesell 等[257]评估了 2 J/kg 单相除颤策略的效率，包含 27 名儿童患者的 71 次经胸除颤。除颤能量 2 ～ 10 J/kg 范围内除颤成功（终止颤动）率为 91%。更近的数据证实儿童室颤应用 2 J/kg 的最初电击能量后终止率低于 60%，说明有效的除颤可能需要更高的除颤能量[93, 258-260]。有趣的是，NRCPR 回顾性研究的数据证实，4 J/kg 的初始能量与短期生存率低有关（如快速从心搏骤停转为自主节律而生存）。虽然已经有 50 年的儿科临床除颤的经验，但是最佳的除颤能量仍是未知的。

抗心律失常药物：利多卡因和胺碘酮

VF 患者应用抗心律失常药应避免耽误电击的时机。但是，在电除颤尝试失败后，可以考虑用药增加除颤的有效性。肾上腺素是目前儿科和成人 VF 的一线用药。如果肾上腺素单次用药和随后的重复给药除颤无效，则应该考虑应用利多卡因和胺碘酮。

传统上，利多卡因推荐用于电击抵抗的儿童和成人 VF 患者。但是，与安慰剂相比，电击抵抗的室颤患者在院外发生心搏停后，仅胺碘酮可以增加患者入院时的生存率[261]。另一项院外 VF 对电击抵抗的研究证实，接受胺碘酮治疗的患者比接受利多卡因治疗的患者有更高的入院时生存率[262]。以上两项研究均不包括儿童。胺碘酮作为抗心律失常药物应用于儿童已有一些经验，再借鉴于相关的成人研究，可以考虑将胺碘酮用于儿科电击抵抗的 VF/VT 的治疗。推荐的剂量是 5 mg/kg，快速静脉注射。没有抗心律失常药物治疗儿科难治性 VF 的比较研究。尽管从成人的研究数据和电生理的机械信息推断胺碘酮可能较适宜用于儿科电击抵抗的 VF 治疗，但最佳的选择仍不明确。

儿科自动胸外除颤仪

自动胸外除颤仪（automated external defibrillators，AEDs）改善了成人室颤的生存率[263-264]。AEDs 推荐用于 8 岁或年龄较大的儿科心搏骤停患者[157, 265]。有些数据显示一些类型的 AEDs 能精确诊断各年龄儿童的 VF，但是许多 AEDs 均因为除颤板和能量仅适合成人而受到限制。现已研发出附带于成人 AEDs 中可缓冲能量输出的小型除颤板适配器，使其适用于儿童。需要强调的是，AEDs 诊断运算法则对于儿科 VF 和 VT 应该敏感且特异。一些 AEDs 制造商对这些运算法则的敏感性和特异性进行试验以保证 AEDs 合理应用于较小年龄的儿童。

CPR 应何时终止？

诸多因素决定了心搏骤停后患者生存的可能性，其中包括心搏骤停的机制（如外伤性、窒息性和循环休克的进展）、发生地点（如医院内或医院外）、反应（如有目击者或无目击者，有或无目击者 CPR）、潜在的病理生理（如心肌病、先天性的缺陷、药物毒性或代谢紊乱）以及疾病潜在的可逆性潜力。这些因素在决定终止复苏前均应考虑。传统意义来说，连续 CPR 超出 15 min 或需要两个以上治疗剂量的肾上腺素则认为继续进行 CPR 是无效的[266]。可能由于 CPR 质量和复苏后治疗的改善，越来越多的 CPR 超过 15 min 和应用两个剂量肾上腺素的住院患者拥有更好的预后[83、86]。之前的数据表明即使进行了长时间的 CPR，ECPR 也有极好的预后潜力[267-271]。相反，过早终止 CPR 的决定意味着结束并且是不可逆的。在 21 世纪的前 10 年，对何时终止 CPR 这一重要的临床问题仍然没有明确答案。

呼吸系统

结构和功能的发育：年龄相关性呼吸参数

气道和肺泡

肺于妊娠的第 4～8 周开始发育。在这阶段，肺芽已分化出主支气管；在第 6 周所有支气管均可辨认；至第 16 周从气管轴上长出的小气道数已接近于成人。当气道发育完全时，终末端气道再塑形并成倍增加而形成一簇大肺泡囊或肺泡雏形，可以进行气体交换。真正的肺泡于出生前后出现，肺泡囊在出生后逐渐变薄，直到出现分隔。

在出生时，婴儿有近 2400 万个肺泡；8 岁时，该数量增加到 3 亿个（表 79.5）。此后，肺的进一步发育只是肺泡体积的增大。新生儿肺弹力组织的数量较

成人少，弹力蛋白仅延伸展至肺泡管。弹力蛋白继续延伸至肺泡水平并于 18 岁时达到最大量。在之后的 50 年里，弹力蛋白缓慢减少。肺顺应性与弹力蛋白数量紧密相关。因此，在青春期肺顺应性达到峰值，而在年龄较小或较大时肺顺应性相对较低。直到 5 岁时潮气量范围的气道才闭合。

肺循环

肺动脉主干出现于妊娠第 14 周。到 20 周时，肺循环的分支接近于成人，并且出现表面的侧支血管结构。在胎儿期，动脉与气道和肺泡囊相伴行发育。在妊娠的 9～12 周，支气管动脉出现。在妊娠 12 周时，血管壁发育出良好的弹力蛋白层，早在妊娠 14 周时，平滑肌细胞即开始发育。至妊娠 19 周，弹力组织延伸至第七级肺动脉分支，平滑肌细胞也向远端延伸。胎儿动脉的肌化终止在比成人和儿童更近端的水平上。与成人相似大小的血管相比，胎儿肌化的血管管壁更厚。肺动脉血管处于主动收缩状态，直至妊娠末期。研究表明，在羊胚胎中，肺血流在 0.4～0.7 孕程时仅占双心室排血量的 3.5%，在接近足月时增至 7%。出生后即刻，肺动脉血流增加至接近成年水平。肺静脉系统与肺动脉系统的发育过程相似。肺动脉在出生

表 79.5 年龄相关呼吸变量：正常值							
	新生儿	6 个月	12 个月	3 岁	5 岁	12 岁	成年人
呼吸频率（次 /min）	50±10	30±5	24±6	24±6	23±5	18±5	12±3
潮气量（ml）	21	45	78	112	270	480	575
分钟通气量（L/min）	1.05	1.35	1.78	2.46	5.5	6.2	6.4
肺泡通气量（ml/min）	385	—	1245	1760	1800	3000	3100
无效腔 / 潮气量	0.3	0.3	0.3	0.3	0.3	0.3	0.3
耗氧量[ml/（kg·min）]	6±1.0	5±0.9	5.2±0.9	—	6.0±1.1	3.3±0.6	3.4±0.6
肺活量（ml）	120	—	—	870	1160	3100	4000
功能余气量（ml）	80	—	—	490	680	1970	3000
肺总量（ml）	160	—	—	1100	1500	4000	6000
闭合体积占肺活量的百分比	—	—	—	—	20	8	4
肺泡（囊泡）数目 ×10^6	30	112	129	257	280	—	300
比顺应性 CL/FRC［ml/（cmH₂O·L）]	0.04	0.038	—	—	0.06	—	0.05
小气道电导率［ml/（s·cmH₂O·g）]	0.02	—	3.1	1.7	0.12	8.2	13.4
血细胞比容（%）	55±7	37±3	35±2.5	40±3	40±2	42±2	43～48
pHa	7.30±7.40	—	7.35～7.45	—	—	—	7.35～7.45
PaCO₂（mmHg）	30～35	—	30～40	—	—	—	30～40
PaO₂（mmHg）	60～90	—	80～100	—	—	—	80～100

From O'Rourke PP，Crone RK. The respiratory system. In：Gregory G，ed. Pediatric Anesthesia. 2nd ed. New York：Churchill Livingstone；1989；63.

后持续发育，新动脉随着支气管气道的建立而延伸，直至 19 个月龄。其他动脉继续发育，直至 8 岁。随着肺泡体积的增长，肺泡的分支更加精细和复杂。当已存在的动脉直径增大时，动脉结构也发生变化。在出生后的第 1 年，动脉肌层厚度降至成人水平。

生化发育

到妊娠 24 周时，肺泡柱状上皮变平，Ⅰ型肺泡上皮细胞用以分界和支撑肺泡。较大的Ⅱ型肺泡上皮细胞产生和储存表面活性物质。表面活性物质最初出现在妊娠的 23 ～ 24 周，在妊娠的最后 10 周其浓度增加[68]。在约妊娠 36 周时，表面活性物质释放至肺泡内，为胎儿出生后的生存提供了可能性。

呼吸过渡：胎盘到肺

在妊娠约 24 周时，肺就有能力可以在子宫外进行气体交换。但是，为了保证出生后气体交换充足，出生后即刻必须发生一些重要的循环和机械性改变。通气在出生后数小时开始与灌注相匹配。起初，有肺膨胀不全处的右向左的肺内分流，还有通过肺动脉导管处的左向右分流和部分通过卵圆孔处的右向左的分流。新生儿 PaO_2 为 50 ～ 70 mmHg，提示其右向左分流量是正常成人的 3 倍。从胎儿到新生儿呼吸和循环的转变是动态的。出生后，如果暴露于酸中毒、寒冷或低氧血症的环境下，则肺血管床可以持续收缩。肺动脉收缩，未饱和的血液通过卵圆孔和肺动脉导管发生右向左的肺外分流增加，从而减少了肺血流量。这种持续性的肺血管收缩被称为新生儿持续性肺动脉高压或持续性胎儿循环。

呼吸力学

为了通气，呼吸肌必须克服肺的静态弹性作用力和动态抵抗力。这两种反作用力的变化会影响胎儿出生后的肺容量、呼吸节律和呼吸做功。

肺顺应性与年龄

肺的顺应性随着年龄的增长而变化，这是因为肺泡结构、弹力蛋白以及表面活性物质的改变所致。在出生时，肺顺应性低的原因是肺泡雏形的壁较厚和弹力蛋白量较少。表面活性物质不足（如肺透明膜病）进一步降低肺顺应性。在出生后第一年，肺顺应性随肺泡发育和弹力蛋白量的增加而改善。

胸壁

婴儿胸壁有高度的顺应性，因为其肋骨呈软骨

样。婴儿盒样形状的胸廓比成人背部扁平的胸廓弹性回缩力小。成人的膈肌和肋间肌有高比例的慢收缩、高氧化能力和不易疲劳的肌纤维。成人 65% 的肋间肌纤维和 60% 膈肌纤维是这种纤维，而新生儿仅有 19% ～ 46% 的肋间肌纤维和 10% ～ 25% 的膈肌纤维为这种纤维[70]。因此新生儿更容易发生肌肉疲劳，并降低胸壁的稳定性。胸壁良好的顺应性和肺较差的顺应性的净结果是肺泡萎陷伴有低静息肺容量（即功能残气量）。尽管存在肺萎陷的趋势，儿童可通过呼吸急促、喉中断及呼气时肋间肌张力的增加稳定胸廓，以保持较高的动态功能残气量。

上呼吸道

儿童与成人的上呼吸道存在一些解剖上的差异，这影响了他们维持气道通气的能力。小儿喉部位置偏向前和头侧，面罩通气和气管插管的最佳体位是"嗅花位"。颈部过伸易引起气道阻塞。成人气道最狭窄的部分是声门，5 岁以下的儿童气道最狭窄的部分是环状软骨，因为喉的后部较前部更易偏向头侧，导致环状软骨呈椭圆形而不是圆形。5 岁以后，向前的喉头已降至成人水平[272]。通过小儿声门的 ETT 易造成远端气道的缺血损伤。儿童环状软骨窄，气管软骨柔软，无套囊的 ETT 即可达到良好的密封效果。尽管一些人常规对 5 岁以下的小儿应用带套囊的气管导管，但事实上很少需要[273]。

闭合容量

肺的弹性回缩力与闭合容量密切相关。闭合容量是终末气道闭合后肺内残余在终末气道的气体容量。闭合容量大可增加无效腔通气，导致肺不张和右向左的肺血分流。弹力组织有助于保持气道开放，所以小气道的弹力层越厚，非软骨支撑的小气道关闭时肺容量就越少。闭合容量在青春期末较小，而在老人和小儿时相对较大。儿童可通过快速呼吸、经常活动和哭泣来克服高闭合容量和继发性肺不张所致的并发症。对于不活跃的、镇静的或者麻醉的幼儿，高闭合容量成为一个重要问题。

阻力

新生儿有高阻力或低传导率的小气道（传导率 = 1/阻力），小气道的直径在 5 岁前不会明显增加；因此，小儿基础气道阻力高，对导致气道进一步狭窄的疾病（如平滑肌收缩、气道水肿和炎症）更敏感。这种新生儿和小儿的高气道阻力有助于维持 FRC。

呼吸的控制

新生儿呼吸控制是独特的。低氧最初可短时间地增加通气，随后会发生持续的通气减低[77]。这种反应在早产儿则更加明显，在足月儿出生几周后消失。周期性呼吸常见于小儿，尤其是早产儿，这可能与延髓呼吸中枢发育不全有关。

氧气运输：氧摄入和释放

胎儿血红蛋白 2,3- 二磷酸甘油酸浓度低，氧饱和度为 50% 时的氧分压（P_{50}）为 18 mmHg，远低于成人的 27 mmHg。P_{50} 低可使胎儿在低氧分压时携带的氧更多，但在组织中释放氧更难。出生后 3～6 个月，胎儿血红蛋白被成人的血红蛋白取代。胎儿血红蛋白氧含量增加和血红蛋白浓度增加对胎儿有利，这保证输送给大脑和心脏的氧含量为每 100 ml 血液中含有 20 ml 氧气。这种氧含量与成人呼吸室内空气时相同。新生儿的氧耗量在出生时是 6～8 ml/(kg·min)，在出生后 1 年降至 5～6 ml/(kg·min)，婴儿的通气血流比值下降、胎儿血红蛋白 P_{50} 的降低及进行性贫血的特点，造成出生后的数月难以实现足够的氧气输送，婴儿在出生后的 4～5 个月通过近 250 ml/(kg·min) 的高心排血量予以代偿。

呼吸衰竭

呼吸衰竭是指肺不能进行足够的氧合和从肺动脉血排除 CO_2。导致呼吸衰竭的原因有许多，包括环境低氧、肺实质病变和肺血管疾病。完整病史可以表明呼吸功能不全的严重性和长期性，有助于鉴别诊断和确定合适的治疗方案。具体的病案应该包括有无早产史、先前的气道操作、机械通气史、肺以外的其他器官功能障碍和呼吸疾病家族史。详细的喂养史和持续至目前的生长图表可能帮助提供有价值的信息，因为生长迟缓会增加氧气的需求。通常总氧耗的 1%～2% 被用于呼吸。而当呼吸系统存在疾病时，呼吸氧耗可能占总氧耗的 50%。呼吸衰竭的婴儿和儿童经常有肋间和胸骨上的凹陷，提示呼吸做功和氧耗增加。患儿在呼气时发出咕噜声以维持 FRC。大多数婴儿和儿童呼吸急促，这可以通过减少呼气时间帮助维持 FRC。浅快的呼吸比深大呼吸耗能少。呼吸衰竭的婴儿常有口唇、皮肤和黏膜的发绀，但是除非 PaO_2 低于 70 mmHg，否则很难发现皮肤颜色变化。应注意观察胸部呼吸运动的对称性。呼吸运动异常可能说明气胸或支气管阻塞。由于小儿胸廓小，声音容易从一侧肺传递到另一侧肺，即使存在气胸，呼吸音也可能是正常的。腹部膨隆会显著地阻碍婴儿和低龄儿童的呼吸运动。

呼吸功能监测

动脉血气可直接监测血中氧分压，是测量氧合的金标准。氧合血红蛋白百分比可直接测量也可通过 PaO_2、pH、$PaCO_2$ 及温度计算。静脉和毛细血管血气不能预测动脉血氧分压。动脉置管在小儿重症监护病房的应用逐渐减少[274]。脉搏血氧仪的应用已十分广泛。当饱和度低于 97% 时，脉搏血氧仪能连续评估动脉氧饱和度；这与氧解离曲线的形状相关。脉搏血氧仪通过光的至少两个波长穿过患者并以光的吸光度变化进行比较来得到氧饱和度。饱和度在 91%～97% 的范围内，脉搏血氧计读数比测定的动脉血氧饱和度高约 1%[275]。然而，饱和度在 76%～90% 的范围内，脉搏血氧计读数高于动脉血氧饱和度测量值约 5%，置信区间也增宽[275]。当使用传感器的肢体末端血流灌注减少时脉搏血氧仪读数不准确。最后，大多数脉搏血氧仪对高铁血红蛋白和碳氧血红蛋白等异常血红蛋白检测并不特异，在这些情况下会出现错误结果。

脐动脉插管在新生儿中很常见，导管易于置入和保留，可获取动脉血和进行连续测量动脉血压[276-278]。留置导管的前端应位于或高于主动脉分叉水平，且在肾动脉水平以下（L_2）。一旦患儿状态稳定，应置入外周动脉导管，并拔除脐动脉导管。所有动脉置管均会增加远端血栓疾病的风险。必须小心冲洗动脉导管，以预防形成脑或心脏栓子。正确置入和保留动脉导管的情况下极少发生严重并发症。动脉导管短期内使用是相对安全的[279]。Ergaz 等的一项小型研究表明，长时间置管的动脉可能会形成血栓，但婴儿血栓形成后可自主消除并无后遗症[280]。

$PaCO_2$ 可用作判断通气是否充足的指标。尽管从毛细血管或静脉血液获得的 $PaCO_2$ 也能提供有价值的信息，但是动脉血气分析依然是金标准。从 CO_2 描计仪或经皮 CO_2 监测（TCOM）可以获得 CO_2 的连续信息，这与脉搏血氧仪类似[281]。CO_2 监测仪波形显示呼出的 CO_2 可以基于任一时间或体积。基于时间的 CO_2 浓度监测仪更为常见。CO_2 分析仪分为吸气系统和非吸气系统。吸气系统从通气回路采集样本进行 CO_2 检测。非吸气系统需要在呼吸机回路中放置呼气盒。系统采用红外光源和检测器进行呼出二氧化碳的测量。从 CO_2 浓度监测仪可以得到很多数据，包括呼气末 CO_2（end-tital CO_2，ETCO）值、呼吸频率、无效腔、心排血量以及气道阻塞的情况。

基于时间的 CO_2 描计仪检测到的斜率平台常低于 $PaCO_2$。$ETCO_2$ 增加可能意味着通气的改变，必须要进行分析。对于拥有健康肺的成人来说，$ETCO_2$ 与 $PaCO_2$ 之间的梯度通常为 $2\sim5$ mmHg。当无效腔增加、肺血管异常、心排血量减少以及肺过度扩张时，$ETCO_2$ 与 $PaCO_2$ 之间的梯度将增加。CO_2 描计仪得到的 $ETCO_2$ 在临床上可根据肺泡无效腔分数（alvolar dead space fraction，AVDSf）计算近似的肺泡无效腔。$AVDSf = (PaCO_2 - P_{ETCO_2})/PaCO_2$。AVDSf 是肺泡无效腔的一个合理指标[282]，已在数例急性低氧性呼吸衰竭患儿中显示与死亡率相关[283-285]。可通过基于时间的 CO_2 浓度描计仪产生的波形得到其他有价值的信息。例如呼气相斜率逐渐上升可以提示气道阻塞性疾病。当 ETT 密闭很好时，基于时间的 CO_2 描计仪对于较慢频率的呼吸检测更加准确。

容积 CO_2 描计仪记录的是 CO_2 浓度而不是呼出容积，并且作为一种部件逐渐在一些呼吸机中出现，也可以使用独立的监护设备。容积 CO_2 描计仪提供了计算无效腔的直接信息。临床上容积 CO_2 描计仪在设置最佳 PEEP 方面很有用处。这样设置的 PEEP 既可使肺泡复张以改善氧合，又会降低无效腔而不导致过度扩张。容积 CO_2 描计仪也可以用来验证支气管扩张药治疗的反应。

在某些情况下，使用 TCOM 可以提供连续的通气测量，如高频通气。TCOM 模块加热传感器下方的皮肤使毛细血管床扩张，CO_2 穿过皮肤的扩散增加。随后扩散的 CO_2 即可被检测。首次设置 TCOM 时应当根据毛细血管或动脉血气进行校准。校正后的刻度随着时间的推移会出现漂移，但新的模块已提高了稳定性。Bhalla 等的最近一项研究表明，经皮二氧化碳监测即使在低心排血量或皮下组织增加的情况下，也可提供有效的 $PaCO_2$ 估计值[281]。但发绀型心脏病患者监测效果不佳。

用或不用呼吸机的呼吸做功可通过计算压力速率乘积（pressure-rate product，PRP）来获得。压力通过植入球囊导管至食管远端 1/3 来测量，这个压力也可以用来等同于胸膜压力。PRP 是食管压力的变化（esophageal pressure，Pes）与呼吸频率（respiratory rate，RR）的乘积。$PRP = Pes \times RR$。PRP 已经成为研究中测量呼吸做功的客观方法，已经应用于以下方面：应用 PEEP[286-287] 时拔管前后做功和梗阻性气道疾病时的做功[277]，评估吸气负荷增加的情况[278]，恒河猴急性吸气性上气道阻塞时 PRP 和相位角，经鼻套管高流量通气的有效性评估[288-289]，以及评价婴幼儿无创通气（NIV）的有效性[290]。一些呼吸机可

以测量食管压力，或者可以用独立的装置测量食管压力。填充食道导管的空气量对 PRP 测量的准确性十分敏感[291]。除了计算 PRP，在测量跨肺压时食管压力也是非常重要的。很多成人研究逐步证实了根据跨肺压逐步调整 ARDS 患者通气参数的益处[292-294]。跨肺压对一些肥胖并且需要机械通气的呼吸衰竭患者特别有益[295-298]，因为这些患者胸壁顺应性的降低可能会使临床医师限制呼吸机的压力。成人医学中，食道压力监测和机械通气对跨肺压的监测有了显著的发展。几篇评论性文章对此监测的必要性和目标有很好的总结[299-300]，包括胸膜压工作组（欧洲重症监护医学会急性呼吸衰竭科）的一篇文章[301]。

呼吸时相或腹胸运动之间的同步性可以通过呼吸感应体积描记法测量（respiratory inductance plethysmography，RIP）。这种无创性方法通过放置在腹部和胸部的弹性带进行测量。腹部和胸部的运动改变弹性带上微电极的电感。腹部相对于胸部的运动可以通过图形或相位角呈现或测量出来。当存在呼吸受阻时，如上呼吸道阻塞，腹部和胸壁的运动就会出现滞后，相位角增加。RIP 获得的相位角是上气道阻塞程度的客观指标[278, 302-303] 并且可以用于评估治疗的有效性[304-306]。由于在临床医生的评估过程中有非常多的观察者之间的差异[307]，RIP 是研究上呼吸道阻塞病因和疗效非常有价值的工具。RIP 可以使用独立设备进行方便的测量，在未来的儿科研究中可能有更突出的作用。

接受机械通气患者呼吸做功的信息可以从呼吸肺量测定法获得。肺量测定可显示流速-容量环、压力-容量环以及流速-时间、压力-时间和容量-时间曲线图。一些呼吸流速-容量环的特征形状可以帮助诊断各种呼吸疾病。流速-容量曲线呼气部分典型的挖空表现是梗阻性肺疾病的特点。呼吸机上的压力-容量环可以指导增加 PEEP 使可能发生肺不张的肺组织恢复，这在图形上显示为吸气曲线上低位拐点。曲线从平台区移动到最大顺应区表示在压力变化给定的情况下的最大容量变化。如果吸气压力或容量过大，压力容量环出现高位拐点，提示肺过度膨胀。过度膨胀的压力-容量曲线形状似鸟嘴，此时应减少呼吸机的设置。

多种无创技术可提供患者呼吸状态的额外信息。鼻咽、颈部和胸部的放射性检查评估对呼吸功能障碍的病因和病情严重程度提供有价值的信息。对于不合作的患儿，采用 X 线透视检查能够评估气道和膈肌运动。电阻抗断层扫描（electrical impedance tomography，EIT）是一种无创技术，不含电离辐射，

可测量区域肺通气。通过胸壁上放置的电极测量肺部的电导率和阻抗，并形成断层图像。图像可显示肺不张区域、正常通气或肺过度扩张。目前，EIT 的使用和管理策略在成人[308-311] 使用较儿科[312-314] 更多。然而，随着更多的生产机器公司和更多成人文章的发表，预计 EIT 在儿科机械通气监测的使用将会增加。最后，超声用于儿科床旁检查的使用正在迅速增长。这对患者有多种好处，可床旁使用，且无电离辐射。肺部超声能够识别气胸、肺泡实变、肺炎、肺不张、肺水肿、胸腔积液以及膈肌运动和幅度。确认肺超声益处的儿科文章越来越多[315-318]。随着超声膜片厚度的发展，未来超声可用于指导机械通气并帮助预测拔管成功率[319-322]。

呼吸衰竭

呼吸衰竭的原因在一定程度上取决于患儿发病的年龄。新生儿呼吸衰竭常常是由于肺和肺血管的先天性异常和未成熟所致。先天性异常包括气道畸形、肺或肺外器官发育不全以及肺血管畸形。未成熟情况包括早产儿窒息、肺透明膜病及肺表面活性物质产生和分泌异常。在围生期新生儿易患感染和应激。持续肺动脉高压能够并发新生儿肺和肺外疾病。新生儿呼吸

衰竭的重要原因见表 79.6。许多疾病可以引起较大儿童的呼吸衰竭（框 79.3）。无论病因如何，呼吸衰竭可分为：肺组织正常的小儿低通气综合征，原发性肺泡或间质异常及梗阻性气道病变。

肺组织正常的小儿低通气综合征

导致低通气的原因包括神经肌肉疾病、中枢性低通气和肺扩张的结构性或解剖性损害（如上气道阻塞和严重腹胀）。这些临床病症的特征为肺膨胀不全、继发性肺不张、肺内右向左分流和低氧血症。肺不张及其所致的功能残气量下降能够增加呼吸做功。儿童对呼吸做功增加和肺容量低的反应是呼吸频率加快伴有潮气量减少。这种呼吸方式最终增加肺不张和肺内分流。因此，肺组织结构正常但伴有低通气综合征的小儿表现为呼吸浅快、小潮气量、呼吸做功增加和发绀。胸片显示肺容量小、粟粒状肺不张或肺叶肺不张。PPV 和 PEEP 可使肺复张，迅速扭转其病理过程。

原发性肺泡或间质异常

肺本身疾病包括肺泡疾病或肺间质疾病，因降低肺顺应性和增加气道闭合而影响肺功能，导致肺不张和呼吸做功增加。肺间质纤维化或肺泡水肿或炎症使肺

表 79.6　新生儿呼吸窘迫的原因			
位置	先天异常	发育不成熟	特殊的新生儿应激
呼吸控制损害	中枢神经系统发育不全 Ondine's Curse 综合征	早产儿窒息 颅内出血	药物毒性（注意产妇用药） 脓毒症 中枢神经系统感染 癫痫
神经肌肉疾病	先天性肌病		高位颈髓损伤
结构损伤	胸廓畸形 肺发育不全 膈疝 Potter 综合征 腹部功能障碍 腹裂畸形 脐突出		严重的腹部膨隆 气胸或其他渗漏
气道阻塞	后鼻孔闭锁		大量胎粪吸入
上呼吸道	Pierre Robin 综合征 喉蹼 / 裂 先天性气管 / 喉狭窄 喉返神经麻痹 血管瘤 淋巴瘤		继发于脊髓发育不良的声带麻痹
下呼吸道	气管食管瘘 肺叶气肿		胎粪 / 血吸入
肺泡疾病		呼吸窘迫综合征	支气管肺发育不良

框 79.3　儿童呼吸衰竭的病因

1. 呼吸控制受损
   - 脑外伤
   - 颅内血肿
   - 继发于肿瘤、水肿、脑积水和 Reye 综合征的颅内压增高
   - 中枢神经系统感染
   - 药物中毒
   - 癫痫持续状态
2. 神经肌肉疾病
   - 高位颈髓损伤
   - 小儿麻痹症
   - 吉兰-巴雷综合征
   - 神经退行性疾病（如 Werdnig-Hoffman 综合征）
   - 肌肉营养不良和肌肉病变
   - 重症肌无力
   - 肉毒素中毒
   - 破伤风
   - 膈神经损伤
3. 结构损伤
   - 严重的脊柱后凸
   - 连枷胸
   - 胸廓内肿瘤
   - 气胸或纵隔气肿
   - 大量的胸腔积液、血胸和脓胸
   - 严重的腹部膨隆
   - 严重的肥胖（pickwickian 综合征）

4. 气道阻塞
   - 上呼吸道
   - 先天畸形
   - 肿瘤，内部或外部的
   - 会厌炎
   - 喉炎（喉气管支气管炎）
   - 异物
   - 插管后水肿，肉芽组织或瘢痕
   - 声带麻痹
   - 烧伤
   - 血管环
   - 下呼吸道
   - 哮喘
   - 细支气管炎
   - 异物
   - 肺叶气肿
   - 囊肿性纤维化
5. 肺泡疾病，肺炎
   - 感染：细菌、病毒、真菌、肺囊虫
   - 化学性：吸入、碳氢化合物、烟尘吸入
   - 肺水肿：心源性、淹溺、毛细血管渗漏综合征
6. 大量的肺不张
7. 氧中毒
8. 肺功能紊乱
9. 肺出血

顺应性下降。在僵硬的肺中，需要更大的胸腔内负压来增加空气流动，从而增加呼吸做功和患气胸的风险。

梗阻性气道病变

　　气道梗阻可以是外源性的，也可以是内源性的。内源性小气道梗阻常见于毛细支气管炎、支气管肺炎、哮喘和支气管肺发育不良（bronchopulmonary dysplasia, BPD）。气道阻塞使传导下降或阻力上升，进而增加呼吸做功。部分气道梗阻对呼出气流的阻碍多于吸入，因此导致肺内气体增多或局部肺气肿。完全的气道梗阻导致肺不张和肺内右向左分流。小气道疾病通常有气道完全和部分梗阻、肺不张和肺过度扩张的混合影像。肺不张区域导致肺内右向左分流，过度扩张区域增加无效腔。如果全肺过度扩张，则肺顺应性下降、呼吸做功增加。临床和胸片表现为不同程度的肺不张和过度扩张。总之，各种原因引起的呼吸衰竭其病理生理过程均相似，即肺不张与低功能残气量伴肺内右向左分流和（或）肺泡过度扩张伴无效腔增加与 CO_2 清除下降。所有类型的呼吸功能不全有关的呼吸做功增加均能导致疲劳和呼吸节律性改变，进一步使初始的进程复杂化。如果没有及时发现并治疗较小患儿的呼吸做功增加，则可导致呼吸暂停、缺氧和心搏骤停。

▋呼吸治疗

　　经鼻导管或者面罩吸氧等一些方法可增加吸入氧浓度（fraction of inspired oxygen, FiO_2）。鼻导管吸氧气流量达 5 L/min 时，FiO_2 升高达 40%，然而，这种高速的气流会使患者产生不适感。在吸气过程中，由于室内空气夹带在鼻导管周围，鼻导管的方法不能使 FiO_2 进一步增加。值得注意的是，患者的体型大小与每次呼吸的吸气量密切相关。患者体型越大，经导管的吸气量越多，夹带室内空气量更多，相反，患者体型越小，呼吸过程夹带的空气越少，这对 FiO_2 的影响很大。

　　应用合适的面罩辅助呼吸可进一步增加 FiO_2。相对于没有开孔的非循环呼吸面罩而言，带开孔的 Venturi 面罩或者简易面罩可以允许挟带更多的室内空气。采用连接氧贮存器和单向阀的非循环呼吸式面罩辅助呼吸时，可使 FiO_2 接近 1。在儿科病房患有呼吸窘迫的患儿可能暂时需要一个高流量非循环呼吸式面罩辅助呼吸。如果症状无明显改善，需要立即采取干预措施，将患儿转移至 PICU。非循环呼吸式面罩系统可湿化，改善患儿的不适感，但无法提供正压通气。

　　高流量湿化的鼻导管（high-flow humidified nasal cannula, HFHNC）供氧可以提供更高的 FiO_2，相对

于标准鼻导管，患儿更容易耐受。HFHNC 中的气体加热至体温水平，采用水蒸气几乎完全湿化。HFHNC 可以向患儿输送高达 2 L/（kg·min）的流量。研究发现，具有较高流量的 HFHNC 可明显减少危重患儿的呼吸做功[323-325]，这种供氧方式已经应用于细支气管炎患者的支持治疗[324-328]。Weiler 等研究表明细支气管炎幼儿的最低呼吸力大于 1.5 L/（kg·min）[324]。然而，尚不清楚 HFHNC 的显著益处是由于洗出气道内 CO_2[329-330]，来自产生的正压[331]，或来自于增加的呼吸末肺容量[332]。较高的气体流速有可能引起潜在并发症。Hegde 等曾报道在 3 例患者中发生空气渗漏综合征[333]。随着 HFHNC 应用的普及，也许会发现更多潜在的问题。考虑到 HFHNC 的 FiO_2 可以达到 1.0，在急诊室和 ICU 病房的应用受到限制，因为高强度的呼吸支持可掩盖呼吸窘迫的严重程度。使用适当的监测和方案，可在普通病房向特定人群（如稳定性细支气管炎患者）提供 HFHNC。Franklin 等[326] 最近发表了一项关于 12 个月以下细支气管炎儿童的研究，与常规鼻导管（23%）相比，使用 HFHNC 显著降低了护理升级的风险（12%）。

无创通气可以通过持续气道正压通气（continuous positive airway pressure，CPAP）或双水平正压通气（bilevel positive airway pressure，BiPAP）方法实现。这需要借助紧密的鼻或面罩进行气道正压通气。大多数新型的呼吸机都可提供这种治疗措施，但特异的独立式 BiPAP 呼吸机应用更广泛。BiPAP 治疗最适合于短期应用及应用于具有咳嗽和保护气道能力的患者。因为触发背景频率的设定，患者并不是每次都能够触发呼吸。如果患者完全依赖于呼吸机设置的速率，则应该考虑气管插管。由 BiPAP 转换为气管插管的其他适应证包括：持续佩戴面罩引起的面部组织受压损伤、BiPAP 辅助呼吸期间患者不能经口进食需要接受肠内营养以及需在 BiPAP 上增加压力设置。

CPAP 通过提供气道压力、降低肺不张、减小无效腔及改善通气／血流平衡的方法，来减少患者的呼吸做功。CPAP 初始压力一般为 4～6 mmHg，然后按需要和患者的耐受程度增加。考虑到气道正压通气会给患者带来不适感，应从较低的压力开始，逐渐增加通气压力，使患者逐渐适应。即使患者最终接受 BiPAP 治疗，作者通常也会先给予患者数分钟的 CPAP。BiPAP 的呼气压起始值也为 4～6 mmHg，而吸气压比设定的呼气压通常高出 4～6 mmHg。吸气流量上升时间、吸气和呼气压力均可调整。所有这些变化都有助于患者耐受治疗。在有紧闭密封圈的情况下，FiO_2 可达到 1.0。使用全面罩辅助呼吸会增加

呕吐患者误吸的风险。BiPAP 疗法目前已被用于哮喘持续发作的患者[334-335]，为其提供一个更为有效的输送雾化药品的途径。根据目前指南的推荐，BiPAP 呼吸疗法的适应证越来越广[336-337]。BiPAP 呼吸疗法也可以用于慢性呼吸衰竭的患者，如中枢性通气不足或限制性肺疾病的患者。这些患者可以在家接受这种疗法，倘若无效才去接受医院的肺部治疗。

应仔细选择 ETT 的尺寸，2 岁以上小儿的 ETT 尺寸计算公式为：（年龄 + 16）/4。此公式可提供适当尺寸的 ETT 内径。合适的大小应该是当正压通气的压力在 20～30 cmH_2O 时会有轻微漏气。尺寸过大的 ETT 会导致患儿永久性咽喉或声门下严重损害，尤其存在上呼吸道炎症如喉气管支气管炎等情况时。由于小儿的气管软骨软，声门相对狭窄，无套囊 ETT 用于 5 岁以下的小儿一般不会漏气。然而，如果患者患有肺部疾病需要高压通气时，带套囊的气管导管更为适宜。小套囊 ETT 经常应用于 ICU 的小儿患者中[338]，但应注意确保正压通气在 25～30 cmH_2O 有轻微漏气。套囊导管通常会消除 ETT 周围漏气，但套囊过度充气可阻断静脉血流并损伤气道。到目前为止，尚无较小患儿长期应于套囊气管导管的安全性资料。Khemani 等[339] 的研究表明，与拔管后声门下型上气道阻塞发展相关的风险因素包括低套囊漏气量或高拔管前漏气压力。所以应该注意确保 ETT 套囊适当充气。

气管内插管时，气管导管位置必须准确，胸部起伏对称，腋窝处听诊两肺呼吸音相同。电子或比色的 CO_2 监测设备可以帮助确认 ETT 是在气管还是在食管[340]。如果 ETT 双线处于声带的水平，表明位置正确。另一种正确放置 ETT 位置的方法是将 ETT 继续推进使它进入右主支气管，然后在左腋下听呼吸音，此时，左侧的呼吸音消失。缓慢回撤 ETT，当左侧呼吸音可闻及时，根据患儿的体积大小，继续回撤 1～2 cm。当两侧呼吸音相同时，固定导管。从胸片看，ETT 的尖端应该位于声带和隆嵴之间。在小儿，隆嵴和声带之间的间距很短。因此，稍不注意就可能将 ETT 放置在小儿的右主支气管中。小儿头颈部屈曲会使气管导管位置滑入更深；而头颈部的拉伸使气管导管向声带移位。转动头部偏向一侧可能使 ETT 接触到气管壁，进而阻塞 ETT 前端，引起 CO_2 潴留和（或）低氧血症。小儿可以在气管造口前将气管导管留置 2 周以上，这是由于适当的气道湿化以及支气管吸引、监测（SaO_2）、护理等技术的提高，使较长时间留置气管内插管成为可能。带管患儿必须严密监护，以防分泌物阻塞管腔和导管意外脱出或滑入主支气管。气管造口的适应证是：患儿需要长期保持人工气道进行机械通

气和气管内吸引分泌物或绕过上气道梗阻。在形成满意的造口通道前，气管造口导管意外脱出会威胁患儿的生命。气管造口后 72 h 内，经造口处重新插管相当困难，可能造成假性通道，从而不能通气，引起气道梗阻、纵隔气肿和气胸等并发症。

相对于无创通气而言，气管插管及机械通气可显著提高气道压力并使 FiO_2 达到 1.0。机械通气的模式会因地域的不同而改变，但在 PICU，压力控制通气的应用多于容量控制通气。然而，由于没有关于观察通气模式对结局影响的研究，我们不能推荐任一模式。应用压力控制通气时，压力恒定，而潮气量随着肺顺应性的变化而变化。而应用容量控制通气时，潮气量恒定，压力则随肺顺应性的变化而变化。以上是儿科 ICU 中两种主要的机械通气方式。对于大多数肺顺应性良好行气管插管的患儿而言，以上两种通气模式之间差异不大。而那些肺顺应性较差的患儿，压力控制通气的一个潜在优点是大多数呼吸机可降低吸气流速，导致吸气的早期气流速度最大，达到压力峰值时减速到零。与容量控制模式相比，产生相同的潮气量时，压力控制模式产生的气道峰压较低。

现代化呼吸机上附加的通气模式可能有利于肺损伤患者的使用。虽然呼吸机制造商不同，模式名称之间也存在一定的差异，但是大部分呼吸机上带有一种通气模式，既保证一定的目标潮气量，又能将压力降至治疗所需的最低压力，该模式定义为压力调节的容量控制和容量保障。这些模式可以减少所用的压力，在患者充分镇静或者不存在呼吸机抵抗的条件下充分发挥效果。

Maquet 公司（Rastatt，Germany）研发的 Servo-i 呼吸机可实现一种新型激发呼吸机同步的方法——神经调节辅助通气（neurally adjusted ventilator assist，NAVA）。该方法通过一个小的食管探头去感知膈肌的电活动，并通过此电活动与呼吸机同步。一些研究证实，这种改良的触发活动可能具有提高患儿舒适度、减少呼吸机设置并增加分钟通气量等优点[341-342]。由于心脏的电活动也可能导致呼吸机的自动触发，因此该模式使用需要一定的专业知识[343]。

气道压力释放通气（airway pressure-release ventilation，APRV）是一种机械通气方式，较压力控制或容量控制少见。最近发表的成人数据显示[344]，早期使用 APRV 可缩短机械通气时间。然而，正如我们所知，孩子们只是小成年人。Lalgudi 等[345] 最近做了一项关于儿童急性呼吸窘迫综合征的 APRV 随机对照试验，但该试验因 APRV 组死亡率太高而提前终止。该模式在儿科领域的研究较少[346-349]，其优点和局限性

仍需进一步探讨。与其他通气方式一样，其使用具有局限性，很多地方在常规通气失败时将其视为抢救治疗。

APRV 实质上是一种短暂的、间歇性释放并带有自主呼吸功能的 CPAP。高 CPAP 水平（P_{high}）有利于肺泡复张和延长氧合时间（T_{high}），而定时释放到低压（P_{low}）可使呼气及 CO_2 清除的阻力达到最小化。此外，由于患儿随时都可以进行自主呼吸，因此 P_{high} 和 P_{low} 都可以改善肺力学和气体交换。APRV 不同于其他的通气模式，因为它间歇性减少气道压力而不是增加气道压力维持通气过程中肺开放。因此，释放时间（T_{low}）不应太短，这样才有足够的潮气量（$6 \sim 8$ ml/kg），但也不应过长以避免肺泡萎陷和肺萎陷性损伤。综上所述，APRV 通气模式的控制参数包括 P_{high}、T_{high}、P_{low}、T_{low} 以及 FiO_2。根据成年患者应用建议来看，APRV 通气模式在儿科患者中应用受限[350]。P_{low} 初始设置为零。P_{high} 有几种实施方法，如设置为平台压力或 75% 峰值吸气压力。然而，由常规通气模式转换到该模式时，P_{high} 的设定值通常根据 mP_{AW} 压力大小确定，计算方法如下：$(P_{high} \times T_{high}) + (P_{low} \times T_{low}) / (T_{high} + T_{low})$。此处 mP_{AW} 设定值通常比传统 mP_{AW} 高 $2 \sim 3$ cmH_2O。设定 T_{high} 和 T_{low} 之前，首先应该根据患儿的年龄确定呼吸频率范围，计算出一个周期的总时间，例如呼吸频率为 20 次 / 分，一个周期的总时间为 3 s。T_{high} 等于一个周期的总时间减去 $0.2 \sim 0.6$ s 的 T_{low}（起始设置为 0.4 s），即一个周期的总时间 3 s 可分为 2.6 s 的 T_{high} 和 0.4 s 的 T_{low}，或者，总的循环数（呼吸频率）= 60 s/（T_{high} + T_{low}）。转换到 APRV，和转换到高频振荡通气（high frequency oscillatory ventilation，HFOV）一样，都需要时间使肺充分复张。如果患者治疗几个小时后仍有严重低氧血症，可通过增加 T_{high} 促进氧合作用。一旦完成设置，P_{low} 和 T_{low} 通常不需要再调整，然而，肺顺应性改善后，可引起 P_{high} 降低和 T_{high} 升高，目的是使患者达到 $5 \sim 6$ cmH_2O 的持续 CPAP，以利于拔出气管导管。APRV 可能优于其他先进的机械通气模式，因为可以允许患儿的整个通气周期有自主呼吸能力，可以改善呼吸力学及减少镇静药和神经肌肉阻滞药物的使用。然而，一些学者们认为，与 HFOV 相比，APRV 通气引起气道释放过程中肺泡反复塌陷的发生率更高，导致更严重的肺萎陷伤[346-347]。

高频振荡通气用于儿科 ALI 和 ARDS 的一种抢救性通气治疗方法。HFOV 是高频通气的一种。Lunkenheimer 于 1972 年对 HFOV 进行了首次描述[351]。Arnold 等[352] 1994 年发表的论文是唯一的关于 HFOV 多中心随机试验。该研究表明，在 30 d 内 HFOV 组更少使用辅助吸氧。此外，有其他的儿科研究如 Samransamruajkit 等

的单中心前瞻性研究[353]和 Babbitt 等的单中心回顾性研究[354]证实了 HFOV 的有益作用。许多关于儿科领域 HFOV 的研究证实，在一些死亡率较高的疾病进程中，HFOV 作为一种抢救措施可能是改善预后的恰当方法。对于一些患有死亡率非常高的疾病的重症患儿，如免疫缺陷患儿发生 ARDS，对 HFOV 的反应已被用作从死亡中鉴别幸存者的诊断标准[347, 355]。研究表明，早期使用 HFOV 可降低儿童造血干细胞移植患者发生严重 ARDS 的死亡率[356]。有一些关于成人使用 HFOV 的大型随机试验数据。OSCAR 试验[357]是一项阴性研究，OSCILLATE 试验[357]因 HFOV 组的潜在死亡率增加而提前停止。目前还不清楚在儿科患者中是否也会出现这些结果，毕竟儿科患者疾病的进展过程和病情与成年人相比十分不同。Bateman 等[358]使用倾向评分模型重新分析了呼吸衰竭（RESTORE）研究的镇静滴定随机评估结果[359]。使用他们调整后的模型发现早期使用 HFOV 与使用机械通气时间较长有关。使用 HFOV 对降低死亡率也没有益处。考虑到成人研究以及 Bateman 等的结果[358]，是否能促使人们在儿科进行多中心的 HFOV 试验尚不清楚。HFOV在儿科可能还有其他适应证，如漏气综合征或先天性膈疝。

高频通气是一种通气频率远高于正常生理呼吸频率的机械通气方法。在保证分钟通气量的前提下，这种通气模式可减小潮气量。在几种模式中最常用于儿科的是 HFOV。这种类型的呼吸机通过一个活塞连接到半硬式连接管，继而与气管内插管相连接。该回路可达到一个目标气道压。然后活塞以每分钟 840 次的频率摆动，产生小的正负压，由此形成呼吸周期。该方法产生的平均气道压力比常规机械通气高，这可以预防肺不张，并可以预防每个呼吸周期中开放和关闭肺泡产生的剪切力。FiO_2 的设置与传统呼吸机相同。活塞的振动频率在 6 ～ 14 赫兹［赫兹（Hz）= 1 周期/秒］之间进行调整以排出 CO_2。呼吸机的振幅是活塞每次移动的距离，这些移动通过导管产生小幅度的呼吸。有关 HFOV 中气体传输方式机制的假说有几种，但目前尚无一种假说得到确实证明。潮气量取决于患者肺的顺应性、ETT 尺寸、装置频率以及振幅。潮气量与频率成反比：$VCO_2 = $ 频率 $\times VT_2$。从常规模式的通气转换成 HFOV 时，调整初始功率设置（简称 ΔP、功率或振幅）至可见到从锁骨到腹部或骨盆的胸壁"摆动"。在 HFOV 开始前将平均气道压（mean airway pressure, mP_{AW}）最初值比常规通气模式中最后的 mP_{AW} 将增加近 5 cmH_2O 的压力。一般来说，HFOV 的潮气量略高于功能残气量；然而，事实上是

很难测量真实的潮气量并提供精确的"最优"肺容积。临床上，以每次升高 1 ～ 2 cmH_2O 压力的方法逐渐提高平均气道压直到氧合改善、FiO_2 降到低于 0.60，以避免氧中毒。在逐渐提高 mP_{AW} 的过程中，用胸部 X 线进行评估。在胸片上观察到肺上下超过 9 个后肋或使一侧横膈变平即可视为过度伸张或者过度膨胀。初始设置频率，以赫兹为单位进行度量，见表 79.7。HFOV 是唯一一种主动呼气的通气模式。尽管一定程度的允许性高碳酸血症可以存在，但是如果高碳酸血症导致严重的呼吸性酸中毒和内环境紊乱，HFOV 可通过几个途径提高分钟通气量。首先，HFOV 的一个缺点是缺乏自主通气和足够的气道清理能力，因此，内吸（不会造成呼吸道塌陷的情况下）的使用可确保气道、气管导管通畅，利于肺复张。其次，提高 ΔP/振幅，使肺最大限度的复张，增加每分通气量。再次，频率（Hz）可以慢慢下降，提高肺复张和增加分钟通气量。最后，ETT 套囊放气，这样可使 CO_2 从 ETT 周围扩散。HFOV 的缺点：无法进行部分通气支持；增加了镇静和肌肉松弛的要求；由于 mP_{AW} 较高会对心肺功能产生影响，阻碍静脉回流；假如通路因吸痰而断开，复张的肺泡可能再次塌陷。

高频冲击通气（high-frequency percussive ventilation, HFPV）将设定的潮气量呼吸频率叠加在传统的呼吸频率上。HFPV 作为一种通气模式允许肺以渐进的方式逐步膨胀达到一个目标峰值压力，同时还允许在预设的较低的压力下进行被动呼吸。HFPV 已在吸入性肺损伤的人群中取得了良好的效果，因其能够安全地进行氧合和持续以气体驱动高频冲击的方式通气，有助于清理气道异物[360-362]。这些特性使该方法特别适合于发生急性呼吸衰竭的患儿改善氧合和通气，实施肺保护策略[363]。

小儿急性呼吸窘迫综合征

ARDS 是一种严重的 ALI，可由多种直接或间接

表 79.7　高频振荡通气的起始频率设置

患者体重（kg）	起始频率设置（Hz）
< 2	15
2 ～ 15	10
16 ～ 20	8
21 ～ 30	7
31 ～ 50	6
> 50	5

损害肺部的触发因素引起。这种疾病导致肺炎、肺泡水肿和低氧性呼吸衰竭。儿科 ARDS（pediatric ARDS，PARDS）的先前定义通常来自成人患者的研究和成人共识会议。虽然 PARDS 只占 PICU 入院人数的一小部分，由于它具有非常高的死亡率，因此具有非常重要的临床意义。因此，PARDS 获得了 PICU 研究人员和临床医生的关注。自 2012 年以来，PICU 人员一直使用柏林 ARDS[364-365] 的临床标准。在 2015 年，儿科对 ARDS 有了自己独特的定义。2015 年，儿科急性肺损伤共识会议（Pediatric Acute Lung Injury Consensus Conference，PALICC）完成了为期两年的协商，给予 PARDS 新的定义和管理指南[366]。PALICC 小组包括来自 8 个国家的 27 名专家。他们使用针对儿科的同行评议数据来形成新的指南。在没有儿科专用数据的情况下，建议根据成人或新生儿的数据进行适当的调整。在没有现有数据的领域，专家意见构成了他们建议的基础。多篇后续出版物已经为 PARDS 提供了重要信息，包括该组的方法学[367]、发病率和流行病学[368]、并发症[369]、呼吸机支持方式[370]、无创呼吸支持方式[371]、监测[372]、ECMO 的使用[373] 和预后[374]。该小组确定了 PARDS 中未来随机对照试验的必要性。

PALICC 对 PARDS 的定义排除了患有围生期相关肺部疾病的新生儿，因为它可能是一个不同的实体。定义 PARDS 有几个关键方面[375]：肺损伤应是已知的临床伤害后 7 d 内发生；不能完全用心力衰竭或液体超负荷解释的呼吸衰竭；胸部 X 线片通常有新的浸润，与实质性肺部疾病一致。现在，无创和有创机械通气的使用有所不同。与成人 ARDS 定义相比，一个显著的不同是，机械通气患者的 PARDS 定义包含按氧合指数或氧饱和度指数分层。氧合指数（OI）= ［FiO₂×MAP×100］/PaO₂。血氧饱和度指数（OSI）= ［FiO₂×MAP×100］/SpO₂。轻度 $4 \leq OI < 8$，$5 \leq OSI < 7.5$。中度 $8 \leq OI < 16$，$7.5 \leq SI < 12.3$。重度 $OI \geq 16$，$OSI \geq 12.3$。其他相关信息包括发绀性心脏病，慢性肺病和左心室功能不全。未来的研究将着重于解决定义 PARDS 更困难的方面。

目前 PARDS 的机械通气管理可概括为限制潮气量、增加使用 PEEP、不改变全身氧输送的相对持续耐受低氧血症，以及相对耐受高碳酸血症以减少机械通气压力升高造成的创伤。PALICC 小组及其他研究人员意识到缺少在 PARDS 中进行潮气量限制的随机对照试验。先前也有研究表明，儿科患者中潮气量较大者死亡率较低[376-377]。这与儿科患者更多使用压力控制通气模式相关。个别患者的病情可被归类为

ARDS，但病情较轻的患者肺顺应性较好。随呼吸机设置压力值，会出现相应大的潮气量，顺应性更好。PALICC 指南没有建议将其作为通气方式。然而，指南建议将潮气量设定为"根据肺部病理和呼吸系统顺应性，年龄/体重的生理潮气量范围（即 5 ～ 8 ml/kg 预测体重）或以下"[366]。值得注意的是，PALICC 指南建议根据疾病的严重程度调整潮气量。对于呼吸系统顺应性较差的患者，建议潮气量为 3 ～ 6 ml/kg（预计体重）。他们认为较大的潮气量可能适合肺顺应性较好的患者。

PALICC 小组提供的更重要的建议之一是增加 PEEP 的应用。建议重度 PARDS 患者的 PEEP 水平为 10 ～ 15 cmH₂O，某些患者甚至可能需要高于 15 cmH₂O 的水平。考虑到潜在的心肺相互作用，要密切观察血流动力学。增加 PEEP 的应用可能在未来的 PARDS 研究中具有重要意义。Khemani 等最近表明[377]，使用低于 ARDS 网络协议推荐的 PEEP 设置与增加 PARDS 死亡率有关。

一些推断认为使用 HFOV 是最极端的潮气量限制形式。HFOV 能够通过维持恒定的气道压力来预防肺不张。通过提供小于解剖无效腔的潮气量，可以避免肺拉伸造成的创伤[378]。然而近期没有随机对照试验在儿科机械通气方面提供信息。最近有两项成人研究，但他们没有得出支持 HFOV 的结果。OSCAR[357] 是一项阴性研究，OSCILLATE[379] 在 HFOV 组中因潜在的死亡率增加而提前停止。成人临床上可能正在远离 HFOV，儿科的使用除了继续使用它的中心，仍然具有地区性。PALICC 指南使 HFOV 成为一种潜在的抢救疗法。

对于 PARDS，还有更多的辅助疗法需要进一步的研究来确认它们的潜在益处。这份清单将包括使用皮质类固醇、吸入一氧化氮、ECMO、俯卧位、神经肌肉阻滞和外源性表面活性物质的使用。目前还没有足够的数据来说明这些疗法应该常规用于 PARDS。吸入 NO 应用于有肺动脉高压或右心功能不全的患者。最近发表的关于吸入 NO 的儿科研究显示了其可能的危害性[380]。尚未有充分研究表明 PARDS 使用体外生命支持有益。此外，考虑到治疗的复杂性，未来的试验可能非常困难，ECMO 用于 PARDS 的程度将取决于个别机构。

随着患者病程的进展和护理手段的限制，必须解决脱离机械通气和拔管时机的问题。人们已经使用了各种不同的策略来摆脱对呼吸机的依赖，并取得了不同程度的成功。可能最有效的策略之一是每天按计划使用自主呼吸试验（SBTS）来评估患者是否具备拔管

条件[381-382]。Faustino 等 2018 年发表了对 Restore 临床试验的二次分析[383]。在需要机械通气治疗的下呼吸道疾病患者中发现 43% 的患者通过了第一次拔管条件。在通过拔管测试的那组人中，66% 的人在 10 h 内拔管。许多 PICU 使用协议来提供日常 SBT。在正确的设置下，呼吸治疗人员可以安全地进行呼吸试验，而无需医生输入。今后，PICU 护理的计算机化通气方案将逐步实现。在没有指南的情况下，日常护理机械通气策略有很大的变异性[384]，即使有指南，对指南的依从性也可能很差[385]。作为一个群体，PICU 强化治疗人员将受益于计算机决策支持，并可能接受某些版本的指南[386-387]。未来的研究将需要确定我们是否可确定通气指南的最佳版本。提供的机械通气不足，至使病人呼吸困难。但是过度使用机械通气，可以使膈肌萎缩[388-389]。

肺保护策略的原则：降低呼吸机相关的肺损伤

随着肺损伤（肺或肺外损伤）的进展，肺部可分为三个假设的区域（图 79.4）：①严重塌陷，肺泡淹没的区域（依赖区）；②伴有肺泡萎陷的可恢复区（过渡区）；③正常肺（非依赖区）。机械通气的目的是使过渡区复张进行气体交换、正常的肺组织免受呼吸机相关损伤，同时给依赖性塌陷区的肺泡以充分时间从疾病状态（即肺炎、败血症）中恢复。过渡区的恢复和呼吸机相关性肺损伤的预防可通过使用 PEEP 以及限制潮气量和平台期压力来实现。这种潜在的复杂任务可以简化如图 79.5，并定义为肺压力-容积曲线原理。随着肺泡气道压力增加，需要一个开放的压力（P_{flex}）来克服气道阻力和肺泡的顺应性（顺应性 = $\Delta V / \Delta P$）。压力低于 P_{flex} 将导致肺泡萎陷，称为肺不张。如果气道压力反复超过 P_{flex}、再低于 P_{flex}，肺泡也将反复开放和塌陷，从而导致壁面受到剪切应力，最终导致损伤称为不张伤。根据滞后曲线吸气支的上升趋势，当压力增大到一个点（称为 P_{max}）时，肺泡开

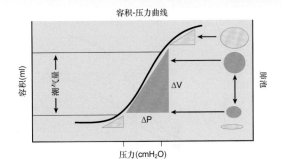

图 79.5　容积-压力曲线

始过度扩张。高于 P_{max}，剪切应力再一次导致肺泡损伤，此时称为容积伤。因此，在理论上，我们试图保持潮气量在容积-压力曲线可最大限度改善顺应性的范围内，以使压力高于 P_{flex} 但低于 P_{max}，这个理念称为开放性肺通气。根据 ARDSNet 初步研究，使用低潮气量（6 ～ 8 ml/kg）复合 PEEP（开放肺策略）能降低急性呼吸窘迫综合征患儿的发病率和死亡率（图79.6）[390]。然而，随着肺损伤向肺部正常区和过渡区的蔓延，容积-压力曲线会因肺顺应性的下降而向右移动，治疗窗因此而缩小，同时还需要增加 PEEP，导致需要更高的平均气道压力维持正常区和过渡区肺的膨胀（图 79.7）。

肺保护策略试图通过抑制容积伤、气压伤、剪切力损伤、氧中毒和生物性损害减少呼吸机相关肺损伤（图 79.8）。

低潮气量　尽管在 ARDS Net 最初的研究中使用常规对照组，但是目前使用 6 ～ 8 ml/kg 低潮期量已成为一种治疗标准。

PEEP　PEEP 的优势包括增加功能残气量、改善呼吸顺应性、改善通气 / 血流比例失调和使肺水再分

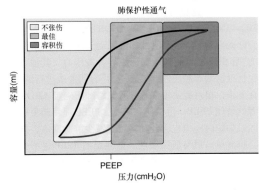

图 79.6　**保护性肺通气策略**。PEEP，呼气末正压通气

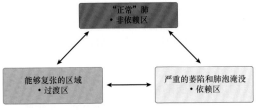

图 79.4　保护性肺通气策略，肺被假定为三个区域

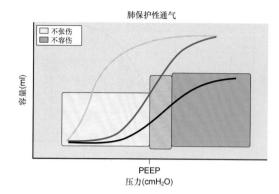

图 79.7　肺顺应性降低时的肺保护通气。PEEP，呼气末正压通气

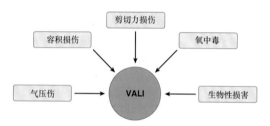

图 79.8　呼吸机相关性肺损伤原理。VALI, 呼吸机相关性肺损伤

配。PEEP 最终目标是改善动脉氧合。最近多项研究中均认可了低潮气量的使用，但是在这些试验中的关于 PEEP 的使用却存在很大争议。最近的儿科研究表明，将 PEEP 设置为低于 ARDSNet 指南会导致死亡率增加[391]。更大程度上，PALICC 的指南建议增加 PEEP 水平。临床上难以测定肺泡开放压力的临界值。因此，大多数临床医师最初采用最低限度的扩张方法，将 PEEP 设置在 5 ～ 9 cmH$_2$O，如果肺损伤加重、低氧血症恶化，可增加 PEEP，进而增加平台期压力，促进复张。这些方法通常保持平台期压力值应低于 30 ～ 35 cmH$_2$O。对于出现 ARDS 的患者有更多精确方法确定最佳 PEEP 值，如根据动态顺应性或静态压力-容积环逐步调整以明确临界开放压力。其他方法包括根据动态顺应性或静态压力-容积曲线进行调整。在未来，很可能使用食管导管测跨肺压确定 ARDS 患者的最佳 PEEP。值得注意的是，PEEP 促使肺复张的同时胸腔内压力也会升高，可能减少静脉回流，抑制心排血量。已有研究表明，即使增加 PEEP 也不会减少心排血量[392-393]。考虑到心排血量减少，当 PEEP 增加时应监测血流动力学。

　　平台期气道压力　平台期气道压力持续大于 35 cmH$_2$O

能导致气压伤：气胸、纵隔气肿和皮下气肿。为了防止气压伤，在分钟通气不足时可允许 PaCO$_2$ 增加。只要患者能够耐受酸中毒，肾脏通过潴留的 HCO$_3^-$ 可以进行缓冲，如果并存疾病无相关禁忌证，就能接受允许性高碳酸血症。

　　驱动压力　对于肌无力并接受机械通气的患者，驱动压力是吸气峰压减去 PEEP。Amato 等[394] 在对参与先前随机试验的成人 ARDS 患者进行的重新分析中证明，因呼吸机管理的变化而导致的驱动压力降低与生存率的提高密切相关。

　　神经肌肉阻滞剂　为 ARDS 患者使用神经肌肉阻滞药（neuromuscular blocking agents, NMBA），以控制通气，减少因潮气量增加或气道压力增加而造成的创伤。NMBAS 还可能允许患者耐受更高水平的 PEEP。这将减少由于反复打开和关闭肺单元造成的创伤。此外，NMBAs 可以减少骨骼肌和呼吸肌的耗氧量。作为 ACURASYS 研究的一部分，Papazian 等的研究[395] 证明，早期使用 NMBA 可以改善 ARDS 调整后的 90 d 存活率，并增加呼吸机的停用时间。他们没有发现使用顺式阿曲库铵会增加肌无力。着眼于 NMBAs 使用的儿科试验尚未进行。

急性呼吸窘迫综合征的辅助治疗

俯卧位

　　虽然 Curley 等[396] 证明在儿科患者中俯卧位与 ARDS 患者的氧合改善有关，并且可以安全地应用于儿科患者[397]。然而，维持俯卧与降低死亡率或减少呼吸机天数的益处无关，试验因无效而提前停止[396]。俯卧位改善了选定的 ARDS 患者的肺复张。这可能解释了成人和儿童结果之间的差异。Guerin 等[398] 对患有严重 ARDS 的成年患者进行了一个多中心前瞻性随机对照实验（PROSEVA），实验表明早期实施俯卧位治疗，可显著降低 28 d 和 90 d 的死亡率。在这两项研究，儿童患者的异质性更强，而成人患者的 ARDS 更严重。患者选择和俯卧位持续时间的影响尚不清楚；然而，可能有一个亚组的患者在肺损伤后早期对俯卧位治疗有效，即时反应者可能从长期的俯卧位治疗中受益[399]。对有脑损伤和低氧血症进行性加重的患儿，在监测颅内压的前提下可尝试俯卧位治疗[400-401]。儿科在这方面仍需继续研究。

表面活性物质的治疗

　　给予外源性肺表面活性物质是治疗新生儿呼吸窘

迫综合征（respiratory distress syndrome，RDS）的标准疗法；然而，肺表面活性物质治疗 ALI 和 ARDS 的效果不确定并且需要继续研究。Moller 等[402]于 2003 年进行的一项儿科研究显示，给予外源性肺表面活性物质（卡尔法坦）后，氧合立即得到改善，生存率也呈提高的趋势；然而在最近的一项随机对照试验中，Willson 等[403]发现与安慰剂相比，给予肺表面活性物质并不能提高氧合和改善预后。机械通气时间和 ICU 住院时间无显著差异。目前的 PALICC 指南不建议常规使用表面活性剂[366]。临床医师仍然觉得可能有一类特定的患儿（即溺水者）可以从外源性表面活性物质的使用中获益。关于患者的选择、使用的时机及可联合的其他疗法用于 ALI/ARDS 治疗的研究正在进行。

皮质类固醇

有很大比例的 ARDS 儿童患者在住院期间的某个时候会接受皮质类固醇治疗。有一些潜在的炎症和潜在的肾上腺功能不全问题会促使临床医生使用皮质类固醇。2015 年发表的两项儿科研究提供了一些见解。Drago 等[404]发表了一项针对 35 名 ARDS 患者的小型随机安慰剂对照试验。在机械通气时间、ICU 住院时间和死亡率方面，两组之间没有差异。他们确实发现，在不显著增加医院感染或血糖的情况下，提供低剂量的甲泼尼龙输注是可行的。Yehya 等[405]报道了一项单中心观察性研究，在 283 名患有 ARDS 的儿童中，有 169 人在接受机械通气的同时接受了超过 24 h 的皮质类固醇治疗。接受类固醇治疗的那组幸存者的无呼吸机天数较少，机械通气持续时间较长。目前，PALICC 指南不推荐儿童 ARDS 常规使用皮质类固醇治疗[366]。

一氧化氮

吸入一氧化氮（inhaled nitric oxide，iNO）作为一种选择性肺血管扩张剂，能改善 V/Q 比失衡、降低肺动脉高压并减少右心室做功。NO 使 cGMP 上调，使平滑肌松弛和肺小动脉扩张。iNO 直接到达通气的肺单位，改善这部分肺的灌注，对其他肺血管床没有明显影响，因此能够改善 ARDS 患者的 V/Q 比失衡和氧合。与俯卧位疗法和给予表面活性物质相似，NO 能暂时改善氧合。Adhikari 等[406]通过一个系统性回顾和 meta 分析发现，不论病情轻重，iNO 都不能降低成年 ARDS 患者的死亡率。在儿科，Bronicki 等进行的小规模随机试验[407]表明 ARDS 患儿接受 iNO 可显著改善 28 d 内生存率、无体外膜肺氧合生存率和无机械

通气天数。这项试验共只有 55 名受试者，总体死亡率没有明显差异。最新的研究是 Bhala 等对 499 名患有 ARDS 的儿童患者进行的倾向匹配队列研究[380]，其中有 143 名接受 iNO。他们发现，使用 iNO 与改善无通气天数或死亡率无关。iNO 在肺动脉高压、右心功能不全的患者中仍起作用，可能是通向 ECMO 的桥梁。任何可能益处与进一步作用都需以后研究来证明。

体外膜氧合（ECMO）

如果先进的通气模式无法改善患儿的 ARDS，ECMO 仍然可作为一个补救措施。ECMO 在成人 ARDS 中的研究较儿科更多。成人 CESAR 试验显示使用 ECMO 治疗能改善成年患者预后；然而，此试验的方法有严重缺陷[408]。2018 年度报告了 408 例 EOLIA 试验[409]（ECMO to rescue lung injury in severe ARDS，ECMO 以抢救严重急性呼吸窘迫综合征中的肺损伤）的结果，该试验纳入患有非常严重的急性呼吸窘迫综合征的成年人。研究发现，与常规机械通气和可能使用 ECMO 作为抢救疗法相比，随机使用 ECMO 组 60 d 死亡率没有明显降低。关于儿科数据，2018 年，Barbaro 等[410]发表了一份来自 RESTORE 研究的患者使用 ECMO 的二级倾向评分匹配分析报告。他们发现，在患有严重小儿 ARDS 的患者中，与那些没有接受 ECMO 支持的患者相比，接受 ECMO 治疗的患者并没有改善预后。随着治疗和研究的改进，ECMO 和 ARDS 的死亡风险可能都会降低。J.C.Lin[411]最近发表了一篇关于这个主题的综述，可能会提供更多的见解。关于 ECMO 对重症小儿 ARDS 的支持还需要进一步的研究。

药物辅助治疗：镇静药和镇痛药

镇静药常用于清醒患儿，使其能够配合机械通气。镇静药的用量取决于儿童的年龄、体重、潜在疾病以及需要呼吸支持的程度。一些精神不振的婴儿不需要使用镇静药。镇静药使患儿与呼吸机同步，这能够减小气道峰压、减轻咳嗽和人机对抗，从而阻止了肺部气体的泄漏或通气不足。随时间发展，PICU 镇静药的使用发生了变化。PICU 制定了限制镇静的方案。部分原因可归结于限制镇静以降低耐受性、减少镇静状态下撤机时出现戒药症状，并可能加剧谵妄的方案的发展。许多较大的 PICU 参与了 RESTORE 研究[359]。RESTORE 研究可作为一个如何使用镇静方案的很好例子。每个患者都依照国家行为量表进行镇静，这使得护理人员之间有了共同标准[412]。他们在

给患者插管时用来提供镇静的药物主要是吗啡和咪达唑仑。对于患有低血压或反应性气道疾病的患者阿片类药物推荐使用芬太尼泵注。复合镇静药可包括戊巴比妥、氯胺酮、美沙酮、可乐定、右美托咪啶和丙泊酚。一些机构使用苯二氮䓬类药物时选择劳拉西泮。戊巴比妥和氯胺酮是主要药物无反应或反应较差时的辅助药物。美沙酮和可乐定主要用于辅助预防戒断症状。在此研究中右美托咪啶和丙泊酚被用作临时药物，以便在预期拔管时摆脱对其他药物的依赖。由于担心丙泊酚输注综合征，丙泊酚在一些单位没有使用，或仅作为临时措施使用[413]。右旋美托咪啶不仅用于短期镇静，在全国 PICU 中的使用量正在增加。某些情况下，它可以取代阿片类药物作为一种提供镇静的手段。在给早产儿服用氯拉西泮时，应该谨慎一点。早产新生儿应用劳拉西泮数天后，可能会因为药物体内蓄积导致类固醇反应性低血压。对于早产新生儿来说劳拉西泮的半衰期约为 72 h，每 4～6 h 给药会使药物在血液和组织内蓄积。

神经肌肉阻滞药（NMBAs）能增加胸壁顺应性，减少氧耗，并有利于进行机械通气。如果应用神经肌肉阻滞药，应同时应用镇静、抗焦虑和镇痛药物。维库溴铵、罗库溴铵和顺式阿曲库铵是 PICU 中最常用的肌肉松弛药（也见第 27 章）。罗库溴铵常用于插管和间歇给药。维库溴铵既可用作间歇性给药，也可用作维持药。一些危险因素会减少维库溴铵代谢和延长清除时间，可选择使用顺式阿曲库铵替代，其消除不依赖于肾或肝功能，也是常用的药物。如果这些药物使用超过 1 d，应该考虑间断停药以避免药物蓄积以及长期的神经肌肉功能缺失。

脱离机械通气

关于气管拔管和脱离机械通气，儿科领域的文献少于成人。由 Newth 等[414]在 2009 年发表了一篇被当时熟知的回顾性研究，尝试寻找可以预测儿童能成功脱离机械通气的指标。大部分指标用于研究，也有一些具有临床实用价值，如由 Yang 和 Tobin[415]发现的快速浅呼吸指数（Rapid Shallow Breathing Index，RSBI）。RSBI 等于呼吸频率 / 潮气量。当患儿呼吸舒畅时，呼吸频率较慢而潮气量较大。在这种情况下，RSBI 值较低。而呼吸窘迫患者往往呼吸频率快而潮气量较小，因此 RSBI 较高。有几种不同的脱离机械通气的技术，包括减低呼吸机频率设置、进行每日自主呼吸试验、增加压力支持和 CPAP[416]。许多医院开始对患儿进行每日自主呼吸试验（SBTs）。即降低通

气支持，但是要严密观察以便发现呼吸窘迫。通气支持降低是指压力支持、CPAP 和 T 管通气降低。患儿没有明显的呼吸频率增加、血氧饱和度降低、出汗、血流动力学紊乱或呼吸做功增加的迹象即认为成功。SBTs 的成功完成将启动拔管计划。在 ICU，SBTs 可以直接在医师的指导下进行或者由呼吸治疗师独立地进行。脱离机械通气的具体机制尚不清楚，但是合适的脱机方案将能减少机械通气的时间[417]。当前，最好的解决办法是每天观察患儿是否具备可以拔出气管导管的可能。经常性的评估能发现更多能够拔管的患儿[418]。

然而，也存在一定的拔管失败率。若机械通气持续使用至我们能完全确定患儿拔管不会失败，则许多患儿进行机械通气的时间将会长于其实际需要时间。2003 年，16 个 ICU 的回顾性研究[418]显示机械通气超过 48 h，患儿的拔管失败率为 6.2%（1.5%～8.8%）。我们的研究表明拔管后的再插管率为 8.3%[286]。

在 SBT 期间，虽然呼吸支持降低，但是使用 CPAP 可避免加重患者病情。先前的多项研究表明应用较小 ETTs 的婴儿和儿童当使用 CPAP 和 T 管通气时不能通过"吸管"呼吸[419-422]。相对于成人而言，ETT 直径可能较小，同时导管长度也短，吸气流速比成人低。流速约为 0.5 L/（kg·min）[421]。因此，一个 3 kg 的婴儿吸气流速为 1.5 L/min，一个 60 kg 的成年人吸气流速为 30 L/min。若患者不能成功完成 SBT，他可能在拔出气管导管后无法完成呼吸做功。

总之，拔管的标准包括：完整的气道反射、血流动力学稳定、能够清除分泌物、具有一定的觉醒度。患者能产生的吸气负压（negative inspiratory force，NIF）是可测量的。NIF 用一个校准的压力计和吸气到残气量时测得。通常 NIF 达到或超过 - 30 与成功拔管相关。ETT 周围有漏气可能是拔管的一个指征；然而，有研究表明在 ETT 周围没有漏气也不能预示拔管就会失败[423-424]。拔管失败通常定义为在预定尝试拔管后 24 h 内重新插管。众多原因能引起拔管失败，但最主要的一类是拔管后上呼吸道梗阻。研究认为上气道阻塞的发生率在 37%～41%[286, 418]。然而，上呼吸道梗阻临床评估有很大的主观变异性[286]，基于生理学的工具可能有价值[286]。在找到减少声门下狭窄和梗阻的有效治疗方法之前，对气道梗阻的客观评估是必要的。

呼吸系统疾病

喉气管支气管炎（哮吼）

哮吼常发生于 3 个月～3 岁的婴幼儿，主要由

于病毒感染（副流感病毒、流感病毒、腺病毒）引起上呼吸道水肿，尤其是在声门下部位。患儿通常有数天上呼吸道感染史，继而出现声嘶、干咳，可伴有喘鸣。临床上需要仔细评估呼吸困难的程度和患儿对呼吸做功增加的代偿能力。这些患儿应首先应用消旋肾上腺素雾化吸入减少上呼吸道黏膜水肿[425]。类固醇激素治疗虽常见，但仍有争议[87]。当患儿无力承受呼吸做功的增加并且 CO_2 升高时，则需进行气管插管。气管插管时，选择 ETT 型号应比正常年龄对应的号码小 $0.5 \sim 1.0$ mm。气管导管尺寸要合适，使患儿易于自主呼吸的同时也利于护士有效吸引呼吸道的分泌物。哮吼通常在 $3 \sim 7$ d 内自动缓解，平均置管时间约为 5 d，喉气管支气管炎很少见于 4 岁以上的小儿。

会厌炎

会厌炎为声门上黏膜发生炎症，以前是由 B 型流感嗜血杆菌引起，但由于抗流感嗜血杆菌疫苗效果显著，现多由葡萄球菌和链球菌引起。以前会厌炎通常发生于 $4 \sim 6$ 岁的小儿，现在一般发生于较大的儿童（甚至是成人）[426]。对于较小的患儿，会厌炎是真正的气道急症，因为它可以很快发展为完全和致命的呼吸道梗阻。建立安全气道是首要任务。会厌炎患儿可突然出现发热等中毒症状和呼吸窘迫。麻醉期间通常需要气管插管，直到开始抗生素治疗（氨苄西林和氯霉素或头孢曲松）且全身中毒症状消退。流感嗜血杆菌疫苗的应用大大降低了该病及其他流感嗜血杆菌感染性疾病的进程[131]。

细支气管炎

细支气管炎是下呼吸道急性病毒性感染，常发生于 2 岁以下的儿童。症状和体征包括呼吸受阻、喘息、轻度至中度低氧血症、呼吸肌做功增加和气道阻力升高。病因通常是呼吸道合胞病毒（respiratory syncytial virus，RSV）感染[427]。患细支气管炎的婴幼儿如果合并早产史、慢性肺病或先天性心脏病，则发生呼吸衰竭的风险很高。对于新生儿，呼吸暂停是失代偿的最初表现，多发生于出现显著高碳酸血症之前。呼吸肌疲劳是机械通气的常见适应证。治疗主要是支持疗法，包括对呼吸衰竭患儿进行气管内插管和机械通气[428]。呼吸道合胞病毒免疫球蛋白（RespiGam）是一种预防性静脉注射药物，常用于有感染季节 RSV 危险的患儿（早产儿、先天性心脏病患儿、免疫抑制性疾病患儿或多发性先天异常的患儿），极大地降低了此类人群的发病率。利巴韦林是一种抗病毒药，可用于治疗伴有先天性心脏病、免疫抑制疾病或多发性先天异常患儿的 RSV 感染。

囊性纤维化

囊性纤维化是一种致命的常染色体隐性遗传病，异常定位于 7 号染色体。虽然胰腺、肝、肺、胃肠道和生殖系统均可出现病变，但据报道 90% 的发病率和死亡率源于肺囊性纤维化[142]。其病理性改变为严重的气道阻塞、支气管扩张、肺气肿及终末期呼吸衰竭。

在过去 30 年中，该病的生存率得到了极大的提高，有 1/3 以上的患者生存超过 30 岁[143]。这一变化是改进抗生素治疗方案、营养支持和积极治疗并发症的结果。肺移植已经在慢性呼吸衰竭患者中得到了不同程度的成功[429-430]。

支气管肺发育不良

支气管肺发育不良（bronchopulmonary dysplasia，BPD）是一种慢性肺部疾病，发生于患新生儿严重肺疾病后存活的患者。其病因不明，但患者通常为早产儿，有透明膜病病史，并需积极进行长期高肺膨胀压和高 FiO_2 的呼吸支持治疗。炎症可能是该病的一个重要原因[431]。BPD 患儿动态肺顺应性下降、通气阻力增加、生理无效腔增大，呼吸做功显著增加。查体可发现这类患儿存在肺过度充气、肋间回缩、鼻翼翕动和喘鸣。胸片示肺容量增加，肺纤维化、囊性变及肺不张。患儿存在不同程度的低氧和高碳酸血症[432-433]。BPD 的治疗包括最大程度的能量支持治疗，以补偿呼吸做功增加导致的大量能量消耗。一些患者需要呼吸支持（机械通气，CPAP）。利尿药和支气管扩张药为常用药物，但可引起电解质紊乱。大部分长期存活患者主观上肺功能正常，然而一些幸存者有严重的慢性生理改变[434-435]。在生命的前几年，病毒或细菌性肺部感染通常会增加患者对呼吸支持的需要，这些感染也可能是致命的。预防 BPD 进展的治疗方法正处于研究阶段，由于机械通气对未成熟肺的创伤被认为是 BPD 的主要原因，因此正在评估替代机械通气的疗法，包括外源性表面活性物质、高频通气（尤其是 HFOV[436]、ECMO 及液体通气[432, 437]。

睡眠呼吸暂停

睡眠时的正常通气取决于上呼吸道解剖结构正常及反射完整正常，后者包括中枢对低氧和高碳酸血症的反应、对气道刺激的反应及咽部和咽下部肌肉动态位相性收缩。睡眠呼吸暂停是由上述一个或多个正常保护性反应发生异常所致。在婴儿期，睡眠呼吸暂停相对常见。对此存在许多假说，但最有说服力的是髓质化学感受器尚未发育成熟。Ondine's curse 综合征是最严重的中枢性呼吸暂停综合征，此类患者在睡眠时会出现完全的呼吸暂停。患有婴儿猝死综合征的婴儿可能出现较轻的呼吸障碍。治疗包括呼吸兴奋剂（茶碱）及睡眠时行心肺监测。对于严重患者需要行气管切开和夜间机械通气。阻塞性睡眠呼吸暂停可发生于各个年龄段的儿童，与特定的解剖结构异常（如扁桃体和腺样体肥大、Pierre Robin 综合征以及气管和喉软化）有关。症状和体征包括响亮的鼾声、因梗阻发作而周期性憋醒、因睡眠剥夺所致行为异常和肺源性心脏病。诊断应根据病史、心电图和正规的睡眠检查。支气管镜检查也有助于确诊。在幼儿中，肝增大可提示患儿有肺动脉高压。睡眠呼吸暂停治疗包括切除梗阻部位或对梗阻部位进行搭桥。扁桃体、腺样体切除能够改善气道，但在术后数天内仍可能发生明显的呼吸道梗阻。对于这些儿童，很少需要气管切开。

异物误吸

异物误吸在儿童中相对常见，且常常是突发事件。虽然各个年龄阶段均可发生，但在 6 个月～3 岁发病率最高。蔬菜（如花生）和其他食物（如热狗），或硬币和玩具碎片是最常见的误吸物品。许多异物可以透过放射线。吸入症状与异物在气道内的位置及吸入的时间有关。急性症状包括完全性气道梗阻、喘鸣、喘息或急性咳嗽，而更多的慢性症状包括血性痰、慢性咳嗽或喘息。气道异物的诊断应根据病史及体格检查，在某些情况下，还可以通过放射成像诊断。对腹部猛推法治疗的有效性和安全性存在争议。Heimlich 手法和背部拍击法适用于急性上呼吸道完全性梗阻。治疗亚急性阻塞或下呼吸道异物误吸的方法包括气管镜检查、体位引流、胸部理疗、支气管扩张器和手术取出等[438]。

上气道梗阻和脊髓脊膜膨出

声带麻痹常由一些疾病如脑干异常和脊髓发育不良所致。脊髓脊膜膨出患儿常伴 Arnold-Chiari 畸形和喘鸣。表现为延髓向尾侧移位、脑神经束过长以及脑干动脉结构异常。声带麻痹可继发于脑干受压（如脑积水）或脑干局灶性梗死。这些脑干异常的治疗包括脑积水的减压，如果麻痹持续存在，应行 Arnold-Chiari 畸形部位的颈部减压。尽管有这些手术疗法，一些患儿仍需要气管切开及长期机械通气治疗。

哮喘

近年来小儿哮喘发病率呈升高趋势。据疾病预防和控制中心估计，1980 年患哮喘儿童的比例为 3.6%，2003 年为 5.8%，到 2011 年增长到了 9.5%（www.cdc.gov/nchs/fastats/asthma.htm）值得庆幸的是，大多数哮喘患儿不需要重症监护治疗，然而，对于这些儿童来说，仍存在显著的发病率和死亡风险。2012 年由 Newth 等[439]对 ICU 致命性和近致命性哮喘患者进行了研究，显示 12% 的患者出现并发症，死亡率为 4%。在 11 名死亡患者中，有 10 名在入院前发生了心搏骤停。针对这种情况，危重哮喘定义为需要入 ICU 治疗的急性发作的哮喘。

哮喘是一种炎症性疾病。气道黏膜下层有肥大细胞、嗜酸性粒细胞和 CD4 淋巴细胞浸润。肥大细胞脱颗粒释放白三烯和组胺，导致黏膜水肿、黏液分泌增加和白细胞趋化。多种因素均可引发哮喘的发作和肥大细胞脱颗粒。这些因素包括过敏、感染（病毒>细菌）、天气变化和强烈的情感变化。炎症会增加气道敏感性和气道高反应。支气管痉挛、黏膜水肿和黏液增多导致气道变窄，明显增加气道阻力。气道阻力在层流时与半径三次方相关，而在涡流时则与半径的四次方相关。因为气道管腔小，儿童哮喘发作时气道阻力的变化要远大于成人。由于呼气时出现阻力，呼气相哮鸣音为其典型症状。支气管痉挛、黏膜水肿或黏液堵塞会导致小气道完全梗阻。通气血流比例失调导致低氧血症。气道的阻塞也会增加气道无效腔。为了保证通气，呼吸频率会明显增加，因此，初始阶段 $PaCO_2$ 通常较低。如果 $PaCO_2$ 正常或升高，可能提示发生了呼吸肌疲劳与将要发生呼吸衰竭。

应及早强调，引起哮鸣音的不仅仅是哮喘，而且哮喘也可在无哮鸣音的情况下发生。哮鸣音是气流受阻时发出的声音，可由肺炎、上呼吸道阻塞、异物吸入、CHF 引起，每种情况治疗的方法不同。一个蹒跚学步的孩子突然出现哮鸣音应高度怀疑是异物误吸，病史中会有近期窒息和咳嗽的病史，即使有气道高反应性或过敏史也不能排除异物误吸的可能，而应保持高度的警惕。如间歇性为有哮鸣的患儿行胸片检查，结果显示心影增大而不是支气管周围袖套征，则更有可能是哮喘，但是心衰也可能会出现这样的症状。同时，对于首次出现哮鸣音的患儿，尤其是因哮鸣音入 ICU 的患儿，均需要进行胸部 X 线检查。严重的哮喘发作可不伴有哮鸣音，因为哮鸣音的出现是需要空气的流动的，患者很有可能因明显的气流受阻而听不到哮鸣音。听诊时，对呼吸音寂静或气流受限的患者应立即采取治疗措施。

哮喘急性发作的患儿可能会有几天上呼吸道感染症状，此后呼吸做功增加。在呼吸空气的情况下血氧饱和度较低。于患儿而言坐位可能是较为舒适的体位，因为坐位有利于呼吸肌做功。此时辅助呼吸肌参与呼吸。听诊时呼气相会延长。为了提高气道压力，一些患儿可能出现张口呼吸，较小的患儿也可能听到咕噜声。患儿可能很难说出超过一或两个词。出现此情况时应立即进行治疗，首先进行辅助吸氧以缓解低氧血症。如果患儿只是轻度的呼吸困难，鼻导管吸氧便可。如果是中度至重度的呼吸窘迫，则应该选择面罩或者非循环式呼吸面罩。吸入 β 受体激动药，如沙丁胺醇，舒张支气管平滑肌。如果没有足够的气流将吸入的药物送入气道，则需静脉或皮下注射特布他林或肾上腺素。类固醇药物起效时间长，因此应尽早给。如果初步的治疗效果不明显，应安排入 ICU 进行治疗。许多急诊科会做动脉血气分析，但是临床症状便可以提供足够的信息来指导治疗。

哮喘治疗

辅助吸氧 可以通过标准鼻导管吸氧，但吸入氧浓度（fraction of inspiration O_2，FiO_2）的改善有限。标准鼻插管可提供高达 28% 的 FiO_2。用标准鼻导管时，氧流速不宜超过 $4 \sim 5L/min$，否则患儿难以耐受。简易面罩可使 FiO_2 提升至 50%。密闭的非循环式面罩吸氧可以使 FiO_2 接近于 1。HFHNC 可以提供几乎完全湿化的气体，也可使 FiO_2 接近 1。2014 年 Rubin 等[440] 研究显示患儿使用 HFHNC 可以减少呼吸做功，其作用机制尚未阐明。一些医师借助 HFHNC 的原理输送 β 受体激动药或其他雾化吸入的药物，但到目前尚未有数据支持其效果。

吸入 β 受体激动药 吸入型 β 受体激动药可舒张支气管平滑肌。最常用的 β 受体激动药是沙丁胺醇，它是活性 R 和无活性 S 对映体的外消旋混合物。活性 R 对映体左旋沙丁胺醇可作为单独的制剂使用，但最近的研究表明它并没有产生更好的效果[441]，也未减少增加心率的副作用[442]。沙丁胺醇是选择性 $β_2$ 受体激动药，可通过吸入器或者雾化吸入。ICU 的初期治疗首选沙丁胺醇持续使用，常用剂量为 $0.15 \sim 0.5$ mg/（kg·h）或者 $10 \sim 20$ mg/h。当呼吸困难缓解、气道相对通畅时，可每 $1 \sim 2$ h 间歇用药。吸入性的特布他林对 $β_2$ 受体的选择性比沙丁胺醇低，所以较少使用。但特布他林仍是一种重要的静脉用药。沙丁胺醇常可导致心动过速。有时难以区分心率的增加是由

药物毒性引起的还是呼吸窘迫进展造成的。使用沙丁胺醇可能会出现心律失常，但通常都是室性期前收缩（premature ventricualr contraction，PVC）频率增加。大剂量使用沙丁胺醇会使舒张压降低，这也可能与血容量减少和胸腔内压增加有关。作用于中枢神经系统可能造成烦躁和战栗。低钾血症可能是由于 β 受体激动药促进钾进入细胞引起的。异丙托溴铵是一种吸入型抗胆碱药，有时可与沙丁胺醇配伍间断给予。异丙托溴铵具有促进支气管扩张并且不减弱纤毛清除功能的优点。

皮质类固醇 在 ICU，静脉注射类固醇要优于口服用药，因为口服用药会减少药物吸收、延迟起效。甲泼尼龙是常用的药物，因为其盐皮质激素的副作用较小。初始剂量是 2 mg/kg，随后每 6 h 按 $0.5 \sim 1$ mg/kg 追加。对于地塞米松和氢化可的松的使用存在地域性偏好。类固醇药物是哮喘急性发作时的常用药物。类固醇药物使用如不超过 5 d，通常不需要逐渐减量。静脉使用类固醇药物可能会引发高血糖、高血压和偶发的烦躁。在 ICU 治疗的初始阶段，类固醇药物吸入并无任何益处。

静脉输液 入 ICU 的危重哮喘患儿，因患病期间摄入量不足、呼吸频率增加导致隐性失水增多，呈脱水状态。如果患儿脱水，则应通过补液来维持患者循环容量。然而要避免输液过量而引起肺水肿，因为肺水肿会进一步降低氧合和增加气道阻力。呼吸窘迫进行性加重需行机械通气的患儿也可能需要进行补液。低血压常出现在气管插管时。

静脉和皮下注射 β 受体激动药 气体交换的显著减少会导致吸入药物输送不良，此时需要静脉注射 β 受体激动药。特布他林经常是首选的 β 受体激动药，与肾上腺素、异丙肾上腺素相比，特布他林对 $β_2$ 受体具有一定的选择性。对于未建立静脉通路的儿童，特布他林可以通过皮下注射，剂量为 0.01 mg/kg，最大剂量为 0.3 mg。特布他林静脉注射剂量为 10 μg/kg，在 $10 \sim 20$ min 内注射完，维持剂量为 $0.1 \sim 10$ μg/（kg·min），根据情况调整至有效剂量。严重哮喘发作且未建立静脉通路时可皮下应用肾上腺素，1∶1000 的溶液按 0.01 mg/kg 给药，最大剂量为 0.5 mg。若末梢低灌注则会影响药物的吸收。静脉注射肾上腺素是机械通气并伴低血压患儿的理想用药。危重哮喘治疗中异丙肾上腺素的应用越来越少见。

甲基黄嘌呤 甲基黄嘌呤氨茶碱是否可以作为二线药物代替静脉注射特布他林治疗危重哮喘存在地域

性差异。入 ICU 的哮喘儿童很少用甲基黄嘌呤作为慢性治疗药物。新型药物如白三烯抑制剂的推出使口服茶碱类药物的患儿越来越少。甲基黄嘌呤可舒张支气管平滑肌，具体的作用机制尚不清楚。甲基黄嘌呤静脉注射的负荷量为 5 ～ 7 mg/kg，缓慢注射超过 30 min，维持剂量为 0.5 ～ 0.9 mg/（kg·h）。如果患者在过去的 24 h 内口服过茶碱类药物，负荷量则应减少 50%，或者根据血清茶碱水平调整氨茶碱用量。一般来说，氨茶碱负荷量为 1 mg/kg 时，血清茶碱浓度可提高 2 μg/ml。在哮喘急性期，血清茶碱的目标浓度为 10 ～ 20 μg/ml。茶碱的治疗窗很窄，当药物浓度超过 20 μg/ml 就会出现恶心、心动过速、躁动或焦虑的症状。茶碱浓度过高可引起癫痫发作。

镁剂　吸入或静脉给予镁剂可舒张支气管平滑肌。镁剂通过拮抗钙通道使平滑肌舒张。2013 年儿童镁剂实验（MAGNETIC）[443] 表明雾化吸入镁剂可能对急性重度哮喘发作的治疗有益。静脉注射镁也有益于重度哮喘的缓解[444-445]。对于镁的使用也有地域性差异，但至少应在初期做电解质检查检测镁离子水平，如有低镁血症则给予镁剂治疗。危重哮喘和低镁血症的治疗剂量可以是相同的，25 ～ 45 mg/kg 静脉注射，注射时间超过 30 min。镁中毒会出现肌无力、心律失常、反射减弱和呼吸抑制。

氦气　氦气和氧气的混合气（氦氧混合气）可以改善气体层流。这是因为氦气比氮气的密度低（约 1/7）。与氧气同时吸入时，氦气须在高比例的情况下才对小气道有益。最佳氦气与氧气的比例是 80∶20 或 70∶30，因此低氧血症和需要辅助吸氧限制了此法的应用。有数据支持氦氧混合气有助于 β2 受体激动药的吸入[446]。随着其他更有效的治疗方法的应用，氦氧混合气可能不作为常规使用方法，但对于严重的危重哮喘仍然有帮助。

氯胺酮　氯胺酮是非竞争性 N- 甲基 -D- 天冬氨酸受体（N-methyl-D-aspartate，NMDA）拮抗剂，能够产生分离麻醉，此外氯胺酮也可使支气管舒张。氯胺酮对呼吸驱动影响小，常规剂量通常不影响血流动力学，因此在 ICU 为有效的镇静药。对于气管插管和机械通气的哮喘患者，氯胺酮和苯二氮䓬类药物联合应用是一个很好的镇静选择。此外，一项儿科研究表明[447]，顽固性支气管痉挛患儿持续输注氯胺酮后 PaO2/FiO2 和肺动态顺应性均有明显的改善。目前还没有证据证明，哮喘发作患儿应用氯胺酮镇静是否会减少气管插管。最近一项 Cochrane 数据回顾[448] 显示，重症急性

哮喘发作的患儿如未进行气管插管，氯胺酮则没有明显的优势。如果使用氯胺酮进行麻醉或镇静，负荷剂量为 1 mg/kg 静脉注射，确保起效后再重复给药。氯胺酮持续给药剂量为 5 ～ 30 g/（kg·min）。氯胺酮的一个副作用是烦躁，因此常与苯二氮䓬类联合应用。

无创通气　非常有限的证据表明无创通气（noninvasive ventilation，NIV）对儿童哮喘有效[335]。临床上，对于能够进行有效气体交换、抵抗面罩和机械通气的患儿，不宜进行 NIV。然而，对于不能进行有效气体交换和呼吸肌疲劳的患儿，NIV 简单易行且患儿更为舒适。NIV 可为治疗（类固醇药物）提供起效时间，并可减少插管。患者的意识水平和气道清除能力减低时应避免使用此方法。

气管插管　当哮喘患者出现低氧血症、酸中毒、呼吸肌疲劳及呼吸储备有限时，需对其进行气管插管和机械通气。建议由最有经验的医师进行气管插管。需建立适当的静脉通路进行补液。推荐使用氯胺酮和苯二氮䓬类药物。氯胺酮会增加气道分泌物，此时可以考虑给予阿托品。使用氯胺酮可能会导致躁动，因此使用苯二氮䓬类药物发挥顺行性遗忘作用。作者所在 ICU 的处理原则是使患儿插管后尽快恢复自主呼吸或尽早进行自主呼吸。另外，可考虑使用快速起效的中时效肌肉松弛药罗库溴铵，琥珀酰胆碱也可以使用，但是应该注意其副作用如高钾血症。推荐使用带套囊的气管导管，因为可能需要较高的气道峰压。插管后应立即用较慢的呼吸频率达到足够的通气，防止肺泡过度扩张并降低气胸发生风险。插管后可能出现急性失代偿，诱发因素可能是低血容量和胸腔压力增加。还应考虑气管插管移位或阻塞，并排除气胸和设备失灵。

机械通气　机械通气治疗哮喘患者的最佳方案颇具争议。反对压力控制模式的观点认为，压力控制模式下哮喘患者会因气道阻力的改变出现潮气量不足。反对容量控制模式的观点认为与压力控制相比，相同的潮气量会产生更大的峰值压力。如前所述，作者的治疗方式是尽快使已插管的哮喘患者转为自主呼吸。这样，患者可以设定个体化的呼吸频率，在压力支持和呼气末正压（positive end-expiratory pressure，PEEP）的基础上，设置个体化的吸呼比。压力支持通气模式之所以被推荐，是因为它由患者触发，即使不由患者限制[449]。在该模式下，虽然初始时可能会出现 PaCO2 升高，但如果患者氧合良好，CO2 升高通常可以很好地耐受。

既往临床中，针对插管后的哮喘患者，临床医

师习惯将 PEEP 设置为 0 或较低，以防出现肺过度膨胀[450]及气压伤。然而，自 1998 年来，已有四项成人研究[451-454]以及一项儿童研究[277]得出明确结论：机械通气时外源性 PEEP 对气管插管型哮喘患者有益。上述研究证明，当外源性 PEEP 达到内源性 PEEP 水平时，可提高呼吸机触发的灵敏度、减少通气做功，并减少自主呼吸患者辅助通气时的机械功。随着呼吸做功的减少，患者舒适性得到改善，对镇静药的需求也相应减少。对于哮喘患者，呼吸机提供与内源性 PEEP 匹配的外源性 PEEP 时，可以改善通过 ETT 进行雾化的效果。匹配 PEEP 可促进哮喘患者早期脱机。应注意的是，一些临床医师认为匹配 PEEP 时，存在外源性 PEEP 导致肺过度扩张的风险。肺的过度扩张可增加肺过度膨胀及漏气综合征的风险[450]。作者的研究表明压力支持及 PEEP 下的自主呼吸可以减少呼吸做功（work of breathing，WOB）[277, 287]。对于患者个体而言，何种水平的外源性 PEEP 会导致肺的过度膨胀尚不明确。理论上讲，对于自主呼吸的患者，如果外源性 PEEP 不超过内源性 PEEP 则不会导致呼气末肺容量（end-expiratory lung volume，EELV）的增加[455]。此外，EELV 甚至会减少，从而减小无效腔、提高肺顺应性。笔者所在的 ICU，在呼吸机停顿间歇对 PEEP 进行测量，让患者完全呼气，在下一次呼吸运动之前测得压力。用呼吸机逐步增加外源性 PEEP，并观察呼吸频率及临床呼吸功。控制外源性 PEEP 水平低于内源性 PEEP，根据患者对于治疗的反应，不断评估外源性及内源性 PEEP 的水平。针对已插管的哮喘患者，机械通气治疗的最佳方案需进一步研究，但由于每年需要插管的人数不多，使研究受到一定的限制。

吸入麻醉药　吸入麻醉药的特点之一就是扩张支气管，已被用于插管型危重哮喘儿童的抢救治疗。作者在其 ICU 中，通过应用异氟烷减少支气管痉挛及对镇静药的需求。然而，吸入麻醉药很难在 ICU 环境中使用。现代 ICU 呼吸机的设计无法应用蒸发罐。ICU 的呼吸机没有可重复吸入的呼吸环路，因此吸入麻醉药的用量很大。ICU 的呼吸机没有统一的气体净化器，因此需要采取一定的措施防止环境污染。Wheeler 等[456]曾报道了一项包含 6 例患者的案例。Tobias 博士[457-459]发表了一系列文章，详细描述了吸入麻醉药在哮喘及一些其他临床疾病中的应用。在 Char 等[460]发表的最新关于插管哮喘患者的回顾性队列研究中，在死亡率上，使用吸入麻醉药与未使用吸入麻醉药相比各中心之间并没有明显的差异。在应用吸入麻醉药的中心，

使用呼吸机的时间更长、住院天数更多以及住院费用更高。由于安全应用吸入麻醉药需要更专业的技术指导，所以应用此项治疗的中心较少。在欧洲有麻醉药物保存设备（AnaConDa Sedana Medical），但美国还没有该配备。该设备是一个微型挥发器、一个保存介质或反射过滤器，使吸入性麻醉药保持在患者侧。这种设备可与普通的呼吸机配套使用。最后，随着科学界更加了解吸入麻醉药的神经毒性，临床医师必须权衡长期使用吸入麻醉药治疗哮喘持续状态的利弊。

哮喘持续状态的体外生命支持　体外生命支持（extracorporeal life support，ECLS）为致命哮喘的急救措施。与吸入麻醉一样，针对个体应用 ECLS 的中心很少。一个单中心研究报道了 ECLS 的应用[35]，但是由于患者数量太少（共 13 例），不足以证明其治疗是否比机械通气或传统的治疗方法更有优势。

肺动脉高压

中枢神经系统

在婴儿与儿童，系统性疾病是造成中枢神经系统疾病的常见原因。在 PICU，癫痫、头部外伤、中枢神经系统感染、低氧及代谢性脑病等均是引起急性神经功能障碍的常见原因。对神经功能障碍的评估应了解婴儿随年龄增长而发展的运动和认知能力。表 79.8 列出了各年龄段发育标志。

出生后的神经功能发育

新生儿运动功能取决于孕期，而非出生后年龄。孕 28 周出生婴儿 3 个月大时的运动反应能力与足月新生儿相似。虽然出生后存在皮质易化调节，但大部分新生儿运动行为是由皮质下区控制的。因此，在新生儿严重皮质损伤时，其运动仍可不受影响。新生儿智力发育程度很难评估。开始可通过一些新生儿正常反射的消失和新的运动能力的获得来估测。适应行为或互动行为可通过对重复刺激的适应及眼睛接触来首先观察到。婴儿的智力发育有赖于外界环境的有效刺激及社会的影响，尤其受到一个或数个个体的影响。这也是为什么需长期进行重症监护治疗的婴儿和儿童需要父母的参与及启发性刺激。

神经系统功能的评估

评估神经系统功能的最重要方法是临床检查。清醒儿童，能够配合检查者和看护者完成一系列的指定

表 79.8　正常年龄的主要发育

年龄	运动功能	语言	适应性行为
4 ～ 6 周	俯卧位时抬头和从一侧向另一侧转头	哭	微笑
4 个月	从仰卧位到坐位头部无滞后象；试图抓住大的物体	发出高兴的声音	微笑，大声笑，对熟悉的物品或人表示愉快
5 个月	自觉地用双手抓，玩弄脚趾	能发出基本的声音	对镜中的自己笑（啊、哦）
6 个月	用单手抓，从俯卧位到仰卧位滚动，需支撑能坐	发声的内容增加	表现出不高兴和对食物的偏好
8 个月	不用支撑能坐，两个手互传东西，从仰卧位到俯卧位滚动	双音节（爸爸、大大、妈妈）	对"不"有反应
10 个月	坐得很好，会爬，扶着可站立，手指和拇指对合夹取小东西		会表示再见，玩游戏，躲猫猫
12 个月	扶着可站立，可以搀扶着走路	2 ～ 3 个字短语	懂得物体的名称，对图画感兴趣
15 个月	独立行走	能说一些可理解的话	对指令有反应，会模仿
18 个月	搀扶下能上下楼梯，会脱衣服	能说许多可理解的话	执行一些简单命令
2 岁	独立上楼梯，会奔跑	会说 2 ～ 3 个词的短语	可参加有组织的活动；指出身体的一些部位

活动，这是反映皮质高级功能完好的敏感指标。当儿童的认知功能因疾病或药物的影响而受到抑制时，大体运动功能、一般的活动水平、外周和脑干的反射成为尽管粗略但很重要的中枢神经系统功能检查。一个详细的检查包括评估镇静剂药物作用下的意识和警觉性。Glasgow 昏迷评分（Glasgow Coma Scale，GCS）已被用作定量评定神经系统损伤患者的功能指标（表79.9），但是该评分并不是因为这一原因而出现的，仍然需要进行广泛的研究，致力于发现直接的评分和无创的评估危重儿童意识的方法[461]。如果疼痛刺激导致去皮质和（或）去大脑强直，则表明有重要的中枢神经系统紊乱，需进一步评估。去大脑强直时手臂和手旋前而肘关节外展，去皮质强直时的上肢表现为肘关节弯曲和双手紧握。根据患儿对疼痛刺激的反应或根本无反应（结合咳嗽反射、排出呕吐物或口腔分泌物的能力），专业医师应考虑患者是否可以保护气道。

表 79.9　婴儿和儿童 Glasgow 昏迷评分

活动	成人 / 儿童反应	婴儿反应	评分
睁眼（E）	自动睁眼	自动睁眼	4
	呼之睁眼	呼之睁眼	3
	疼痛刺激睁眼	疼痛刺激睁眼	2
	无反应	无反应	1
语言反应（V）	语言定向、恰当	咕咕或呀呀	5
	语言混乱	易激惹，哭闹	4
	语言不恰当	疼痛刺激时哭	3
	语言无法理解	疼痛刺激时呻吟	2
	无反应	无反应	1
运动反应（M）	听从指令	反应正常	6
	刺痛定位	触摸躲避	5
	刺痛躲避	疼痛躲避	4
	刺痛屈曲	刺痛屈曲	3
	刺痛强直	刺痛强直	2
	无反应（松弛）	无反应（松弛）	1

瞳孔反射通常不受影响，因此当瞳孔反射消失时则应高度重视。瞳孔散大常由于三环类抗抑郁药、阿托品的应用或药物戒断症状。瞳孔缩小但反应尚在表明损伤在脑桥，但也常见于阿片类药物或巴比妥类药物存留。眼底检查是判断颅内压增高或视网膜出血的重要检查手段。然而，一般医护人员可能会很难做出这些评估，需要专业眼科医师检查。

神经系统功能的实验室评估

脑电图用于诊断癫痫、等电位脑死亡及监测巴比妥类药物导致的昏迷。另外，连续脑电图监测通常用来监测危重患儿的非抽搐性癫痫发作[226, 462-463]。这种资源密集型的监测系统已证明可以改善治疗结局。然而由于它在新生儿和儿科重症监护的应用持续增加，有必要进一步研究该有效、无创的方法。CT 可以迅速发现中枢神经系统病变、结构损伤的程度并无创评估颅内压。经颅超声是一种床边技术，用于评估颅缝未融合患儿的脑室大小和颅内解剖结构。磁共振成像可以检查眶内、眼部损伤、脑干和脊髓损伤，也能很好地观察软组织异常[464]。磁共振成像的主要缺点是每个检查部位的时间较长，患者在扫描器内的时间过长，可能难以接受。且由于 MRI 扫描室必须保持较低的室温，所以在 MRI 扫描时维持患儿体温也是一个问题。由于许多泵和呼吸机不能送入扫描室，也很难保证有明显心肺疾病的患儿在磁共振检查时的安全性。在 ICU，多普勒超声可在床边评估脑血流（cerebral blood flow，CBF）速度，虽然并不直接测量脑血流量，但是一种有用的床边检查。CBF 扫描是巴比妥类药物中毒昏迷期间诊断脑死亡的金标准和常规检查方法。测量颅内压（intracranial pressure，ICP）可以通过将导管插入侧脑室或将置入蛛网膜螺钉或换能器到硬膜外腔或脑组织。脑室的导管可提供准确的波形，还可以直接引流脑脊液（cerebrospinal fluid，CSF）降低 ICP。其他测量 ICP 的手段方法基本不能提供连续波形，也不允许引流脑脊液。

创伤性脑损伤

尽管复苏治疗在进步，小儿创伤性脑损伤（traumatic brain injury，TBI）的发病率仍然很高。TBI是由两部分组成：最初主要由直接机械力量造成脑实质结构的破坏及数小时至数天后的继发性损伤。继发性损伤涉及多种原因，包括缺血、中毒、代谢紊乱、细胞凋亡、脑肿胀、轴突损伤、炎症及再生[465]。为改善危重患儿的预后需要避免或者尽可能减少继发性脑损伤。

关于创伤性脑损伤的传统观念认为，缺血在继发性脑损伤中占重要地位。因此，逆转缺血是至关重要的。但对大脑受损位置简单的氧供并不能减轻脑外伤产生的大脑继发性损伤的级联反应。最近的证据表明，尽管足够的氧气输送到大脑组织，但继发性脑损伤仍然存在，这是由于存在持续的脑代谢危象[466-467]。此外，氧过多并不利于逆转脑代谢危象，反而会因为超氧化物和自由基导致继发性脑损伤。创伤性脑损伤后脑组织的新陈代谢不同：一些区域增加葡萄糖和氧气利用率（可能是因为离子不稳定）；然而大部分区域氧化代谢降低到临界阈值，脑氧代谢率（cerebral metabolic rate of oxygen，CMRO$_2$）极低[468]。另外创伤性脑损伤后脑血流量低，脑组织更易受损[468-469]。在未成熟脑组织中，神经血管束如何输送脑血流至继发性脑损伤的代谢危象区域及调节脑血流，仍然是重要的研究方向。

脑灌注压力和脑血流量

从婴儿期到童年发展过程中不成熟大脑对 TBI 的反应在快速改变，因此有效治疗方案的研究非常复杂[470-471]。评估治疗脑损伤患儿的治疗措施必须使用不成熟的动物模型作为模拟儿童试验。不幸的是，大多数的治疗原则是来自于成人临床研究或成年小动物研究。虽然这些结论能为患儿治疗提供方向，但仍需对不成熟的大脑进行进一步研究，尤其是在继发性脑损伤中，医护人员只能通过调整 CBF 和预测神经血管束的调节，间接地改变目标位置的代谢。即使是健康的大脑，脑血管反应（cerebral veasel response，CVR）性调节是复杂的，并且对之知之甚少[472-474]。更为复杂的是，脑损伤后 CVR 会因为脑损伤的损伤机制、年龄甚至性别而产生很大不同。最佳的全脑血流量是一个难以预测的临床目标，过低可能与缺血性损伤有关，过高可能造成充血性脑血容量增加及 ICP 增加。在脑损伤创伤后早期，脑灌注不足可以引起继发性脑损伤，进而导致发病率和死亡率增加[469, 475]。在成人中，脑组织挫伤区的脑血流量较低区域类似于急性缺血性脑卒中的缺血半暗带[476-477]。通过氙 CT 扫描发现，在儿童初次创伤性脑损伤后 24 h 内就会出现脑血流量较低状态，但 48 h 后出现超出正常或基本正常的脑血流[475]。此外，由于在临床工作中难以实施连续性监测，将 CBF 作为儿科患者神经恢复是个理论目标。因此，通常应用 CPP［平均动脉压（mean arterial pressure，MAP）－ ICP］替代。

当大脑自动调整受损，受损部分脑组织的脑血流量及代谢可能依赖于足够的 CPP。主要困难是如何确认 CPP 是足够的。目前，通过成人试验、临床 TBI 及脑卒中研究，推测出小儿 CPP 阈值（40～60 mmHg）[476, 478]。然而，据最近研究发现与脑卒中相比，成人 TBI 后可在更高水平的 CBF 时发生脑缺血[476]。Chambers 等[479, 481]发表了儿科不同年龄段 CPP 的阈值，低于该阈值将发生脑缺血并出现预后不良及死亡率增加。这些研究发现了脑灌注不足的 CPP 水平，但未确定 CPP 最佳治疗数值，因此认为上述 CPP 阈值相当于脑损伤阈值。

目前尚不清楚 40 mmHg 是否为 CPP 最小阈值，或者防止脑损伤的 CPP 值可能更高[482]。使用目前应用的儿科 CPP 指南（CPP > 40 mmHg）可能无法保证脑组织足够的氧供[483-484]。由此产生这样一个问题：对于儿科 TBI，CPP > 40 mmHg 是否足够高？在动物模型中，缺血性脑卒中后轻度的高血压具有良好效果，但是在临床应用中却具有争议[485-486]。成人 TBI 研究中发现，当 CPP > 70 mmHg 会增加成人呼吸窘迫综合征的风险，但目前尚不清楚这是否适用于儿科患者[487-488]。一项 146 例儿科 TBI 回顾性研究发现，脑损伤后 6 h 内低血压与预后不良显著相关[489]。儿科 TBI 低灌注的治疗窗似乎更早，并且持续时间更短。笔者认为，早期积极干预，支持血压（特别是在关键时期，如多发性创伤患者的最初复苏）、插管及放置支持管路和神经监护设备，对于神经复苏至关重要。2012 年发布的指南，基于儿科 TBI 的 III 类证据，表明最低 CPP 为 40 mmHg，而对于大龄儿童，最低 CPP 应为 50 mmHg[490]。然而，在严重 TBI 中，源自大型动物模型的研究数据可能支持使用更高 CPP（> 70 mmHg）[491]。

维持目标脑灌注压力通常需要血管活性药物的支持。不要因建立中心静脉通路而延迟血管活性药物的使用，但要知道血管活性药物输液外渗的风险及由专业人员尽快地开放中心静脉通路以减少上述风险。在没有复杂的有创颅内监测时，可以在有限的监测条件下，使早期的儿科 TBI 情况稳定下来。应用去氧肾上腺素维持早期脑血管血流动力学的稳定，达到较高水平的 MAP 或者 CPP，能够减少脑损伤并改善远期预后。在儿科脑损伤患者中，常用的提高 MAP 的一线血管活性药物是去氧肾上腺素，其为 α 受体激动药，对脑血管顺应性的影响很少或根本没有[492-495]。另一个比较受欢迎的药物为去甲肾上腺素（norepinephrine，NE）。NE 主要作用于 α 受体导致周围血管收缩，但也有较弱的 β 受体效应，具有正性变力作用。目前，在血管活性药物中，NE 作为优先选择，与多巴胺相比，可以更好地提升 CPP[496-498]。Prathep 等[499]报道，成年人创伤性脑损伤伴随心脏功

能受损具有较高的住院死亡率。儿科 TBI 患者心血管系统应该维持在什么水平及哪种心血管活性药物应作为一线药物仍需进一步研究。我们相信，将来的治疗将建立在由缺血性神经复苏联合早期、直接代谢性神经复苏之上[500]。

脑部损伤儿童患者的呼吸道管理

气道管理　由于气道保护反射消失及中枢呼吸功能失调，因此昏迷及脑损伤患者发生呼吸衰竭的风险非常高。此外，伴随损伤（肺挫伤、误吸、左心室功能紊乱或衰竭、由于创伤或感染后导致的全身炎症）及改善脑灌注方法（如晶体输注、高氯性代谢性酸中毒、高钠血症及血管活性药物）可加剧 ALI 和 ARDS 进展。处理这类患者的医师，除了训练有素能够建立人工气道，还要在麻醉诱导和气管插管时有神经保护的方案。此外，医师在治疗不断进展的肺部疾病及循环不稳定（由于全身性炎症反应和气道压过高导致的心脏前负荷减少所致）时，还要能够同时处理神经复苏。处理儿科患者脑损伤的最初步骤通常是改善氧合、机械通气、预防或处理低血压以减轻缺血。气管插管的指征包括：吸氧后低氧血症未改善、呼吸暂停、高碳酸血症（PaCO$_2$ > 45 mmHg）、GCS ≤ 8 以及 GCS 下降幅度超过 3（与初始 GCS 无关）、瞳孔扩大超过 1 mm、颈椎损伤影响呼吸、喉反射消失、脑疝或库欣征象[501]。

麻醉诱导及气管内插管　神经损伤患者由于在麻醉诱导时气道保护性反射丧失，很容易出现胃内容物反流误吸。此外，发生创伤时颈部脊髓容易受到损伤，很多患者都带着颈托以保证颈椎稳定。对于神经损伤的患者进行气管插管时麻醉诱导的目标：①尽量缩短麻醉诱导到气管插管的时间间隔，减少胃内容物误吸的风险；②减少有害反射，有害反射会进一步增加 ICP，从而加重颅内出血或造成脑疝；③维持充足的与年龄相匹配的脑灌注压；④维持充分的氧供并保持 PaCO$_2$ 在正常范围，确保脑血流正常以避免缺血[502]。所有患者都存在饱胃和颈椎损伤的风险，因此尽可能选取快速顺序诱导和神经保护的措施。在气管插管前应该使用面罩吸入 100% 的氧气以排除氮气使功能残气都被氧气取代，在气管插管前储备足够的氧。为避免胃内容物误吸，应避免使用经面罩简易呼吸囊通气，除非患者有即将发生脑疝的症状体征或有威胁生命的严重乏氧。对于脑损伤的患者如果没有脑疝，在面罩通气时应避免过度换气，因为较低的 PaCO$_2$ 会增加脑血管阻力而减少脑血流，减少氧供和

代谢产物的排除。受过训练的专家在管理小儿气道时的要点是使患儿的颈部处于中立位并进行轻度的轴性牵引，防止对颈椎的损伤或防止颈椎损伤的加重。环状软骨压迫应该由另一名受过该训练的人实施，如果该操作影响快速气管插管应放弃使用。使用直接喉镜经口气管插管，尽量避免经鼻插管，因为颅脑损伤的患者可能有颅底骨折。

由于气管插管本身是一种伤害性刺激，会增加ICP，因此在快速顺序诱导时应适当地使用镇静和镇痛药物。患者的血流动力学和神经学状态决定了诱导药物的选择。在气管插管前一般静脉给予利多卡因1～1.5 mg/kg 以缓解因喉镜置入引起的 ICP 增高[73]。对于血流动力学不稳定的患者常选用静脉联合使用利多卡因、依托咪酯（0.2～0.6 mg/kg）、肌肉松弛药罗库溴铵（1 mg/kg）或琥珀酰胆碱（1 mg/kg）。琥珀酰胆碱的肌肉松弛作用较非去极化肌肉松弛药（如罗库溴铵）恢复迅速，因此作者认为对于可能有困难气道的小儿进行快速顺序诱导时该药是不错的选择。对于急性颅脑损伤的危重小儿有几种麻醉药物和方法用于麻醉诱导。接下来的部分我们要讨论几种麻醉药物的利弊。目前尚不清楚这些药物对脑损伤患者的优点和弊端，相关的动物实验发现这些药物既有神经保护作用也有神经毒性。目前明确的是这些药物是治疗脑损伤患者必不可少的，临床工作人员应关注最新的文献并考虑到每一种药物的药效动力学。

依托咪酯　依托咪酯是一种能够产生镇静、催眠及遗忘作用的短效静脉药物。副作用包括呼吸抑制、低血压、肌阵挛和抑制肾上腺功能；因此不能应用于怀疑肾上腺功能不全及脓毒症患儿[503]。依托咪酯通过减少 CBF 及 $CMRO_2$ 来减少 ICP，且与巴比妥或丙泊酚相比，对心血管抑制作用较弱，并能维持脑灌注压[504-505]。其增加脑血管阻力的作用幅度高于降低 $CMRO_2$ 的幅度，导致代谢紊乱，进而抵消其神经保护作用[506-507]。增加的脑代谢紊乱会进一步扩大脑组织损伤中的缺血核心及缺血半暗带范围。脑血管张力的增加是因为依托咪酯抑制一氧化氮合酶[508]。应该特别注意依托咪酯恢复迅速，一旦气道保护恢复，依托咪酯对意识的影响将迅速消失，原因是药物从脑组织再分布到无效组织。意识的恢复可能需要 5～15 min，如果复合应用罗库溴铵（肌肉松弛作用维持约 45 min）进行麻醉的快速序列诱导，患者肌肉松弛期间需要持续的镇静。应该联合应用短效阿片类药物如芬太尼，特别是患者合并外伤，如骨折时。另一种方案是联合使用利多卡因，芬太尼（1～4 μg/kg）及罗库溴铵。对

血流动力学稳定的患者，还可以与起效快的苯二氮䓬类药物合用，如咪达唑仑（0.05～0.2 mg/kg）。此外，短效镇痛药物芬太尼与利多卡因联合使用时，可以减少直接喉镜检查引起的儿茶酚胺释放[509]。

氯胺酮　氯胺酮是一种苯环己哌啶衍生物，通常以两个对映异构体混合物状态配制在盐酸盐溶液中。其 pH 约为 4，在通过静脉给药或肌内注射时会有注射痛。氯胺酮是一种 NMDA 拮抗剂，会增加 CBF 和 $CMRO_2$[510-511]。在脑脊液通路阻塞患者的早期研究发现，氯胺酮降低 CPP、增加 ICP[512-513]。近期对于严重脑损伤患者的研究显示，氯胺酮增加脑灌注压，且仅轻微增加 ICP[514-516]。一项 30 例气管插管的脑损伤患儿的研究显示，单次剂量的氯胺酮能够降低 ICP，并不导致血压及脑灌注压的降低[517]。目前，在上述患者中或者未完全控制气道的患者中，氯胺酮对神经损伤预后的影响还未明确。然而氯胺酮可能适于颅脑损伤的患者，尤其是有多发性创伤且不适用依托咪酯的患者。

丙泊酚　丙泊酚是一种短效的具有镇静催眠作用的静脉麻醉药，可用于提供中度或深度的镇静。丙泊酚能够快速使患者达到深镇静状态，且作用时间短，恢复期愉快。对于需要在镇静下进行无创神经系统检查（如 CT 平扫或 MRI）的儿科患者中，丙泊酚较受欢迎。由于起效迅速且恢复快，很容易进行反复的神经系统评估，如由于卒中出现精神状态改变的镰形细胞贫血症患者。丙泊酚也有抗惊厥和降低 ICP 作用，可用于癫痫患者的镇静或用于脑室腹腔分流术后效果不好出现阻塞性脑水肿的患儿进行神经放射学成像诊断[518]。同时，也有丙泊酚提供足够镇静且治疗颅内高压的报道[518-519]。一些儿科创伤性颅脑损伤的病例报道称，在长时间（24 h）持续输注丙泊酚的患儿中出现代谢性酸中毒及死亡的情况[520-524]。有一种罕见但致命的丙泊酚输注综合征，其与乳酸酸中毒、高脂血症、多器官衰竭相关联，首次报道于接受长时间（24 h）及大剂量［> 4.5 mg/（kg · h）］输注丙泊酚的患儿[525]。目前的指南建议，在创伤性颅脑损伤患儿的治疗中，不推荐连续输注丙泊酚[526]。丙泊酚的不良反应包括注射部位疼痛、呼吸暂停或呼吸抑制、低血压和心动过缓，对具有脑缺血风险的患者产生不利影响。如果使用，尤其需要关注丙泊酚降低平均动脉压的作用。有时需要经静脉快速补充晶体及使用血管活性药物缓解丙泊酚导致的脑灌注压的降低作用并避免缺血事件的发生。丙泊酚不提供任何镇痛作用。

右美托咪定　右美托咪定，一种中枢性 α_2 肾上腺素能受体激动药，被美国食品药品监督管理局批准用于气管插管成人患者的短时间持续静脉镇静（< 24 h）[527]。与丙泊酚相似，右美托咪定具有起效快及相对快速的消除半衰期，通常给予单次注射剂量后持续输注。与其他镇静药物相比的优点之一是镇静的同时发生呼吸抑制的风险较低。越来越多的人研究将该药用于无气管插管患儿无创神经影像学检查中的镇静。在一项研究中，对比了右美托咪定和丙泊酚在小儿磁共振检查中的应用[528]。虽然丙泊酚镇静的起效时间及恢复时间较短，但相对于右美托咪定，更易出现低血压、呼吸抑制和血氧饱和度下降[528]。

动物研究显示右美托咪定能够对缺氧缺血区域具有神经保护作用并减少细胞凋亡的发生，这也增加了将右美托咪定作为成人和小儿镇静和神经保护药物的研究热度。同时，在成人健康志愿者的研究中发现，其能够平行降低脑氧代谢率及脑血流，这也就预示了右美托咪定将有望用于颅内高压患者的短期镇静，例如头外伤、脑肿瘤或梗阻性脑积水[529]。在小儿 TBI 病例报告中，未发现右美托咪定对 ICP 具有不利影响。一例患儿在接受右美托咪定和其他镇静药物的治疗后出现了高血压，另外两例患儿接受右美托咪定和其他镇静药物并进行治疗低体温时出现了心动过缓[530-531]。对于右美托咪定在颅内高压患儿中的潜在应用价值还需要进一步研究。右美托咪定最常见的副作用是心血管系统反应。心动过缓，甚至窦性停搏或心搏骤停都曾见报道。低血压和高血压都曾被报道，后者可能与 α_{2B} 受体激动导致外周血管收缩有关。很可能还存在轻度的呼吸抑制。尽管 ICP 并没有增加，但是脑灌注压和脑血流出现下降。其对于癫痫发作阈值的影响似乎是混合性的[532]。笔者并不推荐右美托咪定作为一种麻醉诱导药物使用，然而，它很可能对于颅脑损伤且需要镇静的患者有益。右美托咪定在儿科患者方面的应用研究仍需探索。

气管插管成功后，需要确认血氧饱和度为 100%、CO_2 分压正常（35 ~ 39 mmHg，通过动脉血气分析确认、呼气末二氧化碳监测趋势），并行胸部 X 线片显示气管插管处于隆嵴上（在儿科气管插管中常见气管导管误入右主支气管）。除非患者具有脑疝的症状和体征，应该避免应用预防性过度通气（$PaCO_2$ < 35 mmHg）。过度通气会导致大脑血管收缩，进而减少脑血流量和脑血容量。这虽然可以降低颅内压，但可能导致脑缺血[533]。脑疝的症状和体征，如库欣三联征（不规则呼吸、心动过缓和系统性高血压）、瞳孔异常、一侧肢体无力或者伸肌异常，100% 纯氧过度通气是可以

挽救生命的手段。但要避免（组织内）氧过多，一旦能够保持稳定的气道，应调整 FiO_2 使 SaO_2 大于 90%。抬高头部 30°（注意保护颈椎）以增加静脉回流，降低 ICP[534-535]。另外，应保持头部中立位，防止静脉扭曲，进而影响脑部静脉回流。如果上述措施还不能改善脑疝的症状及体征，需要应用额外的镇静药物及镇痛药物，此时要注意避免因药物引起的低血压。

声门上气道装置　尽管在危重患者中，声门上气道装置并不被当做永久性的气道，然而在脑损伤患儿的复苏急救过程中却是很重要的。声门上气道装置，如 LMA，可能能够拯救患儿的生命。当使用直接喉镜插管困难或者简易面罩通气（bag-mask-ventilation, BMV）难以提供通气支持时，应置入 LAM 来减轻缺氧并控制通气，直到医师能够使用更先进的方式成功进行气管插管。

插管后处理　气管插管成功后，吸入氧浓度应该保证血氧饱和度高于 90% 和正常的 CO_2 分压（35 ~ 39 mmHg，通过动脉血气分析确认、呼气末二氧化碳监测趋势）。如果脑疝即将发生，应采用中度的过度通气（30 ~ 35 mmHg）并通过便携式胸部 X 线机来确定气管内插管的位置[533]。抬高头部 30°，同时患者头部保持中立位，改善静脉回流并降低颅内压[534]。

神经功能监测　最近，Kohaneck 等[536]发布了关于婴儿、小儿和青少年 TBI 治疗的指南更新。当决定颅内容量的四个因素（CSF、血液、脑组织和支持组织）之一增加时，颅内压即将增加。如果其中一个因素增加但另一个因素出现等量的容量下降，那么 ICP 将不发生变化。当容量变化调节作用消失时，颅内压在容量增加的驱动下开始成比例增加。对于大龄儿童和成年人来说，头颅坚固，颅腔是一个封闭的容器，而且其内容物是不可压缩的。当患者 GCS 评分为 8 分时，Ⅲ级证据支持置 ICP 监测装置[536]。当 ICP 高于 20 mmHg 时，应考虑进行干预治疗，然而绝对的 ICP 目标值尚未确定，间歇性的 ICP 升高超过 20 mmHg 可能与自主调节不稳定有关。最近，Chestnut 等[537]报道了一篇关于在成人严重 TBI 时应用临床检查或影像学检查进行颅内监测的随机对照实验。其研究结果及最新的临床证据都在质疑 ICP 高于 20 mmHg 时进行干预治疗的严谨性。上述目标或许应该被用作多模式监控的一个组件。最常用作 TBI 的多模式监控（multimodal monitoring, MMM）的辅助手段为脑组

织氧合（Licox，Integra）。脑组织氧监测同样被用于小儿严重 TBI 的监控中[484, 538]。如果使用脑组织氧合监测，需要维持脑组织局部氧分压超过 10 ～ 15 mmHg。虽然目前尚不清楚多模式神经监控，但在进行高级神经复苏时，需要考虑包括有创监测（脑组织氧合、微透析、脑血流和颅内脑电图）和无创监测。但是包括 Chestnut 等研究均显示，需要进一步探究脑的机制、脑监测的时机及检测方法的选择以尽量避免继发性脑损伤。

颅内高压及继发性损伤的一线和二线辅助治疗
在 2012 年的指南中[536]，使用高渗盐水治疗颅内高压为 II 级证据，可考虑用于降低颅脑损伤患儿的颅内压。由于钠离子不能快速通过血脑屏障而且其具有类似于甘露醇的渗透压梯度，因此使用 3% 的生理盐水治疗颅内压增高的方法日益普及[539]。3% 的生理盐水理论上还享更多的益处，包括提高心排血量、减少炎症反应、维持正常细胞的静息电位和细胞容积以及刺激心房钠尿肽的释放。推荐单次注射剂量为 6.5 ～ 10 ml/kg，但是医师可以考虑从小剂量开始给药并滴定至需要的药效学反应。可以重复给药，但建议保持血浆渗透压低于 320 mOsm/L。应该避免预防性过度通气使 $PaCO_2$ 低于 30 mmHg。甘露醇通过降低血液黏度降低颅内压，但会增加瞬时脑血流和氧的运输。腺苷浓度降低，具有完整的自动调节功能区的脑血流量不变。尽管脑血容量和颅内压降低，脑血流量仍保持不变。甘露醇还通过对脑实质脱水和利尿进而降低 ICP[540]。药物发挥渗透性作用需要 20 ～ 30 min。可以间断性静脉给予 0.25 ～ 1 g/kg 甘露醇以控制 ICP。但药物最终会进入 CSF，并升高 ICP。巴比妥类药物应仅考虑用于顽固性颅内高压。对于头部损伤患者，没有证据推荐严格控制血糖，同时也没有证据表明需要使用调节免疫的饮食。但在严重脑损伤患者中，有 II 级证据表明需要进行抗癫痫治疗。在笔者的工作机构，标准做法是进行连续性脑电监测，并开始预防性使用左乙拉西坦。将床头部升高 30°，并保证头部中立位以保证颅内静脉回流。即便头部轻微偏离中线也可能导致颅内压成倍的升高。

严重颅脑损伤的低温治疗　Hutchinson 等[541]发表的一项多中心随机对照试验，探讨使用低温作为小儿神经保护策略。实验结论如下：在小儿重型脑损伤后 8 h 内开始使用低温治疗（32.5℃，持续 24 h），其神经系统的转归并未改善，而且低温组死亡率增加。这项研究的后续分析表明，低温组低血压情况和脑灌注压下降情况显著增加，可能是死亡率增加的原

因[542]。第二阶段的三项随机对照实验研究严重 TBI 患儿经历一个相对较长的低体温窗口（48 ～ 72 h）及一个缓慢的复温过程后的低温和常温治疗策略的有效性[543]。但由于实验中期分析时显示无效而提前终止。因此目前人们认为，小儿颅脑损伤的护理标准为常温。

去骨瓣减压术　对于出现早期恶化迹象、脑疝或者难治性高血压的创伤性脑损伤患儿可以考虑去骨瓣减压术。目前，一项探讨针对成人严重颅脑损伤的手术减压方法正在研究中。

治疗环境　已经证实有组织的创伤中心的护理能够减少严重颅脑损伤患者的死亡率[544]。不幸的是，大部分严重的颅脑损伤发生在缺乏院前急救及 ICU 高级护理的区域[545]。脑损伤的危重患儿需要稳定且快速地转移至一级创伤中心。

缺氧缺血性脑病

没有证据表明 ICP 增加或调整 ICP 能改善缺氧缺血性脑病患者的预后。临床上合并外伤或代谢性脑病的患者预后较差，积极管理颅内压，最多能够防止中枢神经系统的进一步损害，这点是非常重要的[546]。GCS 评分为这些患者提供了合理的神经功能评价。

脑积水

另一个导致 ICP 升高的原因是 CSF 容量的增加（即脑积水）。脑积水的常见原因包括：脑室分流阻塞、先天畸形导致的导水管狭窄和压迫、感染、后颅窝肿瘤或颅内出血。置入一个外部或者内部的分流导管引流脑脊液可以挽救生命。

肿瘤

脑肿瘤在小儿很常见，约 70% 发生在后颅窝。最常见的肿瘤类型是星形细胞瘤。最初的症状包括局灶性损害、共济失调或颅内压增高的症状。肿瘤切除后需要立即行神经功能评估，可能还需要脑 CT 扫描来进行评估。后颅窝开术后，出血可能导致呼吸抑制。如果进行了脑室引流，那么应关注引流量。术后应密切随访，关注抗利尿激素分泌异常综合征（syndrome of inappropriate antidiuretic hormone secretion，SIADH）、尿崩症及脑性耗盐综合征。SIADH 通常发生在手术后的 24 ～ 48 h，导致自由水潴留和血中电解质的减少，可迅速加重脑水肿。中枢性尿崩症（central diabetes insipidus，DI）通常发生鞍上肿瘤术后，当抗利尿药

储备耗竭后出现的显著利尿作用，导致血清渗透压增加、尿渗透压降低及尿比重下降（< 1.005）。DI 是鞍上手术后的典型三段式变化（SIADH → DI → SIADH）中的一段，需进行扩容及必要时应用血管活性药物。

小儿癫痫持续状态

癫痫持续状态是抽搐持续发作时间持续超过 20 min，或癫痫反复发作而中间意识未恢复。医师常无法找到癫痫发作的确切原因，诊断出的最常见的原因是感染（脑膜炎或脑炎）和代谢异常（毒素、头部外伤及缺氧缺血性损伤）。由于癫痫持续状态下癫痫活性增大，脑及骨骼肌代谢和氧耗增加，这将患儿置于细胞缺氧的风险之中。在癫痫发作时，气道梗阻及无效的胸壁和膈肌运动将限制通气，加重低氧血症和高碳酸血症。癫痫发作的治疗中首要先建立通畅的气道，给氧并确保通气充足，静脉注射抗惊厥药物终止其发作。常用的抗惊厥药包括劳拉西泮、苯巴比妥、副醛及苯妥英钠。劳拉西泮是一种快速可靠的抗癫痫药物，可单次静脉给予 0.1 mg/kg，当未建立静脉通路时可直肠给药。苯巴比妥，单次注射剂量为 5 ～ 10 mg/kg（极量：20 mg/kg），也可终止癫痫发作。劳拉西泮的主要副作用是当给予大剂量时会产生呼吸抑制。联合使用苯巴比妥和劳拉西泮会加重呼吸抑制。磷苯妥英经静脉给药剂量可达到 20 mg/kg，但应该缓慢给药避免心血管功能抑制。副醛可经直肠给药，剂量 0.3 ml/kg。最后，经静脉注射硫苯妥钠 1 ～ 4 mg/kg 可终止大多数难治性癫痫，但更大的剂量会引起呼吸暂停、呕吐和胃内容物误吸。一旦癫痫得到控制，必须查明引起癫痫的病因。

肾脏系统

肾系统的功能发育   肾系统的胚胎发育开始于妊娠第 3 周中期，首先发育形成前肾小管。妊娠第 10 周，一个有功能的肾和集合系统诞生，胎儿尿液排泄到膀胱内。妊娠 32 ～ 36 周，每个肾有足量的肾单位。因为胎盘是胎儿的主要排泄器官，因此肾的生长不受功能需求所控制。在妊娠晚期，肾的生长随着体重和体表面积呈线性增加。在妊娠 28 ～ 35 周，肾小球滤过率（glomerular filtration rate，GFR）迅速增加，从 10 ml/（min·m²），到出生后 2 周时增至 20 ml/（min·m²）左右。虽然 GFR 在早产儿较低，但增长的速率与足月儿相同[547]。肾小管的功能在足月儿出生时尚未完全成熟。新生儿的肾对抗利尿激素（antidiuretic

hormone，ADH）和加压素非常敏感，尿液的渗透压可以从 50 mOsm/L 上升到 780 mOsm/L[548]。早产儿肾小管的功能更不成熟。

在新生儿，碳酸氢盐的肾阈值约为 20 mEq/L。因此 20 mEq/L 的血浆碳酸氢盐浓度对于婴儿是正常的，并不能提示代谢性酸中毒，这表明标准酸碱的列线图表不适用于婴儿。肾小管葡萄糖的阈值在足月新生儿与成人中相同，但在早产儿低至 125 ～ 150 mg/dl。足月儿出生后第 3 天，约排出 1% 或略少的钠。但在早产儿，可排出高达 5%。新生儿的肾素、血管紧张素和醛固酮水平很高，在出生后数周降低。

肾功能评估   在静息状态下，肾接收 20% ～ 25% 的心排血量，由于存在自动调节，肾维持近恒定的肾血流量和肾小球滤过率。肌酐是骨骼肌的最终分解产物，并完全由肾排出体外，血液尿素氮是蛋白质代谢的副产物。在脱水、蛋白质摄入量增加及 GI 消化血液的情况下，BUN 值可以不依赖于肾功能而增加。小儿肾功能正常值见表 79.10。

肾脏药理学   危重患儿疾病治疗的一个重要方面是维护适当的液体平衡。在 ARDS 患者、慢性肺部疾病患者和 CHF 患者，即使肾功能正常，也经常应用利尿药预防肺水肿和改善心肺功能。升袢利尿药呋塞米可能是儿科重症治疗中最广泛使用的药物之一。呋塞米经由肾小管液达到 Henle 的升袢。对于首次应用利尿药治疗的患者，呋塞米的单次注射剂量通常为 0.5 ～ 1 mg/kg，总量约为 10 mg。应采用能够增加尿量的最小剂量，以避免其毒性，包括电解质紊乱及耳毒性[549]。对于进行性肾功能不全者，需要增加呋塞米剂量才能保持相同的临床反应。由于利尿药治疗经

表 79.10 小儿肾功能正常值		
	年龄	**数值**
肌酐（mg/dl）	1 岁	0.41±0.1
	10 岁	0.61±0.22
	18 岁	0.91±0.17
肾小球滤过率［ml/（min·1.72 m²）］	2 ～ 8 天	39（范围：17 ～ 60）
	6 ～ 12 个月	103（范围：49 ～ 157）
	2 ～ 12 岁	127（范围：89 ～ 165）
尿浓度（mOsm/L）	1 个月	600 ～ 1100
	2 ～ 16 岁	1089（范围：870 ～ 1309）

Modified from Goldsmith DI. Clinical and laboratory evaluation of renal function. In：Edelman CM Jr, ed. Pediatric Kidney Disease. Boston：Little，Brown；1978：213.

常引起显著的低钾血症、低氯血症及其他的电解质丢失，因此对于进行利尿药治疗的患者需要经常监测电解质及肾功能。呋塞米和白蛋白结合，在低白蛋白时（多在危重症患者中出现），转运至肾的分泌位点的呋塞米减少。在给予利尿药之前或同时，给予 25% 的白蛋白可以改善呋塞米的转运及利尿作用。白蛋白的常用剂量为 0.5 ～ 1 g/kg。作用于其他部位的利尿药，如氢氯噻嗪（远曲小管）是常用的辅助性利尿药。螺内酯，阻滞醛固酮激素，是一种较弱的利尿药，但其可以避免钾离子的丢失。增加利尿药剂量但利尿效果不佳时可能提示肾灌注恶化或肾衰竭。

肾衰竭　急性肾衰竭是突发性的，通常为肾功能暂时性丧失（见第 17 章及第 42 章），不能排出含氮的废物，存在液体及电解质的失衡。急性肾衰竭的表现为：①梗阻位置［肾前性、肾后性（梗阻性）或肾性肾功能紊乱］；②尿量（少尿、多尿、无尿）。尿液的成分组成通常是改变的，同时在急性肾衰竭中，经常存在液体、电解质及酸碱平衡紊乱。急性肾衰竭的原因包括低灌注、梗阻、毒素、药物、炎症及自身免疫系统紊乱。

在危重症患儿中，急性肾衰竭多为肾前性，主要是由于全身灌注不足，肾血流降低，进而导致尿量减少、氮质血症及缺血性肾损伤。氮质血症是由于蛋白质代谢所产生的含氮性产物蓄积而造成的。对于脱水患者进行补液或补液与正性肌力药物联合使用，可能逆转肾前性肾衰竭。通过测定 CVP 和心排血量或通过肾血流量（多普勒流量分析或核显像技术）判定循环血容量是否足够。

肾性肾衰竭的原因可能是肾小球、肾小管或肾血管疾病。肾小球疾病包括溶血性尿毒症综合征（hemolytic-uremic syndrome，HUS）、链球菌感染后肾小球肾炎、过敏性紫癜和其他炎性免疫性复合疾病。急性肾小管损伤最常由低氧或缺血所致；其他原因有横纹肌溶解、脓毒症、高热、溶血和各类肾毒性物质如汞、四氯化碳和乙二醇。

肾后性的尿路梗阻可以发生在集合系统的任何部位，但在膀胱颈水平或输尿管膀胱或输尿管肾盂连接部分的梗阻是常见表现。所有这些畸形均可造成机械梗阻性肾病、肾损伤或肾衰竭。梗阻的症状可能很轻微，要通过放射性核素、超声或内镜检查来判定。反复发作的泌尿道感染常常是梗阻性损伤的临床表现[550]。

血管疾病，包括动脉栓塞、静脉血栓及先天性畸形，也是肾衰竭的原因。

高钾血症及钠异常　随着肾功能不全，钾的排泄逐渐减少。高钾血症可引起致命性心律失常，并需要立即处理。中度的血钾增高在心电图表现为 T 波高尖。随着高钾血症进一步进展，可出现 ST 段压低、宽大的 QRS 波群，进而导致传导异常、心动过缓、心室纤颤或心搏骤停。高钾血症治疗包括立即停止注射外源性钾，可静脉注射钙剂：氯化钙 10 ～ 20 mg/kg 或葡萄糖酸钙 30 ～ 60 mg/kg，以稳定心肌细胞膜。静脉应用碳酸氢钠 1 ～ 2 mEq/kg，通过提升血 pH 驱动钾离子进入细胞内液。葡萄糖和胰岛素也可以驱动钾离子到细胞内，静脉用葡萄糖 1 ～ 2 g/kg，胰岛素为 1 U/4g 葡萄糖。如果患者气管插管，增加呼吸频率使血液偏碱性，驱使钾离子进入细胞内。值得注意的是，上述手段并未将钾离子移出体内。在透析开始前，离子交换树脂，磺苯聚乙烯酸钠（Kayexalate），可以与钾离子结合以移除钾。该树脂以混悬剂形式口服或直肠给药，并最终从身体内排出。口服剂量为 1 g/kg，可以每 6 h 一次；直肠给药可以是每 2 ～ 6 h 一次。灌肠给药的效果不如口服给药。

在危重症患儿中，还可见其他电解质紊乱，即严重的低钠血症和高钠血症。低钠血症可出现癫痫发作，常发生于血钠低于 120 m Eq/L 时。在低钠性癫痫中，初始治疗是给予 3% 高渗盐水，旨在终止癫痫发作，并提高血清钠，使其高于 124 mEq/L。然而，在没有癫痫发作时，患者多为慢性低钠，应缓慢纠正，以避免渗透性脱髓鞘。此治疗策略也适用于高钠血症，迅速纠正高钠血症可能比高钠血症本身更有害。

肾替代治疗　肾替代治疗用于改善体内液体的转移及严重的电解质紊乱（框 79.4）。肾替代治疗通常采用腹膜透析、血液透析或连续静脉-静脉血液透析。透析模式的选择取决于患者的体重及医疗单位的经验和资源。

腹膜透析（peritoneal dialysis，PD）相对成本低，与静脉过滤相比，血流动力学变化小，且无需中心静脉通路，操作简单。此技术在婴儿及小龄儿童患者中特别有效。腹膜透析需要向腹腔置入一根柔软多孔的导管。确认透析管通畅后，向腹腔注入透析液，脏腹膜及壁腹膜作为半透析膜，使透析液与血浆及细胞外液平衡。透析液的组成类似于血浆组成：约 130 mEq/L 钠离子，100 mEq/L 氯离子，35 mEq/L 的乙酸盐或乳酸盐作为缓冲剂，3.5 mEq/L 钙离子，1.5 mEq/L 镁离子，葡萄糖浓度可以是等渗或高渗。高渗溶液可以移除体内液体及电解质。在腹膜透析时，由于腹腔内透析

框 79.4 透析的适应证

1. 严重高钾血症
2. 对治疗无反应的代谢性酸中毒
3. 容量超负荷伴或不伴重度高血压
4. 容量超负荷伴或不伴充血性心力衰竭
5. 尿毒症导致的尿毒症性脑病、心包炎及出血
6. 非梗阻性无尿
7. 先天性代谢异常
8. 某些药物过量
9. 明显增高的血尿素氮水平（＞100）是相对指征
10. 治疗有可能降低脓毒症或全身炎症反应综合征的炎症

液可以增加腹内压，进而阻碍有效的自主呼吸，因而呼吸可能会受到影响。一旦发生上述情况，应进行机械通气。腹膜透析时经常发生细菌或真菌性腹膜炎。严重脱水、循环衰竭及代谢紊乱也是腹膜透析的并发症。

　　血液透析的原理与腹膜透析基本相似，只是血液接触面是半透膜而非腹膜。血液透析比较适于急性致命性电解质紊乱、液体超负荷及有毒物质摄入。血液透析比腹膜透析更有效。溶质运输通过血液滤过和超滤进行对流转运。通过高渗透膜两侧的静水压使血浆超滤，同时血容量被乳酸林格液置换[551]。连续静脉-静脉血液滤过（continous veno-venous hemofiltration，CVVHF）是 CRRT 的常见形式，能清除等渗液体但清除溶质的作用有限。然而，这些管路可很容易地转换为透析，即连续静脉-静脉血液透析（continuous venovenous hemofiltration，CVVHD），能够清除更多的溶质。对于体重较小的患者，当 CVVHD 管道内超过患者 15% 的血容量时，精确的流速是很重要的。此外，由于小号透析管的流动特性，其在技术上也具有挑战性。血液透析可以通过两个独立的 5 F 单腔导管，但通常使用双腔导管，最小需要 7 F。CVVHD 的抗凝可以应用肝素或局部应用柠檬酸。柠檬酸可以通过机器前放置的三通给予，使管道局部处于低钙环境，进而产生抗凝作用，再通过中心静脉给予患者补充钙离子。通过柠檬酸进行局部抗凝，避免了全身抗凝，减少了全身出血的危险。

　　肾衰竭的预后　急性肾衰竭预后与患者的年龄、基础疾病以及突发性打击的程度有关（另见第 17 章和第 42 章）。总的来讲，儿童预后要比成人好。事实上，若肾仅遭受短时间缺血缺氧性损害，且其他器官未被累及，则儿童通常可以完全恢复。慢性肾衰竭儿童需要在门诊进行长期腹膜透析或血液透析，直到其可以行肾移植[552]。研究表明，在 CRRT 初始时液体超负荷的程度与患者死亡率相关[132]，且独立于疾病严重

程度的评分。

　　溶血性尿毒症综合征　溶血性尿毒症综合征（hemolytic-uremic syndrome，HUS）是儿童急性肾衰竭最常见的原因。该综合征以微血管病理性溶血性贫血、血小板减少及急性肾损害为主要特征。在北美，HUS 常与产毒性大肠埃希菌 O157 感染有关，但也与其他血清型和其他志贺样菌产毒细菌感染有关[553]。大肠埃希菌 O157 寄生在牛肠道内，并可通过一些加工途径污染牛肉[554]。该细菌可以通过煮沸杀灭。可在日间护理机构、社会机构和军队中出现人与人之间的传播。该疾病中只有一小部分表现为家庭形式的传播。HUS 主要侵害 6 个月到 4 岁的儿童，但各个年龄段均可出现感染[190]。其实验室检查及临床表现与成人血栓性血小板减少性紫癜相似。事实上，一些研究者认为这两种情况是一种疾病的连续性表现。细菌毒素和脂多糖（一种细菌内毒素）是 HUS 形成的病因。毒素导致肾内皮细胞、血管及其他器官的损害直接或间接与激活白细胞有关[555]。细胞因子如白介素 -1、肿瘤坏死因子、前列腺素 I_2、血栓素 A_2 和假性血友病因子多聚体，可能参与了此疾病的病理过程[556]。该病潜伏期 3 ～ 12 d，症状持续约 1 周。患者通常有腹部绞痛、血性腹泻、里急后重和呕吐[557]。儿童感染大肠埃希菌 O157 后出现血性腹泻者约有 10% 进展为 HUS。轻度感染患者表现为贫血、血小板减少、氮质血症、尿量减少，病程简单。重症患者无尿较常见，也可能发生高血压及癫痫发作，病程延长。少部分儿童表现为进展性和永久性肾功能不全、严重者反复发作性溶血、血小板减少症及神经系统损伤。血液学异常包括溶血及血小板减少。溶血可导致高胆红素血症，尽管网织红细胞增多，仍出现严重贫血，血红蛋白浓度可降至 4 ～ 5 g/dl。血小板减少症是由于肝和脾中血小板的破坏和分离所致[558]。其余血小板表现为聚集功能受损[559]。弥散性血管内凝血（disseminated intravascular coagulation，DIC）常见。HUS 患者均会出现肾小球毛细血管内皮细胞损害。急性肾衰竭的少尿或无尿通常持续不超过 1 周，但可以迁延 10 周以上[560]。肾小球和（或）动脉损伤可能很大程度上取决于是否存在肾功能不全（肾小球的损害）、溶血及高血压（动脉损害）以及其严重程度。中枢神经系统异常表现为意识不清、癫痫发作、易激惹、共济失调、肌张力降低、偏瘫、反射亢进和幻觉。CNS 异常并发症可能与严重高血压、电解质紊乱、微血栓或脑水肿和 ICP 升高有关[561]。腹部绞痛常见，可能很难与肠套叠、肠狭窄或穿孔、结肠坏疽及其他外科急腹

症相鉴别[562]。胰腺炎也常发生在 HUS 患者。液体超负荷、高血压、贫血或循环内毒素介导的心肌抑制可能会导致充血性心力衰竭。治疗 HUS 主要是支持疗法，要慎重对待容量状况、电解质和酸碱平衡、营养状况、抗感染情况及高血压和凝血异常的治疗。胃肠道隔离是防止该病继发性传播的必要手段。准确记录体液出入量，经常评估体重及体液情况为临床管理的重点。留置中心静脉导管用来检测 CVP 及抽取血样，也可通过中心静脉导管进行静脉内给药和营养支持。尽可能避免肾毒性药物，若必须应用时，应调整剂量，并且严密监测血药浓度。每日的液体量必须严格限制，补充不显性失水量、尿量和其他丢失量。补充的液体必须含有所丢失的电解质。热量支持是必需的。经肠道进食是首选，但出现肠梗阻时，常需进行胃肠外营养。止泻药会使结肠炎持续时间延长，并且抗生素可能促进 HUS 的进展[563-564]。迄今尚未证实有任何特效疗法。肝素、纤维蛋白溶解剂、阿司匹林、双嘧达莫、皮质激素、维生素 E 及呋塞米均未影响 HUS 的转归[201]。免疫球蛋白治疗、血浆置换、输注新鲜冰冻血浆的疗效不确定，也未证明其远期治疗效果。在过去 30 年中，透析、加强营养以及其他支持疗法可将死亡率从最初报道的 100% 降至 10% 以下。但在发展中国家和表现为遗传倾向的 HUS 儿童，死亡率仍然很高。

内分泌系统

肾上腺轴

肾上腺轴的异常可以导致糖皮质激素和（或）盐皮质激素分泌过量或不足。许多这方面的紊乱只有到成人阶段才被诊断出来并治疗处理。本文将对先天性肾上腺增生症、嗜铬细胞瘤和医源性慢性肾上腺功能不全进行简单阐述。

先天性肾上腺增生症

先天性肾上腺增生症是一类常染色体隐性疾病，与 21- 羟化酶、11- 羟化酶或 17- 羟化酶缺乏相关。儿童 21- 羟化酶的缺乏可以是部分型（单纯男性化型）或完全型（盐丢失型）。出生时，部分型儿童患者表现为外生殖器的男性化，而完全型患儿则表现为进行性的盐丢失状态（即低钠高钾）。出生后最初数周内表现为喂养困难、呕吐和停止生长，临床表现和病史提示幽门梗阻。如果该疾病在早期未被及时诊断和治疗，患儿可发生严重的心血管性衰竭。必须抽取血样

进行电解质、葡萄糖分析，如果诊断未被明确，须检测促肾上腺皮质激素（adrenocorticotropic hormone，ACTH）、可的松、醛固酮和血浆肾素活性。

治疗应积极处理血容量和心功能问题、调节血糖并补充所缺乏的激素。可的松可由口服氢化可的松替代，剂量为 25 mg/（$m^2 \cdot d$），分三次给药；如果儿童不能耐受口服药物，可每 3 d 肌内注射 37.5 mg/（$m^2 \cdot d$）的醋酸可的松。紧急情况下，当无法通过口服途径且肌内注射不佳时，可单次静脉注射醋酸氢化可的松 1.5 ～ 2.0 mg/kg，然后以 25 ～ 250 mg/d 分次给药。盐皮质激素可以用醋酸氢化可的松替代，0.05 ～ 0.2 mg/d，口服给药，这类患者常需在日常饮食中添加额外的盐分。11- 羟化酶或 17- 羟化酶的缺乏不会导致盐分流失，男性化和高血压是常见的首发症状。

嗜铬细胞瘤

仅有不足 5% 的嗜铬细胞瘤患者在儿童时期得以诊断。通常情况下，这类肿瘤常局限于肾上腺髓质，但亦可发生于交感神经链的任何部位。儿童儿茶酚胺过量的症状和体征与成人相同。术前、术中和术后的处理也与成年患者相似。

医源性慢性肾上腺功能不全

长期每日使用类固醇制剂治疗哮喘、肾病综合征、恶性肿瘤的情况很普遍。这种用药方法会造成肾上腺功能不全状态，可能在严重疾病和应激状态下引起心血管衰竭的风险。对于儿童，局部使用激素可以抑制 ACTH 的生成。在应激状态下必须进行激素替代治疗（每日补给剂量的 3 倍）。

垂体前叶

脑垂体功能不全通常继发于肿瘤或肿瘤切除后[565]。ICU 中与这些病变相关的急性问题，常需对肾上腺轴和 ADH 异常进行支持治疗。

尿崩症

尿崩症分为中枢性、肾性或精神性。中枢性尿崩症是 ICU 患者最常见的形式。ADH 的缺乏导致多尿和烦渴；并且严重的患者可能无法通过饮水满足液体需要量，进而发生严重低血容量。尿崩症的原因可以是脑肿瘤、脑外伤、神经手术和临床脑死亡[566-567]。ICU 的处理为液体替代治疗，或在效果不明显的情况下应用激素进行替代治疗，如水合血管加压素（抗利尿激素），肌内注射 0.1 ～ 1.0 ml（持续时间，4 ～ 6 h）；

鞣酸垂体后叶素，肌内注射 0.25 ～ 1.0 ml（持续时间，24 ～ 72 h）；或者用醋酸去氨加压素滴鼻 2.5 ～ 10 μg，（持续时间，10 ～ 11 h），每天 2 次。临床症状可能是暂时性的也可能是长期的。两种情况均必须密切监测液体出入量。

抗利尿激素分泌异常综合征

抗利尿激素分泌异常综合征表现为患者肾功能正常，但由于尿液中钠和水的异常流失导致低钠血症和低渗透压。尿液渗透压高于血浆渗透压。此综合征可在多种情况下发生，包括脑外伤、神经手术、脑膜炎、低氧以及其他任何可引起大量体液转移和需要大量液体替代治疗的大手术[209,568]。该疾病常为自限性，只有在未考虑此诊断而患者出现严重低钠血症并引起 CNS 功能障碍时，该病才会导致严重后果。癫痫发作很少见，除非血浆钠低于 120 mEq/L，治疗时须注意，应缓慢提高血浆钠水平。治疗该综合征应限制液体入量，在严重病例可输注高渗或等渗盐水。

胰腺和胰岛素

低血糖　在 ICU 患者中，低血糖是一种常见问题。对儿童低血糖的判定曾经产生过争议。然而，无论在儿童、早产儿或者足月的新生儿的血糖水平很少低于 40 mg/dl。低血糖的常见症状包括心动过速、出汗、虚弱、意识模糊、癫痫发作和昏迷。低血糖的原因可以分为引起糖利用增加的疾病和造成糖生成减少的疾病两个亚类。新生儿由于肝糖原异生作用不成熟或者糖异生减少引起短暂的低血糖，可以在数小时到数天内自行纠正。如果低血糖状态持续存在，则需要考虑是否存在肝酶缺乏、内分泌异常或高胰岛素血症（即胰腺细胞异常，糖尿病母亲的婴儿）。在新生儿期，其他引起低血糖的原因包括脓毒症、低温、缺氧及母亲服用的降糖药物经胎盘进入胎儿体内。在大龄儿童，低血糖与酮症性低血糖[569]、肝酶异常、高胰岛素血症、肝衰竭及瑞氏综合征等有关，亦可是某些药物的副作用。无论何种病因，低血糖最初的处理都是给予葡萄糖。初始剂量是 0.5 g/kg 配制 50% 糖水（$D_{50}W$）。然后静脉持续输注以维持儿童代谢所需的葡萄糖量（参见随后的胃肠道系统章节）。

高糖血症　根据病因及预后不同，儿科 ICU 的高糖血症可分为两大类。第一类包括已知的 I 型糖尿病患儿，因为疾病的初始临床表现而被送往 ICU，此外还有其他疾病的患儿因为反复的胰岛素代谢问题而被送往 ICU。第二类送往 ICU 的患儿主要是指在治疗原发疾病过程中突然发生的危急的高血糖症，这种情况通常可能是机体应激反应的结果。

糖尿病酮症酸中毒　糖尿病酮症酸中毒（diabetic ketoacidosis，DKA）是糖尿病最严重的急性并发症，是葡萄糖和酮体生成过多和利用减少造成的高血糖性酮症酸中毒。临床症状包括：高血糖性渗透性利尿导致的脱水和低血容量性休克、代偿性过度通气（Kussmaul 节律）、致命性电解质紊乱，以及在严重代谢失衡病例出现神经功能迟钝及昏迷[570]。实验室检查存在血糖浓度增高、严重的代谢性酸中毒及代偿性低碳酸血症、渗透压增高、高脂血症以及血钠浓度正常或偏低（通常因高脂血症而出现假性低钠血症）。全身性钾流失，磷酸盐可能流失，但两者水平可能因为代谢性酸中毒的存在而表现为假性正常。

治疗 DKA 需要谨慎纠正代谢紊乱，密切监测DKA 引起的多系统并发症以及由治疗引起的并发症。以等渗无糖溶液补充足够的血容量，同时联合应用外源性胰岛素，通常被定义为 two-bag 系统[571]。通过静脉输注普通胰岛素 0.1 U/（kg·h），治疗目标是使血糖以 75 ～ 100 mg/（dl·h）的速率下降，持续输注至血糖达到 250 ～ 300 mg/dl。此时，应同时输注 5% 的糖盐水（D_5NS）。糖和胰岛素应持续输注，直到患者能够耐受口服营养的摄入及常规胰岛素皮下注射。大多数临床医生继续给予胰岛素输注至酸中毒基本纠正。必须密切监测血钾水平。这类患儿有全身性钾流失，但只有出现尿液后才能在输注液体中加入钾。理论上需要补充磷酸盐的量要比实际上需要的多，但在大多数情况下，一半的钾是以磷酸盐形式补充的。静脉输注液体和胰岛素通常可以纠正严重的代谢性酸中毒。应避免使用碳酸氢钠纠正酸中毒，因为这会造成或加重患儿的神经系统功能异常。在重度 DKA，患者处于高渗性脱水状态，脑细胞内容量减少。脑细胞可产生具有渗透活性的渗透微粒（如肌醇），以此来吸引更多的水到细胞内来帮助细胞维持正常形态。当充分补液和高渗状态开始纠正时，脑细胞会逐渐肿胀直至增加的渗透微粒代谢或清除。因此，快速纠正高渗状态可导致明显的脑水肿[572]，并可能导致神经功能障碍的恶化，这种情况下需要有创性的神经功能监测[546]。脑的 pH 由脑脊液的 HCO_3^- 水平和所含 CO_2 决定。与 HCO_3^- 相比，脑脊液中 CO_2 的含量可以快速与血液达到平衡。因此，随着体循环酸中毒的纠正，过度通气减弱，引起 $PaCO_2$ 增高；如果 $PaCO_2$ 上升太迅速，在脑脊液中 HCO_3^- 再平衡前，可加剧脑脊液的酸中毒。由于迅速纠正 pH 存在上述问题，在 DKA 中不提倡给予碳酸氢盐，除非患者心血管状态不稳定。即使应用碳酸氢盐，也应给予小剂量。但是，尽管非常谨慎及缓慢地纠正高渗状态和酸中毒，高渗性昏迷和急性脑水肿依然可能发生[573]。DKA 中脑水肿的病理生理机制尚不清楚。在 DKA 患儿中，亚临床的脑水肿相对常见[574]。如果肿胀明显，应立即使用甘露醇并开始治疗颅内高压，其目的是避免继发性的脑损伤。

胃肠系统

ICU 中的胃肠问题包括：由获得性疾病及先天性解剖畸形和器官功能障碍所致的器官功能障碍及衰竭。另外，足够营养的补给对危重病患者来说很重要。

肠道结构及功能的发育

胎儿中肠发育的相关知识可以解释许多严重的先天性畸形。虽然肠道起始于一个空腔管道，但其在妊娠 7～10 周时就被快速生长的上皮细胞封闭起来。中间腔的再造要推迟到上皮细胞中的空泡融合时。此再造过程的异常导致了一些新生儿肠道的闭锁。妊娠 3～10 周，中肠位于腹腔外，只有后肠与腹部的左侧相固定。在妊娠第 10 周时，肠道逆时针旋转 270° 并重新进入腹腔。如果中肠未移回到腹腔内，则出现脐膨出。中肠旋转异常可导致腹腔内关系异常，其中最重要的是肠旋转不良和肠扭转。

肝的发育

约在妊娠第 3 周，肝开始发育，起始于前肠的外生长。与成人相比，胎儿期的肝相对较大。尽管胎儿在子宫内依赖母体肝及胎盘进行解毒和排泄，但是无论在出生前还是出生后，胎儿肝均为其生存所必需。早在妊娠 10～12 周，胎儿肝即参与葡萄糖调节、蛋白质及脂质合成，以及一些药物的代谢。胎儿肝储存的肝糖原接近成人的 3 倍，但在出生数小时内几乎完全释放，以补偿胎盘营养供给的中断[575]。新生儿需用数周的时间重新建立肝糖原储备，因而在此阶段，婴儿处于低血糖的危险之中。

先天性畸形

明显的解剖畸形通常在出生后数天内便可诊断。一些明显的畸形，如脐膨出、腹裂、膈疝及肛门闭锁，可通过最开始的体格检查发现。另外一些畸形在出生后数天内即有症状，如无法进食、肠闭锁、小结肠、气管食管瘘及胎粪性肠梗阻。还有一些畸形在新生儿期之后才发现，其诊断和治疗尚处于两难境地。一

些特殊疾病将在下文中予以讨论。

肠旋转不良和中肠扭转　肠旋转不良是由胎儿中肠在进入腹腔时的不完全旋转所引起的。这种异常的旋转可以通过腹膜的索带（Ladd 带）导致部分性或完全性十二指肠梗阻，或者更重要的是可以导致中肠扭转。中肠（十二指肠到横结肠）及其血管供应形成一条单独的长柄，如果柄扭转，可导致整条中肠梗死。脐膨出的婴儿通常合并有肠旋转不良。婴儿和儿童的症状通常有高位肠梗阻（胆汁性呕吐）或急腹症、肠穿孔和脓毒症。治疗主要是将坏死的肠管行外科切除、手术复位和固定扭转肠道。术前受累严重的婴儿需要在术后进行呼吸支持和全胃肠外营养。

Meckel 憩室　Meckel 憩室表明脐肠系膜或卵黄管的持续存在。由于其是无痛性低位胃肠道出血的原因而受到临床关注。出血是由胃酸分泌引起肠道黏膜溃疡所致。虽然这些出血通常为自限性的，但是也有危及生命的大量出血的报道[576]。其诊断通常很难确定，常为排除性诊断。高锝酸盐同位素扫描时可发现憩室中时有胃黏膜。治疗措施是支持疗法，但需要格外关注血液的补给，确切的治疗方法是外科切除。

Hirschsprung 病　Hirschsprung 病（先天性巨结肠）是一种发生在直肠和结肠（偶尔发生在小肠）的副交感神经节缺失性疾病[218]。神经节的缺失导致了远端肠管的狭窄以及相邻的近端正常肠管的扩张。其临床症状较轻者可出现腹部膨胀、粪便淤滞，重者则可出现中毒性巨结肠、腹膜炎，甚至肠穿孔。中毒性巨结肠经常发生于较小的儿童；据报道，其死亡率高达 75%。Hirschsprung 病的初步诊断可以依靠病史及体格检查发现。钡剂灌肠可以显示狭窄段及其近端肠管的胀气。其确切诊断为在直肠和（或）回肠组织活检未找到神经节细胞。中毒性巨结肠的治疗既有支持性治疗（扩容和抗生素治疗），又有确定性治疗（外科结肠造瘘术减压）。

其他肠道疾病　肠道疾病可以表现为出血、梗阻、炎症以及继发性的营养吸收不良和肠穿孔。引发儿童胃肠道出血的因素包括炎性疾病（胃炎）、溃疡、血管曲张以及血管畸形。尽管溃疡作为原发病在儿科患者并不常见，但是危重症患儿会发生应激性胃炎和应激性溃疡，因此应考虑适当应用抗酸药及 H_2 受体阻断药。肠套叠、肠管围绕先天性或术后形成的索带扭转，以及肠自身的扭转（肠扭转）均可以导致肠梗阻。肠套叠在小儿年龄组相对常见，常发生于回肠远端。只有在少数情况下才会出现有意义的症状，如息

肉或局限性水肿（如 Henoch-Schönlein 紫癜）。肠套叠的治疗主要是外科手术治疗，但如果患者无明显肠道坏死表现，也可以通过一些方法如钡餐、空气或盐水灌肠治疗[577]。炎性肠疾病包括克罗恩病和局限性肠炎[578]。亦须考虑多种致病菌，如沙门菌、志贺菌和耶尔森菌属。这些患者经常有腹泻、吸收不良（尤其伴有乳糖耐受不良时）和血性腹泻，有些患者甚至发生中毒性急腹症。

坏死性小肠结肠炎 坏死性小肠结肠炎（necrotizing enterocolitis，NEC）是一种以小肠和结肠溃疡坏死为特征的暴发性新生儿疾病，具体病因不明，可能是多因素导致的。其中早产是发生 NEC 的最高风险因素。该病可能是肠道缺血、口饲以及病原微生物的综合作用结果。脐动脉导管、围生期窒息、呼吸窘迫综合征以及持续的动脉导管未闭均可能是与其有关[579]。此病的发生率在逐年升高，儿科 ICU 中有 1% ~ 5% 的新生儿罹患该病。其最初常见表现为：喂养不耐受、腹部膨隆和血便，继而还可能出现肠梗阻、肠穿孔和脓毒症。治疗方法为：停止胃肠道喂养、鼻胃管减压、静脉输液、血流动力学支持及合理使用抗生素，如果出现了腹部游离气体，则需行剖腹探查。腹腔引流对极低体重和濒死患儿会有帮助[580]。常需维持数周的全胃肠外营养，在相对好转之后数周至数月内可能还会发生肠梗阻[581]。

肝衰竭 肝衰竭可以出现在慢性或急性肝病患者中。慢性肝衰竭可以由胆道闭锁、先天的代谢性疾病（酪氨酸血症、Wilson 病、半乳糖血症、囊性纤维性病变）或者慢性肝炎引起。患有慢性肝疾病的患儿主要表现为合成功能失调（营养不良、低蛋白血症、凝血异常）、降解功能失调（黄疸和高血氨症）以及门静脉高压症（脾功能亢进和静脉曲张）。急性肝衰竭最常见的起因是甲型肝炎和乙型肝炎。出血、水肿、其他器官功能失调（包括肝脾大小）可以通过体格检查获得。实验室检查包括合成功能指标［白蛋白、凝血酶原时间（prothrombin time，PT）、部分凝血活酶时间（partial thromboplastin time，PTT）］、降解功能指标（胆红素和氨）以及肝酶指标。根据个体化原则，还可以做肝超声、放射对照检查以及肝组织活检等。肝衰竭的致命性并发症包括：急性出血、心血管功能障碍（继发于体液大量转移的血管内的低血容量）以及中毒性脑病引起的颅内高压。治疗措施为期待治疗和支持治疗。10% 的葡萄糖输液可以保证足够的糖类供给，低蛋白质饮食使氨的生成最小化。可以根据需要给予维生素 K、新鲜冰冻血浆和血小板以

纠正凝血功能障碍。用新鲜血浆和血小板行血浆置换可以改善凝血功能并维持血容量正常。口服乳果糖和新霉素灌肠法可用来降低肝肠循环中氨的生成和吸收[582]。同时，应当密切监测心血管系统和呼吸功能，并给予支持治疗。对颅内高压这一并发症的预测是十分重要的。血清中氨的水平通常用于监测神经系统功能[582]，但氨是否为中枢神经系统的主要毒素或仅是化学标记物之一，目前尚不清楚。激素可用于治疗一些炎性肝炎。应用换血和血浆置换来减少毒素水平[583]，但尚无充足的证据证明该手段可以改善发病率及死亡率[584]。对于某些急性肝衰竭患者，包括由毒素和感染引起的患者，可以考虑做肝移植手术[228, 585]。

肝外胆管闭锁 每 8000 ~ 10 000 名新生儿中可出现 1 例肝外胆管闭锁[586]。不同患者之间其闭锁的程度及十二指肠与肝管近端分支之间胆道系统的不连续性均不同。肝外胆管闭锁常采用外科治疗（空肠 Rouxen-Y 和肝门肠吻合术）及缝合肝外胆管。不足 6 ~ 9 个月的患儿应用 Kasai 术式最为成功。然而，该方法也存在许多急性或慢性的并发症，包括肝衰竭、上行性胆管炎、伴有门脉高压和血管曲张的肝硬化。尽管存在上述并发症，但是由于适合的供体器官不足，所以 Kasai 术依然在实施[587]。

肝移植 免疫抑制剂的发展及外科技术的进步增加了肝移植的成功率（见第 16、60 和 61 章）。肝移植手术的成功取决于围术期及术后阶段的管理，其依赖于外科学、胃肠学、麻醉学、免疫学和 ICU 等诸科学的通力合作。现在，肝移植相关的多数临床问题均能预得到评估。在手术室中，术中大量的血液丢失并需要大量的输血输液，因此必须严密监测心血管、肾和血液或凝血情况。移植物生存所要求的免疫抑制使患者处于正常菌群和条件致病菌感染的危险境地，监测和早期积极进行抗生素治疗极为重要。与 CVP 及肺毛细血管楔压升高无关的体循环高血压可能与抗排斥药物有关。许多患者需要积极抗高血压治疗（肼屈嗪、二氮嗪和卡托普利）[588-589]。

危重病儿童的营养支持

在 PICU 的患儿并存神经系统、呼吸系统及心血管病系统疾病时，营养支持可能不是优先考虑的事情。然而，不给予营养支持可能导致我们的患儿错过改善治疗与预后的重要机会。研究的热点是证明危重儿童早期肠内营养（early enteral nutrition，EEN）的益处。与肠外营养比较，肠内营养支持对于减少肠道细菌易位、减少便秘，并减少感染风险都有潜在好

处。Khorasani 等[590] 发表于 2010 年的一项单中心研究对比晚期接受肠内营养（12%）和早期接受肠内营养（8.5%）的烧伤患儿死亡率，发现早期肠内营养可以降低烧伤患儿的死亡率。Mehta 等[591] 在 2012 年发表的一项国际多中心队列研究中发现，较低水平的 60 d 死亡率与肠内营养摄入占目标营养摄入的高百分比有关。该队列入选了 500 例从 1 个月到 18 岁的在 PICU 需要机械通气支持 48 h 以上的儿童。他们的研究进一步证明，肠外营养的患儿死亡率较高[592]。该项研究证明，早期肠内营养可以改善危重患儿的预后，该结论在 Mikhailov 等[592] 2013 年的研究工作中得到进一步证实。该项研究是涉及 12 个中心的多中心回顾性研究，入选了在 PICU 驻留超过 96 h 及以上的 1 个月到 18 岁的 5015 例患儿。该项研究把早期肠内营养定义为在入住 ICU 的第一个 48 h 内通过肠内营养获得目标热量的 25%。该项研究发现，与未接受早期肠内营养的患儿相比，接受肠内营养的患儿死亡率更低（OR：0.51；95% 置信区间，0.34 ～ 0.76；P = 0.001），上述结果均经过疾病的严重程度、年龄及参与中心的校正。早期肠内营养并未增加住院时间及机械通气时间。

鉴于越来越多的证据支持 EEN，我们应该每天考虑是否有可能开始喂养。我们还应考虑在幽门以外放置喂养管，以便在重症监护室手术期间进行肠内营养。Mehta 等[592] 表明，即使已经开始早期肠内营养，仍会受到显著干扰。71% 的患者中平均停止肠内营养的时间约为 2 d。尽管对于我们每个人来说，个体化的对其管理的患者进行肠内营养供给可能存在困难，但是在 ICU 中，制订早期肠内营养方案以增加目标营养供给是值得期待的[593]。PICU 中，可能有 25% ～ 30% 患儿营养不良[592]。较小儿童及患有慢性病的儿童能量储存有限，应早期给予肠内营养。若肠内营养供给困难，尽管存在风险，也应考虑给予肠外营养。高浓度葡萄糖溶液增加了静脉炎及其他并发症的风险。较高的葡萄糖浓度也可能需要放置中心静脉导管，这在放置过程中会带来风险，并持续存在感染风险。其他肠外营养的风险还包括：感染、胆汁淤积、肝管狭窄、电解质紊乱及三酰甘油升高。如果肠内营养不可行，除非有进一步的证据显示对营养不良的儿童有害，应进行肠外营养。

血液病学

ICU 的血液病急症包括凝血系统、免疫系统及红细胞异常。这些异常独立出现或继发于多器官系统衰竭。免疫系统将在感染性疾病章节讨论。

凝血系统　正常的凝血包括初始血小板止血栓的形成及纤维蛋白的产生（内源性或外源性途径）。无论在哪个阶段，都必须有血小板、凝血因子以及完整的血管共同参与。）新生儿可能存在可测得的凝血功能异常，但很少有临床表现。足月儿及大多数早产儿均有正常的血小板−血管间相互作用，但血小板的聚集暂时受损。此外，在胎儿及新生儿中许多凝血因子的活性或者浓度下降。最为重要的是维生素 K 依赖性因子：因子 II、VII、IX 和 X。上述因子在刚出生时很低，若没有补充维生素 K，则在出生后第 1 周降至更低水平。在大多数婴儿，除早产儿外，因子 V 和 VIII 接近成人水平。在婴儿，虽然常规凝血活性检查结果延长，但由于新生儿缺少足够的蛋白酶抑制剂（主要是抗凝血酶 III），新生儿的血液在体外能很快凝结。

输液治疗　很多患儿在 PICU 驻留期间需要输血治疗（表 79.11）。红细胞减少可能是因为自身红细胞产生减少和频繁的实验室检查所导致的细胞损失。血小板减少可能是因为自身产生减少或脾的吞噬。因频繁的实验室检查而导致的血小板减少很少见。肝衰竭所致的凝血因子的降低可能会导致患者进一步出血。输入血液制品有风险。输血反应可以分为非免疫性及免疫性。非免疫性反应包括：通过血液成分传播的病毒或细菌感染、循环超负荷、凝血障碍、低体温及电解质紊乱。储存时间过长将导致浓缩红细胞（packed red blood cells，PRBC）溶血增加，同时钾离子水平明显升高。在创伤或者急性失血时，快速输注红细胞将导致高血钾。在 ICU，PRBC 输注时间通常超过 2～4 h，因此不会出现高血钾问题。免疫相关的输血反应包括：血管内及血管外的溶血。溶血性输血反应可能非常严重甚至危及生命。交叉配血可以减少溶血反应，但也必须仔细核对患者及待输入的血液制品。非溶血性免疫相关的输血反应包括：发热反应、轻度过敏、过敏

表 79.11　血液成分治疗

血液成分	剂量	说明
浓缩红细胞	10 ～ 20 ml/kg	升高血红蛋白 2 ～ 4 g/dl
随机捐献者血小板	1 U/10 kg 或 5～10 ml/kg	来源于多个捐献者
机采血小板	10 ml/kg	来源于单个捐献者
新鲜冰冻血浆	10 ～ 20 ml/kg	提供 20% ～ 30% 的凝血因子
冷沉淀	1 U/10kg	提供大量纤维蛋白原（50 ～ 80 mg/dl）

性反应及输血相关的急性肺损伤（transfusion-related acute lung injury，TRALI）。

输血相关的急性肺损伤 以前没有认识到输血相关的急性肺损伤（transfusion related acute lung injury，TRALI）是输血的并发症，但是这种意识在不断提高。关于 PICU 中患儿 TRALI 的研究越来越多[594-600]。输血而产生的 TRALI 的诊断依赖于排除其他原因导致的肺水肿，包括容量超负荷、脓毒症导致的肺水肿及心源性肺水肿。关于 TRALI 机制提出了二次打击模型。初次打击是肺内潜在的炎症因子，二次打击是血液制品的输入，进而导致 TRALI。还不确定这些损害是否由长时间储存血液中存在的中性粒细胞、HLA 抗体或者脂质的生物活性所引起。一项由 Church 等[601]开展的研究表明，ALI 患儿接受新鲜冰冻血浆后死亡率增高，此类患者中 ALI 已经形成了初次打击。死亡率增高的相关性独立于低氧血症的严重程度、弥散性血管内凝血或者多器官障碍综合征。输血有一定风险，并且在输血前就应该考虑到这些风险。在一些临床案例中，儿科患者能承受的缺血程度要高于预期。在 2007 年，Lacroix 等[602]在儿科重症监护病房的输血需求（the transfusion requirements in pediatric intensive care units，TRIPICU）研究中表明，采用限制性输血策略能够降低 PICU 中的 PRBC 使用。以血红蛋白作为指标，一组为 7 g，一组为 10 g。在限制性输血组，PRBC 的使用降低了 44%，且未增加任何不良后果。上述结果可能并不适用于所有的 ICU 患者，如持续性出血者。在 TRIPICU 研究中，患者的动脉血压没有低于同龄平均值的 2 倍 SD 以下，也没有需要增加正性肌力药物。在普通小儿外科[603]及心外科患儿中，对原始的 TRIPICU 研究进行亚组分析后，发现组间的多器官功能障碍综合征发生并无显著差异。

凝血障碍 在 PICU 患者中，许多原因能导致凝血缺陷，如脓毒症、外伤、恶性肿瘤、胰腺炎及肝衰竭。PT 检验了外源性凝血途径及共同凝血途径。在肝衰竭、维生素 K 缺乏及弥散性血管内凝血（disseminated intravascular coagulation，DIC）时，PT 延长。活化部分凝血酶时间（activated partial thromboplastin time，APTT）反映内源性及共同的凝血途径。在肝衰竭、血友病 A、血管性血友病及 DIC 时 APTT 延长。在 PICU 中，需要关注的是有些患者的潜在炎性状态可以激活凝血并抑制自然抗凝机制。这也是 DIC 发生的基础。2001 年，血栓和止血国际协会[604]发布了 DIC 评分系统。该评分系统采用血小板计数、纤维蛋白相关标记物、凝血酶原时间及纤维蛋白原作为指标，并把 DIC 分为非显性 DIC 及显性 DIC。在非显性 DIC 中，凝血的平衡被炎症或微血管的非炎症性紊乱抑制，但代偿机制仍存在。在显性 DIC 中，止血系统失代偿。该 DIC 评分系统可用于研究及评估对治疗的反应。Khemani 等[605]在 2009 年发现，在 132 例伴有脓毒症或者休克的 PICU 患者中，DIC 评分较高与死亡率相关。DIC 的最高评分为 8 分。评估指标为血小板计数及纤维蛋白原的降低、凝血酶原时间的延长及纤维蛋白降解的证据。显性 DIC 的患者死亡率为 50%（DIC 评分≥5）。DIC 分数小于 5 的患者死亡率为 20%。即使校正了疾病的严重程度及正性肌力药物的使用，较高的 DIC 评分与死亡率的相关性依然存在。DIC 的治疗也是针对导致凝血系统失衡的潜在疾病的治疗。未来的研究目标将是研究采用新鲜冰冻血浆（fresh frozen plasma，FFP）纠正 DIC 后的患者预后。Church 等[601]发现较高的死亡率与 FFP 输入有关，DIC 的风险与输血风险之间的平衡还未明确。

镰状细胞病 血红蛋白 S 或者镰状细胞，是最常见的血红蛋白病。地中海贫血患者具有明显的地域差异。血红蛋白 S 是由于 β 链第 6 位密码子上的一个点的突变，导致缬氨酸代替了通常的谷氨酰胺。血红蛋白 S 是由带有缬氨酸的异常 β 链和正常的 α 链结合的产物。当存在两个异常基因时，就形成了血红蛋白 SS 或者镰状细胞病。镰状细胞病（hemoglobin SS，Hb SS）的并发症是因血红蛋白病进入 PICU 最常见的原因。脱氧 Hb SS 的红细胞导致了细胞内的血红蛋白聚合，这使红细胞失去可变形性并出现形态学的变化。在脱氧状态下，异常的红细胞从双凹结构变为典型的镰状细胞形状。异常红细胞的寿命更短且更容易发生溶血。相应的，罹患镰状细胞疾病者伴有慢性的严重的溶血性贫血。

镰状细胞危象 有三种镰状细胞危象：溶血性、再生障碍性及血管闭塞。溶血性危象的特点是由于溶血的增加导致的血细胞比容及血红蛋白急剧下降。这种典型下降伴随着红细胞生成显著增加或网状细胞增多。同样的，再生障碍性危象也伴有血细胞比容和血红蛋白的下降，但是不伴随网状细胞增多，骨髓中红细胞前体的产生减慢或者停止。再生障碍性危象常由感染造成，其中 90% 为细小病毒 B19 感染。血管闭塞危象是经典的镰状细胞危象，是由感染、脱水、酸中毒或缺氧引起。红细胞呈现镰刀状阻塞小血管，导致梗阻。梗阻可以发生在任何器官，但更易发生在肺、肾、骨骼、皮肤、脾、眼及中枢神经系统。

急性胸部综合征　发生在肺部的血管闭塞危象导致急性胸部综合征（acute chest syndrome，ACS）。ACS 是镰状细胞病患者死亡的首要原因，也是该病的第二常见并发症。ACS 被定义为胸部放射线下可见的新出现的肺浸润，且伴随着发热、呼吸道症状或者胸痛，临床过程多变。国际急性胸痛综合征研究小组[606]发表一项多中心报告表明，几乎 50% 被确诊为 ACS 的患者最初表现为其他种症状，大多数为典型的疼痛。常有肺脂肪栓塞的报告，通常是非常严重的病例，其原因可能是骨髓坏死后释放的坏死的骨髓脂肪进入了血流。ACS 的常见病因是感染，肺炎衣原体及支原体菌属是常见的病原菌。ACS 的治疗目标是早期诊断。由于罹患镰状细胞病的患儿初期几乎没有症状，所以应该提高警惕。所有伴有发热的镰状细胞病的患儿都应接受胸部放射线检查。胸部放射线显示任何阳性变化，都应立即进行治疗。初始抗生素治疗应用头孢呋辛或头孢噻肟复合大环内酯类。患者应该充分补液，且严密监测病情变化，一旦出现液体超负荷，则应立即开始利尿治疗。即使氧饱和度正常，患者也应该吸氧，如允许，每位患儿均应进行肺活量测定。且应考虑使用支气管扩张药物。应尽最大努力控制疼痛。如果患者贫血，单纯的红细胞输入可能有帮助，但是可能需要血液置换。上述措施的应用具有地域性差别。血液置换的原因是随着血红蛋白的增加血液的黏度也会增加，同时，镰状细胞患者的血液黏度在去氧的条件下会更高，进行血液置换可以降低血液黏度并且改善氧合[604]。血液置换可以改善微血管的灌注并且降低炎性介质；红细胞交换能降低患者的白细胞计数、血小板计数及可溶性血管黏附分子 -1，然而对于白细胞介素 -1α、白细胞介素 -1β、白细胞介素 -8 或肿瘤坏死因子 -α 没有效果或者仅短暂的降低。在全国急性胸痛综合征研究小组刊物上[607]，13% 的患者需要机械通气，且气管插管组死亡率为 19%。

神经系统并发症　血液置换对于因镰状细胞疾病引发的神经系统并发症的治疗具有重要作用。对于年龄在 20 岁以下的罹患镰状细胞疾病的患者群中，卒中的发病率为每年 0.44%[608]。已有研究旨在评估神经系统并发症的风险并对卒中进行预防治疗。镰状细胞疾病相关的卒中预防试验（the stroke prevention trial in sickle cell anemia，STOP）目的是评估慢性输血治疗能否预防镰状细胞疾病患儿发生卒中，可以通过经颅多普勒评估患者卒中风险。实验组的血红蛋白 S 浓度保持在 30% 以下[609]，与标准治疗组相比，采用慢性输血疗法患者的卒中发生率降低了 90%。因上述研究结果，该试验提前 16 个月完成。慢性输血疗法也伴随着同源免疫反应及铁过载等长期副作用[610]。可获得的数据表明，输血疗法应该用于罹患镰状细胞疾病及急性神经系统改变的儿童。对急性胸痛综合征及神经系统功能改变者，虽然血液置换很重要，但是也存在风险。是否需要中心静脉通路或者动脉通路具有地域性差异。在血液置换过程中，应该密切观察以防止液体超负荷或者是血容量过低。血液制品也具有风险。若血液未经加温，则导致幼儿低体温。血液置换的最佳地点及方式取决于 ICU 的资源、血库及血液科。

获得性障碍　众多情况均可以降低凝血因子含量，维生素 K 依赖性因子是最易受到影响的。肝部疾病、华法林治疗及继于肠道疾病的吸收障碍综合征或者由于长期的抗生素治疗导致的肠道菌群的改变等均可以导致维生素 K 依赖性凝血因子的降低。此外，未经治疗的新生儿维生素 K 缺乏将导致新生儿出血性疾病。在这种情况下，PT 延长，且因子 Ⅱ、Ⅶ、Ⅸ 及 Ⅹ 均处于低水平。除非肝的合成功能严重受损，否则服用维生素 K 通常可以逆转上述因子的缺乏。

获得性血小板异常包括产生减少、破坏增加和功能减退。产生减少或者低增生状态包括骨髓疾病，如白血病和再生障碍性贫血及化疗药物的副作用。破坏增加可以是免疫介导的（如特发性血小板减少性紫癜[611]）或者是消耗性疾病导致的（如微血管病，HUS 或者血栓性血小板减少性紫癜[612]）。最后，血小板功能障碍已经发现于尿毒症、慢性红细胞增多症伴有发绀性心脏疾病的患者[613]。获得性血小板减少症的治疗包括：输注血小板，如果有可能纠正潜在的疾病。治疗性脾切除术可以增加某些罹患严重免疫性疾病患者的血小板生存率。

肿瘤学

过去的几十年里，儿科肿瘤患者的生存率得到了显著提升。关于儿科肿瘤的监测、流行病学及最终转归可以在 www.seer.cancer.gov. 中获得。而且，造血干细胞移植（hematopoietic stem cell transplantation，HSCT）可治疗疾病的数量及种类也在不断增加。这些因素导致 PICU 中肿瘤患者数量的增加。这类患者群多在专业的肿瘤病房或者骨髓移植舱中受到更专业及细致的治疗。这些护理区域都有严格的护理制度及隔离规程，这在医院的其他病房是不可能实施的。为了保证肿瘤患者都能待在肿瘤病房，一些医院在这些区域允许使用低剂量变力性药物，如多巴胺 5 μg/（kg·min）。这可能意味着如果一些患者超过上述支持水平则需要被送到 ICU。他们可能伴有脓毒症及休克，并且对体液复苏及低水平变力性药物支持无反应。另外一些患者可能因病房里不能实施呼吸支持而转入 ICU。早期的文献提示尽早开始 CRRT 治疗或防止液体超负荷对 HSCT 患者有益[614-615]，但是也有其他研究未发现上述获益[616]。然而，有阳性发现的文献认为，伴有液体超负荷的 HSCT 患者应尽早进入 ICU。总之，有证据表明 ICU 护理能够改善儿科肿瘤患者的预后[617-620]。对于在控制疾病严重程度后进行的 HSCT 来说，死亡率并未得到明显改善[621]。而且，对于需要机械通气的患者来说，与非 HSCT 相比，HSCT 患者的死亡率更高[622]。

由于患病期间的治疗及疾病自身特点，肿瘤患者的免疫力很低。在中性粒细胞减少期间，脓毒症的风险增加，发热可能是脓毒症的首发症状，目前研究多致力于发现哪类患者易发展为菌血症[623-624]。脓毒症及肿瘤疾病的预后需要持续性关注。Pound 等[617]的研究表明，ICU 中脓毒症休克的死亡率在肿瘤组（15.9%）与对照组（11.6%）间没有显著性差异，从 ICU 转出后前 6 个月的生存率也未发现显著性差异。Fiser 等[620]于 2005 年的研究表明，伴有严重脓毒症的儿科肿瘤患者的总体死亡率为 17%，HSCT 组的死亡率为 30%，明显高于非 HSCT 组（12%）。对于同时需要机械通气及变力性药物支持的患者，其死亡率高达（64%）。

白细胞淤滞

白细胞淤滞（血管阻塞）是由于细胞或白细胞（white blood cells，WBC）数目增加所致的高黏滞性造成的。急性淋巴细胞白血病患者的 WBC 超过 500 000/mm³ 及急性髓细胞性白血病（acute myelocytic leukemia，AML）患者 WBC 数目超过 200 000/mm³，预示将出现这种综合征。在 AML 中，与淋巴细胞相比，白血病细胞变形能力降低，因此虽然白细胞计数低也会产生相同的症状。

脑及肺是白细胞淤滞的主要靶器官，通常表现为血管阻塞及器官梗死。初始症状包括：呼吸急促、发绀、呼吸做功增加、意识改变以及局部神经功能障碍。除了支持疗法外，减少循环肿瘤负荷及黏滞性是治疗的首要目标。通过去除白细胞和血液置换可以暂时达到治疗的目的。头部放射治疗可以减少中枢神经系统的肿瘤负荷，化疗可以阻断细胞的生成，同时可能会破坏循环中的肿瘤细胞。化疗的初始目标是阻止细胞的生成且不产生大量的细胞溶解。这样可以停止肿瘤细胞负荷的增加，且在充分灌注重新建立之前不引起严重的代谢危象[625-626]。

肿瘤细胞溶解综合征

肿瘤细胞溶解综合征（tumor lysis syndrome，TLS）是由大量肿瘤细胞急性溶解导致的代谢危象。血清中尿酸、钾离子、磷酸盐浓度均升高；磷酸盐浓度的升高导致低血钙。高钾血症及低钙血症是致命性的；尿酸的升高可导致急性肾衰竭[627]。可以通过碱化尿液、输入液体及利尿来治疗肿瘤细胞溶解综合征。在进行任何化疗之前，必须评估患者的肾功能。若肾功能正常，则可以给予别嘌呤醇和拉布立酶。在多数病例中，强化利尿这种保守治疗及给予别嘌呤醇或拉布立酶可以防止肾衰竭，但偶尔有些病例也必须进行透析治疗。透析治疗的指征包括以下方面。

1. 钾 > 6 mEq/L，并且尽管已进行离子交换仍继续上升。

2. 尿酸 > 19 mg/L。

3. 肌酐 > 10 mg/L。

4. 磷 > 10 mg/L 或上升迅速。

5. 容量过度负荷。

6. 具有症状的低钙血症。

纵隔肿瘤

罹患纵隔肿瘤及呼吸窘迫的儿童常常主诉咳嗽、呼吸困难、喘鸣及气促。他们更愿意直坐而不能仰卧。胸片通常显示有纵隔大肿块，气管影模糊或消失。这些肿瘤可以导致血管的体位性梗阻，比如上腔静脉和肺动脉。Lam 等报道，临床表现常常是非特异的或者是偶然的，而且罹患气道狭窄的患者也常表现出上腔静脉综合征的症状[628]。上述症状通常被称为严重纵隔肿块综合征，需要经验丰富的多学科团队的关注。这些肿瘤可能是恶性的（87% 为霍奇金及非霍奇金淋巴瘤），也可能是良性的；预后和治疗依靠明确的诊断，诊断最好是治疗前进行活检[629]。然而，获得纵隔肿物的组织样本可能需要麻醉和手术，必须要控制和监测气道，而所有这些操作均可能导致患者死亡。影像学指导下应用局部麻醉的细针穿刺活检可以使某些患者在非麻醉状态下获得组织样本。在获得组织样本前进行放疗可以使肿瘤减小，进而使麻醉下的组织活检更加简单和安全。胸内气管阻塞是这些患者面临的主要麻醉风险；当患者仰卧，且深度麻醉或者被肌肉松弛药麻痹时，往往难以保持气道通畅[628, 630]。检查需要患者的充分配合，因为存在呼吸困难，患者经常很难配合治疗。麻醉诱导及气管插管多采用坐姿并且保留自主呼吸。如果气道损害严重，应该对肿瘤进行放疗并且在进行组织活检前应该给患儿类固醇；然而，这些治疗可能改变诊断结果，因此在实施前应该先和肿瘤科医师讨论。有时，外周结节或肿物也可在局部麻醉下进行组织活检。如果肿瘤巨大，一些肿瘤也可能超出放疗范围。Sticker 等报告表明，46 例单中心回顾中，对有症状的前纵隔肿块患者，在全身麻醉并保持自主呼吸情况下实施组织活检，并未发现严重并发症[630]。总之，尽管诊断是治疗肿瘤疾病的关键，但是活检的风险可能远大于组织学诊断的益处。

免疫与感染

经验性抗生素治疗

对 PICU 来说，对抗生素治疗做一个经验性建议很困难。缺乏适当管理的广谱抗生素应用会造成抗生素耐药性。经验性抗生素治疗应根据各医院及患者群的常见易感细菌进行。笔者所在机构，对于脓毒症患者，由于耐甲氧西林金黄色葡萄球菌（methicillin-resistant Staphylococcus aureus，MRSA）的发生率上升，首选联合应用万古霉素和第三代头孢菌素。为了减少 MRSA 的传播，所有患者入住时均进行筛查，若发现 MRSA 则隔离患者。当菌培养结果及药敏实验结果回报后，抗生素的治疗可以更具有特异性并且抗菌谱更窄。与传染病专家见面并讨论目前医院的培养隔离菌群及抗生素的耐药性，是可能对经验抗生素治疗做出的最好建议。最好提前做出经验性抗生素治疗的决定。

预防医源性感染

医院获得性感染（hospital-acquired infections，HAIs）对医疗系统具有显著影响，而对患者可以是致命性的。Klevens 等[631] 2007 年发表的一篇文章估计 2002 年全美国院内感染的人数为 170 万。这其中，有 417 946 例成人及儿童的感染发生在 ICU 中。预计该阶段院内感染的死亡人数为 98 987。最好的保护措施可能是洗手及使用酒精凝胶，并且鼓励其他人也这样做。鼓励他人或者树立一个正面典型比仅仅参与更有效果。Schneider 等[632] 于 2009 年进行了一项研究，将重症监护实习生或新护士与高级管理人员配对并且评估手部卫生是否合规。在控制阶段，高级管理人员并未意识到该研究，手部卫生达标者为 20%。被辅导

的实习生手部卫生合格者为 22%。当高级管理人员被招募到研究中后，其手部卫生合格率为 94%，对研究不知晓的实习生的手部卫生合格率增加到 56%。可以推测出如果医护人员知道他们正在被观察，那么手部卫生合格率会更高。Schneidr 等的研究表明，建立正面行为的角色非常重要。推荐进行持续的手部卫生合格审核。审核人员可能是患者的父母，若发现医护人员没有洗手，应该给予提醒。尽管很困难，但是愿意去提醒别人洗手很重要。

呼吸机相关肺炎

气管插管及机械通气对于呼吸衰竭的患者是必需的。不幸的是，气管插管阻止了气道的保护机制，增加了呼吸机相关肺炎（ventilator-associated pneumonia，VAP）的风险。没有肺部感染但需要机械通气的患者可能出现肺炎；因肺炎而需要机械通气的患者可能出现二次感染。VAP 能增加发病率及死亡率。Srinivasan 等[633] 2009 年的一项研究表明，罹患 VAP 的患者机械通气时间及 ICU 驻留时间均更长，更为重要的是死亡率显著增加。未罹患 VAP 患者的死亡率为 2.4%，而罹患 VAP 患者的死亡率为 10.5%。VAP 定义为机械通气超过 48 h 的患者新出现的下呼吸道感染。诊断标准包括：胸片可见的新的浸润灶、细菌培养阳性、白细胞计数升高或降低及发热或者体温波动。

在 2005 年 1 月，非营利医疗保健机构（institute for healthcare improvement，IHI）开展了拯救 100 000 生命的运动。目标是在 18 个月内通过 6 种特定的可靠的临床干涉措施拯救 100 000 例患者。他们鼓励医院设置快速反应小组，对急性心肌梗死采取循证疗法、预防药物不良反应、预防手术部位感染、预防中心静脉的感染及 VAP。最后两项利用具有科学依据的集束化治疗干预共同实施。这些干预很成功。VAP 立场看，在实施该措施之前 PICU 患者中 VAP 发生率在 2002 年为每天 1.16%[634]。VAP 集束化干预措施特别适用于儿科患者[635]，并 VAP 的发病率有显著的改善。在 2009 年的研究中显示集束化干预措施具有益处。Bigham 等[636] 研究表明，VAP 发生率从每天 0.56% 降至 0.03%。该单中心研究结果还表明，机械通气时间、住院时间及死亡率均降低。在其他儿科研究中也显示出这种集束化干预措施的好处[637-638]。

为了在机械通气时减少新的细菌感染，VAP 集束化的组成旨在减少细菌定植并防止污染分泌物的误吸。为了减少口腔和鼻窦的细菌，每 2～4 h 用氯己定进行口腔护理。为了降低污染分泌物的误吸，需要

采取多种措施：首先，在气管导管内吸引或者是气管导管套囊放气之前，应该对口咽部进行吸引。其次，每 2～4 h 或重新摆体位前，应该排干呼吸机管道的冷凝水。进行上述操作时不应该切断呼吸机。再次，使用导管内吸引，在气管导管内吸引时无需断开呼吸机。最后，通过保持床头抬高 30°，可以防止呼吸机管路内分泌物被动进入气管导管。

VAP 集束化中包含的方法不难操作而且很容易成为常规操作。更有趣的协同作用是干预措施的联合应用效果大于单独干预措施的效果。存在中心静脉导管时，严格遵守预防措施束对预防血液感染也有很大的帮助。

导管相关的血流感染

成人和小儿的导管相关的血流感染（catheter-associated blood stream infection，CA-BSI）越来越受到重视。由于 CA-BSI 导致住院时间延长，造成发病率、死亡率及费用增加，因此，这也是评估医院的一个指标。在一项儿科心脏 ICU 进行的前瞻性研究中，Abou 等[639]发现，血行感染患儿的死亡率为 11%，而未患有血行感染的患儿死亡率为 2%。降低血行感染的最好方法就是不放置中心静脉管。应该不断评估患者是否需要置入中心静脉导管，若允许，可采用外周导管。不幸的是，在多种条件下，例如需要应用血管活性药物，则中心静脉置管不可避免。中心静脉置管护理的一系列措施的联合运用能够显著的减少血行感染，并且降低患者的发病率和死亡率。

在中心静脉导管置入及留置过程中，实施集束化预防措施后，可以显著降低感染率。2010 年一项涉及 29 个 PICU 的研究[640]指出，这些措施可以将 CA-BSI 降低 43%。这个结果是稳定的而且程度在逐步提高。同一研究小组在 2011 年的随访研究中表明，CA-BSI 的发生率进一步降低[641]。上述措施可分为两部分：中心静脉导管的置入及留置。在中心静脉管置入期间，该措施的目标是保证整个涉及区域完全无菌。应用氯己定为 2 个月以上患儿做皮肤准备。术间的所有人均佩戴无菌口罩和帽子。操作者还要穿无菌手术服及戴无菌手套。床上铺较大的无菌单。第二部分是中心静脉导管留置期间。对于静脉注射管、导管中心和导管置入部位的护理均有严格的指南。换药时，应该使用无菌手套并用氯己定擦洗管区域 30 s，保证风干 30 s。住院期间，严格遵守上述措施，对于防止 CA-BSI 是必要的。在许多机构，感染人数已降至很低，以致每件感染事件都可以单独审查。

尿路感染

尿管相关的尿路感染（catheter-associated urinary tract infections，CA-UTI）是最常见的医源性感染。移除非必需的导尿管可以显著地降低尿路感染的风险。在一些病例中，尿管不能移除，但是需要努力防止感染。建立集束化膀胱护理措施作为质量改进措施，可以显著降低感染率。在 2013 年 Esteban 等[642]的研究中，一系列方法的实施使尿管相关的尿路感染从 2.33% 降低到 0.58%。导尿管护理的一系列方法减少了细菌定植和尿液反流至膀胱。尿管以无菌的方式置入，并且每次更换尿管时至少用氯己定纱布清洁尿道周围一次。为了防止尿液反流，尿袋位置应该低于膀胱水平，在移动患者时要排空尿袋或者夹闭尿管。

新生儿感染

具有免疫缺陷的新生儿感染的易感性增加。细胞免疫的降低导致胎儿和婴儿容易感染病毒和真菌。另外，婴儿的 B 细胞功能降低及免疫球蛋白产生减少，后者可以通过母体免疫球蛋白 G 增高得到补偿。2～3 个月龄时，婴儿还不能产生足够的抗体，而母体的抗体已经达到最低值[643]。该阶段，体内抗体数量浓度低，因此感染的概率增加。先天或产后的因素均可能引起围生期感染。先天性感染的原因是出生前接触病毒、原虫及罕见细菌病原体。常见疾病包括"TORCH"：即弓形虫（T）、其他（包括 HIV、梅毒及肺结核）（O）、风疹病毒（R）、巨细胞病毒（C）和单纯性疱疹病毒 II 型（H）。这些感染很少引起严重的脓毒症，但是当发生严重的中枢系统抑制、循环衰竭及血小板减少时，会与细菌感染相混淆。若在怀孕初期感染 TORCH，可引起胎儿的衰竭或主要器官的畸形。早产儿在新生儿期很容易出现急性感染。无论妊龄大小，感染的表现和症状均难以察觉。因而，应提高对感染的怀疑力度，降低诊断和治疗的阈值[644]。框 79.5 列出了新生儿脓毒症的常见体征和症状。最常见的病原体是由母亲的生殖道寄居病原体：B 族链球菌、大肠埃希菌 E、李斯特菌及疱疹病毒。产道有疱疹病毒活动时可引发新生儿暴发性感染，这是剖宫

框 79.5　新生儿脓毒症的常见体征和症状
1. 体温不稳定：体温过低或过高
2. 嗜睡和食欲不佳
3. 呼吸窘迫和呼吸暂停
4. 低血糖和代谢性酸中毒
5. 皮肤灌注不足和低血压
6. 皮疹和瘀斑
7. 癫痫发作

产的一个指征，但并不能阻止所有新生儿避免疱疹病毒的感染。B 族链球菌是导致新生儿脓毒症最常见的病原体。B 族链球菌感染导致心肺系统严重不稳定，30% 的患儿感染脑膜炎。2 ~ 3 周龄的新生儿，此病原体多表现为脑膜炎，很少表现为肺部疾病。一旦怀疑存在脓毒症，应立即进行血培养、尿培养及脑脊液培养。由于很难确定婴儿的感染部位，所以需要反复的完整的脓毒症检查。细胞培养结果回报后，就可以开始氨基比林及氨基糖苷类治疗，如庆大霉素，直至获得特异性的菌群信息。约 50% 的怀疑脓毒症的新生儿可以获得血培养的阳性结果。

小儿创伤

产前及围生期损伤

围生期损伤见于产前或出生后即刻（见第 77 章）。最常见的产前损伤是由于母亲的枪弹伤或是钝器伤。这两种情况下胎儿的死亡率至少是母亲的 2 倍[645]。导致胎儿死亡多由于母亲休克或胎儿乏氧，而非直接损伤。出生时的损伤常见于过大足月胎儿和臀位胎儿。头部损伤包括线性或凹陷的颅骨骨折、颅脑血肿、硬膜下或蛛网膜下血肿以及脑实质或脑室内出血。颅内损伤可以引起 ICP 升高、脑缺血、神经系统损伤和死亡。胸锁乳突肌损伤引发颈斜，颈部牵拉导致脊髓横贯性损伤。由颈部牵引导致的其他神经损伤是膈神经麻痹和欧勃（Erb）麻痹或克兰（Klumpke）麻痹，这可能是由于牵拉和（或）撕扯臂丛神经造成的。肩位难产通常导致锁骨骨折或肱骨骨折，臀位可导致股骨骨折。肝、脾、肾上腺及肾损伤可引起致命性大出血或血栓。血栓引起大脑、冠状动脉及肾血管床的组织缺损。在产房紧急情况下的气管插管可导致气管和食管穿孔，尤其是早产儿。

儿童创伤

1 ~ 14 岁儿童最主要的死亡原因是事故和外伤[646]。儿童易发生坠落伤和摔伤、溺水、几乎溺死、车祸、误服毒物和烧伤。头部损伤很常见，尤其幼儿，其头部很大，而颈部肌肉支持相对缺乏[647]。儿童受到刀、枪之类的锐器伤较少，而钝器伤则更常见。腹部钝器伤引起实质性脏器损伤（肝或脾）的机会要比空腔脏器多。体温降低通常是外伤后的常见并发症，儿童由于体表面积相对较大所以热量丢失也快。溺水小儿或接近溺水小儿是典型的低体温损伤。所有年龄段创伤患者的处理均要求井然有序的快速诊断和治疗。小儿外伤后可预防的死亡原因包括气道阻塞、气

胸和休克。休克常见的原因是未充分治疗的出血或颅内血肿不断扩大导致的继发性脑损害[648]。美国外科医师学会建议对儿科创伤患者使用四步法：① 初步检查，② 复苏，③ 再次检查，④ 最终治疗[271]。初步检查要求快速评估气道、呼吸及循环。对于意识消失的患儿来说，相对大的舌体和较窄的口咽很容易造成气道阻塞。在昏迷的儿童中，其舌体相对咽部而言比例较大，容易造成气道阻塞。先托起患者的下颌并通过面罩和气囊给氧，直到完成气管插管。不合适的通气可以导致胃内胀气、呕吐和误吸。与成年人相比，在儿童中颈椎损伤比较少见，但这类患者在排除脊柱损伤前需要固定颈椎。在建立气道以后，需要观察胸壁的对称运动、听诊呼吸音和早期拍摄胸片来确定足够的通气。张力性气胸可临床诊断，可通过针吸引流。针吸引流可在放置胸腔引流管之前减轻张力、稳定患者病情。儿童的循环状态可以得到快速评估，低血容量首先表现为心动过速、外周灌注差、脉搏细弱，最后出现低血压（可能在血容量丢失 25% 后才会发生）[649]。严重低血容量患儿要快速置入中心静脉导管。若不能迅速建立外周静脉通路，可以进行骨内置管[650]。通过患儿的临床表现及失血量（或血浆量）的评估指导容量复苏。在进一步评估中，需要进行从头到足部的全身检查，并制订确切的治疗方案。儿童的诊断方法与成人相似，但需考虑到儿童的特殊之处。由于需要开腹手术的患者会出现腹膜炎及腹围增加，临床上可以进行判断[651]。诊断性腹腔冲洗有助于已补充 40 ml/kg 的血液后血流动力学仍不稳定患儿的诊断。有的患儿情况太不稳定以至于不能做 CT，腹腔冲洗可以定位不明确的出血位置。腹腔冲洗也可以评估准备做非腹腔手术的急诊手术患儿的腹腔损伤状况。如果手术很紧急，很多医师放弃采用此方法。腹部损伤手术指征包括腹腔内有游离气体、有脏器破裂表现和不可控的急性出血。脾的破裂和肝裂伤并不一定是外科手术的指征，应首选支持治疗即积极补足血容量并重新评估[652]。对于颅内损伤者，应快速检查颅脑及神经系统。颅脑损伤最重要的征象是意识逐渐减弱。快速诊断并治疗颅内严重损伤可以降低 ICP 并防止继发性脑损伤。

虐待儿童

虐待儿童的诊断是存在急性外伤，而外伤的原因通常是难以解释的，还可能伴有陈旧性伤痕，包括已治愈的撞伤、打伤和骨折。儿童虐待还包括精神虐待、性虐待以及不给儿童提供足够的食物、衣着、住所、医疗、卫生、教育和监护。当对损伤的解释不恰

当或不充分以及现存的外伤程度超过了诉说的原因时，就应怀疑存在虐待儿童。多家医院的住院史、急诊科就诊史、多位医师或医院的就诊记录和以前的外伤史都提示儿童有受虐待的可能。通常来说，受伤史会经常变化。以上是儿童受虐待的共同特征，但并非特定病征。大多数受虐儿童都大于 3 岁，他们常常卫生条件很差，身心发育延迟。常见伤害包括撞伤、鞭打、皮肤破口、烫伤，或是被烟头、火炉和热铁块烧伤。长骨骨折可以出现在任何年龄。腹部外伤、窒息征象、多处软组织损伤和生殖器损伤亦很常见。头部损伤也有可能，摇动婴儿可导致无明显外伤的颈椎损伤和颅内出血及对冲伤。怀疑虐待儿童时要仔细客观地记录病史，在病例上记录好细节，采集病史时对肯定的陈述及所做的修改要有备注。体格检查包括生长参数、软组织损伤和烫伤的描述，最好对所有损伤部位做图解甚至拍照。受伤部位的颜色、形状、分布和估计外伤的时间都需要记录在案。化验检查应包括所有长骨、肋骨和颅骨的检查；凝血功能状况包括血细胞比容、血小板计数、PT 和 PTT；如果考虑可能有性虐待的话，尚需对生殖器和咽喉部进行细菌培养以确定有无性病。若怀疑虐童，应马上上报。

服毒伤害

虽然各种公共卫生预防措施都获得了成功，但小儿中毒仍是一个常见的现象。幸运的是，通过向地区中毒控制中心打电话咨询，绝大多数怀疑为中毒的儿童能够在家中得到处理。一项研究表明，所有进入 PICU 的患者中有 5% 为急性中毒[653]。在这项研究中，约有半数为意外服毒，另一半为自杀性服毒。在意外服毒的人群中，平均年龄为 2 岁，而在自杀人群中，平均年龄为 15 岁。虽然儿童和青少年可能服入的有毒物质不同，但治疗原则却是一致的。治疗有 3 个主要目的：①鉴别有毒物质、去除污染物并排出有毒物质[654]；②使有毒物质对患者的危害最小；③密切观察并进行器官支持，直到解毒过程完成。排毒的过程包括催吐、洗胃、使用活性炭和柠檬酸镁使有毒物质排出。可通过某些特效解毒剂，结合血液透析或炭血灌注来最大程度减少毒性作用，特效解毒剂包括针对铁的去铁胺、针对甲醛的乙醇、针对麻醉性镇痛药过量的纳洛酮以及针对对乙酰氨基酚的 N-乙酰半胱氨酸。因为服毒情况复杂，尤其是自杀性服毒包含多种药物，特效解毒剂治疗只能偶尔成功。器官系统功能的监测和支持通常包括：气道保护和机械通气、开放静脉、对心律不齐和心肌抑制患者行心血管功能监测及发生惊厥时给予抗惊厥药物治疗。向临床药理

学家或当地中毒控制中心咨询以及与社工或精神病医师沟通，是治疗急性中毒儿童的重要部分。常见的服毒以及相应治疗的并发症包括摄入碳氢化合物或声门功能丧失导致的吸入性肺炎、脓血症、呼吸抑制、心肌抑制、心律失常、惊厥和昏迷。在治疗时还应当考虑到引发或促成其服毒的社会心理环境。应当向家庭提供咨询使其能正确地监护和保护儿童的安全。自杀未遂者常常会再次企图自杀，应及早进行心理干预。

重症儿童的转运

重症患儿的转运可能发生在院内或者院间。院内转运往往是必需的，例如往返于手术室和病房的转运，及进行影像学检查时的转运。在这种情况下，临床医师必须清楚检查的风险及益处，例如 MRI 获得的信息是否值得转运、改变监测手段及离开 ICU。以脑部 MRI 为例，患者可能需要离开病房 90 ~ 120 min，此过程中患者的监测及治疗情况明显改变。CT 扫描时间较短，但仍然存在同样的风险。因此，必须考虑患者疾病的严重程度。带有气管导管的患者面临导管阻塞及移动的风险；需要正性变力药物支持的患者面临药物中断的风险。根据不同的医院，患者转运小组可包括呼吸治疗医师、临床护士及转运护士。有的医院会派出 ICU 人员，一些医院有专门的院内转运小组。当购入新设备时，转运监测装置应考虑配有监测呼末二氧化碳的装置。对于幼儿来说，转运过程中很难维持体温。

三级医院建立院间转运系统。规模较小的社区医院可以使用外部资源。应该了解可用转运小组的能力，了解的细节包括直升机及固定翼飞机的可用性、转运小组的工作方式、转运小组的负责区域及转运小组可提供的医疗干预措施的能力。多数转运护理医师可进行气管插管、静脉或动脉置管及在院外时放置胸腔引流管。当与相关医院交接时，这些信息都很重要。同时，在接收到转运请求时，需要评估由仅提供基本的生命支持的复苏小组来转运患者是否安全。如果医院对于治疗危重患儿没有经验，那么可能首先考虑的就是转院以给予患儿更好的治疗，可能没有考虑到在转运中，当患儿病情恶化时可以采用哪种支持，他们也可能不愿意等待转运小组，但是必须讨论转运儿童需要的所有的相关情况。当考虑组建转运小组时，需要考虑相关医院的距离、患儿病情、复苏支持的状况及不停变化的情况。一旦转运小组出发，接收医院应该根据原医院的建议继续支持及复苏。关于转运小组组建及发展的相关信息已经超出了本章讨论

的范围。一个非常好的资源是来自于美国儿科学会关于空中和地面转运新生儿和胎儿的指南。如果考虑用直升机来转运患儿，则必须考虑海拔方面的物理学知识。之前可能没有考虑过的肺泡里大气压的公式 $PAO_2 = (P_B - PH_2O) \times FiO_2 - (PaCO_2/R)$。由于在海平面时 P_B 是 760 mmHg，而到了海拔 8000 英尺后 P_B 变为 565 mmHg。因此，飞行中需要充足的供氧，对于患有明显肺部疾病者，即使给予供氧，仍可能存在氧合不足。根据波耳（Boyle's law）定律（$P_1 \times V_1 = P_2 \times V_2$），低海拔压力时气体扩张，这意味着小量的气胸有可能扩张为大量气胸，气管导管套囊可能膨胀使气管受压。PICU 依靠转运小组的出色技能。为保持熟练度，转运者需要练习插管和相关技能。当转运小组医师或护士在手术室内培训气管插管时，应该对其提供帮助，这点十分重要。

参考文献

1. Phipps LM, et al. *Pediatr Crit Care*. 2007;8:220.
2. Davidson JE, et al. *Crit Care Med*. 2017;45(1):103–128.
3. Eggly S, Meert KL. *Pediatr Crit Care Med*. 2011;12(6):684–685.
4. Meert KL, et al. *Pediatr Clin North Am*. 2013;60(3):761–772.
5. Rea KE, et al. *Pediatrics*. 2018;141(3). pii: e20171883.
6. Rees G, et al. *Intensive Care Med*. 2004;30(8):1607–1614.
7. Colville G, et al. *Am J Respir Crit Care*. 2008;177(9):976–982.
8. Bronner MB, et al. *Child Adolesc Psychiatry Ment Health*. 2008;2(1):9.
9. Bronner MB, et al. *J Pediatr Psychol*. 2010;35:966.
10. Nelson LP, Gold JI. *Pediatr Crit Care Med*. 2012;13(3):338–347.
11. Mangurten J, et al. *J Emerg Nurs*. 2006;32(3):225–233.
12. Dingeman RS, et al. *Pediatrics*. 2007;120:842.
13. Mangurten J, et al. *J Emerg Nurs*. 2006;32(3):225.
14. Tinsley C, et al. *Pediatrics*. 2008;122(4):e799.
15. Henderson DP, Knapp JF. *J Emerg Nurs*. 2006;32(1):23–29.
16. Boss R, et al. *Pediatr Crit Care Med*. 2014;15(8):762–767.
17. Helmchen LA, et al. *Med Care*. 2010;48(11):955.
18. Truog RD, et al. *Crit Care Med*. 2006;34(suppl 11):S373.
19. Wellesley H, Jenkins IA. *Paediatr Anaesth*. 2009;19(10):972.
20. Denman WT, et al. *Paediatr Anaesth*. 2007;17(2):162.
21. Patel A, et al. *Paediatr Anaesth*. 2006;16(10):1019.
22. McAuliffe G, et al. *Can J Anaesth*. 1997;44(2):154.
23. Crone RK. *Crit Care Med*. 1984;12(1):33.
24. Klopfenstein HS, Rudolph AM. *Circ Res*. 1978;42(6):839.
25. Ziegler JW, et al. *Clin Perinatol*. 1995;22(2):387.
26. Waldman S, et al. *Dev Med Child Neurol*. 1979;21(6):714.
27. Daly MD, J.E, et al. *Lancet*. 1979;1(8119):764.
28. Freed MD, et al. *Circulation*. 1981;64(5):899.
29. Carcillo JA, et al. *JAMA*. 1991;266(9):1242.
30. Rivers E, et al. *N Engl J Med*. 2001;345(19):1368.
31. Carcillo JA, et al. *Crit Care Med*. 2002;30(6):1365.
32. Brierley J, et al. *Crit Care Med*. 2009;37(2):666.
33. Wills BA, et al. *N Engl J Med*. 2005;353(9):877.
34. Maitland K, et al. *Clin Infect Dis*. 2005;40(4):538.
35. Hebbar KB, et al. *Crit Care*. 2009;13(2):R29.
36. Mohammad Z, et al. *Crit Care*. 2006;10(4):R105.
37. Jones D, et al. *Anaesth Intensive Care*. 2006;34(5):599.
38. Mtaweh H, et al. *Pediatr Clin North Am*. 2013;60(3):641.
39. Goldstein SL, et al. *Kidney Int*. 2005;67(2):653.
40. Zimmerman JJ. *Pediatr Crit Care Med*. 2007;8(6):530.
41. Sprung CL, et al. *N Engl J Med*. 2008;358(2):111.
42. Crone RK. *Pediatr Clin North Am*. 1980;27(3):525.
43. Outwater KM, et al. *J Clin Anesth*. 1990;2(4):253.
44. Bhimji S, et al. *Acta Anat (Basel)*. 1986;127(3):205.
45. Martinez AM, et al. *Pediatrics*. 1992;89(1):47.
46. Perkin RM, et al. *J Pediatr*. 1982;100(6):977.
47. Beloeil H, et al. *Br J Anaesth*. 2005;95(6):782.
48. Hoffman TM, et al. *Circulation*. 2003;107(7):996.
49. Barton P, et al. *Chest*. 1996;109(5):1302.
50. Bailey JM, et al. *Anesthesiology*. 1999;90(4):1012.
51. Ricci Z, et al. *Intensive Care Med*. 2012;38(7):1198.
52. Tosoni A, et al. *Cardiol Young*. 2013;1.
53. Tobias JD. *J Intensive Care Med*. 2011;26(3):183.
54. Singh S. *Indian J Pediatr*. 1988;55(1):27.
55. Drop LJ, et al. *Am J Cardiol*. 1981;47(5):1041.
56. Flynn JT, et al. *J Pediatr*. 2001;139(1):38.
57. Beekman RH, et al. *Circulation*. 1981;64(3):553.
58. Rubin LJ, Peter RH. *N Engl J Med*. 1980;302(2):69.
59. Drummond WH, et al. *J Pediatr*. 1981;98(4):603.
60. Palmer RM, et al. *Nature*. 1987;327(6122):524.
61. Roberts Jr JD, et al. *N Engl J Med*. 1997;336(9):605.
62. Zapol WM, Hurford WE. *New Horiz*. 1993;1(4):638.
63. Kinsella JP, Abman SH. *J Pediatr*. 1995;126(6):853.
64. Stapleton FB, et al. *Pediatr Nephrol*. 1987;1(3):314.
65. Sinaiko AR. *Pediatr Clin North Am*. 1993;40(1):195.
66. Kattwinkel J, et al. *Circulation*. 2010;122(18 suppl 3):S909.
67. Gungor S, et al. *Gynecol Obstet Invest*. 2006;61(1):9.
68. Clements JA, et al. *Science*. 1970;169(3945):603.
69. Grein AJ, Weiner GM. *Cochrane Database Syst Rev*. 2005;(2):CD003314.
70. Trevisanuto D, et al. *Resuscitation*. 2006;71(2):263.
71. Kuhns LR, et al. *Pediatrics*. 1975;56(3):355.
72. Moe-Byrne T, et al. *Cochrane Database Syst Rev*. 2013;2:CD003483.
73. Wyckoff MH, et al. *Pediatrics*. 2005;115(4):950.
74. Wiswell TE, et al. *Pediatrics*. 2000;105(1 Pt 1):1.
75. Vain NE, et al. *Lancet*. 2004;364(9434):597.
76. Jennis MS, Peabody JL. *Pediatrics*. 1987;79(4):524.
77. Atkins DL, et al. *Circulation*. 2009;119:1484.
78. Donoghue AJ, et al. *Ann Emerg Med*. 2005;46(6):512.
79. Young KD, Seidel JS. *Ann Emerg Med*. 1999;33(2):195.
80. Suominen P, et al. *Resuscitation*. 2000;45(1):17.
81. Slonim AD, et al. *Crit Care Med*. 1951;25(12):1997.
82. Berg RA, Personal communication of up-to-date data from the National Registry of CPR.
83. Nadkarni VM, et al. *JAMA*. 2006;295(1):50.
84. Zaritsky A, et al. *Ann Emerg Med*. 1987;16(10):1107.
85. Nichols DG, et al. *Pediatr Emerg Care*. 1986;2(1):1.
86. Reis AG, et al. *Pediatrics*. 2002;109(2):200.
87. Meaney PA, et al. *Pediatrics*. 2006;118(6):2424.
88. Parra DA, et al. *Crit Care Med*. 2000;28(9):3296.
89. Suominen P, et al. *Acta Anaesthesiol Scand*. 1997;41(2):260.
90. Sirbaugh PE, et al. *Ann Emerg Med*. 1999;33(2):174.
91. Schindler MB, et al. *N Engl J Med*. 1996;335(20):1473.
92. Dieckmann RA, Vardis R. *Pediatrics*. 1995;95(6):901.
93. Berg MD, et al. *Resuscitation*. 2005;67(1):63.
94. Gerein RB, et al. *Acad Emerg Med*. 2006;13(6):653.
95. Tunstall-Pedoe H, et al. *BMJ*. 1992;304(6838):1347.
96. Lopez-Herce J, et al. *Pediatr Emerg Care*. 2005;21(12):807.
97. Kuisma M, et al. *Resuscitation*. 1995;30(2):141.
98. Holmberg M, et al. *Resuscitation*. 2000;47(1):59.
99. Kitamura T, et al. *Lancet*. 2010;375(9723):1347.
100. Kouwenhoven WB, et al. *JAMA*. 1960;173:1064.
101. Dean JM, et al. *J Appl Physiol*. 1987;62(6):2212.
102. Donoghue AJ, et al. *Pediatrics*. 2006;118(3):995.
103. Buist M, et al. *Med J Aust*. 1999;171(1):22.
104. Chaplik S, Neafsey PJ. *Dimens Crit Care Nurs*. 1998;17(4):200.
105. Tibballs J, Kinney S. *Pediatric Crit Care Med*. 2009;10(3):306.
106. Brilli RJ, et al. *Pediatr Crit Care Med*. 2007;8(3):236.
107. Sharek PJ, et al. *JAMA*. 2007;298(19):2267.
108. Hallstrom AP. *Crit Care Med*. 2000;28(suppl 11):N190–N192.
109. Hüpfl M, et al. *Lancet*. 2010;376(9752):1552–1557.
110. Lerner EB, et al. *Circulation*. 2012;125(4):648–655.
111. Kitamura T, et al. *Lancet*. 2010;375(9723):1347.
112. Fukuda T, et al. *Circulation*. 2016;134(25):2060–2070.
113. Naim MY, et al. *JAMA Pediatr*. 2017;171(2):133–141.
114. Atkins DL, et al. *Circulation*. 2015;132(18 suppl 2):S519-25.
115. Berg RA, et al. *Circulation*. 2010;122(18 suppl 3):S685-705.
116. Maconochie IK, et al. *Resuscitation*. 2015;95:e147–e168.
117. Berg RA, et al. *Crit Care Med*. 2016;44(8):e762–e764.
118. Kern KB, et al. *J Am Coll Cardiol*. 1986;7(4):859–867.
119. Kern KB, et al. *Resuscitation*. 1988;16(4):241.
120. Kern KB, et al. *Am Heart J*. 1990;120(2):324.
121. Sanders AB, et al. *Crit Care Med*. 1984;12(10):871.
122. Sanders AB, et al. *J Am Coll Cardiol*. 1985;6(1):113.

123. Sanders AB, et al. *Ann Emerg Med.* 1985;14(10):948.
124. Paradis NA, et al. *JAMA.* 1990;263(8):1106.
125. Ornato JP, et al. *Ann Emerg Med.* 1989;18(7):732.
126. Aufderheide TP, et al. *Circulation.* 2004;109(16):1960.
127. Aufderheide TP, Lurie KG. *Crit Care Med.* 2004;32(9 suppl):S345.
128. Milander MM, et al. *Acad Emerg Med.* 1995;2(8):708.
129. Ewy GA. *Circulation.* 2007;116(25):2894.
130. Valenzuela TD, et al. *Circulation.* 2005;112(9):1259.
131. Edelson DP, et al. *Resuscitation.* 2006;71(2):137.
132. Yannopoulos D, et al. *Crit Care Med.* 2006;34(5):1444.
133. Chandra NC, et al. *Circulation.* 1994;90(6):3070.
134. Weil MH, et al. *N Engl J Med.* 1986;315(3):153.
135. Berg RA, et al. *Circulation.* 2001;104(20):2465.
136. Schleien CL, et al. *Circulation.* 1986;73(4):809.
137. Halperin HR, et al. *Circulation.* 1986;73(3):539.
138. Michael JR, et al. *Circulation.* 1984;69(4):822.
139. Voorhees WD, et al. *Crit Care Med.* 1980;8(3):134.
140. Yannopoulos D, et al. *Resuscitation.* 2006;69(3):487.
141. Lurie K, et al. *Crit Care Med.* 2000;28(suppl 11):N207.
142. Lurie KG, et al. *Circulation.* 1995;91(6):1629.
143. Plaisance P, et al. *Resuscitation.* 2004;61(3):265.
144. Yannopoulos D, et al. *Crit Care Med.* 2006;34(5):1444.
145. Aufderheide TP, et al. *Crit Care Med.* 2005;33(4):734.
146. Wolcke BB, et al. *Circulation.* 2003;108(18):2201.
147. Maher KO, et al. *Resuscitation.* 2009.
148. Kao PC, et al. *Pediatrics.* 2009;124(1):49.
149. Braga MS, et al. *Pediatrics.* 2009;124(1):e69.
150. Idris AH, et al. *Crit Care Med.* 1827;22(11):1994.
151. Srikantan SK, et al. *Pediatr Crit Care Med.* 2005;6(3):293.
152. Kinney SB, Tibballs J. *Resuscitation.* 2000;43(2):115.
153. Babbs CF, Thelander K. *Acad Emerg Med.* 1995;2(8):698.
154. Dean JM, et al. *J Appl Physiol.* 1990;68(2):554.
155. Halperin HR, et al. *N Engl J Med.* 1993;329(11):762.
156. Dorfsman ML, et al. *Acad Emerg Med.* 2000;7(10):1077.
157. American Heart A. *Pediatrics.* 2006;117(5):e989.
158. Voelckel WG, et al. *Crit Care Med.* 2000;28(4):1083.
159. Berg RA, et al. *Circulation.* 1997;95(6):1635.
160. Boczar ME, et al. *Crit Care Med.* 1995;23(3):498.
161. Sanders AB, et al. *Ann Emerg Med.* 1984;13(9 Pt 1):672.
162. Fleisher G, et al. *Am J Emerg Med.* 1985;3(4):305.
163. Sheikh A, Brogan T. *Pediatrics.* 1994;93(3):392.
164. Koehler RC, et al. *Ann Emerg Med.* 1985;14(8):744.
165. Berkowitz ID, et al. *Anesthesiology.* 1991;75(6):1041.
166. Lindner KH, et al. *Anesthesiology.* 1991;74(2):333.
167. Ristagno G, et al. *Crit Care Med.* 2007;35(9):2145.
168. Lindner KH, et al. *Am J Emerg Med.* 1991;9(1):27.
169. Brown C, et al. *New Engl J Med.* 1992;327:151.
170. Behringer W, et al. *Ann Intern Med.* 1998;129(6):450.
171. Callaham M, et al. *JAMA.* 1992;268:2667.
172. Perondi MB, et al. *N Engl J Med.* 2004;350(17):1722.
173. Lindner KH, et al. *Ann Intern Med.* 1996;124(12):1061.
174. Wenzel V, et al. *J Am Coll Cardiol.* 2000;35(2):527.
175. Prengel AW, et al. *Stroke.* 1996;27(7):1241.
176. Prengel AW, et al. *Resuscitation.* 1998;38(1):19.
177. Stiell IG, et al. *Lancet.* 2001;358(9276):105.
178. Wenzel V, et al. *N Engl J Med.* 2004;350(2):105.
179. Mann K, et al. *Resuscitation.* 2002;52(2):149.
180. Stueven HA, et al. *Ann Emerg Med.* 1985;14(7):626.
181. Stueven HA, et al. *Ann of Emerg Med.* 1985;14(7):630.
182. Stueven H, et al. *Ann of Emerg Med.* 1983;12(3):136.
183. Redding JS, et al. *Crit Care Med.* 1983;11(9):681.
184. Niemann JT, et al. *Ann of Emerg Med.* 1985;14(6):521.
185. Blecic S, et al. *Crit Care Med.* 1987;15(4):324.
186. Srinivasan V, et al. *Pediatrics.* 2008;121(5):e1144.
187. Meert KL, et al. *Pediatr Crit Care Med.* 2009.
188. de Mos N, et al. *Crit Care Med.* 2006;34(4):1209.
189. Vukmir RB, et al. *Am J Emerg Med.* 2006;24(2):156.
190. Lokesh L, et al. *Resuscitation.* 2004;60(2):219.
191. Mathieu D, et al. *Crit Care Med.* 1991;19(11):1352.
192. Cooper DJ, et al. *Ann Int Med.* 1990;112(7):492.
193. Huang YG, et al. *Br J Anaesth.* 1995;74(5):583.
194. Preziosi MP, et al. *Crit Care Med.* 1901;21(12):1993.
195. Dohrmann ML, Goldschlager NF. *Cardiol Clin.* 1985;3(4):527.
196. Bar-Joseph G. *Crit Care Med.* 2000;28(5):1693.
197. Zeiner A, et al. *Arch Int Med.* 2007;161(16):2001.
198. Hickey RW, et al. *Pediatrics.* 2000;106(1 Pt 1):118.
199. Bernard SA, et al. *N Engl J Med.* 2002;346(8):557.
200. Hypothermia after Cardiac Arrest Study. G: *N Engl J Med.* 2002;346(8):549.
201. Nielsen N, et al. *N Engl J Med.* 2013;369(23):2197.
202. Shankaran S, et al. *Pediatrics.* 2002;110(2 Pt 1):377.
203. Gluckman PD, et al. *Lancet.* 2005;365(9460):663.
204. Oksanen T, et al. *Intensive Care Med.* 2007;33(12):2093.
205. Beiser DG, et al. *Resuscitation.* 2009;80(6):624.
206. Ulate KP, et al. *Pediatrics.* 2008;122(4):e898.
207. Langhelle A, et al. *Resuscitation.* 2003;56(3):247.
208. Macrae D, et al. *N Engl J Med.* 2014;370(2):107.
209. Meyer RJ, et al. *Resuscitation.* 2002;55(2):187.
210. Kern KB, et al. *Circulation.* 1997;95(12):2610.
211. Trzeciak S, et al. *Crit Care Med.* 2009;37(11):2895.
212. Niemann JT, et al. *Crit Care Med.* 2004;32(8):1753.
213. Sunde K, et al. *Resuscitation.* 2007.
214. Ruiz-Bailen M, et al. *Resuscitation.* 2005;66(2):175.
215. Laurent I, et al. *J Am Coll Cardiol.* 2005;46(3):432.
216. Adrie C, et al. *Circulation.* 2002;106(5):562.
217. Mullner M, et al. *Resuscitation.* 1998;39(1-2):51.
218. Laurent I, et al. *J Am Coll Cardiol.* 2002;40(12):2110.
219. Sundgreen C, et al. *Stroke.* 2001;32(1):128.
220. Sterz F, et al. *Stroke.* 1990;21(8):1178.
221. Safar P, et al. *Stroke.* 1996;27(1):105.
222. Niemann JT, et al. *Circulation.* 2003;108(24):3031.
223. Vasquez A, et al. *Resuscitation.* 2004;61(2):199.
224. Friedman D, et al. *Anesth Analg.* 2009;109(2):506.
225. Scheuer ML, Wilson SB. *J Clin Neurophysiol.* 2004;21(5):353.
226. Abend NS, et al. *Neurology.* 1931;72(22):2009.
227. Young GB, Doig GS. *Neurocrit Care.* 2005;2(1):5.
228. Oddo M, et al. *Crit Care Med.* 2009;37(6):2051.
229. Carrera E, et al. *Arch Neurol.* 2008;65(12):1612.
230. Glass HC, et al. *J Pediatr.* 2009;155(3):318.
231. McBride MC, et al. *Neurology.* 2000;55(4):506.
232. Coen RW, et al. *J Pediatr.* 1982;100(4):628.
233. Ronen GM, et al. *Neurology.* 2007;69(19):1816.
234. Abdel-Rahman U, et al. *J Thorac Cardiovasc Surg.* 2009;137(4):978.
235. Bayir H, et al. *Ann Neurol.* 2007;62(2):154.
236. Bayir H, et al. *J Neurochem.* 2007;101(1):168.
237. Vereczki V, et al. *J Cereb Blood Flow Metab.* 2006;26(6):821.
238. Martin E, et al. *J Neurosci Res.* 2005;79(1-2):240.
239. Balan IS, et al. *Stroke.* 2006;37(12):3008.
240. Kilgannon JH, et al. *JAMA* 303(21):2165.
241. Wik L, et al. *JAMA.* 2005;293(3):299.
242. *Circulation.* 2005;112(suppl 24):IV1.
243. Sutton RM, et al. *Resuscitation.* 2009;80(11):1259.
244. Sutton RM, et al. *Pediatrics.* 2009;124(2):494.
245. Niles D, et al. *Resuscitation.* 2009;80(8):909.
246. Ortmann L, et al. *Circulation.* 2011;124(21):2329–2337.
247. Morris MC, et al. *Pediatr Crit Care Med.* 2004;5(5):440–446.
248. Lowry AW, et al. *Pediatr Cardiol.* 2013;34(6):1422–1430.
249. Odegard KC, et al. *Anesth Analg.* 2014;118(1):175–182.
250. Raymond TT, et al. *Pediatr Crit Care Med.* 2010;11(3):362–371.
251. Lasa JJ, et al. *Circulation.* 2016;133(2):165–176.
252. Kilbaugh TJ, et al: *Resuscitation* 81(7):786.
253. de Caen AR, et al. *Circulation.* 2015;132(18 suppl 2):S526-42.
254. Samson RA, et al. *N Engl J Med.* 2006;354(22):2328.
255. Rhodes JF, et al. *Circulation.* 1999;100(19 suppl):194.
256. Appleton GO, et al. *Ann Emerg Med.* 1995;25(4):492.
257. Gutgesell HP, et al. *Pediatrics.* 1976;58:898.
258. Rodriguez-Nunez A, et al. *Resuscitation.* 2006;71(3):301.
259. Tibballs J, et al. *J Paediatr Child Health.* 2012;48(7):551.
260. Meaney PA, et al. *Pediatrics.* 2011;127(1):e16.
261. Kudenchuk PJ, et al. *N Engl J Med.* 1999;341(12):871.
262. Dorian P, et al. *N Engl J Med.* 2002;346(12):884.
263. Valenzuela TD, et al. *N Engl J Med.* 2000;343(17):1206.
264. Caffrey SL, et al. *N Engl J Med.* 2002;347(16):1242.
265. Samson RA, et al. *Circulation.* 2003;107(25):3250.
266. Zaritsky A. *Clin Chest Med.* 1987;8(4):561.
267. Dalton HJ, et al. *Crit Care Med.* 1993;21(7):1020.
268. del Nido PJ, et al. *Circulation.* 1992;86(suppl 5):II300.
269. Morris MC, et al. *Pediatr Crit Care Med.* 2004;5(5):440.
270. Thiagarajan RR, Bratton SL. *Crit Care Med.* 2006;34(4):1285.
271. Thiagarajan RR, et al. *Circulation.* 2011;15(13):1693.
272. McNiece WL, Dierdorf SF. *Semin Pediatr Surg.* 2004;13(3):152.
273. Fine GF, Borland LM. *Paediatr Anaesth.* 2004;14(1):38.
274. Engorn BM, et al. *Front Pediatr.* 2018;6:365.
275. Ross PA, et al. *Pediatrics.* 2014;133(1):22.
276. Kitterman JA, et al. *Pediatr Clin North Am.* 1970;17(4):895–912.
277. Graham AS, et al. *Intensive Care Med.* 2007;33(1):120.
278. Ross PA, et al. *Pediatr Pulmonol.* 2010;45(7):639.
279. Coleman MM, et al. *Pediatrics Apr.* 2004;113(4):770–774.

280. Ergaz Z, et al. *J Perinatol Dec*. 2012;32(12):933–940.
281. Bhalla AK, et al. *Respir Care*. 2019;64(2):201–208.
282. Frankenfield DC, et al. *Crit Care Med*. 2010;38(1):288.
283. Bhalla AK, et al. *Crit Care Med*. 2015;43(11):2439–2445.
284. Yehya N, et al. *Pediatr Crit Care Med*. 2016;17(2):101–109.
285. Ghuman AK, et al. *Pediatr Crit Care Med*. 2012;13(1):11.
286. Khemani RG, et al. *Am J Respir Crit Care Med*. 2016;193(2):198–209.
287. Willis BC, et al. *Intensive Care Med*. 2005;31(12):1700.
288. Pham TM, et al. *Pediatr Pulmonol*. 2015;50(7):713–720.
289. Weiler T, et al. *J Pediatr*. 2017;189:66–71.
290. Kamerkar A, et al. *J Pediatr*. 2017;185:26–32.e3.
291. Hotz JC, et al. *Respir Care*. 2018;63(2):177–186.
292. Rodriguez PO, et al. *Respir Care*. 2013;58(5):754.
293. Yang Y, et al. *Chin Med J (Engl)*. 2013;126(17):3234.
294. Sarge T, et al. *Intensive Care Med*. 2014;40(1):126.
295. Fumagalli J, et al. *Crit Care Med*. 2017;45(8):1374–1381.
296. Eichler L, et al. *Obes Surg*. 2018;28(1):122–129.
297. Pirrone M, et al. *Crit Care Med*. 2016;44(2):300–307.
298. Hibbert K, et al. *Chest*. 2012;142(3):785.
299. Akoumianaki E, et al. *Am J Respir Crit Care Med*. 2014;189(5):520–531.
300. Mietto C, et al. *Anaesthesiol Intensive Ther*. 2015;47. Spec No: s27–37.
301. Mauri T, et al. *Intensive Care Med Sep*. 2016;42(9):1360–1373.
302. Hammer J, Newth CJ. *Paediatr Respir Rev*. 2009;10(2):75–80.
303. Hammer J, et al. *Pediatr Pulmonol*. 1995;19(3):167.
304. Reber A, et al. *Chest*. 2002;122(2):473.
305. Reber A, et al. *Eur Respir J*. 2001;17(6):1239.
306. Khemani RG, et al. *Crit Care Med*. 2017;45(8):e798–e805.
307. Khemani RG, et al. *J Crit Care*. 2013;28(4):490.
308. Frerichs I, et al. *Thorax*. 2017;72(1):83–93.
309. Zhao Z, et al. *Acta Anaesthesiol Scand*. 2017;61(9):1166–1175.
310. Nestler C, et al. *Br J Anaesth*. 2017;119(6):1194–1205.
311. Pereira SM, et al. *Anesthesiology*. 2018;129(6):1070–1081.
312. Ngo C, et al. *Pediatr Pulmonol*. 2018;53(5):636–644.
313. Mazzoni MB, et al. *Respir Med*. 2017;130:9–12.
314. Dmytrowich J, et al. *J Clin Monit Comput*. 2018;32(3):503–507.
315. Durand P, et al. *Intensive Care Med*. 2018, 3.
316. Hendaus MA, et al. *Ther Clin Risk Manag*. 2015;9(11):1817–1818.
317. Basile V, et al. *BMC Pediatr*. 2015;21(15):63.
318. Pereda MA, et al. *Pediatrics*. 2015;135(4):714–722.
319. Ferrari G, et al. *Crit Ultrasound J*. 2014;6(1):8.
320. Umbrello M, et al. *Crit Care*. 2015;19(1):161.
321. Farghaly S, Hasan AA. *Aust Crit Care*. 2017;30(1):37–43.
322. Lee EP, et al. *PLoS One*. 2017;12(8):e0183560.
323. Rubin S, et al. *Pediatr Crit Care Med*. 2014;15(1):1–6.
324. Weiler T, et al. *J Pediatr*. 2017;189:66–71.e3.
325. Pham TM, et al. *Pediatr Pulmonol*. 2015;50(7):713–720.
326. Franklin D, et al. *N Engl J Med*. 2018;378:1121–1131.
327. McKiernan C, et al. *J Pediatr*. 2010;156(4):634.
328. Schibler A, et al. *Intensive Care Med*. 2011;37(5):847.
329. Onodera Y, et al. *Intensive Care Med Exp*. 2018;6(1):7.
330. Sivieri EM, et al. *Pediatr Pulmonol*. 2017;52(6):792–798.
331. Okuda M, et al. *BMJ Open Respir Res*. 2017;4(1):e000200.
332. Hough JL, et al. *Pediatr Crit Care Med*. 2014;15(5):e214–e219.
333. Hegde S, Prodhan P. *Pediatrics*. 2013;131(3):e939.
334. Basnet S, et al. *Pediatr Crit Care Med*. 2012;13(4):393.
335. Thill PJ, et al. *Pediatr Crit Care Med*. 2004;5(4):337.
336. Nievas IF, Anand KJ. *J Pediatr Pharmacol Ther*. 2013;18(2):88.
337. Koninckx M, et al. *Paediatr Respir Rev*. 2013;14(2):78.
338. Fine GF, Borland LM. *Paediatr Anaesth*. 2004;14(1):38–42.
339. Khemani RG, et al. *Am J Respir Crit Care Med*. 2016;193(2):198–209.
340. Bhende MS, LaCovey DC. *Prehosp Emerg Care*. 2001;5(2):208.
341. Piastra M, et al. *J Crit Care*. 2013.
342. Bordessoule A, et al. *Pediatr Res*. 2012;72(2):194.
343. Inata Y, Takeuchi M. *Clin Case Rep*. 2018;6(7):1379–1380.
344. Zhou Y, et al. *Intensive Care Med*. 2017;43(11):1648–1659.
345. Lalgudi Ganesan S, et al. *Am J Respir Crit Care Med*. 2018;198(9):1199–1207.
346. Yehya N, et al. *Pediatr Pulmonol*. 2013.
347. Yehya N, et al. *Pediatr Crit Care Med*. 2014;15(4):e147–e156.
348. Walsh MA, et al. *Crit Care Med*. 2011;39(12):2599–2604.
349. Demirkol D, et al. *Indian J Pediatr*. 2010;77(11):1322–1325.
350. Daoud EG, et al. *Respiratory Care*. 2012;57(2):282.
351. Lunkenheimer PP, et al. *Br J Anaesth*. 1972;44(6):627.
352. Arnold JH, et al. *Crit Care Med*. 1994;22(10):1530.
353. Samransmruajkit R, et al. *Asian Pac J Allergy Immunol*. 2005;23(4):181–188.
354. Babbitt CJ, et al. *Lung*. 2012;190(6):685.
355. Stewart CA, et al. *Pediatr Pulmonol*. 2018;53(6):816–823.
356. Rowan CM, et al. *Respir Care*. 2018;63(4):404–411.
357. Young D, et al. *N Engl J Med*. 2013;368(9):806–813.
358. Bateman ST, et al. *Am J Respir Crit Care Med*. 2016;193(5):495–503.
359. Curley MA, et al. *JAMA*. 2015;313(4):379–389.
360. Mabe TG, et al. *Pediatr Crit Care Med*. 2007;8(4):383–385.
361. Hall JJ, et al. *J Burn Care Res*. 2007;28(3):396.
362. Carman B, et al. *J Burn Care Rehabil*. 2002;23(6):444.
363. Rizkalla NA, et al. *J Crit Care*. 2013.
364. ARDS Definition Task Force, et al. *JAMA*. 2012;307(23):2526–2533.
365. Ferguson ND, et al. *N Engl J Med*. 2013;368(9):795.
366. Pediatric Acute Lung Injury Consensus Conference Group. *Pediatr Crit Care Med*. 2015;16(5):428–439.
367. Bembea MM, et al. *Pediatr Crit Care Med*. 2015;16(5 suppl 1):S1–5.
368. Khemani RG, et al. *Pediatr Crit Care Med*. 2015;16(5 suppl 1):S23–40.
369. Flori H, et al. *Pediatr Crit Care Med*. 2015;16(5 suppl 1):S41–50.
370. Rimensberger PC, et al. *Pediatr Crit Care Med*. 2015;16(5 suppl 1):S51–60.
371. Essouri S, et al. *Pediatr Crit Care Med*. 2015;16(5 suppl 1):S102–S110.
372. Emeriaud G, et al. *Pediatr Crit Care Med*. 2015;16(5 suppl 1):S86–101.
373. Dalton HJ, Macrae DJ. *Pediatr Crit Care Med*. 2015;16(5 suppl 1):S111–S117.
374. Quasney MW, et al. *Pediatr Crit Care Med*. 2015;16(5 suppl 1):S118–S131.
375. Erickson S, et al. *Pediatr Crit Care Med*. 2007;8(4):317–323.
376. Khemani RG, et al. *Intensive Care Med*. 2009;35(8):1428–1437.
377. Khemani RG, et al. *Am J Respir Crit Care Med*. 2018;198(1):77–89.
378. Imai Y, Slutsky AS. *Crit Care Med*. 2005;33(3 suppl):S129–S134.
379. Ferguson ND, et al. *N Engl J Med*. 2013;368(9):795–805.
380. Bhalla AK, et al. *Crit Care Med*. 2018;46(11):1803–1810.
381. Foronda FK, et al. *Crit Care Med*. 2011;39(11):2526–2533.
382. Kallet RH, et al. *Respir Care*. 2018;63(1):1–10.
383. Faustino EV, et al. *Crit Care Med*. 2017;45(1):94–102.
384. Newth CJL, et al. *Pediatr Crit Care Med*. 2017;18(11):e521–e529.
385. Ward SL, et al. *Pediatr Crit Care Med*. 2016;17(10):917–923.
386. Sward KA, et al. *Pediatr Crit Care Med*. 2017;18(11):1027–1034.
387. Newth CJL, et al. *Pediatr Clin North Am*. 2017;64(5):1057–1070.
388. Lee EP, et al. *PLoS One*. 2017;12(8):e0183560.
389. Goligher EC, et al. *Am J Respir Crit Care Med*. 2018;197(2):204–213.
390. Acute Respiratory Distress Syndrome Network, et al. *N Engl J Med*. 2000;342(18):1301.
391. Khemani RG, et al. *Am J Respir Crit Care Med*. 2018;198(1):77–89.
392. Ingaramo OA, et al. *Pediatr Crit Care Med*. 2014;15(1):15–20.
393. Ross PA, et al. *Front Pediatr*. 2014;2:134.
394. Amato MBP, et al. *N Engl J Med*. 2015;372:747–755.
395. Papazian L, et al. *N Engl J Med*. 2010;363:1107–1116.
396. Curley MA, et al. *JAMA*. 2005;294(2):229–237.
397. Fineman LD, et al. *Pediatr Crit Care Med*. 2006;7(5):413–422.
398. Guerin C, et al. *N Engl J Med*. 2013;368(23):2159.
399. Mancebo J, et al. *Am J Respir Crit Care Med*. 2006;173(11):1233.
400. Beuret P, et al. *Intensive Care Med*. 2002;28(5):564.
401. Thelandersson A, et al. *Acta anaesthesiol Scand*. 2006;50(8):937.
402. Möller JC, et al. *Intensive Care Med*. 2003;29(3):437–446.
403. Willson DF, et al. *Pediatr Crit Care Med*. 2007;8(7):657.
404. Drago BB, et al. *Pediatr Crit Care Med*. 2015;16(3):e74–81.
405. Yehya N, et al. *Intensive Care Med*. 2015;41(9):1658–1666.
406. Adhikari NK, et al. *Crit Care Med*. 2014;42(2):404–412.
407. Bronicki RA, et al. *J Pediatr*. 2015;166(2):365–369.e1.
408. Peek GJ, et al. *Lancet*. 2009;374(9698):1351.
409. Coombes A, et al. *N Engl J Med*. 2018;378:1965–1975.
410. Barbaro RP, et al. *Am J Respir Crit Care Med*. 2018;197(9):1177–1186.
411. Lin JC. *Respir Care*. 2017;62(6):732–750.
412. Curley MA, et al. *Pediatr Crit Care Med*. 2006;7(2):107–114.
413. Krajčová A, et al. *Crit Care*. 2015;19:398.
414. Newth CJ, et al. *Pediatr Crit Care Med*. 2009;10(1):1.
415. Yang KL, Tobin MJ. *N Engl J Med*. 1991;324(21):1445.
416. Chavez A, et al. *Pediatr Crit Care Med*. 2006;7(4):324.
417. Jouvet PA, et al. *Intensive Care Med*. 2013;39(5):919.
418. Kurachek SC, et al. *Crit Care Med*. 2003;31(11):2657.
419. Manczur T, et al. *Crit Care Med*. 2000;28(5):1595.
420. Hammer J, Newth CJ. *Eur Respir J*. 1870;10(8):1997.
421. Argent AC, et al. *Intensive Care Med*. 2008;34(2):324.
422. Khemani RG, et al. *Intensive Care Med*. 2016;42(8):1214–1222.

423. Suominen PK, et al. *J Cardiothorac Vasc Anesth.* 2007;21(2):197.
424. Wratney AT, et al. *Pediatr Crit Care Med.* 2008;9(5):490.
425. Taussig LM, et al. *Am J Dis Child.* 1975;129(7):790.
426. Sheikh KH, Mostow SR. *West J Med.* 1989;151(5):520.
427. Wohl ME, Chernick V. *Am Rev Respir Dis.* 1978;118(4):759.
428. Nicolai T, Pohl A. *Lung.* 1990;168(suppl):396.
429. Smyth RL, et al. *Thorax.* 1991;46(3):213.
430. Meachery G, et al. *Thorax.* 2008;63(8):725.
431. Pierce MR, Bancalari E. *Pediatr Pulmonol.* 1995;19(6):371.
432. Truog WE, Jackson JC. *Clin Perinatol.* 1992;19(3):621.
433. Parker RA, et al. *Pediatrics.* 1992;90(5):663.
434. Bader D, et al. *J Pediatr.* 1987;110(5):693.
435. Gerhardt T, et al. *J Pediatr.* 1987;110(3):448.
436. Abbasi S, et al. *Pediatrics.* 1991;87(4):487.
437. Greenspan JS, et al. *J Pediatr.* 1990;117(1 Pt 1):106.
438. Weissberg D, Schwartz I. *Chest.* 1987;91(5):730.
439. Newth CJ, et al. *J Pediatr.* 2012;161(2):214 e3.
440. Rubin S, et al. *Pediatr Crit Care Med.* 2014;15(1):1–6.
441. Jat KR, Khairwa A. *Pulm Pharmacol Ther.* 2013;26(2):239.
442. Kelly A, et al. *Ann Pharmacother.* 2013;47(5):644.
443. Powell CV, et al. *Health Technol Assess.* 2013;17(45).
444. Rowe BH, et al. *Ann Emerg Med.* 2000;36(3):181.
445. Silverman RA, et al. *Chest.* 2002;122(2):489.
446. Rodrigo GJ, Castro-Rodriguez JA. *Ann Allergy Asthma Immunol.* 2014;112(1):29.
447. Youssef-Ahmed MZ, et al. *Intensive Care Med.* 1996;22(9):972.
448. Jat KR, Chawla D. *Cochrane Database Syst Rev.* 2012;11:CD009293.
449. Wetzel RC. *Crit Care Med.* 1996;24(9):1603.
450. Tuxen DV. *Am Rev Respir Dis.* 1989;140(1):5.
451. Smith TC, Marini JJ. *J Appl Physiol.* 1985;65(4):1488–1988.
452. Appendini L, et al. *Am J Respir Crit Care Med.* 1999;159(5 Pt 1):1510.
453. MacIntyre NR, et al. *Chest.* 1997;111(1):188.
454. Kong W, et al. *Chin Med J (Engl).* 2001;114(9):912.
455. Tan IK, et al. *Br J Anaesth.* 1993;70(3):267.
456. Wheeler DS, et al. *Pediatr Crit Care Med.* 2000;1(1):55.
457. Tobias JD. *J Intensive Care Med.* 2009;24(6):361.
458. Tobias JD. *Pediatr Crit Care Med.* 2008;9(2):169.
459. Tobias JD, Garrett JS. *Paediatr Anaesth.* 1997;7(1):47.
460. Char DS, et al. *Pediatr Crit Care Med.* 2013;14(4):343.
461. Teasdale G, Jennett B. *Lancet.* 1974;2(7872):81.
462. Gutierrez-Colina AM, et al. *Pediatr Neurol.* 2012;46(3):158.
463. Hasbani DM, et al. *Pediatr Crit Care Med.* 2013;14(7):709.
464. Gentry LR. *Radiol Clin North Am.* 1989;27(2):435.
465. Kochanek PM, et al. *Pediatr Crit Care Med.* 2000;1(1):4.
466. Hillered L, et al. *J Neurotrauma.* 2005;22(1):3.
467. Marcoux J, et al. *Crit Care Med.* 2008;36(10):2871.
468. Glenn TC, et al. *J Cerebral Blood Flow and Metabolism.* 2003;23(10):1239.
469. Kilbaugh TJ, et al. *J Neurotrauma.* 2011;28(5):763.
470. Raghupathi R, Margulies SS. *J Neurotrauma.* 2002;19:843.
471. Duhaime AC, et al. *J Neurosurg.* 2000;93(3):455.
472. Udomphorn Y, et al. *Pediatr Neurol.* 2008;38(4):225.
473. Wintermark M, et al. *Pediatrics.* 2004;113(6):1642.
474. Vavilala MS, et al. *Pediatric research.* 2005;58(3):574.
475. Adelson PD, et al. *Pediatr Neurosurg.* 1997;26:200.
476. Cunningham AS, et al. *Brain.* 1931;128:2005.
477. von Oettingen G, et al. *Neurosurgery.* 2002;50:781.
478. Jackson S, Piper IR. *Acta Neurochir Suppl.* 2000;76:453.
479. Chambers IR, et al. *J Neurol Neurosurg Psychiatry.* 2006;77(2):234.
480. Chambers IR, et al. *Childs Nerv Syst.* 2005;21(3):195.
481. Chambers IR, Kirkham FJ. *Neurosurg Focus.* 2013;15(6):E3.
482. Adelson PD, et al. *Pediatr Crit Care Med.* 2003;4:S1.
483. Stiefel MF, et al. *J Neurosurg.* 2005;103:805.
484. Stiefel MF, et al. *J Neurosurg.* 2006;105(4 suppl):281.
485. Llinas RH. *Semin Neurol.* 2008;28(5):645.
486. Broderick JP, Hacke W. *Circulation.* 2002;106(13):1736.
487. Robertson CS, et al. *Crit Care Med.* 1999;27(10):2086.
488. Contant CF, et al. *J Neurosurg.* 2001;95(4):560.
489. UBt Samant, et al. *J Neurotrauma.* 2008;25(5):495.
490. Kochanek PM, et al. *Pediatr Crit Care Med.* 2012;13(suppl 1):S1.
491. Friess SH, et al. *Crit Care Med.* 2012;40(8):2400.
492. Johnston WE, et al. *Anesth Analg.* 1994;79(1):14.
493. Duebener LF, et al. *J Cardiothorac Vasc Anesth.* 2004;18(4):423.
494. Strebel SP, et al. *Anesthesiology.* 1998;89(1):67.
495. Cherian L, et al. *Crit Care Med.* 1999;27(11):2512.
496. Di Gennaro JL, et al. *Dev Neurosci.* 2010;32(6):403.
497. Pfister D, et al. *Eur J Anaesthesiol.* 2008;42(suppl):98.
498. Steiner LA, et al. *Crit Care Med.* 2004;32(4):1049.
499. Prathep S, et al. *Crit Care Med.* 2014;42(1):142.
500. Kilbaugh TJ, et al. *J Neurotrauma.* 2011;28(5):763.
501. Kochanek PK, et al. Severe head injury in the infants and children. In: Furman BP, Zimmerman JJ, eds. *Pediatric Critical Care.* Philadelphia: Mosby; 2006:1595.
502. Kilbaugh TJ, et al. *Int J Pediatr.* 2010:2010.
503. Bergen JM, Smith DC. *J Emerg Med.* 1997;15(2):221.
504. Moss E, et al. *Br J Anaesth.* 1979;51(4):347.
505. Renou AM, et al. *Br J Anaesth.* 1978;50(10):1047.
506. Drummond JC, et al. *Neurosurgery.* 1995;37(4):742.
507. Edelman GJ, et al. *Anesth Analg.* 1997;85(4):821.
508. Drummond JC, et al. *Anesth Analg.* 2005;100(3):841.
509. Lev R, Rosen P. *J Emerg Med.* 1994;12(4):499.
510. Langsjo JW, et al. *Anesthesiology.* 2003;99(3):614.
511. Langsjo JW, et al. *Anesthesiology.* 2005;103(2):258.
512. Gibbs JM. *Br J Anaesth.* 1972;44(12):1298.
513. Wyte SR, et al. *Anesthesiology.* 1972;36(2):174.
514. Albanese J, et al. *Anesthesiology.* 1997;87(6):1328.
515. Bourgoin A, et al. *Crit Care Med.* 2003;31(3):711.
516. Kolenda H, et al. *Acta Neurochir (Wien).* 1996;138(10):1193.
517. Bar-Joseph G, et al. *J Neurosurg Pediatr.* 2009;4(1):40.
518. Spitzfaden AC, et al. *Pediatr Neurosurg.* 1999;31(4):194.
519. Farling PA, et al. *Anaesthesia.* 1989;44(3):222.
520. Bray RJ. *Paediatr Anaesth.* 1998;8(6):491.
521. Cray SH, et al. *Crit Care Med.* 1998;26(12):2087.
522. Parke TJ, et al. *BMJ.* 1992;305(6854):613.
523. Canivet JL, et al. *Acta Anaesthesiol Belg.* 1994;45(1):19.
524. Veldhoen ES, et al. *Pediatr Crit Care Med.* 2009;10(2):e19.
525. Cray SH, et al. *Crit Care Med.* 1998;26(12):2087.
526. Adelson PD, et al. *Pediatr Crit Care Med.* 2003;4(suppl 3):S72.
527. Phan H, Nahata MC. *Paediatric Drugs.* 2008;10(1):49.
528. Mason KP, et al. *Anesth Analg.* 2006;103(1):57.
529. Tobias JD. *Pediatric Crit Care Med.* 2007;8(2):115.
530. Tobias JD. *J Intensive Care Med.* 2008;23(6):403.
531. Erkonen G, et al. *Neurocrit Care.* 2008;9(3):366.
532. Ray T, Tobias JD. *J Clin Anesth.* 2008;20(5):364.
533. Skippen P, et al. *Crit Care Med.* 1997;25(8):1402.
534. Feldman Z, et al. *J Neurosurg.* 1992;76(2):207.
535. Huh JW, Raghupathi R. *Anesthesiol Clin.* 2009;27(2):213.
536. Kochanek PM, et al. *Pediatr Crit Care Med.* 2012;13(suppl 1):S1.
537. Chesnut RM, et al. *N Engl J Med.* 2013;368(18):1751.
538. Friess SH, et al. *Crit Care Res Pract* 2012:361310, 2012.
539. Qureshi AI, Suarez JI. *Crit Care Med.* 2000;28(9):3301.
540. Pollay M, et al. *J Neurosurg.* 1983;59(6):945.
541. Hutchison JS, et al. *N Engl J Med.* 2008;358(23):2447.
542. Hutchison JS, et al. *Dev Neurosci.* 2010;32(5-6):406.
543. Adelson PD, et al. *Lancet Neurol.* 2013;12(6):546.
544. Sanchez AI, et al. *J Head Trauma Rehabil.* 2012;27(2):159.
545. Shakur H, et al. *Lancet.* 2012;380(9859):2062.
546. Friess SH, et al. *Pediatr Crit Care Med.* 2012;13(6):702.
547. Guignard JP. *Pediatr Clin North Am.* 1982;29(4):777.
548. Aviles DH, et al. *Clin Perinatol.* 1992;19(1):69.
549. Eades SK, Christensen ML. *Pediatr Nephrol.* 1998;12(7):603.
550. Warshaw BL, et al. *J Pediatr.* 1982;100(2):183.
551. Pascual JF, et al. *Pediatr Clin North Am.* 1987;34(3):803.
552. Salusky IB, et al. *Pediatr Clin North Am.* 1982;29(4):1005.
553. Karmali MA. *Clin Microbiol Rev.* 1989;2(1):15.
554. Riley LW. *Annu Rev Microbiol.* 1987;41:383.
555. Kaplan BS, et al. *Pediatr Nephrol.* 1990;4(3):276.
556. Forsyth KD, et al. *Lancet.* 1989;2(8660):411.
557. Riley LW, et al. *N Engl J Med.* 1983;308(12):681.
558. Fong JS, et al. *Pediatr Clin North Am.* 1982;29(4):835.
559. Fong JS, Kaplan BS. *Blood.* 1982;60(3):564.
560. Sieniawska M, et al. *Pediatr Nephrol.* 1990;4(3):213.
561. Hahn JS, et al. *J Child Neurol.* 1989;4(2):108.
562. Robson WL, Leung AK. *J R Soc Med.* 1991;84(6):383.
563. Banatvala N, et al. *J Infect Dis.* 2001;183(7):1063.
564. Safdar N, et al. *JAMA.* 2002;288(8):996.
565. Hoffman HJ, et al. *J Neurosurg.* 1977;47(2):218.
566. Perkin RM, Levin DL. *Pediatr Clin North Am.* 1980;27(3):567.
567. Outwater KM, Rockoff MA. *Neurology.* 1984;34(9):1243.
568. Burrows FA, et al. *Crit Care Med.* 1983;11(7):527.
569. Dahlquist G, et al. *Acta Paediatr Scand.* 1979;68(5):649.
570. Hochman HI, et al. *Pediatr Clin North Am.* 1979;26(4):803.
571. Poirier MP, et al. *Clin Pediatr (Phila).* 2004;43(9):809.
572. Marcin JP, et al. *J Pediatr.* 2002;141(6):793.
573. Rosenbloom AL, et al. *J Pediatr.* 1980;96(3 Pt 1):357.
574. Krane EJ, et al. *N Engl J Med.* 1985;312(18):1147.
575. de la Iglesia FA, et al. *Am J Pathol.* 1976;82(1):61.

576. Mackey WC, Dineen P. *Surg Gynecol Obstet*. 1983;156(1):56.
577. Hadidi AT. *El Shal N: J Pediatr Surg*. 1999;34(2):304.
578. Poley JR. *South Med J*. 1978;71(8):935.
579. Stoll BJ. *Clin Perinatol*. 1994;21(2):205.
580. Cass DL, et al. *J Pediatr Surg*. 2000;35(11):1531.
581. Schwartz MZ, et al. *J Pediatr Surg*. 1980;15(6):890.
582. Rogers EL, Rogers MC. *Pediatr Clin North Am*. 1980;27(3):701.
583. Singer AL, et al. *Ann Surg*. 2001;234(3):418.
584. Gow PJ, Mutimer D. *BMJ*. 2001;323(7322):1164.
585. Paradis KJ, et al. *Pediatr Clin North Am*. 1988;35(2):409.
586. Weber TR, Grosfeld JL. *Surg Clin North Am*. 1981;61(5):1079.
587. Chardot C, et al. *J Pediatr*. 2001;138(2):224.
588. Cienfuegos JA, et al. *Transplant Proc*. 1984;16(5):1230.
589. McDiarmid SV. *Clin Liver Dis*. 2000;4(4):879.
590. Khorasani EN, Mansouri F. *Burns*. 2010;36(7):1067.
591. Mehta NM, et al. *Crit Care Med*. 2012;40(7):2204.
592. Mehta NM. *Nutr Clin Pract*. 2009;24(3):377.
592a. Mikhailov TA, et al. *J Paren Enteral Nutr*. 2014;38:459–466.
593. Petrillo-Albarano T, et al. *Pediatr Crit Care Med*. 2006;7(4):340.
594. Schleicherk K, et al. *J Craniofac Surg*. 2011;22(1):194.
595. Dunbar N, et al. *Spine (Phila Pa 1976)*. 2010;35(23):E1322.
596. Yildirim I, et al. *Pediatr Hematol Oncol*. 2008;25(4):319.
597. Sanchez R, Toy P. *Pediatr Blood Cancer*. 2005;45(3):248.
598. Donelan KJ, Anderson KA. *S D Med*. 2011;64(3):85.
599. Dotis J, et al. *Hippokratia*. 2011;15(2):184.
600. Gupta S, et al. *Indian J Pediatr*. 2012;79(10):1363.
601. Church GD, et al. *Pediatr Crit Care Med*. 2009;10(3):297.
602. Lacroix J, et al. *N Engl J Med*. 2007;356(16):1609.
603. Rouette J, et al. *Ann Surg*. 2010;251(3):421.
604. Swerdlow PS. *Hematology Am Soc Hematol Educ Program48*. 2006.
605. Khemani RG, et al. *Intensive Care Med*. 2009;35(2):327.
606. Vichinsky EP, et al. *N Engl J Med*. 1855;342(25):2000.
607. Taylor Jr FB, et al. *Thromb Haemost*. 2001;86(5):1327.
608. Ohene-Frempong K, et al. *Blood*. 1998;91(1):288.
609. Adams RJ, et al. *N Engl J Med*. 1998;339(1):5.
610. Lee MT, et al. *Blood*. 2006;108(3):847.
611. Medeiros D, Buchanan GR. *Pediatr Clin North Am*. 1996;43(3):757.
612. Ridolfi RL, Bell WR. *Medicine (Baltimore)*. 1981;60(6):413.
613. Mauer HM, et al. *Blood*. 1972;40(2):207.
614. Elbahlawan L, Morrison RR. *Curr Stem Cell Res Ther*. 2012;7(5):381.
615. Elbahlawan L, et al. *Pediatr Blood Cancer*. 2010;55(3):540.
616. Rajasekaran S, et al. *Pediatr Crit Care Med*. 2010;11(6):699.
617. Pound CM, et al. *Pediatr Blood Cancer*. 2008;51(5):584.
618. Hallahan AR, et al. *Crit Care Med*. 2000;28(11):3718.
619. Dalton HJ, et al. *Pediatr Hematol Oncol*. 2003;20(8):643.
620. Fiser RT, et al. *Pediatr Crit Care Med*. 2005;6(5):531.
621. van Gestel JP, et al. *Crit Care Med*. 2008;36(10):2898.
622. Tamburro RF, et al. *Pediatr Crit Care Med*. 2008;9(3):270.
623. Asturias EJ, et al. *Curr Oncol*. 2010;17(2):59.
624. El-Maghraby SM, et al. *J Pediatr Hematol Oncol*. 2007;29(3):131.
625. Dearth J, et al. *Med Pediatr Oncol*. 1983;11(4):225.
626. Wald BR, et al. *Cancer*. 1982;50(1):150.
627. Cohen LF, et al. *Am J Med*. 1980;68(4):486.
628. Lam JC, et al. *Pediatr Surg Int*. 2004;20(3):180.
629. King RM, et al. *J Pediatr Surg*. 1982;17(5):512.
630. Stricker PA, et al. *J Clin Anesth*. 2010;22(3):159.
631. Klevens RM, et al. *Public Health Rep*. 2007;122(2):160.
632. Schneider J, et al. *Pediatr Crit Care Med*. 2009;10(3):360.
633. Srinivasan R, et al. *Pediatrics*. 2009;123(4):1108.
634. Elward AM, et al. *Pediatrics*. 2002;109(5):758.
635. Curley MA, et al. *Pediatr Clin North Am*. 2006;53(6):1231.
636. Bigham MT, et al. *J Pediatr*. 2009;154(4):582 e2.
637. Rosenthal VD, et al. *Am J Infect Control*. 2012;40(6):497.
638. Muszynski JA, et al. *Pediatr Crit Care Med*. 2013;14(5):533.
639. Abou Elella R, et al. *Pediatr Cardiol*. 2010;31(4):483.
640. Miller MR, et al. *Pediatrics*. 2010;125(2):206.
641. Miller MR, et al. *Pediatrics*. 2011;128(5):e1077.
642. Esteban E, et al. *Pediatr Crit Care Med*. 2013;14(5):525.
643. Wilson CB. *J Pediatr*. 1986;108(1):1.
644. Harris MC, Polin RA. *Pediatr Clin North Am*. 1983;30(2):243.
645. Rothenberger D, et al. *J Trauma*. 1978;18(3):173.
646. Eichelberger MR, Randolph JG. *J Trauma*. 1983;23(2):91.
647. Rivara FP. *Am J Dis Child*. 1982;136(5):399.
648. Dykes EH, et al. *J Trauma*. 1989;29(6):724.
649. Kissoon N, et al. *CMAJ*. 1990;142(1):27.
650. Fiser DH. *N Engl J Med*. 1990;322(22):1579.
651. Breaux Jr CW, et al. *J Trauma*. 1990;30(1):37.
652. Hoelzer DJ, et al. *J Trauma*. 1986;26(1):57.
653. Fazen 3rd LE, et al. *Pediatrics*. 1986;77(2):144.
654. Riordan M, et al. *Arch Dis Child*. 2002;87(5):392.

第 6 部分

术后监护治疗

80 麻醉后监护治疗病房

SHERI M. BERG, MATTHIAS R. BRAEHLER
杨谦梓 译 倪新莉 熊利泽 邓小明 审校

<table>
<tr><td>要 点</td><td>

- 全身麻醉与手术后苏醒期可能出现影响多器官系统功能的一些生理紊乱。最常见的是术后恶心、呕吐（postoperative nausea and vomiting，PONV）、低氧、低温和寒战以及血流动力学不稳定。
- 一项对麻醉后监护治疗病房（postanesthesia care unit，PACU）的 18 000 多例患者的前瞻性研究结果显示，麻醉苏醒期并发症的发生率高达 24%。其中恶心和呕吐（9.8%）、需要上呼吸道支持（6.8%）、低血压（2.7%）是最常见的问题。
- 术后早期发生呼吸道梗阻的最常见原因是镇静状态或反应迟钝患者的咽肌肌力丧失。吸入全身麻醉药、静脉全身麻醉药、神经肌肉阻滞药以及阿片类药物的残余作用，均可引起 PACU 患者咽肌肌力丧失。
- 拇收肌四个成串刺激（train-of-four，TOF）比值大于 0.90 时，咽部功能才恢复正常。
- 门齿强烈抵抗压舌板是咽部肌肉张力恢复的可靠指标，这时 TOF 平均比值达到 0.85，而患者可以持续抬头时，TOF 为 0.6。
- 有 8% ～ 10% 腹部手术患者进入 PACU 后仍需气管插管和机械通气。术后早期呼吸衰竭多见于一些短暂性、迅速可逆性的情况，如疼痛引起的屏气、膈肌功能障碍、肌无力以及药物性呼吸中枢抑制。
- 在 12 导联心电图（ECG）检查中，尽管联合 Ⅱ 导联与 V_5 导联能反映 80% 的心肌缺血事件，但是心电监护仪凭视觉诊断往往不准确。由于存在人为错误，美国心脏病学会指南推荐，（如果条件允许）在术后早期应采用 ST 段计算机分析系统监测高危患者。
- 一项研究将术后尿潴留定义为膀胱容积 > 600 ml 且 30 min 内不能排尿，结果 PACU 中尿潴留的发生率为 16%。发生术后尿潴留最显著的预测因素是年龄大于 50 岁、术中输液量大于 750 ml 以及入 PACU 时膀胱容积大于 270 ml。
- 围术期接受过静脉造影剂的任何患者都应注意充分水化。应用平衡晶体液积极水化是防止造影剂肾病的最有效方法。
- 据报道，66 例腹腔镜减肥手术患者中有 22.7% 患者发生横纹肌溶解，其风险因素包括体重指数（BMI）增加和手术时间延长。
- 术后寒战的发生率在全身麻醉后可高达 66%。已明确的风险因素包括：青年患者、矫形外科假体手术和核心温度过低。
- 在多项择期和急诊者接受不同类型手术的研究显示，术后谵妄与手术预后较差、住院时间延长、功能下降、住院率增高、死亡率较高以及医疗成本与资源运用增加有关。
- PACU 监护标准要求有一名医师承担患者转出 PACU 的责任（标准 Ⅴ）。即便由 PACU 护士在床旁根据医院制订的转出标准或评分系统做出转出 PACU 的决定，也应由医师负责决策。

</td></tr>
</table>

麻醉后监护治疗病房（postanesthesia care unit, PACU）的设置与人员配备是用于监护和治疗从麻醉和手术后早期恢复生理功能的患者。PACU 是患者从一对一监护的手术室转移到监护较少的医院病房，或者对某些患者而言是从手术室到家独立活动之间的过渡。为应对这独特的过渡时期，PACU 的配置既要满足不稳定患者复苏的需要，还要为稳定患者的"恢复"提供一个安静舒适的环境。PACU 的位置要靠近手术室，这便于麻醉科医师快速会诊与援助。

转入 PACU

PACU 配备有受过专门培训、能迅速识别术后并发症的护士。患者被送达 PACU 时，麻醉科医师需向 PACU 护士提供有关患者病史、用药情况、麻醉和手术的详细信息。需特别注意监测氧合（脉搏血氧测量）、通气（呼吸频率、气道通畅度、二氧化碳波形）以及循环［血压、心率、心电图（ECG）］等。患者在 PACU 时必要时记录记录生命体征，但是至少每 15 min 记录一次。所记录的生命体征及其他相关信息是患者医疗文书记录的一部分。对 PACU 患者监护和治疗的特殊要求和建议可参考美国麻醉科医师学会（American Society of Anesthesiologists，ASA）制订的有关《实践标准与指南》。

PACU 监护标准

PACU 实践标准规定了临床所需的最低监护要求。因此，应将该标准作为最低要求，工作人员根据临床判断在实施监测时可超越该标准。PACU 监护标准定期更新，以适应不断变化的临床实践参数与技术进步。最新版本的 PACU 监护标准发布于 2009 年，其总结如下[1]。

Ⅰ. 所有接受全身麻醉、区域麻醉或监护麻醉的患者，都应接受适当的麻醉后管理。

Ⅱ. 应由一名熟悉患者情况的麻醉人员护送患者到 PACU。转运期间应根据患者情况进行适当的监护与支持并不断地评估和治疗。

Ⅲ. 到达 PACU 时，应再次评估患者情况，并由护送患者的麻醉人员向 PACU 责任护士就患者病情进行口头交班。

Ⅳ. 在 PACU，应连续评估患者的状况。根据患者病情选用合适的监测方法对患者进行观察与监护。应特别注意监测氧合、通气、循环、意识水平和体温。在麻醉恢复期，特别是恢复早期，应采用定量的方式如脉搏血氧测定仪来评估患者的氧合状况 *。

Ⅴ. 医师负责决定患者是否可转出 PACU。

与实践标准不同，实践指南不是规定。这些实践指南的建议旨在协助医护人员临床决策。ASA 麻醉后监护实践指南是通过以下三方面人员协同多次探讨制订的：① ASA 任命的一个特别工作小组，由私人麻醉科医师、院校麻醉科医师和流行病学家组成；② PACU 顾问；③ ASA 全体会员。该指南是根据文献回顾、专家意见、开放论坛评论和临床可行性来制订的。该指南推荐在麻醉与手术恢复期适当评估、监测并治疗重要脏器系统功能（框 80.1）[2]。

术后早期生理变化

患者全身麻醉手术苏醒时可能伴有影响多脏器系统功能的一些生理紊乱。最常见的是术后恶心呕吐（postoperative nausea and vomiting，PONV）、低氧、

框 80.1　PACU 患者评估与监测推荐概要

呼吸系统
应定期评估气道通畅度、呼吸频率和氧饱和度。应特别关注氧合和通气的监测

心血管
应常规监测心率和血压，心电监护应随时备用

神经肌肉
对所有应用非去极化神经肌肉阻滞药或患有神经肌肉功能障碍相关性疾病的患者，应进行神经肌肉功能评估（参见第 43 章）

精神状态
应定期评估精神状态

体温
应定期测定患者体温

疼痛
应定期评估患者疼痛

恶心、呕吐
应常规进行定期评估术后恶心呕吐情况

水化
应评估患者术后水化情况并根据情况进行管理。某些手术可能涉及大量失血，需要额外静脉输液管理

尿
针对特定患者或特定手术，应根据实际情况评估尿量和排尿情况

引流和出血
必要时应定期评估引流量和出血情况

From Apfelbaum JL, Silverstein JH, Chung FF, et al. Practice guidelines for postanesthetic care: an updated report by the American Society of Anesthesiologists Task Force on Postanesthetic Care. Anesthesiology. 2013; 118: 291-307.

---

* 在特殊情况下，负责监护的麻醉科医师可忽略此条带星号的标准，但建议在患者病历中进行记录（并说明原因）。

低温、寒战以及循环不稳定。一项连续收入 PACU 的 18 000 多例患者的前瞻性研究结果显示，并发症发生率高达 24%，其中最常见的是恶心呕吐（9.8%）、需上呼吸道支持（6.8%）和低血压（2.7%）（图 80.1）[3]。

美国一项截至 1989 年、为期 4 年多的麻醉相关医疗事故索赔案例的研究表明，1175 例案例中有 7.1% 是恢复室事故[4]。尽管 PACU 中恶心呕吐的发生率非常高，但是严重不良后果与气道 / 呼吸和心血管事件的更密切相关。根据澳大利亚不良事件监测研究（AIMS）数据库的统计，2002 年发生的 419 例恢复室医疗事故中，气道 / 呼吸系统问题（183 例，43%）和心血管事件（99 例，24%）占绝大多数（表 80.1）[5]。这与 1989 年美国麻醉事故索赔终审案例的结果类同，该结果显示危急的呼吸相关事件占恢复室医疗事故索赔的一半以上[4]。

患者至 PACU 的转运

将患者从手术室转运至 PACU 的过程中，必须监测患者上呼吸道通畅程度和呼吸运动有效性。观察胸廓是否随呼吸动作适当起伏、听诊呼吸音或简单地把手掌放在患者口鼻上方感觉呼出气流，就能确定患者通气是否充分。

除极个别情况外，所有全身麻醉手术患者在转运至 PACU 途中都应给氧。一项对转入 PACU 的 502 例患者观察性研究显示，患者到达 PACU 时出现低氧血症（$SpO_2 < 90\%$）的唯一最重要相关因素是转运期间呼吸室内空气。其他重要因素包括体重指数（BMI）大、镇静评分高和呼吸急促[6]。

尽管大多数日间手术患者身体健康，在呼吸空气

表 80.1　报告给澳大利亚事件监测研究的 419 例恢复室事件的主要原因分析

主要原因	例数（比例 %）
心血管	99（24）
呼吸	97（23）
气道	86（21）
用药错误	44（11）
中枢神经系统	32（8）
设备	27（6）
沟通问题	7（2）
低温	6（1）
区域阻滞问题	4（1）
病历不完整	4（1）
高热	3（1）
创伤	3（1）
牙科问题	2（0.5）
肾	1（0.2）
皮肤	1（0.2）
输血	1（0.2）
设施局限	1（0.2）
胃肠道问题	1（0.2）

From Kluger MT，Bullock MF. Recovery room incidents：a review of the Anesthetic Incident Monitoring Study（AIMS）. Anesthesia. 2002；57：1060-1066.

时也能安全地转运，但是必须根据患者个体具体情况做出这样的决定。老年（> 60 岁）和体重过重（> 100 kg）的日间手术患者在转运中呼吸室内空气时发生低氧的风险增高[7]。即使是接受小手术的健康患

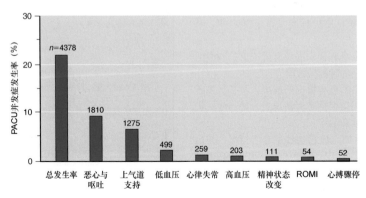

图 80.1　连续收入 PACU 的 18 473 例患者并发症总发生率 23.7%。其中恶心呕吐、需要上呼吸道支持和低血压最为常见。ROMI，待排除心肌梗死（From Hines HR，Barash PG，Watrous G，et al. Complications occurring in the postanesthesia care unit：a survey. Anesth Analg. 1992；74：503-509，with permission.）

者，单纯通气不足也可能导致低氧血症。

上呼吸道梗阻

咽部肌肉张力丧失

全身麻醉术后早期气道梗阻最常见的原因是镇静或反应迟钝患者咽部肌肉张力丧失。吸入麻醉药、静脉麻醉药、神经肌肉阻滞药和阿片类药物的残余作用均可导致 PACU 患者咽部肌肉张力丧失。

在清醒患者，膈肌收缩产生吸气性负压的同时，咽部肌肉收缩从而利于上呼吸道开放。由此，舌和软腭向前牵拉，确保了吸气时气道开放。睡眠期间咽部肌肉兴奋性受抑制，导致该肌肉张力下降，可引起气道梗阻。吸气相咽部组织顺应性消失可引起反射性的代偿性呼吸用力和吸气负压增加，进一步加重气道梗阻，从而形成恶性循环[8]。

用力呼吸对抗气道梗阻时患者的特征是反常呼吸模式，表现为胸骨切迹回收和腹肌活动增强。随着气道梗阻加重，用力吸气时胸壁塌陷和腹部凸起产生的胸腹摇摆运动更加明显。此时，简单地通过"托下颌手法"开放气道和（或）通过面罩应用持续气道正压（continuous positive airway pressure，CPAP）就能缓解由于咽肌张力消失所引起的气道梗阻。麻醉期间所用药物的作用完全消失之前，需要持续给予患者气道支持。个别患者可能需要放置口咽或鼻咽通气道、喉罩或气管内导管。

残余神经肌肉阻滞作用

令人遗憾的是，术后残余神经肌肉阻滞作用非常普遍（框 80.2）。文献报道其发病率在 20% ~ 40%[9]。最近一项研究甚至发现 56% 的患者到达 PACU 时存在神经肌肉阻滞残余[10]。在 PACU 评估上呼吸道梗阻时，在麻醉期间使用神经肌肉阻滞药的任何患者均应考虑残余神经肌肉阻滞作用的可能[11-12]。由于膈肌肌力恢复早于咽肌，所以患者抵达 PACU 时残余神经肌肉阻滞表现并不明显。保留气管导管时呼气末二氧化碳和潮气量可能显示患者通气充分，但是仍不能保证患者具有维持上呼吸道通畅和清除上呼吸道分泌物的能力。拔管刺激、搬动患者到转运车上以及鼓励患者深呼吸都可能保持患者在转运到 PACU 的途中气道开放。只有当患者在 PACU 安静休息后，患者的上呼吸道梗阻才表现明显。即使是应用中短效神经肌肉阻滞

框 80.2 促使非去极化神经肌肉阻滞药作用延长的因素
药物
吸入性麻醉药
局部麻醉药（利多卡因）
抗心律失常药（普鲁卡因胺）
抗生素［多黏菌素类、氨基糖苷类、林可酰胺类（克林霉素）、甲硝唑（灭滴灵）、四环素类］
皮质类固醇类药物
钙通道阻滞药
丹曲林
代谢与生理状态
高镁血症
低钙血症
低温
呼吸性酸中毒
肝或肾衰竭
肌无力综合征
琥珀酰胆碱过量
血浆胆碱酯酶活性降低
血浆胆碱酯酶含量降低
■ 极端年龄（新生儿、老年）
■ 疾病状态（肝病、尿毒症、营养不良、血浆置换术）
■ 激素水平改变
■ 妊娠
■ 避孕药
■ 糖皮质激素
血浆胆碱酯酶活性受抑制
■ 不可逆性（二乙氧膦酰硫胆碱）
■ 可逆性（依酚氯铵、新斯的明、吡斯的明）
基因变异（非典型血浆胆碱酯酶）

药的患者，虽然在手术室内认为患者临床上药理学逆转充分，但是这些患者在 PACU 仍可能表现为残余肌松作用。

四个成串刺激（train-of-four，TOF）比值是一种主观评价指标，单凭触觉或视觉观察常会产生误导。TOF 值在 < 0.4 ~ 0.5 才可能受到重视，然而 TOF 值达到 0.7 时仍存留明显的临床肌无力症状和体征[13]。拇收肌 TOF 比值大于 0.9 时，咽肌功能才恢复至正常[14]。

在麻醉的患者中，TOF 定量测量法显示 TOF 值 ≥ 0.9 是药物引起的神经肌肉阻滞充分逆转的最可靠指标[13, 15]。TOF 定性测量法和持续 5 s 的 50Hz 强直刺激并不敏感，在 TOF 平均比值（0.31±0.15）以上时无法检测出衰减；在 100Hz 强直刺激 5 s 是不可靠的[16]。在清醒的患者中，临床评估神经肌肉阻滞的恢复情况首选疼痛性 TOF 或强直刺激。临床评估指标包括握手力度、伸舌、把腿抬离床的能力以及将头部抬离床长达 5 s 的能力。这些动作中，一直认为抬头持续 5 s 是标准，它不仅反映整体的运动力量，更重要的是能反映患者维持和保护气道的能力。但是研究表明，抬头持续 5 s 这个指标非常不敏感，不应常

规用于评估神经肌肉阻滞的恢复情况。门齿强烈对抗压舌板的能力是反映咽肌张力的更可靠指标。该操作相当于平均 TOF 比值为 0.85，而能持续抬头相当于TOF 比值为 0.60[13]。在一项长达一年对 7459 例全身麻醉患者的研究中，Murphy 等报道了其中 61 例严重呼吸事件（critical respiratory events，CREs）。这些严重呼吸事件均发生在入 PACU 后 15 min 内，同时测定了TOF 比值。与匹配的对照组 TOF 比值 [0.98(+ 0.07)] 相比，这些患者的 TOF 比值较低 [0.62(+ 0.20)][17]。Bulka 及其同事的最近一项研究证实，接受过神经肌肉阻断药但未接受拮抗药的患者发生术后肺炎的风险比接受拮抗药的患者高 2.26 倍[18]。

当 PACU 患者以呼吸窘迫和（或）躁动形式表现出肌无力体征和（或）症状时，必须怀疑可能存在残余神经肌肉阻滞作用，应尽快排查可能的原因（框80.2）。常见原因包括单独或同时存在呼吸性酸中毒和低温。在患者入 PACU 且外部刺激减小后，挥发性吸入麻醉药和（或）阿片类药物残余抑制作用所引起的上呼吸道梗阻可能导致进行性呼吸性酸中毒。使用一些简单措施如患者保暖、气道支持以及纠正电解质紊乱能促进患者从神经肌肉阻滞中恢复。2015 年 12 月获得美国 FDA 批准的舒更葡糖钠可能对使用氨基甾体类神经肌肉阻滞药所致的患者残余肌肉松弛作用产生重大影响（舒更葡糖钠不适用于苄基异喹啉神经肌肉阻滞药）。应用新斯的明的逆转需要在刺激下存在基线反应，且患者达到 TOF 比值 ≥ 0.9 的时间差异很大，而舒更葡糖钠能在任何深度的神经肌肉阻滞下给药，且在给药后数分钟内绝大部分患者肌肉松弛完全恢复。最近一项研究表明，舒更葡糖钠能在 5 min 内使 TOF 刺激下无肌颤的 85% 患者恢复至 TOF 比值 >0.9[19]。可以预料，作为新斯的明的替代品，舒更葡糖钠可用性和使用量的增加可使 PACU 中残留神经肌肉阻滞作用的发生率降低。

喉痉挛

喉痉挛是指声带突然痉挛，通过喉部肌肉的强力紧张性收缩和喉部入口上方会厌的下降而导致喉口完全关闭。喉痉挛通常发生拔管者正从全身麻醉后苏醒但尚未完全清醒的过渡时期。尽管喉痉挛最可能发生在手术室拔管时，但是全身麻醉后转入 PACU 时入睡的患者在被唤醒时，也有发生喉痉挛的风险，这常常是由气道刺激物如分泌物或血液所引起。喉痉挛的治疗包括去除气道刺激（吸出分泌物、血液），并应用托下颌手法和 CPAP（高达 40 cmH₂O），常常足以

中止喉痉挛的刺激。但是，如果托下颌手法与 CPAP无效，应用琥珀酰胆碱 [0.1 ～ 1.0 mg/kg 静脉注射（IV）或 4 mg/kg 肌内注射（IM）] 能立即使骨骼肌松弛。如果这些方法无效，则应给予全剂量的诱导用药和插管剂量的肌肉松弛药，以使医师能够进行紧急气管插管。喉痉挛时声门紧闭，试图强行通过声门行气管内插管并不可取。

水肿或血肿

气道水肿是长时间俯卧或头低脚高位手术患者的一种可能的手术并发症，手术包括气道和颈部（包括甲状腺切除术[20]，颈动脉内膜剥除术[21]和颈椎手术[22]）以及接受大剂量液体复苏患者的手术。颜面和巩膜水肿是一个重要的体征，能提醒临床医师患者存在气道水肿，但是这些外部可见的体征并不一定伴有咽部组织明显水肿（参见第 44 章）。术中插管困难和（或）气道器械操作的患者也可能因直接损伤而增加气道水肿。在 PACU 给这类患者拔管时，必须在拔管前先评估气道的通畅度。通过吸除口咽部分泌物和抽出气管导管套囊内气体后能够评估患者通过气管导管周围进行呼吸的能力。封堵气管导管近端，然后要求患者通过气管导管周围进行呼吸。气流良好提示拔管后患者仍能保持气道通畅。另一种方法是抽出气管导管套囊气体后，测定导管周围产生漏气时所需的胸腔内压。这个方法最初用于伪膜性喉炎小儿患者拔管前的评估[23-25]。当该方法用于一般性口咽部水肿患者时，难以确定安全的压力阈值。最后，当患者采用容量控制通气模式时，可测定套囊放气前后呼出气潮气量。需再次插管的患者一般"漏气"量（即套囊放气前后呼出气潮气量之间百分比差别较小）小于不需要再次插管的患者。建议拔除气管导管的临界值是差值 > 15.5%[26]。套囊放气后出现漏气，提示有可能成功拔管，但并不保证能成功拔管[27]；正如套囊漏气试验失败，也不能排除成功拔管的可能。套囊漏气测试既不敏感也不具有特异性，因此不能也不应该代替合理的临床判断；它可以作为辅助方法从另一个角度提供指导。

为了促进气道水肿减轻，可以将患者置直立坐位，以确保充分的静脉回流，并考虑使用利尿药和静脉滴注地塞米松（4 ～ 8 mg/6 h，持续 24 h）；这些措施可能有助于减轻气道水肿。

气道外部受压最常见是由甲状腺、甲状旁腺或颈动脉外科手术后的血肿所引起。患者可能主诉疼痛和（或）受压、吞咽困难；组织内不断扩大的血肿所

产生的压力能使静脉与淋巴回流受阻，从而进一步加重气道水肿，因此患者表现出呼吸窘迫的体征。水肿或血肿所致严重上呼吸道梗阻的患者，可能无法实施面罩通气。对于血肿，应尝试解除伤口包扎或拆开缝线，并清除血肿，以缓解气道压迫。推荐该方法为一种延缓措施，但是如果大量液体和（或）血液已渗入咽壁组织层，这种方法并不能有效地解除气道压迫。如果需要紧急气管插管，至关重要的是要备好困难气道处理设备，并具备紧急气管切开的手术支持，因为喉部与气道水肿、可能出现的气管移位以及气管腔受压会增加气道管理的难度。如果患者能自主呼吸，常首选清醒气管插管技术，因为此时直接喉镜可能难以窥见声门。

阻塞性睡眠呼吸暂停

由于大多数阻塞性睡眠呼吸暂停（obstructive sleep apnea，OSA）患者实际上并不肥胖，且绝大多数患者在手术时漏诊，所以 OSA 综合征常常是导致 PACU 气道梗阻的易忽视因素[28-29]。

众所周知，与无 OSA 综合征的普通人群相比，OSA 患者发生心肺并发症的风险增加。OSA 患者特别容易发生气道梗阻，应该在患者完全清醒且能按指令动作后再拔除气管导管[30-31]。此类患者咽部组织增生不仅增加气道梗阻的发生率，并且能增加直视喉镜下气管插管的困难[32-33]。在 PACU 已拔除气管导管的 OSA 患者对阿片类药物极为敏感；如有可能，应采用连续区域阻滞技术提供术后镇痛[34-35]。如无禁忌，应使用其他阿片类药物节俭技术，如按时给予对乙酰氨基酚以及应用非甾体消炎药（NSAIDs）。也可使用氯胺酮、右美托咪定和可乐定，所有这些药物都能减少术后阿片类药物的需求。令人关注的是，苯二氮䓬类药物对咽肌肌力的影响大于阿片类药物，围术期使用苯二氮䓬类药物能显著地促使 PACU 患者发生气道梗阻[8, 36]。

针对 OSA 患者采用的另一种方法是尽可能将他们置于直立（坐立，头高脚低位）或半直立位，因为已明确仰卧位会使 OSA 恶化。

此外，应使用目标导向的输液策略，同时考虑使用含较低盐液体或饮食，因为这些患者更容易发生液体转移，从而加重气道水肿。

针对 OSA 患者，术前应制订术后早期即给予 CPAP 支持的方案。应要求患者在手术当日携带自己的 CPAP 设备，以便患者抵达 PACU 前即设定好 CPAP。对于在家常规不用 CPAP 或自己没有 CPAP 设备的患者，可能需要呼吸治疗师额外关注，以确保 CPAP 支持装置配置合适（面罩或鼻腔气道），并确定能预防上呼吸道梗阻所需的正压压力[37-38]。

对病态肥胖的 OSA 患者，应在手术室拔管后即刻给予 CPAP，而不是等转送患者到达 PACU 后再应用，这对患者可能更有益。Neligan 及其同道比较了腹腔镜减肥手术患者拔管后即刻给予 CPAP（10 cmH_2O）和 30 min 后在 PACU 给予同样 CPAP 的临床效果。与匹配的对照组相比，拔管后即刻 CPAP 支持能够改善患者术后 1 h 和 24 h 时的肺功能（如功能残气量、呼气峰流速、用力呼气量）[38]。

两项大型队列研究表明，术前未接受气道正压（positive airway pressure，PAP）治疗的 OSA 患者在普通外科和血管外科手术后发生心肺并发症的风险增加，并且 PAP 治疗可减少术后心血管并发症。如果患者能耐受 PAP，并且其手术操作不是其应用的禁忌证，则 OSA 患者应在术后使用 PAP 设备。

上呼吸道梗阻的处理

应密切关注上呼吸道梗阻。再次行气管内插管前，应尝试用无创方法开放气道。对咽肌肌力下降患者，托下颌手法同时给予 CPAP（5 ～ 15 cmH_2O）常常足以开放上呼吸道。如果 CPAP 无效，应立即置入口咽通气道、鼻咽通气道或喉罩。成功开放上呼吸道并确保足够通气后，应找出引起上呼吸道梗阻的原因并给予处理。对成年患者，给予持续性刺激或经静脉分别滴定小剂量纳洛酮（0.3 ～ 0.5 μg/kg）或氟马西尼（0.2 mg，最大剂量 1 mg）能够逆转阿片类药物或苯二氮䓬类药物的镇静作用。通过药物方法或通过纠正促发因素如低温能逆转神经肌肉阻滞药的残余作用。

PACU 患者动脉低氧血症的鉴别诊断

肺不张和肺泡通气不足是术后早期短暂性动脉低氧血症的最常见原因[39]。对术后持续低氧血症患者，应注意临床相关情况鉴别[40]。回顾患者病史、手术过程以及临床症状与体征将可指导诊断性检查，以确定可能的原因（框 80.3）。

肺泡通气不足

根据肺泡气平衡方程，呼吸室内空气时单纯通气

框 80.3	导致术后动脉低氧血症的因素

肺内右向左分流（肺不张）
通气 / 血流灌注比值失调（功能残气量下降）
充血性心力衰竭
肺水肿（液体过多、气道梗阻后水肿）
肺泡通气不足［麻醉药和（或）肌肉松弛药的残余作用］
弥散性低氧（给予氧气也难以缓解）
胃内容物吸入（误吸）
肺栓塞
气胸
氧耗增加（寒战）
脓毒症
输血相关性肺损伤
成人呼吸窘迫综合征
高龄
肥胖

不足就可导致患者动脉低氧血症（图 80.2）。在海平面高度，二氧化碳分压正常的患者呼吸室内空气时肺泡氧分压（P_AO_2）为 100 mmHg。因此，肺泡-动脉血氧分压没有明显差异的健康患者，其动脉血氧分压（PaO_2）接近 100 mmHg。同一例患者，动脉二氧化碳分压（$PaCO_2$）从 40 mmHg 增加至 80 mmHg（肺泡通气不足），就可导致 PaO_2 仅为 50 mmHg。因此，即使肺功能正常的患者，如果呼吸室内空气时明显通气不足，将会出现低氧状态。

正常情况下，$PaCO_2$ 每升高 1 mmHg，分钟通气量呈线性增加约 2 L/min。在全身麻醉术后早期，吸入麻醉药、阿片类药物和镇静催眠药物的残余作用能显著地抑制这种对二氧化碳的通气反应。除呼吸动力受到抑制外，术后通气不足的鉴别诊断包括残余神经肌肉阻滞作用或潜在神经肌肉疾病所致的全身肌无力。一些限制性肺功能异常如原有胸壁畸形、术后腹部包扎或腹胀也能导致通气不足。

通过给氧（图 80.3）[41] 或通过给予外部刺激患者保持清醒而使 $PaCO_2$ 恢复正常、给予药物逆转阿片类药物或苯二氮䓬类药物的作用或控制性机械通气能纠正高碳酸血症引起的动脉低氧血症。

肺泡氧分压下降

弥散性低氧是指氧化亚氮（N_2O）麻醉结束时，N_2O 快速弥散到肺泡内，N_2O 稀释肺泡气体，导致 PaO_2 和 $PaCO_2$ 一过性下降。患者呼吸室内空气时，PaO_2 降低能引起动脉低氧血症，而 $PaCO_2$ 降低能抑制呼吸驱动力。在不给氧的情况下，停用 N_2O 麻醉后，弥散性低氧能持续 5 ～ 10 min。因此，这可能导致刚入 PACU 时发生动脉低氧血症。

通气 / 血流比失调和分流

低氧性肺血管收缩是正常肺试图使通气与血流匹配达到最佳的机制。该反应使肺通气不良区域的血管收缩，促使该区域血液流向通气好的肺泡。在 PACU 中，吸入麻醉药的残余作用以及用于治疗全身高血压或改善血流动力学的血管扩张药如硝普钠和多巴酚丁胺可削弱低氧性肺血管收缩反应，从而引起动脉低氧血症。

与通气 / 血流比（V/Q）失调不同，真性分流对氧疗无反应。引起术后肺内分流的原因包括肺不张、肺水肿、胃反流误吸、肺栓塞和肺炎。其中肺不张可能是术后早期肺内分流的最常见原因。让患者保持坐

$$PAO_2 = FiO_2 (PB - PH_2O) - \frac{PaCO_2}{RQ}$$

$PaCO_2 = 40 \text{ mm Hg}$

$$PAO_2 = 21(760 - 47) - \frac{40}{0.8} = 150 - 50 = 100 \text{ mm Hg}$$

$PaCO_2 = 80 \text{ mm Hg}$

$$PAO_2 = 21(760 - 47) - \frac{80}{0.8} = 150 - 100 = 50 \text{ mm Hg}$$

PAO_2 ＝	肺泡氧分压
$PaCO_2$ ＝	动脉血二氧化碳分压
FiO_2 ＝	吸入氧浓度
PB ＝	大气压
PH_2O ＝	水蒸气压
RQ ＝	呼吸商

图 80.2　通气不足作为动脉低氧血症的一种原因（From Nicholau D. Postanesthesia recovery. In：Miller RD, Pardo MC Jr, eds. Basics of Anesthesia. 7th ed. Philadelphia：Elsevier；2018.）

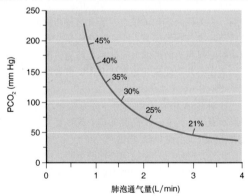

图 80.3　肺泡二氧化碳分压（PCO_2）可反映静息肺泡通气量。百分比指肺泡氧分压（PO_2）恢复至正常范围所需要的吸入氧浓度（Adapted from Nunn JF. Nunn's Applied Respiratory Physiology. 6th ed. Philadelphia：Butterworth-Heinemann；2005, with permission.）

位、深呼吸和面罩 PAP 能有效地治疗肺不张。

静脉血掺杂增多

静脉血掺杂增多通常指在低心排血量状态下，未氧合的静脉血与氧合的动脉血混合。正常情况下，只有 2% ～ 5% 心排血量经肺分流，且这部分混合静脉血氧饱和度正常的分流血液对 PaO_2 影响极小。低心排血量状态下，氧合严重不充分的血液回流到心脏。另外，肺泡氧合障碍如肺水肿和肺不张的情况下，分流量显著增加。此时未氧合的分流血液与氧合的动脉血混合使 PaO_2 降低。

弥散功能降低

弥散功能降低可能反映存在潜在的肺部疾病如肺气肿、肺间质病变、肺纤维化或原发性肺动脉高压。因此，PACU 中动脉低氧血症的鉴别诊断必须考虑任何原有肺部疾病的影响。

最后，应当牢记氧供不足还有可能是由于氧源中断或氧气瓶用完而未被及时发现所致。

肺水肿

术后早期肺水肿实际上通常为心源性，系继发于血管内容量超负荷或充血性心力衰竭。其他原因引起的非心源性肺水肿，即梗阻后肺水肿（继发于气道梗阻）、脓毒症或输血［输血相关性急性肺损伤（transfusion-related acute lung injury，TRALI）］可能较少见，但也不能忽视它们是术后肺水肿的潜在原因。

梗阻后肺水肿

梗阻后肺水肿［也称为负压性肺水肿（negative pressure pulmonary edema，NPPE）］是一种罕见但重要的疾病，其是由于麻醉与手术结束时气管拔管后可能出现的喉痉挛及其他上气道梗阻所致。喉痉挛可能是 PACU 梗阻后肺水肿的最常见原因，但是梗阻后肺水肿可能由任何上呼吸道梗阻所致[42-45]。NPPE 的病因诸多，但是显然与用力吸气对抗关闭的声门所引起的胸腔内负压急剧增加相关。所产生的胸腔内负压会增加右心回心血量，进而使肺血管床的静水压力梯度增大，从而促进液体从肺毛细血管渗入肺间质与肺泡腔。吸气负压也会增加左心室后负荷，从而降低射血

分数，结果增高左心室舒张末期压力、左心房压力和肺静脉压。这一系列事件通过增高肺静水压力而进一步加剧肺水肿的发展。肌力正常的患者能产生明显吸气压力，因此其继发梗阻后肺水肿的风险增大。

由此引起的动脉低氧血症发展较快（通常在上呼吸道梗阻 90 min 内可观察到），并伴有呼吸困难、粉红色泡沫状痰和胸部 X 线片双侧云雾状浸润。一般采取支持治疗，包括给氧、利尿，对严重患者可开始正压通气。一般认为这些患者术后监测需 2 ～ 12 h，因地点而异。NPPE 经发现和立即治疗后一般在 12 ～ 48 h内消失；但是，如果诊断和治疗延迟，死亡率能达到40%。肺出血和咯血相当少见，但已有报道。

输血相关性急性肺损伤

对术中接受过血液制品的患者，PACU 中发生的肺水肿鉴别诊断应包括输血相关性肺损伤[46-48]。输血相关性肺损伤的症状一般出现在输注含血浆的血液制品（包括浓缩红细胞、全血、新鲜冰冻血浆或血小板）后 2 ～ 4 h 内。当受体中性粒细胞被供体血液产品的成分激活时，就会发生 TRALI。这些激活的中性粒细胞释放出炎性介质，从而启动肺水肿的级联反应，并通过增加肺血管网通透性而导致肺损伤。鉴于输血结束后长达 6 h 内仍能出现症状（低氧血症性呼吸衰竭突然发作），因此患者在 PACU 期间可能出现该综合征。这种原因导致的非心源性肺水肿通常伴有发热、胸部 X 线呈现肺浸润（无左心衰竭体征）、发绀和全身性低血压。如果症状出现时检查全血细胞计数，白细胞计数可能急剧降低（白细胞减少症），这反映粒细胞被肺组织和渗出液所俘获[49-50]。

治疗措施为支持性，包括给氧和利尿。据估计，80% 的患者将在 48 ～ 96 h 内恢复。可能需要机械通气来支持低氧血症和呼吸衰竭；可能需要缩血管药物治疗顽固性低血压[51-52]。

近年来，由于缺乏特异性诊断标准，人们对该综合征存在漏诊和漏报。最近，欧美共识会议中的一组输血专家制订并执行了有关诊断标准，从而提高了对该综合征的认识（框 80.4）[51, 53-56]。

输血相关性循环超负荷（TACO）

TACO 可能难以与 TRALI 区分，但在术前存在心功能减退、肾功能不全以及在术中快速大量输液和输血的患者中，应高度考虑 TACO[57]。TACO 患者由

框80.4 输血相关性急性肺损伤诊断标准：欧美专家共识会议建议

1. 急性肺损伤诊断依据：
   a. 症状和体征急性发作
   b. 低氧血症：
      i. $PaO_2/FiO_2 < 300$，或
      ii. 呼吸室内空气下 $SpO_2 < 90\%$，或
      iii. 低氧血症的其他临床证据
   c. 胸片显示双肺浸润性改变，无心影增大
   d. 无左心房高压的临床证据
2. 输血前无急性肺损伤
3. 输血 6 h 内出现肺功能障碍
4. 发作与急性肺损伤的其他病因无时间相关性

PaO_2，动脉血氧分压；FiO_2，吸入氧浓度；SpO_2，脉搏血氧饱和度
Modified from Swanson K, Dwyre DM, Krochmal J, et al. Transfusionrelated acute lung injury (TRALI): current clinical and pathophysiologic considerations. Lung. 2006; 184: 177-185.

于其潜在合并症基本上无法耐受快速和（或）大量输注液体，并且在输血后 2～6 h 内易出现呼吸窘迫和低氧血症的症状以及左心和（或）右心衰竭的体征。TACO 在临床上常表现为液体超负荷，这些患者在呼吸困难发作时常伴有高血压。胸片可能显示出先前存在的心脏病和可能的心源性疾病如心脏肥大和胸腔积液。BNP 水平升高提示 TACO。TACO 和 TRALI 确实可同时发生。治疗以支持为主，治疗重点包括给氧治疗低氧血症和利尿治疗急性容量超负荷。也可采用正压通气。

低氧血症的监测与治疗

氧供

在成本控制的时代，研究提示对所有全身麻醉恢复中的患者常规给氧是一种增加费用且不必要的措施[58]。反对常规给氧者认为，以现有的 PACU 标准持续监测脉搏血氧饱和度很容易识别出需要氧疗的患者[59]。支持此意见的观察性研究显示，大多数患者全身麻醉后在 PACU 呼吸室内空气时不会出现低氧（$SaO_2 < 94\%$ 为给氧阈值的条件下，63% 患者不需要给氧）[59]。尽管该观察性研究的作者推测在 PACU 取消常规给氧可显著节省医疗费用，但是另一些学者认为，限制性氧疗的经济效益可能会被并发症的费用所抵消[60-61]。

尽管对所有全身麻醉后患者给予预防性氧疗的措施存在争议，但是大多数学者认为给氧的利大于弊。即便给氧，相当一部分患者在 PACU 停留期间的某个时间会发生低氧[62-63]。Russell 及其同道观察了 100

例呼吸室内空气转运至 PACU 的患者，到达 PACU 后雾化面罩吸入至少 40% 的氧气[62]。在 2 min 时间转运至 PACU 前，所有患者 SaO_2 均大于 97%。结果有 15% 的患者在抵达 PACU 时呈短暂性低氧（SpO_2 < 92% 持续时间 > 30 s）。这种即时性低氧的发生与患者年龄、体重、ASA 分级、全身麻醉和静脉输液量超过 1500 ml 成正相关。此外，尽管患者到达 PACU 后给予预防性氧疗，但是还有较大比例（25%）的患者在到达 PACU 后 30～50 min 时出现低氧。这种迟发性低氧较转入 PACU 时更严重（SaO_2 降至 71%～91%），且持续时间更长 [（5.8±12.6）min]。其他相关因素包括麻醉持续时间和女性。

无氧供的情况下，安全地实施麻醉后监护的前提是必须随时备好理想的条件，也就是说，每个床旁都备有有效的氧供装置，并有足够的人力观察和立即干预。Gravenstein 认为这种警戒程度可能并不实际，而且并不能保证不会发生不良后果的风险，即使在少部分患者[64]。

脉搏氧饱和度的局限性

麻醉后监护的 ASA 标准要求"特别注意"观察和监测患者的氧合与通气。脉搏氧饱和仪是 PACU 检测低氧血症的一项标准监护指标，但是它并不能反映通气是否充分[65]。尽管数项研究已证实脉搏氧饱和度仪检测呼吸室内空气患者是否存在通气不足方面的能力有限[66-67]，但是这些研究确定脉搏血氧饱和度不能可靠地发现吸氧患者是否存在通气不足[67]。在 PACU 监测通气状况时，脉搏血氧饱和度监测不能替代训练有素人员的密切观察。

供氧系统

补充供氧

在 PACU，供氧系统的选择取决于低氧血症的程度、手术类型和患者依从性。无论采用何种供氧系统，都应加湿氧气，以防止随后鼻腔和（或）口腔黏膜干燥。头颈部手术患者因存在伤口和微血管肌肉皮瓣压迫性坏死的风险，可能不宜面罩给氧，而鼻腔堵塞患者禁止采用鼻导管给氧。对于密闭面罩和固定带有禁忌的患者，可选用面罩式给氧装置或吹氧式装置。对于老年患者或谵妄风险增高的患者，可以选择鼻导管而不是面罩，只要保证其氧饱和度水平足够即可。

对于有自主呼吸但需要较高的氧流量和（或）浓度以使其保持氧饱和度的术后患者，通常使用简易面罩。医师应选择适当尺寸，以保证面罩能舒适地贴服在患者口鼻上。氧流量应至少为 5 L/min，以防止 CO_2 重复吸入。传统上一直认为非重复吸入式面罩可给自主呼吸患者提供最高浓度（高达 95%）的氧。

传统的气泡式加湿器鼻导管给氧通常限制最大流量为 6 L/min，以最大限度地降低湿化不充分带来的不适感和并发症。一般来说，经鼻导管氧气流量每增加 1 L/min，FiO_2 可增加 0.04；氧流量为 6 L/min 时，FiO_2 约为 0.44。

直到最近，拔管患者最大氧供仍需要通过面罩接上无重复吸入系统或高流量雾化吸入装置提供。然而，这些系统效率低下，这是因为面罩不配和（或）需要的分钟通气量高可引起大量室内空气吸入。新型的高流量鼻导管（high-flow nasal cannula，HFNC）装置能为患者舒适地提供 37℃、相对湿度为 99.9%、40 L/min 的氧供[68]。经鼻咽部直接提供高流量氧所能达到的 FiO_2 相当于传统面罩装置给氧。对于没有高碳酸血症的低氧性呼吸衰竭患者，HFNC 是一种合适的选择。实际上，在氧流量相似范围内（10～40 L/min），Vapotherm 系统所提供的 FiO_2 高于非重复吸入式面罩。与非重复吸入式面罩不同，这些装置是在整个呼吸周期直接给鼻咽部输送高流量氧气[69-70]。气体高流量产生的 CPAP 效应可能提高该装置的吸氧效果[71]。

Zhao 等最近的荟萃分析结果认为：与传统的氧疗系统相比，HFNC 可减少对机械通气的需求[72]；然而，与无创通气相比，患者结局相似。

持续气道正压

估计有 8%～10% 的腹部手术患者进入 PACU 后仍需气管插管和机械通气。如本章前述，术后早期呼吸衰竭多由一些短暂性、迅速可逆性的异常情况所致，如疼痛引起的屏气、膈肌功能障碍、肌无力和药物性呼吸中枢抑制。迅速可逆的低氧血症可能是由于通气不足、肺不张或容量超负荷所致。此时应用 CPAP 可能促使肺泡复张和缓解肺不张引起的低氧血症。肺储备功能增加也可改善肺顺应性，并减少呼吸做功。

行 Roux-en-Y 型胃旁路术的肥胖患者中 OSA 患者占很大比例，术后 CPAP 疗法明显有益于这些患者。最初外科医师不愿接受该治疗方案，担心气道正压会使胃和近端小肠胀气，导致吻合口破裂。在一项纳入 1067 例胃空肠吻合术患者的单中心研究中，有 420 例患者被诊断为 OSA，结果显示 CPAP 并不增加术后吻合口漏的风险[73]。

无创正压通气

即使在 PACU 中应用 CPAP，也会有一些患者需其他通气支持。研究证实，无创正压通气（noninvasive positive-pressure ventilation，NIPPV）是 ICU 中替代气管内插管的一种有效方法。虽然 NIPPV 在慢性与急性呼吸衰竭中的应用已非常成熟，但其在 PACU 的应用仍有限。

以往，术后早期避免使用 NIPPV，这是因为它可能引起胃扩张、误吸和伤口裂开，尤其是食管或胃手术患者。决定对 PACU 患者使用无创通气前必须慎重考虑患者和手术两方面的因素。相对禁忌证包括血流动力学不稳定或致命性心律失常、精神状态异常改变、误吸高风险、无法使用鼻罩或面罩（头部和颈部手术）以及顽固性低氧血症[74-75]。

NIPPV 能通过面罩采用呼吸机的压力支持模式来实施。另外，使用 BiPAP 呼吸机可通过鼻导管或面罩给予正压。急性呼吸衰竭患者建立 NIPPV 的示例方案见框 80.5[76]。

OSA、COPD 和心源性肺水肿的患者术后应考虑 NIPPV。术后即刻拔管后使用 PPV 可能有助于预防肺不张与继发的呼吸衰竭。数项研究探讨了在肥胖人群及普通外科、胸外科、血管外科人群中预防性使用

框 80.5　对急性呼吸衰竭患者实施 NIPPV 的示例方案
1. 根据手术操作与患者误吸风险、患者保护气道能力以及患者对面罩依从性，选择合适的患者
2. 床头抬高成 ≥ 45° 角
3. 选择大小合适的面罩，并将面罩连接呼吸机
4. 向患者解释所采取的治疗措施，使其放心
5. 设置初始通气参数（CPAP：0 cm H_2O；压力支持：10 cm H_2O）
6. 握住面罩轻柔置于患者面部，使患者舒适，并与呼吸机同步
7. 鼻梁及其他压力点使用伤口护理敷料保护
8. 用头带扣紧面罩
9. 缓慢增加 CPAP
10. 调整压力支持，以达到潮气量足够和患者最舒适
11. 对低氧患者，每次以 2～3 cmH₂O 的增幅逐渐增加 CPAP，直至 $FiO_2 \leq 0.6$
12. 避免面罩峰压 > 30 cmH₂O
13. 设置呼吸机报警和呼吸暂停支持参数
14. 告诉患者和护士必要时（如需重新放置面罩、疼痛、不适）或出现并发症（如呼吸困难、腹胀、恶心、呕吐）时呼叫医师
15. 监测氧饱和度，并根据血气分析结果调整呼吸机参数

CPAP，持续气道正压；FiO_2，吸入氧浓度
Modified from Abou-Shala N，Meduri U. Noninvasive mechanical ventilation in patients with acute respiratory failure. Crit Care Med. 1996；24：705-715.

NIPPV 的效果。尽管缺乏证实简洁结果的数据和大型 RCTs，但是研究显示 NIPPV 有益于一些独特的患者群体[77]。

能够配合和耐受 PPV 的患者以及精神状态完好、中度高碳酸血症与酸血症（$PaCO_2$ 45 ～ 92，pH 7.1 ～ 7.35）且在 2 h 内生理指标改善的患者，其 NIPPV 成功率常较高。PPV 的相对禁忌证包括：分泌物过多、缺乏完好的精神状态，心搏或呼吸骤停以及被认为是误吸高风险或无法保护其气道的患者。

血流动力学不稳定

PACU 患者血流动力学异常可单独或同时表现为高血压、低血压、心动过速或心动过缓。PACU 中血流动力学不稳定对患者远期预后可产生负面影响。值得注意的是，与低血压和心动过缓相比，术后高血压和心动过速使意外重症入院的风险增加，且死亡率较高[78]。

高血压

有原发性高血压病史的患者在 PACU 中发生严重高血压的风险最大[79]，特别是手术当日早晨没有服用抗高血压药的患者。其他因素包括疼痛（通常与心动过速伴或不伴呼吸急促有关）、恶心呕吐、通气不足及其相关高碳酸血症、低氧、全身麻醉苏醒期躁动、焦虑、躁动、高龄、尿潴留（继发于术中大量输液）和原有肾病（框 80.6）。一定不能忽略酒精戒断的可能（这种情况下高血压能最早发生在患者最后一次饮酒后的 24 h）。还必须考虑药物戒断可能；β 受体阻滞药戒断、阿片类药物或苯二氮䓬类药物戒断也能引起高血压。近期使用 / 滥用某些娱乐性药物如可卡因、甲基苯丙胺或 D- 麦角酸二乙胺（LSD）/ 苯环己哌啶

框 80.6　引起术后高血压的因素
术前高血压
低氧血症
高血容量
全身麻醉苏醒期兴奋
寒战
药物反跳作用
颅内压增高
交感神经系统活动增强
高碳酸血症
疼痛
躁动
肠胀气
尿潴留

（PCP）均能增强交感兴奋，受这些物质影响的患者将表现为心动过速和高血压。

与术后高血压相关的最常见手术是颈动脉内膜剥脱术和颅内手术。许多患者在 PACU 期间需要使用药物来控制血压，尤其是既往有高血压病史的患者。

低血压

术后性低血压可表现为：①低血容量性（前负荷降低）；②分布性（后负荷降低）；③心源性（泵本身衰竭）；和（或）④心外性 / 梗阻性（框 80.7）。

不管患者术后休克是何种类型，都必须查明并治疗其根本原因。在评估患者或进行后续治疗时，必要时可使用液体、血液制品和缩血管药物，以恢复血管内容量并支持足够的灌注。

低血容量性（前负荷降低）

PACU 患者低血压的常见原因是血管内液体容量减少和前负荷下降所致；这种低血压对静脉输液反应良好。术后早期血管内容量减少的常见原因包括体液进行性转移至第三间隙或体液丢失、术中补液不足（尤其是腹腔内大手术患者或术前接受肠道准备的患者）以及椎管内（脊髓或硬膜外）阻滞引起的交感神

框 80.7　PACU 患者低血压的鉴别诊断
血管内容量不足
持续液体丢失
进行性液体进入第三间隙
肠道准备
胃肠液丢失
手术出血
毛细血管通透性增加
脓毒症
烧伤
输血相关性急性肺损伤
心排血量降低
心肌缺血或梗死
心肌病
瓣膜性疾病
心包疾病
心脏压塞
心律失常
肺栓塞
张力性气胸
药物诱发性（β 受体阻滞药，钙通道阻滞药）
血管张力下降
脓毒症
变态反应（过敏反应，类过敏反应）
脊髓休克（脊髓损伤，医源性高位脊髓损伤）
肾上腺功能不全

经系统张力消失。

低血容量性休克患者常常具有典型的临床相关特征，包括心动过速、呼吸急促、低血压、皮肤斑点（湿冷）、静脉萎陷、尿量减少和精神状态改变。体液丢失的量往往决定了临床体征，因为患者似乎能够耐受血容量丢失达 10%，此时心动过速是唯一的体征；而当患者丢失其总血容量约 40% 时，就会出现明显的休克体征（乳酸性酸中毒，严重低血压，心排血量降低）。

接受过手术且术中失血可能明显的患者，术后发生低血压应排除活动性出血（出血性休克）。不管估计的术中失血量是多少，所估算的失血量往往不准确。如果患者病情不稳定，应床旁检测血红蛋白，以免等待实验室检查结果。此外，如果患者正服用 β 受体阻滞药或钙通道阻滞药，心动过速可能不是低血容量和（或）贫血的可靠指标。皮肤丢失尤其是烧伤患者，以及腹水如肝衰竭或某些癌症（如卵巢）、呕吐和（或）腹泻继发的胃肠道液体丢失的患者，均可引起非出血性低血容量，从而导致低血压，必要时应补充适当液体。

评估围术期低血压时必须考虑局麻药毒性的可能。局麻药意外注入血管内或注射局麻药过量伴或不伴迅速吸收后可引起全身反应。中枢神经系统症状包括耳鸣、精神错乱、精神状态改变，最后抽搐发作，这些症状可能并不总是在心血管衰竭之前发生。一旦被确认，应给予苯二氮䓬类药物缓解抽搐发作，并立即采取支持疗法以支持心血管功能。应给予脂肪乳治疗（20%），静脉注射 1.5 ml/kg，1 min 以上，然后以每分钟 0.25 ml/kg 的速率连续给药 30 min。如果心血管衰竭持续存在，则每 5 min 重复注射一次。

分布性（后负荷下降）

PACU 患者发生血液分布性休克可能是多种生理紊乱所致，包括医源性交感神经阻断、危重病、变态反应和脓毒症。继发于区域麻醉技术的医源性交感神经阻滞是围术期低血压的一个重要原因。高位（高达 T_4 平面）交感神经阻滞可降低血管张力，并阻断心脏加速神经纤维。如果不及时处理，即使是在年轻健康的患者，严重低血压情况下发生的心动过缓也能导致心搏骤停[80]。缩血管药物包括去氧肾上腺素和麻黄碱是交感神经系统残余阻滞所致低血压的药理学治疗方法。

重症患者可能依赖于交感神经系统兴奋增强，以维持全身血压和心率。即使使用最小剂量的吸入性麻醉药、阿片类药物或镇静催眠药都能够降低这些患者的交感神经系统张力，引起明显的低血压。

变态反应（过敏反应或类过敏反应）可能是

PACU 患者低血压的原因。除了时有严重低血压外，变态反应 / 过敏反应的患者常伴有皮疹 / 荨麻疹、支气管痉挛 / 喘息、喘鸣和面部水肿。患者应立即接受治疗，如果明确并仍在接触致敏源，此时应立即去除致敏源，并给予类固醇（氢化可的松或甲泼尼龙）、H_1 与 H_2 阻滞药、液体和缩血管药物。肾上腺素是治疗变态反应所致低血压的首选药物。血清类胰蛋白酶浓度增高可确定存在变态反应，但是血清类胰蛋白酶浓度增高并不能鉴别过敏反应与类过敏反应。必须在变态反应发生后 30 ～ 120 min 内抽取血液样本测定血清类胰蛋白酶浓度，但是结果可能需要等待数日。神经肌肉阻滞药是手术环境中发生过敏反应的最常见原因，其次是乳胶、抗生素和其他稀有物质（表 80.2）[81-83]。

如果怀疑 PACU 中的低血压是由脓毒症所致，则应采血培养，并应尽早开始经验性抗生素治疗。尿道操作和胆道手术是脓毒症引起突发性严重低血压的操作 / 手术范例。尽管液体复苏是最重要的即时措施，但是常常需要升压药支持，至少短时间内。去甲肾上腺素是脓毒症患者的首选升压药。研究表明，脓毒性休克时血管加压素缺乏可导致血管扩张[84]，严重脓毒性休克时给予低剂量血管加压素（0.01 ～ 0.05 U/min）可改善平均动脉压，减少对儿茶酚胺类缩血管药物的需求，可能有利于保护肾功能[85]。

心源性（泵本身衰竭）

术后低血压的主要心源性原因包括心肌缺血与心肌梗死、心肌病、心脏压塞和心律失常。鉴别诊断取决于外科手术和患者术前心脏风险与健康状况。为明

表 80.2　围术期诱发过敏反应的药物

化学物质	围术期过敏反应的发生率（%）	与围术期过敏反应最相关的药物
肌肉松弛药	69.2	琥珀酰胆碱、罗库溴铵、阿曲库铵
天然橡胶	12.1	乳胶手套、止血带、Foley 导尿管
抗生素	8	青霉素和其他 β 内酰胺类
镇静催眠药	3.7	丙泊酚、硫喷妥钠
胶体	2.7	葡聚糖、明胶
阿片类药物	1.4	吗啡、哌替啶
其他	2.9	丙帕他莫、抑肽酶、木瓜凝乳蛋白酶、鱼精蛋白、布比卡因

From Hepner DL, Castells MC. Anaphylaxis during the perioperative period. Anesth Analg. 2003；97：1381-1395

确低血压的原因，可能需要中心静脉压监测、超声心动图，而可能需要肺动脉楔压监测者罕见。

患者的临床表现与低血容量性休克的患者相似。但是，此时主要体征之一是体液相对超负荷 / 充血性心力衰竭，如中心静脉和外周静脉扩张、肺水肿征象以及检查时可能发现 S3 心音。这些患者的心脏充盈压升高，伴有心排血量降低 / 受损。当 40% 以上的心肌受损时，就会发生心源性休克。原有缺血性心脏病的患者罹患心脏不良事件的风险显著增加，尤其是其接受紧急或高风险手术时。还应注意的是，心源性休克患者的死亡率非常高，高达 70%。患者可能需要在术后立即进行主动脉内球囊反搏（intra-aortic balloon pump，IABP）、心脏导管与支架置入、超声心动图检查或机械 / 瓣膜畸形手术。

心外 / 梗阻性休克

如果不及时发现和治疗，心脏舒张期充盈障碍最终可引起前负荷降低，从而导致休克。下腔静脉（IVC）受压（腔静脉阻塞，胸腔内肿瘤）、张力性气胸、心脏压塞、缩窄性心包炎，甚至 PEEP/ 机械通气，都能导致心脏充盈减少并影响静脉回流。胸腔内肿瘤和张力性气胸的临床表现类同于继发于大静脉阻塞的低血容量性休克，即心动过速和低血压，可能伴有颈静脉扩张。心脏压塞的患者也表现为心动过速和低血压；如果已建立有创监测，通常能观察到患者的"压力平衡"（LV 与 RV 舒张压、PAOP、CVP 升高且相对接近）。

急性肺动脉高压、肺动脉栓塞和主动脉夹层可导致继发于后负荷增加的左心室和（或）右心室收缩受损。这些患者表现为 LV 和（或）RV 衰竭。

患者可能需要进行紧急胸腔穿刺和放置胸管以治疗张力性气胸，需要进行心包穿刺术以治疗心脏压塞，或进行溶栓 / 栓塞清除术以治疗肺栓塞。

心肌缺血：评估和治疗

每年有超过 100 万人死于非心脏手术，其中心肌梗死是最常见的心血管并发症[86]。主要心脏不良事件的发生率取决于患者本身的风险因素数量。根据修订的 Goldman 心脏风险指数，具有三个或三个以上风险因素的患者在非心脏手术后发生心脏不良事件的风险高达 5.4%[87]。由于患者在手术刚结束期间仍正处于麻醉恢复状态，且仍受药物残留作用的影响，尤其是镇痛药，因此恢复室中的心肌缺血患者罕有胸痛。Mangano 等的一项研究结果表明，94% 的术后心肌缺血发作为无症状[88]。

评估

在恢复室主诉胸痛的患者应该做 12 导联心电图并检测肌钙蛋白水平。应根据需要进行体格检查和进一步检查，以排除引起胸痛的其他原因（如肺栓塞、主动脉夹层、张力性气胸、心脏压塞、食管破裂等）。心电图变化如 ST 段改变可能并不一定表示心肌缺血（特别是已知无心脏病且无心脏风险因素的年轻患者）；但是，如果相关的体征和症状指向心肌缺血，则一定需要做进一步检查。

目前已确定非心脏手术后心肌缺血（myocardial ischemia after non-cardiac surgery，MINS）是一种独立的疾病。MINS 的定义为术后肌钙蛋白水平升高，无任何临床症状或心电图改变，且没有任何其他可导致肌钙蛋白水平升高的非缺血性原因（如慢性肌钙蛋白升高、肺栓塞、脓毒症、快速心房颤动）。肌钙蛋白水平升高与预后不良独立相关[89]。一项国际前瞻性队列研究发现，非心脏手术术后肌钙蛋白水平升高是 30 d 死亡的一项强烈的独立预测因子[90]。

由美国心脏协会 / 美国心脏病学院（American Heart Association，AHA/American College of Cardiology，ACC）制订的最新指南建议，对于手术后心电图变化提示缺血或出现典型缺血性胸痛的所有患者，均应检测肌钙蛋白水平。并且，他们建议在血管手术或中危手术后病情稳定的患者连续测定肌钙蛋白水平[91]。最近一项多中心研究探讨了术后高敏肌钙蛋白（hsTnT）水平和心肌损伤与非心脏手术后 30 d 死亡率之间的相关性[92]。作者证实，术后心肌损伤最常见无症状型，因为 93% 的 MINS 患者没有任何症状。而且，他们发现在非心脏手术后的前 3 d，hsTnT 水平升高而无缺血性表现与术后 30 d 死亡率显著增高有关。这些新的研究结果甚至可以证明在 PACU 积极检测术后 hsTnT 水平的必要性。

治疗

一旦诊断出心肌缺血 / 损伤，应立即通知主要外科团队成员，并进行心脏会诊。

排除其他危及生命的原因后，应给予患者吸氧，控制血压与心率。如果没有绝对禁忌证，应给予患者硝酸甘油、β 受体阻滞药、他汀类药物和阿司匹林。

应该用阿片类药物和苯二氮䓬类药物治疗疼痛和焦虑；如果存在贫血，应予以纠正。患者有可能出现进一步失代偿，应该做好准备，而且将急救车随时备用。如果患者血流动力学不稳定，超声心动图可能有助于指导下一步治疗（如放置 IABP，紧急干预）。

根据病情的严重程度，应考虑和讨论进一步干预措施如溶栓、经皮冠状动脉介入治疗（percutaneous coronary intervention，PCI）或血管重建。然而，由于这些患者刚接受过手术，因此权衡术后出血与冠状动脉血流恢复之间存在的矛盾。应该由外科医师、心脏科医师、麻醉科医师和患者共同决定最佳的治疗方案。

心律失常

术后心律失常通常呈短暂性，为多因素所致。围术期引起心律失常的可逆性原因包括低氧血症、通气不足及其相关的高碳酸血症、内源性或外源性儿茶酚胺、电解质紊乱、酸血症、液体超负荷、贫血和药物戒断[93]。

心动过速

PACU 患者发生心动过速的常见原因包括疼痛、躁动、通气不足及其相关性低氧和高碳酸血症、低血容量、PONV 和寒战。较少见但严重的原因包括出血，心源性、感染性或过敏性休克，肺栓塞，甲状腺危象和恶性高热。

在评估术后心动过速时，最重要的问题是患者的血流动力学是否稳定。如果患者病情稳定，应该给予吸氧，行 12 导联心电图检查，并明确可能的心律。心率大于 150 bpm 的不稳定患者典型表现是低血压，并可能表现出灌注量减少的其他症状如精神状态改变、胸痛或休克。这些患者应立即进行同步电复律。PACU 患者快速心律失常有各种不同的原因，因此在给药剂量和电复律的能量选择方面需采取个体化方案。全面概述参见 2015 年美国心脏协会有关心肺复苏和紧急心血管监护的指南更新[94]。

心动过缓

PACU 患者发生心动过缓常为医源性。药物相关性原因包括 β 受体阻滞药、神经肌肉阻滞的抗胆碱酯酶药物逆转、阿片类药物以及可乐定或右美托咪定。手术相关和患者相关的原因包括肠胀气、颅内压或眼内压升高、低氧、低温、甲状腺功能减退和蛛网膜下隙麻醉。蛛网膜下隙麻醉高平面能阻滞起源于 $T_1 \sim T_4$ 的心脏加速性神经纤维，从而导致严重的心动过缓。由此引发的交感神经阻滞、血容量可能不足以及静脉回心血量减少，即使是年轻的健康患者也能引起突发性心动过缓和心搏骤停。

评估术后心动过缓时，应立即评估生命体征和血流动力学稳定性。如有可能，应纠正其潜在原因。无症状性心动过缓可能根本不需要治疗；但是，如果患者病情不稳定且存在低血压，或出现休克、精神状态改变、缺血性胸部不适或急性心力衰竭的体征，则需要紧急干预。根据 ACLS 指南，一线治疗药是静脉注射阿托品。如果效果不明显，应经皮起搏或开始使用血管加压药（多巴胺、肾上腺素滴注）。最后，应考虑专家会诊和经静脉起搏方案[94]。

房性心律失常

最常见的房性心律失常是房颤，非心脏大手术后约 4% 的患者可出现房颤[95]。在这些患者中，新发的术后房性心律失常的总体发生率高达 10%。该发生率在心脏和胸部手术后更高，此时这种心律失常常归因于心房刺激[96]。术前存在心脏风险因素、体液正平衡、电解质紊乱和低氧可增加术后心房颤动的风险[97]。这些新发的房性心律失常并不是良性，因为它们与住院时间延长和死亡率增加有关[98-99]。

控制心室率是治疗新发房颤的即时目标。血流动力学不稳定的患者可能需要立即电复律，但是大多数患者可通过静脉应用 β 肾上腺素能受体阻滞药或钙通道阻滞药进行药物治疗[100]。如果血流动力学不稳定是一个值得关注的问题，则可考虑使用短效 β 受体阻滞药艾司洛尔。对于可能是由儿茶酚胺引起的术后心律失常，使用这些药物控制心室率通常足以达到药物性心脏复律的效果。如果治疗的目标是药物复律，可在 PACU 中给予胺碘酮的负荷量，前提是知道静脉注射胺碘酮可能伴随 QT 延长、心动过缓和低血压。

室性心律失常

PACU 患者常发生室性期前收缩（PVCs）和室性二联律。PVCs 通常反映交感神经系统兴奋性增加，可发生于气管插管、疼痛和短暂性高碳酸血症时。PVCs 通常可自行缓解，但是给予麻醉性镇痛药和确保合理通气能促进其缓解。真正的室性心动过速罕见，它表示存在心脏疾病。在尖端扭转性室性心动过速（多形性室性心动过速）的情况下，心电图上可能出现 QT 延长，这可能是内在因素或药物相关。PACU 中导致 QT 延长的最常见药物是 5-HT$_3$ 受体拮抗药（如昂丹司琼、多拉司琼）、氟哌啶醇、氟哌利多、沙丁胺醇、美沙酮和胺碘酮。应开始时静脉注射 1～2 g 镁剂，5 min 以上，必要时可重复给药。

治疗

术后早期心律失常通常需要立即纠正电解质紊乱以及药理学和非药理学干预[101]。一般来说，心律失常治疗的紧迫性取决于心律失常所致的生理变化结果，主要是低血压和（或）心肌缺血。快速性心律失常可减少冠状动脉灌注时间，增加心肌氧耗。快速性心律失常影响取决于患者原有心脏功能，对冠心病患者的危害最大。而心动过缓对心脏固定每搏搏量患者的危害较大，如婴幼儿和限制性心包疾病或心脏压塞患者。大多数情况下，治疗取决于识别和纠正潜在的原因（如低氧血症或电解质紊乱）[102]。选择治疗方案时，还须考虑心肌缺血或肺栓塞的可能影响。

肾功能障碍

术后肾功能障碍的鉴别诊断包括肾前性、肾性和肾后性原因（框 80.8）。术后肾功能不全的原因通常为多因素，术中肾损害可加重原有的肾功能不全[103-106]。在 PACU 中，重点应放在寻找和治疗易逆转的少尿原因［即尿量 < 0.5 ml/（kg·h）］。例如，导尿管阻塞或脱落易于纠正，但常被忽视（框 80.8）。在适当情况

框 80.8　术后少尿
肾前性
低血容量（出血、脓毒症、第三间隙液体丢失、容量复苏不足）
肝肾综合征
低心排血量
肾血管阻塞或断裂
腹内高压
肾性
缺血（急性肾小管坏死）
放射线显影剂
横纹肌溶解
肿瘤溶解
溶血
肾后性
手术损伤输尿管
输尿管血块或结石梗阻
机械性（导尿管梗阻或异位）

下，应该与手术医师讨论（泌尿外科或妇科）手术细节，以排除输尿管、膀胱或尿道解剖性梗阻或断裂。

术后急性肾损伤（acute kidney injury，AKI）的发生与患者相关因素有关。在确定患者是否存在围术期肾功能障碍风险增高时，应考虑诸多因素，包括合并症如术前存在肾功能不全（CKD）、糖尿病、高血压、病态肥胖以及类固醇使用史、男性和老年等。除了不可纠正的患者因素外，手术本身也是围术期发生肾功能障碍的独立风险因素，心脏手术、急诊手术和"大"手术（血管、移植、胸腔手术）都可增加肾功能障碍发生的可能性。

一些围术期事件可能改变肾灌注。术前或术中血管造影能引起继发于肾血管收缩的缺血性损伤以及肾小管直接损伤。围术期容量不足能加重脓毒症引起的肝肾综合征或急性肾小管坏死。手术本身能改变肾血管通畅性，减少肾灌注。最后，腹腔内压（intraabdominal pressure，IAP）升高能减少肾灌注。

合理的术中液体管理对于术中和术后都是至关重要。必须监测血流动力学，确保血管内相对容量足以满足组织灌注，避免器官低氧和功能障碍。手术室和 PACU 中晶体液无处不在。平衡液（乳酸林格液、勃脉力）可能优于仅含氯化物的液体（NaCl），因为高氯血症与 AKI 的发生有关[107]。2014 年发表在 "Critical Care" 杂志上的一项研究表明，游离氯溶液的使用是肝移植患者术后发生 AKI 的一个风险因素[108]。一般认为应避免使用羟乙基淀粉溶液，因为其使用没有任何明确的益处[109]。

最近发表在 *Anesthesiology* 杂志上的一项研究表明，当 MAP 小于 60 且持续 20 min 以上，或小于 55 且持续 10 min 以上时，术后发生 AKI 的风险增加[110]。如上所述，鉴于高血压患者肾脏自动调节能力随时间而变化，MAP 的目标应该个体化。在低血压患者中，可能需要缩血管药物作为液体治疗的辅助药物。到目前为止，还没有证据表明哪种缩血管药物更好。值得注意的是，尽管低剂量多巴胺能增加尿量，但是目前不再认为它具有肾保护作用，也不支持其作为 AKI 的治疗方法。此外，也不推荐血管扩张药（非诺多泮、心房利钠肽）用于 AKI 的预防和治疗。

少尿

血管内容量不足

术后即刻少尿的最常见原因是血管内容量不足。如果患者表现出低血容量的体征如心动过速和低血压，快速输液（500～1000 ml 晶体）通常可有效地

恢复尿量。如果怀疑进行性手术失血，且需要反复性冲击补液以维持足够尿量，则应检测全血细胞计数。有高血压病史的患者可能需要较高的血压才能产生足够的尿液。标准的"MAP > 65"下，肾可能得不到充分灌注。对于这些患者，必须了解其既往基础血压水平，并以 MAP 大于 75 mmHg 为目标，以确保肾灌注。通过容量复苏最大限度地保证肾灌注，对于预防进行性缺血性损伤和急性肾小管坏死的发生尤为重要。然而，尿量并不能预测术后发生 AKI 的可能性。

如果禁忌快速输液或持续存在少尿，则需评估血管内容量和心脏功能，以鉴别脓毒症性低血容量和低心排血量状态。假如没有使用利尿药，测定钠排泄分数能用于确定肾灌注充分与否。然而，肾前性氮质血症的诊断并不能鉴别低血容量、充血性心力衰竭或肝肾综合征。通过中心静脉监测和（或）超声心动图进一步评估可能有助于鉴别诊断。

术后尿潴留

术后尿潴留能导致膀胱过度扩张和永久性逼尿肌损伤。在 PACU 中应用超声检查能确定膀胱容量并明确尿潴留[111]。Keita 及其同道使用该技术测定 313 例患者转入 PACU 时和转出 PACU 前的膀胱容量，试图识别出高危患者。该研究收集的数据包括年龄、性别、尿潴留史、术中使用抗胆碱能药物、术中输液量、静脉应用吗啡。尿潴留定义为膀胱容量 > 600 ml，且在 30 min 内无法排空。在该研究中，PACU 患者术后尿潴留的发生率为 16%。最重要的预测因子是年龄 > 50 岁、术中输液 > 750 ml 以及转入 PACU 时膀胱容量 > 270 ml[112]。该研究主张使用超声技术来识别可能存在尿潴留的高危患者。

造影剂肾病

PACU 中因颈动脉狭窄、胸腹主动脉瘤、周围血管疾病和脑动脉瘤而接受了血管造影伴或不伴血管内支架置入的患者数量正在增加。因此，在术后肾功能障碍的鉴别诊断中应始终考虑造影剂肾病；一般认为造影剂肾病是引起术后 AKI 的可逆性原因之一，所以及时诊断是关键。注射造影剂后 24 ~ 48 h 内肌酐有增高的趋势，但是通常在一周内恢复到患者的基线水平。任何接受静脉造影剂的患者都应注意围术期充分水化。应用平衡晶体液加强水化是预防造影剂肾病的最有效方法。有时也可用碳酸氢钠和乙酰半胱氨酸碱化尿液，但是这些方法缺乏有效证据，也没有得到确切的证实[113]。

腹内高压

任何腹部手术后少尿且体检腹胀的患者，应考虑腹内高压（intraabdominal hypertension，IAH）[114-115]。IAP 升高可减少肾灌注，并导致肾缺血和术后肾功能障碍。非肥胖患者的 IAP 正常值约为 5 mmHg。腹内高压可分为四级：Ⅰ级，12 ~ 15 mmHg；Ⅱ级，16 ~ 20 mmHg；Ⅲ级，21 ~ 25 mmHg；Ⅳ级，> 25 mmHg。腹腔间隔室综合征是指 IAP 超过 20 mmHg 伴或不伴腹腔灌注压 < 50 mmHg[116]。IAH 患者表现出新的终末器官功能障碍时，应考虑腹腔间隔室综合征（IAP 通常 ≥ 25 mmHg）。一项腹部大手术患者的前瞻性研究结果显示，约 40% 新发肾功能不全的患者为腹内高压。在这项研究中，术后肾功能损害与以下四个因素独立有关：低血压、脓毒症、相对高龄和腹腔压力增高[117]。

IAP 升高使肾静脉受压而引起血管阻力增高，结果损害肾的静脉回流。这一系列事件是最终导致肾功能障碍的原因。当 IAP 达到 15 mmHg 时，易发生少尿；IAP 达到约 30 mmHg 时才会出现无尿。管理和治疗主要是支持性措施（限制液体输入）；但是对于严重的患者，可能需要手术减压。

膀胱压力是评估 IAP 的一项间接指标，对于怀疑有腹内高压的患者应测量该压力，以确保能够立即采取干预措施来缓解腹腔压力，从而恢复肾灌注。膀胱压力是在患者处于仰卧位且没有腹部肌肉收缩的情况下于呼气末时测量。与测量动脉压一样，传感器宜放置在腋中线[117]。

横纹肌溶解

横纹肌溶解可能使严重挤压伤或热损伤的患者术后过程更加复杂。患者可能主诉肌痛、腹痛、恶心和无力。可能出现肌红蛋白尿，肌酸激酶（CK）水平升高。接受减肥手术的病态肥胖患者横纹肌溶解发生率也显著增加。据报道，在接受腹腔镜下减肥手术的连续 66 例患者中，横纹肌溶解发生率为 22.7%[118-121]。其风险因素包括 BMI 增加和手术时间延长。应根据患者病史和手术过程来决定是否在 PACU 中检测肌酸磷酸激酶水平[119]。早期积极水化以维持尿量是治疗的关键，因为低血容量只会进一步加重肾缺血和血红素管型致肾小管阻塞所引起的即将发生的肾衰竭。必须立即检测并纠正电解质异常，包括高钾血症、高磷血症和低钙血症。应用髓袢利尿药冲洗肾小管并避免液体超负荷。临床上常静脉滴注甘露醇促进肌红蛋白管型从肾小管排出，给予碳酸氢钠防止肌红蛋白的毒性作用，但是其可能并不会带来更好的临床效果。一项对 2000 多例合并横纹肌溶解的创伤患者的研究结果表明，输注碳酸氢钠和甘露醇并不能进一步降低急性肾衰竭的发生率[121]。对重症患者，可尝试使用连续肾替代疗法来清除肌红蛋白。不同于不能清除循环中肌红蛋白的常规血液透析滤器，高通量滤膜能有效清除循环中的肌红蛋白。连续肾替代疗法一般采用高通量滤膜。此外，对流（即连续血液滤过去除溶质的机制）较扩散（即传统血液透析去除溶质的机制）更能清除较大分子溶质[122]。

术后低温和寒战

术后低温定义为核心温度低于 36℃，是发生在全身麻醉和椎管内麻醉后的一种有害且不舒服的状况。根据美国麻醉科医师学会的要求，应该在麻醉结束后 15 min 内测量患者体温，且理想情况下应至少为 36℃[123]。全身麻醉和椎管内麻醉后也经常发生术后寒战。全身麻醉后寒战的发生率可能高达 66%[124]。已确定的风险因素包括青年患者、矫形外科假体手术和核心低温[125]。

机制

术后低温可继发于术中热量损耗。其基本机制包括辐射、对流、蒸发和传导[126]。术后寒战通常但不总是与低温有关。尽管体温调节机制能够解释低温患者的寒战，但是人们已提出许多不同的机制来解释正常体温患者的寒战。提出的一种机制是根据观察到的大脑与脊髓在全身麻醉后并不是同时恢复。该学说认为脊髓功能恢复更快，从而导致脊髓反射脱抑制，表现为阵挛性活动。中枢神经系统兴奋药多沙普仑在消除术后寒战方面具有一定的效果，该结果支持上述学说。提出的其他机制包括 κ - 阿片类受体、NMDA 受体和 5-HT 受体的作用。一般认为接受大剂量瑞芬太尼麻醉的患者寒战发生率较高，相关学说认为这与瑞芬太尼引起这些患者痛觉超敏的机制相同，即突然停用阿片类药物可兴奋 NMDA 受体[127]。此外，同一作者发现术中使用小剂量氯胺酮可降低瑞芬太尼所致术后寒战的发生率，该结果也支持上述学说[128]。曲马朵是弱 μ - 阿片类受体激动药以及去甲肾上腺素与 5-羟色胺再摄取抑制药；研究显示，曲马朵在发挥镇痛作用的同时还可有效地预防术后寒战[129]。

治疗

治疗措施包括发现和治疗如果存在的低温。最易获得准确核心体温的位置是鼓膜。腋窝、直肠和鼻咽温度测量精确度较差，且可能低于核心温度。强力暖风机可用于低温患者主动加温。研究表明，一旦发生寒战，许多阿片类药物、昂丹司琼[130]、可乐定[131]和氯胺酮[132]可有效地消除寒战。其中，成人最常用的是静脉注射哌替啶 12.5 ～ 25 mg。研究表明，术中静脉滴注右美托咪定可有效地预防寒战的发生[133]。

临床影响

术后寒战除了造成患者明显不舒适，即所谓热不舒适外，还可增加氧耗与 CO_2 产生以及交感神经张力，并与心排血量增加、心率增快、血压和眼内压增高有关。低温患者转入 PACU 后，应给予主动加温措施以避免低温引起的这些即刻并发症和延迟性并发症。轻、中度低温（33 ～ 35℃）可抑制血小板功能、凝血因子活性和药物代谢。低温可加重术后出血、延长神经肌肉阻滞剂的作用时间，并可能延迟苏醒时间。这些即刻并发症可使患者在 PACU 滞留时间延长[134]，而远期有害影响包括心肌缺血与心肌梗死发生率增高、伤口愈合延迟以及围术期死亡率增高。

术后恶心呕吐

在没有预防措施的情况下，接受吸入麻醉的患者中大致有 1/3 将出现 PONV（10% ～ 80%）[135-136]。PONV 的后果包括 PACU 转出延迟、非预期住院、肺误吸发生率增高以及术后显著不适。识别 PONV 高风险患者并给予预防性干预，能显著改善患者在 PACU 的医疗质量和满意度。从患者角度来说，PONV 可能较术后疼痛更加不适。

预防与治疗

PONV 的预防措施包括麻醉技术和麻醉用药的改进。Apfel 及其同道的一项多中心多因素随机对照试验研究了 6 种预防措施在 PONV 高风险（PONV 风险 ＞40%）患者的效果[135]。预防措施包括药物相关和技术相关的干预。药物方法包括氟哌利多 1.25 mg、地塞米松 4 mg 或昂丹司琼 4 mg。麻醉干预措施包括：丙泊酚替代吸入麻醉药、氮气替代氧化亚氮或瑞芬太尼替代芬太尼。作者将 4000 多例患者分至 64 种可能组合中的一组。该研究发现，三种止吐药都能将 PONV 发生的相对风险降至同样水平（降低 26%）；同时，丙泊酚（降低 19%）和氮气（降低 12%）降低 PONV 发生的相对风险的程度相近。

尽管预防 PONV 的预防性措施比治疗措施更有效，但是在适当的预防性措施后仍有部分患者在 PACU 需要治疗。目前尚无任何确切的证据表明此时常用的 5-羟色胺受体拮抗药中何种更有效。框 80.9 列出 PACU 中常用于预防和治疗 PONV 的各种止吐药。如果适当时候给予足量的止吐药无效，那么 PACU 中仅仅给予更大剂量的同类药物也不可能产生明显效果。因此，不建议在首次给药后 6 h 内重复使用同一类药物。某些止吐药物如东莨菪碱、地塞米松和阿瑞匹坦，根本不应重复给药[136]。

患者发生 PONV 的可能性取决于数个风险因素，患者风险因素越多，发生可能性越大。Apfel 等发现女性、非吸烟者、PONV/晕动病病史和术后应用阿片类药物为独立风险因素。他们的研究小组创建了一个简化的风险评分：预测无风险因素的患者发生 PONV 的可能性为 10%，存在一个风险因素的患者发生 PONV 的可能性为 20%，有两个风险因素的患者发生 PONV 的可能性为 40%，有三个风险因素的患者发生 PONV 的可能性为 60%，存在四个风险因素的患者发生 PONV 的可能性为 80%。最近，该作者将 50 岁

框 80.9　常用的止吐药（成人剂量）

抗胆碱能药物
术前耳后无毛发区域使用东莨菪碱透皮贴剂（1.5 mg），术后 24 h 除去

NK-1 受体拮抗药
阿瑞匹坦（麻醉前 3 h 内口服 40 mg）

皮质类固醇
地塞米松（麻醉诱导后 4 mg，IV）

抗组胺药
羟嗪（12.5～25 mg，IM）
苯海拉明（25～50 mg，IV）

吩噻嗪类
异丙嗪（12.5～25 mg，IM）
普鲁氯嗪（奋乃静）（5～10 mg，IV）

丁酰苯类
氟哌利多（0.625～1.25 mg，IV）；给药后 2～3 h 监测心电图 QT 间期是否延长；推荐术前 12 导联心电图检查
氟哌啶醇（0.5～<2 mg，IM/IV）

促进肠动力药
甲氧氯普胺（10～20 mg，IV；若胃肠梗阻可能，避免使用）

5-羟色胺受体拮抗药
昂丹司琼（4 mg，IV，手术结束前 30 min 给予）

缩血管药物
麻黄碱（25 mg，IM，与羟嗪 25 mg 合用）

以下的年轻人作为出院后恶心呕吐的另一个独立风险因素[137]。日间手术麻醉学会发布了"术后恶心呕吐管理的共识指南"[136]。该指南全面介绍了这个话题。预防 PONV 已经被纳入美国医疗保险和医疗补助服务中心的医师质量报告体系。对于 18 岁以上的患者在吸入性全身麻醉下接受任何手术，如果他们存在至少三个 PONV 风险因素，则应该给予至少两种不同的止吐药[138]。

意美（阿瑞匹坦）是一种 P 物质/神经激肽 1 受体拮抗药，它可能对极高风险和难治性患者有效。建议在麻醉前 3 h 内口服 40 mg。初步临床试验表明，该药物在术后有效时间长达 48 h[139]。

谵妄

术后谵妄（postoperative delirium，POD）是指表现为意识减退和注意力障碍的急性、波动性精神状态改变。POD 常在恢复室开始出现，并在手术后 5 d 还可出现。一项研究发现，许多在病房中被诊断为 POD 的患者其实在恢复室中已经出现 POD。POD 的发生率取决于围术期和术中的风险因素，且差异颇大。例如，一项包括 26 项关于 POD 研究的荟萃分析发现，髋部骨折患者的 POD 发生率在 4.0%～53.3%[140]。择期与急诊患者接受不同手术的多项研究表明，POD 与术后结局较差、住院时间延长、功能下降、住院率增高、死亡率较高、成本和资源使用增加有关[141]。区分兴奋型谵妄和抑制型谵妄十分重要，因为后者很容易被忽视，从而可能得不到治疗，可能与不良预后有关[142]。

风险因素

POD 与多种风险因素有关，常分为易感因素（患者自身因素）和诱发因素（触发谵妄发作）。患者主要易感因素包括：①年龄大于 65 岁；②认知损害；③严重疾病或合并症较多；④听力或视力障碍；⑤存在感染[143]。在围术期，所实施的外科手术作为一种生理性应激源，其范围对谵妄发生的可能性有重大影响。风险评估是一项共同的临床责任，最好应在围术期临床路径中实施。

预防和管理

应最好在进入手术室前应用谵妄风险筛查工具识别 POD 高风险患者。筛查阳性的患者应在术后阶段

进入谵妄减少路径，以降低其发生谵妄的可能性。一旦进入恢复室，应避免使用任何导致谵妄的药物（如抗胆碱药、镇静催眠药、哌替啶），除非这些药物的特殊需求超过其潜在风险（如使用苯二氮䓬类药物用于苯二氮䓬类药物或酒精戒断）[144]。采用一些简单方法如频繁重新定位、感觉增强措施（确保患者到达PACU 即可用上眼镜、助听器或听觉放大器）、疼痛控制、认知刺激措施、防止行为升级的简单交流标准与方法，同时保持患者的昼夜节律，这样能使 POD 的发生率降低 30% ～ 40%[144]。在患者离开 PACU 前应进行谵妄筛查（如使用护理谵妄筛查量表或意识混乱评估方法进行评分）。如果预防措施无效，患者筛选阳性，应立即评估可能的诱发因素，包括未控制的疼痛、低氧、肺炎、感染（伤口、留置导管与血源性、尿路、脓毒症）、电解质异常、尿潴留、粪便嵌塞、药物作用和低血糖[141]。对因与对症治疗对于缩短谵妄持续时间具有重要影响，因此应立即启动。一般来说，对所有谵妄患者都应该应用多种非药物干预措施（如频繁重新定位、安静的环境、解除束缚装置、室内熟悉物品、给患者戴上眼镜和助听器）。应谨慎使用药物干预；对于躁动性谵妄患者，当其他干预措施无效且患者对自身或他人构成重大伤害时，仅给予最低有效剂量的药物。在这种情况下，首选药物是氟哌啶醇，初始剂量为 0.5 ～ 1 mg 静脉注射 / 肌内注射。或者，也可考虑使用非典型抗精神病药物如利培酮、奥氮平、奎硫平或齐拉西酮[141]。

苏醒期兴奋

苏醒期兴奋是全身麻醉苏醒过程中一种暂时性意识模糊状态，不应与持续性 POD 相混淆。苏醒期兴奋常见于儿童，约 30% 以上儿童在 PACU 期间会发生躁动或谵妄。苏醒期兴奋常发生在全身麻醉苏醒的开始 10 min 内，但是睡觉下送到恢复室的儿童发作较晚。儿童发生苏醒期兴奋的高峰年龄为 2 ～ 4 岁[145]。与谵妄不同，苏醒期兴奋一般迅速消失，随后顺利恢复[146]。

儿童苏醒期兴奋通常与吸入麻醉后的快速"苏醒"有关。尽管一直有报道苏醒期兴奋见于异氟烷[147]、较少见于氟烷麻醉[148]，但是最常见于较难溶解的七氟烷[149]和地氟烷。一些研究提示，苏醒期兴奋的发生更反映的是麻醉药种类，而不是苏醒的速度[150]。一项有关比较七氟烷与丙泊酚的研究显示，尽管丙泊酚苏醒迅速，但其麻醉苏醒远较七氟烷平稳。而且，通过逐渐降低七氟烷吸入浓度来延迟苏醒，并不能降低苏醒期兴奋的发生率[151]。

除苏醒迅速外，文献支持一些可能的病因，包括麻醉药本身的特性、术后疼痛、手术种类、年龄、术前焦虑、患者性格和辅助用药。认识到这些促发因素，有助于人们鉴别与治疗苏醒期兴奋的高风险儿童[146]。

应采取简单的预防措施来处理有风险的儿童，包括减轻术前焦虑、治疗术后疼痛以及提供一个无应激的恢复环境。预防和治疗儿童苏醒期躁动和谵妄的药物包括咪达唑仑[152]、可乐定[153-155]、右美托咪定[156-157]、芬太尼[158-159]、酮咯酸[160]和毒扁豆碱[161]。对儿童患者，最常用的术前抗焦虑药物咪达唑仑对苏醒期兴奋的影响不尽相同。尽管咪达唑仑通常可降低术后谵妄的发生率和持续时间，但是并非所有研究都支持此观点。在咪达唑仑并无益处的研究中，还不清楚咪达唑仑是否为一项独立因素或只是反映了其他术前风险因素[162]。

成人全身麻醉苏醒期兴奋的发生率显著低于儿童，估计 3% ～ 4.7%[163]。一项研究发现，与全身麻醉苏醒期兴奋相关的手术和麻醉因素包括术前给予咪达唑仑（OR1.9）、乳腺手术（OR 5.2）、腹部手术（OR 3.2），而手术持续时间与之相关性较小[163]。

苏醒延迟

即使经历了长时间手术与麻醉，患者也应在 60 ～ 90 min 内对刺激出现反应[164]。如果在该时间范围内患者没有苏醒，考虑多种不同的可能原因就十分重要。药物残余作用是苏醒延迟的最常见原因，可能发生在给予过多麻醉药后，或者患者由于年龄、基础疾病或代谢紊乱而容易受某些药物副作用的影响。宜考虑的最常见药物是苯二氮䓬类药物、阿片类药物和神经肌肉阻滞类药物；然而，长时间麻醉后，丙泊酚和挥发性麻醉药也能导致苏醒延迟。此外，其他原因可能还有急性酒精中毒或非法毒品中毒。另一个经常被忽视的药物效应是中枢抗胆碱能综合征（central anticholinergic syndrome，CAS）。麻醉期间使用的多种药物能阻断中枢胆碱能神经传递，从而导致延迟苏醒[165]。代谢紊乱如体温过低（< 33℃）、电解质失衡（如低钠血症、高钙血症、高镁血症）、低血糖或高血糖以及潜在的代谢性疾病（如肝、肾或甲状腺异常）也可延迟麻醉后苏醒。最后，应考虑神经系统并发症如脑低氧、癫痫发作（伴有连续发作后状态）、颅内压升高以及任何脑内事件（出血、血栓形成、栓子）[166-167]。

对于任何出现苏醒延迟的患者，应评估其气道、呼吸和循环功能。重要的是要确认已停用所有的麻醉药（包括留在静脉导管中的残留药物）。患者到达 PACU 时应检查其体温，如果体温过低，应主动复温。应进行心肺和神经学检查（包括瞳孔、咳嗽和吞咽反射、运动 / 肌力）。使用神经肌肉传导监测仪（TOF，理想情况下为 TOF-R）有助于检测残余神经肌肉阻滞作用；如有残余阻滞，应该（使用新斯的明 / 格隆溴铵或舒更葡糖）逆转。如果怀疑存在阿片类药物残余作用，应用多次少量纳洛酮（每 2 分钟 40 μg，最大量可达 200 μg）能逆转这种作用。同样，如果怀疑苯二氮䓬类药物的残余作用，每分钟应用 0.1 ～ 0.mg 氟马西尼，最大量可达 1 mg。应检查血糖水平，应用葡萄糖治疗低血糖，而高血糖可根据需要用胰岛素治疗。应检查动脉血气和电解质。二氧化碳所致苏醒延迟可通过过度通气（可能需要插管）来治疗；应纠正电解质紊乱。如果上述干预措施均未产生任何效果，则应考虑 CAS，并静脉注射 1 ～ 2 mg 的毒扁豆碱。同时，重要的是请神经科会诊并通过头颅 CT 来排除任何脑血管意外。如果患者仍未苏醒，则应将患者转入 ICU 进行进一步监测并做一系列检查。

PACU 转出标准

尽管特殊的 PACU 的转出标准可能有所不同，但有一些普遍的原则是通用的（框 80.10）[2]。总而言之，没必要强制规定 PACU 最短停留时间。患者不再有呼吸抑制的危险，且意识清楚或精神状态恢复到基础水平之前，就必须观察患者。血流动力学标准宜根据患者基础血流动力学指标而定，并不要求具体的血压和心率。转出 PACU 时，应评估患者的外周神经功能并记录在案；如果术后后期出现新的外周神经病变，患者转出 PACU 时这些评估和记录可能成为有用信息。

框 80.10　转出 PACU 推荐意见摘要

1. 患者应清醒且定向正常，或精神状态恢复到基础水平
2. 不必强制规定最短停留时间
3. 生命体征平稳，并在可接受范围之内
4. 应在患者已达到具体标准后才能转出
5. 应用评分系统可有助于记录患者转出 PACU 的适当度
6. 转出前排尿、饮水和饮用清流质的要求不应成为常规转出方案的一部分，尽管这些要求可能成为某些特定患者的一部分
7. 门诊手术患者转出应该由负责的成人陪伴回家
8. 对门诊手术患者应提供书面指导，包括术后饮食、用药、活动以及紧急情况下拨打的电话号码

Modified from American Society of Anesthesiologists Task Force on Postanesthetic Care. Practice Guidelines for Postanesthetic Care；a report by the American Society of Anesthesiologists Task Force on Postanesthetic Care. Anesthesiology. 2002；96；742-752

麻醉后评分系统

1970 年，Aldrete 和 Kroulik 提出了监测麻醉后恢复程度的麻醉后评分系统。最初的 Aldrete 评分是对五项指标，即活动度、呼吸、循环、意识和皮肤颜色，采用 0 分、1 分、2 分进行评分。对总分达到 9 分的患者，可考虑转出 PACU[168]。多年来，人们不断完善该评分系统，以适应技术和麻醉实践的进步，并扩展到日间手术。1995 年，脉搏氧饱和度替代了视诊评价氧合状况，还增加了一些评估指标，以适应日间手术管理的需要（表 80.3 和表 80.4）[169]。

随着门诊手术数量与复杂程度的增加，一些学者对转出标准进行了修改，并囊括了直接回家的标准。结果，麻醉后转出评分系统（PADSS）不断改进。最初的 PADSS 是根据以下五项标准制订：生命体征、活动度与精神状态、疼痛与恶心呕吐、手术出血以及液体出入量。修订后的现行标准将疼痛和恶心呕吐分开，并删除转出前需要排尿的要求[170-174]。术后疼痛是造成日间手术患者出院延迟和非计划住院的最重要原因。为增加患者满意度和按时出院，Chung 及其同

表 80.3　PACU 转出评分标准

评估指标	评分
活动度	
按指令能活动四肢	2
按指令能活动两个肢体	1
无法按指令活动肢体	0
呼吸	
能够深呼吸和随意咳嗽	2
呼吸困难	1
呼吸暂停	0
循环	
血压波动幅度≤麻醉前水平的 20%	2
血压波动幅度为麻醉前水平的 20% ～ 50%	1
血压波动幅度≥麻醉前水平的 50%	0
意识	
完全清醒	2
可唤醒	1
无反应	0
氧饱和度（脉搏血氧测定法）	
呼吸室内空气下氧饱和度＞ 92%	2
需要给氧，维持氧饱和度＞ 90%	1
给氧下，氧饱和度＜ 90%	0

Modified from Aldrete JA. The postanaesthesia recovery score revisited. J Clin Anesth. 1995；7；89-91.

表 80.4 成年患者转出 PACU 直接回家的评分标准

评估指标	评分 *
生命体征（与年龄和麻醉前基础值稳定、一致性）	
血压与心率波动幅度在麻醉前水平的 20% 之内	2
血压与心率波动幅度在麻醉前水平的 20%～40%	1
血压与心率波动幅度大于麻醉前水平的 40%	0
活动水平（能以麻醉前水平行走的能力）	
步态稳定，无眩晕或符合麻醉前水平	2
需要搀扶	1
无法行走	0
恶心呕吐	
无或很少	2
中度	1
重度（反复治疗后仍有）	0
疼痛（最小至无痛，口服镇痛药可控制；疼痛的定位、类型和强度与预期的术后不适相一致）	
可接受度	
是	2
否	0
手术出血（与手术预期出血的一致性）	
轻度（无需更换敷料）	2
中度（需更换敷料达到 2 次）	1
重度（需要更换敷料 3 次以上）	0

* 患者总评分至少达到 9 分才能出院

Modified from Marshall SI, Chang F. Discharge criteria and complications after ambulatory surgery. Anesth Analg. 1999；88；508-517.

道的研究认为加强预防性镇痛能够可使疼痛高风险患者获益。这项纳入了连续 10 008 例日间手术患者的研究表明，患者疼痛发生率与疼痛程度随着 BMI 与麻醉时间的增加而增加。矫形外科手术和泌尿外科手术是最重要手术因素[175]。

PACU 的监护标准要求一位医师承担 PACU 患者转出的责任（标准 V）[1]。即使是由 PACU 护士在床旁根据医院批准的转出标准或评分系统做出转出决定时，也必须有一名医师负责。在 PACU 转出标准实施前，必须首先获得麻醉部门和医院行政管理部门的批准。病历记录上必须注明负责医师的姓名。

感染控制

空间[161]、人员[176-177]和时间方面的限制有利于感染微生物在 PACU 的传播。PACU 一般是开放式单元，病床之间无物理屏障；然而一些医院如麻省总医院（Massachusetts General Hospital，MGH）PACU 的许多单元已经拥有带门的独立房间。一些医院的 PACU 也有若干专用的正压和负压房间。护士和呼吸治疗师同时管理一例以上的患者，而患者在 PACU 停留时间短暂，按小时而非按天计算。感染控制监测可能存在困难，因为 PACU 中感染控制失误而传播的感染可能要到住院病房数日后通过常规监测才可能确定。

接触每一例患者时，应始终遵循标准预防措施，即公认的最低限度的感染控制方法[178-179]。手卫生，包括用抗菌肥皂洗手或使用基于酒精洗手液（alcohol-based hand rub，ABHR），是预防患者间传染的最重要和最有效的方法，应在接触患者前后使用[180-181]。医护人员即使戴着手套，也必须采取适当的手卫生。安装床边的含酒精清洁剂可增加 ICU 医务人员对手卫生的依从性[182-185]。虽然在 PACU 尚无相关的研究，但是 PACU 在工作量和患者医护强度方面与 ICU 相似。美国疾病控制与预防中心发布的有关卫生保健机构手卫生指南建议："在病房的入口处或病床边以及其他方便的位置应配有基于酒精的搓手液，并且医护人员应携带这种个人便携式瓶装搓手液"[186]。尽管适当位置放置基于酒精的洗手液有望提高手卫生的依从性，但是尚未见 PACU 中相关研究的发表。

考虑到上述问题，人们一直将 PACU 看作连接手术室消毒技术与外科病房感染控制方案之间的医护链中"最薄弱环节"就不足为奇。尽管认识到 PACU 有增加感染的风险，但是直到最近才重视这方面的研究。最近一项关于 PACU 人员洗手的研究结果表明，PACU 护士遵守该项感染控制标准的依从性差[182, 187]。该项对 3143 例 PACU 患者监护的观察性研究显示，患者进入 PACU 时护士手清洁的平均依从度只有 19.6%，监护已在 PACU 的患者时仅为 12.5%。在这项研究中，患者监护工作的强度是一项预测非依从度的独立因素，即工作量越大，护理人员遵守感染控制措施的可能性越小。其他独立因素包括：高龄患者（≥ 65 岁）、清洁手术（未进入呼吸道、消化道和泌尿道的手术）和清洁-污染手术（即在严格控制无非寻常污染条件下进入呼吸道、消化道、生殖或泌尿道的手术）后麻醉恢复期患者。正如预期，监护污染或已知伤口感染的患者时，护士的依从性最好。

传染源有三种主要传播方式：接触（直接或间接）、飞沫和空气传播。病原体最常见的传播方式是通过接触传播。在直接接触中，生物体一般通过血液或体液从一个人直接传播到另一个人。接触性感染（即，艰难梭菌感染）要求医护人员洗手和使用

ABHR。由于飞沫（大颗粒，＞5 mm）在空气中悬浮不会超过3英尺，当传染源咳嗽或打喷嚏时，会发生飞沫传播，但通常只有相对密切接触才会被感染。小颗粒飞沫（＜5 mm）扩散到空气中，与大颗粒相比，它在空气中停留的时间更长，并且有能力传播得更远，此时就可发生空气传播。应将已知或怀疑有空气传播感染的患者置于负压房间。医护人员在监护肺结核患者时必须戴 N95 口罩（表 80.5）。

经导管主动脉瓣置换术和经导管二尖瓣修补术患者的术后管理

2002 年首次报道了经导管主动脉瓣植入术（transcatheter aortic valve implantation，TAVI）；与传统的主动脉瓣置换术相比，TAVI 是一种可用于严重主动脉瓣狭窄患者的一种微创手术方式。简单地说，该手术通过置入股动脉、髂动脉或锁骨下动脉的导管将人工瓣膜植入狭窄的主动脉瓣内。一般情况下，这些患者术后被送入 ICU；然而，随着患者数量的增加和外科技术的不断进步，许多患者目前在手术室拔管，ICU 的滞留时间少于 24 h（表 80.6）[188]。鉴于对 ICU 床位的需求不断扩大，其中一些患者现在被送到

表 80.5　传染源预防措施

预防飞沫传播	预防空气传播
奈瑟菌属脑膜炎（脑膜炎）	结核病（TB）
A 型链球菌	水痘病毒（水痘）
风疹（德国麻疹）	天花病毒（天花）
腮腺炎病毒	甲型流感
白喉棒状杆菌（咽部白喉）	出血热病毒（埃博拉、马尔堡、拉萨）
百日咳杆菌（百日咳）	麻疹病毒（麻疹）
鼠疫耶尔森菌（肺鼠疫）	非典型性肺炎

表 80.6　麻省总医院经导管主动脉瓣植入术后收入 ICU 的适应证

术前	术中
经心尖入路	预计术后插管
经主动脉入路	未预计的肺动脉置管
术前需要血流动力学支持	血流动力学不稳定
急诊患者	需要密切监测（心包积液、主动脉损伤）
术后需要肺动脉导管	
术前有明显谵妄	缺血
显著的肺动脉高压	严重心律失常
严重冠心病	怀疑完全性心脏传导阻滞且无法安全起搏

PACU 恢复。我们近期在 MGH 建立了一个临床路径，用于这些特殊患者在 PACU 中恢复，而不需要再去心脏外科 ICU（SICU）。目前，我们对于术后哪些患者去 PACU 哪些去 ICU 是有相对选择性的。

接受 TAVIs 的患者通常年龄较大，并且有相当多的合并疾病，包括冠状动脉、外周血管和（或）脑血管疾病以及 COPD 和肺动脉高压[189-190]。出于本章的目的，只讨论 PACU 中最常见的术后即刻问题。关于 TAVI 患者术后 ICU 监护的详细内容，请参阅第 54 章。

与任何心脏手术一样，该手术术后可能并发神经（疼痛、精神状态改变、脑血管意外）、心脏（血流动力学不稳定、心律失常、缺血）和血管通路（出血）并发症。在 MGH 接受 TAVI 的患者平均年龄为82 岁，PARTNER 试验的平均年龄为 83 岁[189]。POD 是接受心脏手术的老年患者常见并发症[188]，POD 与 ICU 滞留时间与住院时间延长以及死亡率增加有关。应尽可能经常地采取预防措施，以有助于减少谵妄，如反复重新定位、自然光线、尽量减少患者身上线路和管道，并促进正常的睡眠-觉醒周期。ICU 滞留时间是谵妄的一个独立风险因素；绕过 ICU，让这类患者在 PACU 恢复后直接返回病房，可能有助于减少谵妄的发生。如有必要，可用抗精神病药物治疗谵妄，但是许多药物可能与 QT 延长有关，而 QT 延长可能让这类本身就十分脆弱的患者易发生心律失常。右美托咪定可用于预防谵妄，但是其相关的低血压和心动过缓可能需要血管加压药来支持干预。在处理术后疼痛时，应尽可能减少麻醉性镇痛药的使用，因为麻醉性镇痛药与老年人谵妄的增加有关。在 MGH 是经股动脉途径行 TAVIs，我们发现患者并不常主诉重度疼痛，并且应用对乙酰氨基酚并偶用低剂量芬太尼就可容易地管理疼痛。由于 TAVI 后 24 h 内中风风险最高，应立即评估 TAVI 后的神经事件，因此这些患者也需要密切监测，即在 PACU 中反复进行神经系统检查并监测精神状态的变化[191-192]。栓塞事件最可能继发于手术本身性质，可能是钙栓和微血栓。

TAVI 术后，患者的射血分数和心排血量将会增加。患者一般容易耐受这些变化。术中应用起搏导线，以在人工瓣膜置入时可以快速心室起搏。对于发生完全性心脏传导阻滞的患者或者术中没有放置永久起搏器（PPM）的患者，术后可保留这些导线。PARTNER 试验表明，TAVI 患者相比接受主动脉瓣置换术的患者来说可能更需要植入 PPM[193-194]。新发房颤也常见于 TAVI 后，但是考虑到这些患者即将开始接受双重抗血小板治疗，并且已知抗凝与出血甚至死亡风险增加有关，因此，大多数患者没有抗凝[195-196]。

TAVI 术后常见血管通道部位并发症,包括腹膜后出血、动脉夹层或假性动脉瘤形成。拔除动脉鞘需要适当的技术,包括在置管部位加压并维持适当时间[188]。

2003 年实施了第一例(使用二尖瓣夹子)经导管二尖瓣修复术。对于二尖瓣反流的患者,二尖瓣夹子(MitraClip)是替代开胸瓣膜手术的一种微创手术方法。MGH 的此类手术数量少于 TAVI,然而在过去的一年中,我们也开始将此类患者送入 PACU 恢复。此类患者的术后并发症与 TAVIs 相似。出血是最常见的不良事件之一[197-198],拔出股静脉导管时必须施加足够的压力。这些患者通常有房颤,需要抗凝治疗,这会进一步增加出血的风险,而且不仅是血管通路的出血(即胃肠道出血)。未接受抗凝治疗的患者通常在术后一个月内接受双重抗血小板治疗[199]。幸运的是,心脏压塞罕见,夹子移位和部分脱落的风险也罕见[197-198]。

同时接受 TAVI 和二尖瓣夹子(MitraClip)手术的患者似乎也可在 PACU 中恢复。医护人员必须意识到并始终关注可能的手术并发症。

开颅术后即刻监护

在许多医疗机构,术后监护的标准流程是将所有的开颅手术患者都送入神经外科重症监护病房(NICU)。然而,从无证据表明这可改善患者的预后,最近数位学者对这种做法提出了质疑。NICU 床位数量有限,某些患者可能并不需要这种高级别的监护,如接受小型开颅手术的患者[200]。相反,将患者送入PACU,在其达到转出标准后,再转入一个监护级别较低的病房[神经外科过渡性监护病房(neurosurgical transitional care unit,NTCU)]。这种方法可以缩短患者的平均住院时间,还节省大量费用[201]。目的是减少对 NICU 床位的需求,并将资源更有效地分配给需要的患者。

这是一个不断发展的问题,显然必须考虑到当地的条件和政策。首要的是神经外科医师必须同意他们的患者接受这样的临床路径。而且,必须为患者进入该路径制订明确的标准。目前,在加州大学旧金山分校(UCSF),我们使用"安全过渡路径",即我们应用一些标准来确定患者是否能够安全地绕过 ICU。除了考虑手术类型、患者年龄、合并症(特别是术后需要 ICU 监护治疗的合并症)、手术持续时间和术中估计失血量(EBL)之外[202],我们在 UCSF 也只考虑将小于一定大小的肿瘤纳入我们的临床路径。此外,

为了完成该路径,患者术中不能发生不良事件,患者系常规插管和拔管且无意外事件[203]。在手术结束时,手术与麻醉团队简要讨论后对于绕过 NICU 没有任何担忧。

进入该临床路径的患者在 PACU 需要一些更密切的监护。在转出手术室时,应该把术前神经检查基础情况(如运动功能、任何缺陷、患者亲近性)以及与手术部位相关的预期缺陷告知 PACU 小组。应明确血流动力学目标,特别是 SBP 或 MAP 的上限,因为即使小出血也能造成致命性后果。治疗术后高血压的药物有拉贝洛尔或尼卡地平输注,因为这些药物不会增加脑血管扩张。患者到达 PACU 时应检查瞳孔,目的是排除明显的瞳孔大小不等或单侧瞳孔固定扩大。双侧瞳孔缩小并不少见,可能由于术中和术后使用阿片类药物所致。在 PACU 期间,通常抬高床头以促进脑静脉回流。应该限制颈部重要操作,因为这能减少脑静脉回流。应避免气道梗阻和呼吸暂停,因为 $PaCO_2$ 升高能导致脑血管舒张和颅内压(ICP)升高。出于同样的原因,应保持氧合,因为低氧血症也会增高颅内压。最好也避免咳嗽和呕吐,因为它们也可造成急性颅内压升高。

这类患者人群在 PACU 中出现的常见问题包括精神状态的改变,这就要求频繁地重新评估和检查患者,特别是有任何运动缺陷的患者。即使既往无癫痫病史的健康患者也可能出现癫痫发作,因为大脑和硬脑膜手术操作刺激强,确可增加癫痫发作的风险。临床医师的首要任务应该是应用静脉注射苯二氮䓬类药物(劳拉西泮、咪哒唑仑)终止癫痫发作,并维持气道通畅。如果癫痫发作后状态下无法保护气道,应考虑气管插管以避免高碳酸血症和低氧。这种情况下显然需要将患者转送到 NICU。应始终考虑并排除癫痫发作的非手术原因(如低血糖或电解质失衡)。就术后疼痛而言,开颅术后头痛和颈部疼痛并不少见,但是一般不严重。应该首选的镇痛药是对乙酰氨基酚和低剂量阿片类药物。术后急性期应慎用或根本不用非甾体抗炎药(NSAIDs),因为这类药物能引起脑内出血。给予任何 NSAIDs 之前,应始终咨询手术团队主要成员的意见。最后,这些患者也可发生 PONV,应该积极地治疗,因为恶心呕吐能引起颅内压短暂性增高。

这类患者通常在 PACU 中监护,直至达到转入NTCU 的常规标准。此后将继续密切监测和检查这些患者,并应进行遥测和持续监测脉搏氧饱和度。

潜在的灾难性视觉并发症

角膜擦伤

角膜擦伤（corneal abrasions，CAs）是术后最常见的眼部损伤，其发生率为 0.17%～44%[204]。许多 CAs 是继发于机械性损伤，患者常自诉视物模糊、流泪、红肿、畏光、眼内异物感。角膜上皮细胞具有自我再生能力，因此 CAs 往往在简单治疗后迅速恢复，远期并发症少见。然而，这是一种意外损伤，能引起患者疼痛和焦虑。有统计学意义的风险因素包括年龄、全身麻醉、平均估计失血量（EBL）较大、术中包裹眼部、俯卧位、头低脚高位以及转送 PACU 途中和在 PACU 期间给氧[204]。轻度 CAs 不一定需要眼科医师评估；一些医院在眼科的共同参与下已制订了相关治疗方案。根据这些方案，轻度 CAs 通常可由麻醉科医师进行治疗，麻醉科医师能诊断这种轻度 CAs 并启动预定的治疗方案。但是，如果患者有任何的视力下降、视力变化、严重或无法控制的疼痛、有屈光性眼病史、大面积或复杂的擦伤或异物，应立即进行眼科会诊。如果患者接受了预定治疗方案，其症状应该在次日早上得到缓解，这可通过随访电话确认；否则，应该请眼科医师评估患者[204-205]。

术后视力丧失

术后视力丧失（postoperative vision loss，POVL）在麻醉后罕见，但是一种灾难性并发症。其病因是多因素［如角膜擦伤、缺血性视神经病变（ischemic optic neuropathy，ION）、脑视力丧失、视网膜中央动脉阻塞和一些其他较少见原因］，并且 POVL 可发生于任何手术后。然而，脊柱融合和心脏手术术后发病率似乎较高。ION 是永久性 POVL 的最常见原因，占俯卧位脊柱手术后 POVL 的 89%[206]。ION 发生率从 1998—2000 年 的 1.63/10 000 下 降 到 2010—2012 年的 0.6/10 000，下降了 50% 以上[207]。现已确定了 ION 的风险因素，其包括男性、肥胖、使用威尔逊支架、长时间手术 / 麻醉（＞6.5 h）、估计失血量（EBL）大（大于估计血容量的 45%）和胶体输入比例较低[208-209]。如果怀疑有 POVL，应立即寻求眼科会诊。然而不幸的是，这种并发症的远期预后通常很差[210]。

未来展望

重症监护

近年来，欧美各国对 ICU 床位的需求显著增加。因为 PACU 拥有对全身麻醉苏醒期患者进行监护、呼吸支持和复苏的设备和专家，所以在 ICU 无床位情况下，PACU 是监护治疗危重患者的合理选择[211]。尽管目前在 PACU 监护治疗危重患者已常见，但是保证患者监护治疗质量对医院管理者和医务人员一直都是一个挑战[212]。

在 PACU 有效实施 ICU 救治方案的一个障碍是需要多学科医师的参与。虽然 PACU 靠近手术室，患者系麻醉恢复人群，这就决定了麻醉科医师应该是负责 PACU 大多数患者的责任医师，但是非外科 ICU 患者常常需要专科医师负责，而这些医师并不熟悉 PACU，且非外科 ICU 也远离 PACU。因此，PACU 护士必须确认并联系他们很少接触的医师。

医师覆盖（主要负责患者监护治疗的内科医师、麻醉科医师或外科医师）、家庭探访隐私（传统开放式病房缺乏空间）、感染控制（病床靠近和患者快速周转）、护理能力（正在进行的 ICU 工作人员培训）是 PACU 目前面临的一些挑战[213]。在一项对英国因 ICU 满员而入住 PACU 的 400 例患者研究中，Ziser 及其同事确认 PACU 面临的最重大问题是医护人员覆盖面不足、医患沟通不充分以及患者家属探访条件。这项研究中，患者平均年龄 53 岁，平均滞留 PACU 时间 12.9 h；70% 的患者行机械通气，77.8% 的患者需要有创监测，4.5% 的患者在 PACU 等待 ICU 床位时死亡；转入 PACU 的高峰时段为是凌晨 1 点到上午 11 点[214]。

为保证 PACU 患者医疗质量，负责实施 PACU 监护治疗的专业学会合作制订了 ICU 分流患者的监护治疗标准。2000 年发布的《关于 ICU 分流患者的联合工作声明》就是这项合作的结果。这项声明特别要求 PACU 人员配备应符合 ICU 所需要的护理人员配备比例和护理胜任能力[215]。

在此转载的《联合工作声明》推荐应符合如下标准。

- 必须认识到 PACU 第 1 阶段的主要职责是为麻醉后患者提供最佳标准化的医疗服务，并有效地保证手术安排顺利实施。
- 应符合适当的人员配备要求，以保证麻醉后患者以及 ICU 患者得到安全、强有力的护理。针对 ICU 患者的人员配备标准应该与 ICU 指南一致，并根据具体要求与需要来确定。

- PACU 第 1 阶段在本质上就是重症监护治疗病房，因此应该满足对重症患者监护治疗所需要的能力要求。这些能力要求应当包括但不限于呼吸机管理、血流动力学监测和用药管理，并且视其患者人群而定。
- 管理部门应制订并执行一项综合性资源利用计划，并持续评估；当危重患者需要分流时，该计划支持 PACU 与 ICU 患者对人员配备的要求。
- 管理部门应该有一项多学科协作计划，以重视 ICU 床位的合理利用。应当应用转入和转出标准来评估危重患者的进入 ICU 或 PACU 的必要性，并确定转入的优先顺序。

除加强 PACU 中患者医疗质量外，ICU 床位短缺支持降低特定患者人群的监护级别。以往直接从手术室转至 ICU 进行加强或特殊监护的术后患者，现在已能够在 PACU 经常规术后监护治疗后顺利恢复，例如开颅手术[216]、肝移植[217-218]和心脏手术的术后患者。美国佛罗里达大学神经外科团队的研究表明，无并发症的开颅手术患者能安全地在 PACU 进行监护治疗，住院天数和医疗费用明显减少，且不增加发病率或死亡率[187]。同样，肝移植患者在手术室内早期拔管的趋势，使这些患者可在 PACU 顺利恢复。最后，为保证 ICU 床位利用率，并减少心脏手术取消的数量，澳大利亚墨尔本的一个团队在 PACU 内建立了一个心脏手术恢复单元[219]。以上这些成功范例都要求 PACU 有足够的空间和专业的护理技能。

门诊手术

最后，目前存在控制医院资源的经济限制，为此 PACU 为实施简单的门诊手术提供了便利（见第 72 章）[220]。PACU 特别适用于监护接受无创和微创诊疗操作的患者，如电休克疗法[221-222]、电复律[223]、硬膜外血液填充[220]和肝组织活检[220]。进行此类手术的日间手术患者可直接入住 PACU 进行手术，并在短暂恢复后出院回家。为此，PACU 必须有适当的人员配备和计划安排，以便不干扰日常手术室安排和术后恢复。电休克疗法在某种程度上具有其独特性，因为它需要麻醉执业医师实施全身麻醉。通常这种操作短暂，可安排在常规手术之前进行。一项成功的电休克疗法方案是将该操作安排在早上 5：30，护士和患者配比为 2：1，预计在 PACU 滞留 2 h[222]。

小结

PACU 不仅仅是麻醉后观察患者病情的病房。它的独特之处在于它能够支持所有年龄和疾病每个阶段的患者的监护治疗。PACU 创建 50 多年以来，它已证明是一个适应能力极强的单元，其配置能够满足不断发展的医疗系统的需求。

致谢

编辑和出版商非常感谢 Daniel Sessler，Theodora Katherine Nicholau 和 Christian C. Apfel 医师对本书的上一版所做的贡献。他们编写的章节是本章改版的基础。

参考文献

1. American Society of Anesthesiologists. *Standards of the American Society of Anesthesiologists; Standards for Postanesthesia Care, amended;* 2009.
2. Practice guidelines for postanesthetic care: a report by the American Society of Anesthesiologists task force on postanesthetic care. *Anesthesiology.* 2002;96(3):742.
3. Hines R, et al. *Anesth Analg.* 1992;74:503.
4. Zeitlin G. *ASA Newsletter.* 1989;53:28.
5. Kluger MT, Bullock MF. *Anaesthesia.* 2002;57(11):1060.
6. Siddiqui N, et al. *Anesthesiology.* 2006;105:A1392.
7. Mathes DD, et al. *Anesth Analg.* 2001;93(4):917.
8. Benumof JL. *J Clin Anesth.* 2001;13(2):144.
9. Brull SJ, G.S. *Anesth Analg.* 2010;111(1):129.
10. Fortier, et al. *Anesth Analg.* 2015;121(2):366.
11. Brull SJ, Murphy GS. *Anesth Analg.* 2010;111(1):129.
12. Murphy GS, Brull SJ. *Anesth Analg.* 2010;111(1):120.
13. Kopman AF, et al. *Anesthesiology.* 1997;86(4):765.
14. Eriksson LI, et al. *Anesthesiology.* 1997;87(5):1035.
15. Bevan DR. *Anesthesiol Clin North America.* 2001;19(4):913.
15'. Murphy GS, et al. *Anesth Analg.* 2008;107(1):130.
16. Capron, et al. *Anesth Analg.* 2006;102(5):1578.
17. Murphy GS, et al. *Anesth Analg.* 2008;107(1):130.
18. Bulka, et al. *Anesthesiology.* 2016;125:647.
19. White PF, et al. *Anesth Analg.* 2009;108(3):846.
20. Shen WT, et al. *Arch Surg.* 2004;139(6):656.
21. Self DD, et al. *Can J Anaesth.* 1999;46(7):635.
22. Venna R. *Anesthesiology.* 2001;95:A1171.
23. Fisher MM, Raper RF. *Anaesthesia.* 1992;47(1):10.
24. Adderley RJ, Mullins GC. *Can J Anaesth.* 1987;34(3 Pt 1):304.
25. De Bast Y, et al. *Intensive Care Med.* 2002;28(9):1267.
26. Ochoa ME, et al. *Intensive Care Med.* 2009;35(7):1171.
27. Kriner EJ, et al. *Respir Care.* 2005;50(12):1632.
28. Vidhani K, Langham BT. *Br J Anaesth.* 1997;78(4):442.
29. American Sleep Apnea Association. Sleep apnea and BMI: the majority of OSA patients are not obese. http://www.sleepapnea.org.
30. Hillman DR, et al. *Br J Anaesth.* 2003;91(1):31.
31. Brodsky JB, et al. *Anesth Analg.* 2002;94(3):732.
32. Siyam MA, Benhamou D. *Anesth Analg.* 2002;95(4):1098.
33. Loadsman JA, Hillman DR. *Br J Anaesth.* 2001;86(2):254.
34. Cullen DJ. *J Clin Anesth.* 2001;13(2):83.
35. Dhonneur G, et al. *Anesth Analg.* 1999;89(3):762.
36. Gross JB, et al. *Anesthesiology.* 2006;104(5):1081.
37. Lickteig C, Grigg P. *Sleep Rev.* 2003.
38. Neligan PJ, et al. *Anesthesiology.* 2009;110(4):878.
39. Daley MD, et al. *Can J Anaesth.* 1991;38(6):740.
40. Rock P, Rich PB. *Curr Opin Anaesthesiol.* 2003;16(2):123.
41. Lumb A. *Nunn's Applied Respiratory Physiology.* ed 6. Philadelphia: Butterworth-Heinemann; 2005.
42. Silva PS, et al. *Pediatr Emerg Care.* 2005;21(11):751.

43. Lamaze M, Mallat J. *J Int Care Med.* 2014;40:1140.
44. Schwartz David R, et al. *Chest.* 1999;115(4):1194.
45. Mallar Bhattacharya M, et al. *RSSChest.* 2016;150(4):927.
46. Goldsmith WW, Pandharipande PP. *J Clin Anesth.* 2005;17(5):366.
47. Barrett NA, Kam PC. *Anaesthesia.* 2006;61(8):777.
48. Silliman CC, McLaughlin NJ. *Blood Rev.* 2006;20(3):139.
49. Curtis BR, McFarland JG. *Crit Care Med.* 2006;34(suppl 5):S118.
50. Moore SB. *Crit Care Med.* 2006;34(suppl 5):S114.
51. Swanson K, et al. *Lung.* 2006;184(3):177.
52. Vlar A, Juffermans N. *Lancet* −382(9896):984.
53. Toy P, et al. *Crit Care Med.* 2005;33(4):721.
54. Popovsky MA. *Transfusion.* 2009;49(1):2.
55. Zhou L, et al. *Transfusion.* 2005;45(7):1056.
56. Roubinian NH, Murphy EL. *Int J Clin Trans Med.* 2015;3:17.
57. Gajic O, et al. *Crit Care Med.* 2006;34(suppl 5):S109–S113.
58. DiBenedetto RJ, Gravenstein N. *J Clin Monit.* 1995;11(6):408.
59. DiBenedetto RJ, et al. *Anesth Analg.* 1994;78(2):365.
60. Johnstone RE. *Anesth Analg.* 1994;79(4):816.
61. Hopf H, Sessler DI. *Anesth Analg.* 1994;79(3):615.
62. Russell GB, Graybeal JM. *Chest.* 1993;104(3):899.
63. Scuderi PE, et al. *J Clin Anesth.* 1996;8(4):294.
64. Gravenstein D. *J Clin Monit.* 1995;11(6):406.
65. Davidson JA, Hosie HE. *BMJ.* 1993;307(6900):372.
66. Witting MD, et al. *Am J Emerg Med.* 2005;23(4):497.
67. Fu ES, et al. *Chest.* 2004;126(5):1552.
68. Waugh JB, Granger WM. *Respir Care.* 2004;49(8):902.
69. Jensen AG, et al. *Acta Anaesthesiol Scand.* 1991;35:289.
70. Boumphrey SM, et al. *Resuscitation.* 2003;57:69.
71. Tiep BL, et al. *Respir Care.* 2002;47(8):887.
72. Zhao, et al. *Crit Care.* 2017;21:184.
73. Huerta S, et al. *J Gastrointest Surg.* 2002;6(3):354.
74. Hillberg RE, Johnson DC. *N Engl J Med.* 1997;337(24):1746.
75. Cereda, et al. *Curr Opin Anaesth.* 2013;26(2).
76. Albala MZ. Ferrigno M. *J Clin Anesth.* 2005;17(8):636.
77. International concensus conferences in intensive care medicine. *Am J Respir Crit Care Med.* 2001;163:288.
78. Rose DK, et al. *Anesthesiology.* 1996;84(4):772.
79. Gal TJ, Cooperman LH. *Br J Anaesth.* 1975;47(1):70.
80. Lovstad RZ, et al. *Acta Anaesthesiol Scand.* 2000;44(1):48.
81. Hepner DL, Castells MC. *Anesth Analg.* 2003;97(5):1381.
82. Moss J. *Anesthesiology.* 2003;99(3):521.
83. Linsey E, et al. *BJA.* 2015;15(3):136.
84. Landry DW, et al. *Circulation.* 1997;95(5):1122.
85. Patel BM, et al. *Anesthesiology.* 2002;96(3):576.
86. Gordon EK, Fleisher LA. *Curr Opin Crit Car.* 2013;19:342–345.
87. Lee TH, et al. *Circulation.* 1999;100:1043–1049.
88. Mangano DT, et al. *J Am Coll Cardiol.* 1991;17(4):848.
89. Devereaux PJ, et al. *JAMA.* 2012;307:2295.
90. Botto F, et al. *Anesthesiology.* 2014;120(3):564.
91. Fleisher LA, et al. *Circulation.* 2014;130(24):2215.
92. Writing Committee for the VISION Study Investigators. *JAMA.* 2017;317(16):1642.
93. Hollenberg SM, Dellinger RP. *Crit Care Med.* 2000;28(suppl 10):N145.
94. Neumar RW, et al. *Circulation.* 2015;132(suppl 2):S315.
95. Walsh SR, et al. *Ann R Coll Surg Engl.* 2007;89:91.
96. Vaporciyan AA, et al. *J Thorac Cardiovasc Surg.* 2004;127(3):779.
97. Christians KK, et al. *Am J Surg.* 2001;182(6):713.
98. Brathwaite D, Weissman C. *Chest.* 1998;114(2):462.
99. Bhave PD, et al. *Am Heart J.* 2012;164(6):918.
100. Neumar RWOC, et al. *Circulation.* 2010;122:S729.
101. Lan YT, et al. *Curr Opin Card.* 2003;18:73.
102. Vanden Hoek TL, et al. *Circulation.* 2010;122:S829.
103. Kidney disease: improving global outcomes (KDIGO) acute kidney injury work group. *Kidney Int Suppl.* 2012;2(1).
104. Goren, O. et al. *Br J Anaesth* 115; ii3 - ii14.
105. Doty JM, et al. *J Trauma.* 2000;48:874.
106. Doty JM, et al. *J Trauma.* 1999;47:1000.
107. Chowdhury AH, et al. *Ann Surg.* 2012;256:18.
108. Nadeem A, et al. *Crit Care.* 2014;18:625.
109. Hartog CS, et al. *Br Med J.* 2014;349:g5981.
110. Sun LY, et al. *Anesthesiology.* 2015;123:515.
111. Rosseland LA, et al. *Acta Anaesthesiol Scand.* 2002;46(3):279.
112. Keita H, et al. *Anesth Analg.* 2005;101(2):592.
113. Merten GJ, et al. *JAMA.* 2004;291(19):2328.
114. Vidal MG, et al. *Crit Care Med.* 2008;36:1823.
115. Richards WO, et al. *Ann Surg.* 1983;197:183.
116. Sugrue M. *Curr Opin Crit Care.* 2005;11(4):333.
117. Sugrue M, et al. *Arch Surg.* 1999;134(10):1082.
118. Mognol P, et al. *Obes Surg.* 2004;14(1):91.
119. Collier B, et al. *Obes Surg.* 2003;13(6):941.
120. Bostanjian D, et al. *Obes Surg.* 2003;13(2):302.
121. Brown CV, et al. *J Trauma.* 2004;56(6):1191.
122. Cruz DN, Bagshaw SM. *Semin Dial.* 2011;24(4):417.
123. ASA 2015 accessed online: file:///Users/braehlerm/Downloads/nqmc-003673_perioperative-temperature-management.pdf
124. Hoffman J, Hamner C. *JBI Database of Systematic Reviews & Implementation Reports.* 2015;13(2):37–48.
125. Eberhart LHJ, et al. *Anesthesia and Analgesia.* 2005;101:1849–1857.
126. Bindu B, et al. *J Anaesthesiol Clin Pharmacol.* 2017;33(3):303–316.
127. Nakasuji M, et al. *Br J Anaesth.* 2010;105(2):162.
128. Nakasuji M, et al. *Anesth Analg.* 2011;113(3):484.
129. Mohta M, et al. *Anaesthesia.* 2009;64(2):141.
130. Kelsaka E, et al. *Reg Anesth Pain Med.* 2006;31(1):40.
131. Horn EP, et al. *Anesth Analg.* 1997;84(3):613.
132. Kose EA, et al. *Anesth Analg.* 2008;106:120–122.
133. Liu ZX, et al. *Can J Anesth.* 2015;62:816–829.
134. Bock M, et al. *Br J Anaesth.* 1998;80(2):159.
135. Apfel CC, et al. *N Engl J Med.* 2004;350(24):2441.
136. Gan TJ, et al. *Anesth Analg.* 2014;118:85.
137. Apfel CC, et al. *Anesthesiology.* 2012;117:475.
138. CMS. https://pqrs.cms.gov/dataset/2016-PQRS-Measure-430-11-17-2015/9yst-9f5b/data.
139. FDA approves EMEND (aprepitant): Merck's antiemetic therapy, for prevention of postoperative nausea and vomiting. <http://www.medicalnewstoday.com/releases/47323.php>(Accessed 16.01.2014)
140. *European Society of Anaesthesiology Eur J Anaesth.* 2017;34(4):192.
141. Mohanty S, et al. *J Am Coll Surg.* 2016;222(5):930.
142. Robinson TN, et al. *Arch Surg.* 2011;146(3):295.
143. American Geriatrics Society Expert Panel. Postoperative delirium in older adults:. *J Am Coll Surg.* 2015;220(2):136.
144. American Geriatrics Society 2015 Beers Criteria Update Expert Panel. *J Am Geriatr Soc.* 2015;63(11):2227.
145. Cole JW, et al. *Paediatr Anaesth.* 2002;12(5):442.
146. Vlajkovic GP, Sindjelic RP. *Anesth Analg.* 2007;104(1):84.
147. Meyer RR, et al. *Paediatr Anaesth.* 2007;17(1):56.
148. Kain ZN, et al. *Anesthesiology.* 2005;102(4):720.
149. Keaney A, et al. *Paediatr Anaesth.* 2004;14(10):866.
150. Mayer J, et al. *Anesth Analg.* 2006;102(2):400.
151. Oh AY, et al. *Acta Anaesthesiol Scand.* 2005;49(3):297.
152. Lapin SL, et al. *Paediatr Anaesth.* 1999;9(4):299.
153. Bock M, et al. *Br J Anaesth.* 2002;88(6):790.
154. Tesoro S, et al. *Anesth Analg.* 2005;101(6):1619.
155. Almenrader N, et al. *Paediatr Anaesth.* 2007;17(12):1143.
156. Shukry M, et al. *Paediatr Anaesth.* 2005;15(12):1098.
157. Ibacache ME, et al. *Anesth Analg.* 2004;98(1):60.
158. Demirbilek S, et al. *Eur J Anaesthesiol.* 2004;21(7):538.
159. Cohen IT, et al. *Anesth Analg.* 2001;93(1):88.
160. Davis PJ, et al. *Anesth Analg.* 1999;88(1):34.
161. Funk W, et al. *Eur J Anaesthesiol.* 2008;25:37.
162. Breschan C, et al. *Paediatr Anaesth.* 2007;17(4):347.
163. Lepouse C, et al. *Br J Anaesth.* 2006;96(6):747.
164. Pavlin DJ, et al. *Anesth Analg.* 1998;87(4):816.
165. Martin B, et al. *Eur J Anaesth.* 1997;14:467.
166. Frost EA. *Middle East J Anaesthesiol.* 2014;22(6):537.
167. Misal US, et al. *Anesth Essays Res.* 2016;10:164.
168. Aldrete JA, Kroulik D. *Anesth Analg.* 1970;49(6):924.
169. Aldrete JA. *J Clin Anesth.* 1995;7(1):89.
170. Chung F. *Can J Anaesth.* 1995;42(11):1056.
171. White PF. *J Clin Anesth.* 1999;11(1):78.
172. White PF, Song D. *Anesth Analg.* 1999;88(5):1069.
173. Chung F. *J Clin Anesth.* 1993;5(6 suppl 1):64S.
174. Marshall SI, Chung F. *Anesth Analg.* 1999;88(3):508.
175. Chung F, et al. *Anesth Analg.* 1997;85(4):808.
176. Assadian O, et al. *Crit Care Med.* 2007;35(1):296.
177. Pittet D, et al. *Anesthesiology.* 2003;99(3):530.
178. Siegel JD, et al. *2007 Guideline for Isolation Precautions: Preventing Transmission of Infectious Agents in Healthcare Settings.* Healthcare Infection Control Practices Advisory Committee, Centers for Disease Control; 2007. Retrieved from http://www.cdc.gov/hicpac/pdf/isolation/Isolation2007.pdf.
179. The hospital infection control practices advisory committee, Centers for Disease Control and Prevention, Public Health Service, U.S. Department of Health and Human Services. *Am J Infect Cont.* 1996;24:32–52.
180. Ellingson K, et al. *Infect Cont Hosp Epidemiol.* 2014;35:937.

181. Huang GKL, et al. *Curr Opin Infect Dis.* 2014;27:379.
183. Pittet D, et al. *Lancet.* 2000;356(9238):1307.
184. Hugonnet S, et al. *Arch Intern Med.* 2002;162(9):1037.
185. Picheansathian W. *Int J Nurs Pract.* 2004;10(1):3.
186. Boyce JM, Pittet D. *MMWR Recomm Rep.* 2002;51(RR-16):1.
187. Herwaldt LA. *Anesthesiology.* 2003;99(3):519.
188. Raiten JM, et al. *F1000Research.* 2013;2:62.
189. Leon MB, et al. *N Engl J Med.* 2010;363:1597.
190. Smith CR, et al. *N Engl J Med.* 2011;364:2187.
191. Miller DC, et al. *J Thorac Cardiovasc Surg.* 2012;143:832–843. e813.
192. Tay EL, et al. *JACC Cardiovasc Interv.* 2011;4:1290.
193. Tomey MI, et al. *Card Clin.* 2013;31(4):607.
194. Lo J, Hill C. *Sem Card Vasc Anesth.* 2015;19(2):105.
195. Dewilde WJ, et al. *Lancet.* 2013;381:1107.
196. Zeymer U, et al. *Eur Heart J.* 2011;32:900.
197. Eggebrecht H, et al. *Cath Card Int.* 2015;86:728.
198. Puls M, et al. *Eur Heart J.* 2016;37(8):703.
199. Feldman T, et al. *N Engl J Med.* 2011;364:1395.
200. Hanak BW, et al. *World Neurosurg.* 2014;81(1):165.
201. Beauregard CL, Friedman WA. *Surg Neurol.* 2003;60(6):483.
202. Bui JQ, et al. *J Neurosurg.* 2011;115(6):1236.
203. Rhondali O, et al. *J Neurosurg Anesthesiol.* 2011;23(2):118.
204. Segal KL, et al. *J Ophthal.* 2014;901901.
205. Lichter JR, et al. *Clin Ophthal.* 2015;9:1689.
206. Epstein NE. *Surg Neurol Int.* 2016;7(suppl 13):S347.
207. Rubin DS, et al. *Anesthesiology.* 2016;125:457.
208. American Society of Anesthesiologists task force on perioperative visual loss. *Anesthesiology.* 2012;116:274.
209. Visual Loss Study Group. *Anesthesiology.* 2012;116:15.
210. Myers MA, et al. *Spine.* 1997;22:1325.
211. Schweizer A, et al. *J Clin Anesth.* 2002;14(7):486.
212. Weissman C. *J Clin Anesth.* 2005;17(4):314.
213. Lindsay M. *J Perianesth Nurs.* 1999;14(2):73.
214. Ziser A, et al. *Br J Anaesth.* 2002;88(4):577.
215. A Joint Position paper on ICU Overflow Patients. *Developed by the American Society of PeriAnesthesia Nursing, American Association of Critical Care Nurses,. American Society of Anesthesiologists: Anesthesia Care Team Committee and Committee on Critical Care Medicine and Trauma Medicine; 2000.*
216. Beauregard CL, Friedman WA. *Surg Neurol.* 2003;60(6):483.
217. Mandell MS, et al. *Liver Transpl.* 2002;8(8):676.
218. Mandell MS, et al. *Liver Transpl.* 2002;8(8):682.
219. Heland M, Retsas A. *Collegian.* 1999;6(3):10.
220. Saastamoinen P, et al. *J Perianesth Nurs.* 2007;22(2):102.
221. Petty DS. *Nurs Manage.* 2000;31(11):42.
222. Irvin SM. *Aorn J.* 1997;65(3):573–581.
223. Walker JR. *J Perianesth Nurs.* 1999;14(1):35.

81 急性术后疼痛

ROBERT W. HURLEY， NABIL M. ELKASSABANY， CHRISTOPHER L. WU

聂煌 译 李秀娟 孙焱芫 熊利泽 审校

要 点	
	■ 伤害性感受是具有多个调节位点的动态过程（即神经元可塑性改变）。伤害性刺激的持续传入可能导致神经元较快的敏化并可能发展为慢性疼痛。
	■ 术后疼痛，尤其在控制不佳时，可导致有害的急性影响（即不良生理反应）和慢性影响（即远期康复延迟和慢性疼痛）。
	■ 预防性镇痛通过预防中枢敏化可能减少急性与慢性疼痛的发生。虽然绝大多数研究支持超前镇痛的观点，但是由于方法学问题，临床试验的证据尚不充分。
	■ 多模式镇痛主张采用多种不同类型的镇痛药物［对乙酰氨基酚、加巴喷丁类、非甾体抗炎药（NSAIDs）、氯胺酮及其他］作用于痛觉传导通路上的不同受体。不同种类药物协同作用不仅能增强镇痛效果，还可以减少单一类型药物产生的副作用。如有可能，应提倡多模式镇痛。
	■ 在处理术后疼痛时，采用患者自控镇痛（口服、皮下、离子导入、静脉、椎旁或硬膜外给药）可实现镇痛药物的个体化滴定给药，较之传统的给药方式（如肌内注射或间断静脉注射）具有若干优势。
	■ 不同途径（如静脉/肌内/皮下/椎管内）给予阿片类药物后，呼吸抑制的发生率无显著差异。对使用阿片类镇痛药的患者必须进行适当的监测，以便发现与阿片类药物相关的副作用，如呼吸抑制。与全身应用阿片类药物相比，围术期硬膜外镇痛具有一些优势，包括促进胃肠功能恢复，降低肺部并发症、凝血相关不良事件以及心血管事件发生率，尤其对高危患者及手术。但对患者个体需权衡硬膜外镇痛的利弊，并在术后硬膜外镇痛期间采取适当的监测方案。
	■ 硬膜外镇痛不是一种通用的处理方案，因为不同的导管位置（导管-切口一致或不一致）、术后镇痛持续时间以及镇痛方案（局部麻醉药与阿片类药物）对围术期并发症发生率的影响可能存在差异。
	■ 术后疼痛管理应能满足特殊人群（如阿片类药物耐受、小儿、肥胖以及阻塞性睡眠呼吸暂停患者）的需求，因为这些特殊人群的解剖、生理、药理及社会心理学方面可能有所不同。

基础知识

在过去40年间，急性术后疼痛的管理发生了革命性变化。临床医师、经济学家以及医疗政策专家广泛地认识到对急性疼痛的处理存在不足，因此，由美国卫生与公众服务部的卫生质量和研究部门（前身是医疗政策与研究部门），制订了急性疼痛管理的国家级临床实践指南[1]。这一里程碑式的文件承认了过去围术期疼痛管理的不足、肯定了良好镇痛的重要性

以及医疗机构有责任提供充分的围术期镇痛，并声明在适当案例中需要专业人士参与。此外，包括美国麻醉科医师学会（American Society of Anesthesiologists, ASA）[2]、联合委员会[3]、美国区域麻醉与疼痛学会以及美国疼痛学会[4]在内的多个学会，已制订了急性疼痛管理的临床指南或推出了新的疼痛管理标准。由于麻醉科医师熟知药理学、各种区域麻醉技术以及伤害性感受的神经生物学，他们始终站在急性术后疼痛管理的临床与研究的前沿。麻醉科医师建立了急性疼

痛服务（acute pain services，APS）的概念（院内疼痛服务），将循证医学研究应用于急性术后疼痛中，并在急性疼痛医学中引入创新性的方法。由此，麻醉科医师的角色就由手术室内的高级技术专家自然而然拓展为"围术期医师"、顾问和整个医疗机构的临床治疗专家。为外科手术患者和其他内科患者提供有效的镇痛是麻醉科医师多重角色中的重要组成部分。在急性围术期疼痛服务领域，对原先患有慢性疼痛的患者进行急性术后疼痛管理是一项具有挑战性的工作。这些患者往往由于医院内对"急性"/"慢性"疼痛服务的简单区分，而没能获得良好的疗效。麻醉科医师可以很好地管理合并慢性疼痛患者的急性疼痛，因为他们所接受的现行麻醉学培训课程中包含了慢性疼痛治疗的内容。本章主要关注急性围术期疼痛，对院内慢性疼痛的急性期管理在第 51 章"慢性疼痛患者管理"中讨论。

痛觉传导路径和伤害性感受的神经生物学

手术可引起组织损伤，从而导致组胺和炎性介质肽类（如缓激肽）、脂类（如前列腺素类）、神经递质（如 5- 羟色胺）以及神经营养因子（如神经生长因子）[5] 等的释放。炎性介质的释放可激活外周伤害性感受器，从而启动伤害性感受信息向中枢神经系统（central nervous system，CNS）转导与传递，并激活神经源性炎症过程。在神经源性炎症过程中，外周释放神经递质（如 P 物质和降钙素基因相关肽），导致血管扩张和血浆外渗[5]。伤害性刺激经外周伤害性感受器转导，从外周内脏与躯体部位经 A-δ 和 C 神经纤维传递至脊髓背角，并在该部位整合伤害性传入信息与下行调节性传入信息（如 5- 羟色胺、去甲肾上腺素、γ- 氨基丁酸和脑啡肽）。伤害性信息的进一步传递取决于脊髓中复杂调控机制的影响。某些冲动传递到脊髓前角和前外侧角产生节段性（脊髓）反射，这可能与骨骼肌张力增加、膈神经功能抑制以及胃肠活动减弱有关。其他冲动则通过脊髓丘脑束和脊髓网状束传递到更高级的中枢，诱发脊髓上节段与皮质反应，最终产生疼痛感受和情绪反应。

外周炎性介质的不断释放使功能性伤害性感受器敏化，并激活休眠状态的感受器。外周伤害性感受器可能出现敏化，表现为激活阈值降低，激活时放电频率增加以及基础（自发性）放电频率增加。外周强烈的伤害性传入也可能导致中枢敏化（"CNS 持续出现损伤后变化可导致痛觉超敏"）[6] 和过度兴奋（"神经元对组织损伤后正常传入反应的放大和延长"）[6]。这种伤害性传入可能导致脊髓背角功能性改变及其他后果，以致机体随后对术后疼痛的感受更加剧烈。脊髓背角的神经环路极其复杂，我们才刚刚开始阐明不同神经递质与受体在伤害性感受过程中的特殊作用[5]。尽管其他神经递质或第二信使效应器（如 P 物质，蛋白激酶 C）在脊髓敏化和慢性疼痛中也可能起到重要的作用，但某些特定受体［如 N- 甲基 -D- 天门冬氨酸（NMDA）］对急性损伤后慢性疼痛的发展可能起到更加重要的作用。我们对伤害性感受神经生物学的了解从 17 世纪 Descartes 提出的固定的反射环路理论，已发展到现在的神经可塑性观点，该观点认为伤害性信息的传递在不同水平均存在动态整合与调节。然而，对于伤害性感受过程中各种受体、神经递质和分子结构的特异性作用，我们的认识仍有许多空白。

了解伤害性感受的神经生物学，对理解急性疼痛向慢性疼痛的转变过程极为重要。由于急性疼痛可以很快转化为慢性疼痛，因此传统划分急、慢性疼痛的方法则过于武断[7]。伤害性刺激在 1 h 即可引起脊髓背角新基因的表达（此为神经元敏化的基础），这些变化足以在相同时间内引起行为学的改变[8]。而且，急性术后疼痛的强度可以很好预测慢性术后疼痛的发生[9]。围术期疼痛的控制（如超前镇痛）和实施方式（如围术期多模式镇痛），对促进术后患者短期和长期的康复都很重要。

术后疼痛的急性与慢性影响

未得到控制的术后疼痛可能产生一系列有害的急性与慢性影响。通过降低伤害性感受向 CNS 的传入以及优化围术期镇痛，减轻手术期间发生的围术期病理生理变化，可降低并发症，并促进术后早期[10] 以及出院后的康复。

急性影响

围术期有多种病理生理反应，可能由伤害性传入而触发或维持。曾经，这些反应可能会对机体有益；然而，现代外科学造成的医源性的同样反应可能是有害的。未得到控制的术后疼痛可能会强化这些围术期病理生理反应，增加患者发病率与死亡率。缓解术后疼痛，尤其是采用某些类型的镇痛方法可能会降低围术期发病率与死亡率。

伤害性刺激从外周向中枢的传递可引起神经内分泌应激反应，这种神经内分泌反应同时伴有局部炎性物质（如细胞因子、前列腺素类、白三烯类、肿瘤坏死因子 -α）和全身性介质的释放。疼痛引起的主要神经内分泌反应涉及下丘脑-垂体-肾上腺皮质系统与交感肾上腺系统的相互作用。疼痛引起脊髓节段以上的反射性反应可引起交感神经张力增高、儿茶酚胺和分解代谢激素（如皮质激素、促肾上腺皮质激素、抗利尿激素、胰高血糖素、醛固酮、肾素、血管紧张素Ⅱ）分泌增加以及合成代谢激素分泌减少[11]。其效应包括水钠潴留，以及血糖、游离脂肪酸、酮体和乳酸水平升高。随着代谢与氧耗增加、储存的代谢物质受到动员[11]，从而出现了代谢过度的状态。这种应激反应的程度受到包括麻醉类型和手术损伤强度等多种因素的影响，与手术创伤程度相关[12]。负氮平衡和蛋白质分解可能阻碍患者的康复，而降低应反应和术后疼痛可能有利并加速患者术后恢复。

神经内分泌应激反应可能强化机体其他部位有害的生理效应。这种应激反应可能是发生术后高凝状态的一个重要因素。凝血功能增强（如天然抗凝物质水平的降低和促凝物质水平的增加）、纤维蛋白溶解抑制、血小板反应性和血浆黏性的增强都可能增加术后高凝状态相关事件的发生率，如深静脉血栓形成、血管移植失败和心肌缺血[13]。应激反应还能加重术后免疫抑制，免疫抑制的程度与手术损伤严重程度相关[7]。应激反应引起的高血糖症，可能导致伤口愈合不良以及免疫功能抑制。

控制不佳的术后疼痛可兴奋交感神经系统，从而使发病率与死亡率升高。交感神经兴奋增加心肌耗氧量（这在心肌缺血与心肌梗死发生中可能起重要作用[13]），同时通过收缩冠状动脉及减弱冠状动脉舒张的局部代谢而降低心肌氧供[14]。交感神经系统兴奋还可能延迟术后胃肠蠕动功能的恢复，诱发麻痹性肠梗阻。尽管术后肠梗阻是中枢和局部因素综合抑制的结果[13-14]，但是由于疼痛控制不佳等原因造成交感活动的增强，可能降低胃肠活动并延迟胃肠功能恢复。

手术创伤激活伤害性感受器，可能触发一些有害的脊髓反射弧。术后呼吸功能显著降低，特别是上腹部和胸部手术后，脊髓反射性抑制膈神经是术后肺功能降低的一个重要因素[13]。术后镇痛不足的患者可能呼吸变浅、咳嗽不充分，易发生术后肺部并发症[14]。伤害性感受器的激活也可能启动脊髓反射性抑制胃肠道功能，使肠蠕动恢复延迟[13]。

围术期可出现许多有害的病理生理效应，激活伤害性感受器，产生应激反应。疼痛控制不佳可引起交感神经系统兴奋，导致一系列潜在的有害生理反应，增加患者发病率和死亡率。伤害性感受器的激活，还能引起一些有害的抑制性脊髓反射。控制急性术后疼痛相关的病理生理过程，能减轻应激反应、交感神经兴奋和抑制性脊髓反射，由此降低患者发病率和死亡率，改善患者的预后［如健康相关生活质量（Health-related quality，HRQL）和患者满意度］[13]。

慢性影响

慢性持续性术后疼痛（chronic persistent postsurgical pain，CPSP）尚未得到广泛认识，10% ～ 65% 的术后患者（取决于手术类型）发生 CPSP，其中 2% ～ 10% 的患者经历了严重 CPSP[15]。急性术后疼痛控制不佳是发生 CPSP 的一项重要预测因素[9, 16]。急性疼痛转化为慢性疼痛非常迅速，出现长期的行为学和神经生物学改变也远远早于我们既往所认为的时间[7]。CPSP 较常见于截肢（30% ～ 83%）、开胸（22% ～ 67%）、胸骨切开（27%）、乳腺手术（11% ～ 57%）以及胆囊手术（高达 56%）等手术后[9]。尽管术后急性疼痛的严重程度可能是预测 CPSP 发生的一个重要因素[9]，但是，还不能确定二者之间的因果关系。其他一些因素（如术后痛觉过敏的范围）也许更能预测 CPSP 的发生[17]，患者术前疼痛的严重程度也可能是其中一个因素。患者术前疼痛较强，可能导致中枢敏化，易感于术后疼痛以及其后的慢性疼痛[17]。因此，实施急性疼痛服务的临床医师必须充分了解慢性疼痛状况，并在术前参与患者的治疗。随着急性疼痛治疗团队在术前麻醉门诊参与度的增加，术后疼痛的发生率和严重程度将明显下降。

控制术后急性疼痛可改善患者的长期恢复或患者的预后（如患者的生活质量）。术后早期疼痛控制良好（特别是采用持续硬膜外或外周置管技术）的患者能积极参加术后的康复训练，从而促进术后短期和长期的恢复[18]。优化术后疼痛治疗能提高 HRQL[19]。术后疼痛控制不佳引起的术后慢性疼痛，可能对患者日常生活造成影响。

预防性镇痛

较老的术语"超前镇痛"是指在手术创伤前给予镇痛干预，这比术后给予同样的处理更能有效地缓解急性术后疼痛。超前镇痛的确切定义是医学领域中颇有争议的焦点之一，并且关系到超前镇痛是否具有临床意义的问题。超前镇痛的定义包括在手术开始之前给予什么药物，采取什么措施，防止单纯切口损伤引起的中枢敏化（即术中），以及如何防止切口和炎症双重损伤引起的中枢敏化（即术中和术后），或指包括在术前干预、术中镇痛和术后疼痛管理（即预防性镇痛）的整个围术期[6]。前两个定义相对狭隘，可能导致临床试验中检测不出超前镇痛的作用。超前镇痛的基本原理是建立在防止中枢敏化的基础上。手术创伤引起的伤害性感受传入有效地使中枢神经系统处于过度兴奋性状态，从而加剧疼痛。尽管这是一种非常流行且经过充分讨论的观点，术前实施单一的镇痛措施（无论外周或椎管内阻滞）在超出预期的镇痛作用时间后都不能减轻术后疼痛行为[20]。当对伤害性传入的阻滞消失时，外科损伤将重新使中枢敏化，临床试验的结果是阴性[21]。基于上述原因，这一术语已被弃用。

如前所述，强烈的伤害性传入（如术后外周疼痛）可能引起中枢神经系统的改变（即中枢敏化），诱发"痛觉过敏"和过度兴奋（即组织损伤后神经元对正常传入反应的放大和延长）。预防性镇痛的目的在于防止这一类型慢性疼痛的产生。这一定义涵盖了在围术期任何时候采取任何防止疼痛所致敏化的方案。中枢敏化和过度兴奋，也可在术后发生于没有术前疼痛病史的患者。

相反，某些患者在术前已有急性或慢性疼痛，手术损伤前已出现中枢敏化，这些患者在术后将经历更严重的疼痛。这种对已有疼痛的放大不仅发生于急诊入院患者，甚至也发生在亚急诊和长期门诊就医的患者。采取镇痛措施预防中枢敏化，将对患者康复带来短期（减轻术后疼痛，加速康复）和长期（减少慢性疼痛，提高 HRQL）的益处[19]。遗憾的是，很多临床研究（如试验）的实验设计均不够明确，并缺乏对超前镇痛与预防性镇痛的明确界定[21-22]。

预防性镇痛的干预时机，在临床上可能不及其他方面重要（即干预的强度与持续时间）。如果手术切皮前的干预不完全或不充分，不足以防止中枢敏化，就不是预防性镇痛。切口和炎症损伤对中枢敏化的触发和维持都十分重要，如果将预防性镇痛的定义仅仅限定在手术（即切口损伤）期间并不恰当，因为炎症反应可能持续至术后，继续产生中枢敏化。

伤害性刺激的传入被多节段完全阻滞并延续至术后，可观察到最大的临床获益。通过强化多模式镇痛预防中枢敏化[21]，在理论上可减轻甚至彻底消除急性术后疼痛 / 痛觉过敏和手术后慢性疼痛[9]。

围术期康复的多模式策略 / 加速康复外科

当实施多模式策略促进患者恢复时，一般能最大化地控制术后疼痛。就围术期转归这样复杂的问题而言，单模式干预措施很难奏效。因此，术后疼痛治疗可能不足以明显改善患者的某些预后[10, 23]。伤害性感受本身的复杂性及产生术后疼痛的多种机制，也是单模式干预难以充分控制术后疼痛的原因[10, 23]。多模式策略原则包括采取多种措施和联合使用不同类型的镇痛药满足患者的期望值和控制术后疼痛，使患者能够早期活动和恢复肠内营养，并减轻围术期应激反应[10]。这些措施包括：患者宣教，基于局部麻醉的技术（局部浸润、外周神经阻滞以及椎管内镇痛）[10]，联合应用通过不同机制作用于痛觉传导通路不同受体的镇痛药物，产生协同效应，以达到优质镇痛和生理功能的获益。

围术期康复采用多模式策略来减轻术后的病理生理反应和促进康复，是几乎所有加速康复外科（enhanced recovery after surgery, ERAS）路径中不可或缺的部分，可以加速患者恢复并缩短住院时间[24]。所有 ERAS 路径中，多模式镇痛方案的关键环节之一就是采用非阿片类药物和无阿片技术，以最大限度地减少阿片药物的用量和相关副作用[25]。胸、腹部大手术的患者，与使用传统疼痛管理方式相比，采用多模式策略后，患者的激素与代谢应激更低、全身蛋白质水平更高、拔除气管导管时间更短、疼痛评分更低、肠道功能恢复更早，并能更早达到离开重症监护病房的标准[24]。ERAS 路径整合了来自外科学、麻醉学、伤害性感受神经生物学和疼痛治疗学的最新证据，将传统医疗模式改变为术后有效康复途径[24]。这种策略在保障临床安全的前提下，能够减少围术期并发症、降低医疗费用、缩短住院时间和提高患者满意度[26-27]。虽然在儿科患者中 ERAS 路径的应用越来越受到重视，但是在成人外科患者中应用更为普遍[26]。然而，若广泛实施多模式策略尚需多学科的协作、转变传统术后医疗原则、增加医疗投入和扩展传统急性疼痛服务，这些可能会受限于当今的经济环境[28]。

治疗方法

术后疼痛治疗有多种选择，包括全身（即阿片类与非阿片类药物）镇痛药和区域（即椎管内和外周）镇痛技术。根据患者的意愿并个体化评估每种治疗方法的利弊，临床医师可为患者选择最适合的术后镇痛方案。对接受不同镇痛方式的患者进行术后监测的基本指标见框 81.1[29]。

全身镇痛技术

阿片类药物

优点和特性

阿片类镇痛药是术后疼痛治疗的基础用药之一。虽然阿片类药物也可能作用于外周阿片受体，但是这

框 81.1　术后镇痛的监测和记录

镇痛治疗 *
药物名称、浓度和剂量
PCA 泵参数的设置：需求量、锁定时间、持续背景输注量
给药总量（包括无效和有效剂量）
限量设置（如 1 h 或 4 h 内限制所给药量）
补救或用于暴发痛的镇痛药物
常规监测
生命体征：体温、心律、血压、呼吸频率，平均疼痛评分
静息和活动时的疼痛评分，疼痛的缓解情况
副作用
心血管系统：低血压、心动过缓或心动过速
呼吸状况：呼吸频率、镇静水平
恶心和呕吐、瘙痒、尿潴留
神经系统检查
评估运动阻滞或功能和感觉水平
硬膜外血肿的证据
提供的指导说明
副作用的治疗
合用其他 CNS 抑制药
需要通知主管医师的触发参数设定
有问题时的联系方式（24 h/ 每周 7 天）
PCA 泵出现故障时的紧急镇痛措施

* 术后镇痛包括全身使用阿片类药物和区域镇痛技术。这张清单包含了一些重要元素，包括提前打印好的医嘱、记录文书以及 ASA 急性疼痛管理操作指南中描述的静脉 PCA 和硬膜外镇痛的日常护理方法等[29]
CNS，中枢神经系统；PCA，患者自控镇痛

类药物一般通过 CNS 中的 μ 受体发挥其镇痛效应。理论上，阿片类镇痛药的优点是其镇痛作用无封顶效应。事实上，阿片类药物的镇痛作用往往受药物的耐受性或阿片类药物相关副作用的限制，如恶心、呕吐、镇静或呼吸抑制。阿片类药物可通过皮下、经皮、经黏膜和肌内注射给药，但是术后全身性阿片类镇痛药最常见的给药途径是口服和静脉注射（IV）。阿片类药物亦可注入特殊的解剖部位，如鞘内或硬膜外腔（参见后续部分"椎管内单次应用剂量阿片类药物"和"持续硬膜外镇痛"）。

　　治疗术后疼痛时，阿片类药物剂量、血浆浓度以及镇痛反应之间的关系存在很大的个体差异。某些给药途径（如肌内注射）可能比其他途径（如静脉注射）所引起的血浆药物浓度差异更大。治疗中重度术后疼痛，阿片类药物一般采用胃肠外给药方式（如静脉或肌内注射），部分原因是与口服给药相比，这些途径可提供更快更可靠的镇痛效果。对于术后不能接受口服给药的患者，可能必须采用胃肠外给予阿片类药物。当患者开始进食，并且胃肠外给予阿片类药物已稳定控制术后疼痛时，通常可改为口服给药。

患者自控静脉镇痛

　　术后镇痛不全的原因很多，包括前面提及的个体对镇痛需求的差异大、血浆药物水平的差异（特别是肌内注射）以及用药延迟。传统的按需给药（prescribed as-needed，PRN）的镇痛方式，难以弥补这些不足。综合考虑这些问题，患者自控镇痛（patient-controlled analgesia，PCA）可优化阿片类镇痛药的给药方式，将患者之间药代动力学和药效动力学差异的影响降至最小。静脉 PCA 建立在一个负反馈环路基础上：当患者感到疼痛的时候可自行给予镇痛药；而疼痛减轻时不需用药。如果该负反馈环路被干扰，就可能发生过度镇静或呼吸抑制。尽管有可能发生设备相关性故障，但是 PCA 泵本身很少出现问题，大多数与 PCA 相关的问题是由于使用者或操作者失误所致[30]。

　　PCA 装置能设定一些参数，包括需求（单次）剂量、锁定时间和背景输注量（表 81.1）。最佳需求量或单次给药剂量是影响静脉 PCA 效果的重要因素，因为单次量不足可能导致镇痛效果不佳，而单次量过大可能导致呼吸抑制等不良反应发生率增高[31]。尽管尚不能确定最佳单次量，但是现有数据提示，对于从未使用过阿片类药物的患者，吗啡最佳单次量是 1 mg，芬太尼为 40 μg；然而，临床上芬太尼的实际用量（10 ~ 20 μg）往往较少[30]。锁定时间也可能影响静脉 PCA 的镇痛效果，锁定时间过长可能导致镇痛不足，从而降低静脉 PCA 的效果；锁定时间太短，前次给药还未达到充分镇痛作用前就追加另一剂量，可能使药物相关副作用增加。本质上，锁定时间是静脉 PCA 的安全性设置。尽管最佳锁定时间尚不明确，但大多数锁定时间为 5 ~ 10 min，这取决于 PCA 泵中的药物，在该时间范围内变化对镇痛效果或副作用无明显影响[30]。

　　大多数 PCA 装置除单次量以外还支持持续或背景输注。起初认为常规应用背景输注有一些优点，包括改善镇痛效果，特别是在睡眠期间；然而后来发现从未使用过阿片类药物的患者采用背景输注并无益处。尤其是在成年患者中，背景输注只增加了术后镇痛药的用量和呼吸抑制等副作用的发生率。并且，应用夜间背景输注并不能改善患者术后睡眠模式、镇痛效果或恢复情况[32]。虽然不推荐从未用过阿片类药物的成年患者使用静脉 PCA 持续或背景输注，但是背景输注在阿片类药物耐受的患者以及小儿患者中可能有一定作用（参见后续部分"阿片类药物耐受患者"和"小儿患者"）（也见于第 24 章）。

　　与传统 PRN 镇痛方式相比，静脉 PCA 可提供更好的术后镇痛效果，并提高患者满意度，但是否更为经济尚不确定[33]。一项 meta 分析结果显示，静脉 PCA（与 PRN 阿片类药物比较）能提供更加显著的镇

表 81.1 静脉内患者自控镇痛方案

药物浓度	单次剂量 *	锁定时间（min）	持续输注
受体激动药			
吗啡（1 mg/ml）			
成人	0.5 ~ 2.5 mg	5 ~ 10	—
小儿	0.01 ~ 0.03 mg/kg［最大 0.15 mg/（kg·h）］	5 ~ 10	0.01 ~ 0.03 mg/（kg·h）
芬太尼（0.01 mg/ml）			
成人	10 ~ 20 μg	4 ~ 10	—
小儿	0.5 ~ 1 μg/kg［最大量 4 μg/（kg·h）］	5 ~ 10	0.5 ~ 1 μχg/（kg·h）
氢吗啡酮（0.2 mg/ml）			
成人	0.05 ~ 0.25 mg	5 ~ 10	—
小儿	0.003 ~ 0.005 mg/kg［最大量 0.02 mg/（kg·h）］	5 ~ 10	0.003 ~ 0.005 mg/（kg·h）
阿芬太尼（0.1 mg/ml）	0.1 ~ 0.2 mg	5 ~ 8	
美沙酮（1 mg/ml）	0.5 ~ 2.5 mg	8 ~ 20	
羟吗啡酮（0.25 mg/ml）	0.2 ~ 0.4 mg	8 ~ 10	
舒芬太尼（0.002 mg/ml）	2 ~ 5 μg	4 ~ 10	
受体激动-拮抗药			
丁丙诺啡（0.03 mg/ml）	0.03 ~ 0.1 mg	8 ~ 20	
纳布啡（1 mg/ml）	1 ~ 5 mg	5 ~ 15	
喷他佐辛（10 mg/ml）	5 ~ 30 mg	5 ~ 15	

* 除注明外的所有剂量均只适用于成人患者。药物之间单次给药剂量（mg vs. mg/kg vs. mcg vs. μg/kg）和持续输注［mg/（kg·h）vs. μχg/（kg·h）］的单位不同。如需要建立初始镇痛作用，麻醉科医师应该逐步滴定给予静脉内负荷剂量。患者的需求个体差异很大，老年和危重的患者应给予较小的剂量。对从未用过阿片类药物的患者，不建议开始就应用持续输注

痛效果，并明显提高患者满意度；然而，静脉 PCA 组患者阿片类药物用量和瘙痒发生率均高于 PRN 组阿片类药物治疗患者，但是不良事件发生率无差异[33]。从经济学角度考虑，还不清楚静脉 PCA 是否优于传统 PRN 肌内应用阿片类药物，因为费用计算复杂。

当评价其他的患者相关结果，如患者满意度时，静脉 PCA 可能具有明显优势。这些患者相关的结果显得越来越重要，因为医疗机构已将这些指标作为评估医疗质量的标准和市场导向的工具。与静脉、肌内或皮下 PRN 给予阿片类药物相比，患者更倾向于选择静脉 PCA。使用静脉 PCA 的患者满意度较高的原因，可能是镇痛效果较好、可自控给药、避免出现明显疼痛以及不再依赖护士来给予镇痛药。当然，影响患者满意度的原因复杂，许多因素都会影响或干预静脉 PCA 的满意度。尽管使用静脉 PCA，患者满意度在总体上较高，但是正确评估患者满意度方面仍存在许多方法学的问题[34]。

静脉 PCA 相比于静脉、肌内或皮下 PRN 给予阿片类药物，阿片相关不良事件的发生率并无显著差

异。静脉 PCA 相关的呼吸抑制发生率低（约 1.5%），并不高于全身和椎管内 PRN 给予阿片类药物[35]。使用静脉 PCA 时，呼吸抑制的发生率和程度可能与使用背景输注、高龄、同时使用镇静或催眠类药物以及合并如睡眠呼吸暂停（obstructive sleep apnea，OSA）等肺部疾病有关[36]。程序设定或操作失误（即操作者的错误）也可能引起静脉 PCA 相关性呼吸抑制[37]。

非阿片类药物

非甾体抗炎药

非甾体抗炎药物（nonsteroidal antiinflammatory drugs，NSAIDs）包括各种具有不同药代动力学特性的镇痛药。NSAIDs 发挥镇痛作用的主要机制是抑制环氧合酶（COX）和前列腺素类合成，后者是外周敏化和痛觉过敏的重要介质。除外周镇痛作用外，NSAIDs 也能通过抑制脊髓 COX 而发挥作用[38]。目前至少发现 2 种 COX 亚型（即 COX1 为固有型；COX2 为诱生型），二者具有不同功能（如 COX1 参与血小

板凝集、止血和胃黏膜保护；而 COX2 参与疼痛、炎症和发热），基于此开发出的选择性 COX2 抑制药有别于同时阻断 COX1 和 COX2 的传统 NSAIDs[39]。COX3 亚型的发现可解释对乙酰氨基酚和其他一些解热药镇痛和解热的主要中枢机制，然而 COX3 与对乙酰氨基酚的确切关系仍不明了[40]。

单独给予 NSAIDs，一般对轻、中度疼痛产生有效的镇痛作用。传统观点认为 NSAIDs 是阿片类药物治疗中、重度疼痛的一种有益的辅助药物。一些定量的系统性分析提示，NSAIDs 单独应用或与阿片类药物联合应用时，可能较以往认为的更有益（表 81.2 和图 81.1）。作为多模式镇痛方案的一部分，NSAIDs 通过一种有别于阿片类药物和局部麻醉药的作用机制产生镇痛效应，经口服或胃肠外给药都有效。几项 meta 分析探讨了 NSAIDs（包括 COX2 抑制药）和对乙酰氨基酚与阿片类药物一起加入静脉 PCA 泵的镇痛

表 81.2 单次剂量的镇痛药缓解术后中重度疼痛 50% 以上的相对功效

药物 *	平均 NNT[†]	95% CI
对乙酰氨基酚（1000 mg 口服）	3.8	3.4 ～ 4.4
阿司匹林（600 ～ 650 mg 口服）	4.4	4.0 ～ 4.9
阿司匹林（1000 mg 口服）	4.0	3.2 ～ 5.4
双氯芬酸（50 mg 口服）	2.3	2.0 ～ 2.7
双氯芬酸（100 mg 口服）	1.9	1.6 ～ 2.2
布洛芬（600 mg 口服）	2.4	1.9 ～ 3.3
酮咯酸（10 mg 口服）	2.6	2.3 ～ 3.1
酮咯酸（30 mg 肌内注射）	3.4	2.5 ～ 4.9
萘普生（550 mg 口服）	2.7	2.3 ～ 3.3
西乐葆（200 mg 口服）	3.5	2.9 ～ 4.4
西乐葆（400 mg 口服）	2.1	1.8 ～ 2.5
曲马朵（100 mg 口服）	4.8	3.8 ～ 6.1
加巴喷丁（600 mg 口服）	11	6.0 ～ 35
可待因（60 mg）+ 对乙酰氨基酚（600 ～ 650 mg 口服）	4.2	3.4 ～ 5.3
羟考酮（5 mg）+ 对乙酰氨基酚（325 mg 口服）	2.5	2.0 ～ 3.2
可待因（60 mg）	16.7	11.0 ～ 48.0
吗啡（10 mg 肌内注射）	2.9	2.6 ～ 3.6
羟考酮（15 mg 口服）	2.4	1.5 ～ 4.9

* 部分数据的获得和更改已经得到 Bandolier 的许可。参见 http://www.medicine.ox.ac.uk/bandolier/

[†] 该表中 NNT 数据指将术后中重度疼痛缓解超过 50% 必须治疗的患者人数，NNT 反映了统计学和临床的差异，可用于比较不同治疗手段的效能，总结临床相关方法的治疗作用。NNT 数值较低提示该组镇痛效能较强。CI，置信区间；NNT，需要治疗人数

效能[41-42]，结果提示 NSAIDs 在降低疼痛评分方面具有统计学差异（但可能无临床意义）[43-44]。尽管所有方案都能显著减少吗啡的用量，但只有 NSAIDs 可降低恶心、呕吐和镇静等阿片类药物相关副作用。

围术期使用 NSAIDs 可引起一些副作用，包括止血功能下降、肾功能不全和胃肠道出血。NSAIDs 抑制 COX 和前列腺素类生成有许多副作用，后者介导整个机体的多种不同的反应。应用 NSAIDs 引起的止血功能下降主要是由于血小板功能障碍和血栓烷 A2（由 COX1 产生）抑制所致，后者是血小板凝集和血管收缩的重要介质。NSAIDs 对围术期出血的影响一直存有争议，一项围术期应用酮咯酸的监测性研究证实，手术部位的出血并未显著增加。至于 NSAIDs 类是否影响骨愈合和骨生成，也存在争议。尽管 NSAIDs 已被用于髋臼 / 髋部骨折和髋关节置换术，以减少异位成骨作用，但对其他骨组织的短期作用尚不清楚[45]。近期的两项系统性回顾提示，一些高质量的研究结果提示 NSAIDs 并未增加骨不连的风险。显然，短期应用 NSAIDs 缓解骨折后疼痛并不增加延迟愈合的风险[46]。脊柱融合术后短期（短于 14 d）应用常规剂量的 NSAIDs（如酮咯酸 < 120 mg/d）是安全的，但大剂量（如酮咯酸 > 120 mg/d）则增加骨不连的风险，提示 NSAIDs 对脊柱融合的影响呈剂量依赖性[47]。脊柱外科医师常倾向于保守，拒绝在患者脊柱融合术后给予 NSAIDs。

高危患者如低血容量、肾功能异常或血浆电解质紊乱者，围术期使用 NSAIDs 可能发生肾功能不全，因为前列腺素类可扩张肾血管床，介导肾利尿和排钠功能。尽管 NSAIDs 可能引起术前肾功能正常患者术后早期出现无明显临床意义的肾功能一过性降低，但由于肾功能和血容量均正常的患者不太可能受影响，NSAIDs 不应禁用于术前肾功能正常的患者[48]。NSAIDs 可能引起胃肠道出血，因为 NSAIDs 能抑制前列腺素合成所必需的 COX1，前列腺素类具有保护胃黏膜细胞的作用。NSAIDs（包括阿司匹林）可能诱发支气管痉挛[49]。由于炎症期间外周 COX2 的表达增加，选择性抑制 COX2 理论上可产生镇痛效果而无 COX1 抑制相关的副作用。即使采用超治疗剂量的 COX2 抑制药[51]，胃肠道并发症的发生率也较低[50]，对血小板的抑制作用最小。然而，长期应用 COX2 抑制药可显著增加心血管风险，这是罗非昔布退出市场的原因[52]。COX2 抑制药的心血管风险存在异质性，受许多因素的影响，如具体药物、剂量以及患者特征等[52]。围术期使用与长时间使用 COX2 抑制药的所产生的问题稍有不同。高风险手术患者（冠状动脉旁

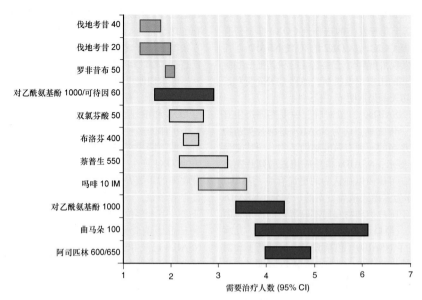

图 81.1   缓解患者中重度疼痛 50% 以上所需接受治疗的患者人数（NNT）。显示表 81.2 中的几种阿片类与非阿片类镇痛药的 NNT 均值和 95% 置信区间（CI）。这些 NNTs 数据来源于与安慰剂比较，缓解后中重度疼痛 50% 以上时非阿片类药物单次用量效能的临床试验研究。药物名称的剂量单位是 mg（From Bandolier. http://www.medicine.ox.ac.uk/bandolier/.）

路移植术）围术期使用强效 COX2 抑制药可增加心血管事件发生率[53]，而低风险手术患者（大的非心脏手术）无此现象。塞来昔布比其他强效 COX2 抑制药（罗非昔布）对 COX2 的选择性相对低，仍在临床应用[54]。Nissen 及其同事对 24 081 名患者进行了随机对照研究（RCT），将他们随机分为塞来昔布、萘普生和布洛芬组，结果发现塞来昔布在心血管安全性方面并不比其他两组低[55]。Liu 等通过对 10 873 名接受全关节成形术患者的研究发现，围术期应用 NSAIDs 类药物不增加心肌缺血发生率，反而缩短住院时间[55-56]。

另一项争议是关于 NSAIDs 增加术后出血的观点。我们并不奇怪，有几项 meta 分析的结果显示对血小板功能抑制最轻的 COX2 抑制药，即便在超治疗剂量时也没有明显增加围术期出血[57-59]。最近的 meta 分析也显示传统 NSAIDs 类（布洛芬、酮咯酸）不增加围术期出血的风险。最后，有些已发表的研究暗示 NSAIDs 可能与吻合口瘘有关，但其中大部分研究都存在缺陷或者存在预先的选择偏倚。并且一项 meta 分析并未证实 NSAIDs 的应用和吻合口裂增加之间有统计学差异。新的 NSAIDs 制剂已被批准用于急性术后疼痛（布洛芬静脉制剂[60]和酮咯酸鼻内制剂[3]）。新药的费用在当今节约成本的卫生环境下也是一个问题[61-62]。

对乙酰氨基酚

对乙酰氨基酚已经应用几十年，主要通过中枢作用镇痛，同时有解热和抗炎特性，其作用机制是激活中枢神经系统的下行血清素通路以及抑制前列腺素合成[63]。它通常作为多模式镇痛的一部分与其他药物共同应用，成人最大推荐剂量是 4 g/d，2011 年 FDA 批准了在美国静脉应用对乙酰氨基酚[64]。Sinatra 和同事研究了患者在关节成形术后静脉注射对乙酰氨基酚的镇痛作用[65]，与安慰剂对照组相比，实验组疼痛评分更低、阿片类药物用量更少、需要吗啡进行补救镇痛的中位时间更长、患者满意度更高。一项关于 865 名患者的 meta 分析纳入了 4 项有关静脉对乙酰氨基酚加入多模式镇痛方案用于全髋或膝关节成形术的临床研究，结果显示术后 1 ~ 3 d 疼痛评分和阿片类用量均明显降低，对乙酰氨基酚组的恶心呕吐发生率也明显降低[66]。然而，纳入研究的质量遭到质疑。与口服对乙酰氨基酚相比，静脉给药后对乙酰氨基酚的血药浓度达到峰值的速度更快[67]。尚缺乏证据表明，生物利用度的提高能增强临床效应。是否将静脉使用对乙酰氨基酚加入多模式镇痛方案，需要考虑到静脉剂型的经济效益以及特定手术患者是否能耐受口服给药等因素。自 2013 年以来的数据显示，静脉使用对乙酰氨基酚的医院，根据此药的使用量，平均花费明显增加[68]。

加巴喷丁类

加巴喷丁和普瑞巴林，除用于抗癫痫外，也用于神经病理性疼痛的治疗。它们作用于钙离子通道的 α_2-δ 配体，抑制钙内流及其后的兴奋性神经递质释放。与加巴喷丁相比，口服普瑞巴林吸收更快、生物利用度更高（≥ 90% vs. < 60%）[69]。尽管存在这些差异，口服加巴喷丁可增强阿片类在静息和运动时的镇痛作用，减少阿片类用量和相关副作用，但随之也可能增加镇静和头晕等副作用[70-72]。一项研究普瑞巴林对于急性术后疼痛的镇痛效果的 meta 分析显示，普瑞巴林可减少阿片类用量和相关副作用，但对疼痛强度影响不大[73]。另一项 meta 分析的结果提示，围术期应用普瑞巴林在短期内可提供额外的镇痛作用，但也增加其他副作用，如头晕/轻度头痛或视觉障碍的发生率[74]。

虽然加巴喷丁类作为多模式镇痛的一部分已经普遍使用，但值得注意的是，最近发表的几项研究质疑了此类药物的镇痛效果[75]。一些研究指出，证明加巴喷丁类具有临床疗效的证据质量不高，而且几乎没有报道其严重不良反应[76-78]。在进行临床偏倚风险较低的试验时发现，加巴喷丁类减少阿片类用量的作用实际上很轻微，而严重不良反应的风险似乎增加，比如使用加巴喷丁和腹腔镜手术患者呼吸抑制的发生率升高有关[79]。最后，加巴喷丁类在诸如全髋关节成形术等特定手术中没有额外的镇痛效应[80]。术后是否应用此类药物，需要基于个体化治疗。

氯胺酮

传统上认为氯胺酮是一种术中使用的麻醉药，然而小剂量（镇痛）氯胺酮可增强术后镇痛作用，因其拮抗 NMDA 受体的特性对减少中枢敏化和阿片类药物耐受可能具有重要意义[81]。氯胺酮可通过口服、静脉（PCA 或持续输注）、皮下或肌内注射给药。一项关于围术期使用氯胺酮的系统性回顾分析结果显示，围术期应用镇痛剂量的氯胺酮可减少补救性镇痛药的需求量和疼痛强度[82]。此外，围术期应用氯胺酮可减少 24 h PCA 吗啡的消耗量和术后恶心呕吐，且副作用最少[82]。随后的一项系统性回顾结果提示，尤其在术后疼痛严重的患者，如上腹部、胸科、骨科等大手术后静脉应用氯胺酮是术后镇痛的有效辅助用药[83]。氯胺酮同样可减轻儿科患者的术后疼痛强度[84]。对围术期输注氯胺酮的一种顾虑，是它可能产生遗忘的神经药理效应并影响患者认知功能[85]。虽然存在上述可能，但给予镇痛剂量时很少发生。氯胺酮也用于硬

膜外和鞘内，但是其外消旋混合物具有神经毒性，因此，不主张将外消旋氯胺酮用于椎管内。虽然仍需进一步研究阐明围术期应用氯胺酮的具体参数（比如剂量、持续时间），基于个体化原则仍然可以考虑将氯胺酮纳入术后镇痛的多模式方案。

曲马朵

曲马朵是一种合成的阿片类药物，具有弱 μ-受体激动剂作用，并可抑制 5-羟色胺和去甲肾上腺素的再摄取，具体哪种形式主要发挥镇痛作用尚不清楚[86]。虽然曲马朵主要是通过中枢机制发挥镇痛作用，但是它可能具有外周局部麻醉药的特性，被用作臂丛阻滞的辅助用药[87]。曲马朵对治疗术后轻、中度疼痛有效[88]，与阿司匹林（650 mg）复合可待因（60 mg）或布洛芬（400 mg）的镇痛效果相当（表 81.2，图 81.1）[88]。在曲马朵基础上加用对乙酰氨基酚（较之单独用曲马朵），可减少副作用而不影响其镇痛效能[89]。静脉曲马朵 PCA 与阿片类 PCA 的镇痛评分相似，但两组的副作用不同（比如曲马朵组术后恶心、呕吐发生率高而瘙痒发生率相对低）[90]。曲马朵用于术后镇痛的优点包括呼吸抑制相对较少，重要脏器毒性小和不抑制胃肠蠕动，理论上出现滥用的可能性低[86]。常见的副作用（总体发生率为 1.6% ~ 6.1%）包括眩晕、嗜睡、多汗、恶心、呕吐、口干和头痛[88]。曲马朵应慎用于抽搐或颅内压增高的患者，禁用于服用单胺氧化酶抑制药的患者[88]。

区域镇痛技术

各种椎管内（主要是硬膜外）和外周区域镇痛技术可有效地治疗术后疼痛。一般来说，硬膜外与外周技术（尤其使用局部麻醉药时）的镇痛效果具有部位特异性，优于全身应用阿片类药物，这些技术的应用甚至可能降低发病率与死亡率[13]。然而，和其他方法一样，临床医师应该权衡利弊，特别是在应用各种抗凝药的情况下，这些技术的应用还存在一些争议。

椎管内单次应用阿片类药物

鞘内或者硬膜外单次注射阿片类药物，可有效地作为单独或辅助性镇痛药。决定某一特定阿片类药物临床药理学的最重要因素之一，是其亲脂性（与之相对的是亲水性）（表 81.3）。一旦这些药物经鞘内直接注射或从硬膜外腔逐渐渗入脑脊液（cerebrospinal fluid, CSF），亲水性阿片类药物（如吗啡和氢吗啡酮）倾向于滞留在 CSF 中，产生延迟而持久的镇痛作用，同时，其副作用发生率一般较高，因为亲水性阿片类药物易

表 81.3   椎管内给予阿片类药物的特性

特性	亲脂性阿片类药物	亲水性阿片类药物
常用药物	芬太尼，舒芬太尼	吗啡，氢吗啡酮
镇痛起效	起效迅速（5～10 min）	起效延迟（30～60 min）
作用时间*	较短（2～4 h）	较长（6～24 h）
CSF 扩散	CSF 中扩散最小	CSF 中广泛扩散
作用位点	脊髓 ± 全身	主要在脊髓 ± 脊髓以上部位
副作用		
恶心与呕吐	亲脂性阿片类药物的发生率低于亲水性	
瘙痒	亲脂性阿片类药物的发生率低于亲水性	
呼吸抑制	主要在早期，延迟性罕见	早期（＜6 h）和延迟（＞6 h）性都有可能发生

CSF，脑脊液
* 镇痛持续时间有所差异

向头侧或脊髓上方扩散。椎管内给予亲脂性阿片类药物如芬太尼和舒芬太尼则镇痛作用起效迅速，从脑脊液中迅速清除，因此，限制了其向头侧扩散和某些副作用如延迟性呼吸抑制的发生。亲水性阿片类药物的镇痛作用位点主要在脊髓，而椎管内单次注射亲脂性阿片类药物的主要作用位点（脊髓或是全身）尚不肯定。

针对不同临床情况以达到镇痛效果最佳、副作用最小的目的，亲脂性与亲水性阿片类药物药代动力学的不同可能影响对阿片类药物的选择。某些情况下，镇痛需要起效迅速（数分钟）且镇痛持续时间适中（＜4 h）（如日间手术患者），此时，鞘内单次注射亲脂性阿片类药物即可满足需求。对于需要较长时间镇痛、可进行监护的住院患者，则单次注射亲水性阿片药物更为有效。

硬膜外单次注射亲脂性和亲水性阿片类药物也可用于术后镇痛，其注意事项一般类似于鞘内单次注射阿片类药物。硬膜外单次注射芬太尼可快速发挥术后镇痛作用，然而研究提示，用至少 10 ml 不含防腐剂的生理盐水稀释芬太尼（常用剂量 50～100 μg）其硬膜外镇痛起效延迟、作用时间延长，这可能是由于

亲脂性阿片类药物初始扩散与弥散增加所致。硬膜外单次注射吗啡可发挥有效的术后镇痛作用，这种单次注射亲水性阿片类药物的方式，可能特别适用于硬膜外置管位置与手术切口部位不一致（如腰部硬膜外置管用于胸部手术）的术后硬膜外镇痛。老年患者和胸段硬膜外置管的患者对硬膜外吗啡的需要量较低。鞘内与硬膜外阿片类药物的常用剂量见表 81.4。

持续硬膜外镇痛

通过硬膜外留置导管实施镇痛，是一种安全有效治疗急性术后疼痛的方法。术后硬膜外镇痛的效果优于全身应用阿片类药物（图 81.2）[91-92]。然而，应该认识到硬膜外镇痛不是一种通用的处理方案，而是整合了许多要素，比如镇痛药物的选择和剂量、导管留置位置、围术期镇痛的开始和维持时间等[93]。虽然本章主要介绍术后硬膜外镇痛的管理，事实上，术中应用硬膜外复合全身麻醉与全身麻醉后全身应用阿片类药物镇痛相比，可使患者术毕疼痛更轻，苏醒更快。以上每一个因素都可能影响术后镇痛的质量、患者报告的预后，甚至发病率和死亡率。

表 81.4   椎管内阿片类药物的用量*

药物	鞘内或蛛网膜下隙单次用量	硬膜外单次用量	硬膜外持续输注量
芬太尼	5～25 μg	50～100 μg	25～100 μg/h
舒芬太尼	2～10 μg	10～50 μg	10～20 μg/h
阿芬太尼	—	0.5～1 mg	0.2 mg/h
吗啡	0.1～0.3 mg	1～5 mg	0.1～1 mg/h
氢吗啡酮	—	0.5～1 mg	0.1～0.2 mg/h
缓释吗啡†	不推荐	5～15 mg	不推荐

* 药物用量仅适用于椎管内单独使用阿片类药物。未提供鞘内或蛛网膜下隙持续输注剂量。老年人或用于颈或胸段时采用较低剂量可能就有效。不同药物单次用药（mg vs. μg）与持续输注（mg/h vs. μg/h）的单位不同
† 具体用量和用法参见说明书

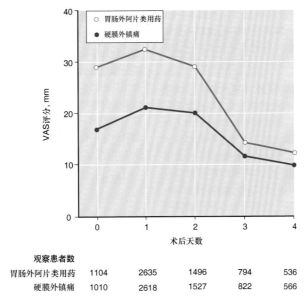

观察患者数					
胃肠外阿片类用药	1104	2635	1496	794	536
硬膜外镇痛	1010	2618	1527	822	566

图 81.2　术后 1～4 d 每日（x 轴）硬膜外镇痛（深蓝色圈表示）与胃肠外阿片类药物（浅红色圆圈表示）的视觉模拟疼痛评分的均数和标准差（y 轴）（From Block BM, Liu SS, Rowlingson AJ, et al. Efficacy of postoperative epidural analgesia: a meta-analysis. JAMA. 2003；290：2455-2463, with permission.）

镇痛药物

局部麻醉药　硬膜外单独输注局部麻醉药可用于术后镇痛，但是通常其镇痛效果不及硬膜外联合应用局部麻醉药-阿片类药物[91-92]。局部麻醉药在硬膜外腔确切的作用部位还不清楚，可能的部位包括脊神经根、背根神经节或者脊髓本身[94]。单纯硬膜外输注局部麻醉药用于术后镇痛可避免阿片类药物的相关副作用，但是因其失败率较高（感觉阻滞减退以及镇痛不全），且运动阻滞和低血压的发生率较高，所以联合应用局部麻醉药-阿片类药物更为常见[93]。

硬膜外输注阿片类药物　阿片类药物可单独应用于术后硬膜外输注，一般不会引起运动阻滞或交感神经阻滞所致低血压[93]。硬膜外持续输注（CEI）亲脂性（如芬太尼、舒芬太尼）和亲水性（如吗啡、氢吗啡酮）阿片类药物会有所不同。硬膜外持续输注亲脂性阿片类药时，镇痛部位（脊髓或全身）尚不明确[95]。一些数据提示硬膜外输注亲脂性阿片类药物优于静脉给药，但硬膜外单纯持续输注亲脂性阿片类药物的总体优势并不明显[93]。

硬膜外持续输注亲水性阿片类药物的镇痛部位主要在脊髓。持续输注亲水性阿片类药物可能特别适用于硬膜外置管部位与手术部位不一致、或硬膜外使用局部麻醉药产生副作用（如低血压、运动阻滞）的患

者。与硬膜外间断给予吗啡相比，硬膜外持续输注吗啡的镇痛效果更好，且副作用较少。硬膜外持续输注亲水性阿片类药物的镇痛效果可能优于传统 PRN 全身给予阿片类药物。

联合应用局部麻醉药和阿片类药物　硬膜外联合输注局部麻醉药与阿片类药物，其镇痛效果可能优于单独应用局部麻醉药或阿片类药物。与单独用药相比，联合应用局部麻醉药和阿片类药物的术后镇痛效果更好（包括改善活动时镇痛），可限制感觉阻滞减退，并可能减少局部麻醉药的用量，尽管对发生率的影响尚不确定[93]。硬膜外持续联合输注局部麻醉药-阿片类药物的镇痛效果，也优于静脉 PCA 给予阿片类药物[91]。硬膜外应用局部麻醉药与阿片类药物的镇痛作用是相加还是协同尚不明了。许多局部麻醉药可用于硬膜外持续输注。一般情况下选用布比卡因或罗哌卡因，因为它们对感觉和运动神经的阻滞存在差异，优先阻滞感觉神经，对运动功能的影响最小。术后硬膜外镇痛的浓度低于术中硬膜外麻醉的浓度。阿片类药物也有多种选择，但是许多临床医师优先选用亲脂性阿片类药物（如芬太尼或舒芬太尼），因其能够快速调节[93]。亲水性阿片类药物（吗啡或氢吗啡酮）作为局部麻醉药-阿片类药物硬膜外镇痛的一部分，也可提供有效的术后镇痛。疼痛评分最低且药物

相关副作用最小的最佳联合用药配方和剂量尚不清楚，需要进一步研究探讨不同类型手术时硬膜外导管置入不同位置的最佳组合，并与硬膜外患者自控镇痛（PCEA）比较这些最佳持续输注联合用药的效能。

辅助药物　硬膜外可输注各种辅助药物，以增强镇痛作用，并最大限度地减少副作用，但是尚无一种辅助药物获得广泛认可。研究较多的两种辅助药物是可乐定和肾上腺素。可乐定主要是通过脊髓背角初级传入神经元和中间神经元上的 α_2 受体和下行去甲肾上腺素途径介导其镇痛作用，硬膜外常用剂量是 $5 \sim 20 \mu g/h$。可乐定的临床应用受其副作用的限制，如低血压，心动过缓和镇静。低血压和心动过缓呈剂量依赖性。硬膜外给予 NMDA 受体拮抗药如氯胺酮在理论上能减轻中枢敏化，并增强硬膜外阿片类药物的镇痛作用，但尚需进一步研究其安全性和镇痛情况。

导管位置

硬膜外导管位置与切口部位一致（即导管-切口一致镇痛）（表81.5），可通过向相应切口部位的节段输注镇痛药物而使术后硬膜外镇痛效果最佳，最大限度地减少副作用（如减少下肢运动阻滞和尿潴留），降低并发症发生率[13, 93]。与导管-切口一致的硬膜外镇痛相比较，导管-切口不一致的硬膜外镇痛（如胸部手术时下腰段留置导管）可由于无效镇痛造成患者疼痛增加，应早期拔除硬膜外导管。导管-切口一致的硬膜外镇痛通过向支配区靶向给予镇痛药物，药物需求量可能较小，且药物相关副作用减少。应用腰段硬膜外置管时下肢运动阻滞的发生率较高，也可能导致硬膜外镇痛比预期结束的早。腹部或胸部手术采用高位胸段硬膜外镇痛时，不抑制下肢交感神经活性，可使尿潴留的发生率降低，减少常规留置导尿的需求。胸段硬膜外置管相对安全，尚无证据表明其神经并发症发生率较高（与腰段相比）。胸腹部手术患者硬膜外镇痛降低并发症的优点仅见于胸段（一致型），而不见于腰段（不一致型）硬膜外置管。

椎管内镇痛药物的副作用

应用术后硬膜外镇痛可发生许多药物相关性（阿片类药物和局部麻醉药）副作用，但是在自然地归因于硬膜外镇痛方案之前，需除外其他因素：如低血容量、出血、低心排血量引起的低血压，脑血管意外，肺水肿，以及进展性脓毒症导致的呼吸抑制。对椎管内镇痛以及其他类型术后镇痛的所有患者都应该实施标准化管理，包括镇痛的标准医嘱与护理方案、神经系统监测、副作用的治疗以及需要医师注意的危机值（框81.1）。

低血压　局部麻醉药用于硬膜外镇痛时可能阻滞交感神经纤维，引起术后低血压。虽然准确的低血压发生率不清楚，但一项关于术后镇痛的系统性回顾研究结果显示，硬膜外镇痛低血压平均发生率（95%CI）为 5.6%（3% ～ 10.2%）[35]。治疗硬膜外镇痛引起的非严重低血压的措施包括降低局部麻醉药的总量（降低给药速度或浓度）；或硬膜外单独输注阿片类药物，因为椎管内阿片类药物几乎不引起术后低血压；以及纠正引起低血压的其他潜在因素[93]。

运动阻滞　术后硬膜外镇痛所用的局部麻醉药可能使 2% ～ 3% 的患者出现下肢运动阻滞，这可导致足跟部出现压疮[96]。一项 meta 分析的研究显示，使用 PCEA 时运动阻滞的平均发生率为 3.2%[91]。用较低浓度局部麻醉药以及在腹部或胸部手术时留置导管-切口一致型的硬膜外导管可降低运动阻滞的发生率。尽管大多数患者的运动阻滞在硬膜外停止输注约 2 h 后消失，但是对持续性或渐进性运动阻滞应及时评估，脊髓血肿、脊髓脓肿和鞘内导管移位都应考虑为鉴别诊断的一部分。

恶心呕吐　椎管内单次给予阿片类药物时，约 50% 患者发生恶心呕吐，而持续输注阿片类药物的累计发生率可高达 80%。总体数据［椎管内阿片类和（或）局麻药联合应用］显示，采用硬膜外镇痛时术后恶心呕吐发生率与全身应用阿片类相似。不论哪种镇痛方式，女性患者的发生率更高[97]。椎管内阿片

表81.5　不同外科手术推荐导管置入位置

切口部位	手术类型	一致型硬膜外导管留置
胸部	肺减容术，乳房根治术，开胸术，胸腺切除术	$T_4 \sim T_8$
上腹部	胆囊切除术，食管切除术，胃切除术，肝切除术，胰十二指肠切除术	$T_6 \sim T_8$
中腹部	膀胱前列腺切除术，肾切除术	$T_7 \sim T_{10}$
下腹部	腹主动脉瘤修复术，结肠切除术，前列腺根治术，经腹子宫切除术	$T_8 \sim T_{11}$
下肢	股骨动脉旁路术，全髋或全膝关节置换术	$L_1 \sim L_4$

L，腰段水平；T，胸段水平

类药物相关的恶心呕吐发生率呈剂量依赖性，但是近期的一项 meta 分析结果提示，蛛网膜下隙给予较大剂量吗啡（≥ 0.3 mg）与较低剂量（< 0.3 mg）相比，并不增加术后恶心呕吐的发生率[98]。椎管内阿片类药物引起的恶心呕吐，可能与脑脊液中阿片类药物向头侧扩散至延髓极后区有关。硬膜外单独输注芬太尼或与局部麻醉药联合应用时，恶心呕吐的发生率低于硬膜外输注吗啡。多种药物可有效治疗椎管内阿片类药物引起的恶心呕吐，包括纳洛酮、氟哌利多、甲氧氯普胺、地塞米松、昂丹司琼和经皮吸收的东莨菪碱。

瘙痒 瘙痒是硬膜外或鞘内使用阿片类药物时最常见的副作用之一，硬膜外使用阿片类药物引起瘙痒的发生率约为 60%，硬膜外使用局麻药以及全身应用阿片类药物引起瘙痒的发生率为 15% ～ 18%[99]。一项针对术后镇痛的系统性回顾研究显示，硬膜外镇痛和静脉 PCA 使用阿片类药物的瘙痒平均发生率（95%CI）分别是 16.1%（12.8% ～ 20%）和 13.8%（10.7% ～ 17.5%）[97]。虽然椎管内阿片类药物引起瘙痒的原因尚不清楚，但是与外周组胺释放无关，而可能与延髓"痒中枢"的激活、阿片类药物向头侧迁移后激活三叉神经核或神经根处的阿片类受体有关。椎管内阿片类药物相关性瘙痒的发生率是否呈剂量依赖尚不清楚。现已评估了多种药物用于预防和治疗阿片类药物引起的瘙痒，这对某些患者而言难以处理且造成困扰。静脉注射纳洛酮、纳曲酮、纳布啡或氟哌利多似乎可以有效控制阿片类药物引起瘙痒。5- 羟色胺受体拮抗药也可有效预防椎管内应用阿片类药物的瘙痒。硬膜外应用吗啡与产后单纯口唇疱疹的复发有关。

呼吸抑制 椎管内使用适当剂量的阿片类药物引起呼吸抑制的发生率并不高于全身用药。椎管内应用阿片类药物后呼吸抑制的发生率呈剂量依赖性，一般在 0.1% ～ 0.9%。如果将呼吸抑制定义为呼吸频率减慢，则发生率低于 1%[35]。临床上，呼吸抑制的确切发生率很难决定，因为用于诊断的标准繁多（比如呼吸频率、氧饱和度、二氧化碳分压以及是否需要给予呼吸兴奋药 / 拮抗药等）[35]。椎管内应用亲脂性阿片类药物引起延迟性呼吸抑制少于亲水性阿片类药物，尽管给予亲脂性阿片类药物可能引起早期明显的呼吸抑制。延迟性呼吸抑制主要与亲水性阿片类药物向头侧扩散有关，吗啡注射后的呼吸抑制一般发生在 12 h 内。椎管内使用阿片类药物引起呼吸抑制的危险因素包括：剂量增加、高龄、同时全身应用阿片类药物或镇静药，可能还包括长时间或大范围手术、存在合并症（如 OSA）。临床评估项目如呼吸频率并不能可靠

地预测患者通气状态或即将发生的呼吸抑制。纳洛酮可有效地治疗呼吸抑制，每次 0.1 ～ 0.4 mg（必要时应进行气道管理）；但是与椎管内阿片类药物引起呼吸抑制的作用时间相比，纳洛酮的临床作用时间相对较短，因此可能需要持续输注纳洛酮 [0.5 ～ 5 μg/（kg·h）][100]。有关预防、诊断和治疗椎管内阿片类引起的呼吸抑制的临床指南已经发布[101]。

尿潴留 与椎管内应用阿片类药物相关的尿潴留，是由于阿片类药物与脊髓阿片类受体相互作用，从而降低逼尿肌收缩力所致。椎管内给予阿片类药物后，尿潴留的发生率高于全身用药。尿潴留似乎并不取决于阿片类药物的用量，可采用小剂量纳洛酮进行治疗，但是有逆转镇痛作用的风险。尿潴留发生率约 23%，多发于接受硬膜外镇痛的患者[97]。然而临床上可能难以确定尿潴留的准确发生率，因为实施重大手术的患者往往常规导尿。

患者自控硬膜外镇痛

传统上，实施硬膜外镇痛是以固定速度输注或持续硬膜外输注（CEI）给药；然而通过患者自控装置（PCEA）进行硬膜外镇痛越来越普遍。PCEA 类似于静脉 PCA，满足术后镇痛的个体化需求，某些方面可能优于 CEI，包括药物用量较少、患者满意程度较高。PCEA 的镇痛效果也优于静脉 PCA[91]。

PCEA 是普通外科病房安全有效的术后镇痛方法。通过对 2 项每项 1000 多例患者的观察数据，90% 以上的 PCEA 患者镇痛充分，疼痛评分中位数在静息时为 1（最高可以为 10），活动时为 4[102-103]。其副作用发生率为：瘙痒为 1.8% ～ 16.7%，恶心为 3.8% ～ 14.8%，镇静为 13.2%，低血压为 4.3% ～ 6.8%，运动阻滞为 0.1% ～ 2%，呼吸抑制为 0.2% ～ 0.3%[102-103]，这些副作用发生率低于或相当于 CEI 所报道的发生率。

PCEA 镇痛的最佳配方和给药参数尚不明了。与静脉 PCA 相比，PCEA 较常用持续或背景输注增加单次量，并且其镇痛效果优于仅单次量给药[104]。一般说来，大多数急性疼痛治疗专家倾向于联合应用各种低浓度局部麻醉药与阿片类药物（表 81.6），在增强镇痛效果的同时，最大限度地减少副作用如运动阻滞和呼吸抑制。对于 CEI 来说，联合应用局部麻醉药与阿片类药物的镇痛效果优于单独应用局部麻醉药或阿片类药物。通常选择亲脂性阿片类药物，因其起效迅速，作用时间较短，可能更适用于 PCEA[102]。应用低浓度局麻药（如布比卡因、罗哌卡因）可提供完善镇痛而几乎不导致运动阻滞[105]。

硬膜外镇痛的优势

围术期采用硬膜外麻醉和镇痛，特别是应用以局部麻醉药为主的镇痛配方，能减轻手术的病理生理反应，并且与全身使用阿片类药物镇痛相比，可能降低患者的发病率与死亡率[13-14]。一项针对随机研究（包括 141 项试验，9559 例患者）的 meta 分析发现，围术期椎管内麻醉和镇痛（与全身麻醉和全身使用阿片类药物相比）可降低总体死亡率约 30%（主要为骨科患者）[106]。硬膜外镇痛能降低术后胃肠道、肺部以及可能的心脏并发症的发生率[13, 107]。

术后胸段硬膜外镇痛通过抑制交感神经系统兴奋，减少阿片类药物总用量，减轻脊髓对胃肠道的反射性抑制，促进胃肠蠕动的恢复，且不引起肠吻合口破裂[107-108]。临床随机试验证实，采用以局部麻醉药为主的镇痛配方进行术后胸段硬膜外镇痛，患者胃肠道功能恢复较快，达到出院标准较早[109]。腹部手术后采用硬膜外局部麻醉药镇痛，患者胃肠蠕动的恢复早于硬膜外阿片类药物镇痛[109]。

围术期采用以局部麻醉药为主的硬膜外镇痛，可降低腹部和胸部手术患者的术后肺部并发症[110-111]。推测是通过完善镇痛，从而减轻"夹板"表现，并减轻抑制膈肌功能的脊髓反射，从而保护患者术后肺功能[112]。纳入 48 项随机临床试验的 meta 分析[113] 和一项大规模随机临床试验[114] 证实，应用以局部麻醉药为主的胸段硬膜外镇痛，可降低肺部感染和并发症的发生率。然而，术后应用硬膜外阿片类药物、肋间阻滞、伤口浸润或胸膜内镇痛，患者肺部并发症的发生率并无明显降低[113]。随后的一项 meta 分析证实，

胸段硬膜外镇痛有减少围术期肺部并发症的优点[115]。

胸段硬膜外镇痛可降低术后心肌梗死的发生率，而腰段硬膜外镇痛无此作用，可能是由于应激反应与机体高凝状态减轻、术后镇痛效果改善和冠状动脉血流更好地重新分配所致。该研究发现只有胸段硬膜外镇痛可降低术后心肌梗死的发生率，这证实胸段硬膜外镇痛具有有益的生理作用，如心肌缺血严重程度降低或心肌梗死面积减少、交感神经介导的冠状血管收缩减轻、有缺血风险部位的冠脉血流量得到改善。行心脏手术的患者使用胸段硬膜外镇痛时可降低术后室上性心律失常和呼吸并发症的风险[116]。

虽然硬膜外镇痛可降低手术后胃肠道、肺部、并可能降低心脏并发症的发生率，但是在其他方面如术后凝血、认知功能障碍[117] 和免疫功能的获益并不明显。尽管术中应用区域麻醉可降低高凝状态相关事件的发生率（如深静脉血栓形成、肺栓塞和血管移植失败）[106]，但是术后硬膜外镇痛并未明显降低高凝状态相关事件的发生率。

硬膜外导管置入位置与手术切口部位相对应时（即导管-切口一致性镇痛），术后硬膜外镇痛的优势最大，所用药物剂量较少，药物引起的副作用如瘙痒、恶心、呕吐、尿潴留、运动阻滞和低血压的发生率较低[102]。与导管-切口不一致的硬膜外镇痛相比，进行导管-切口一致性镇痛时胃肠功能恢复较早，心肌梗死发生率较低以及镇痛效果较好[112]。术后硬膜外镇痛减轻术后病理生理反应和改善预后的作用还取决于所使用药物的类型（阿片类药物还是局部麻醉药）。以局部麻醉药为主的硬膜外镇痛配方能最大限

表 81.6　患者硬膜外自控镇痛配方			
镇痛配方 *	持续输注速度（ml/h）	需求量（ml）	锁定时间（min）
总体方案			
0.05% 布比卡因＋4 μg/ml 芬太尼	4	2	10～20
0.0625% 布比卡因＋5 μg/ml 芬太尼 †	4～6	3～4	10～20
0.1% 布比卡因＋5 μg/ml 芬太尼	6	2	10～20
0.2% 罗哌卡因＋5 μg/ml 芬太尼	5	2	20
胸部手术			
0.0625%～0.125% 布比卡因＋5 μg/ml 芬太尼 †	3～4	2～3	10～20
腹部手术			
0.0625% 布比卡因＋5 μg/ml 芬太尼 †	4～6	3～4	10～20
0.125% 布比卡因＋0.5 μg/ml 舒芬太尼	3～5	2～3	10～20
0.1%～0.2% 罗哌卡因＋2 μg/ml 芬太尼	3～5	2～3	10～20
下肢手术			
0.0625%～0.125% 布比卡因＋5 μg/ml 芬太尼 †	4～6	3～4	10～20

* 表中列举的配方来自文献中联合应用局部麻醉药-亲脂性阿片类药物
† 约翰霍普金斯医院常用的患者自控硬膜外镇痛方案

度地减轻围术期病理生理反应,并可使腹部手术后胃肠蠕动恢复较早[109]和肺部并发症发生较少(与阿片类药物为主的配方相比)[113]。硬膜外镇痛不可一概而论,因为不同的置管位置和镇痛方案都可能影响围术期发病率。

围术期硬膜外镇痛是否改善患者报告的预后尚不清楚[112]。术后硬膜外镇痛可改善术后镇痛效果和患者满意度[34]与 HRQL[19]等患者报告的预后。与全身使用阿片类药物相比,硬膜外应用局部麻醉药始终能提供优异的镇痛效果[91-92]。尽管"满意"的概念复杂,难以准确测定,但是术后硬膜外镇痛的优势可能影响患者满意度和改善 HRQL[19]。

围术期应用区域麻醉/镇痛可能与术后癌症复发减少相关[118]。围术期应用区域麻醉/镇痛使肿瘤手术患者受益的可能原因包括减轻围术期免疫抑制及减少吸入麻醉药/阿片类用量。区域麻醉所致的交感神经阻滞可能增加四肢血流,从而增加组织氧供,利于杀伤肿瘤细胞。然而,影响肿瘤复发的因素很多,关于围术期区域镇痛技术的远期作用如对肿瘤复发的影响目前尚不确定。全髋或膝关节置换术中采用区域麻醉/镇痛与全身麻醉相比可减少手术部位感染的发生[119]。

硬膜外镇痛的风险

是否采用围术期硬膜外麻醉-镇痛技术必须权衡其利弊。一些并发症与硬膜外导管放置过程有关,而另一些风险则和硬膜外留置导管有关(如硬膜外血肿和脓肿),这就要在术后硬膜外镇痛时讨论相关风险。一项关于区域麻醉后神经系统并发症的综述表明,椎管内阻滞后神经系统并发症发生率低于 4/10 000(0.04%);外周神经阻滞后神经系统并发症发生率低于 3/100(3%)[120]。然而,现代麻醉实践中不管是椎管内阻滞还是外周神经阻滞,永久性神经损伤均很罕见[120]。椎管内镇痛患者常规监测项目见框 81.1。

同时应用抗凝药物和椎管内麻醉与镇痛一直是较有争议的问题。但是自 1993 年北美开始应用低分子量肝素后的 10 多年里,脊髓血肿发生率的增加引起人们对该问题的高度重视。

不同类型和种类的抗凝药具有不同的药代动力学特质,可影响椎管内导管置管、穿刺以及导管拔除的时机。虽然许多观察和回顾性研究探讨了应用各种抗凝药物时进行椎管内操作出现脊髓血肿的发生率,但是都未得出椎管内麻醉与使用抗凝药物绝对安全的确切性结论。美国区域麻醉和疼痛医学学会(American Society of Regional Anesthesia and Pain Medicine,ASRA)根据现有文献,针对应用各种抗凝药物情况下实施椎管内技术(导管置入和拔除)制订了系列指南。其中抗凝药包括口服抗凝药(华法林)、抗血小板药物、纤维蛋白溶解-血栓溶解药物、标准普通肝素和低分子量肝素[121]。ASRA 指南建议:椎管内穿刺、置管或拔管的时机应该考虑特定抗凝药物的药代动力学特性;必须定时监测神经功能;同时应用多种抗凝药物可能增加出血的风险;镇痛方案应有利于神经学监测(对某些患者,这种监测可能要求持续至拔除硬膜外导管后的 24 h)。尽管 ASRA 指南的制订是基于最新的文献,但受限于硬膜外血肿发生率低,一些观察性研究中操作(如硬膜外导管拔除)发生在指南规定时机以外[122]。在 ASRA 网站(www.asra.com)上能查到关于椎管内麻醉与抗凝药物[121]指南的更新版本,某些声明列出了新型的抗凝药物。产科患者与其他外科患者发生硬膜外血肿的风险可能不同[123]。

与术后硬膜外镇痛有关的感染可能来自内源性或外源性[93]。硬膜外镇痛相关性严重感染(如脑膜炎、脊髓脓肿)罕见(< 1/10 000)[124],尽管某些研究者报道其发生率较高[1/(1000~2000)][124]。深入分析所报道的硬膜外脓肿发生率较高的研究显示,这些患者硬膜外镇痛时间相对较长或并存免疫功能低下与其他疾病(如恶性肿瘤、创伤)[93]。普通外科患者术后硬膜外镇痛导管留置标准时间为 2~4 d,一般不会形成硬膜外脓肿[102]。虽然短期(< 4 d)硬膜外输注后严重感染性并发症罕见,但是随着导管留置时间延长,阳性培养结果比例增加,表皮炎症或蜂窝织炎发生率可能相对较高(4%~14%),导管细菌定植率可能更高(20%~35%),然而导管细菌定植率可能并不是预警硬膜外腔感染的一项良好指标[125]。ASA 颁布了椎管内技术相关感染性并发症的预防、诊断和治疗建议[126]。

尽管硬膜外镇痛可提供优异的术后镇痛效果,但是硬膜外导管从硬膜外腔移位进入鞘内、血管内或皮下间隙可降低该技术的效果。这种失败率(即任何原因而导致提前终止使用导管,无效硬膜外置管)为 6%~25%,其中许多医疗中心报道的失败率为 10%~20%,但是硬膜外导管过早移位的实际发生率可能较低(平均 5.7%;95% 置信区间:4.0%~7.4%)[127, 102]。幸运的是,硬膜外导管移位至鞘内和血管内的发生率远低于失败率。某些研究者进一步定义成功的硬膜外镇痛为导管在位,提供良好的镇痛,促进术后活动和恢复[128]。如此而言,定义失败则更为困难,只有当地机构的听证会进行审查才可确定当地的失败率。

尽管术后硬膜外导管很少发生移位至鞘内或血管

内，但是应用含肾上腺素的试验剂量、局部麻醉药分次注射以及每次注射局部麻醉药前回抽可能预防局部麻醉药意外注入血管内和鞘内引起的相关并发症（如高位或全脊髓麻醉、惊厥、神经毒性）[93]。采用局部麻醉药为主的硬膜外镇痛方案是否会掩盖下肢筋膜间隙综合征还不确定，因为全身应用阿片类镇痛药同样也会延迟诊断筋膜间隙综合征[129]。

外周区域镇痛

应用单次注射或持续输注的外周区域镇痛技术，镇痛效果优于全身应用阿片类药物[130]，甚至可能改善患者预后[131]。各种伤口浸润和外周区域镇痛技术（如臂丛、腰丛、股神经、坐骨神经和皮神经阻滞）都可增强术后镇痛效果。外周区域镇痛在某些方面可能优于全身应用阿片类药物（即镇痛效果更好，阿片类药物相关的副作用减少）和椎管内技术（即脊髓血肿风险降低，血流动力学波动更小）[132]。

一次性注射局部麻醉药的外周区域技术主要用于术中麻醉或作为术后镇痛的一种辅助方法。与安慰剂相比，采用局部麻醉药进行外周神经阻滞能提供优异的镇痛效果，减少阿片类药物的用量，降低阿片类药物相关的副作用，提高患者满意度[132]。局部麻醉药用于外周神经阻滞产生术后镇痛的持续时间不定，但是注射后可能持续长达24 h。加入辅助性药物可延长阻滞时间，提高阻滞质量。这些药物包括地塞米松、可乐定和右美托咪定[133]。一项早期的系统性回顾研究显示，局部麻醉药还可用于伤口浸润，为各种手术提供有效的术后镇痛[134]。但是近期的一项 meta 分析的结果提示，在伤口局部经导管输注局部麻醉药不能减轻术后疼痛[135]。

局部麻醉药可通过外周神经置管后持续输注，可采用多种方法进行置管，包括神经刺激仪和超声引导[136]。随机对照试验的结果提示，外周区域镇痛利于术后恢复。支持的证据包括：加速关节被动活动范围的恢复、尽早达到出院标准，有助于患者从医院或康复中心早期出院[136-137]。使用一种便携式移动泵[136]，持续外周神经阻滞也可在门诊（家）实施。与全身应用阿片类药物相比，应用持续输注或患者自控外周镇痛的效果更好，阿片类药物相关性副作用减少，患者满意度提高[130,132]。外周镇痛的最佳参数（即局部麻醉药、浓度、阿片类药物、辅助药物以及持续或 PCA 或间断单次给药）尚需确定。随着超声引导技术的进步，以及新的阻滞技术的出现，外周神经阻滞越来越多地参与到新的临床路径中去。

躯干神经阻滞

一些非硬膜外的躯干区域镇痛技术可用于治疗术后胸腹部疼痛。其中部分已比较成熟，另一些相对较新的技术包括椎旁和肋间阻滞、腹横肌平面（TAP）阻滞、腰方肌阻滞[138]、竖脊肌阻滞[139]、胸膜间（胸膜内）镇痛和冷冻镇痛。胸椎旁阻滞可用于胸部、乳房、上腹部手术和肋骨骨折镇痛，可能的作用位点包括直接的躯体神经、交感神经和硬膜外阻滞[140]。胸段椎旁阻滞可单次注射或通过导管持续输注，镇痛效果可能等同或优于胸段硬膜外镇痛，是替代胸段硬膜外镇痛的一种重要方法[128,141]。椎旁阻滞对乳腺术后镇痛尤为有效[142]。与胸段硬膜外镇痛相比，胸段椎旁阻滞可提供同等的镇痛效果，并具有副作用少（如低血压发生率低）、术后肺部并发症低的优点[141,143]。经椎旁置管持续输注局麻药比间断给药的疼痛评分更低[144]。

TAP 阻滞是通过阻断腹壁的神经传入来实现术后镇痛。TAP 多用于成人（儿童偶用）多种外科手术后镇痛，通常在超声引导下实施[145-146]。几项系统性回顾提示，TAP 可减少术后吗啡用量、降低术后恶心呕吐发生率，可能减轻腹部手术后的疼痛程度[145,147]。虽然 TAP 阻滞已显示出术后早期（术后 24 h）较好的镇痛效果，但手术方式、镇痛药剂量、技术以及最佳镇痛时机都需进一步研究。一些躯干神经阻滞也可为胸腹壁提供镇痛。这些方法的优劣仍需与成熟的镇痛模式进行"头碰头"的比较。

胸膜间镇痛的效能和作用机制［即产生感觉和（或）交感神经阻滞］不再存有争议。胸膜间镇痛在控制术后疼痛、开胸术后肺功能保护和术后肺部并发症等方面不如硬膜外和椎旁阻滞镇痛[113]。肋间神经阻滞可提供短期的术后镇痛作用，且术后可反复应用；然而随着阻滞次数增多，气胸发生率增高（单根神经阻滞时发生率为 1.4%，每例患者总体发生率为 8.7%）[148]。与硬膜外镇痛相比，肋间神经阻滞与胸膜间镇痛类似，均不降低术后肺部并发症的发生率[113]。

关节内和局部浸润镇痛

由于在初级传入神经纤维外周末梢发现阿片类受体，且外周组织炎症期间该受体上调。因此，外周局部给予阿片类药物（如膝关节手术后关节内注射）理论上可提供长达 24 h 的镇痛作用，并降低慢性疼痛的发生率。已总结有关该研究主题的多项随机临床试验结果。随后的一项定性的回顾性研究结果显示，膝关节镜手术后关节腔内给予吗啡没有明显镇痛作用[149]，但不能排除关节腔内注射吗啡的全身作用。一项回顾性研究结果提示，关节腔内给予 NSAIDs 可提供临床相关的外周镇痛[150]。关节腔内注射局部麻醉药可产生短暂的术后镇痛作用，其临床获益尚不明了。高容量的局麻药浸润（infiltration of local anesthetic，LIA）在全膝关节成形术（total knee arthroplasty，TKA）中很流行，推崇者接受此技术的理由是操作方法简单而且无需术后管理。一项纳入 27 项 RCT 的系统性回顾研究了 LIA 用于 TKA 和全髋关节成形术（total hip arthroplasty，THA）的效果，结果显示 LIA 减轻 TKA 术后 72 h 内的疼痛评分及阿片药物需要量[151-152]。临床医师需注意已有关节镜术后注射局部麻醉药引起盂肱关节软骨溶解的报道[153]。

其他技术

其他非药物技术如经皮电刺激（transcutaneous electrical nerve stimulation，TENS）、针灸、锻炼/活动和心理干预，都能用于缓解术后疼痛。TENS 镇痛机制尚不清楚，可能与调节脊髓伤害性感受冲动、内源性脑啡肽释放或二者兼有，以及其他机制有关。尽管这些方法的镇痛效能尚有争议，但是 TENS 和针灸确实能够提供术后镇痛作用，降低术后阿片类药物需求量，减少阿片类药物相关性副作用和减轻交感肾上腺髓质系统的活化。总的来说，与其他镇痛方法相比，这些术后疼痛治疗方法相对安全、无创，且无全身副作用[154]。TENS 可提供术后镇痛，减少镇痛药用量[155-156]。早期下床活动有利于矫形外科手术后功能恢复[157]，并且在术后神经病理性疼痛动物模型中证实可减少痛行为[158]。虽然许多试验存在一些方法学问题，这些治疗方法在术后疼痛管理中的确切作用尚不明了，但它们可作为备选添加至临床医师的治疗方案中。尤其是锻炼和活动计划不仅花费较少，而且易于实施。

虽然本章主要介绍了伤害性感受的神经生物学和目前用于术后疼痛治疗的药理学方法，但是疼痛体验是复杂、多层面的，如同国际疼痛研究协会所部分定义的那样，疼痛是"一种不愉快的感觉和情感体验"。对手术切口的不同行为反应与一般性（即性格、性别、年龄和文化）和特殊性（即恐惧、抑郁、愤怒和应对能力）的心理因素有关[159]。认知疗法和行为疗法在减轻疼痛和缓解疼痛相关的心理因素方面可能有效[160]。鉴别和明确心理因素能减轻疼痛，增强镇痛药物的效能，并减轻患者的痛苦，其中部分是通过强化安慰剂的作用[159]。虽然传统上一直认为安慰剂效应具有心理学起因，但是安慰剂反应可能通过激活内源性阿片类物质发挥部分作用，有利于减轻疼痛程度[161]。

特殊人群的术后镇痛

以上讨论了急性术后疼痛管理原则与实践的一般方法，但是对于可能存在特殊的解剖学、生理学、药理学、情感和认知问题的特定人群，可能需要调整这些方法。急性疼痛的管理应该考虑特殊人群的特殊需求。在一些书籍中每个论题都有独立章节，以下概述每种人群相关的一般原则与要点，更详细地论述可参考有关文献。

阿片类药物耐受患者：术前存在疼痛

阿片类药物耐受患者可分为 3 类：①采用阿片类药物治疗慢性疼痛者；②为娱乐目的用药导致药物滥用者；③上述两个原因兼而有之。不论患者基于什么目的用药，对于他们的围术期疼痛治疗相比于从未用过阿片类药物的患者更具挑战性。

虽然尚无明确的阈值或时间段用以定义阿片类药物耐受，但美国食品与药品管理局（Food and Drug Administration，FDA）发布了定义阿片类药物耐受的指南[162]。概言之，常规应用至少一种下列药物的患者考虑为阿片耐受：吗啡口服 60 mg/d；芬太尼透皮贴剂 25 μg/h；羟考酮口服 30 mg/d；氢吗啡酮口服 8 mg/d；羟吗啡酮口服 25 mg/d；或服用同等镇痛剂量其他阿片类药物一周以上。

阿片类药物耐受患者的术后疼痛可能难以处理，因为用于无阿片类药物服用史患者的评价标准与治疗方案并不适用于阿片类药物耐受的患者。虽然阿片类药物耐受患者在术后早期一般需要较高剂量的镇痛药，但是许多医务人员基于担忧成瘾和或药物相关性副作用未能给予充分术后镇痛。在管理长期使用阿片类药物的患者时，医务人员常常混淆数个药理学术语（如耐受、生理依赖和成瘾），从而导致医疗行为中可能发生误解和治疗决策不当。

"耐受"指阿片类药物的药理学特性，即为维持一定镇痛水平所需的药物剂量需要不断增加。"生理依赖"指阿片类药物的另一种药理学特性，以突然中止给予阿片类药物或给予拮抗剂时出现戒断综合征为特征。耐受和生理依赖是阿片类药物的药理学特性，并不同于"成瘾"相关的异常心理状态或行为；成瘾是一种慢性功能紊乱，特征是强迫性使用某种物质，导致使用者产生生理、心理或社会性危害，并且尽管存在这种危害却仍继续使用。

数项疼痛评估和治疗的原则能够应用于阿片类药物耐受的患者。医师应意识到患者自述的疼痛评分较高，需以客观疼痛评估指标（如能否深呼吸、咳嗽和行走）结合患者自述的疼痛评分来决定治疗方案。医师需要明确鉴别和治疗两个主要问题：一是阿片类药物基础需要量的维持，二是切口疼痛的控制，并认识到戒毒一般不是围术期的目标[163-165]。

治疗有阿片类药物应用史的患者需要管理患者、家属以及外科同行对镇痛的期待值。对于有慢性疼痛或急慢性疼痛的住院患者，治疗目标是稳定及合理调整（如果必要）门诊治疗疼痛的处方，而不是从门诊角度处理这一长期存在的顽固性疼痛，因为治疗围术期疼痛的医师作为治疗团队的一员，很难在非常有限的时间内对慢性疼痛患者的处理带来实质性的改变。因此，有几项普遍原则适用于处理阿片类耐受或慢性疼痛接受阿片类治疗者的围术期疼痛。虽然慢性疼痛患者不等同于阿片类耐受患者，但许多这类患者也存在阿片耐受，之前讨论的治疗原则和策略也适用于这些患者。医师应早期制订治疗方案，并与患者、手术小组和护理人员进行讨论；术后补偿患者的平时用药量或阿片类药物基础需要量；预计术后镇痛药需求量的增加[166]；最大限度地应用辅助药物；考虑使用区域镇痛技术；并为改为口服药物治疗定好治疗方案。医师、患者以及其他人员需认识到，非阿片类辅助治疗（不包括曲马朵、NSAIDs 和对乙酰氨基酚）可在住院期间开始，但是对持续存在的慢性疼痛可能没有影响。对慢性疼痛患者来说，认识并解决非伤害性疼痛的来源可能尤为重要。

对阿片类药物耐受患者显然不宜单独采用 PRN 的镇痛方案，因为术后期间补偿阿片类药物基础需求量才能优化镇痛效果，并可能预防药物戒断症状。阿片类药物的基础需要量可经全身给药（一般经静脉内），直到患者能耐受口服镇痛方案[30]。例如，能够将患者阿片类药物基础需求量的 50% ～ 100% 作为静脉 PCA 方案的一部分通过持续输注给予，可用单次量来控制切口疼痛。转换表（表 81.7）可能有利于阿片类药物等效镇痛剂量的转换（即一种阿片类药物不同途径给药或两种不同阿片类药物间的转换）；但是这些表格仅有助于医务人员在开始滴定阿片类药物时估计用量[167]。

阿片类药物耐受患者一般需加大术后镇痛药用量，包括较大的单次量[30, 166]。根据镇痛需求，可能需要频繁（如每天 2 ～ 3 次）调整患者静脉 PCA 的单次量或持续输注量。对不同阿片类药物反应存在个体差异；如果决定更换阿片类药物，选择何种阿片类药物不如根据等效镇痛剂量调整重要。不同的阿片类药物可能出现不同的副作用；如果患者不能耐受第一种

表 81.7　阿片类受体激动药等效镇痛剂量指南

药物	与吗啡相比的相对强度		等效镇痛剂量（mg）	
	与吗啡相比	口服	胃肠外
吗啡	-	30	10
丁丙诺啡	很强	N/A	0.4（7.5 μg/h TD）
布托非诺	较强	N/A	2
可待因	弱	200	125
芬太尼	很强	N/A	0.1（16.5 μg/h TD）
氢可酮	稍弱	30	N/A
氢吗啡酮	较强	7.5	1.5
左啡诺	较强	4	N/A
美沙酮	强	10	5
呐布啡	相等	N/A	10
羟考酮	强	20	N/A
羟吗啡酮	强	10	1
喷他左辛	弱	150	60
他喷他多	弱	100	N/A
曲马朵	较弱	300	N/A

等效镇痛剂量为大致剂量，仅用于估计阿片类药物需求量。实际用量可能有所差异，部分原因是患者对阿片类药物的反应存在显著的个体间差异。药物剂量应个体化并逐渐加大用量至起效

阿片类药物，可合理地改用另外一种阿片类药物[168]。辅助药物如 NSAIDs 应作为常规基础用药以优化镇痛效能，可能起到减少阿片类药物用量的作用。应用椎管内阿片类药物的区域镇痛技术可为阿片类药物耐受患者提供优异的镇痛效果，同时在理论上可防止戒断症状，但临床医师需做好诊断和治疗围术期阿片类戒断症状的准备。

患者耐受口服用药后，应着手将静脉内阿片类药物转换为更适合患者出院回家后使用的口服剂型。阿片类药物耐受患者一般调整为联合阿片类药物控释剂型（如缓释吗啡）定时用药与短效即释阿片类药物PRN 用药。虽然阿片类药物耐受患者在 24 h 内能完成由静脉内阿片类药物向口服剂型的转换，但是对极为困难的患者可能需要更长时间。对于静脉阿片类药物基础需求量高的患者（如静脉 PCA 阿片类背景输注量高），临床医师需注意在药物转换过程中不能突然停止静脉输注阿片类，而应逐步降低基础需求量以适应缓释剂型起效慢的特点。由于个体间或个体本身对阿片类药物的敏感性存在显著差异，阿片类药物之间缺乏完全交叉耐受性（新的阿片类药物的效能可能大于预期）以及疼痛强度的变化，即术后早期疼痛可能迅速减轻[167]，因此阿片类药物由静脉内向口服或透皮剂型的转换并不是一门精确的科学，转换表数据仅用作粗略指导。鉴于上述原因，对于合理控制疼痛，患者开始适当的转换方法可能是：将阿片类药物等效剂量的 50% ~ 75% 转换为阿片类药物缓释剂或透皮芬太尼贴剂，剩余的转换为 PRN 使用的短效阿片类药物，但是可能需要额外滴定。

虽然阿片类是这些患者最常用的镇痛药，但是通过与院内疼痛服务组织进行协商，医师可考虑使用镇痛剂量（低剂量）的氯胺酮[169]。氯胺酮可作为氯胺酮 PCA 的一部分进行基础输注或与阿片类 PCA、皮下或口服联合应用。对于阿片类耐受或慢性疼痛的患者，与术后进一步应用阿片类药物相比，氯胺酮具有明显优点（比如镇痛反应性强、呼吸抑制发生率较低以及对胃肠道系统影响小）。

服用丁丙诺啡的患者与阿片类耐受或慢性疼痛的患者类似，对术后镇痛也带来挑战，不单如此，由于丁丙诺啡具有部分 μ 受体激动效应，这将带来新的困难，虽然它是部分激动剂，但当与完全 μ 受体激动剂合用时，它表现出拮抗的药理作用。而且丁丙诺啡与受体分离的时间存在差异，所以当与完全激动剂合用时，很难确定其效应何时由拮抗转为像吗啡、羟考酮、氢吗啡酮和其他类似阿片类药物的完全激动效应。这将导致一种危险境地，即先前合适的激动剂剂

量可能导致呼吸抑制或其他剂量相关的副作用。理想状态是在手术前 3 d 停用丁丙诺啡，但是这在很多外科病房难以做到，因为麻醉科医师往往在手术前夕才首次见到患者。还有类似情况为阿片类使用障碍（opioid use disorder，OUD）患者使用丁丙诺啡进行替代治疗（也叫药物辅助治疗），突然停药可能诱发戒断综合征，使用完全激动剂则使 OUD 复发。如果患者在术前没有正规停用丁丙诺啡，应通过舌下或皮下给予基础量，或者当患者处于紧急围术期时，必要时给予等效剂量的静脉药物替代。虽然患者维持了稳定的丁丙诺啡剂量，仍需给予阿片类完全激动剂滴定至术后疼痛缓解，或者给予其他非阿片类辅助药物（包括可乐定、氯胺酮、利多卡因或右美托咪啶）替代阿片类药物用于术后镇痛。有些研究者建议如果手术比较大，可能导致严重疼痛，术前应停用丁丙诺啡，切换至短效阿片类药物，或美沙酮，预防戒断症状。选择美沙酮的理由在于它作为完全激动剂，半衰期长，因此可以继续发挥药物辅助治疗的作用（medication-assisted treatment，MAT）。无论选择何种镇痛方法，急性疼痛治疗团队、外科医师和原来的丁丙诺啡开具医师应该交流合作，最终使患者恢复到先前的丁丙诺啡剂量[170]。有时完成这一过程比较困难。因此多数时候，麻醉科医师会继续围术期丁丙诺啡治疗，优化所有多模式镇痛的要素管理术后疼痛。这些患者应尽可能使用区域麻醉和局部浸润技术[171]。

小儿患者

与成年患者一样，相当数量的儿童存在急性疼痛治疗不足[172]，而且这一状况持续存在[166]。儿童与成年人之间除了解剖、生理、药效和药代动力学不同外，小儿患者还存在可能影响术后有效疼痛控制的特殊障碍。小儿患者术后疼痛的控制十分重要，因为疼痛控制不佳可能导致发病率或死亡率增高[173]。

小儿患者疼痛控制最重要的一些障碍是误认为小儿和婴儿感觉不到疼痛，对疼痛无记忆，疼痛的经历不会带来任何后果[172]。这些错误假设可能阻碍疼痛的管理。由于发育、认知和情感的差异，难以评估小儿患者的疼痛。小儿患者可能难以定义和量化一种主观感受如疼痛。缺乏疼痛常规评估和再评估方法可能影响急性疼痛的有效管理[172]。特殊的量表可协助年幼儿童自述疼痛；但是，解读行为和生理学参数可用于评估不会说话或不能自述其疼痛患儿的疼痛强度。而评估智障患儿的疼痛又是一独特的挑战[174]。

由于小儿患者对术后疼痛和镇痛药物的使用可能

存在许多焦虑，所以应在术前与患儿及其家属讨论术后疼痛管理计划。一般而言，轻中度疼痛首选口服镇痛药物，静脉内或区域镇痛适用于中重度术后疼痛[172, 175]。强烈不主张应用肌内注射，因为存在注射痛和镇痛药物吸收差异。患儿对针的恐惧可能妨碍术后疼痛的控制，因为小儿患者可能宁愿默默忍受疼痛也不愿接受疼痛和令人焦虑的肌内注射。重视药物相关性副作用对减轻患儿痛苦、提高术后镇痛方案的依从性十分重要。

静脉 PCA 装置的应用可满足镇痛药个体化需求，为患儿提供了自主权。4 岁儿童已具有正确使用静脉 PCA 装置的认知能力和身体能力[176]。虽然吗啡是其他阿片类药物参照比较的标准，但是等效镇痛剂量吗啡的镇痛效果似乎并不优于其他阿片类药物（如氢吗啡酮）。哌替啶的代谢物具有毒性作用，而且有更好的替代药物，故不适用于小儿患者（或成人）急性疼痛管理[172]。一项有关静脉 PCA 增加背景输注是否增加呼吸抑制发生风险的 meta 分析显示，与成人风险增加的结果不同，小儿患者呼吸抑制风险并未增加[32]。护士或父母控制镇痛也有效，可用于某些情况下，但是约 1.7% 的患儿发生明显的呼吸抑制，所以可能需要严密监测患儿（尽管某些研究显示接受代理者按压 PCA 的患儿并不比未接受代理者按压 PCA 的患儿发生更多的不良事件）[177-178]。对于不能使用静脉 PCA 的小儿患者，持续输注或间断注射阿片类药物可有效地提供术后镇痛[179]。尽管不论何种途径给予阿片类药物都可能发生呼吸抑制，但是临床上小儿患者发生明显呼吸抑制[176]罕见。不同于成人，临床上小儿患者术后椎管内、静脉或肌内给予阿片类药物时，似乎并不会多次出现明显低氧事件[180]。应用非阿片类药物如 NSAIDs 或对乙酰氨基酚可能改善整体镇痛效果，降低术后阿片类药物用量，并减少某些阿片类药物相关性副作用，如术后恶心呕吐[181]。一些研究资料提示，术后直肠给予高于推荐剂量的对乙酰氨基酚（40 mg/kg，随后每间隔 6 h 给予 20 mg/kg，3 次）可达到恰当的血浆镇痛水平[182]。此外，在某些特殊情况，其他镇痛药物如氯胺酮和曲马朵也可作为小儿术后镇痛的辅助用药[84, 183]。

外周和椎管内区域镇痛技术常有效地用于小儿患者急性疼痛管理。超声引导下的区域镇痛技术将进一步增加区域镇痛在小儿术后疼痛管理中的应用[184]。最常用的技术之一是硬膜外镇痛，可采取单次注射或导管持续输注技术。导管可置入（一般在全麻下）硬膜外腔的任何节段（如胸段、腰段、骶段），但是骶段似乎最为常用，因为导管易向头侧置入到适当的皮区支配节段。通过硬膜外导管或穿刺针注入局部麻醉药和（或）阿片类药物均能提供有效的术后镇痛作用。虽然硬膜外（骶管）镇痛可安全地用于新生儿，但是临床医师应该认识到持续输注的最大剂量可能低于大龄儿童，因为其 α_1-酸性糖蛋白（结合局部麻醉药）水平较低以及肝相对不成熟，代谢酰胺类局部麻醉药的能力下降[185]。硬膜外输注中加入辅助药物如可乐定可能增强术后镇痛效果[186]。

持续硬膜外（骶管）镇痛可安全地用于术后，与持续硬膜外镇痛相关的感染率极低，尽管细菌定植率相对高[125]。持续外周导管技术也能有效地用于小儿患者。区域镇痛技术可用于切口（如疝气修补术或睾丸固定术）、开胸术和矫形外科手术的镇痛[187]。局部麻醉药也可通过局部给药提供镇痛作用。虽然缺乏小儿患者区域镇痛与全身给予阿片类药物结果比较的研究资料，但是一些研究提示应用硬膜外镇痛可改善某些预后，如拔除气管导管较早、胃肠功能恢复较早以及住院时间较短[188]。此外，一些其他的方法如针刺可能成为小儿术后镇痛的有效辅助方法，尽管还需要大规模的随机临床试验来证明它们在小儿术后镇痛中的作用[189]。

肥胖和阻塞性睡眠呼吸暂停

肥胖和阻塞性睡眠呼吸暂停（OSA）的患者可能是发生术后并发症的较高危人群。肥胖和 OSA 是不同的疾病状态，但是因为肥胖患者发生 OSA 的比例高于非肥胖患者，所以两种疾病之间有一定关联。但是对于患有 OSA 的患者而言，最佳的术后镇痛和监测方案还不清楚。研究提示，患者睡眠可能在术后早期受到干扰，这可能影响术后发病率和患者本身的预后。

肥胖的定义是体重指数（BMI）大于 30 kg/m²，病态肥胖和超病态肥胖定义为 BMI 分别大于 40 kg/m² 和 60 kg/m²。在过去的数十年肥胖的发生率一直在增加，跨越不同种族、受教育程度和收入水平人群成为一种流行趋势（包括儿童与成人）[190-192]。OSA 患者相比于非 OSA 患者发生肺动脉高压、心肌病、高血压和可能发生心肌梗死的风险更高。气流阻塞的病理生理学主要与睡眠期间上气道咽部塌陷有关，包括腭后、舌后和会厌后的咽部，特别是在快速动眼睡眠期间。阻塞发生期间，OSA 患者可能表现为低氧血症、缓慢型心律失常或快速型心律失常、心肌缺血、左心室每搏量和心排血量突然下降或肺动脉压和全身血压升高。

在了解 OSA 病理生理学的基础上，就容易理解这些患者术后疼痛管理的困难所在。OSA 患者是发生呼吸骤停的高危人群[193]。虽然尚不清楚 OSA 患者与不伴 OSA 的病态肥胖患者相比是否更易发生术后低氧血症，但病态肥胖患者（无论 OSA 与否）术后即使在供氧时也更常发生氧饱和不足。应用镇静剂量的苯二氮䓬类和阿片类药物可导致低氧血症和呼吸暂停频繁发作，这对于 OSA 患者尤其危险。因此使用非阿片类药物（如曲马朵、右美托咪定）或减少阿片类用量技术有助于减少术后呼吸相关不良事件发生。优化使用 NSAIDs 或非阿片类辅助药（如可乐定、氯胺酮、右美托咪定），避免使用苯二氮䓬类，采用局部麻醉药为主的硬膜外镇痛、外周神经阻滞和局部浸润可能降低呼吸抑制和呼吸骤停的风险。

美国麻醉科医师协会阻塞性睡眠呼吸暂停患者围术期管理小组制订了包括 OSA 患者术后镇痛方案的指南[191]。尽管专家承认选择术后镇痛方案的结论是建立在对各种镇痛技术疗效评估依据尚不充分的基础上；比较硬膜外、肌内或静脉给予阿片类药物在减少呼吸抑制方面的文献没有得出明确的结论；患者自控用药时，追加阿片类药物的问题也缺乏相关的文献。但是，专家还是认为使用局部镇痛技术而非全身给予阿片类药物可以减少 OSA 患者因围术期风险增加而可能造成的不良后果[194]。另外，专家认为进行术后椎管内镇痛时不使用阿片类药物（与使用相比）可以减少围术期的风险，使用 NSAIDs 可以通过减少阿片类药物的用量降低不良后果的发生。专家对于 OSA 患者是否可以通过避免基础输注阿片类药物减少不良后果的发生持怀疑态度[194]。遗憾的是，目前缺乏随机临床试验的数据资料，无法为 OSA 患者术后镇痛提供确切的高质量循证医学建议。

院内疼痛服务

术语"急性疼痛服务（acute pain services，APS）"或"急性疼痛医疗（acute pain medicine，APM）"与区域麻醉疼痛服务（regional anesthesiology pain services，RAPS）或围术期疼痛服务（PPS）的含义不尽相同，每一术语描绘了一种角色。它们对健康服务体系的其他医师可能造成混淆。APS/APM 包含了比围术期更为宽泛的服务，包括管理住院患者的一切急性疼痛，如围术期疼痛、医疗疼痛、慢性疼痛基础上的急性疼痛，比如发生于镰状细胞病、胰腺炎、炎症性肠病的急性扩张或其他需药物或导管技术治疗的疼痛。PPS 应用相同技术治疗患者的围术期疼痛，而 RAPS 只关注为术后镇痛留置了导管的患者，每所医院通过哪种类型服务很大程度上取决于当地专家、当地财力以及患者人群。慢性疼痛服务组织是建立在缺乏广泛

性或 RAPS/PPS 疼痛服务的医院以满足病患需求，因为这些组织是非常受限的治疗团队。当学术性的区域麻醉专家将其职能扩展到围术期疼痛或急性疼痛治疗领域，他们几乎已可提供所有院内疼痛治疗，与此同时，提供门诊疼痛治疗（通常指慢性疼痛治疗）的医师在医院内角色被弱化。

尽管 APS/APM 已发展出多种模式，但在组织方面的关键问题十分相似（框 81.2）。APS/APM 的发展和维持需要国家和当地（社会机构和部门）行政和财务的支持。在美国，国家和第三方付款者之间存在分歧，前者提倡通过引进镇痛指南或扩展急性疼痛服务来改进术后疼痛的治疗，而后者希望降低这类服务的开支。由于急性疼痛服务系统的建立会带来一定的经济负担，大医院才有可能提供这类服务，并热衷于使用诸如区域镇痛等高水平镇痛技术。采用围术期疼痛治疗方案的正规院内疼痛服务更常出现于教学医院，而不是非教学医院。APS 是否能真正改善转归还不清楚。有两篇早期的系统性综述考察了 APS 对患者转归的影响[7, 195]。尽管两篇综述都表明实施 APS 能降低疼痛评分，但在镇痛药物相关副作用（如恶心、呕吐）的发生率、患者满意度以及总体费用等方面，其作用还不确定[13]。除去与管理急性疼痛服务相关的直接

框 81.2　院内疼痛服务组织的架构
宣教活动
麻醉医师
住院医师宣教（如可行）
健康保险人员
医院管理者
护士
患者及家属
药剂师
外科医师
管理活动
经济问题
设备评估
人力资源：疼痛服务人员、文书管理支持机构
行政管理活动
质量的提高和保障
科学研究（如可行）
护理
继续教育和在职培训
护理职责
护理策略和流程
疼痛护理（如可行）
质量的提高和保障
资料档案
医院政策和规程
床边疼痛管理评估表
日常会诊记录
教学资料
预案启动套件

成本（如人员、设备、药物），没有适当的药物经济学研究用来评估急性疼痛服务的成本效益：如采用围术期硬膜外镇痛，可以通过缩短在监护病房的滞留时间和减少并发症来降低患者的医疗费用。但是，一项随机对照研究比较了麻醉科医师领导的、护理为基础APS管理的患者自控镇痛与全身给予追加剂量的阿片类镇痛，结果显示当 APS 介入诸如接受大手术的特殊人群时将取得更高的性价比[196]。专业的院内疼痛服务团队允许麻醉科医师参与围术期医疗，尽管在提供这些服务的经济可行性方面尚未达统一认识[195]。这也是建立这些服务组织面临的众多挑战之一。当住院患者急性疼痛医疗服务不断发展到更广泛的院内疼痛服务时，针对住院患者区分急、慢性疼痛服务似乎已无必要。消除这一重复和不清晰的角色设置，有助于减少费用、提高疼痛治疗的连续性。尽管费用涉及广泛的院内疼痛服务执行的各环节，这些服务为患者、研究机构和社会提供了有效资源。伴随 APS/APM 的建立，我们针对传统的区域麻醉科医师培训设立了新的目标，包括更多有关慢性疼痛状况的正规教育课程以及如何处置此类患者住院期间发生急症的情况。这些教育涉及慢性疼痛状态下的短期治疗、维持患者的长期治疗以及长期治疗与急性疼痛治疗之间的相互作用。

　　麻醉科医师掌握局部麻醉技术，了解伤害性感受神经生物学，熟谙镇痛药和局部麻醉药的药理学知识，已成为术后镇痛和急性疼痛服务的领导者，能够提供围术期镇痛以及危重病医学治疗和术前评估等多项服务，这些与麻醉科医师的新身份——围术期医师高度吻合。麻醉科医师的地位也随之提高，成为手术室外受到尊重的专家顾问。

致谢

　　编辑、出版商和 Robert W. Hurley，Nabil M. Elkassabany，Christopher L. Wu 博 士 感 谢 Jamie D. Murphy 博士在本书上一版中对本章的贡献，它是本章改版的基础。

参考文献

1. Carr DB, et al. *Clinical Practice Guideline: Acute Pain Management: Operative or Medical Procedures and Trauma*. Rockville, MD: 1992.
2. American Society of Anesthesiologists Task Force on Acute Pain M. *Anesthesiology*. 2012;116(2):248.
3. https://www.jointcommission.org/joint_commission_statement_on_pain_management/. Accessed 2/12/18, 2018.
4. Chou R, et al. *J Pain*. 2016;17(2):131.
5. Julius D, Basbaum AI. *Nature*. 2001413:203.
6. Kissin I. *Anesthesiology*. 2000;93:1138.
7. Carr DB, Goudas LC. *Lancet*. 1999;353:2051.
8. Besson JM. *Lancet*. 1999;353:1610.
9. Perkins FM, Kehlet H. *Anesthesiology*. 2000;93:1123.
10. Kehlet H, Holte K. *Br J Anaesth*. 2001;87:62.
11. Kehlet H. Modification of responses to surgery by neural blockade. In: Cousins MJ, Bridenbaugh PO, eds. *Neural Blockade in Clinical Anesthesia and Management of Pain*. 3rd ed. Philadelphia: Lippincott-Raven: 1998:129.
12. Desborough JP. *Br J Anaesth*. 2000;85:109.
13. Wu CL, Fleisher LA. *Anesth Analg*. 2000;91:1232.
14. Liu S, et al. *Anesthesiology*. 1995;82:1474.
15. Kehlet H, et al. *Lancet*. 2006;367:1618.
16. Macrae WA. *Br J Anaesth*. 2001;87:88.
17. Eisenach JC. *Reg Anesth Pain Med*. 2006;31:146.
18. Capdevila X, et al. *Anesthesiology*. 1999;91:8.
19. Carli F, et al. *Anesthesiology*. 2002;97:540.
20. Brennan TJ, Taylor BK. *J Pain*. 2000;1:96.
21. Moiniche S, et al. *Anesthesiology*. 2002;96:725.
22. Ong CK, et al. *Anesth Analg*. 2005;100:757; table of contents.
23. Boisseau N, et al. *Br J Anaesth*. 2001;87:564.
24. Kehlet H, Wilmore DW. *Am J Surg*. 2002;183:630.
25. Wick EC, et al. *JAMA Surgery*. 2017;152(7):691.
26. George JA, et al. *Can J Anaesth*. 2017.
27. Stone AB, et al. *J Am Coll Surg*. 2016;222(3):219.
28. Wu CL, et al. *Jt Comm J Qual Patient Saf*. 2015;41(10):447.
29. Practice guidelines for acute pain management in the perioperative setting. *Anesthesiology*. 1995;82(4):1071.
30. Macintyre PE. *Br J Anaesth*. 2001;87:36.
31. Camu F, et al. *Anesth Analg*. 1998;87:890.
32. George JA, et al. *J Opioid Manag*. 2010;6:47.
33. Hudcova J, et al. *Cochrane Database Syst Rev*. 2006;4:CD003348.
34. Wu CL, et al. *Reg Anesth Pain Med*. 2001;26:196.
35. Cashman JN, Dolin SJ. *Br J Anaesth*. 2004;93:212.
36. Looi-Lyons LC, et al. *J Clin Anesth*. 1996;8:151.
37. Schein JR, et al. *Drug Saf*. 2009;32:549.
38. Svensson CI, Yaksh TL. *Annu Rev Pharmacol Toxicol*. 2002;42:553.
39. Sinatra RJ. *Pain Symptom Manage*. 2002;24:S18.
40. Kis B, et al. *J Pharmacol Exp Ther*. 2005;315:1.
41. Elia N, et al. *Anesthesiology*. 2005;103:1296.
42. Remy C, et al. *Br J Anaesth*. 2005;94:505.
43. Straube S, et al. *Acta Anaesthesiol Scand*. 2005;49:601.
44. Marret E, et al. *Anesthesiology*. 2005;102:1249.
45. O'Connor JP, Lysz T. *Drugs Today (Barc)*. 2008;44:693.
46. Dodwell ER, et al. *Calcif Tissue Int*. 2010;87:193.
47. Li Q, et al. *Spine (Phila Pa 1976)*. 2011;36:E461.
48. Lee A, et al. *Cochrane Database Syst Rev*. 2007;2:CD002765.
49. Knowles SR, et al. *Ann Pharmacother*. 2007;41:1191.
50. Laine LJ. *Pain Symptom Manage*. 2002;23:S5.
51. Leese PT, et al. *J Clin Pharmacol*. 2000;40:124.
52. Brophy JM. *Expert Opin Drug Saf*. 2005;4:1005.
53. Nussmeier NA, et al. *N Engl J Med*. 2005;352:1081.
54. Nussmeier NA, et al. *Anesthesiology*. 2006;104:518.
55. Nissen SE, et al. *N Engl J Med*. 2016;375(26):2519.
56. Liu SS, et al. *Reg Anesth Pain Med*. 2012;37(1):45.
57. Khan JS, et al. *Eur J Anaesthesiol*. 2016;33(3):204.
58. Teerawattananon C, et al. *Semin Arthritis Rheum*. 2017;46(4):520.
59. Bhangu A, et al. *World J Surg*. 2014;38(9):2247.
60. Burton TP, et al. *Dis Colon Rectum*. 2013;56(1):126.
61. Smith HS. *Pain Physician*. 2009;12(1):269.
62. Smith HS. *Pain Med*. 2011;12(6):961.
63. Sinatra RS, et al. *Pain Pract*. 2012;12(5):357.
64. Yang L, et al. *Int J Surg*. 2017;47:135.
65. Langford RA, et al. *Anesth Analg*. 2016;123(3):610.
66. Poeran J, et al. *Reg Anesth Pain Med*. 2015;40(3):284.
67. Bockbrader HN, et al. *Clin Pharmacokinet*. 2010;49:661.
68. Mathiesen O, et al. *BMC Anesthesiol*. 2007;7:6.
69. Peng PW, et al. *Pain Res Manag*. 2007;12:85.
70. Hurley RW, et al. *Reg Anesth Pain Med*. 2006;31:237.
71. Zhang J, et al. *Br J Anaesth*. 2011;106:454.
72. Engelman E, Cateloy F. *Acta Anaesthesiol Scand*. 2011;55:927.
73. Doleman B, Heinink TP, Read DJ, Faleiro RJ, Lund JN, Williams JP. A systematic review and meta-regression analysis of prophylactic gabapentin for postoperative pain. *Anaesthesia*. 2015;70(10):1186–1204.
74. Fabritius ML, Geisler A, Petersen PL, et al. Gabapentin for postoperative pain management - a systematic review with meta-analyses and trial sequential analyses. *Acta Anaesthesiol Scand*. 2016;60(9):1188–1208.
75. Fabritius ML, Geisler A, Petersen PL, Wetterslev J, Mathiesen

O, Dahl JB. Gabapentin in procedure-specific postoperative pain management – preplanned subgroup analyses from a systematic review with meta-analyses and trial sequential analyses. *BMC Anesthesiol.* 2017;17(1).
76. Fabritius ML, et al. *Br J Anaesth.* 2017;119(4):775.
77. Cavalcante AN, et al. *Anesth Analg.* 2017;125(1):141.
78. Mao Y, et al. *BMC Musculoskeletal Disorders.* 2016;17(1).
79. Celerier E, et al. *Anesthesiology.* 2000;92:465.
80. Bell RF, et al. *Cochrane Database Syst Rev.* 2006;1:CD004603.
81. Laskowski K, et al. *Can J Anaesth.* 2011;58:911.
82. Dahmani S, et al. *Paediatr Anaesth.* 2011;21:636.
83. Morgan CJ, Curran HV. *Psychopharmacology (Berl).* 2006;188:408.
84. Reeves RR, Burke RS. *Drugs Today (Barc).* 2008;44:827.
85. Altunkaya H, et al. *Anesth Analg.* 2004;99:1461; table of contents.
86. Edwards JE, et al. *J Pain Symptom Manage.* 2002;23:121.
87. Ali M, Khan FA. *Eur J Anaesthesiol.* 2009;26:475.
88. Murphy JD, et al. *J Opioid Manag.* 2010;6:141.
89. Wu CL, et al. *Anesthesiology.* 2005;103(5):1079.
90. Block BM, et al. *JAMA.* 2003;290(18):2455.
91. Wheatley RG, et al. *Br J Anaesth.* 2001;87(1):47.
92. Liu SS, Bernards CM. *Reg Anesth Pain Med.* 2002;27(2):122.
93. Salomaki TE, et al. *Anesthesiology.* 1991;75(5):790.
94. Shah JL. *BMJ.* 2000;321(7266):941.
95. Dolin SJ, et al. *Br J Anaesth.* 2002;89:409.
96. Gehling M, Tryba M. *Anaesthesia.* 2009;64:643.
97. Kjellberg F, Tramer MR. *Eur J Anaesthesiol.* 2001;18:346.
98. Wang J, et al. *Br J Anaesth.* 1998;80:565.
99. Horlocker TT, et al. *Anesthesiology.* 2009;110:218.
100. Liu SS, et al. *Anesthesiology.* 1998;88(3):688.
101. Wigfull J, Welchew E. *Anaesthesia.* 2001;56:70.
102. Komatsu H, et al. *Br J Anaesth.* 2001;87:633.
103. Halpern SH, Carvalho B. *Anesth Analg.* 2009;108:921.
104. Rodgers A, et al. *BMJ.* 2000;321:1493.
105. Liu SS, Wu CL. *Anesth Analg.* 2007;104:689.
106. Holte K, Kehlet H. *Reg Anesth Pain Med.* 2001;26:111.
107. Jorgensen H, et al. *Cochrane Database Syst Rev.* 2000;4:CD001893.
108. Liu SS, et al. *Anesthesiology.* 2004;101:153.
109. Nishimori M, et al. *Cochrane Database Syst Rev.* 2006;3:CD005059.
110. Liu SS, Wu CL. *Anesth Analg.* 2007;105:789.
111. Ballantyne JC, et al. *Anesth Analg.* 1998;86:598.
112. Rigg JR, et al. *Lancet.* 2002;359:1276.
113. Popping DM, et al. *Arch Surg.* 2008;143:990; discussion 1000.
114. Svircevic V, et al. *Anesthesiology.* 2011;114:271.
115. Wu CL, et al. *Reg Anesth Pain Med.* 2004;29:257.
116. Snyder GL, Greenberg S. *Br J Anaesth.* 2010;105:106.
117. Chang CC, et al. *Anesthesiology.* 2010;113:279.
118. Brull R, et al. *Anesth Analg.* 2007;104:965.
119. Horlocker TT, et al. *Reg Anesth Pain Med.* 2010;35:64.
120. Liu SS, et al. *Reg Anesth Pain Med.* 2011;36:231.
121. Bateman BT, et al. *Anesth Analg.* 2012;116:1380.
122. Horlocker TT, Wedel DJ. *Reg Anesth Pain Med.* 2000;25:83.
123. Simpson RS, et al. *Reg Anesth Pain Med.* 2000;25:360.
124. *Anesthesiology.* 2010;112:530.
125. Dolin SJ, et al. *Br J Anaesth.* 2002;89(3):409.
126. Rawal N. *Reg Anesth Pain Med.* 2012;37(3):310.
127. Harrington P, et al. *Injury.* 2000;31:387.
128. Richman JM, et al. *Anesth Analg.* 2006;102:248.
129. Wang H, et al. *Reg Anesth Pain Med.* 2002;27:139.
130. Liu SS, Salinas FV. *Anesth Analg.* 2003;96:263.
131. Brummett CM, Williams BA. *Int Anesthesiol Clin.* 2011;49(4):104.
132. Dahl V, Raeder JC. *Acta Anaesthesiol Scand.* 2000;44:1191.
133. Gupta A, et al. *Acta Anaesthesiol Scand.* 2011;55:785.
134. Ilfeld BM. *Anesth Analg.* 2011;113:904.
135. Ilfeld BM, et al. *Pain.* 2010;150:477.
136. El-Boghdadly K, et al. *Reg Anesth Pain Med.* 2016;41(4):548.
137. Forero M, et al. *Reg Anesth Pain Med.* 2016;41(5):621.
138. Karmakar MK. *Anesthesiology.* 2001;95:771.
139. Davies RG, et al. *Br J Anaesth.* 2006;96:418.
140. Schnabel A, et al. *Br J Anaesth.* 2010;105:842.
141. Joshi GP, et al. *Anesth Analg.* 2008;107:1026.
142. Kotze A, et al. *Br J Anaesth.* 2009;103:626.
143. Abdallah FW, et al. *Reg Anesth Pain Med.* 2012;37:193.
144. Mai CL, et al. *Paediatr Anaesth.* 2012;22:831.
145. Johns N, et al. *Colorectal Dis.* 2012;14:e635.
146. Shanti CM, et al. *J Trauma.* 2001;51:536.
147. Kalso E, et al. *Pain.* 2002;98:269.
148. Rosseland LA. *Reg Anesth Pain Med.* 2005;30:83.
149. Romsing J, et al. *Acta Anaesthesiol Scand.* 2000;44:672.
150. Andersen LO, Kehlet H. Analgesic efficacy of local infiltration analgesia in hip and knee arthroplasty: a systematic review. *Br J Anaesth.* 2014;113(3):360–374.
151. Moiniche S, et al. *Reg Anesth Pain Med.* 1999;24:430.
152. Scheffel PT, et al. *J Shoulder Elbow Surg.* 2010;19:944.
153. Ernst E, White AR. *Am J Med.* 2001;110:481.
154. Bjordal JM, et al. *Eur J Pain.* 2003;7:181.
155. Sbruzzi G, et al. *Rev Bras Cir Cardiovasc.* 2012;27:75.
156. Khan F, et al. *Cochrane Database Syst Rev.* 2008;2:CD004957.
157. Chen YW, et al. *Anesth Analg.* 2012;114:1330.
158. Eccleston C. *Br J Anaesth.* 2001;87:144.
159. Morley S, et al. *Pain.* 1999;80:1.
160. Hrobjartsson A, Gotzsche PC. *N Engl J Med.* 2001;344:1594.
161. U.S. Food and Drug Administration. http://www.fda.gov/downloads/Drugs/DrugSafety/PostmarketDrugSafetyInformationforPatientsandProviders/UCM289730.pdf; 2012
162. Huxtable CA, et al. *Anaesth Intensive Care.* 2011;39:804.
163. Gordon D, et al. *J Patn.* 2008;9:383.
164. Rozen D, DeGaetano NP. *J Opioid Manag.* 2006;2:353.
165. Patanwala AE, et al. *Pharmacotherapy.* 2008;28:1453.
166. Anderson R, et al. *J Pain Symptom Manage.* 2001;21:397.
167. Woodhouse A, et al. *Pain.* 1999;80:545.
168. Adam F, et al. *Anesth Analg.* 2005;100:475.
169. Anderson TA, et al. *Anesthesiology.* 2017;126(6):1180.
170. Lembke A, et al. *Pain Med.* 2018.
171. Anand KJ, Hickey PR. *N Engl J Med.* 1992;326:1.
172. Breau LM, Burkitt C. *Pain Res Manag.* 2009;14:116.
173. Suresh S, et al. *Anesthesiol Clin.* 2012;30:101.
174. Kost-Byerly S. *Anesthesiol Clin North America.* 2002;20:115.
175. Monitto CL, et al. *Anesth Analg.* 2000;91:573.
176. Voepel-Lewis T, et al. *Anesth Analg.* 2008;107:70.
177. van Dijk M, et al. *Pain.* 2002;98:305.
178. Tyler DC, et al. *Anesth Analg.* 1995;80:14.
179. Michelet D, et al. *Anesth Analg.* 2012;114:393.
180. Birmingham PK, et al. *Anesthesiology.* 2001;94:385.
181. Akbay BK, et al. *J Anesth.* 2010;24:705.
182. Tsui B, Suresh S. *Anesthesiology.* 2010;112:473.
183. Pirotte T, Veyckemans F. *Reg Anesth Pain Med.* 2002;27:110.
184. De Negri P, et al. *Anesth Analg.* 2001;93:71.
185. Collins JJ, et al. *J Pediatr.* 1996;129:722.
186. Cassady JF, et al. *Reg Anesth Pain Med.* 2000;25:246.
187. Wu S, et al. *Pediatr Crit Care Med.* 2009;10:291.
188. Ogden CL, et al. *JAMA.* 2012;307:483.
189. Hullett BJ, et al. *Paediatr Anaesth.* 2006;16:648.
190. Zhuang PJ, et al. *Anaesthesia.* 2011;66:989.
191. Cullen DJ. *J Clin Anesth.* 2001;13:83.
192. Gross JB, et al. *Anesthesiology.* 2006;104:1081; quiz 1117.
193. Sun E, et al. *Anesth Analg.* 2010;111:841.
194. Lee A, et al. *Anesth Analg.* 2010;111:1042.
195. Brennan TJ. *Pain.* 2011;152(suppl 3):S33.
196. Charlton S, et al. *Cochrane Database Syst Rev.* 2010;(12):CD007705.
197. Clarke H, et al. *Anesth Analg.* 2012;115(2):428.

82 手术和麻醉引起的认知功能障碍及其他远期并发症

LISBETH EVERED，DEBORAH J. CULLEY，RODERIC G. ECKENHOFF
蒋玲玲 李锐 译 刘学胜 张野 校

要　点

- 一个多世纪以来，老年患者、患者家属和护理人员一直在表达对术后认知功能损害的担忧，近期术后认知功能损害已得到客观检测的证实。

- 术后认知功能障碍（postoperative cognitive dysfunction，POCD）一词既不为普通医学界所认可，也不足以涵盖围术期认知功能障碍的范围。它将由 DSM-5 的命名方法所取代，其中包括术后谵妄。

- 新的围术期神经认知障碍（perioperative neurocognitive disorder，PND）的命名，除了需要客观的测试和日常功能评估外，还需要主观的主诉。

- 客观测试可以采取多种形式，并可以进行各种分析，以确定是否出现了认知的下降。

- 老年患者的术前会诊应包括认知功能筛查，知情同意的讨论应该包括 PND。

- PND 是老年患者最常见的围术期并发症，高龄和既往认知障碍是 PND 最主要的危险因素。

- 尽管在少数研究中某些脑电图指标可以预测谵妄和 PND，但术中脑电参数或药物与 PND 相关的很少。

- 许多 PND 的机制已被提出并在临床前模型中得到验证。在脆弱或"致敏"的大脑环境中手术引起的神经炎症得到了最多的支持。

- 除认知筛查外，还没有有效的影像学或体液生物标记物可用于认知风险的分层或疾病监测。

引言

将老年人的认知变化与麻醉和手术联系起来已经有 100 多年了[1]，但直到 20 世纪 90 年代后期进行术后认知功能障碍的国际研究（The International Study of Post-Operative Cognitive Dysfunction，ISPOCD）之前，这些评论在很大程度上都是轶事[2]。从那时起"POCD"的各个方面都得到了广泛的研究和关注，从机制到治疗，从啮齿动物到人类。本章希望以一种能使临床医生了解情况并激发研究者兴趣的方式来展现这一研究的范围。首先，我们强调现有定义和术语的问题，以及对新命名和诊断标准的建议。然后，我们将介绍并讨论与认知下降的主观和客观指标相关的细节。临床医生可能最感兴趣的是术前和术中与认知能力下降相关的危险因素，是否可以调整围术期管理以

降低风险。最后，我们回顾并讨论各种术后神经认知障碍（NCDs）的潜在机制，与麻醉管理以及手术和相关合并症都有关。本章有详细的参考文献，但是这一领域进展迅速，因此，不可避免地有一些最新的文献没有介绍到。

命名，诊断和测量

命名

ISPOCD 小组提出了术后认知功能障碍（POCD）术语，这个术语反映了客观测量的认知功能下降，通常持续到麻醉和手术的生理和药理学影响恢复正常之后[3]。患者在接受麻醉和手术前被确认有认知损伤，这称为术前存在的认知损伤（PreCI）[4]。

术后谵妄（postoperative delirium，POD）是以注意力不集中、病程波动和认知障碍为特征的一种急性认知障碍，其诊断根据《精神障碍诊断和统计手册》第 5 版（DSM-5）[5]。在社区发生的谵妄符合相同的定义和标准。与 POD 相比，社区谵妄符合任何情况下谵妄的诊断标准。POCD 和 PreCI 一直局限于围术期医学研究领域，在过去是由客观标准定义的，而没有关注主观或功能的标准。相反，在普通社区中诊断出的认知损伤和下降符合 DSM-5 定义和标准，和（或）美国国家衰老研究院–阿尔茨海默协会（National Institute of Aging-Alzheimer's Association，NIA-AA）的定义，所有这些定义都需要主观成分和对日常生活活动（activities of daily living，ADL）的评估。NIA-AA 术语轻度认知损伤（mild cognitive impairment，MCI[6] 和痴呆[7]）比 DSM-5 术语（轻度和重度 NCD）更为常见，但定义和标准大致上是相互对应的。

NIA-AA 的命名更精细，条款制定包括生物标志物（生化和影像）。目前，这对研究非常有用，但将来可能会应用到临床情景中。除了主诉和功能标准外，DSM-5/NIA-AA 与 POCD/PreCI 之间的另一个重要区别是所采用的客观标准。尽管存在变数，但许多 POCD/PreCI 研究要求在一组 8～10 项神经心理学测试中，有两项或两项以上的测试比对照低 1.96 个标准差。轻度 NCD 和重度 NCD 分别需要仅在一个认知域比对照 / 正常分别低 1～2 标准差和 ≥ 2 个标准差。

这些差异，加上 POCD 标准（和时间）的易变性促使一个国际多学科小组考虑一个新的 POCD 命名[8]。诊断标准化不仅促进该领域的进一步研究，而且允许临床医生之间在临床层面进行有效的交流。这个新的命名推荐"围术期神经认知障碍"（PND）作为认知损伤或变化的总称，包括在围术期发现的谵妄。

下面用新推荐的命名讨论之前用于定义围术期相关认知变化的概念（表 82.1）。

术前存在的认知损伤

PreCI 用来指在患者的基线水平观察到的客观评估的认知损害（与正常人群相比）。这是一个术前对认知损害的评估，应该考虑认知损害可能是在社区偶然发现的，而不仅仅是因为即将进行的麻醉和手术。因此，推荐用轻度 NCD（MCI）或重度 NCD（痴呆）来代替 PreCI。

谵妄

如果患者正处于术后即刻，且排除了其他特殊原因，POD 应被认定为符合 DSM-5 术语的特定类别。老年人中 POD 报道的发病率高度依赖如何诊断和筛查。意识模糊评估法（confusion assessment method，CAM）（框 82.1）是使用最广泛和有效的工具[81]。"术后"一词是指与麻醉和手术之间存在特定且已知的时间关联，注意到每年大约有 30% 的 65 岁或 65 岁以上的人进行手术。因此，POD 被定义为术后 1 周内或出院前在医院发生的谵妄，且符合 DSM-5 诊断标准。

框 82.1　意识错乱的评估方法
必须同时包括： 　A. 急性发作和病程波动 　B. 注意力不集中 包含其中之一： 　C. 思维混乱 　D. 意识水平改变

表 82.1　先前用于定义围手术期相关认知变化的概念和推荐的新命名

时间段	旧命名	旧标准	新命名	新标准
总称：围术期神经认知障碍（PND）				
术前基线	术前存在的认知损害（PreCI）	在两个以上测试低于正常 ≥ 2SD	轻度 / 重度 NCD	NCD 标准，DSM-5；在一个以上的认知阈低于正常或对照 1～2 个 SD（轻度）或 ≥ 2 个 SD（重度） 附加：主诉、IADL（轻度 NCD 不变，重度 NCD 下降）
术后急性期	术后谵妄（POD）	DSM-5	谵妄（术后的）（POD）	DSM-5
术后 1～30 d	术后认知功能障碍（POCD）	两个以上的测试低于对照 ≥ 1.96SD	神经认知恢复延迟	NCD 标准，DSM-5
术后 30 d～12 个月	术后认知功能障碍（POCD）	两个以上的测试低于对照 ≥ 1.96SD	轻度 NCD（术后） 重度 NCD（术后）	NCD 标准，DSM-5
术后 12 个月以上新诊断	术后认知功能障碍（POCD）	两个以上的测试低于对照 ≥ 1.96SD	轻度 NCD 重度 NCD（除非有新的诊断）	NCD 标准，DSM-5

IADLs，工具性日常生活活动能力；NCD，神经认知障碍

术后认知功能障碍（POCD）

在研究中 POCD 已用于描述手术后 1 d 至 7.5 年间客观可测量的认知功能的下降[9-11]。在 POCD 的定义、评估时间点和标准方面存在显著的异质性，从而导致结果有很大差异。如上所述，POCD 不需要主诉或功能受损的证据，而 DSM-5 两者都需要。因此，POCD 和 NCD 的主要区别在于需要有认知问题、日常功能的证据，而后者只需要在认知域出现客观的下降。

认知问题

患者个人、家庭成员、护理人员或临床医生可能报告主观的认知主诉。患者或提供信息者在术后早期对认知细微的下降不太可能做出准确的评估。因此，尽管可能从技术上对出院后到完全康复前的 NCD 进行评估，但对其所属的临床相关性尚不清楚。因此，推荐在此期间使用"神经认知恢复延迟"（delayed neurocognitive recovery, dNCR）。该术语应在手术后 30 d 内使用，这时大部分手术和住院治疗的恢复反应应该已经发生。可采用 NCD 诊断标准，但如果认知受损的话，结果将是 dNCR。多数正常个体可能在没有客观证据的情况下报告认知问题。由于来自参与者、提供信息者或临床医生的主观报告是诊断 PND 的基本要素，因此仍可将其视为 dNCR，并在临床解释时考虑到每个个案。

日常生活活动（ADL）评估

日常功能的评估是对轻度和重度 NCD 进行分类的基本要素，是通过使用适当的工具测量 ADL 来实现的，ADL 是对照顾自己和保持独立性至关重要的个人护理活动。为了检测更细微的功能下降，应使用工具性日常生活活动能力量表（instrumental activities of daily living, IADLs），包括购物、开车和财务管理等活动。对于轻度 NCD（MCI），ADL 保持不变，而对于重度 NCD（痴呆），则需要 ADL 降低。

客观测试

根据 DSM-5[5] 和我们推荐的 PND 术语[8]，轻度 NCD（术后）认知测试需要比对照组或正常组降低 1 ～ 2 个标准差，而重度 NCD（术后）使用适当的神经心理学评估，需要在一个或多个认知域（复杂注意力、执行功能、学习和记忆、语言、感知运动或社会认知）[5] 下降 2 个以上的标准差。无论是 DSM-5 还是 NIA-AA 的客观测试标准，都没有规定个体的神经心理测试，也没有规定一组测试的数量。重要的是要注意，这是指客观评估特定认知域的心理测评，而不是使用诸如简易精神状态检查表（mini-mental state examination, MMSE）或蒙特利尔认知评估（Montreal cognitive assessment, MoCA）等筛查工具。虽然这些简单的筛查工具对术前风险评估很有用，但对评估特定认知域的变化并不敏感。

术后 30 d 应该用 dNCR 代替轻度 NCD（术后）（术后 MCI）或重度 NCD（术后）（术后痴呆）。只要符合标准，只要在术后 12 个月前首次诊断，就应使用"术后"修饰。如果第一次发现或诊断是在手术后 12 个月或更长时间，不使用术后修饰。

围术期神经认知障碍的测量和诊断

既往 POCD 的诊断仅依赖于一组涵盖许多认知域（如执行功能、记忆、注意力、视觉空间、心理运动和语言）的神经心理学测试，对其下降进行客观评估。在大多数研究中，使用了非常保守的分界点（例如，在一组 8 ～ 10 项的测试中有两个或两个以上比对照低 1.96 个标准差）。这些研究应用与上述轻度 NCD（术后）或重度 NCD（术后）所需的简单客观标准形成鲜明对比，并将在其他地方进行详细说明[12]。

术后认知功能障碍 / 围术期神经认知障碍评估的假设

POCD 的前瞻性研究通常仅评估单一时间点的认知基线，往往在手术的几天到几周内。这就产生了三个重要但不一定有效的假设。第一，假定术前认知功能正常，因为筛查是用对认知损伤不敏感的工具进行的，如 MMSE 或 MoCA。第二，假设单一时间点评估的认知是稳定的。第三，假设即使没有干预，结果也是可重复的。尽管我们假设患者有稳定的认知，但由于各种内外因素的影响，连续两次评估也不太可能产生相同的结果。

认知下降结果标准

既往的研究采用了几个标准来定义 POCD。包括 1 个标准差规则[13]、20% 规则[14] 和可信改变指数（reliable change index, RCI）[15-17]。每一种方法都有优点和局限性，但后者的最大优点在于，将对照组在类似时间段内观察到的变化纳入其中，在很大程度上考虑了练习和时间的影响。由于 RCI 可以与对照组或规范数据相关，符合 DSM-5 的 NCD（术后）标准。

灵敏度　测试的数目直接影响测量的灵敏度；例如，如果 POCD 的定义是在一组 8 个测试中，有 2 个测试下降 2 个标准差，而在 10 个测试中发现有 2 个测试下降 2 个标准差的概率增加 0.10 倍[18]。对于 NCD 的评估，DSM-5 只要求在一个或多个认知域（复杂注意力、执行功能、学习和记忆、语言、知觉运动或社会认知）下降，但不推荐进行特定的神经心理学测试或特定的测试数目。灵敏度可以通过考虑在一系列测试中出现的小幅度下降，或者在所谓的"联合 z 分数"中出现单个非常大的下降来提高[9, 17]。

虽然看似深奥，但各种分析方法对 POCD/PND 的诊断有显著影响，Keizer 等强调相同测试结果使用不同的分析方法（1 个标准差定义、20% 定义和 RCI），POCD 的发生率分别为 10.5%，31% 和 7.7%[19]。很明显，许多研究都需要标准化来解释结果。

最近，已经开发出计算机化的认知评估系列，可以避免练习效应，更容易管理，更快和更标准化，且有克服文化和语言困难的潜力。然而，迄今为止计算机化测试系列在 POCD/PND 研究中受到的关注有限，主要因为缺乏相关的验证研究。

群体变化和个体变化　调查 POCD 的研究会根据不同情况来选择使用个体变化或群体变化。个体变化是指"降低"与"不降低"的二分结果，而群体分析则考虑了连续范围内群体之间的差异。临床研究通常使用统计学来比较两组之间的先验的主要结果，以测试观察到的差异是否偶然因素造成的。但这种方法会忽略每组中重要的个体信息。特别在下降最多的个体可能是群体中的一小部分，但可以说是最重要的考虑因素。由于基础病理的纠正和功能的改善（如疼痛减轻、活动能力提高、日常生活能力提高），有些个体甚至可能表现出认知能力的改善。仅分析这些群体平均在一起的统计数据将会忽略重要的个体变化（彩图

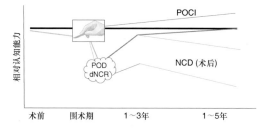

彩图 82.1　**围术期认知功能变化趋势**。围术期患者接受手术时认知轨迹稳定（黑色）或下降（红色）。手术后大部分患者认知功能没有变化（黑色），小部分患者显示术后认知功能改善（POCI，绿色），一些患者术后认知急性下降为 POD 或 dNCR，大部可以恢复（绿色）。其中的一小部分稍后会再次下降，也许符合他们的术前轨迹。底部的红色轨迹表明，有一小部分围术期患者无法完全康复，如果他们没有做手术，下降趋势会更陡峭。线的粗细旨在大致反映遵循指示轨迹的概率，其他轨迹也是可能的。dNCR，神经认知恢复延迟；NCD，神经认知障碍；POD，术后谵妄

82.1），这可能是由于可识别且可纠正的因素所导致的。

与重复测试相关的问题

连续神经心理学测试对于可靠地评估随时间变化的趋势非常重要；然而，重复测试可能会引入几种误差源，如可靠性、地板 / 天花板效应和练习效应。目前尚不清楚练习效应能否消除，因为可以在长达 2.5 年观察到这种效应。个体（如年龄、性别、文化、语言、教育程度、合并症、基线认知功能）以及围术期因素（焦虑、药物、疼痛等）也可能调节重复测试的效果。提高可靠性的其他策略包括平行测试版本和使用对照组（见上文）。对照组主要问题的是选择一个匹配良好的对照。通常期望合并症疾病匹配，甚至包括手术需求匹配，以评估手术本身的影响。

小结

患者主诉麻醉和手术后认知功能障碍的报道已经有一百多年的历史，但直到最近才有系统研究。这些研究包括各种各样的定义，但都指向同一个陈旧的诊断，POCD。最近的工作已经对现在被称为 PND 的临床诊断进行了定义和命名法的标准化，以使其与普通人群的诊断一致，并认识到在程度和时间上的差异。最后，我们为将来的客观研究提供一个更具研究导向的框架。

危险因素、知情同意与围术期管理

危险因素

多项研究调查了术后 NCD 发生的危险因素，最常被提及的是高龄、PreCI 的病史和外科手术类型[20-21]。其他因素包括谵妄既往史、脆弱、服用精神药物、ASA 状况、用药数量、IADL 或 ADL 损伤以及吸烟[22-25]。PND 可能是患者的脆弱性及外科手术风险和其他因素增加了 POD 和潜在 POCD 发生风险的相关并发症的组合。虽然许多危险因素是不可改变的，如年龄和谵妄既往史，但人们对确定可改变的危险因素越来越感兴趣，并利用多学科团队联合预康复，以降低发生 PND 的风险[26-29]。此外，人们越来越关注遗传的危险因素，特别是载脂蛋白 -Ee4 基因型是否与 POD 或 PND 的发生有关。迄今进行的研究表明，载脂蛋白 -Ee4 基因型的存在与 POD 的发生无关，但其他形式的 PND 的数据尚不清楚，一些研究表明其是或不是 dNCR 和 NCD（术后）发生的预测因子[30-36]。

知情同意

尽管有明确的证据表明 PND 比患者通常被告知的大多数并发症更为常见，但目前很少有老年人在知情同意过程中被告知有发生 PND 的风险。然而，由于该人群中未识别出的 MCI 患病率较高，因此，很难获得老年手术患者的知情同意。在社区居住的老年人中，多达 70% 的人可能存在一定程度的认知损伤[37]，尽管进行择期外科手术患者的患病率较低[4, 21]。先前存在的 MCI 干扰他们理解复杂的麻醉与手术过程和风险的能力，也混淆了他们之后 NCDs 的发生风险。人们还必须认识到存在丧失可能有益的外科手术的重大风险。尽管描述整个知情同意过程超出了本次讨论的范围，但至少所有同意麻醉治疗的老年患者都应清楚地理解并积极参与讨论其风险，并能理解所提供的有关治疗计划的信息以及潜在的不良后果，包括术后 NCD[38-40]。

术前管理

老年患者通常合并老年综合征，这不被视为常规术前评估的一部分，但与 PND 发生风险增加相关。例如，术前合并认知损伤、脆弱、功能损害、抑郁的患者以及服用某些精神药物的患者发生谵妄的风险显著增加[41]。因此，美国外科医师协会与美国老年医学会共同制定了与 PND 发生相关的老年外科患者围术期评估指南，包括术前认知功能、抑郁、功能状态、脆弱的评估，以及处方药和非处方药的审查，以确定与 PND 风险相关的因素。在存在这些危险因素的情况下，围术期医师应在手术之前考虑将患者转诊至初级保健医师、老年病学专家或心理健康专家以进行优化或预康复[28]。确定发生 PND 风险最高的患者，通过让患者及其家属更好地了解患者的围术期过程，可以提高以患者为中心的结果，并让医生有机会向风险最高的患者分配资源。

术中管理

麻醉方式

研究人员和临床医生已经广泛辩论了在合适的手术病例中预防 PND，区域麻醉是否优于全身麻醉。对于包括 POD 在内的所有形式的 PND，直觉上区域麻醉更可取，因为全身麻醉的靶点是中枢神经系统，而现在的数据表明，深度麻醉与 NCD 的发生率较高有

关。然而，大多数研究无法证明在全麻或区域麻醉下手术后 POCD 或 POD 的风险有差异[42-45]。造成这种差异的潜在原因有很多。一方面区域麻醉通常联合镇静，基于处理后脑电图监测，其镇静水平与全身麻醉相当[46]。然而，即使在少数区域麻醉期间具有有限或随机镇静的研究中，几乎没有发现差异[45]。这是当前假说的基础，即大多数 PND 形式（包括 POD）是手术本身加上先前存在的易感性的共同结果。

右美托咪定

研究表明，与用于镇静的苯二氮䓬类和（或）丙泊酚相比，右美托咪定可降低重症监护室谵妄的发生率。这一观察结果引起对右美托咪定在老年患者手术中作为局部或全身麻醉辅助药物的研究[47-48]。这些研究大多发现，与丙泊酚相比，围术期右美托咪定与心脏和非心脏手术患者的 PND 发病率较低都相关[49-52]。

但是，目前尚不清楚 PND 的降低是由于右美托咪定本身的药理作用或仅是大脑抑制较少。越来越多的证据表明，与较轻的镇静或全身麻醉水平相比，在区域麻醉期间基于 EEG 监测进行的深度镇静或全身麻醉与 PND 发生率更高相关[53]。换句话说，可能是由于大脑状态（和持续时间）导致 PND 风险降低，而不是药物本身的任何特定作用。

氯胺酮

氯胺酮很少作为单一麻醉药使用，但经常在术中使用以减轻术后疼痛。迄今为止进行的大多数研究尚未表明术中给予氯胺酮可降低 POD 的发生率，一些研究表明它可能会增加 POD 的发生率，尽管氯胺酮能够降低术后阿片类药物的需求量[54-56]。此外，至少有一项研究指出术中使用氯胺酮可能与术后幻觉和噩梦有关[56]。

术中脑监测

人们越来越关心基于处理后脑电图或脑氧监测的术中管理是否降低了 PND 或 POD 的风险。有证据表明，使用处理后脑电图来指导麻醉管理可以降低两者的风险，尽管 POD 的证据更充分[57-59]。至于其机制，PND 是麻醉药或其剂量，还是脑电暴发抑制模式发生的直接结果，仍存在疑问。证据间接支持后者，因为患者使用的麻醉药剂量与 PND 的发生并没有严格的

相关性[58, 60]。由于在大多数外科手术过程中监测脑电图的风险很小,因此有学者建议采用基于脑电图的管理,降低老年手术患者发生 PND 的风险。

对于术中使用脑血氧饱和度测定降低 PND 的风险的证据尚不清楚。尽管一些研究表明较高的围术期脑氧饱和度与 POD 风险较低相关,但低局部脑氧饱和度的治疗性恢复尚未证明可降低 POD 风险。总体而言,使用脑氧监测预防 POCD 的证据多于 POD,尽管迄今为止大多数研究都是在心脏手术的背景下进行的[61-62]。综上所述,这些证据使得在常规手术过程中很难就脑氧监测提出建议。

血压管理

目前,人们非常关注低血压、高血压或血压变异性与 PND 的发生是否有关,但这些数据往往难以解释。早期的研究将患者随机进行高血压和低血压管理,但没有发现认知结果的差异[63]。然而,随后的观察性研究表明,术中低血压、高血压和血压变异性均与 PND 的发生有关,使用血管加压素和术后高血压也是如此[64-67]。虽然没有明确的证据表明什么是老年患者手术的最佳血压调控方案,但维持正常血压而无显著的变异性可能会降低 PND 的发生风险。

术后管理

疼痛管理

全国性的阿片类药物危机使麻醉科医师关注围术期去阿片化技术的使用。这对老年手术患者尤其重要,因为术后疼痛和阿片类药物的使用均与 POD 的发生有关。然而,去阿片化疼痛治疗研究的结果常常是混杂的[55, 68]。例如,使用区域镇痛技术进行术后疼痛管理与减少阿片类药物消耗有关,而在预防 POD 发生中它们的角色尚不清楚[55, 69-72]。

如上所述,在大多数研究中围术期给予右美托咪定可减少 POD 的发生[49]。产生这一作用的原因可能是右美托咪定 α_2 肾上腺素能受体激动药的镇痛效应减少了对阿片类药物的需求[73]。有趣的是,很少有证据表明另一种 α_2 肾上腺素能受体激动药可乐定是否与降低老年手术患者 POD 的风险有关[74]。同样,早期研究表明围术期使用加巴喷丁会降低 POD 的发生,但随后的研究表明,尽管加巴喷丁的使用减少阿片类药物的消耗,但并没有减少 POD 的发生,可能

还会增加呼吸道的不良反应[75-78]。对乙酰氨基酚和 COX2 抑制药也被认为是多模式疼痛管理策略的一部分,可以减少 POD。虽然使用对乙酰氨基酚与术后阿片类药物使用减少有关,但与 POD 降低无关[79]。相比之下,已证明 COX2 抑制药能降低 60 岁以上接受下肢关节置换手术患者的疼痛程度、阿片类药物使用和 POD。这为多模式术后疼痛管理降低老年患者 POD 风险带来了希望,但也可能增加疼痛管理的成本[68, 80]。

至此,降低老年患者 PND 的有效策略是非药理学的。例如,保证良好的睡眠和营养卫生,早期活动,以及早期适应熟悉的环境,如家庭成员。老年患者可能需要眼镜和助听器来帮助定位。同样重要的是移除诸如导尿管之类的装置,以避免尿路感染,避免使用 Beers 标准药物,并促进正常的肠道功能。如果不使用像 CAM 这样有效的工具进行 POD 测试,不可能知道这些干预措施的是否成功[81]。如果没有正式的筛查,许多谵妄的病例,特别是活动抑制型,就无法被发现。

如果发现患者精神错乱,其原因是可以确定的。例如,谵妄可能是由于未被识别的缺氧、肺炎、尿路感染、电解质异常、尿潴留、粪便嵌塞、急性肾衰竭、低血糖和心律失常。药物使用记录可能会显示与谵妄相关的药物,如果可能,应停止使用。非药物干预可能包括平静的环境和重新定位的工具,如时钟、日历、家庭成员和熟悉的物品的存在,以及解除约束装置。药物干预应给对自己或他人构成威胁的患者使用,因为这些药物可能掩盖而不是治疗谵妄。有效的药物包括右美托咪定和氟哌啶醇,但应采用“小剂量开始且缓慢加量”的原则,以避免加重谵妄的持续时间或严重性。

对于发生任何形式的 PND 患者,重要的是将他们转诊到他们的初级保健医生、老年病专家或心理健康专家那里,因为有证据开始表明,POD 和 PND 是随后认知能力下降的先兆[82-84]。

机制和生物标记物

如上所述,大量的临床研究表明伴随麻醉和手术出现的多种认知综合征,大多数在数周内即可消失。所有临床研究一致认为年龄和术前已存在的认知障碍是危险因素;其他的围术期特征,如手术时间、麻醉药物管理和术中生理变化(如低血压,低氧血症)与认知功能障碍并无紧密相关。由于上述相关的临床研究未对其机制进行探索,研究人员已转向临床前模型以探索其机制,找出潜在的干预措施。我们将首先回顾这些临床前研究和已经涉及的各种通路,然后讨论

在患者中如何使用各种生物标记物来检测这些机制。需要指出的很重要的一点是，在研究早期，普遍认为全身麻醉药有"神经毒性"，随着研究的深入，这种观点逐渐改变，目前认为手术本身是造成认知功能障碍的主要因素。实际上我们可以认为两种因素都涉及，同时还涉及其他因素。

尽管 PND 的发现和主诉差异很大，但其与神经退行性疾病（如阿尔茨海默病）的症状和危险因素相似。因此早期的研究在细胞、分子和野生型、转基因型动物水平检测了其经典疾病通路，这些研究铺平了通往人体研究的道路。PND 与三种疾病通路相关：淀粉样变性，Tau 蛋白病（tauopathy）和钙失调。最后，我们将探讨手术导致的神经炎症对 PND 的影响和最终导致细胞死亡的共同途径。重要的是要认识到生物标记物至少可以用在两个方面。第一，手术前收集的标本，由于不涉及手术或麻醉的机制通路，可进行危险分级。第二，检测和跟踪病情进展，这直接反映手术和麻醉机制通路。一些生物标记物两方面都可以使用。相关通路和生物标记物见表 82.2。

淀粉样变性

病理和遗传研究均强烈提示膜蛋白淀粉样前体蛋白（amyloid precursor protein，APP）中的小蛋白水解片段参与神经变性[85]。阿尔兹海默病（Alzheimer disease，AD）的典型病理学特征是老年斑，大量的这种肽以一种特征性的聚合方式存在于老年斑中，现在的数据显示，斑块是该肽的螯合形式，毒性较低；研究者认为 β 淀粉肽不稳定的小寡聚体（～十二聚体）才具有神经毒性[85]。这些寡聚体在症状出现之前的几十年间以不同的速率产生，消除或隔离形成斑块（彩图 82.2），这使得发病原因和出现症状之间的因果关系极难探究。目前这种寡聚体产生细胞毒性的机制尚不清楚，但可能与去污剂的作用相似，即两亲性肽插入细胞膜中并将其破坏[86]。虽然以上是 AD 的病理学特征，但脑脊液（cerebrospinal fluid，CSF）和影像学研究（稍后讨论）已证明 β 淀粉样蛋白沉积与认知丧失之间的关系较差。

细胞和分子研究

初期研究发现吸入麻醉药氟烷会增强试管中 β 淀粉样物质的聚集，当与培养的细胞结合后，会增强外源性 β 淀粉肽的细胞毒性[87]。进一步研究发现，β 样裂解酶激活后可以裂解和释放 β 淀粉肽，而异氟烷等麻醉药可增加 β 裂解酶，从而增加 β 淀粉样物质[88]。因此，即使没有外源性 β 淀粉样物质，该途径也可引起细胞培养中的细胞凋亡。此外，异氟烷可增强体外神经元细胞中早老素 -1 突变的细胞毒性[89]。早老素 -1 是 β 淀粉样物质产生的重要调节剂，其作用于 γ 分泌酶复合物，该突变株可以上调 γ 分泌酶复合物，从而增加 β 淀粉样物质的产生。因此，明显看出某些麻醉药与淀粉样变性通路中的几个点重叠，导致细胞毒性增加。

不同麻醉药产生的作用及程度有所不同。氟烷和异氟烷可引起细胞中大量 β 淀粉样物质的产生和聚

表 82.2　生物标记物和通路小结

机制	麻醉效果排序	生物标记物（种类 *）	生物流体	图像
淀粉样变性	增强，氟烷＞异氟烷＞地氟烷＞丙泊酚	β 淀粉样蛋白 1-42（1） β 淀粉样物质 1-40（1）	血浆 脑脊液	有，数种，如 ^{18}F-florbetapir
Tau 蛋白病	增强 异氟烷＞丙泊酚	总 Tau 蛋白（1，2） 磷酸化 -Tau 蛋白（1，2）	血浆 脑脊液	有，数种，如 ^{18}F-AV1451
凋亡，坏死，溶解	增强 异氟烷＞丙泊酚	S100β（2） 神经微丝蛋白轻链（NFL）（2） 神经元特异性烯醇化（NSE）（2） 总 Tau 蛋白（1，2）	血浆 脑脊液	MRI，细胞厚度消失和（或）脑室增大
钙失调	增强，异氟烷＞七氟烷＝地氟烷＞丙泊酚	无	无	无
神经炎症	效果各异 七氟烷 / 异氟烷增强或无效 丙泊酚降低	细胞因子（1，2） 趋化因子，CRP（1，2） 前列腺素，（2） 消退素（2）	血浆 脑脊液 尿液	有，数种，如 ^{11}C-PBR28

* 生物标记物类型：1，风险分级；2，疾病进展
CRP，C 反应蛋白；MRI，磁共振成像

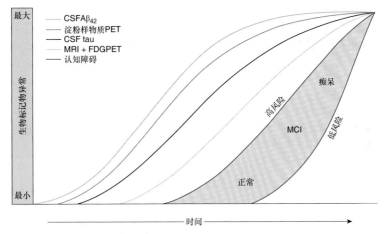

彩图 82.2　**神经退行性变和认知进展模型**。脑脊液（CSF）A β 42（紫色）和淀粉样蛋白沉积在 PET 上成像（红色）最早发生，CSF 中 Tau 蛋白（蓝色）升高，Tau 蛋白聚集可能在 PET 成像（尚无数据）随后发生。分别通过 FDG PET 和结构磁共振成像（MRI，黄色）测量神经变性，轻度认知障碍（MCI）或痴呆症功能变化曲线。根据定义，所有曲线都会汇合于右上角，即最大异常点（而非水平）。横轴是时间，差异很大，大约为几十年。在正常和 MCI 之间画一条垂直线近似于大部分接受手术的老年患者，意味着许多患者在手术时会有明显的神经病理学表现（From Jack C，Knopman，DS，Jagust WJ，et al. Tracking pathophysiological processes in Alzheimer's disease：an updated hypothetical model of dynamic biomarkers. Lancet Neurol. 2013；12：207-216.）

集，在体外培养的细胞中产生毒性[87]。与异氟烷相比，地氟烷引起的 β 淀粉样物质的产生和细胞凋亡更少[90]。最重要的是，在体外实验中丙泊酚在临床浓度（约 1 μM）时抑制了淀粉样物质的聚集，在体外培养细胞中没有产生细胞毒性[87]。这种等级效应是将假设转化为完整动物实验极其重要的手段。

动物研究

PND/POCD 早期研究发现异氟烷麻醉后野生型大鼠的学习和记忆能力受损，这种变化在老年动物中表现最为明显[91]。除年龄外，其他的易感因素如 AD 的人类转基因也被引入，从而在体内探索淀粉样蛋白的机制。Tg2576 动物包含 APP 基因瑞典突变株，该突变株会过度产生 β 淀粉样物质，使动物在 10 ～ 12 个月龄时出现认知缺陷。数项研究发现老年动物在氟烷或异氟烷中暴露 2 h，对已经受损的学习或记忆能力不会造成更进一步损伤，但会显著增加大脑中淀粉样斑块的数量和密度[92]。其他的动物实验发现，即使是野生型动物，麻醉药（主要是异氟烷）也会增加大脑中的 β 淀粉样物质水平[93]。麻醉药物的影响排名仍然可以参考。相比于异氟烷，暴露于氟烷中增加的淀粉样斑块更多[92]，而丙泊酚对斑块的增加几乎没有影响。尽管这些研究是在不同的转基因（3xTgAD）动物完成的[94]。

人体研究

β 淀粉样物质可以在死后尸检或活体内通过 ELISA 分析 CSF 或 PET 成像检测 β 淀粉样斑块。CFS 中 β 淀粉样物质浓度很低，这与 AD 的病理学一致。研究认为该肽被隔离形成斑块，很少会进入 CSF。另外，它也可能反映了活跃的突触较少，因为 APP 倾向于在突触区域中高表达。PET 成像显示淀粉样蛋白与配体高密度结合，这与 AD 也一致[95]。β 淀粉样物质在研究中已经作为危险生物标志物在术前进行检测，或在术后作为 PND 发生和发展的标记物。以往的研究中，进行脊椎麻醉时，获取 CSF 样本相对简单。但是分析相对困难，需要建立专门的标准化实验室。一项研究发现低 CSF 淀粉样蛋白预测术后 3 个月的 dNCR[96]。利用 PET 成像技术可以检测多种 β 淀粉样物质配体，其中的任何一种都可以进行术前风险评估。在一项最新的对心脏手术患者的研究中，患者术后 6 周和 1 年分别进行淀粉样物质成像检测，发现无论哪个时间点淀粉样物质含量均与 PND 不相关，但需要注意的是，与非手术对照组相比，两个时间点之间的淀粉样物质增加更多[97]。该结果与上述动物实验结果相似，淀粉样变性的增多并不能反映认知功能恶化。出现这种结果的原因可能是因为淀粉样变性可以反映有毒寡聚体的存在和螯合，也反映了这种特殊蛋白病和神经变性之间的延迟关系。

β 淀粉样物质除了可用于预测风险，研究者还试图使用 β 淀粉样物质作为疾病进展的标志物。但这些研究通常只在非常有限的时期（天）内进行。例如，在腰椎引流术术后 2 d 内，CSF 的反复取样显示 β 淀粉样物质没有明显改变[98-99]。对心脏病患者的一项非对照研究表明，CSF 中 β 淀粉样物质在术后 6 个月显著减少，符合进行性淀粉样变性的病理发展特征[100]。最后，一项研究表明麻醉和手术后 CSF 中 β 淀粉样物质急剧增加，这可能与先前的数据显示麻醉药诱发 β 淀粉样物质生成增加相符[101]。

淀粉样变性小结

麻醉药以不同的方式直接与 β 淀粉样物质病理途径相互作用。以氟烷为例的卤代烷是最易感性的麻醉药，预示着病变的加速，而丙泊酚的作用很小。关键的体内数据证实了这些体外研究，但越来越多的认识支持淀粉样病本身暂时与认知能力没有时间上的相关性，这表明淀粉样变性并不是大部分 PND、dNCR 形成的基础。然而，它可能会对 PND 最后的形式起作用，如轻度或重度的 NCD（术后），但由于时间上的不同步使这种关联难以建立。但我们仍然可以继续使用 β 淀粉样物质作为危险预测生物标志物，特别是如果术前可获得淀粉样物质的 CSF 或影像。血液中 β 淀粉样物质含量的测定尚未达到足够的敏感性和特殊性，但显然这是一个非常重要的目标。

Tau 蛋白病

AD 及各种 Tau 蛋白病的另一个主要病理学特征是细胞内神经纤维结（NFT），目前已知主要由 Tau 蛋白组成。Tau 是一种微管相关蛋白（microtubule-associated protein，MAP），它用于调节微管的稳定性和活性，这对于神经元结构和细胞内转运都至关重要[102]。Tau 蛋白磷酸化后就会从微管中脱离，当脱离的 Tau 蛋白达到一定数量，微管的功能就会丧失。和淀粉样物质相同，高浓度的磷酸化 Tau 将开始自我组装成有序的纤维结构，这将进一步引起细胞应激，或进一步加重 Tau 与微管脱离。无论是神经变性或认知丧失，NFT 都比 β 淀粉样物质更好地相关（无论是 PET 成像还是 CSF 水平），因此被认为是反映细胞死亡的较晚事件（图 82.2）[102]。受损的细胞释放 Tau 并以类似朊病毒的方式增强邻近细胞的 Tau 蛋白病[103]。释放的 Tau 蛋白还会沉积到 CSF 中并最终沉积在血流中，使其成为 CNS 应激 / 损伤的有效生物标志物。

细胞和分子研究

细胞研究评估了异氟烷的作用，约 2% 浓度的异氟烷可以导致 Tau 过度磷酸化，可能是通过上调 GSK-3b 激酶[104-105]。相似的研究中发现，丙泊酚和右美托咪定可以导致神经细胞系 Tau 蛋白的磷酸化[106-107]。该机制表现为抑制相关的磷酸酶 PP2A，PP2A 可直接通过低体温、与麻醉药结合或通过抑制 PP2A-Tau 复合物发挥作用。

动物研究

早期研究发现，暴露于异氟烷的野生型小鼠大脑中的 Tau 磷酸化显著增加[108]。但这种增加主要是因为 PP2A 磷酸酶对温度极其敏感，而麻醉过程中动物体温一般较低[108]。随后的研究发现，即使体温不低，麻醉后数天仍然存在一定程度的过度磷酸化[109]。在整合了淀粉样物质和 Tau 蛋白病变患者基因的转基因小鼠中，研究发现在使用吸入麻醉（地氟烷）进行下腹部手术会增加 Tau 沉积，导致学习和行为缺陷[110]。有趣的是，在使用丙泊酚进行简短的外科手术时，既没有观察到 Tau 的增加，也没有观察到任何认知缺陷[94]。

人体研究

迄今为止，对于 Tau 的临床研究仅限于在各种手术前或手术后收集 CSF。与淀粉样变性类似，这些研究通常是利用外科手术需要放置蛛网膜下腔导管，但有些研究也采用了重复单次 CSF 提取法。两种方式结果非常一致。手术后总 Tau 升高，磷酸化 Tau 未升高。大多数采样在结束后仍会继续升高至少 1 ～ 2 d[111]。Tau 升高提示 CNS 细胞损伤，但这对未来认知功能的影响还不太清楚。PET 配体对 NFT Tau 具有亲和力是非常重要的信息，但相关的外科研究并没有出现。现在已经有对 Tau 和其他损伤生物标志物（神经微丝蛋白轻链，S100β）的敏感和特异性血液检测，最近的研究显示手术后标记物浓度会升高[112]。尽管收集血液比 CSF 要方便很多，但血液可能会被周围组织污染，因为周围组织在手术中总是会被损伤。

Tau 蛋白病小结

与 β 淀粉样物质相比，MAP Tau 作为中枢神经系统损伤和神经退行性变更近的生物标志物，更加受到关注。麻醉和外科手术对 Tau 的影响在不同物种和模型的实验结果非常一致，都提示术后即刻出现 CNS 应激和损伤。上游机制可能是由于手术引发的神经炎症（稍后讨论），但动物研究表明，其对 Tau 磷酸化的直接作用也很重要。术后 Tau 影像学研究对于定义任何手术引起的 CNS 损伤程度和时间过程都具有广阔的前景。

钙失调

细胞内钙是细胞功能的关键调节剂，如果过度升高，会导致细胞应激、凋亡、自噬和坏死。因此，普遍认为钙失调在淀粉样变性/Tau 蛋白病与细胞死亡之间存在重要关联。尽管没有任何实验基础，但最近有学者提出将其作为缓解 AD 类神经变性病的靶标[113]。神经元中钙升高的主要来源是内质网，其主要通过两个通道释放，分别是雷诺丁受体（RyR）和三磷酸肌醇受体（InsP3R）。RyR 拮抗药丹曲林为麻醉科医师熟知，主要有 2 个缺点，第一，在通常的肠外给药时，它在大脑中的分布很差。第二，由于对骨骼肌的影响，可引起肌无力。有学者提出将丹曲林作为 AD 的治疗药物[114]。

细胞和分子研究

电生理学和细胞培养的研究显示，挥发性麻醉药能够增加 RyR 和 InsP3R 通道开放，导致细胞内钙离子浓度增加，从而激发细胞凋亡途径[115-116]。在 InsP3R 敲除的细胞系中这种现象不明显，给予丹曲林或者 InsP3R 拮抗药光溜海绵素 C（Xestospongin-C）可使这种现象消失。值得注意的是，在单个细胞产生这种现象需要高浓度，长时间暴露在挥发性麻醉药中，这对在体实验提出了挑战。丙泊酚同样需要更高的浓度才能产生具有细胞毒性的钙浓度，提示全身麻醉药存在潜在的有效的等级效应。

动物和人体研究

只有少数的啮齿类动物研究阐述长期给予丹曲林可以一定程度减慢认知衰退和神经退行性病[117-118]，但没有数据显示紧急给予丹曲林可以预防 POD 和记忆/认知功能丧失。围术期的人体研究也未见报道。

钙小结

钙失调也许是麻醉和手术引发认知功能下降的重要上游通路，但仍需进行大量的研究。长期服用丹曲林延缓 AD 进程的临床可行性不大，但急性期、术中使用的前景诱人，尤其是考虑到丹曲林的各种剂型已经在临床中得到批准，且其肌肉松弛在手术期间是最理想的。

神经炎症

所有的动物实验都一致认为，单独的麻醉药对病理学和认知的影响非常有限，但是如果合并外科手术，就会产生强效且一致的影响。因此，产生一个假说，由于激活了固有免疫系统，手术诱导的炎症是导致 PND 的主要原因。众所周知，手术会引起经典的全身性炎症反应，这种反应通过损伤相关的分子模式分子触发，并由多种细胞因子和趋化因子介导并在全身播散。这种炎症反应对于伤口愈合和抵御微生物至关重要。但是某些个体也会发生过度炎症反应。一般情况下，完整的血脑屏障（blood-brain barrier，BBB）可以将大脑和重要的细胞和炎症介质分开。但是在某些老年或已存在神经炎症的患者中，BBB 可能发生"渗漏"，这样会导致外周的固有免疫反应传至大脑。这可能就是年龄、已存在认知功能下降、心血管疾病、糖尿病和身体虚弱[2, 84, 119-124]是 PND 重要高危因素的原因。

细胞和分子研究

虽然细胞培养系统无法模拟手术过程，但可以尝试将促炎因子和麻醉药物结合来了解其不同类型细胞的反应。例如小胶质细胞系对七氟烷和异氟烷（1 和 2 MAC）和丙泊酚（1 或 2 ED$_{50}$）几乎没有细胞因子反应。但在低剂量脂多糖（LPS）存在时就会产生强烈的细胞因子反应，而这种反应又会因为加入挥发性药物而增强，其中七氟烷的增强作用大于异氟烷。另一方面，临床浓度的丙泊酚可以完全消除细胞因子对 LPS 的反应[125]。虽然细胞水平研究结果转化仍是个难题，但对于研究某个特殊细胞系导致细胞毒性的分子途径仍然非常重要。

动物研究

大量的动物实验阐述了炎症反应对 PND/POCD 的影响。如仅仅在实施麻醉（异氟烷）后，就可检测出行为学的细微变化，即使是伴随非常简单的手术，这种变化也会显著变大并持续更长时间[110, 126-127]。这种由于手术引发的炎症反应在老年、代谢综合征及携带人类疾病基因的动物中进一步加重，这与之前基于 BBB 破坏做出的预测一致[110, 128-132]。认知作用通常伴随外周和脑中细胞因子水平显著升高，星形胶质细胞和小胶质细胞激活，精密胶质神经元信号轴被破坏[133]。细胞因子抗体（针对 IL-6 或 TNFα）或抗炎药（如地塞米松、他汀类药物）可去除促炎成分，部分减轻麻醉和手术对行为和病理学的影响[91, 127, 134-135]。但促炎对于术后恢复非常重要，所以一些研究表明，阻断细胞因子会延缓伤口愈合。因此更多研究应关注通过胆碱能途径调节炎症[130, 136-137]，或通过炎症消除途径，如特定细胞因子（IL-4、IL-10）和小脂质介体的复杂混合物（消退素）。两项动物实验均证实外源性胆碱能激动或消退素可减轻 PND[130, 138]。最后，疼痛和镇痛药在神经炎症中的双向参与已得到广泛认同。但是其 PND/POCD 中的作用还没有系统的研究。

尽管目前的证据表明麻醉药在产生 PND/POCD 方面仅起较小作用，但不同的麻醉药物可能会调节神经炎症反应的强度和持续时间。如体外细胞研究表明，丙泊酚减轻 LPS 对小胶质细胞的作用；与地氟烷相比，丙泊酚显著降低了转基因动物因手术导致的病理学和行为学效应[94]。一项研究表明，长期亚麻醉药量的丙泊酚减少了鼠类 AD 模型的认知下降轨迹[139]。

人体研究

以上啮齿类动物的研究只有很少能转化到人体，逐渐成为惯例而非例外。这种结果是由于患者的治疗方式及患者自身的极大差异造成的。如大多数患者都会同时给予丙泊酚和挥发性药物，但很少有患者会单独使用挥发性药物。有明确证据显示手术有外周的促炎作用，但这种作用的时间和强度差异很大[140]。与外周免疫反应一致的证据在 CNS 中也有报道。一系列研究在手术前和手术后 24 h 或 48 h 收集 CSF 并检测多种细胞因子[98, 111, 141-142]。在每种情况下，均可检测到促炎和抗炎因子显著升高，术后 48 h 仍呈上升趋势。此外，一项研究证实骨科手术后脑脊液 / 血浆白蛋白比率突然而短暂的增加，是 BBB 完整性早期发生变化的临床前证据[143]。有趣的是，一项非随机对照研究[98]发现，相比于吸入麻醉，全凭静脉麻醉脑脊液中的促炎性细胞因子显著减少，但是另一项大规模的临床随机对照研究认为，使用异氟烷或丙泊酚麻醉时结果并无不同。同样需要注意的是，在这两项研究中，异氟烷组也使用了丙泊酚作为麻醉诱导用药，而且并未确定丙泊酚使用剂量与其抗炎作用之间的关系。一项最新的 PET 影像学研究表明，腹部手术患者术后 4 d 星形胶质细胞、小胶质细胞激活标记被显著抑制，而术后 3 个月却显著升高，这样的结果与认知功能下降相关（彩图 82.3）[144]。这项研究结果与之前通过 PET 探针在灵长类动物和人体中的研究结果一致，由 LPS 导致的初始和快速（4 h）促炎信号在随后 22 h 内出现抑制[145-146]。生物标记物虽然费用昂贵，实施困难，但我们仍需要收集更多的时间点，以确认固有免疫系统对认知功能的影响。

考虑到炎症的重要角色，一些研究尝试使用抗炎药物缓解炎症的发生，这些药物通常在术前即刻或麻醉诱导后给予。最近的两项 RCT 研究发现，地

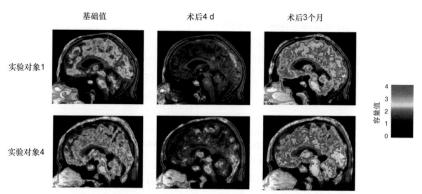

彩图 82.3　**术后神经炎症 PET 成像。**使用靶向活化神经胶质的 PET 配体 [（¹¹C）PBR28] 扫描了接受腹部手术的两位患者，普遍认为可反映大脑免疫活化程度。手术前的扫描是基线，手术后 4 d 的扫描可清楚地显示出免疫抑制作用。至少在这两位患者中，"3 个月"扫描显示其激活程度大于基线，这与他们的认知分析有关。术后第 4 天的抑制可能是出现在术后第 1 天或第 2 天的急性激活（From Forsberg et al.，Ann Neurol. 2017；81：572-582.）

塞米松降低了炎症反应的同时也降低了 POCD 的发生率[147-148]，但另外两项临床研究并未发现地塞米松有任何有益作用，但也没有任何有害作用[134, 149]。一项研究发现 Cox2 抑制药（帕瑞昔布）可以降低老年患者的 dNCR，减轻疼痛和减少促炎因子[150-151]。目前最佳的用药剂量和给药时机尚未确定，我们也许应该把重点转移到增强促炎症消退，而不是如何阻止促炎症反应。

此外，多组学方法为手术后不同的免疫细胞反应提供了新的见解，这可能会对预防 PND 提供更好的治疗策略[152]。

神经炎症小结

手术导致外周和中枢神经系统炎症的证据十分充足，但迄今为止仍无有效的缓解方法。体外研究证实全身麻醉药物可以调节炎症反应；但这一结果并未在人体试验中得到证实。未来的研究方向将涉及围术期给予适当的抗炎药物或者促进炎症分解疗法。

小结

上述的病理和机制可能是独立存在的；然而，手术后也可能同时出现不止一个或全部，特别是在易感人群中。如 MCI 患者术前已经存在淀粉样变性和 Tau 蛋白病，在手术前已经激发了潜在的神经炎症状态（"致敏"状态）（图82.2）。手术导致的急性炎症反应、麻醉药的调节作用、致敏状态相互作用导致病理学急性改变并对突触产生影响，从而对认知功能发生作用。但这种改变是短暂的，可能导致 dNCR，也可能加速自身病理进展，从而进一步产生神经退行性变和更持久的 NCD。这些机制的研究为生物标记物的发展奠定了基础，也为多方努力减少麻醉和手术对衰老大脑的影响提供了基础。

结束语

越来越多的人关注老年人围术期脑健康问题，患者、家属、看护者、围术期治疗人员和科学家都需要熟悉 POCD/PND 的危险因素及相关后果以及减轻危险因素最好的实践操作。本章我们努力提供 POCD/PND 相关的从机制到治疗多方面的最新的总结，但如果读者希望了解更多细节，可以参考原始文献。

致谢

本章的内容是第 8 版第 99 章"手术和麻醉引起的认知功能障碍和其他长期并发症"和第 15 章"麻醉与围术期神经毒性"两章内容的整合。Dr. Roderic Eckenhoff 联合主编及出版方感谢以下作者对本章所做的贡献：Drs. Lars S. Rasmussen，Jan Stygall，Stanton P. Newman，VesnaJevtovic-Todorovic。他们的贡献是本章改版的基础。

参考文献

1. Savage GH. *Br Med J.* 1887;2:1199.
2. Moller JT, et al. *Lancet.* 1998;351:857.
3. Evered L, et al. *Anesth Analg.* 2011;112:1179.
4. Silbert B, et al. *Anesthesiology.* 2015;122:1224.
5. APA. *Diagnostic and Statistical Manual of Mental Disorders.* 5th ed.; 2013.
6. Albert MS, et al. *Alzheimers Dement.* 2011;7:270.
7. McKhann GM, et al. *Alzheimers Dement.* 2011;7:263–269.
8. Evered LA, et al. *Br J Anaesth.* 2018.
9. Newman MF, et al. *N Engl J Med.* 2001;344:395–402.
10. Evered LA, et al. *Anesthesiology.* 2016;125:62–71.
11. Inouye SK, et al. *Alzheimers Dement.* 2016;12:766–775.
12. Murkin JM, et al. *Ann Thorac Surg.* 1995;59:1289–1295.
13. Silbert BS, et al. *Anesthesiology.* 2006;104:1137–1145.
14. Lewis MS, et al. *Acta Anaesthesiol Scand.* 2006;50:50–57.
15. Jacobson NS, Truax P. *J Consult Clin Psychol.* 1991;59:12–19.
16. Kneebone AC, et al. *Ann Thorac Surg.* 1998;65:1320–1325.
17. Rasmussen LS, et al. *Acta Anaesthesiol Scand.* 2001;45:275–289.
18. Ingraham L, Aiken C. *Neuropsychology.* 1996;10:120–124.
19. Keizer AM, et al. *Acta Anaesthesiol Scand.* 2005;49:1232–1235.
20. Berian JR, et al. *Ann Surg.* 2018;268:93–99.
21. Culley DJ, et al. *Anesthesiology.* 2017;127:765–774.
22. O'Regan NA, et al. *J Alzheimers Dis.* 2018;64:775–785.
23. Levinoff E, et al. *J Frailty Aging.* 2018;7:34–39.
24. van Velthuijsen EL, et al. *Drugs Aging.* 2018;35:153–161.
25. Watt J, et al. *J Gen Intern Med.* 2018;33:500–509.
26. Eamer G, et al. *Cochrane Database Syst Rev.* 2018;1:CD012485.
27. Neuner B, et al. *Aging Clin Exp Res.* 2018;30:245–248.
28. Culley DJ, Crosby G. *Anesthesiology.* 2015;123:7–9.
29. Kim S, et al. *Clin Interv Aging.* 2015;10:13–27.
30. Cunningham EL, et al. *Age Ageing.* 2017;46:779–786.
31. Adamis D, et al. *Psychiatr Genet.* 2016;26:53–59.
32. Vasunilashorn S, et al. *Am J Geriatr Psychiatry.* 2015;23:1029–1037.
33. McDonagh DL, et al. *Anesthesiology.* 2010;112:852–859.
34. Silbert BS, et al. *Ann Thorac Surg.* 2008;86:841–847.
35. Heyer EJ, et al. *Neurology.* 2005;65:1759–1763.
36. Shoair OA, et al. *J Anaesthesiol Clin Pharmacol.* 2015;31:30–36.
37. Dale W, et al. *Alzheimer Dis Assoc Disord.* 2018;32:207–213.
38. Hogan KJ, et al. *Anesth Analg.* 2018;126:629–631.
39. Fields LM, Calvert JD. *Psychiatry Clin Neurosci.* 2015;69:462–471.
40. Chow WB, et al. *J Am Coll Surg.* 2012;215:453–466.
41. Oresanya LB, et al. *JAMA.* 2014;311:2110–2220.
42. O'Donnell CM, et al. *Br J Anaesth.* 2018;120:37–50.
43. Zywiel MG, et al. *Clin Orthop Relat Res.* 2014;472:1453–1466.
44. Mason SE, et al. *J Alzheimers Dis.* 2010;22(suppl 3):67–79.
45. Rasmussen LS, et al. *Acta Anaesthesiol Scand.* 2003;47:260–266.
46. Sieber FE, et al. *J Clin Anesth.* 2010;22:179–183.
47. Pandharipande PP, et al. *Crit Care.* 2010;14:R38.
48. Pandharipande PP, et al. *JAMA.* 2007;298:2644–2653.
49. Duan X, et al. *Br J Anaesth.* 2018;121:384–397.
50. Zhang DF, et al. *Ann Surg.* 2018.
51. Mei B, et al. *Clin J Pain.* 2018;34:811–817.
52. Deiner S, et al. *JAMA Surg.* 2017;152:e171505.
53. Sieber FE, et al. *Mayo Clin Proc.* 2010;85:18–26.
54. Hovaguimian F, et al. *Acta Anaesthesiol Scand.* 2018.

55. Weinstein SM, et al. *Br J Anaesth*. 2018;120:999–1008.
56. Avidan MS, et al. *Lancet*. 2017;390:267–275.
57. MacKenzie KK, et al. *Anesthesiology*. 2018;129:417–427.
58. Punjasawadwong Y, et al. *Cochrane Database Syst Rev*. 2018;5:CD011283.
59. Dormia G. *Arch Ital Urol Nefrol Androl*. 1987;59:85–88.
60. Deiner S, et al. *Clin Ther*. 2015;37:2700–2705.
61. Zorrilla-Vaca A, et al. *Can J Anaesth*. 2018;65:529–542.
62. Zheng F, et al. *Anesth Analg*. 2013;116:663–676.
63. Williams-Russo P, et al. *Anesthesiology*. 1999;91:926–935.
64. Neerland BE, et al. *PLoS One*. 2017;12:e0180641.
65. Hirsch J, et al. *Br J Anaesth*. 2015;115:418–426.
66. Hori D, et al. *Br J Anaesth*. 2014;113:1009–1017.
67. Kato T, et al. *Prog Neuropsychopharmacol Biol Psychiatry*. 1997;21:719–724.
68. Brooks E, et al. *Geriatr Orthop Surg Rehabil*. 2017;8:151–154.
69. Steenberg J, Moller AM. *Br J Anaesth*. 2018;120:1368–1380.
70. van der Sluis FJ, et al. *Surgery*. 2017;161:704–711.
71. Zhang H, et al. *Crit Care*. 2013;17:R47.
72. Mimuro J, et al. *Blood*. 1987;69:446–453.
73. Tsaousi GG, et al. *Eur J Clin Pharmacol*. 2018.
74. Rubino AS, et al. *Interact Cardiovasc Thorac Surg*. 2010;10:58–62.
75. Deljou A, et al. *Br J Anaesth*. 2018;120:798–806.
76. Leung JM, et al. *Anesthesiology*. 2017;127:633–644.
77. Dighe K, et al. *Can J Anaesth*. 2014;61:1136–1137.
78. Leung JM, et al. *Neurology*. 2006;67:1251–1253.
79. Greenberg S, et al. *World Neurosurg*. 2018;109:e554–e562.
80. Mu DL, et al. *Anesth Analg*. 2017;124:1992–2000.
81. Marcantonio ER, et al. *Ann Intern Med*. 2014;161:554–561.
82. Schulte PJ, et al. *Br J Anaesth*. 2018;121:398–405.
83. Bratzke LC, et al. *Anaesthesia*. 2018;73:549–555.
84. Evered L, et al. *Curr Opin Psychiatry*. 2017;30:220–226.
85. Selkoe DJ, Hardy J. *EMBO Mol Med*. 2016;8:595–608.
86. Khondker A, et al. *Membranes (Basel)*. 2017;7.
87. Eckenhoff RG, et al. *Anesthesiology*. 2004;101:703–709.
88. Xie Z, et al. *J Neurosci*. 2007;27:1247–1254.
89. Liang G, et al. *Anesth Analg*. 2008;106:492–500. table of contents.
90. Zhang Y, et al. *Ann Neurol*. 2012;71:687–698.
91. Culley DJ, et al. *Anesth Analg*. 2003;96:1004–1009.
92. Bianchi SL, et al. *Neurobiol Aging*. 2008;29:1002–1010.
93. Xie Z, et al. *Ann Neurol*. 2008;64:618–627.
94. Mardini F, et al. *Br J Anaesth*. 2017;119:472–480.
95. Dronkers JJ, et al. *Clin Rehabil*. 2010;24:614–622.
96. Evered L, et al. *Anesthesiology*. 2016;124:353–361.
97. Klinger RY, et al. *Anesthesiology*. 2018;128:728–744.
98. Tang JX, et al. *Anesthesiology*. 2011;115:727–732.
99. Berger M, et al. *J Alzheimers Dis*. 2016;52:1299–1310.
100. Palotas A, et al. *J Alzheimers Dis*. 2010;21:1153–1164.
101. Zhang B, et al. *Anesthesiology*. 2013;119:52–60.
102. Zetterberg H, et al. *Neuropathol Appl Neurobiol*. 2017;43:194–199.
103. Goedert M. *Science*. 2015;349:1255555.
104. Xu J, et al. *Cell Mol Neurobiol*. 2012;32:1343–1351.
105. Dong Y, et al. *PLoS One*. 2012;7:e39386.
106. Whittington RA, et al. *PLoS One*. 2011;6:e16648.
107. Whittington RA, et al. *Neurobiol Aging*. 2015;36:2414–2428.
108. Planel E, et al. *J Neurosci*. 2007;27:3090–3097.
109. Planel E, et al. *FASEB J*. 2009;23:2595–2604.
110. Tang JX, et al. *Alzheimers Dement*. 2011;7:521–531.
111. Berger M, et al. *Front Immunol*. 2017;8:1528.
112. Evered L, et al. *JAMA Neurol*. 2018;75:542–547.
113. Demuro A, et al. *J Biol Chem*. 2010;285:12463–12468.
114. Liang L, Wei H. *Alzheimer Dis Assoc Disord*. 2015;29:1–5.
115. Wei H, et al. *Anesthesiology*. 2008;108:251–260.
116. Qiao H, et al. *Anesthesiology*. 2017;127:490–501.
117. Peng J, et al. *Neurosci Lett*. 2012;516:274–279.
118. Chakroborty S, et al. *PLoS One*. 2012;7:e52056.
119. Monk TG, Price CC. *Curr Opin Crit Care*. 2011;17:376–381.
120. Price CC, et al. *Anesthesiology*. 2014;120:601–613.
121. Feinkohl I, et al. *Diabetes Metab Res Rev*. 2017;33.
122. Price CC, et al. *J Alzheimers Dis*. 2017;59:1027–1035.
123. Hudetz JA, et al. *J Cardiothorac Vasc Anesth*. 2015;29:382–388.
124. Brown CH, et al. *Anesth Analg*. 2016;123:430–435.
125. Ye X, et al. *PLoS One*. 2013;8:e52887.
126. Terrando N, et al. *Proc Natl Acad Sci USA*. 2010;107:20518–20522.
127. Hu J, et al. *Br J Anaesth*. 2018;120:537–545.
128. Barrientos RM, et al. *J Neurosci*. 2012;32:14641–14648.
129. Hovens IB, et al. *Brain Behav Immun*. 2014;38:202–210.
130. Terrando N, et al. *Ann Neurol*. 2011;70:986–995.
131. Feng X, et al. *Anesthesiology*. 2013;118:1098–1105.
132. Xu Z, et al. *Sci Rep*. 2014;4:3766.
133. Femenia T, et al. *J Neurosci*. 2018;38:452–464.
134. Fang Q, et al. *J Neurosurg Anesthesiol*. 2014;26:220–225.
135. Vizcaychipi MP, et al. *Ann Surg*. 2014;259:1235–1244.
136. Pavlov VA, Tracey KJ. *Nat Neurosci*. 2017;20:156–166.
137. Zanos TP, et al. *Proc Natl Acad Sci U S A*. 2018;115:E4843–e4852.
138. Terrando N, et al. *FASEB J*. 2013;27:3564–3571.
139. Zhang Y, et al. *Transl Neurodegener*. 2014;3:8.
140. Alazawi W, et al. *Ann Surg*. 2016;264:73–80.
141. Bromander S, et al. *J Neuroinflammation*. 2012;9:242.
142. Reinsfelt B, et al. *Acta Anaesthesiol Scand*. 2013;57:82–88.
143. Reinsfelt B, et al. *Ann Thorac Surg*. 2012;94:549–555.
144. Forsberg A, et al. *Ann Neurol*. 2017;81:572–582.
145. Hannestad J, et al. *Neuroimage*. 2012;63:232–239.
146. Sandiego CM, et al. *Proc Natl Acad Sci U S A*. 2015;112:12468–12473.
147. Glumac S, et al. *Eur J Anaesthesiol*. 2017;34:776–784.
148. Valentin LS, et al. *PLoS One*. 2016;11:e0152308.
149. Ottens TH, et al. *Anesthesiology*. 2014;121:492–500.
150. Zhu YZ, et al. *Medicine (Baltimore)*. 2016;95:e4082.
151. Tian Y, et al. *Int Psychogeriatr*. 2014;1–8.
152. Gaudilliere B, et al. *Sci Transl Med*. 2014;6:255ra131.

第 7 部分

危重症医学

83 危重症麻醉学

ALEXANDER S. KUO, DUSAN HANIDZIAR, J. MATTHEW ALDRICH

孙莹杰 译 张铁铮 审校

<table>
<tr><td>要 点</td><td>■ 麻醉科医师在重症监护领域的临床实践和相关技术的发展中发挥了关键作用。
■ 在发达国家中，各国 ICU 的结构、人员配置和使用情况差异很大。研究显示，"高配置"的人员配置模式可以改善患者的预后。
■ 低潮气量肺保护性通气策略可改善急性呼吸窘迫综合征（acute respiratory distress syndrom，ARDS）患者的死亡率。对于严重的 ARDS 患者，建议采取俯卧位。
■ 包括优化呼气末正压和肺复张技术的开放性肺策略备受研究关注并越来越多地应用于临床实践。然而，研究结论不一，未能明确证明开放性肺策略可改善预后。
■ 2016 年第三次脓毒症和脓毒性休克国际共识定义（Sepsis-3），强调了器官功能障碍和宿主反应失调的关键因素。
■ 拯救脓毒症运动指南和集束化治疗方案强调了早期识别、早期使用抗生素，及用液体和缩血管药物进行复苏。
■ 休克患者的血流动力学复苏需要对液体的反应性和终末器官的灌注进行仔细评估。有明确的证据表明容量超负荷对危重患者有害。
■ 肿瘤免疫治疗是肿瘤学中一个迅速发展的领域，具有显著的毒性反应，包括细胞因子释放综合征，给重症医师提出了新的管理挑战。
■ 床旁即时超声检查在危重患者的治疗中越来越普遍，但需要更多的研究来评估其对临床预后的影响。</td></tr>
</table>

引言

危重症医学的历史相对较短，可以追溯到 20 世纪中叶。在此期间，随着机械通气、血流动力学支持、镇静、肾脏替代治疗和患者康复管理方法的改变，该学科取得了显著的发展。现代重症监护是一个极具希望的医学领域，关注重点越来越倾向于跨专业护理、家庭参与，及远期预后。这些预后不再仅仅关注患者的生存率、在重症监护室（intensive care unit，ICU）滞留时间，及住院时间，还关注出院后损伤和新提出的 ICU 后综合征[1]。本章首先简要概述危重症医学的历史，包括麻醉重症医师的特殊作用。然后，我们将讨论现代和未来 ICU 的结构和管理，包括资源利用率、人员配备和团队设计、成本和预后。本章余下的部分将讨论基本领域的管理，包括开放 ICU/A-F 集束化治疗（Bundle）、呼吸衰竭、休克和血流动力学支持，脓毒症和肿瘤科的重症监护。

危重症医学史与麻醉重症医师的角色

我们通常将危重症医学的发展和第一个 ICU 的建立归功于丹麦麻醉科医师 Bjorn Ibsen。1952 年在麻省总医院接受麻醉培训的 Ibsen 医师被派去帮助照顾一位 12 岁患有脊髓灰质炎和呼吸衰竭的女孩。他创立了通过气管切开进行人工正压通气的方法[2-3]，并在哥本哈根发生脊髓灰质炎大流行时将该方法应用于数十名患者。同样重要的是，Ibsen 医师将所有应用这种方法治疗的呼吸衰竭患者集中于特定的场所，从而开创了现代 ICU 的先河。同样对现代危重症医学具有贡献的是约翰逊霍普金斯大学的神经外科医师 Walter Dandy，他于 1923 年为神经外科术后的患者开设了一间三张床的病房，创建了更早版本的现代 ICU[4]。Max Harry Weil 是现代危重症医学发展中的另一个关键人物，1958 年在洛杉矶与南加州大学（Los Angeles County + University of Southern California, LA +

USC）的联合医疗中心开设了一间四张病床的"休克治疗病房"[3]。

自早期 ICU 以来，现代重症医学一直致力于持续的生理监测和高级生命支持治疗，包括机械通气、体外膜氧合（extracorporeal membrane oxygenation，ECMO）和连续肾脏替代治疗。一位睿智的观察者和实践者曾指出 ICU 关注的焦点往往是脓毒症、急性呼吸窘迫综合征（acute respiratory distress syndrome，ARDS）、急性肾衰竭和谵妄等综合征，而不是特定的疾病[4]。对综合征的治疗和其他有挑战性的危重症救治的进展虽然振奋人心，但在临床实践中仍需阶段性重大调整，尤其是在镇静、ARDS 的机械通气、肺动脉导管（pulmonary artery catheter，PAC）的使用、胰岛素强化治疗，及目标导向治疗等方面。

麻醉科医师在现代重症学科的发展中起到了核心作用，这点可追溯到 Ibsen 医师；无论在临床实践的进步，还是专业发展所必需的技术和工具方面，麻醉科医师均发挥了关键作用。加利福尼亚大学旧金山分校（the University of California，San Francisco，UCSF）的儿科麻醉重症医师乔治·格雷戈里（George Gregory）等采用持续正压通气（continuous positive airway pressure，CPAP）治疗新生儿特发性呼吸窘迫综合征，已证实该方法可显著提高患儿的存活率[5]。John Severinghaus 不是重症医师，但在麻醉学领域肯定是一位重要人物，他在 20 世纪 50 年代末第一台血气电极装置的研发过程中做了突出的贡献[6]。然而，最近美国重症监护的麻醉科医师地位似乎有所下降。2001 年，美国和欧洲的几位学术带头人撰写了一篇专家共识，在以下几个方面提出了警示：只有不到 4% 的美国麻醉科医师持有重症监护室所需的特殊资质证书，只有 12% 的危重症医学会（Society of Critical Care Medicine，SCCM）会员是麻醉科医师，每年通过麻醉专科培训获得麻醉重症医学证书的相对较少[7]。相比之下，欧洲的麻醉重症医师依然能在重症医学领域发挥核心作用。在这篇文章发表后的近 20 年里，麻醉重症医师的现状发生多大变化尚不清楚。麻醉重症学科官方认可的会员数量已经下降[8]，并且与其他麻醉亚专业（如疼痛医学和儿科麻醉学）相比，通过美国麻醉学委员会认证的麻醉重症毕业生数量仍然很低[9]。目前我们尚不清楚麻醉重症医学职业培训途径不受待见的原因，但关键因素可能包括有限的高质量重症监护轮转的机会、缺少带教老师，及麻醉领域的收入更可观。尽管面临这些挑战，麻醉重症医师协会在过去几年中仍继续发挥着主要的宣传、教育和指导作用，会员人数也有所增加[10]。

随着围术期医学日益复杂化以及需要重症监护的老龄化人口的增加，未来美国麻醉重症医师发挥的作用可能会更大。值得注意的是，最近几位来自创伤和新模式重症监护领域的麻醉学术带头人提出了急症护理麻醉学这一概念[8]。这种新途径和团队在一定程度上效仿急诊外科，包括院前和急救监护、创伤和危重监护等方面的培训。培训的细节仍不清楚，但有充分的理由认为这种方法是加强麻醉科医师在急救复苏中作用的另一种手段[11-12]。

重症监护室的结构和管理

容量、利用率和成本

发达国家 ICU 的床位利用率和费用差别较大。不同国家 ICU 床位的定义不同，美国、比利时和德国 ICU 床位比超过 20 张/10 万人，而英国、荷兰、法国和西班牙 ICU 床位比则少于 10 张/10 万人[13]。同样，发达国家重症监护病房的使用规模和类型也存在较大差异[14]，一部分是因为床位数不一样，但也反映了不同的入院标准和分诊方法，已有相关文献详细阐述[15-17]。最近欧洲进行的一项大型前瞻性非心脏手术研究显示，重症监护中存在高死亡率和明显的不确定性[18]。更惊人的发现是外科死亡病例中绝大多数患者（73%）从未入 ICU 进行治疗。因此，尽管一些国家担心昂贵资源的过度利用，但该研究提示重症监护资源的利用不足更应引起足够的重视。

特别是在美国，重症监护病房床位和费用持续增长，而利用率总体保持平稳。2005 年 ICU 的床位有93 955 张，利用率为 68%，重症监护费用占全院费用的 13.4%，占国民生产总值的 0.66%[19]。到 2010 年重症监护床位增加到 103 900 张，并且过去 10 年床位使用率保持稳定。新生儿重症监护床位增加最快，而成人和儿童重症监护床位增加速度要低得多。重症监护的费用也增长到了 1080 亿美元，与国民生产总值的增长幅度（0.72%）相当[20]。最近美国医疗保险和医疗保险补助计划的数据分析显示，重症监护病房床位的增加种类同样值得关注[21]。近 15 年来，超过72% 的 ICU 床位增长发生在教学医院。多因素分析还表明，ICU 床位利用率高的大型医院和教学医院，下一年度 ICU 床位增加也最高。因此得出结论：这可能代表了一种"事实上的区域化"，进而能提供更高质量的监护治疗。更重要的是，他们认为研究结果与 ICU 床位的增加和供给似乎与"需求弹性"理论相矛盾[22]，该理论认为供给增加可推动需求，但未明晰重症监护对患者是否有益处，这可能会改变医疗模式并增加医疗成本[23-24]。

重症监护室的结构和人员配置模式

同 ICU 床位的数量和使用一样，世界各国 ICU 的结构和人员配置存在相当大的差异。与世界其他地区相比，北美的 ICU 更倾向于一种"开放"结构，划分出内科和外科病房，且全天候重症医师配比少[25]。ICU 可以是"开放式的"或"封闭式的"，而通常的研究方法是将人员分类为"低配置"（无重症医师或仅由特定的重症医师指导）或"高配置"（所有监护由重症医师执行或强制性由重症医师来指导）[26]。过去二十年优化 ICU 结构和人员配置模式方面更多的关注焦点是：专科与多学科混合，"高配置"与"低配置"，最佳的医护比例，夜间值班制度，高级医务从业人员（advanced practice providers，APPs）的应用，以及最佳的 ICU 团队结构。

尚无数据证明专科 ICU 有利于患者的预后，但确实表明在非主要专科 ICU 单元治疗的患者死亡率是增加的[27]。包括两项大型系统回顾分析在内的众多研究观察了 ICU 人员配备强度与预后的相关性[26, 28-34]。患者预后指标多样，但主要以死亡率和住院时间为主，采用"高配置"模型可降低患者的死亡率和住院时间。关于重症监护与患者比率的数据有限，英国最近的一项回顾性研究显示患者与重症监护医师比率之间呈 U 型关系，最佳比率为 7.5。最佳的护理比率尚未明了，一项大型多国的观察性研究表明，护士-患者比高于 1.5 可降低住院死亡风险[25]。欧洲重症监护学会质量改进工作组推荐 8 至 12 张床可作为最佳的床位数量[35]。

夜班重症医师的配备是研究热点，多数研究显示配备夜班重症医师对降低死亡率的作用有限[36-39]。值得注意的是，一项研究表明，配备夜班医师加上低强度的白班人员可降低死亡率[39]。此外，一项前后对照前瞻性研究表明，强制性 24/7（每天 24 h、每周 7 天）重症监护制度可减少住院时间和并发症的发生，可提高医务人员的满意度，同时有利遵守监护流程[40]。根据现有的数据，一些研究者和重症监护机构（critical care organizations，CCOs）认为配备夜班重症医师成本高，效益不明显[36, 41]，而另一些研究者则对高复杂性和高容量 ICU 中 24/7 重症监护模式的价值存在强烈争议，强调其益处不仅是有重症医师的存在，而且有赖于监护系统中重症监护主导作用的变化[42]。

现在更多关注的焦点是探寻组建 ICU 结构和功能的最佳方案。如前所述，"开放式"或"低配置" ICU 安排住院医师或急诊医师来管理患者。因为重症医师数量有限，许多教学医院和社区医院启用执业护师（nurse practitioners，NPs）和助理医师（physician assistants，PA）——通常被称为高级医务从业人员（APPs）作为 ICU 团队的核心成员[43]。研究表明，该配备模式与住院医师[44]和呼吸/重症专培医师[45]组成的团队相比，患者的病死率和住院时间相同。最近一项大型回顾性队列研究分析了 22 家医院 29 个 ICU 数据，探讨了 NP/PA 这种 ICU 人员安排与住院死亡率之间的关系，发现尽管 NP/PA 模式 ICU 的患者疾病严重程度较低，使用机械通气较少，但 NP/PA 模式 ICU 患者的风险校正和未校正死亡率与非 NPs/PAs 模式的相似[46]。除此之外，还有证据表明，包括医师、护士和呼吸治疗师在内的其他 ICU 人员对 NPs/PAs 均持有积极的看法[47]。NPs/PAs 的核心优势是易获得、具有熟练的沟通能力，及了解并遵从监护指南。

除了以上非专业医师具有的优势外，有证据支持多学科合作和跨专业治疗更有利于危重患者的救治。一项宾夕法尼亚医院回顾性研究证实，高配置重症医师以及多学科联合查房利于降低患者死亡率[48]。最近的一项回顾性研究也肯定了 ICU 跨专业合作运行的价值[49]。药剂师、呼吸治疗师、康复理疗师是危重患者日常护理的必备人员，可改善患者的短期和长期预后。

前文在论述 ICU 结构中已经强调了有些指南和要求。非营利"第三方监督"组织 Leapfrog 集团，通过包括 ICU 人员配备在内的各种因素对医院进行评级。ICU 最高级别的评分是要求所有危重患者应由获得职业认证的重症医师管理或共同管理[50]。SCCM 的重症监护模式工作组认为，"重症医师主导的高强度"团队是 ICU 诊疗"不可或缺"的一部分。关于是否由重症医师直接管理所有患者（即"封闭"模式），还是强制性在重症医师指导下管理患者，指南未给出建议[51]。同样，SCCM 工作组对入院、出院和分诊给出了 1B 级的推荐，无论 ICU 是完全"封闭"模式，还是强制性重症医师主导模式，均建议采取白班人员高配置的管理模式；如果 ICU 是高配置模式运行，SCCM 不推荐重症医师 24 小时值班制度[52]。

管理与质量改进

ICU 的质量在很大程度上取决于管理结构、临床实践和过程的组织方法，及质量改进。不同 ICU 的管理结构各不相同，通常至少由一名医疗主管和护士长或主管护士作为基本的领导结构[35]。专家和重症医学会已经认识到选择和培养经验丰富的重症医学领导者是非常重要且具有一定的挑战性。最近的一篇评论强调了领导者在临床和组织实践中保持和促进"连续性、一致性和沟通"的必要性[53]。尽管看似简单，但重症医学领导者通常在要求苛刻和复杂的环境中工作，并且必须对广泛的医疗系统运作和财务方面有很深的了解。同样重要的是强大的领导能力，特别是倾听和学习能力，以及适应临床和组织变化的能力，并不断充当"变革催化剂"[54]。

除了发展个别领导者之外，医疗机构越来越关注在重症监护结构中如何将 ICU 与其领导者最好地整合。危重症医学特别工作组的学术带头人关注到了越来越多的与重症监护机构（CCOs）相关的学术医疗中心。他们描述了以患者质量、安全和价值评价为重点的整合路线图：首先使用"横向"方法将所有 ICU 放在一个独立体系中运作，该体系明确规定了基于价值导向监护的责任和义务；然后是"垂直"方法，采用人口健康模型，为所有重症患者在 ICU 期间和出 ICU 后提供持续的医疗[55]。工作组还提出了后续计划，将重症医疗服务整合到一个组织，明确指出包括研究、专业发展和教育等学术任务[56]。

一套明确的行政和临床指南有利于提高临床实践质量和合理使用昂贵且通常稀缺的资源。SCCM 最近修订了入院、出院和分诊指南，以便指导各医疗机构完善患者流通和质量保证的政策和方案[52]。专家和专业协会一致认为特定的医疗方案，比如有关中心静脉导管的置入、机械通气的管理，及 ICU 中其他的特定诊疗，均有助于在协作模式中提供高质量、高价值的诊疗[57-58]。管理清单和集束化治疗通常构成了诊疗标准化的基础，并成为履行循证实践和指南的基础。例如，SCCM 的 ICU 解放计划提出了 ABCDEF 六个方面的集束化治疗，以此作为日常、标准化的方法去执行相关预防和管理 ICU 成人患者的疼痛、躁动 / 镇静、谵妄、制动和睡眠中断等指南[59-60]。诊疗标准化是必要步骤，但提高质量和价值还取决于改进流程的积极方法。每个 ICU 或 CCO 必须首先制定质量和安全标准[61]。同样重要的是，ICU 和 CCO 要考量重症监护的整体质量。最新的以家庭为中心照护循证指南强调，把家庭支持的评估纳入重症诊疗质量的定义中是非常重要的[62]。一旦以此定义，机构质量将在很大程度上取决于主要负责人、重症医务人员和工作人员的收集、分析和传播数据的能力[51, 63]。

总之，重症医疗是一个相对年轻的学科，自成立以来就有麻醉科医师的参与。危重症医学的实践在医学进步、实践结构和融入更广泛的人口健康领域等方面持续快速增长和发展。在接下来的章节我们将讨论现代重症医学实践中的几种主要疾病综合征和治疗方式。

急性呼吸窘迫综合征和肺保护性通气

急性呼吸窘迫综合征（acute respiratory distress syndrome，ARDS）

ARDS 通常是急性肺损伤的终末期状态，以非心源性肺水肿、不均匀性肺实变、肺顺应性下降和严重低氧血症为特征，由肺泡损伤和肺泡上皮–肺毛细血管内皮细胞的通透性增加引起。致病因素有直接的化学损伤、脓毒症或创伤引起的全身炎症反应，或其他危重症的常见原因。

2012 年 ARDS 柏林定义着重明确低氧程度、急性发病时间和影像学表现。根据氧合指数（PaO_2/FiO_2）将 ARDS 分为轻度（200 mmHg < PaO_2/FiO_2 ≤ 300 mmHg）、中度（100 mmHg < PaO_2/FiO_2 ≤ 200 mmHg）和重度（PaO_2/FiO_2 ≤ 100 mmHg），且在呼气末正压（positive end expiratory pressure，PEEP）不低于 5 cmH₂O 时评价 PaO_2/FiO_2。7 天内发病且双肺浸润影不能用心源性肺水肿、胸腔积液或肺不张来解释（表 83.1）[64]。

"婴儿肺"

影像学显示，ARDS 患者的肺呈不均匀实变，参与通气的肺容积很小，且承受通气期的全部机械应力，这一概念被称为"婴儿肺"。因此，肺通气策略的重点是预防机械性创伤和优化"婴儿肺"的残余通气功能[65]。

表 83.1 急性呼吸窘迫综合征严重程度的分级（PEEP ≥ 5 cmH₂O）

ARDS 严重程度	氧合指数 PaO_2/FiO_2
轻度	300 ~ 200 mmHg
中度	200 ~ 100 mmHg
重度	≤ 100 mmHg

ARDS 的柏林定义：起病时间小于 1 周。无其他原因的双肺浸润，并排除了液体超负荷、心源性肺水肿等主要因素[64]。
ARDS，急性呼吸窘迫综合征；PaO_2/FiO_2，氧合指数；PEEP，呼气末正压

肺保护通气策略

现代危重患者采用的机械通气方式重点是预防呼吸机相关性肺损伤。关于潮气量，ARDS Network 具有里程碑意义的 ARMA 研究证实，与潮气量 12 ml/kg 预测体重（predicted body weight，PBW）的通气策略相比，使用肺保护通气策略（潮气量 6 ml/kg PBW，吸气平台压力小于 30 cmH₂O）可显著降低患者的死亡率和呼吸机使用天数[66]。这种小潮气量的肺保护通气策略已成为 ARDS 患者的标准护理策略，后续研究发现这种肺通气策略甚至可以改善非 ARDS 患者的预后[67-70]。

允许性高碳酸血症

低潮气量通气时常伴高碳酸血症的发生。虽然避免呼吸机相关性肺损伤对于 ARDS 患者是有益的，但是高碳酸血症的具体程度和多重效应尚不清楚[71]。已有各种证据表明，高碳酸血症对肺炎、细胞和免疫功能，及伤口愈合产生影响[72-74]。此外，高碳酸血症可能损害右心室功能，加重肺动脉高压，并易诱发心律失常[75]。因此，大多数危重症医护人员采取了一种针对该类患者的实用治疗方法——通常被称为"允许性高碳酸血症"——目标 pH 大于 7.25。目前正在积极研发体外二氧化碳排除装置，使肺损伤和低潮气量通气期间的二氧化碳清除更便捷[76]。但是这些有创设备的临床实用性和有效性还有待证实[77]。

ARDS 的通气模式

肺保护性通气策略的重点在于预防容量性损伤、气压伤和肺不张。容量性损伤是指肺因容积过度膨胀而受到的损伤，与肺泡壁受到过度的气压伤密切相关。肺不张伤是由肺泡的反复塌陷和复张引起[78]。

传统的通气模式是定压或定容通气，潮气量大于无效腔量，呼吸频率与自主呼吸频率相似。循环气流进出肺泡产生气体交换。只要应用小潮气量，传统的定压或定容通气模式对 ARDS 无明显差异[79]。

气道压力释放通气模式（airway pressure release ventilation，APRV）是指设定的气道内高压定期短暂快速地释放到另一较低水平时触发自主呼吸，可增加通气量，减少无效腔量[80]。一篇观察性研究的综述显示，创伤患者早期应用 APRV 可能会降低 ARDS 的发生率；但是需更严谨的研究验证该假说[81]。基于该通气模式的风险和临床益处尚未经证实，故其使用仍然存在争议[82-83]。

高频振荡通气（high-frequency oscillatory ventilation，HFOV）是另一种新型通气模式，需要特殊的振荡泵。HFOV 是以小潮气量（＜100 ml）和高频率（每分钟数百次）方式进行通气的。HFOV 通气的潮气量小于无效腔量，故气体交换不依赖于气体的整体流动而是依赖于其他机制，如钟摆样运动（震荡气体）和强化扩散。虽然最初的研究证实 HFOV 可改善氧合，但随后一项更大规模的临床试验表明，ARDS 患者并未从中获益或增加死亡率[84-85]。因此，除了抢救难治性缺氧之外，不推荐使用 HFOV[86]。

呼气末正压和开放性肺通气策略

ARDS 的特征性表现是广泛的肺泡萎陷。在通气过程中肺泡的反复开放和闭合可导致不张性肺损伤。肺顺应性曲线具有滞后现象，这意味着吸气时需要较高的驱动压力使肺部膨胀，而呼气时需要较低的驱动压力维持其开放。因此，呼气末正压（positive end-expiratory pressure，PEEP）和更为普遍的"肺开放"策略的应用备受关注。

呼气末正压通气

PEEP 是指呼气末气道内仍保持一定压力。PEEP 可增加功能残气量，防止呼气时肺泡塌陷，维持肺泡复张，从而改善氧合。PEEP 过高会引起局部或全肺的过度膨胀或增加空气潴留。此外，PEEP 过高可损害右心室功能，使回心血量减少，需要补充足够的血容量。

早期的动物研究表明，应用 PEEP 可改善机械通气相关性肺损伤[87]。因此，ARDS 联盟通气模式指南推荐应用 PEEP 时不小于 5 cmH₂O[66]。然而，大量的临床研究将低 PEEP 与高 PEEP 通气方案进行了比较，结果发现尽管高 PEEP 通气改善了氧合，但临床预后并没有明显区别[88-90]。这些失败的研究结果产生了"滴定 PEEP"这一更为精确的通气方法，常应用于"肺开放"策略（open lung strategies，OLSs）中。

"肺开放"策略（OLS）

OLS 是最佳 PEEP 的保护性肺通气策略与肺复张手法策略的组合。其目的是维持功能肺组织的通气，从而防止肺不张、肺泡的周期性塌陷并调节肺顺应性。肺开放策略整合了各种 PEEP 滴定策略及肺复张手法策略。

食管测压、跨肺压和呼气末正压

推荐利用食道压力指导最佳 PEEP 的设定。气道压力的机械应力分为内在的肺顺应性和外在的胸壁顺应性两部分。然而，经跨肺压量化后，只有肺组成部分参与了机械通气相关性肺损伤[91]。很难估计这两部分作用的占比，并受到包括 ARDS、肺水肿、肺不张、肥胖、腹腔间室综合征和烧伤等多种情况的影响[92-93]。

跨肺压是整个气道压减去胸膜腔内压（肺外胸壁内的压力），常用食道压代替胸膜腔内压，可在食道内放置一个专门设计的类似胃管的充气压力传感器导管来测压[91]。通过该方法滴定 PEEP 可防止出现在呼气末肺泡发生塌陷负的跨肺压。对病态肥胖等胸壁顺应性异常的患者具有特殊的应用前景。

ARDS 患者应用食道压力进行 PEEP 滴定，可允许使用较高的气道压力而不会导致肺损伤[94]。一项临床研究表明，该方法与高 PEEP 联合应用可改善氧合及肺顺应性，但尚需进一步的研究证明该方法可改善预后[95]。

呼气末正压递减试验

呼气末正压递减试验是指在手法肺复张后先将 PEEP 提高至一个较高水平（20～25 cmH₂O），再逐步缓慢地降低 PEEP，通过潮气量驱动压力最终将 PEEP 设定在肺顺应性最大化的水平[96]。OLSs 初期临床证明其对重症 ARDS 患者具有积极的生理改善作用。然而，这些初期研究结果本质上是各不相同的，一项关于"肺开放"策略的最大的前瞻性随机试验发现，其 6 个月的死亡率、呼吸机使用天数和气胸的发生率实际上是增加的[97-100]，该项研究指出较高的肺复张压力会导致气压伤和血流动力学不稳定。因此，尚需进一步的研究阐明 ARDS 患者的最佳 PEEP 和肺复张策略。

肺复张策略

肺复张策略的目的是使塌陷肺泡复张，从而改善气体交换和避免剪切力。最常见的肺复张手法是在设定时间内维持一定的气道压力，通常为 30～40 cmH₂O，持续 30～40 s。但这种治疗也有不良反应，常见的并发症包括短暂的血流动力学波动、血氧饱和度降低、人机对抗，及罕见的气胸[101]。因此行手法肺复张期间

和之后应密切观察患者。另一种可行的更为温和的肺复张方法是逐步递增的 PEEP 滴定法。将 PEEP 逐步提高，每 3～5 分钟增加 2～5 cmH₂O，直到呼吸功能或血流动力学参数出现恶化。然而，几乎没有证据表明哪种肺复张策略具有优越性。此外，总体而言缺乏肺复张可改善临床疗效的强有力证据；因此，肺复张策略在机械通气中的作用尚不明确[99]。

俯卧位

俯卧位对于 ARDS 患者具有许多生理上的益处：改善通气/血流比例和肺通气，减少不均一的肺实质病变。对呼吸机相关性肺损伤具有保护作用[102]。一项仅针对重症 ARDS 患者（定义为氧合指数 < 150 mmHg）的大型研究发现俯卧位可显著降低 28 天的死亡率[103]。如上所述，推荐在重症 ARDS 患者中应用俯卧位通气，前提是要在具有丰富俯卧位通气经验的医疗中心进行，患者才能获益。在医务人员经验较少的中心应用俯卧位通气，技术上可能具有挑战性，并增加了严重并发症的风险[104]。

自发性肺损伤

自主呼吸时产生负压，是胸壁对肺产生的负压。增加呼吸驱动力和肺损伤时，无须正压通气即可诱发肺损伤[105]。对于轻度肺损伤患者，自主呼吸可有助于更好的氧合、改善依赖性肺通气并减少膈萎缩。然而，在严重的肺损伤中，自主呼吸可加重肺损伤[106]。

神经肌肉阻滞剂

神经肌肉阻滞剂通过消除胸壁和膈的自发性运动来促进患者与呼吸机机械通气的同步化，可降低气道压力，减少气压伤的风险，并改善氧合。此外，一些动物实验的数据表明，神经肌肉阻滞剂顺式阿曲库铵可通过抗炎作用直接起到肺保护作用[107]。一项比较维库溴铵与顺式阿曲库铵的观察性研究发现，尽管死亡率或其他临床预后无差异，但顺式阿曲库铵组需呼吸机支持的天数更少[108]。一项 ARDS 患者应用神经肌肉阻滞剂的前瞻性研究，即 ACURASYS 试验表明，在氧合指数小于 150 mmHg 的重症 ARDS 患者中，前48 小时给予顺式阿曲库铵可明显降低肺损伤和死亡率，而且短期内使用不增加肌无力的发生率，也未出现危重病性肌病[109]。这项研究因其样本量相对较小、

单中心且没有足够长的随访时间来评估危重病性肌病而受到质疑。为了解决这些问题，预防和早期治疗急性肺损伤（PETAL）临床试验网络进行了一项更大规模、多中心随机试验，重新评估了早期神经肌肉阻滞（reevaluation of systemic early neuromuscular blockade, ROSE）在中度至重度 ARDS 患者中的有效性和安全性[110]。结果表明，早期持续应用神经肌肉阻滞药并未降低 90 天内任何原因导致的院内死亡率。3 个月、6 个月和 12 个月的临床结果组间无明显差异。然而，相较于 ACURASYS 试验而言，ROSE 试验中的患者接受了更高水平的 PEEP，除全身肌肉松弛的患者外均接受了轻度镇静治疗，这可能是造成观察结果不同的原因[110]。

无创正压通气和经鼻高流量氧疗

持续气道正压通气（CPAP）和双水平气道正压（BI-PAP）面罩通气已被证明是急性心源性肺水肿和慢性阻塞性肺疾病（COPD）致呼吸衰竭的一线治疗方法[111-113]。然而，它们在 ARDS 患者中的应用存在争议。虽然避免气管插管可能有诸多益处，但研究未能显示无创正压通气（positive-pressure ventilation, NPPV）可降低气管插管率或死亡率。事实上，一项研究表明，与经鼻高流量氧疗（high-flow nasal cannula, HFNC）相比，NPPV 可增加患者的死亡率[114]。患者对 HFNC 的耐受性优于面罩 NPPV，且在气管插管率或死亡率方面未发现 HFNC 劣于 NPPV[115]。然而，一项针对免疫功能低下患者的大样本前瞻性多中心随机试验未发现其对死亡率、气管插管率，甚至患者舒适度有任何益处[116]。尚需进一步试验来探讨 HFNC 和 NPPV 其他非面罩形式的作用。

ARDS 患者循证机械通气总结和未来研究

强烈推荐应用 6 ml/kg PDW（预测体重，PBW）的肺保护性通气策略。ARDS 网络协议推荐 PEEP 不低于 5 cmH$_2$O 且行滴定增加，但最佳 PEEP 水平尚不清楚。重症 ARDS 患者早期应用俯卧位通气会改善死亡率。不推荐 HFOV 作为主要通气方法。肺复张手法策略和优化 PEEP 滴定策略的作用亟待进一步研究证实。另外，需要明确无创通气和神经肌肉阻滞剂在治疗 ARDS 患者中的作用及自原发性肺损伤的风险。

目前仍在继续研究超低潮气量（小于或等于 4 ml/kg

PBW）通气的应用。人工气体交换装置、体外二氧化碳交换器或静脉–静脉 ECMO 支持技术也在不断发展[117]。最后，尽管阿司匹林、他汀类药物和 β - 受体激动剂对于 ARDS 患者的治疗效果均呈阴性，但包括间质干细胞疗法在内的新的药物和生物疗法仍在研制中[69, 118]。

疼痛和躁动的管理

镇静药是 ICU 最常用的药物。应用镇静药的目的是控制躁动，以确保患者和护理人员的安全，并防止意外拔管等危险事件的发生。有效管理躁动的第一步是识别和处理潜在诱因。疼痛是引起危重症患者躁动的常见原因，但往往未被充分认识[119]。谵妄在危重患者中极为常见，并可导致多种不良反应，包括延长住院时间和增加死亡率等[120]。谵妄可表现为淡漠或躁动，一线治疗应该是非药物干预。

需要镇静药时，推荐以轻度镇静为目标[121]。轻度镇静不增加创伤后应激障碍的发生率[122]，且可能缩短机械通气时间甚至降低死亡率[122]。采取每日中断镇静或使用标准化量表指导护理流程是实现这一目标的有效方法[121]。里士满躁动镇静评分（richmond agitation-sedation scale, RASS）和镇静躁动评分（sedation-agitation scale, SAS）是经过充分验证的镇静评估量表[123-124]。有些方案甚至建议完全避免使用传统的镇静药，重点放在镇痛和采用氟哌啶醇治疗躁动型谵妄[125]。尽管该方法可能缩短住院时间和机械通气时间，但还需进一步的研究来证实。此外，有一种观点认为苯二氮䓬类药物会增加阿片类药物所致的痛觉过敏，对于需要阿片类药物镇痛的患者应考虑这一点[126]。

选择哪种特定的镇静药一直存在争议。然而，与丙泊酚或右美托咪啶相比，苯二氮䓬类药物可能增加谵妄的发生率并延长机械通气时间[127-130]。丙泊酚的优点是作用时间短且能快速滴定，是一种常见的选择用药，但可引起高三酰甘油血症甚至更罕见的丙泊酚输注综合征。丙泊酚输注综合征是长时间大剂量输注丙泊酚引发的严重并发症，其特征有代谢性酸中毒、心电图和心脏传导异常，及横纹肌溶解[131]。ICU 中越来越多地使用右美托咪啶镇静。有几项研究表明，与其他镇静药相比，右美托咪啶使患者谵妄的发生率更低，甚至对谵妄具有预防作用[132-133]。

氟哌啶醇等抗精神病药物很少作为主要的镇静药，但可用于控制躁动型谵妄，其可能对患者或护理人员造成伤害。然而，研究尚未明确抗精神病药物有益于预防或治疗谵妄[134]。此外，许多在 ICU 内开始应用抗精神病药物治疗的患者，在出院后仍需继续服用处方类抗精神病药物，但长期服用这类药物可能产生有危险性的副作用[135]。

实际上，无论是应用何种特定的镇静药物、镇静方案或评估量表，证据都表明，应采用一种系统的、适宜的方案在确保患者和护理人员安全的前提下，将精神类药物的用量降至最低。

脓毒症和休克

感染、全身炎症反应综合征和脓毒症

脓毒症是 ICU 的最常见危重症之一。据估计，美国每年至少有 170 万脓毒症患者，其中大多数患者的年龄在 65 岁以上[136-137]。脓毒症患者的死亡率可以达到 10%，而脓毒性休克患者的死亡率则高达 40%，其主要原因是并发了多器官功能障碍综合征（multiple organ dysfunction syndrome，MODS）。脓毒症被定义为"一种威胁生命的器官功能障碍，是宿主对感染反应失调的结果"[138]。

SCCM/ESICM 工作组于 2016 年提出了最新脓毒症定义（"Sepsis-3"），定义中强调了器官功能障碍对脓毒症诊断的重要性，弱化了全身炎症反应综合征（systemic inflammatory response syndrome，SIRS）。尽管许多脓毒症患者都有 SIRS 的症状和体征，如心动过速、呼吸急促、发热或低体温、白细胞增多或减少等，但 SIRS 不是感染的特异性反应，许多非感染情况也会发生 SIRS，如重大创伤、大手术、烧伤、坏死性胰腺炎等[139]。所有脓毒症患者都有急性器官功能障碍（如低血压、低氧血症、精神状态改变、少尿）的临床或实验室证据。

当机体对病原体的炎症反应失调，炎症反应扩散到原始感染部位之外并导致全身器官功能障碍时，人体所表现出来的症状会从感染转变为脓毒症。发生器官功能障碍时，序贯器官衰竭评估（sequential organ failure assessment，SOFA）评分至少增加 2 分。SOFA 评分使用简单的数字（0～4）评估神经、心血管、呼吸、肾、肝和血液系统的功能，进而评估患者生理恶化的严重程度（表 83.2）。虽然 SOFA 评分本身不能诊断脓毒症，但若疑似或确诊感染的患者 SOFA 评分增加，则提示住院死亡的风险显著增加。若器官功能恶化的患者出现感染症状，临床医师必须高度重视。然而，值得注意的是，大约一半的脓毒症患者体内未识别出致病微生物[138, 140]，这可能是因为目前使用的是基于培养的微生物学方法，有局限性，采样不足，或同时使用抗生素治疗。由于脓毒症最初的临床表现多样，且实验室检查结果是非特异性的，因此如何早期发现脓毒症依然是亟待解决的临床问题。

脓毒性休克

在脓毒性休克患者中，宿主对感染的反应失调与

表 83.2　序贯器官衰竭评估评分

系统	0	1	2	3	4
中枢神经系统 格拉斯哥昏迷评分	15	13～14	10～12	6～9	＜6
呼吸系统 PaO_2/FiO_2（mmHg）	≥400	＜400	＜300	呼吸支持下＜200	呼吸支持下＜100
循环系统	MAP≥70 mmHg	MAP＜70 mmHg	多巴胺＜5 或多巴酚丁胺（任何剂量）*	多巴胺 5.1～15 或肾上腺素≤0.1 或去甲肾上腺≤0.1*	多巴胺＞15 或肾上腺素＞0.1 或去甲肾上腺＞0.1*
肝 胆红素（mg/dl）	＜1.2	1.2～1.9	2.0～5.9	6.0～11.9	＞12
凝血系统 血小板×$10^3/\mu l$	≥150	＜150	＜100	＜50	＜20
泌尿系统 肌酐（mg/dl） 尿量（ml/d）	＜1.2	1.2～1.9	2.0～3.4	3.5～4.9 ＜500	＞5.0 ＜200

* 儿茶酚胺剂量以 μg/(kg·min) 为单位，持续最少 1 小时。
MAP，平均动脉压
Adapted from The Third International Consensus Definitions for Sepsis and Septic Shock（Sepsis-3）

严重的循环、细胞和代谢异常有关。脓毒性休克的临床诊断标准是在充分液体复苏的基础上，使用血管升压药才能使平均动脉压（mean arterial pressure，MAP）维持在 65 mmHg 以上，并且血乳酸水平 > 2 mmol/L。脓毒性休克发生的循环衰竭是血管扩张和血管通透性增加导致有效循环容量相对减少的结果。很大比例的脓毒性休克患者会发生心功能障碍。组织水肿和微血管水平的凝血功能异常激活使组织灌注进一步受损。脓毒症引发线粒体功能障碍导致组织摄取和利用氧气的能力受损[141]。脓毒性休克患者混合静脉血或中心静脉血的血红蛋白饱和度超常增高可反映细胞和组织灌注异常。

战胜脓毒症运动

由于脓毒症的患病率高、死亡率高、重症监护费用不断上涨，人们一直在努力寻找脓毒症的最佳治疗方法，并发起战胜脓毒症运动（surviving sepsis campaign）。该运动的推荐指南首次发表于 2004 年，并在随后的几个版本中进行了更新。他们强调脓毒症是急症，并主张发现后立即开始治疗。

目前广泛认同在脓毒症确诊后 1 小时内尽早给予适当的抗生素治疗，这是降低患者死亡率的关键。当抗生素治疗无法完全控制感染时（如存在坏死性软组织感染），要及时控制感染的源头如进行脓肿引流或感染组织切除等。

其他关于脓毒症和脓毒性休克治疗的建议集中在稳定生理和内环境方面，如恢复灌注、充分的肺气体交换、避免呼吸机相关性肺损伤、纠正电解质紊乱等。建议对所有存在感染症状或实验室检查结果提示组织灌注差（低血压、乳酸升高 > 4 mmol/L）的患者给予静脉输液（30 ml/kg 或个体化）。当补液不能维持血流动力学稳定性时，通常需要使用缩血管药物，首选去甲肾上腺素。皮质类固醇有助于逆转休克和减少血管活性药的用量，但它们对死亡率的影响尚不清楚[142-143]。

部分脓毒症患者对抗生素、液体、缩血管药物和皮质类固醇的治疗无反应，仍会发生休克最终导致多器官功能衰竭，即 MODS。MODS 患者死亡率极高，其临床特征有脑病、ARDS、肝衰竭、肾衰竭和凝血功能障碍。

脓毒性休克的血流动力学支持

过去的 20 年，一直致力于研究脓毒性休克复苏过程中是否应该达到统一的血流动力学指标或代谢指标，该方法的支持者提出了"目标导向治疗"。进行目标导向治疗时，通过给予晶体液、血制品、血管活性药和强心药来实现预定的"最佳"中心静脉压（central venous pressure，CVP）、平均动脉压、中心静脉血氧饱和度（central venous oxygen saturation，ScvO₂）和尿量。虽然 2001 年 Rivers 的一项单中心研究证明目标导向治疗可降低死亡率[144]，但最近的多中心临床试验（ProCESS，ARISE，and ProMISe）对目标导向治疗的优势提出了质疑[145]。可能是由于过去十年重症医学的进步，这些研究未能证明与传统治疗方法相比，目标导向治疗能改善预后。休克时的血流动力学复苏将在下一节中详述。

休克的血流动力学复苏

循环休克是危重症患者常见的问题，定义为终末器官灌注不足，如不及时治疗，会导致终末器官功能障碍和衰竭。循环休克液体治疗的目的是增加心输出量（cardiac output，CO），从而增加终末器官灌注。传统的液体复苏策略是基于经验性补液和以心脏前负荷如 CVP 或肺毛细血管楔压的静态指标为目标。

2001 年 Rivers 等发表了具有里程碑意义的文章，提出早期目标导向治疗（early goal-directed therapy，EGDT）的概念，证明与常规治疗相比，采用 EGDT 可使脓毒症患者死亡率从 46.5% 下降到 30.5%[144]。EGDT 是基于急诊科制订的方案，重点是通过积极的液体复苏、输注同种异体红细胞、及使用正性肌力药，使 CVP、氧供和 ScvO₂ 等指标达到预先指定的目标。但随后的研究对新提出的这个策略的各个部分提出了质疑。三项更大规模的多中心前瞻性随机试验显示 EGDT 和常规治疗之间无明显差异[146-147]。因此，EGDT 的益处可能更多在于专业团队的早期干预，而不是积极的治疗方案[148]。

越来越多的证据表明过量静脉输液会对机体造成伤害。一项多中心回顾性研究表明，脓毒性休克患者液体的正平衡、高中心静脉压与死亡率相关[149]。另一项多中心观察研究发现液体正平衡与死亡率的增加和肾衰竭相关[150]。一项前瞻性随机试验表明，保守液体策略可明显缩短 ARDS 患者的 ICU 留滞时间和机械通气时间，但死亡率无显著差异[151]。CLASSIC 试验数据显示，限制液体复苏策略在危重脓毒症患者中是可行的，临床无明显恶化的结果，但该试验对许多重要的临床效果证据不足[152]。

尽管液体复苏是脓毒性休克的常规治疗手段，但目前尚无高质量的大规模临床结局数据验证其有效性。2011 年多中心前瞻性的 FEAST 试验发人深省，该试验将资源匮乏环境下出现脓毒性休克的患儿随机进行静脉输液治疗[153]。令人惊讶的是，静脉输液组的死亡率增加，其主要原因是循环衰竭[154]。一项单中心随机试验针对的是资源短缺环境出现脓毒性休克的成年患者，结果发现随机给予更积极静脉输液的患者死亡率也会增加[155]。考虑到这两项研究中特定的资源有限的环境和患者群体，其结果不能一概而论。但是，这些意想不到的结果确实让我们对传统的脓毒性休克液体治疗方法提出了质疑[156]，也对战胜脓毒症运动中推荐脓毒性休克的初始治疗输注 30 ml/kg 的晶体液提出了质疑。

循环性休克的现代液体复苏策略正在从经验性液体治疗转向合理化的液体治疗，其目标包括维持灌注压、识别终末器官灌注不良、评估液体反应性，及针对性地输注液体以增加 CO。

终末器官灌注

液体复苏的目的是恢复终末器官灌注，因此首先应识别终末器官的灌注不良。用于识别终末器官灌注的指标很多，但都有一定的局限性和混淆性。尿量、乳酸和碱缺失是休克最常用的判断指标。

尿量

危重患者常规监测尿量。成年人尿量小于 0.5 ml/（kg·h）是全身灌注不良或血容量不足的标志。然而，尿量与终末器官灌注和损伤无直接关系[157]。危重症患者的管理中有许多因素会影响尿量，包括神经体液反应、利尿剂的使用、原发性肾损伤、泌尿系统梗阻性疾病和外源性缩血管药物的使用。尽管有这些限制，但因监测简便，尿量仍是评估休克患者的重要指标[158]。进一步研究表明，实时排尿率可作为监测休克更有效的指标，并可能降低急性肾损伤的发生率[159-160]。

乳酸

乳酸是评价器官缺血最常用的指标之一。乳酸是糖酵解的产物，即使在正常生理条件下产生的速率也很快。虽然组织缺氧可能会使乳酸增加，但还有许多导致乳酸增高的其他原因，这些原因并不是继发于低灌注，比如 β 肾上腺素能的激活、急性肺损伤或药物治疗。此外，肝或线粒体功能障碍会降低乳酸清除率。因此，尽管乳酸水平升高与休克状态的不良预后相关，但它可能不是器官灌注不足或缺血的

特异性标志[161]。

标准碱缺失

标准碱基缺失是血气分析中的计算值，是代谢性酸中毒的衡量标准。标准碱基缺失是在标准条件（37℃和 CO_2 40 mmHg）下，将体外血液滴定至 pH 7.40 时所消耗的碱量。与乳酸一样，休克时特别是在创伤状态下，碱缺失的增加与高死亡率和不良临床预后有关。同样，碱缺失也受多种因素的影响，包括非灌注相关原因，如 Na^+ 和 Cl^- 浓度、低蛋白血症、呼吸、外源性 $NaHCO_3$ 或 $NaCl$ 等[162-163]。

其他反应组织灌注特异性的标志物

以上讨论的三个传统终末器官灌注标志物是反映全身的指标，如果存在局部器官灌注不良时以上三个指标可能在正常范围内。一些新技术如近红外光谱、经皮血氧饱和度和胃 pH，及张力测量，可能为休克的评估提供更特异更敏感的指标[164-167]。然而，目前这些技术主要用于科研，尚无有力临床证据证明与传统评价指标相比其具有更好的临床结局[168]。未来的发展还可能涉及器官或炎症的特异性生物标志物。

心输出量

复苏期间静脉输液的目的是增加 CO，因此正确评估 CO 及其对输液的反应性非常重要，有助于避免补液过量。目前 ICU 有越来越多的无创测量 CO 技术，是患者体格检查的补充。但每项技术都各有所长，目前临床上没有证据表明哪一种技术最优。许多设备的绝对测量精度变异性很大，尤其是在血流动力学剧烈波动时。尽管每种方法都经单独校正，但各种设备之间很难达成一致[169-170]。一种设备检测结果不能直接与另一种设备检测结果进行比较，即使采用相同的技术，不同制造商生产的设备检测结果也不尽相同[171]。接下来将回顾几种最常用的 CO 测量技术，可参阅第 36 章关于心血管监测的内容。

肺动脉导管、热稀释

肺动脉导管（pulmonary artery catheter，PACs）是测量 CO 的金标准。除了直接测量肺动脉压和肺毛细血管楔压外，肺动脉导管还可通过热稀释法测量 CO。热稀释法是将一定量的低温液体注入右心房，并在肺动脉处测量液体温度随时间的变化。根据 Steward-Hamilton 方程，温度变化曲线下的面积与 CO 成反比。目前的 PACs 还可通过肺动脉附近的热敏电

阻连续监测 CO。尽管热稀释法 PAC 是金标准，但即使在理想化的实验室条件下，其精确度误差也会达到 15%～20%[172-173]。当患者 CO 低或三尖瓣严重反流时，其精确度误差更大[174]。尽管 PACs 曾广泛用于危重患者，但一些研究表明 PAC 不能改善预后，也不能减少并发症的发生，所以目前危重症患者已很少常规使用 PAC[174-175]。但对于特殊患者在休克复苏期间 PAC 仍可提供有价值的信息，并可监测肺动脉压、CO 和 CO 对补液的反应。

经肺热稀释或锂染料稀释

经肺热稀释或其他染料稀释技术与 Steward-Hamilton 公式原理相同；只是指示剂溶液注射到上腔静脉，测量位点在主动脉附近，通常是股动脉或腋动脉置管。该技术的优点是不需要放置 PAC，使用简便。准确度和精密度与 PAC 法相似，但低 CO 时准确度也会下降[176-177]。这些方法还可以测量其他生理指标，如血管外肺水。

脉搏轮廓分析

脉搏轮廓分析是通过动脉压力波形的形状来测量 CO，因此需要高质量的动脉波形曲线[178]。通过测量收缩期曲线下的面积和估计动脉阻抗，可以计算出每搏量[179]。现代系统是将专用公式与更先进的波形分析相结合[169]。血流动力学剧烈波动时，这些方法会存在偏移和不准确，因此需热稀释或染料稀释法间断进行校准[171]。这些设备的优势是能够连续测量每搏量和每搏变异度，且不需要中心静脉置管。围术期应用这些设备优化血流动力学已做研究，但其是否能改善临床预后尚未定论[180-181]。

电生物电抗、阻抗

生物电抗和生物阻抗方法通过测量穿过胸腔电场的变化来测量 CO，电场变化与血液进出胸腔的波动有关，故可以反映 CO。这项技术只需要在胸部放置几个电极即可实现，主要优点是微创。这些设备的精确度因临床情况而异，可能与其他技术测量的结果差异较大[182-183]。

经胸和经食管超声心动图

心脏超声和超声心动图通过脉冲波多普勒测量左心室流出道（left ventricular outflow tract，LVOT）部位收缩流速积分来计算每搏量和每搏距离[184]，通常是经胸心尖声窗或经食道胃底声窗进行测量。流速曲线的体积-时间积分（volume-time integral，VTI）计算每搏距离，VTI 乘以 LVOT 横截面积得出每搏量，VTI 可以作为每搏量的指数。但是，超声技术与操作者相关性非常大，且不能解释主动脉瓣反流。此外，有研究显示超声测量法与其他 CO 测量方法的差异较大[185]。

经食管多普勒超声的操作方式与此类似，只是探头被放置在食道中，测量的是降主动脉的血流速度，通过一定的计算方式，估测总 CO[170, 186]。

混合静脉和中心静脉血氧饱和度

肺动脉中混合静脉血的血氧饱和度是反映氧供需平衡的重要指标。虽然 CO 可通过 Fick 原理和氧耗来计算，但是混合静脉血氧饱和度低（<65%～70%）提示氧供相对于氧耗是不足的。由于这是一项整体性的指标，所以即使混合静脉血氧饱和度正常或升高，也可能存在局部器官特异性缺血[187]。

测量混合静脉血氧饱和度需要放置 PAC。因此，一些人建议用下腔静脉测得中心静脉血氧饱和度作为替代。不幸的是，目前发现中心静脉血氧饱和度和混合静脉血氧饱和度之间的关系不是恒定的[188-189]。

液体反应性

静脉输液的血流动力学目的是通过增加 CO 来提高全身的氧供，故静脉输液只有在增加 CO 的情况下才是有益的。如果患者经过冲击量补液治疗后 CO 增加，则认为该患者有"液体反应性"。

传统的静态补液监测指标是测量左心室或右心室的充盈压力。这些指标包括 CVP[190] 和肺毛细血管楔压，也包括超声测量指标如下腔静脉直径、舒张末期和收缩末期心室直径。不幸的是，尽管这些指标已广泛应用，但研究表明这些静态前负荷指标，甚至它们的变化趋势，均不能很好地预测容量的反应性[191]。

因此，液体反应性的动态指标应用日渐增多。液体反应性最直接的动态监测是给予冲击量补液治疗，测量补液前后的 CO。通常，冲击量为 100～250 ml。同样，被动抬高下肢试验可以使下肢血快速回流至心房，也被证明是能有效预测液体反应性的指标[192]。

其他动态指标依赖于心肺之间的相互作用和机械通气产生的胸腔内压的持续变化，可以检测到每搏量随着其变化有规律的变化。正压通气时，右心室前负荷降低，后负荷增加。同时，左心室前负荷出现一过性增加，之后随着左心室后负荷的增加而降低[193]。如果每搏量对前负荷的波动敏感，随着呼吸周期发生显著变化，表明患者对容量的反应性好[191, 194-195]。监测的指标包括每搏变异度、脉压变异度或超声下的下腔静脉扩张度[196-197]；不同的研究预测容量反应性的界限（cut-offs）也不同。当患者发生心律失常、右心或左心衰竭或低潮气量通气时这些技术可能不准确[193]。但是在预测容量反应性方面，动态指标的准确性一直好于反应前负荷的静态指标。

休克患者液体复苏总结

休克患者静脉输液的目的是通过增加 CO 恢复终末器官灌注。越来越多的证据表明，过量静脉输液对危重患者是有害的。因此，在液体复苏之前和输液过程中，应该评估患者是否有终末器官灌注不良、CO 不足和液体反应性的可能性[198-199]。

重症监护室接受癌症免疫治疗患者的护理

肿瘤免疫治疗是一个迅速发展的肿瘤领域。肿瘤免疫治疗使用的两种主要方法是增强患者自身的抗肿瘤免疫（免疫检查点抑制剂、细胞因子、疫苗）或给予肿瘤反应性免疫细胞［嵌合抗原受体（CAR）T 细胞、T 细胞受体工程化 T 细胞］。目前数百个临床试验对其疗效进行了研究。免疫治疗对某些类型的癌症（黑色素瘤、白血病、淋巴瘤）疗效显著，现在已成为一种标准的治疗手段。

除了预期的抗肿瘤作用外，免疫疗法还因过度激活免疫系统引起特殊的毒性，可能仅限于某些器官（结肠、肺）或系统性炎症反应［细胞因子释放综合征（cytokine release syndrome，CRS）］。严重时，免疫治疗引起的毒性反应可能危及生命，需要进入 ICU 进行持续监测和支持性治疗。因此，重症医师越来越意识到自己在复杂肿瘤患者多学科护理中的领导和协调作用。

免疫检查点抑制剂

免疫检查点抑制剂是最常用的肿瘤免疫治疗药物，可通过阻断某些 T 细胞抑制信号，增强患者自身 T 细胞的抗肿瘤活性。FDA 批准的 PD-1（pembrolizumab 派姆单抗，nivolumab 纳武单抗）、PD-L1（atezolizumab 阿特珠单抗，avelumab 阿维鲁单抗，durvalumab 度伐单抗）和 CTLA-4（ipilimumab 伊匹单抗）抑制剂用于治疗各种实体瘤，包括黑色素瘤、非小细胞肺癌、头颈鳞癌和肾细胞癌。这些药物可产生一系列独特的副作用，称为免疫相关的不良反应，可能是皮肤病、胃肠道、肝、内分泌、肺、心脏或神经系统的炎症并发症。这些副作用通常在开始治疗数周至数月后出现。

中重度相关不良反应需要中断检查点抑制剂治疗并施用皮质类固醇治疗。对皮质类固醇耐药的可用肿瘤坏死因子 -α 拮抗剂。重症肺炎（吸氧和机械通气）、心肌炎（正性肌力支持，抗心律失常）、重症结肠炎（补充液体和电解质）、肝衰竭和肾上腺功能不全可能需要 ICU 监护和支持治疗。对于新发呼吸困难、肺水肿或低血压的患者，应行超声心动图检查。接受长期免疫抑制治疗的患者，由于检查点抑制剂的毒性，发生感染并发症（机会性感染、败血症）的风险特别高[200]。

嵌合抗原受体 T 细胞

CAR T 细胞是一种基因工程改造的 T 细胞，可与靶向肿瘤细胞结合进行超生理激活并引起肿瘤细胞溶解。在体外人工改造完成后，将 CAR T 细胞输入患者体内，通常患者需在医院监测几天。目前，CAR T 细胞用于治疗某些复发 / 难治性血液系统恶性肿瘤（白血病、淋巴瘤、多发性骨髓瘤），但实体瘤患者的临床试验也在进行中。两种靶向 CD19 的 CAR T 细胞治疗 B 细胞恶性肿瘤（非霍奇金淋巴瘤、急性淋巴细胞白血病）已获 FDA 批准，并报告有完全缓解的病例。

然而，CAR T 细胞治疗常发生程度不等的毒性不良反应，轻微的如疲劳、发烧、肌肉酸痛，危及生命的有休克和多器官功能障碍等。这些毒性反应主要由促炎细胞因子（IL-6，IFNγ）驱动，这些细胞因子在 CAR T 细胞与肿瘤细胞相互作用时释放。对于 ICU 临床医师，重要问题是识别 CRS 的严重形式和神经毒性，这需要 ICU 的监测和管理。CRS 通常在输注 CAR T 细胞后几天内发生，表现为持续发烧、心动过速、低血压或呼吸功能不全。神经毒性（脑病、失语症或癫痫）的发作可以延迟，并不一定先于临床意义上的 CRS。已出现弥漫性脑水肿致死病例的报告。

严重 CRS 的治疗主要是抗炎症反应制剂（IL-6 拮抗剂、皮质类固醇）和个体化支持治疗（液体复苏、加压素、机械通气、肾脏替代治疗）。神经毒性用抗惊厥药和皮质类固醇治疗。关键的是，应积极排除晚期癌症患者常见的神经、血流动力学或呼吸能下降的其他诱发因素。败血症通常类似于 CRS，是这类患者发病和死亡的常见原因[201-202]。

床旁超声在重症监护中的应用

随着技术的进步、成本的降低，及广泛的产品推广，床旁超声波（point-of-care ultrasound, POCUS）在重症监护实践中的作用越来越大。从血管通路到心肺评估，超声在危重患者中的用途是多方面的。POCUS 可以在床旁对危重患者进行快速和反复的评估，以辅助传统的体检和生理监测。随着相关技能和技术的不断发展，已经有很多操作指南面市。虽然在具体使用中，操作规范的作用还不算是很显著，但超声的具体技能和应用可能会成为重症监护室的核心能力[203-204]。简而言之，超声毕竟是重症监护室中的一个工具，在使用它的过程中，危重救治专家需要了解生理学和医师临床诊断的相关知识，这样才能安全地使用该设备，同时带来增益。

血管超声

在 ICU 中，血管穿刺置管是一项重要的技能。超声引导不仅可以在手术前用于确认血管解剖位置及通畅程度，还适合在在手术过程中，实时使用。血管穿刺可有多种入路技术，短轴平面外进针和长轴平面内进针是目前两种最常见的入路技术。超声可用于中心静脉、动脉，甚至周围静脉穿刺置管。

中心静脉置管是 ICU 中最常见的操作之一。使用超声成像辅助导管插入是 SCCM 指南的 1B 级推荐[203, 205]。对于颈内静脉或股静脉的插管，SCCM 提供了更强有力的 1A 级推荐[206]。对于其他中心静脉插管部位，如锁骨下或腋下，超声引导仍可提高穿刺成功率和减少并发症，但证据尚不明确[207]。一项关于使用超声经短轴平面实时成像完成血管穿刺的研究给出了具体建议，但是这些结论的说服力还不是很强[208-209]，虽然血管的长轴超声切面可减少后壁穿破，但短轴定位提供了周围结构的切面，因此不需要过多的操作训练，一些研究显示了其较高的穿刺成功率[210]。

动脉插管是 ICU 中另一个非常常见的操作，超声引导穿刺是 2B 级的推荐[203]。最近对随机对照试验进行的荟萃分析得出结论，实时超声引导减少了插管和血肿形成的时间[211]。一项关于桡动脉插管的研究也

表明，超声显著降低了"困难穿刺"（需要超过 5 次尝试或 5 分钟以上）的频率[212]。危重患者由于周围水肿、周围血管疾病和脉搏微弱，置管困难的发生率较高，因此 ICU 超声引导动脉穿刺置管比其他环境更有应用价值。

深静脉血栓形成（DVT）是术后和 ICU 患者常见的并发症，可导致包括肺栓塞在内的严重后果。传统上，深静脉血栓的诊断是由超声医师进行血管检查，并由专家进行详细解读。相比之下，由重症监护医师使用床旁超声进行检查可以缩短诊断时间，并在超声医师不在场的情况下进行。利用二维超声检查腘动脉和股静脉沿其走形的狭窄迂曲，在床边可以很容易地诊断出近端的深静脉血栓。研究显示，即使是无经验医师行超声检查，其灵敏度和特异度分别达到了 86% 和 96%[213]。在 SCCM 指南中，超声增强检查 DVT 是 1B 级的推荐[203]。

肺的超声

超声检查可用于识别和处理 ICU 中的许多病理变化[214]。由于正常肺组织的通气良好，超声波无法传播，因此健康肺部的超声成像仅可见胸膜线，而胸膜线之外的均可认为是噪声或伪影。然而，这些伪影的特征性改变或丢失是可用来识别疾病的。

在正常的肺超声中有三个伪影：A 线，肺滑动和 B 线。A 线是胸膜线有规律间隔的重复，在真正胸膜线的深处呈水平线，由胸膜线和软组织之间的混响产生的伪影。"肺滑动"伪影是胸膜线的闪烁，被描述为"在树枝上行走的蚂蚁"，也会导致胸膜线以外的移动呈颗粒样，即由肺壁层胸膜和肺脏层胸膜相互滑动造成的。M 型下肺滑动表现为"沙滩"征，即胸膜上方的软组织表现为"天空"样的稳定水平线，胸膜线以下为肺滑动伪影，表现为颗粒状"沙滩"。图 83.1 为正常肺的 M 型超声图像示例。"B 线"是第三种伪影，偶尔见于正常肺，它们是垂直的条纹，从胸膜线辐射到远场图像，有时被称为"彗星尾"或"胸膜火箭征"，它们是由小叶间隔之间的细微回声差异所引起。在肋骨间隙探及一条或两条 B 线是正常的，尤其是在肺的下垂位置[215-216]。

气胸是 ICU 的常见疾病，可以通过超声快速诊断，表现为失去肺滑动伪影和失去胸膜表面之间的接触使 B 线消失来识别。由于 A 线出现在胸膜和软组织之间，也可能是 A 线占优势。如果应用 M-MODE，"沙滩"征将消失，整个区域会表现为稳定的水平线，

被称为"条形码"征。超声对气胸的诊断具有高度的灵敏性和特异性，并且始终优于仰卧位胸片[217]。但图像质量差、并发胸膜黏连或支气管插管，由于阻止了肺胸膜滑动而可能会出现假阳性。然而，在一些研究中，与胸部 CT 相比，"肺点"（肺滑动和非滑动的转折点）的存在赋予了超声诊断 100% 的特异性[218]。使用超声波诊断气胸是 SCCM 的 1A 级推荐[203]。

胸腔积液很容易通过超声检测出来。由于积液是液体，它们可以有效地传输超声波。通常在腋后线的区域成像最佳，常可见萎陷肺组织漂浮在积液中（参见图 83.2）[215-216]。渗出部位也可以用超声成像来识别，与传统胸片相比，POCUS 在诊断胸腔积液方面表现相当或优于传统胸片，并可进行定量和定位诊断。使用超声波进行胸膜积液诊断，从胸膜前线到肺超过 5 cm 的积液提示积液量大于 500 ml[216]。其中超声诊断胸腔积液是 1A 级推荐，SCCM 引导下进行胸腔穿刺术是 1B 级推荐[203]。

肺泡间质综合征多发生在肺水肿、肺炎和 ARDS 等情况下，可以在超声上看到 B 线的数量、密度和汇合度的逐渐增加。一个肋间隙超过三条 B 线被认为是病理性的，表明小叶间隔因水肿或肺泡水肿而增厚。在严重的肺实变和肺不张时，肺通气功能丧失，超声波可以通过实变组织传播，在超声成像上，肺呈肝样外观（肝化），有时可见充气的支气管影和血管。

所有这些超声检查结果，再加上其他检查结果，已经被合并成有效的方案，如蓝色（BLUE）方案，以区分危重患者的肺部病理改变[215-216, 219]。例如，COPD 的恶化将以相对正常的肺部超声为特征。相比

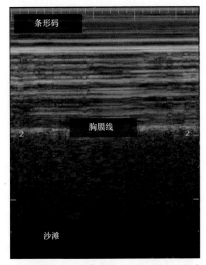

图 83.1　**正常肺的 M 型超声图像。**图像顶部的近场主要是肺胸膜上方相对静止的软组织形成的水平线图案。2 厘米深处是胸膜线，在胸膜线以下是由正常充气肺的肺滑动伪影形成的颗粒状图案，这就产生了"沙滩"征。其中软组织的线性图案是正常肺部滑动产生的颗粒状"海滩"图案上方的"天空"征

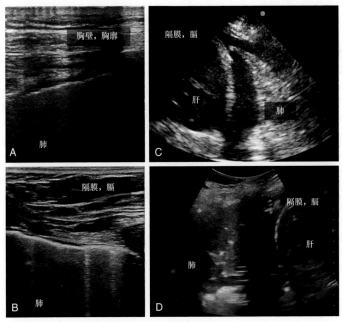

图 83.2　**常见的肺部超声病理。**（A）正常肺部超声检查；（B）胸腔积液中的肺不张；（C）汇合的 B 线表示肺泡间质综合征，如严重肺水肿或弥漫性肺泡出血；（D）合并肺炎或急性呼吸窘迫综合征可见高回声支气管气影

表 83.3　不同休克状态下心脏超声检查结果对照表

类别	休克类型	左心室功能	右心室功能	心包积液	下腔静脉	肺滑动	肺B-线	右心室收缩压	心排/血流速度-时间积分	瓣膜功能障碍
前负荷	分布性	↑	↑	−	塌陷	+	−	−	高	−
后负荷	低血流量性	↑	↑	−	充盈	+			低	
心源性	左心衰	↓	↑／↓	−	充盈	+	+		低	−
	右心衰		↓	−	充盈	+		↑／↓	低	
	急性冠脉综合征	室壁运动异常	↑／↓	−	充盈	+	+		低	
	瓣膜病	↑／↓	↑／↓	−	充盈	+	＋／−		低	+
梗阻性	心脏压塞	↑	↑	+	充盈				低	
	气胸		↓		充盈				低	

单一体征可能不具特异性或敏感性，特别是在混合休克状态下。因此，检查结果必须与临床生理情况相结合。
CO，心输出量；LV，左心室；RV，右心室；VTI，血流速度-时间积分；WMA，室壁运动异常

之下，充血性心力衰竭引起的心源性肺水肿以间质水肿的 B 线和胸腔积液增加为主。肺炎和 ARDS 在超声上的特征可能是 B 线增加、实变，及由于渗出性粘连而引起肺滑动的减少[220]。最近的荟萃分析表明，超声可以准确诊断肺炎；然而，还需要对肺泡间质病变的 POCUS 进行更广泛的应用研究，为 2B 级推荐[203, 221]。常见病理的超声图像见示例图 83.2 A-D。

心脏超声

由重症监护医师实施的心脏超声有很多命名，包括"聚焦心脏超声""护理超声心动图""床旁心脏超声"和"重症监护超声心动图（CCE）"[204, 222]。无论如何命名，重症医师采用超声评估心脏结构，可快速识别不稳定患者的许多相关病症，包括左心室收缩/舒张功能障碍，右心室收缩/舒张功能障碍，心包积液，充盈压力升高的推断以及容量反应性的预测，心内巨大包块，及严重的瓣膜病变[204, 214, 223-225]。更多相关的详细信息，请参阅第 37 章围术期超声心动图。

超声评估心脏和相关结构可快速评估患者的休克症状，并证实在诊断心脏病因方面比体检更准确[225]，与其他临床信息相结合获得的信息可快速缩小鉴别诊断范围。表 83.3 给出了不同休克状态下的共同表现。心脏超声可为心脏骤停和心肺复苏提供关键信息[214, 225]。此外，床旁重症监护医师行超声检查，因此可以反复评估，以监测和评估治疗的结果。

其他应用领域和未来

重症监护超声是一个发展迅速的领域。研究也

在不断继续，更多的应用正在探索中，包括用于评估颅内压升高的视神经超声、腹部超声、用于呼吸机脱机的膈超声、用于液体复苏的肺部超声、胃超声、气道超声等等[219, 226-228]。最终，尚需进行更多的临床试验，以评估与传统方式相比这些技术的实用性。目前，一项前瞻性的急诊科研究显示，对于出现低血压的患者，床旁超声（POCUS）缺乏强有力的临床结果证明它的治疗作用[229]。然而，鉴于床旁超声（POCUS）的优势，大部分患者可能会在重症监护中通过床旁超声而受益。

结论

危重症医学是一个令人兴奋和发展迅速的领域，它涉及对各种危及生命的综合征患者（无论何种基础的病理生理学改变）的监护。有效的重症监护需要多学科协作，利用高度发达的监护系统和方案来确保质量的护理。危重症专家主要进行高级生命支持的治疗，并在以患者和家庭为中心的监护中帮助指导多学科护理团队。

参考文献

1. Needham DM, et al. Crit Care Med. 2012;40(4):1340–1341.
2. Reisner-Senelar L. Intensive Care Med. 2011;37(7):1084–1086.
3. Kelly FE, et al. Clin Med (Lond). 2014;14(4):376–379.
4. Vincent JL. Crit Care. 2013;17(suppl 1):S2.
5. Gregory GA, et al. N Engl J Med. 1971;284(24):1333–1340.
6. Severinghaus JW. Anesthesiology. 2002;97(1):253–256.
7. Hanson 3rd CW, et al. Anesthesiology. 2001;95(3):781–788.
8. McCunn M, et al. Anesth Analg. 2015;121(6):1668–1673.
9. ABA News 2017. The American Board of Anesthesiology. 2017.
10. Personal communication. Society of Critical Care Anesthesiologists. 2019.
11. Tung A, Apfelbaum JL. Anesth Analg. 2015;121(6):1434–1435.
12. Murray MJ, et al. Anesth Analg. 2015;121(6):1436–1438.

13. Wunsch H, et al. *Crit Care Med.* 2008;36(10):2787–2793. e2781–e2789.
14. Prin M, Wunsch H. *Curr Opin Crit Care.* 2012;18(6):700–706.
15. Wunsch H, et al. *Anesthesiology.* 2016;124(4):899–907.
16. Seymour CW, et al. *Health Serv Res.* 2012;47(5):2060–2080.
17. Katz JN. *JAMA Cardiol.* 2017;2(1):45–46.
18. Pearse RM, et al. *Lancet.* 2012;380(9847):1059–1065.
19. Halpern NA, Pastores SM. *Crit Care Med.* 2010;38(1):65–71.
20. Halpern NA, et al. *Crit Care Med.* 2016;44(8):1490–1499.
21. Wallace DJ, et al. *Crit Care Med.* 2017;45(1):e67–e76.
22. Gooch RA, Kahn JM. *JAMA.* 2014;311(6):567–568.
23. Chen LM, et al. *Arch Intern Med.* 2012;172(16):1220–1226.
24. Stelfox HT, et al. *Arch Intern Med.* 2012;172(6):467–474.
25. Sakr Y, et al. *Crit Care Med.* 2015;43(3):519–526.
26. Pronovost PJ, et al. *JAMA.* 2002;288(17):2151–2162.
27. Lott JP, et al. *Am J Respir Crit Care Med.* 2009;179(8):676–683.
28. Wilcox ME, et al. *Crit Care Med.* 2013;41(10):2253–2274.
29. Wise KR, et al. *J Hosp Med.* 2012;7(3):183–189.
30. Yoo EJ, et al. *J Intensive Care Med.* 2016;31(5):325–332.
31. Levy MM, et al. *Ann Intern Med.* 2008;148(11):801–809.
32. Dimick JB, et al. *Crit Care Med.* 2001;29(4):753–758.
33. Pronovost PJ, et al. *JAMA.* 1999;281(14):1310–1317.
34. Costa DK, et al. *Crit Care Med.* 2015;43(11):2275–2282.
35. Valentin A, Ferdinande P. *Intensive Care Med.* 2011;37(10):1575–1587.
36. Kerlin MP, et al. *Am J Respir Crit Care Med.* 2017;195(3):383–393.
37. Kerlin MP, et al. *Chest.* 2015;147(4):951–958.
38. Kerlin MP, et al. *N Engl J Med.* 2013;368(23):2201–2209.
39. Wallace DJ, et al. *N Engl J Med.* 2012;366(22):2093–2101.
40. Gajic O, et al. *Crit Care Med.* 2008;36(1):36–44.
41. Lilly CM. *Chest.* 2015;147(4):867–868.
42. Sabov M, Daniels CE. *Crit Care Med.* 2018;46(1):149–151.
43. Garland A, Gershengorn HB. *Chest.* 2013;143(1):214–221.
44. Gershengorn HB, et al. *Chest.* 2011;139(6):1347–1353.
45. Hoffman LA, et al. *Am J Crit Care.* 2005;14(2):121–130; quiz 131-122.
46. Costa DK, et al. *Chest.* 2014;146(6):1566–1573.
47. Hoffman LA, et al. *Am J Crit Care.* 2004;13(6):480–488.
48. Kim MM, et al. *Arch Intern Med.* 2010;170(4):369–376.
49. Donovan AL, et al. *Crit Care Med.* 2018;46(6):980–990.
50. *The Leapfrog Group Survey*; 2018. http://leapfroggroup.org/survey.
51. Weled BJ, et al. *Crit Care Med.* 2015;43(7):1520–1525.
52. Nates JL, et al. *Crit Care Med.* 2016;44(8):1553–1602.
53. Andre A St. *Crit Care Med.* 2015;43(4):874–879.
54. Andre A St. *Crit Care Med.* 2015;43(5):1096–1101.
55. Leung S, et al. *Crit Care Med.* 2018;46(1):1–11.
56. Moore JE, et al. *Crit Care Med.* 2018;46(4):e334–e341.
57. Bosslet GT, et al. *Am J Respir Crit Care Med.* 2015;191(11):1318–1330.
58. Wunsch H, et al. *Crit Care Clin.* 2012;28(1):25–37, v.
59. Devlin JW, et al. *Crit Care Med.* 2018;46(9):e825–e873.
60. Ely EW. *Crit Care Med.* 2017;45(2):321–330.
61. Rhodes A, et al. *Intensive Care Med.* 2012;38(4):598–605.
62. Davidson JE, et al. *Crit Care Med.* 2017;45(1):103–128.
63. Murphy DJ, et al. *Chest.* 2015;147(4):1168–1178.
64. Ranieri VM, et al. *JAMA.* 2012;307:2526–2533.
65. Gattinoni L, et al. *Intensive Care Med.* 2016;42:663–673.
66. Brower RG, et al. *N Engl J Med.* 2000;342:1301–1308.
67. Fan E, et al. *JAMA.* 2005;294:2889–2896.
68. Needham DM, et al. *BMJ.* 2012;344:e2124.
69. Fan E, et al. *JAMA.* 2018;319:698–710.
70. Serpa Neto A, et al. *JAMA.* 2012;308:1651–1659.
71. Nin N, et al. *Intensive Care Med.* 2017;43:200–208.
72. Laserna E, et al. *Chest.* 2012;142:1193–1199.
73. Laffey JG, et al. *Am J Respir Crit Care Med.* 2000;162:2287–2294.
74. Broccard AF, et al. *Am J Respir Crit Care Med.* 2001;164:802–806.
75. Mekontso Dessap A, et al. *Intensive Care Med.* 2009;35:1850–1858.
76. Fanelli V, et al. *Crit Care.* 2016;20:36.
77. Morelli A, et al. *Intensive Care Med.* 2017;43:519–530.
78. Curley GF, et al. *Chest.* 2016;150:1109–1117.
79. Chacko B, et al. *Cochrane Database Syst Rev.* 2015;1:CD008807.
80. Habashi NM. *Crit Care Med.* 2005;33:S228–S240.
81. Andrews PL1, et al. *J Trauma Acute Care Surg.* 2013;75:635–641.
82. Daoud EG, et al. *Respir Care.* 2012;57:282–292.
83. Mireles-Cabodevila E, Kacmarek RM. *Respir Care.* 2016;61:761–773.
84. Young D, et al. *N Engl J Med.* 2013;368:806–813.
85. Ferguson ND, et al. *N Engl J Med.* 2013;368:795–805.
86. Sud S, et al. *Cochrane Database Syst Rev.* 2016;4:CD004085.
87. Webb HH, Tierney DF. *Am Rev Respir Dis.* 1974;110:556–565.
88. Brower RG, et al. *N Engl J Med.* 2004;351:327–336.
89. Mercat A, et al. *JAMA.* 2008;299:646–655.
90. Santa Cruz R, et al. *Cochrane Database Syst Rev.* 2013;6:CD009098.
91. Akoumianaki E, et al. *Am J Respir Crit Care Med.* 2014;189:520–531.
92. Gulati G, et al. *Crit Care Med.* 2013;41:1951–1957.
93. Talmor D, et al. *N Engl J Med.* 2008;359:2095–2104.
94. Grasso S, et al. *Intensive Care Med.* 2012;38:395–403.
95. Talmor D, et al. *Crit Care Med.* 2006;34:1389–1394.
96. Dean R Hess. *Respiratory Care.* 2015;60(11):1688–1704.
97. Briel M, et al. *JAMA.* 2010;303(9):865–873.
98. Hodgson C, et al. *Cochrane Database Syst Rev.* 2016;11:CD006667.
99. Cavalcanti AB, et al. *JAMA.* 2017;318(14):1335–1345.
100. Kacmarek RM, et al. *Crit Care Med.* 2016;44(1):32–42.
101. Fan E, et al. *Respir Care.* 2012;57(11):1842–1849.
102. Scholten EL, et al. *Chest.* 2017;151:215–224.
103. Guerin C, et al. *N Engl J Med.* 2013;368:2159–2168.
104. Lee JM, et al. *Crit Care Med.* 2014;42:1252–1262.
105. Mascheroni D, et al. *Intensive Care Med.* 1988;15:8–14.
106. Yoshida T, et al. *Crit Care Med.* 2013;41:536–545.
107. Fanelli V, et al. *Anesthesiology.* 2016;124(1):132–140.
108. Sottile PD, et al. *Am J Respir Crit Care Med.* 2018;197(7):897–904.
109. Papazian L, et al. *N Engl J Med.* 2010;363:1107–1116.
110. Moss M, et al. *N Engl J Med.* 2019;380(21):1997–2008.
111. Vital FM, et al. *Cochrane Database Syst Rev.* 2013;(5):CD005351.
112. Osadnik CR, et al. *Cochrane Database Syst Rev.* 2017;7:CD004104.
113. Delclaux C, et al. *JAMA.* 2000;284:2352–2360.
114. Frat JP, et al. *N Engl J Med.* 2015;372:2185–2196.
115. Ni YN, et al. *Chest.* 2017;151:764–775.
116. Azoulay E, et al. *JAMA.* 2018;320(20):2099–2107.
117. Munshi L, et al. *Lancet Respir Med.* 2019;7(2):163–172.
118. Antebi B, et al. *J Trauma Acute Care Surg.* 2018;84(1):183–191.
119. Chanques G, et al. *Anesthesiology.* 2007;107:858–860.
120. Ouimet S, et al. *Intensive Care Med.* 2007;33:66–73.
121. Devlin JW, et al. *Crit Care Med.* 2018;46:e825–e873.
122. Shehabi Y, et al. *Am J Respir Crit Care Med.* 2012;186:724–731.
123. Ely EW, et al. *JAMA.* 2003;289:2983–2991.
124. Riker RR, et al. *Intensiv Care Med.* 2001;27:853–858.
125. Strom T, et al. *Lancet.* 2010;375:475–480.
126. Martyn J, et al. *N Engl J Med.* 2019;380:365–378.
127. Pandharipande PP, et al. *JAMA.* 2007;298:2644–2653.
128. Riker RR, et al. *JAMA.* 2009;301:489–499.
129. Hall RI, et al. *Chest.* 2001;119:1151–1159.
130. Carson SS, et al. *Crit Care Med.* 2006;34:1326–1332.
131. Krajčová A, et al. *Crit Care.* 2015;19:398.
132. Jakob SM, et al. *JAMA.* 2012;307:1151–1160.
133. Skrobik Y, et al. *Am J Respir Crit Care Med.* 2018;197:1147–1156.
134. Van den Boogaard M, et al. *JAMA.* 2018;319(7):680–690.
135. Tomichek JE, et al. *Crit Care.* 2016;20:378.
136. Angus DC, et al. *Crit Care Med.* 2001;29:1303–1310.
137. Centers for Disease Control and Prevention. Sepsis. https://www.cdc.gov/sepsis/datareports/index.html.
138. Singer M, et al. *JAMA.* 2016;315(8):801–810.
139. Kaukonen KM, et al. *N Engl J Med.* 2015;372(17):1629–1638.
140. Gupta S, et al. *Chest.* 2016;150(6):1251.
141. Arulkumaran N, et al. *Shock.* 2016;45(3):271–281.
142. Rhodes A, et al. *Intensive Care Med.* 2017;43(3):304–377.
143. Levy MM, et al. *Crit Care Med.* 2018;46(6):997–1000.
144. Rivers E, et al. *N Engl J Med.* 2001;345:1368–1377.
145. Rowan KM, et al. *N Engl J Med.* 2017;376(23):2223–2234.
146. The ProCESS Investigators. *N Engl J Med.* 2014;370:1683–1693.
147. The ARISE Investigators and ANZICS Clinical Trials Group. *N Engl J Med.* 2014;371:1496–1506.
148. Rowan KM, et al. *N Engl J Med.* 2017;376:2223–2234.
149. Payen D, et al. *Crit Care.* 2008;12:R74.
150. Boyd JH, et al. *Crit Care Med.* 2011;39(2):259–265.
151. Wiedemann HP, et al. *N Engl J Med.* 2006;354:2564–2575.
152. Hjortrup PB, et al. *Intensive Care Med.* 2016;42:1695–1705.
153. Maitland K, et al. *N Engl J Med.* 2011;364:2483–2495.
154. Maitland K, et al. *BMC Med.* 2013;11:68.
155. Andrews B, et al. *JAMA.* 2017;318:1233–1240.
156. Rhodes A, et al. *Crit Care Med.* 2017;45:486–552.
157. Prowle JR, et al. *Crit Care.* 2011;9(15):R172.
158. Paratz JD, et al. *Shock.* 2014;42:295–306.
159. Jin K, et al. *Chest.* 2017;152:972–979.
160. Brotfain E, et al. *World J Emerg Surg.* 2017;12:41.

161. Suetrong B, Walley KR. *Chest.* 2016;149:252–261.
162. Berend K. *N Engl J Med.* 2018;378:1419–1428.
163. Mutschler M, et al. *Crit Care.* 2013;17:R42.
164. Crookes BA, et al. *J Trauma.* 2005;58(4):806–813.
165. Yu M, et al. *Shock.* 2007;27:615–622.
166. Gomersall CD, et al. *Crit Care Med.* 2000;28:607–614.
167. Zhang X, et al. *Crit Care.* 2015;19(1):22.
168. Hasanin A, et al. *J Intensive Care.* 2017;5:24.
169. Clement RP, et al. *Curr Opin Crit Care.* 2017;23:302–309.
170. Peyton PJ, Chong SW. *Anesthesiology.* 2010;113:1220–1235.
171. Hadian ML, et al. *Crit Care.* 2010;14(6):R212.
172. Yang XX, et al. *Anesth Analg.* 2011;112:70–77.
173. Monnet X, Teboul JL. *Crit Care.* 2017;21:147.
174. Heerdt PM, et al. *J Cardiothorac Vasc Anesth.* 2001;15:183–187.
175. Connors Jr AF, et al. *JAMA.* 1996;276:889–897.
176. Harvey S, et al. *Lancet.* 12;366(9484):472-477, 2005.
177. Reuter DA, et al. *Anesth Analg.* 2010;110(3):799–811.
178. Westerhof N, et al. *Med Biol Eng Comput.* 2009;47:131–141.
179. Drummond KE, Murphy E. *Crit Care and Pain.* 2012;12:5–10.
180. Pearse RM, et al. *JAMA.* 2014;311(21):2181–2190.
181. Osawa EA, et al. *Crit Care Med.* 2016;44(4):724–733.
182. Fagnoul D, et al. *Crit Care.* 2012;16:460.
183. De Pascale G, et al. *J Anesth.* 2017;31(4):545–551.
184. Mercado P, et al. *Crit Care.* 2017;9:21–136.
185. Wetterslev M, et al. *Intensive Care Med.* 2016;42(8):1223–1233.
186. Gunn SR, et al. *Intensive Care Med.* 2006;32:1537–1546.
187. Squara P. *Crit Care.* 2014;18:579.
188. Chawla LS, et al. *Chest.* 2004;126:1891–1896.
189. Van Beest PA, et al. *Crit Care.* 2010;14:R219.
190. Marik PE, et al. *Chest.* 2008;134:172–178.
191. Michard F, Teboul JL. *Chest.* 2002;121:2000–2008.
192. Bentzer P, et al. *JAMA.* 2016;27(316):1298–1309.
193. Michard F, Teboul JL. *Crit Care.* 2000;4:282–289.
194. Mandeville JC, Colebourn CL. *Crit Care Res Pract.* 2012;2012:513480.
195. Vignon P, et al. *Am J Respir Crit Care Med.* 2017;15(195):1022–1032.
196. Feissel M, et al. *Intensive Care Med.* 2004;30:1834–1837.
197. Barbier C, et al. *Intensive Care Med.* 2004;30:1740–1746.
198. Lammi MR, et al. *Chest.* 2015;148:919–926.
199. Marik PE. *Crit Care Med.* 2016;44:1920–1922.
200. Brahmer JR, et al. *J Clin Oncol.* 2018;36(17):1714–1768.
201. Gutierrez C, et al. *Crit Care Med.* 2018;46(9):1402–1410.
202. Neelapu SS, et al. *Nat Rev Clin Oncol.* 2018;15(1):47–62.
203. Frankel HL, et al. *Crit Care Med.* 2015;43:2479–2502.
204. Díaz-Gómez JL, et al. *Crit Care Med.* 2017;45:1801–1804.
205. Milling Jr TJ, et al. *Crit Care Med.* 2005;33:1764–1769.
206. Brass P, et al. *Cochrane Database Syst Rev.* 2015;1:CD006962.
207. Brass P, et al. *Cochrane Database Syst Rev.* 2015;1:CD011447.
208. Chittoodan S, et al. *Med Ultrason.* 2011;13(1):21–25.
209. Fragou M, et al. *Crit Care Med.* 2011;39:1607–1612.
210. Saugel B, et al. *Crit Care.* 2017;21:225.
211. Gu WJ, et al. *Chest.* 2016;149:166–179.
212. Seto AH, et al. *JACC Cardiovasc Interv.* 2015;8:283–291.
213. Kory PD, et al. *Chest.* 2011;139:538–542.
214. Levitov A, et al. *Crit Care Med.* 2016;44:1206–1227.
215. Lichtenstein DA. *Ann Intensive Care.* 2014;4(1):1.
216. Bouhemad B, et al. *Crit Care.* 2007;11(1):205.
217. Ding W, et al. *Chest.* 2010;140:859–866.
218. Lichtenstein DA, et al. *Crit Care Med.* 2005;33(6):1231–1238.
219. Lichtenstein DA, et al. *Chest.* 2015;147:1659–1670.
220. Copetti R, et al. *Cardiovasc Ultrasound.* 2008;29(6):16.
221. Llamas-Álvarez AM, et al. *Chest.* 2017;151:374–382.
222. Spencer KT, et al. *J Am Soc Echocardiogr.* 2013;26:567–581.
223. Melamed R, et al. *Chest.* 2009;135(6):1416–1420.
224. Jensen MB, et al. *Eur J Anaesthesiol.* 2004;21(9):700–707.
225. Via G, et al. *J Am Soc Echocardiogr.* 2014;27:683.e1–683.e33.
226. Llamas-Álvarez AM, et al. *Chest.* 2017;152:1140–1150.
227. Soldatos T, et al. *Emerg Med J.* 2009;26:630–634.
228. Chatelon J, et al. *Crit Care Med.* 2016;44(12):e1255–e1257.
229. Atkinson PR, et al. *Ann Emerg Med.* 2018;72:478–489.

84 神经危重症的监测与治疗

NERISSA U. KO，KRISTIN ENGELHARD
刘苏 刘学胜 译 李斌本 王志萍 曹君利 审校

要 点	
	■ 神经系统危重患者的监测和治疗基于对大脑和脊髓生理功能的控制以及预防继发损伤。此外，还有赖于生理参数和器官功能的适当维持。
	■ 大脑功能严重依赖与脑代谢相匹配的氧输送。
	■ 当颅内容积增加超出了颅内压（intracranial pressure，ICP）自身调节能力后ICP便会升高，这将会进一步降低大脑灌注。由此引起的细胞能量衰竭将会启动与加速脑水肿和炎症。
	■ 脑水肿的消退取决于施加于血脑屏障上的流体静水压和渗透压的相互作用。灌注压力过高或血管内低渗会导致脑水肿的加剧，应当避免。
	■ 血脑屏障的通透性随时间及病理进程而变化，并会显著影响高渗药物的脱水作用。
	■ 发热在神经危重症治疗病房通常被忽视，但发热通过一系列病理过程会显著影响患者的预后。
	■ 神经系统的监测与治疗不仅包括合适的监测设备，也包括对监测到的数据做出迅速的反应，并制订相应的治疗方案。监测的目标是最大限度地优化内环境。临床神经功能检查也是监测和治疗的重要内容。
	■ 外伤性脑损伤治疗的主要原则是控制颅内压等生理参数，以达到足够的脑灌注压。没有药物干预可以减少继发性脑损伤。
	■ 蛛网膜下腔出血（subarachnoid hemorrhage，SAH）在首次出血和早期脑损伤后，再次出血和迟发性脑缺血会增加患者的发病率和死亡率。破裂性动脉瘤的早期治疗包括药物治疗和血管内治疗，可改善脑灌注，维持血容量以及优化氧供，从而改善预后。SAH也可能会伴有明显的肺、心血管、内分泌等改变。
	■ 缺血性脑卒中的成功救治可能因人、因时而异。及时评估和快速治疗对患者转归至关重要。血管内治疗与影像学的进步相结合，已经带来了显著的疗效。
	■ 脊髓损伤患者必须密切观察其呼吸功能以确保充分的通气。
	■ 针对中枢神经系统感染，需要采取类似于脓毒症患者治疗那样积极主动的治疗措施，例如脑脊液取样检查以及早期经验性使用抗生素等。

中枢神经系统（central nervous system，CNS）危重症的救治涉及多学科间的合作，如神经外科学、麻醉学、神经病学、神经放射学和神经电生理学。每个学科都有其独特的作用，不仅对脑损伤提供监测治疗，而且通过合作可以对心肺、内分泌、消化道和肾等支持脑生理功能的多个系统均提供最佳的监测治疗[1]。为完成对上述多个救治目标的整合工作，需要专科的神经危重症治疗医师的参与。为了降低住院患者的死亡率并缩短住院时间，最好是建立神经危重症救治团队而并非由某个单一专业的医师进行救治[2]。尽管其他专业的医师经过培训也能成为神经危重症治疗医师，但经过神经麻醉和危重病治疗培训的麻醉科医师显然更适合承担这份工作。他们通过综合应用气道管理和心血管支持方面的技能，加上自己对生理学和神经药理学知识的理解，有可能会改善患者的预后。

尽管大脑在人体器官中具有重要的功能，然而其功能的维持也主要依赖于其他器官功能的稳定，以使得大脑的稳态得以维持和修复、恢复机制得以实现。

脑损伤不仅与多个其他脏器系统的功能失常有关，而且也能加重其他脏器系统的损伤（框 84.1）。反之亦然，大脑功能也会受到其他器官损伤的干扰。这种相互关系可以用器官串扰的概念来描述[3-5]。

颅脑生理学和脑自身调节作用

脑血管循环受到外周坚硬的颅骨限制（见第 11 章）。当有限的代偿机制耗竭之后，由于颅骨的限制，颅内容积的增加导致颅内压（ICP）的增加。随颅内容积的变化而改变的 ICP 曲线通常被称作颅内顺应性曲线，但将其称为颅内弹性曲线可能更合适（图 84.1）。颅内弹性率增加（即颅内压随颅内容量变化而变化）意味着顺应性的下降，颅内容积的微小变化即可导致压力的显著增加。颅内容量的改变是由脑组织和颅内液体容积的变化所引起的，颅内液体包括血液、组织液或脑脊液（cerebrospinal fluid, CSF）。颅内占位性病变会改变脑组织容量，影响颅内弹性率，加剧液体容量变化所致的压力变化。CSF 从颅内流入椎管可以代偿性调节颅内容积的微小变化，呈现指数关系的压力-容积曲线（图 84.1）。

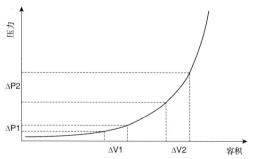

图 84.1　颅内压-容积关系：颅内压（ΔP1）的最小变化可允许增加额外的颅内容积（ΔV1）。一旦这个容量代偿耗尽，同样的容积增加（ΔV2）会导致颅内压指数式上升（ΔP2）

框 84.1	严重脑损伤相关的潜在性系统并发症
全身	发热
	炎症激活
心血管	心律失常-心动过缓，心动过速，心房颤动
	高血压
	低血压
	左心室功能不全
呼吸	呼吸暂停
	肺炎-误吸性，坠积性，呼吸机相关性
	肺水肿
	急性呼吸窘迫综合征
胃肠道	胃侵蚀
	肠梗阻
	便秘
	穿孔
	吸收不良
肾脏	脱水
	急性肾衰竭
	泌尿系统感染
血液	贫血
	白细胞增多
	凝血紊乱，弥散性血管内凝血
	深静脉血栓形成，肺栓塞
代谢/内分泌	低钠血症，高钠血症
	高血糖
	低钾血症，高钾血症
	低镁血症
	低磷血症
	氮质血症
	横纹肌溶解症

颅顶被大脑镰和小脑幕所分隔，因而可能形成内压力梯度（图 84.2）。颅内容积的增加最终可导致脑组织经脑室的这些"孔"膨出——形成脑疝。压力梯度是驱动液体流动的动力，促使脑脊液在脑室和颅外椎间孔内流动。脑疝也可能导致脑脊液排出受阻，即大脑镰疝导致的室间孔阻塞或是小脑幕裂孔疝导致的第三脑室和导水管阻塞。这都将会出现典型的中脑结构受压的临床表现。患者表现为明显的单侧瞳孔放大、同侧或对侧偏瘫（颞叶疝压迹现象），及呼吸异常。如果脑疝持续发展，将会使小脑自枕骨大孔下移，引起脑干持续受压，出现双侧瞳孔固定、心动过速或心动过缓，及高血压[6]。连接脑皮质至静脉窦之间容易受压的桥联静脉一旦受压，也会由于静脉血回流受阻，继发性地导致颅内容量的增加。一旦超过脑顺应性阈值，容量的变化就会对静脉回流产生巨大的影响，在这里，容量的变化起到了一个 Starling 电阻的作用。这种静脉回流的下降将反过来加剧和延长压力的上升。血容量的增加包括血管外因素（如出血）或血管内因素（如主要的静脉容量蓄积）。其他主要液体成分容量的变化主要受脑水肿的影响，脑水肿常见的是细胞毒性脑水肿和血管源性脑水肿[7]。细胞毒性脑水肿常源自低氧，表现为细胞肿胀；而间质性的血管源性脑水肿通常是由于血脑屏障出现破坏所致，常见于高血压患者[8]。

控制脑血容量（cerebral blood volume, CBV）的变化会对颅内压力产生显著的影响，从而影响脑灌注压（cerebral perfusion pressure, CPP）。脑血流量（cerebral blood flow, CBF）的自身调节会随着动脉血二氧化碳分压（PaCO₂）的升高、动脉血氧分压（PaO₂）的降低或平均动脉压（mean arterial pressure, MAP）下降而产生相应的变化，这种自身调节作用通过动态改变小动脉管径以维持足够的脑灌注来满足脑

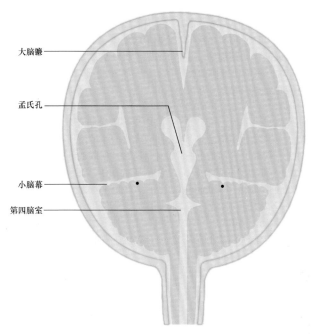

图 84.2　颅内室示意图：冠状面

代谢的需要（图 84.3）。CO_2、H^+、钾、钙、NO、腺苷和乳酸都是参与流量调节的众多代谢性调节递质[9]。底物供应（如氧和营养元素）下降到低于细胞赖以生存所必需的阈值时，细胞因子和趋化因子的持续释放就会引起细胞损伤。炎症的扩散会加剧这种损伤，破

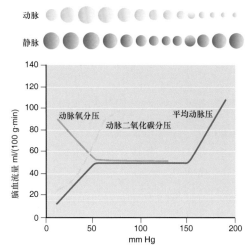

图 84.3　动脉氧分压（PaO_2）、动脉二氧化碳分压（$PaCO_2$）和平均动脉压（MAP）的变化对血管直径和脑血流量（CBF）的影响

坏血脑屏障的功能，并可能直接导致细胞凋亡或坏死[10]。血脑屏障的破坏导致血管源性水肿发生，并使血清蛋白以延时效应进入到脑实质。与白质相比较，这种作用在代谢旺盛的灰质表现得更为明显。

　　脑损伤、异常的呼吸和血压都可能直接损害脑血流调节。因此，诸如低血压、缺氧、高碳酸血症和低碳酸血症、高血糖和低血糖、发烧以及癫痫发作等诸多不良事件也会导致所谓的"继发性生理损伤"。原发性损伤是由最初的创伤或局部缺血过程中组织的直接破坏引起的，而继发性损伤的区域则缓慢地延伸到完整的组织中，对脆弱的大脑造成进一步的伤害并使患者的预后更差[11]。控制继发性脑损伤是潜在神经保护策略的发展目标[12]。

心肺功能的综合考虑

　　动脉低血压，特别是合并低氧血症，已被证实为脑病的一个发病源[13-14]。因此，必须避免心输出量和脑灌注压下降，防止进一步加重意识障碍，进而导致气道损害、高碳酸血症和缺氧。高碳酸血症、缺氧和低血压会导致脑血管自身调节舒张脑血管，从而增加 CBV 和 ICP 并进一步减少 CPP，形成恶性循环（图

84.4）。

任何通气效能的下降都可能会通过 CO_2 诱发的血管舒张作用，对大脑的弹性产生不利影响并导致低氧血症，而低氧血症会引起直接或间接的脑损伤[14]。当动脉血氧分压低于 60 mmHg 时，除了使细胞氧梯度降低造成直接损伤外，还可能是通过引起 ICP 升高造成大脑继发损伤的一个重要因素。存在意识障碍的颅脑损伤患者，无论其原发病发病机制如何，由于气道反射受损和反复发生的误吸，常并发肺损伤，肺炎的发病率显著增加[15-16]。另外一个可能的机制是由损伤触发的炎症反应还可能导致脑内细胞因子的释放，有时足以诱发急性呼吸窘迫综合征（acute respiratory distress syndrome，ARDS）和全身炎症反应综合征（systemic inflammatory response syndrome，SIRS）[4, 17]。反之，ARDS 也可以通过释放细胞因子等炎症介质而引发脑炎[4, 17]。对于存在脑部病理生理改变的患者，ARDS 的通气治疗将使治疗陷入两难的境地。然而，旨在为减小肺泡的过度膨胀、减轻肺损伤而发展出来的所谓"开放肺（open lung）"概念［即小潮气量、高频率和高呼气末正压（PEEP）］，虽然理论上存在对 ICP 的不利影响，但似乎也可用于神经外科的患者[18]。使用高达 15 cmH$_2$O 的 PEEP 可以改善脑组织的氧分压和氧饱和度，而不对 ICP 或 CPP 产生不良影响[19]。

液体、电解质和营养

正常情况下，流体静压使毛细血管内液体流出而毛细血管内外渗透压平衡使液体留在血管内[20]：

$$Jv = Kf([Pc - Pi] - \sigma[\pi c - \pi i])$$

这里，Jv 代表腔隙之间的净液体流动，Pc 代表毛细血管流体静压，Pi 代表间质流体静压，πc 代表毛细血管渗透压，πi 代表间质渗透压，Kf 代表滤过系数（这是体表面积和渗透系数的乘积），σ 代表反射系数（膜对渗透活性粒子的抗渗透性）。

在颅外毛细血管，这些渗透力来源于血浆渗透压，因为较小的溶质能够顺着浓度差通过毛细血管基底膜，只有大分子蛋白继续发挥作用。然而，由于大脑内皮细胞之间表现为"紧密连接"，完整的血脑屏障仅允许较小的溶质（如钠离子和氯离子）通过；这种半通透性使脑毛细血管液体转移产生流体静压和总渗透压的功能，而胶体渗透压仅为 1 mOsmol/kg[21]。因此，大脑毛细血管的体液转移大部分依赖于渗透压梯度。在未使用外源性渗透活性物质（如甘露醇）的情况下，血浆渗透压为 280～300 mOsm/kg，这个渗透压梯度主要取决于钠离子的浓度。

血浆渗透克分子浓度＝血清钠 ×2 ＋
糖 /18 ＋尿素氮 /2.8

由于血浆渗透压降低 4～5 mOsm/kg 会增加脑水肿，神经外科患者不能使用低渗溶液。表 84.1 显示，测量的平均渗透压往往低于计算的平均渗透压[21]。因此，在脑缺血和发生炎症的情况下，液体治疗应当慎重考虑。脑对代谢及内分泌活性发挥着稳态调控的作用，神经系统功能障碍可使水和电解质平衡出现异常变化。糖尿病尿崩症产生的多尿和随后的血容量减低就是很好的例证，如果未及时处理，将会引起低血压。医源性原因，如使用渗透性利尿剂，也会出现这种情况。脑干或脊髓损伤可引起去交感神经支配，这时由于血管舒张和外周静脉淤积的增加，也会导致静脉回流的减少[22]。

颅脑损伤的危重患者经常发生营养缺乏，能量

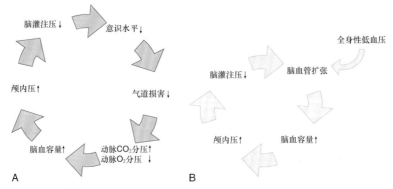

图 84.4 （A）通气性神经循环功能障碍。二氧化碳分压（PaCO$_2$）和氧分压（PaO$_2$）的变化引起脑血容量（CBV）、颅内压（ICP）和脑灌注压（CPP）的变化。这反过来又损害了通气。（B）血流动力神经循环功能障碍。与（A）中的图类似，全身性低血压导致脑血管扩张，从而增加 CBV 和 ICP，降低 CPP，进而增加血管舒张

表 84.1　常用静脉溶液的重量渗克分子浓度和容量渗克分子浓度		
液体	测量的平均重量渗克分子浓度（mOsm/kg）	理论上的容量渗克分子浓度（mOsm/L）
血浆	288[280~300]	291
等渗盐水 0.9%	285[282~286]	308
乳酸钠林格液	257[257~258]	276
胶体 4%	271[270~272]	274
人白蛋白（4%）	266[266~267]	274.4

和蛋白质的严重缺乏与住重症监护治疗病房（ICU）和住院时间延长有关[23]。根据美国脑外伤基金会（Brain Trauma Foundation，BTF），早期肠内营养应至少在创伤后第 5 天开始，最迟在伤后第 7 天开始[24]。肠内营养越早开始，在创伤后第一天开始，对控制感染和总的并发症可能更有益[25]。肠内营养时建议使用胃空肠管以减少呼吸机相关性肺炎的发生率[24]。

应激性高血糖与神经元损伤患者较高的发病率和死亡率相关[26]，但是与传统疗法允许最高血糖浓度为 150 mg/dl 相比，严格的血糖控制（目标血浆葡萄糖水平为 80 ~ 120 mg/dl）增加了低血糖的风险，并且未改善预后[27]。因此，建议适度控制血糖，目标血糖水平为 110 ~ 150 mg/dl。

温度控制

脑损伤患者发热的发生率高达 70%[28]。早期高热的程度和持续时间与神经系统损伤后较高的发病率和死亡率密切相关[29]。对代谢活跃的脑细胞、血脑屏障和血管内皮产生进行性热损伤的温度阈值在 39℃~ 40℃[30]。对受损的大脑来说，高热经常被忽视，但它会导致氧耗和代谢应激增加[29, 31]。ICU 患者可能有多种危险因素导致体温升高，如留置导管感染（如动脉、静脉、脑脊液）或肺损伤[31]。然而，在多达三分之一的病例中，发烧的原因仍然无法解释，常常被归类为中枢性发热[28]。

神经重症患者的目标温度管理的概念包括治疗性低温、正常温度控制和积极治疗发热[32]。在头部外伤患者中，虽然诱发的轻度或中度低温不能改善预后，但低温确实改善了缺血缺氧性脑病新生儿和院外心脏骤停患者的神经功能预后[33-35]。为给患者降温，应使用凝胶垫或带有伺服控制装置的血管内温度调节设备，以尽量减少过度降温。此外，建议注射冷生理盐水[32]。使用食道温度测量或膀胱温度测量持续监

测核心体温[32]。寒战时优先使用非镇静的治疗方法（如对乙酰氨基酚）而不是麻醉性镇痛药、镇静剂和麻醉药。

监测

为了避免或纠正继发性脑损伤，必须采用生理功能监测来指导个体化治疗。最重要的神经监测设备如图 84.5 所示（见第 39 章）[36-39]。神经监测并不意味着不需要常规的临床神经学检查。同样，还必须密切关注患者的液体容量状态、心血管稳定性、呼吸频率和代谢消耗等基本参数。监测各种脑功能（如脑电活动、脑氧合和 ICP）的监护仪只呈现各种数据，其本身对信息并不能进行完整的分析、整合。

临床检查

进行必要的神经学检查是神经危重症监治中必不可少的内容。可重复的、客观的神经学功能检查的重要性并不亚于上述提到的种种复杂的检测技术，而且它能更深入地了解神经系统的整体功能，并能在一个复杂的动态过程中整合相关的信息。其中一项最基本而重要的检查是瞳孔对光反射，单侧对光反射消失可能提示颞叶沟回疝已形成，压迫中脑且情况紧急。双侧瞳孔反射消失提示小脑疝即将或已经发生，但迅速有效的治疗仍可能使之逆转。

用于普通神经系统评估的临床评分系统已有很多。Glasgow 昏迷评分（glasgow coma scale，GCS）是一个著名的、使用广泛的评分系统（表 84.2）[40]。GCS 主要是对命令、声音和伤害性刺激后出现的睁眼、言语和运动反应等进行单独评估。使用镇静剂或麻醉剂会降低其准确性。世界神经外科医师联盟评分（World Federation of Neurologic Surgeons Scale，WFNS）是一个更好的评分系统，因为它利用了更为流行的 GCS 评分，但对其不足之处进行了修正（表 84.3）。Hunt & Hess 评分描述蛛网膜下腔出血的严重程度，并被用作结局预测指标（表 84.4）[41-42]。了解和使用这些评分对理解相关术语和进行神经危重症治疗至关重要。

颅内压和脑灌注压

颅内压

颅脑外伤后 ICP 升高是继发性脑损伤的重要且行

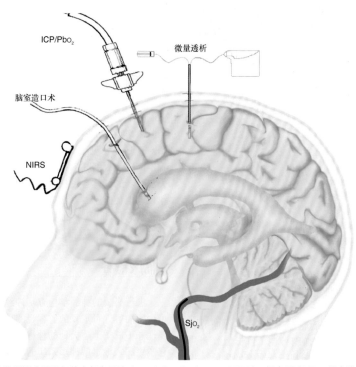

ICP/PbO₂

微量透析

脑室造口术

NIRS

SjO₂

图 84.5　有效的颅内监测概略图近红外血氧定量法（near-infrared oximetry，NIRS），颅内压（ICP，经由脑室造口或实质探针），脑组织血氧定量法（brain tissue oximetry，PbO_2），微量透析和颈静脉血氧定量法（jugular venous oximetry，SjO_2）

之有效的指标，并且与较高的死亡率和较差的长期预后相关，尤其是难治性脑损伤的情况下[36, 43-46]。然而，ICP 监测的临床效益尚在讨论中[47-51]。指南中给出的 ICP 监测的适应证（例如，严重的头部创伤和异常 CT）和建议的 22 mmHg 的 ICP 阈值更多是由专家提供而不是基于循证的[24, 52]。仅有的一个评估 ICP 监测潜在益处的随机临床试验表明，ICP 监测并不影响头部外伤后的长期预后[47]。但是，在 ICP 持续时间升高的情况下，由其他神经监测设备提供的信息结合 ICP 指导的治疗，可对脑损伤患者进行个体化治疗，从而改善治疗效果[36]。例如，20 mmHg ICP 持续时间超过 37 分钟，ICP- 时间的累积负担会使预后较差，而较短的时间则没有不良影响[53]。脑血管自身调节功能受损或 CPP 低于 50 mmHg 时，机体对 ICP 升高的耐受能力会降低[53]。

在临床实践中，有两种不同的 ICP 监测方法：微传感器设备（应变仪或光纤类型）和脑室导管[54]。微传感器创伤性较小且易于放置，但是不能引流脑脊液，并且只能代表其所放位置的腔隙压力（图 84.5）[55]。只要有可能放入脑室，脑室导管仍是测压的金标准，因为它们反映了整体 ICP 并允许治疗性 CSF 引流，但

是也增加了出血、感染等并发症的风险[54]。迄今为止，尚无可靠的无创监测 ICP 的方法，不能连续动态监测，这仍是需要研究的课题[36]。

脑灌注压

MAP（耳屏为零点）和 ICP 的差值即为 CPP。然而，许多降低颅内压的干预措施，如头部抬高或应用巴比妥类药物，MAP 也会降低，因此 CPP 也可能降低。大多数指南建议将 CPP 保持在 60 ～ 70 mmHg 之间，因为 CPP 较高或较低会使头部创伤后的预后更差[24, 44]。最近，引入了制订个性化最佳脑灌注压的概念，为每位患者计算出最佳 CPP，与标准阈值相比，其预后更好[56]。

脑血流量

由于大脑不能储存能量或氧气，持续不间断的脑血流对大脑至关重要。脑血流量（CBF）低于 20 ml/（100 g·min）会导致功能损害（表 84.5）。脑血流的进一步减少会导致脑组织结构损伤。CT 灌注成像或正电子发射断层扫描（positron emission tomography，PET）等现代成像技术可提供有关脑血流动力学的详

表 84.2　Glasgow 昏迷评分

能力	分数
运动反应	
正常	6
对疼痛能定位（有意识地向疼痛一侧移动）	5
刺痛时肢体能回缩	4
刺痛时肢体异常屈曲（一种不正常的姿势，包括僵直，握紧拳头，伸直双腿，手臂向内弯曲，手腕和手指弯曲并放在胸部）	3
刺痛时肢体过度伸展（一种不正常的姿势，包括僵直，手臂和腿伸直，脚趾向下，头和脖子向后拱起）	2
刺痛时肢体无动作	1
言语反应	
正常对答	5
能对答，定向障碍	4
胡言乱语，不能对答	3
仅能发音，无语言	2
不能发音	1
睁眼反应	
自行睁眼	4
呼之能睁眼	3
刺痛能睁眼	2
不能睁眼	1
总分	3～15

表 84.3　世界神经外科医师联盟评分

分级	临床表现
1 级	格拉斯哥评分 15 分，无运动缺陷
2 级	格拉斯哥评分 13～14 分，无运动缺陷
3 级	格拉斯哥评分 13～14 分，存在运动缺陷
4 级	格拉斯哥评分 7～12 分，不论有无运动缺陷
5 级	格拉斯哥评分 3～6 分，不论有无运动缺陷

表 84.4　Hunt & Hess 评分系统

分级	临床表现	存活率（%）
1 级	无症状或轻度头痛	70
2 级	中等到剧烈头痛，颈项强直，除可能的颅神经麻痹外，无神经系统功能缺失	60
3 级	精神状态轻度改变（意识模糊，昏睡），轻度局部神经功能缺失	50
4 级	木僵和（或）轻度偏瘫	20
5 级	昏迷和（或）去大脑强直	10

表 84.5　脑血流量的功能阈值

脑血流量 [ml/（100g·min）]	结果
50	正常
20	脑电图缓慢
15	等电位脑电图
6～15	缺血半影区
<6	神经元坏死

细信息，但临床上不能用于连续监测 CBF[36]。因此，需要用于连续 CBF 测量的床旁解决方案。

热弥散血流测定

热弥散血流测定是一种有创、连续、定量的局部 CBF 测量技术。热弥散血流测定导管测量热敏电阻和温度探头之间的温度差，热敏电阻的加热温度比组织温度高一些。可以将温度差转换为 CBF 的绝对测量值，单位为 ml/（100 g·min）。导管放置在有灌注不足风险的区域，可以进一步帮助检测脑内血管痉挛和评估脑血管自身调节功能[57]。然而，由于在重新校准过程中会发生放置错误和数据丢失导致的监测功能失调，长期使用热弥散血流测定的有效性仍然存在争议[58]。

经颅多普勒监测

经颅多普勒监测是一种通过多普勒频移效应来测定脑动脉血流速度的无创手段。血管的横截面积和声波角度保持恒定时，流速与 CBF 呈线性关系[59]。这个技术可以经眼、颞侧和枕骨大孔声窗这些主要部位监测大脑动脉环血流速度[60]。它具有出色的时间分辨率，可以检测出脑血流量不足的部分，评估压力自身调节和二氧化碳反应性，并且可以帮助预测颅脑外伤患者的预后情况[60-61]。血流速度的改变可用来评估血管直径的变化（如动脉血管痉挛）或颅内血管的狭窄程度[60]。对大脑中动脉（middle cerebral artery，MCA）而言，通过检查颅内血流速度与颅外颈内动脉血流速度的比值——痉挛指数（the Lindegaard index）可以鉴别血管痉挛与充血[60]。

脑血管自身调节和血管张力反应

监测 CBF 能够评估脑脉管系统对代谢和血压变化的反应（如脑血管自身调节）[62]。通过倾斜试验或直接使用血管活性药物的方法持续调节血压，可以测定静态脑自身调节能力；而使用一个充气压力大于收缩压的成人袖带突然放气的方法可以评估动态脑自身调节能力。压力反应性指数可以连续评估脑血管自身调节。使用 Pearson 相关系数，将 ICP 的压力曲线与动脉血压相关联，计算出－1 和＋1 之间的指数[56]。

脑组织 PO_2 或近红外光谱（near infrared spectroscopy，NIRS）衍生变量可用来计算自身调节指数，以评估大脑自我调节的状态，而不是 ICP 其他参数，如 CBF（由经颅多普勒测量）[63-37]。评估患者有无脑自身调节能力可以用以指导随后的治疗和判断预后，因为患者一旦失去脑自身调节能力，往往提示预后不良[68]。

脑氧合

为了评估脑灌注的充足情况，需要测量脑氧合，因为它使脑氧的输送和利用达到平衡。

颈静脉血氧饱和度

在假设红细胞压积和代谢恒定的前提下，Fick 原理可以反过来通过监测颈静脉血氧饱和度来评估 CBF 是否足够以及脑氧供需平衡是否匹配：

如果 $AVDO_2 =$ （$CMRO_2/CBF$），

那么 $CaO_2 - CjvO_2 =$ （$CMRO_2/CBF$）

如果忽视溶解的 O_2 的作用，则：

（$SaO_2 - SjvO_2$）$\times Hgb \times 1.34 =$ （$CMRO_2/CBF$）

这里 $CMRO_2$ 为脑氧代谢率，CaO_2 和 $CjvO_2$ 分别为动脉和颈静脉氧含量，SaO_2 和 $SjvO_2$ 分别为动脉和颈静脉血氧饱和度，Hgb 为血红蛋白浓度，1.34 为氧亲和力常数。

在体内，测量 $SjvO_2$ 的导管可以通过颈内静脉逆行被放置到颈静脉球内接近颈静脉孔的位置，甚至可以到达更高的位置，进入大的颈静脉窦（图 84.6）。$SjvO_2$ 可以通过从导管中抽取静脉血间断测量，也可以通过光纤测量连续测量。颈静脉血氧饱和度的正常范围是 55%～75%。去饱和（＜50%，提示氧供不足或氧耗过多）和异常高饱和（＞75%，提示充血或脑卒中）均提示患者预后不良[24, 69]。推算出的动静脉氧含量差可能在脑血流量充足时是更为准确的评估方法，业已被证明与预后相关[70]。由于对局部变化反应不敏感，颈静脉血氧定量法受到了质疑，因为它反映的是两个大脑半球静脉回流汇合后的平均静脉血氧饱和度。因此，相对于无氧代谢，一些作者建议使用氧耗量联合脑动静脉乳酸梯度来进行有氧代谢的化学计量评估[71]。这个想法的目标导向治疗依据代谢参数（颈静脉血氧饱和度），而不是依据血流动力学参

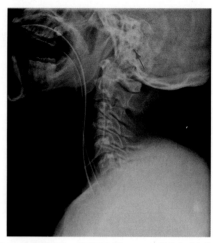

图 84.6　颈椎侧位片，其显示放置 $SjvO_2$ 导管的合适定位－颈 1 脊椎下缘之上（箭头实际上在颈静脉孔内）

数（ICP 和 CPP）[72]。然而，由于技术问题（例如，导管的移位）及其灵敏度低，颈静脉血氧测定法的临床使用已经减少，取而代之的是脑组织氧监测的替代监测方法[73]。

脑组织氧压

目前已出现了微型化的 Clark 电极，它通过与 ICP 监测导管整合在一起，可以用来同时监测脑组织氧压（brain tissue oxygen tension，PbO_2）和 ICP。应在危险区域对 PbO_2 进行测量，其中仍包含可行的皮层下白质[74]。PbO_2 正常范围是 20～45 mmHg。在临床上低于 15～20 mmHg 提示脑缺血，低于 10 mmHg 提示严重缺血[75]。多项研究表明，低 PbO_2 与创伤性脑损伤（TBI）后不良结局之间存在相关性。ICP（＜20 mmHg）和 CPP（60～70 mmHg）和 PbO_2（＞20 mmHg）的联合治疗优于单独的 ICP 和 CPP 治疗[76-78]。为了使低 PbO_2 升高，应合理设置机械通气的参数。可尝试 2 分钟的 100% 氧气——恢复 PbO_2 和验证探针功能的临时方法，并维持适当的 CPP 和 ICP、血红蛋白和镇静[79]。

近红外光谱

脑脉搏血氧测定依据近红外光穿过骨骼的反射光谱原理。光的散射和反射比例与组织中吸光材料（如血红蛋白和氧合血红蛋白）的浓度成反比。颅骨表面的探测器被设计并校正成可以探测经表面向下穿透大脑皮层后反射回来的光线。另一个毗邻的探测器用以探测仅穿透浅表组织的反射光线。将两个信号通过一定方式的演算就可以估算出组织氧饱和度[80]。

近红外光谱（near-infrared spectroscopy，NIRS）是一种可以连续监测区域临界供氧是否匹配的无创性方法，正常范围在 60% ～ 75% 之间，但较低的阈值在个别患者中差别很大[81]。遗憾的是，检测孤立脑灌注不足的灵敏度很低，因此缺乏支持在脑外伤、蛛网膜下腔出血或卒中患者中使用近红外光谱分析的高质量数据[36, 66]。相反，对于由全身变化引起的脑灌注不足的患者，NIRS 是一种很好的趋势监测工具，例如在心脏手术中，NIRS 低于清醒的基线与较差预后相关[81-83]。

脑代谢和生物化学——脑微量透析

脑微量透析探针可以评估脑的生化环境。探针经颅骨钻孔置入，将少量的透析液在脑组织中循环后，经导管回收到颅外的收集系统中。导管的尖端应放置在易受继发性脑损伤的高危险脑组织中[84]。将半透膜（分子量截止值为 20 kDa）引入探针的尖端，通过该膜，多种物质（如乳酸、丙酮酸、葡萄糖、甘油和谷氨酸）可以通过半透膜渗入收集到的透析液中，再通过床旁高压液相色谱仪对其进行分析[85]。由于这些物质与葡萄糖代谢，缺氧 / 缺血和细胞能量衰竭有关，因此脑微量透析可用于指导个性化重症监护治疗，优化底物供应、脑灌注和氧气运输[86]。丙酮酸和血糖浓度较低而乳酸：丙酮酸比率增加，这表明能量底物供应严重减少，并与脑损伤后的不良预后相关[87]。相反，在正常的丙酮酸和葡萄糖浓度下，乳酸：丙酮酸的比例增加是非缺血性原因（例如线粒体功能障碍）的指标[88]。谷氨酸是兴奋毒性脑损伤的标志，甘油可以提示神经细胞膜的破裂[89-90]。最近，带有高分子量截止膜（100 kDa）的探针被用于检测 S100β 或细胞因子等神经元损伤的生物标志物[91-92]。尽管取得了令人鼓舞的结果，但脑微量透析疗法的临床实用性仍在讨论中。

神经生理监测

临床神经生理学检测中枢或周围神经系统的电活动[93]。包括脑电图（electroencephalography，EEG）、诱发电位（evoked potentials，EP）和神经肌电描记术，对脑部疾病的诊断、预后和随访非常有用[93]。但是，临床神经生理学只能评估当前的大脑功能状态，无法预测未来的并发症。

脑电图

脑电图（electroencephalogram，EEG）记录皮层神经元的自发电活动，通过合适的电极放置来检测脑电活动，这种放射状和轴向放置电极的方法是一种国际标准记录系统，定义为 10/20 系统。脑电图用参数反映大脑皮层神经元功能代谢和大脑完整性。通过一系列不同的方式量化和分析波谱成分的频率、振幅和功率，并且经过处理的脑电图监护仪利用这些参数来评估麻醉深度。在神经重症监护室的无意识患者中，脑电图应用于非惊厥性癫痫发作的持续检测，这种癫痫可频繁发生，且与颅内高压和脑代谢紊乱有关[94-95]。由于非惊厥性癫痫发作的检测很困难，因此已经开发了自动监视系统[96]。不幸的是，当前的癫痫发作自动检测充满了假阴性和假阳性，无法取代脑电训练的神经学家[96]。

缺氧性脑损伤后的预后不良与恶性脑电图模式（如爆发-抑制、α - 昏迷和低电压 δ）有关。相反，EEG 反应的持续性是良好预后的表现。颅内脑皮层电图描记法是脑电监测的一种有创形式，它的进一步发展可能使我们能够持续检测到所谓的扩散性去极化，这种去极化发生在大约一半的脑外伤患者身上，并可能导致继发性脑损伤[97-98]。

诱发电位

诱发电位（evoked potential，EP）检测由感觉刺激触发的神经元活动的变化[93]。诱发电位反映大脑皮层或脑干对外周（听觉、躯体感觉或视觉）或中枢（经颅磁刺激）刺激的被动反应。与记录皮层自发电活动的 EEG 相比，诱发电位检测中枢和外周神经通路的完整性。根据潜伏期和幅度对诱发电位信号进行量化。在周围神经或颈椎功能不全的情况下，N_2O 躯体感觉诱发电位对双侧正中神经刺激无反应是缺氧昏迷后不醒的最可靠预测因素。无论昏迷的病因如何，认知诱发电位（cognitive evoked potential，CEP）的保留都预示着患者极有可能苏醒[93, 99]。脑外伤后脑干活动受损是不良预后的最佳预测指标[93]。

多模式神经监测

多模式监测通过将参数综合起来识别、预防和治疗继发性脑损伤并指导个性化治疗[61, 100]。各种商业系统可用于处理和显示多个数据流[101]。ICP、脑血管自身调节、PbO₂、连续脑电图和脑微量透析联合应用为重度脑损伤患者的护理决策提供了个体化的可能性[39]。在将来，这些复杂的多模式数据集的计算模型演绎的发展将提供患者特定的大脑状态模拟的总结输出，从而促进演绎以及指导个体化治疗[36, 102]。

放射成像技术

　　对于意识丧失和脑损伤的患者，最重要的诊断方式是 CT 和磁共振成像（MRI），CT 也包括 CT 血管造影。CT 和 CT 血管造影是非常有效的方法，MRI 尽管比较耗时，但对脑干和轴突损伤比较敏感。这些成像技术可以诊断创伤性脑损伤（颅内肿块、皮质挫伤和神经元/轴突损伤）、硬膜外或硬膜下血肿、蛛网膜下腔出血（subarachnoid hemorrhage，SAH）、缺血性或出血性卒中、脑静脉/静脉窦血栓形成，及脑水肿或再出血等术后并发症。

　　为了便于临床研究中比较不同治疗方案之间的治疗效果以及预后评估，必须对 CT 影像进行标准化并进行分类。针对创伤性脑损伤，与 Marshall CT 分级和 Rotterdam CT 评分表相比，新的 Stockholm 和 Helsinki CT 评分表能更准确地预测预后（表 84.6 和表 84.7）[103]。蛛网膜下腔出血后，在评估蛛网膜下腔出血量和预测脑血管痉挛的发生和严重程度方面，Hijdra 总评分优于更常用的改良 Fisher 评分表（表 84.8 和

表 84.6　Marshall 评分表：CT 对颅脑损伤的分类

种类	定义
Ⅰ级弥散损伤	无明显的颅内病理学改变
Ⅱ级弥散损伤	脑池存在中线偏移 0～5 mm 和（或）呈现密度病灶；没有 ≥ 25 ml 的高或混杂密度病灶
Ⅲ级弥散损伤	脑池受压或消失，中线偏移 0～5 mm；没有 ≥ 25 ml 的高或混杂密度病灶
Ⅳ级弥散损伤	中线偏移 > 5 mm；没有 ≥ 25 ml 的高或混合密度病灶
清除大型病灶（Ⅴ级）	外科手术清除的任何病灶
未清除大型病灶（Ⅵ级）	≥ 25 ml 的高或混杂密度病灶；未经外科手术清除

表 84.7　创伤性脑损伤的严重程度分级

标准	轻度	中度	重度
结构影像学	正常	正常或不正常	正常或不正常
意识消失	> 30 分钟	30 分钟到 24 小时	> 24 小时
外伤性遗忘症	0～1 天	2～6 天	> 7 天
GCS（最好在 24 小时内获得）	13～15	9～12	3～8
简明损伤定级标准评分（AIS）：头部	1～2	3	4～6

GCS，Glasgow 昏迷评分

表 84.8　Fisher 评分表：CT 表现

分型	临床表现
1 型	未检测到出血
2 型	蛛网膜下血液弥散性沉积，无血凝块，无 < 1 mm 的出血板层
3 型	局限的血凝块和（或）垂直板层厚度 ≥ 1 mm 的出血
4 型	弥散或没有蛛网膜下腔出血，但脑内或脑室内存在血凝块

表 84.9　改良 Fisher 评分表：CT 表现

分型	临床表现
0 型	未检测到出血
1 型	薄的蛛网膜下腔出血，无脑室内出血
2 型	薄的蛛网膜下腔出血，有脑室内出血
3 型	厚的蛛网膜下腔出血，无脑室内出血
4 型	厚的蛛网膜下腔出血，有脑室内出血

* 薄厚的区别是垂直厚度是否超过 1 mm

表 84.9）[104-105]。Alberta 卒中操作早期 CT 评分（the Alberta Stroke Program Early CT Score，ASPECTS）根据 M1 到 M6 区域和基底核的早期缺血损伤迹象来早期评估卒中后的神经元损伤[106-107]。

神经危重症监护病房的常见病

创伤性脑损伤

　　严重的创伤性脑损伤（traumatic brain injury，TBI）主要是由交通事故、袭击、跌倒和家庭暴力造成的。它是年轻男性成年人残疾和死亡的主要原因[108-109]。创伤性脑损伤的不良结局与年龄较高有关，高龄老人摔倒后造成的创伤性脑损伤预后更差[110, 111]。原发性损伤使大脑结构发生变形，这是根据创伤的动力学影响定义的。这种损伤的类型范围广泛，从局部挫伤到弥散分布的病灶、撕裂和血肿，不同环境下和不同受害者之间所遭受的损害各不相同。创伤性颅脑损伤也可以按钝性伤或贯通伤等来进行分类。贯通伤导致的后果也千差万别，主要取决于创伤的部位、深度和损伤的能量，但如果是横贯中脑的贯通伤，一般多是致命伤[112]。Glasgow 昏迷评分根据患者的临床表现将创伤性脑损伤分为轻度、中度和重度损伤，严重程度与预后相关（表 84.2）[113]。此外，头部和颈部的简明损伤定级标准评分（AIS）根据死亡率风险在 6 分量表上对损伤进行分级，其中"1"表示轻度创伤，"6"表示无法挽救生命的创伤。两种评分在预测严重创伤

性脑损伤的短期死亡率方面是相当的[114]。

ICU 创伤性颅脑损伤患者治疗的关键在于运用《高级创伤和生命支持》(*Advanced Trauma and Life Support*)的指导原则对患者进行全面的检查和评估，因为隐匿性损伤在早期检查中常常被漏诊。

病理生理学

由于大脑不能耐受缺氧，因此 TBI 患者根据当前指南需要进行即时治疗[24]。不幸的是，原发损伤的程度不受治疗的影响，因此预防（例如，通过头盔或安全气囊）是避免创伤的唯一方法。原发性脑损伤触发一系列病理生理改变，继而导致继发性脑损伤。因此在创伤后的前几日，治疗的目的是尽可能减少继发性损伤的增加，以抢救可抢救的脑组织。诸如 ICP 升高（由于水肿、出血、脑脊液流动受阻），动脉血流减少以及随之而来的 CPP 降低，导致组织缺氧和脑血管自动调节功能丧失的病理过程会增加继发性脑损伤。炎症、兴奋性神经递质的大量释放、细胞凋亡、由于无氧糖酵解导致的高乳酸浓度、三磷酸腺苷（ATP）耗竭、细胞内 Ca^{2+} 浓度增加，自由基的产生和蛋白水解是导致继发性脑损伤的部分原因。不幸的是，尽管对所有这些机制进行了深入的研究和描述，但在随机、前瞻性临床研究中，尚未发现能够改善 TBI 预后的药物。这很可能与脑损伤复杂的病理生理、损伤的多样性、及各种先前即存在的患者疾病有关。TBI 还导致其他系统的紊乱，例如：自主神经系统的交感神经放电，炎症反应，内分泌功能障碍，电解质失衡，心血管和呼吸系统紊乱以及凝血功能障碍。这些系统作用必须加以监测和即刻治疗，因为它们也会导致继发性脑损伤。

外伤性 SAH（tSAH）发生在多达 60% 的 TBI 患者中，并影响 TBI 的预后[115-117]。大约有 20% 的 tSAH 患者也可能出现血管痉挛，从而引起继发性缺血性损伤。

治疗

所有治疗策略都集中在优化氧和葡萄糖向脑细胞的供应上。这些策略包括保持足够的 CPP，控制 ICP 和优化氧合。因此，在重症监护环境中，TBI 患者的治疗应遵循既定方案，并密切监测包括 CPP，ICP 和氧合状态在内的参数[118]。必须进行临床评估，例如连续测量动脉血压，心率和脉搏血氧饱和度，并结合监测容量状态，尿量和 GCS。

脑灌注压（cerebral perfusion pressure，CPP） CPP 由 MAP 减去 ICP 的差值得出，应保持在 60～70 mmHg

之间[24]。应避免尝试使用液体和升压药将 CPP 升至 70 mmHg 以上，因为这种治疗将会增加呼吸衰竭的风险。动脉收缩压低于 90 mmHg 与不良的预后密切相关，因此在 TBI 患者的治疗中必须避免发生[14, 116]。收缩压或 MAP 与预后之间存在平稳的 U 形关系，而没有任何突然阈值效应的证据。因此，尽管当前的建议是将 50～69 岁患者的 SBP 维持在 100 mmHg 以上，或将 15～49 或 70 岁以上的患者保持 SBP 在 110 mmHg 或以上，但新的研究数据可能表明最佳 SBP 应该为 135 mmHg[24, 119]。

颅内压（intracranial pressure，ICP） ICP 高于 22 mmHg 时会增加死亡率，应根据框 84.2 的治疗清单进行处理[24]。这包括优化患者体位，进行渗透治疗，使用巴比妥类药物或丙泊酚进行深度镇静以及脑室引流[120]。过度通气通过其血管收缩作用而降低 CBV 和 ICP，但同时会导致氧供和氧耗失调[121]。因此，在采取其他降低 ICP 的治疗之前，过度通气只是一种临时措施。颅骨切除减压术一直是降低 ICP 的方法，但不幸的是，这种干预增加了植物人状态或严重脑损伤患者的数量[122-123]。预防性轻度低温也是降低 ICP 的可能的干预措施。但是，在前瞻性多中心研究中，该疗法并不优于正常体温[35]。在一项针对超过 10 000 名脑损伤患者的多中心研究中，使用高剂量类固醇激素控制 ICP 对死亡率和发病率具有不利影响[124]。因此，在 TBI 后不建议使用类固醇激素控制 ICP。

氧合和通气 GCS 评分不超过 8 分的患者应行气管插管，通气目标为使得 PaO_2 高于 80 mmHg。如果有必要使用 PEEP，则已证明最高 15 cm H_2O 的 PEEP 能在不增加颅内压和降低脑灌注的同时增加脑组织灌注和脑氧饱和度[19]。

镇静 TBI 患者应使用半衰期较短的药物（如丙

框 84.2　颅内高压治疗清单

1. 保持生理指标在正常范围内（血压、血碳酸、血氧、体温、血糖、血脂）
2. 头部位置（仰角 30 度）；避免头部转动
3. CPP 60～70 mmHg；应避免大量液体治疗或使用高剂量血管收缩药
4. 保持血碳酸正常（$PaCO_2$ = 35～40 mmHg）；如果 ICP > 20～25 mmHg，则短暂过度换气（$PaCO_2$ = 30～35 mmHg）
5. 提供足够的镇静作用
6. 如果可探测到脑室，则进行 CSF 引流
7. 考虑甘露醇或高渗盐水治疗
8. 考虑巴比妥治疗（在 EEG 监测下）
9. 发热控制

CPP，脑灌注压；CSF，脑脊髓液；EEG，脑电图；ICP，颅内压；$PaCO_2$，动脉二氧化碳分压

泊酚）镇静，以利于每日检查其神经系统状况。同时应注意对患者进行丙泊酚输注综合征的筛查，当使用大剂量丙泊酚数天后可能会发生[125]。大部分巴比妥类药物和苯二氮䓬类的半衰期较长，因此不太适用。也可以使用小剂量吸入麻醉药。在较高浓度下，挥发性麻醉剂具有直接的血管舒张作用，可增加 CBV，进而升高 ICP。TBI 患者禁用氯胺酮，因为有引起颅内高压的风险，但在插管和机械通气患者中，氯胺酮对 ICP 无不良影响[126]。氯胺酮具有多种有益作用，例如减少了追加血管加压药和麻醉药的需求，促进肠蠕动和支气管扩张[127]。麻醉药，如舒芬太尼、芬太尼和瑞芬太尼，在保持 MAP 稳定的情况下，对 ICP 都没有负面影响。肌肉松弛剂可用于 TBI 患者，琥珀胆碱可能除外，因其可能会导致 ICP 升高。严重 TBI 患者不应使用 N_2O 和依托咪酯。

其他干预 对于 TBI 患者，建议在 TBI 后的第五天到第七天进行肠内营养以达到基础能量需求[24]。应尽快开始使用经胃空肠导管进行肠内营养[128-130]。早期气管切开可以促进患者的脱机并减少机械通气天数，但是没有证据表明它可以降低死亡率或院内肺炎的发生率。高达 25% 仅有 TBI 的患者发展为深静脉血栓形成（deep vein thrombosis，DVT），并有发生肺栓塞的风险[131]。尽管颅内出血扩大的风险会增加，低分子量肝素或低剂量普通肝素仍应与活动预防结合使用[24]。Parkland 协议将患者自发性出血进展分为不同风险组，可帮助评估开始 DVT 预防的最佳时机[132]。苯妥英可以降低创伤后早期癫痫发作（在 TBI 后的第一周内）的发生率[24]。由于这些早期的创伤后癫痫发作并不影响预后，因此这种预防不是必需的。而创伤后迟发性癫痫发作则不易受到预防性干预的影响。

脊髓损伤

在高达 5% 的所有重大外伤病例中，脊髓损伤，其中约 14% 的患者遭受不稳定的脊柱损伤的伤害[133]。美国脊髓损伤协会（The American Spinal Injury Association，ASIA）将 SCI 分为五类，其中 ASIA A 代表完全的损伤，而 ASIA E 代表正常的感觉和运动功能（表 84.10）。脊髓表面减压应在脊髓损伤（spinal cord injury，SCI）后 24 小时内进行，并与神经功能改善相关[134-135]。

SCI 损害交感神经向心脏及脉管系统的传出，导致迷走神经张力相对升高，引起全身性低血压和心动过缓，通常被称为神经性休克[136]。高于 T7 的损伤有 85% 发生严重心血管功能紊乱的风险[137]。为避免 SCI

表 84.10　ASIA 脊柱损伤的分类

分级	临床表现
A 级	（完全性损伤）在脊髓损伤神经平面以下，包括骶段 S4 ~ S5 区无任何运动及感觉功能保留
B 级	（不完全性损伤）在脊髓损伤神经平面以下，包括骶段 S4 ~ S5 区有感觉功能保留，但无任何运动功能保留
C 级	（不完全性损伤）在脊髓损伤神经平面以下有运动功能保留，但脊髓损伤神经平面以下有一半以上的关键肌肌力小于 3 级（0 ~ 2 级）
D 级	（不完全性损伤）在脊髓损伤神经平面以下有运动功能保留，且脊髓损伤神经平面以下至少有一半的关键肌肌力等于或大于 3 级
E 级	（正常）感觉和运动功能正常

后继发性损伤，在损伤后的前 7 天，应使用液体和血管加压药物将 MAP 保持在 85 ~ 90 mmHg 以上[138-139]。应通过心输出量监测设备监测液体治疗，并应避免使用低渗溶液，例如 5% 葡萄糖溶液、乳酸林格氏液和 0.45% 氯化钠，因为它们会加重脊髓水肿。血管升压类药物应该是变力、变时和血管收缩性的，如 α_1 和 β_1 激动剂（多巴胺，去甲肾上腺素）。多巴酚丁胺由于其 β_2 受体激活和血管舒张作用而通常没有应用指征。在出现威胁生命的心动过缓的情况下，可以考虑放置心脏起搏器[140]。

是否需要通气支持取决于受伤程度。辅助呼吸的肌肉是膈（膈神经，C3-5）、肋间肌（胸神经）和辅助肌肉，包括胸锁乳突肌（颅神经 11）和斜角肌（颈神经丛）。即使在 C5 以下受伤，继发于腹部和肋间麻痹的呼吸衰竭仍可能发生，因为这些肌肉显著提高了膈收缩的效率。创伤性交感神经切除术还导致肠麻痹，随后导致腹胀，这进一步使得已经受损的膈功能恶化。在伴有完全的颈椎 SCI 中，继发于功能残气量突然丧失和胸锁乳突肌无法稳定胸壁的急性呼吸衰竭是常见的。由于 SCI 后缺氧会导致不良结局，因此应尽快对出现呼吸功能不全的患者进行气管插管。脱机应尽早开始，如果情况复杂，则应进行气管切开术以减少机械通气天数，减少镇静的需要并促进排痰。

下肢血流量随着动、静脉短路的增加而减少。这与血栓栓塞性疾病的高发有关，建议在受伤后 72 小时内尽早预防静脉血栓栓塞。但下腔静脉滤器并不适合用于预防[138]。

已经对许多药物的潜在神经保护作用进行了研究；但是，在前瞻性、随机、多中心研究中，SCI 后大剂量甲基强的松龙、单唾液酸四己糖基神经节苷脂（GM-1）、利鲁唑、成纤维细胞生长因子、米诺环素或镁的使用并未能改善预后[141]。SCI 后早期的轻度低温在临床研究中显示出一些令人鼓舞的结果。但是，必须通过前瞻性、随机，多中心研究对其进行验证[142]。

脑血管疾病

脑血管疾病是全球死亡和致残的主要原因[143]。尽管临床表现和结局变化很大，但初始治疗通常需要重症监护复苏。缺血性卒中是卒中亚型中最常见的类型（80% ~ 90%），并且在术后 ICU 治疗中所占比例越来越大。出血性卒中占剩余卒中的 10% ~ 20%，但在 ICU 中通常是最复杂的且住院时间最长、发病率和死亡率最高的类型[144]。以下各节将概述 SAH、缺血性卒中和脑出血（intracerebral hemorrhage，ICH）最常见的重症监护管理问题。

蛛网膜下腔出血

蛛网膜下腔出血（subarachnoid hemorrhage，SAH）是一种神经系统紧急情况，需要重症监护治疗。SAH 占全世界所有卒中的不到 5%，但其与严重的发病率和死亡率有关。大多数 SAH 病例起源于动脉瘤（aSAH）。每 100 000 人每年 aSAH 的发病率因种族和地理位置而异——发病率最低的是中国（2），其次是中美洲和南美洲（4.2），美国（8 ~ 15），最高的是芬兰和日本（19 ~ 23）[145-146]。女性的风险比男性高 1.24 倍，与白种人相比，黑种人和西班牙裔美国人的发病率更高。大多数动脉瘤发生在 40 ~ 60 岁之间，平均年龄为 55 岁[145]。aSAH 的危险因素包括吸烟、高血压、重度酗酒、使用拟交感神经药，SAH 的家族病史，及有 aSAH 的既往史[147]。10% ~ 15% 的患者在住院前即死亡，而 25% 的患者将在入院后第一个 48 小时内死亡。原发出血通常是主要的死亡原因，其次是再出血造成的死亡[148]。近几十年来，随着血管内治疗、显微外科技术和 ICU 治疗水平的提高，病死率从 50% 持续下降至 33%[149]。

早期脑损伤

神经系统异常程度和出血量是 SAH 发生后临床结局和并发症的最强预测指标。Hunt 和 Hess 评分系统以及世界神经外科医师联盟评分（World Federation of Neurological Surgeons Scale，WFNSS）使用最为广泛（表 84.3 和 表 84.4），WFNSS、Hunt 和 Hess 评分越高则临床预后越差[41-42]。急性出血后的最初 72 小时内，早期脑损伤涉及多种机制，例如短暂性整体缺血、颅内压升高和 SAH 毒性。随后对 CBF，微循环

改变、脑水肿和交感神经的影响可导致神经和全身性并发症[150-151]。在此期间，血压和氧合的紧急治疗以及预防早期并发症（如再出血，急性脑积水和 ICP 升高）至关重要。理想情况下，应在配备专门的神经重症监护病房的大型医院中对患者进行救治[152]。

再出血 再出血是一种严重的并发症，可显著恶化预后并增加死亡率，最高可达 70%[153]。再出血的风险在初次出血后的头 24 小时内最高（4% ~ 15%），在接下来的 2 ~ 4 周内仍然升高（每天 1% ~ 2%），然后在最初的 6 个月后最终每年下降到 2% ~ 4%[154-156]。为降低再出血的风险，指南建议通过手术夹闭或血管内栓塞术治疗破裂的动脉瘤，且在症状发作后的头 24 小时内最好[157-159]。自国际蛛网膜下腔动脉瘤试验（the International Subarachnoid Aneurysm Trial）发布以来，当动脉瘤的位置、大小和形态适宜时，建议采用血管内栓塞术。一些动脉瘤可能更适合采用手术夹闭。无论选择哪种治疗方式，治疗动脉瘤破裂的时间都不应拖延[160-161]。当动脉瘤夹闭术或血管内栓塞术未能及时实施时，则建议短期（少于 72 小时）用抗纤维蛋白溶解剂（氨基己酸或氨甲环酸）治疗。此外，可以考虑预防癫痫发作，直到动脉瘤得到治疗并控制血压达到正常值为止[158, 162-163]。

急性脑积水 SAH 后 25% ~ 30% 的患者会发生急性脑积水，紧急脑室引流术可能会挽救生命[164]。脑积水患者会发展为进行性恶化，导致木僵和昏迷，以及更细微的临床症状，如凝视麻痹、瞳孔功能障碍和认知减慢。头部 CT 显示室性扩张可以诊断并有助于早期的脑室造口引流术。SAH 后的脑水肿可能是由于血液制品阻塞 CSF 流出或由于蛛网膜颗粒导致 CSF 吸收受损所致[165]。当大多数患者不再需要外部引流并且 ICP 已稳定时，应去除脑室引流管。一些患者会出现迟发性脑积水（发病后 3 ~ 21 天），而 20% 的患者需要行脑室腹膜（ventriculoperitoneal，VP）分流术来治疗慢性脑积水[157]。

神经源性心脏和肺部疾病 SAH 后，心脏和肺部疾病很常见，被认为是儿茶酚胺水平和交感神经张力升高的继发性疾病[166-167]。SAH 后明显的自主神经系统紊乱可导致心电图改变并导致心肌功能障碍。短暂性 ECG 异常包括窦性心动过速、峰值 T 波、T 波倒置和 QT 延长及 ST 段压低或升高[168]。虽然心电图改变很常见，但似乎与预后无关[169]。

但是，心脏功能障碍可能对 SAH 后的治疗产生重大影响。多达 8% 的 SAH 患者存在超声心动图的

异常。严重的 SAH 患者可出现突然的低氧血症和心源性休克，伴或不伴肺水肿。这种神经源性心肌病可导致严重的心脏收缩能力受限，然而这一过程是可逆的，并且恢复良好。SAH 患者的超声心动图变化与应激性心肌病相似，也是由交感神经过度兴奋引起的急性短暂性功能障碍[170]。有研究提示心肌顿抑的患者存在肾上腺素受体的多态性。不同的受体基因型对儿茶酚胺的敏感性增加，心肌损伤和功能障碍的风险增加 3 ～ 4.8 倍[171]。

急性 SAH 后约 30% 的患者肌钙蛋白水平通常升高。血清水平高与出血增加、血液动力学波动和预后不良有关[172]。肌钙蛋白的释放可代表患有动脉粥样硬化性心脏病或神经源性损伤引起的"心肌渗漏"的心脏缺血[172]。

心脏功能障碍可能会使迟发性脑缺血（delayed cerebral ischemia，DCI）和 ICP 升高的治疗复杂化并受到限制。框 84.3 基于综合共识指南，给出了一种典型的心血管治疗策略[157-158]。

肺损伤是 SAH 后的常见并发症，近 17% 的患者发展为包括 ARDS 在内的严重肺功能障碍，这与神经系统预后不良相关[173]。除了获得性呼吸道感染外，常见于行机械通气的 ICU 患者，由肺血管系统通透性增加引起的神经源性肺水肿可单独发生或与神经源性心脏疾病同时发生[174]。

继发性脑损伤

迟发性脑缺血（delayed cerebral ischemia，DCI）
DCI 是 SAH 的最严重并发症之一，且与更差的预后相关。尽管 DCI 的确切机制仍不清楚，但已研究了脑血

框 84.3　蛛网膜下腔出血的心血管治疗策略建议

一般性
1. 不稳定型动脉瘤的高血压管理（收缩压＜ 140 mmHg）
2. 预防性维持血容量；预防性高血容量没有作用。
3. 应用尼莫地平。

心血管不稳定时
1. 血压和心输出量的调整需保证动脉瘤的安全
2. ECG 如果异常（QTc 延长、ST 段改变）：检查肌钙蛋白。如果肌钙蛋白升高：进行超声心动图检查。
3. 如果怀疑有任何血流动力学异常或心力衰竭，进行超声心动图检查。
4. 监测心输出量。
5. 选择提高心输出量和血压的升压药。
6. 尽早考虑治疗动脉瘤。
7. 为单纯的室壁运动受限和肌钙蛋白不断上升储备冠状动脉介入导管（如果可能的话先考虑）。
8. 迟发性脑缺血：使用等量用量 / 轻度高血容量和升压药治疗，监测心输出量；随着注试验建议调整目标。
9. 输血：维持血细胞比容＞ 25%。

ECG，心电图

管痉挛以外的多种潜在原因，包括微循环功能障碍、微血栓形成、皮层扩散去极化和神经炎症[175-176]。大约三分之一的患者会在发病后 3 ～ 5 天出现 DCI 症状，峰值频率在 5 ～ 7 天之间，一般会在 2 ～ 4 周内逐渐减轻。尽管只有 30% ～ 40% 的患者会出现症状，但百分之七十的患者血管造影会出现血管痉挛。此外，并非所有 DCI 患者都有血管痉挛的证据，提示存在非依赖血管痉挛性机制[177]。

脑血管痉挛仍然被认为是 DCI 的病因，并且通常是治疗干预的目标。蛛网膜下腔存在大量血液的患者发生血管痉挛的风险较高。目前临床开发了诸如 Hijdra 总评分和 Fisher 评分之类的影像学工具来预测血管痉挛（表 84.8）[104, 178]。改良的 Fisher 评分最常用于临床预测血管痉挛的风险（表 84.9）[179]，改良的 Fisher 评分 4 级的患者观察到的血管痉挛发生率最高[180]。进行一系列临床检查和使用影像学手段（如经颅多普勒、CT 灌注法和脑血管造影）可加强血管痉挛的监测。

DCI 的临床治疗着重于体液容量正常，而不是体液容量过多，进而通过血管加压药增加动脉血压[181]。不再建议使用"三联 - H 治疗"，即"高血压，高血容量，血液稀释"，因为在随机对照试验和 meta 分析中几乎没有证据显示有益和可能的危害[182]。在 DCI 情况下通过输血增加氧气输送是有争议的，需要权衡输血的有害影响，需要一项前瞻性研究来确定。内皮素拮抗剂和他汀类药物的试验进一步证明了血管痉挛和临床结局之间没有相关性，因为尽管血管痉挛的发生率有所降低，但两种药物均未显示出任何效果[183]。

诊断后 21 天应尽快对所有患者开始尼莫地平治疗。关于尼莫地平使用的研究提供了 SAH 中随机对照试验的唯一 I 级证据，该证据表明缺血的发生率有所降低，而对血管造影血管痉挛没有任何明显影响[184-187]。

对于药物治疗无效的 DCI 患者，可以考虑使用血管内治疗[188-189]。机械性血管球囊扩张术（血管成形术）可为涉及较大动脉的血管痉挛提供有效治疗[190-191]。动脉内注射血管舒张剂，最常见的是钙通道阻滞剂，如尼卡地平和维拉帕米，可在较小口径的血管中起效，但受其作用的短暂性（＜ 24 小时）限制[192]。

低钠血症　在 30% ～ 40% 的 SAH 患者中观察到低钠血症，最常见的原因是脑性盐耗综合征（cerebral salt-wasting syndrome，CSWS）或抗利尿激素分泌失调综合征（syndrome of inappropriate secretion of antidiuretic hormone，SIADH）的结果[193]。由于这两种情况具有不同的病理生理学机制，因此正确的诊断和处理低钠血症很重要，尤其当它伴发于 DCI 并可能导致不良的

临床结局时。在 CSWS 中，尽管持续的低钠血症和血容量不足，但钠仍会主动从体内高浓度地排泄出来，并伴有利尿作用[194]。CSWS 的治疗是用等渗或高渗盐水代替钠以恢复容量不足。如果利尿活跃且不能维持足够的液体平衡，则考虑使用氟氢可的松[157-158]。SIADH 患者通常属于高血容量性患者，应接受液体限制治疗以恢复血容量和抑制抗利尿激素（ADH）的释放[195]。图 84.7 提出了一种解决诊断不明确的方法。

缺血性卒中

卒中是美国的第五大死亡原因，也是全球的第二大死亡原因，占全世界死亡人数的近 12%，而低收入国家的死亡率要高得多。尽管在美国死亡率下降了，但是卒中仍然是致残的主要来源[196-197]。

急性缺血性卒中（acute ischemic stroke，AIS）日益成为一种可治疗的神经系统紧急情况。当大脑的氧供和营养缺乏到一定程度，并持续一定时间后会导致神经组织中的细胞死亡，从而导致缺血性梗死。在无法逆转的缺血性损伤之前，诸如侧脑流和残余灌注血流使脑组织发生梗死时间延长，形成缺血半影带，这是有可能挽救的，因此有机会积极进行血栓溶解和器械性血栓清除术等血运重建治疗。当前指南建议在 4.5 小时内推荐静脉溶栓剂，在症状发作 6 小时内符合条件的患者可以使用现代血栓切除设备对闭塞的大血管行血栓清除术[198-200]。使用当前的灌注成像设备，卒中发作后扩大的时间窗内的栓子清除术对某些患者显示出疗效[201]。在更长的时间内，椎基底动脉闭塞

也可能受益于最新的技术[202]。

AIS 的成功治疗不仅限于紧急治疗，还可以重新灌注和恢复受威胁的脑组织。重症监护病房需要持续进行治疗，以维持足够的 CBF 以保护缺血半影带，并解决对缺血性脑组织产生不利影响的因素，例如发烧和血糖异常。尽早处理 AIS 的潜在并发症，包括梗死后脑水肿、血流变化、再灌注损伤，这对于改善患者预后至关重要。

AIS 后低血压并不常见，但需要积极的治疗。据报道基线血压低于 100/70 mmHg 时神经功能恶化，预后不良和死亡率增加[203]。动脉低血压的常见原因包括血容量不足、失血、心输出量减少、心肌梗死和心律不齐。已经详细描述了神经心源性损伤，尤其是累及右侧脑岛，可能导致心电图改变和危及生命的心律失常[204-205]。与 AIS 相关的最常见的心律不齐是房颤[206]。建议至少在卒中后的头 24 小时进行心脏监测，如果有心力衰竭症状的证据，则应另外行心脏功能监测。

在急性情况下，不应积极治疗升高的血压，因为降低血压的潜在风险可能会威胁半影带的灌注并加剧脑缺血。并发症（如高血压脑病，主动脉夹层和急性器官衰竭）可能需要紧急降压治疗。在某些临床情况下，如果血压超过 220/120 mmHg，应谨慎降低 15%。由于溶栓会引起出血性转化，因此在治疗前应将血压降至或低于 185/110 mmHg，并保持在小于或等于 180/105 mmHg 至少 24 小时。在进行血运重建手术（例如动脉内溶栓和栓塞清除术）后，建议达到相似的血压控制目标[198]。

缺氧也会加剧缺血性损伤。AIS 后最常见的是气

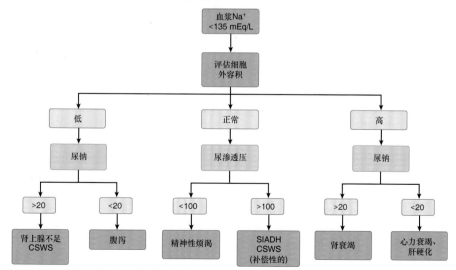

图 84.7　神经外科患者低钠血症的鉴别诊断步骤。CSWS，脑性盐耗综合征；SIADH，抗利尿激素分泌失调综合征

道控制不良、通气不足和吸入性肺炎。昏迷或昏睡患者应评估患者的气道，并考虑进行气管插管。此外，脑干受累的患者可能有误吸的高风险。尽管插管和机械通气与预后不良和死亡率增加有关，但应考虑预防缺氧和吸入性肺炎[198]。

AIS 后患者检查的变化可能表明有出血并发症、脑灌注过多或脑水肿，提示应进行紧急的 CT 平扫检查。溶栓性出血应紧急给予冷沉淀治疗。纤溶酶原激活剂给药后需要监测的其他罕见事件包括变应性反应，如过敏反应和血管性水肿[207-208]。应注意任何系统性出血的迹象，例如下腹痛，这可能表示栓子清除术后腹膜后出血。脑过度灌注是罕见的，但也可能引起血运重建后脑血流突然迅速增加而引起的神经系统症状。如果严重，患者可能会出现头痛、癫痫发作、意识混乱，及潜在的致命性脑水肿和颅内出血。疑似高灌注综合征患者应监测和降低血压[209]。

脑水肿通常发生在 AIS 后的前 3～5 天，并在 2 周内消退。发生严重脑水肿的总体风险较低，但往往发生于颈总动脉远端或 MCA 闭塞并伴有完整的 MCA 梗死。一小部分患者可出现早期（24 小时内）恶性脑水肿并伴有脑疝的迹象，这与 AIS 术后死亡率最高有关。颅后窝卒中还与脑水肿引起的快速神经系统恶化有关。小脑梗死可能产生局部水肿，导致急性脑积水并伴有脑干受压，从而导致快速昏迷和突然的呼吸衰竭。使用甘露醇和高渗盐水行高渗治疗以及短期的过度通气治疗可能会有所帮助。外科手术干预包括通过脑室外引流和减压颅骨切除术治疗脑积水。早期枕骨下颅骨切除术可挽救生命，并具有良好的临床效果[210]。前循环卒中的半颅切除术仍存在争议。在选定的患者中，尽早进行治疗可能会更好。基于欧洲的随机实验，早期减压颅骨切除术可有效降低幸存者的死亡率并改善其临床结局[211-212]。

由认证的卒中中心提供的标准化和系统的卒中治疗方法已被证明可以改善治疗效果。针对所有卒中患者的既定协议，包括其 ICU 护理，不仅对紧急护理提供了更统一的管理，而且对支持性医疗护理（如血糖控制，深静脉血栓形成的预防，营养和早期康复）进行了更统一的治疗[213]。

颅内出血

颅内出血（intracerebral hemorrhage，ICH）的总发病率为每年 100 000 人中有 24.6 例，病死率很高，尤其是在低收入国家[214-215]。当与诸如高血压、烟草、乙醇和药物滥用、抗血栓药物、潜在的凝血病和淀粉样血管病（尤其是大叶出血）等危险因素相关时，非创伤性 ICH 通常被归为自发性或原发性。ICH 也可能由继发性原因引起，例如动脉瘤破裂、血管畸形破裂、缺血性卒中转变或肿瘤。广泛的鉴别诊断可以通过 CT 血管造影和评估病理生理效果，并结合临床症状的辅助定位迅速得到完善。可能需要进行血管造影以进一步明确任何潜在的血管源，例如动脉瘤、动静脉畸形或硬脑膜瘘。

通过减少再出血，治疗低氧血症、高碳酸血症或脑水肿等，对于避免继发性损伤很重要。初期治疗主要针对气道和循环，应控制动脉血压和早期逆转凝血病，以减少 ICH 范围扩大和再出血的风险[215-216]。如果 ICH 位于颅后窝或中脑，应考虑插入脑室引流和早期手术减压，以减少脑积水和脑干受压的风险。在这些区域有病变的患者容易出现气道和呼吸系统问题，可能需要早期气管插管以保护其气道并防止误吸。进行 NIH 脑卒中量表和 GCS 等临床严重程度评分与每小时神经系统评估的结合使用，可以检测出早期的临床恶化，从而促进影像学的重复检查以及对脑水肿或血肿扩大的积极治疗。容量状态和钠浓度对需要高渗治疗的脑水肿患者至关重要[216]。使用经过验证的预后评分（例如，ICH 死亡率评分和 FUNC 功能独立性评分）是医生可以用来交流治疗目标的其他工具[217-218]。

ICH 后的高血压很常见，并伴有血肿量增加和预后不良。根据积极血压管理的随机对照试验，将 SBP 降低至 120～140 mmHg 范围是安全的，但与将 SBP 降低至 140～160 mmHg 相比没有改善结局，这被写进了美国心脏协会指南中[215, 219-221]。如果最初的 CT 或 MRI 表现提示动脉瘤或动静脉畸形，则应注意限制血压以减少再出血的风险。附加的 ICP 监测功能可以设置 CPP 目标，并为系统的血压管理提供了更符合生理的方法。

凝血病会增加 ICH 的严重程度，并伴有明显的血肿扩大。紧急治疗应能快速逆转凝血功能障碍[222]。在维生素 K 拮抗剂的治疗中，提倡使用凝血酶原复合物浓缩（prothrombin complex concentrates，PCCs）。在 PCC 的一项前瞻性随机试验中，与新鲜冷冻血浆（FFP）相比，PCCs 具有更快速的国际标准化比率校正、降低血肿扩大和死亡率的特点[223]。血栓形成的并发症无明显差异，PCCs 避免了血容量过多和与 FFP 相关的输血反应。在近期有已知血栓事件的患者中，应谨慎使用 PCCs。随着新型口服抗凝剂（NOAC）的使用增加，对于 NOAC 相关性 ICH 的快速逆转药物的需求日益增长。艾达司珠单抗是一种单克隆抗体，可以与达比加群结合并在威胁生命的出血情况下快速纠正凝血功能障碍。FDA 最近批准了安德利特 α 用于逆转 Xa 因子抑制剂[222]。在接受抗血小板治疗的 ICH 患者中，输注血小板以减少血肿扩大的风险和改善结局的争议更大。在非手术 ICH 人群中，与标准药物治疗相比，在 6 小时内进行的血小板输注的一项前瞻性随机研究中，结果显示输血没有益处，并且死亡率增加和残疾率更高[224]。手术之前的血小板输注尚未得到很好的研究。

其他神经保护策略尚未得到证实。与 SAH 不同，尼莫地平在 ICH 中没有确定的作用。皮质类固醇效果也未明确。当他汀类药物持续用于当前患者时，他汀类药物在 ICH 中可能会有益处。然而，尚未证明在急性 ICH 中使用他汀类药物是有益的。长期使用他汀类药物和反复出血风险增加也引起争议[215, 225]。新型药物，如铁螯合剂、去铁胺，目前正在临床试验中。手术血肿清除的大型试验未能显示出益处[226]。但是，对于患有小脑出血和脑干受压的患者或表现出急性神经系统恶化或阻塞性脑积水的患者，可能需要进行手术治疗[215]。一项随机对照试验显示，在脑室内出血中使用溶栓剂可改善死亡率，但不能改善功能结局[227]。有数项正在进行的试验测试无须手术切除血肿的减压手术、微创外科手术、溶栓后导管血肿抽吸（3 期试验），及新型内镜设备的益处。

癫痫持续状态

癫痫持续状态是一种医学和神经系统紧急情况，其发病率和死亡率均较高。这种情况被定义为连续发作或快速连续发作，期间没有恢复期，或更严格地说，发作至少持续 30 分钟以上，这种情况会影响儿童和成人，估计全球每年的发病率为每 100 000 人 12.6 例[228]。尽管所有类型的癫痫发作都可能表现为癫痫状态，但主要有两种分类：惊厥（通常为一般性强直性阵挛性活动）和非惊厥。此外，精神性的或非癫痫性发作可类似癫痫持续状态，并表现出其自身特殊的诊断挑战性[229]。如果没有其他有关昏迷状态的解释，则可以对危重的昏迷患者行脑电图检查。

任何对大脑皮质影响较大的损伤均可诱发癫痫的发作，包括血管性、传染性、机械性、代谢性或中毒性等因素。器质性疾病或一些合并症（如戒酒）能使癫痫发作的阈值下降，这时，即使是轻度的损伤也可能诱发癫痫状态。鉴于先前概述的重点是避免和终止对大脑的二次打击，因此癫痫持续状态的治疗重点在于紧急稳定、癫痫发作的快速控制，及时查明和治疗潜在的病因。管理指南业已发布[230]。在治疗的前 5 分钟内，最初的目标是稳定患者的气道、呼吸和循环，并迅速评估任何可能的神经功能障碍。后续的治疗阶段集中在癫痫发作终止和预防复发上。应当在头 5 ～ 10 分钟内及时治疗癫痫发作，因为持续超过 5 分钟的癫痫发作很难自发停止。推荐的药物包括咪达唑仑、劳拉西泮和地西泮。如果癫痫发作持续存在，则第二阶段的治疗包括负荷剂量的抗惊厥药，例如磷苯妥英、丙戊酸、左乙拉西坦或苯巴比妥（如果没有其他药物）。持续发作超过 40 分钟后进行第三阶段疗法，包括重复二线药物或改用麻醉剂量的硫喷妥钠、咪达唑仑、戊巴比妥或丙泊酚。这种方法可能需要插管和机械通气。应避免使用长效肌松剂，因为担心掩盖正在进行或复发的癫痫状态。强烈推荐进行连续脑电图监测。对于难以治疗的患者，已有其他治疗成功的方法案例，例如吸入麻醉药和电惊厥疗法，但缺乏支持其常规使用的证据[231-232]。

癫痫持续状态还与许多系统性并发症有关，这些并发症可能直接与神经损伤或治疗有关。早期处理急性低氧性呼吸衰竭和相关的酸碱失衡可以预防继发性伤害。血糖异常的治疗以及感染的早期发现和治疗也可以预防癫痫发作的复发。癫痫发作治疗时心脏毒性引起的心肌抑制可能需要额外的心脏监测和血管升压支持。抽搐时间长的患者应监测外伤、横纹肌溶解和肾功能不全。许多抗癫痫药会导致肠梗阻、运动能力减退和潜在的肠缺血[233]。

神经肌肉疾病

涉及肌肉、神经和神经肌肉接头的神经肌肉疾病可能会给 ICU 的麻醉科医生带来独特的挑战。我们将回顾可能需要重症监护管理的两种常见疾病。

吉兰-巴雷综合征

吉兰-巴雷综合征（Guillain-Barré syndrome，GBS）是急性、严重神经病的常见原因，全世界每年 100 000 人口有 1 ～ 2 人发病。其发病率随着年龄增长而增加，在男性中更为普遍。由于包括呼吸衰竭在内的相关并发症，GBS 是入住重症监护治疗病房最常见的神经系统疾病之一。尽管 GBS 总体死亡率较低（6.9%），但死亡率随着机械通气的增加而增加（14.3%）。这些患者在入 ICU 之前心跳呼吸骤停的发生率更高，在 ICU 住院时间更长以及病情评分更严重[234-236]。

该综合征可并发多重病症，包括急性炎症性脱髓鞘性多发性神经病（acute inflammatory demyelinating polyneuropathy，AIDP）、急性运动轴索性神经病（acute motor axonal neuropathy，AMAN）、急性运动-感觉轴

索性神经病（acute motor-sensory axonal neuropathy，AMSAN）和 Miller-Fisher 综合征（Miller-Fisher syndrome，MFS）。GBS 的经典且最常见的病症是 AIDP，通常表现为相对对称的上行的肌无力，可逐渐导致严重的弛缓性麻痹和呼吸衰竭，影响到 20% ~ 30% 的患者。超过一半的患者近期有细菌或病毒感染史。空肠弯曲杆菌是最常被检出的病原体，常同时伴有巨细胞病毒、EB 病毒和单纯疱疹病毒感染[237]。区域差异与传染病的高发生率有关，包括最近与 Zika 病毒和 chikungunya 病毒流行有关[238]。GBS 还可能显示感觉和自主功能特征，具体取决于亚型以及发作和消退速度的变化。AMAN 变异类型通常与空肠弯曲杆菌感染有关，严重的肢体无力与针对 GM1 和 GD1a 神经节苷脂的自身免疫抗体反应有关。同样，MFS 变异类型，抗 GQ1b 抗体会引起影响颅神经的症状，导致眼肌麻痹、共济失调和发射消失的临床三联征[235]。

通常，先前的感染或其他免疫反应会触发周围神经和脊神经根的自身免疫反应。暴露后 1 ~ 2 周内，症状发展会持续几天，并在 2 ~ 4 周达到高峰，此后变得平稳。在大约 5% 的患者中，GBS 进展更快，在症状发作后 72 小时内即出现最大的功能丧失。在第 4 周时，大多数患者已发展到症状极限，并在此后不久开始改善。然而，根据神经损伤程度，康复可能会持续数月至数年[239-240]。

检查应包括心电图、CSF 蛋白（用于非细胞型蛋白升高）、电生理研究（轴突变性与较差的恢复相关）、抗体状态或筛查可能的病原体，及预后。GM1 抗体与病情恶化相关[240]。

通气功能障碍是患者入住 ICU 的主要原因，用力肺活量小于 20 ml/kg 是提示需要密切观察的敏感指标，小于 15 ml/kg 并伴有最大吸气压力（MIP）低于 −30 cm H_2O 则提示可能需要气管插管，这时患者可出现疲劳和通气不足。由于高碳酸血症症状出现较晚，因此一般不用它来判断病情。Erasmus GBS 呼吸功能不全评分（Erasmus GBS Respiratory Insufficiency Score，EGRIS）是一种经过验证的工具，可根据衰弱的严重程度、症状出现的时机和延髓症状来预测哪些患者可以从早期入 ICU 治疗中受益[241]。同样，在症状较轻且有快速改善迹象的年轻患者中成功预测脱机时机。对明确病程较长的呼吸衰竭患者宜尽早行气管切开术[242]。

多达 20% 的患者可出现自主神经系统异常，这也是并发症的常见诱因 / 发病的来源[240]。对于患有自主神经系统异常，可能导致心律不齐、血压不稳、出汗失控、体温异常、肠梗阻和膀胱功能障碍的 GBS 患者，应考虑进行对 ICU 水平的监测。

ICU 的支持性治疗对于患者结局很重要，包括预防 DVT、早期活动和康复、营养，及社会心理支持。治疗上的具体挑战是传入阻滞性疼痛和精神抑郁症的问题。疼痛可能很严重，呈截断分布，使用抗惊厥类药物比阿片类镇痛药物更有效。这会导致经常能够观察到的抑制现象。行动不便、厌倦，或者忙碌的工作人员主动与认知正常的患者交流的能力有限，这常常使这种疼痛加剧[240]。

使用血浆置换术或静脉注射免疫球蛋白（IVIG）可以改善 GBS 症状并促进疾病恢复。两者之中并未发现哪种方法更优。但是，在治疗失败的情况下，许多医生会依次尝试这几种治疗方法。在急性呼吸衰竭患者中，免疫治疗结束后持续缺乏足部屈曲是延长机械通气时间的指标[243]。单独使用或联合免疫疗法均未显示干扰素或皮质类固醇的使用能改善预后，但目前正在临床试验中使用新型免疫调节药物[244]。

重症肌无力

影响神经肌肉接头的几种疾病，包括毒素和免疫介导的遗传综合征，都可能导致肌无力。重症肌无力（myasthenia gravis，MG）是这些疾病中最常见的。尽管大多数 MG 患者都有针对肌肉烟碱乙酰胆碱受体（AChR-Ab）的自身抗体，但有些患者仍具有针对肌肉特异性酪氨酸激酶（MuSK-Ab）或脂蛋白相关蛋白 4（LRP4）的自身抗体。肌无力本身与各种自身免疫疾病（例如甲状腺疾病、恶性贫血和类风湿关节炎）密切相关，并且与具有某些人类白细胞抗原类型的女性有关联[245-246]。

尽管 MG 是一种相对罕见的疾病（每年每百万人有 4 ~ 12 例的发病率，全球每年每百万人中 40 ~ 180 例的患病率），但与神经重症监护有关，因为患者可以在肌无力危象时出现肌肉功能的迅速恶化和呼吸衰竭。MG 是典型的自身免疫性疾病，多发于成年女性，平均年龄为 30 岁。男性发生年龄相对较晚，平均年龄超过 50 岁。免疫抑制和支持治疗的现代治疗方案已改善了预后，总体死亡率为 2.2% ~ 4.5%，包括近年 ICU 死亡率也有所降低，为 5.3%[247-248]。

肌无力危象可以随病情的逐渐进展而出现，或常由其他的因素而加剧。这可能包括感染、近期手术或中断免疫抑制剂治疗。许多药物可加重肌无力危象，包括氨基糖苷类药物、喹诺酮类药物、抗癫痫药（包括苯妥英钠）、钽类药物、β - 阻滞剂、钙拮抗剂、氯胺酮、利多卡因、神经肌肉阻滞剂和抗胆碱能药物[249]。

当出现呼吸肌、眼肌和延髓肌在内的各种肌无力时应考虑诊断 MG。诊断时通常要排除 GBS、脑干卒中、有机磷中毒和肉毒素中毒。检查应包括电生理检查（对血清阴性病例有帮助）、CSF 蛋白监测、依酚氯铵反应（较少使用），及针对 AChR、MUSK 和 LRP4 的自身抗体检测。自身抗体类型的亚型对于诊断和治疗越来越重要[245]。

典型的表现是呼吸肌或咽肌无力的急性恶化。应密切观察患者肌力衰竭的进展情况。用力肺活量低于 15 ml/kg 是气管插管的指征[250]。

使用乙酰胆碱酯酶抑制剂进行对症治疗通常是诊断性和治疗性的，平衡了改善肌无力和胆碱能刺激的副作用。另一主要治疗是免疫调节。通常，快速开始静脉注射免疫球蛋白或血浆置换可限制严重的全身症状的进展并避免真正的危象出现。皮质类固醇对长期免疫抑制有效，因为静脉注射免疫球蛋白和血浆置换疗效持续时间有限。单独使用皮质类固醇会在改善症状之前出现短暂的症状恶化，因此最好与血浆置换或静脉注射免疫球蛋白的同时使用或在血浆置换或静脉注射免疫球蛋白后立即使用。长期治疗通常需要逐渐减少小剂量泼尼松，并在必要时添加糖皮质激素备用免疫调节剂（硫唑嘌呤，霉酚酸酯，环孢霉素或他克莫司）。包括补体抑制在内的新型免疫抑制剂可能是新的治疗方法[251]。

中枢神经系统感染

脑膜炎和脑炎可能是危及生命的神经系统紧急情况，需要紧急治疗。脑膜和（或）脑部炎症可能有多种病因，其中以中枢神经系统感染最为常见，并具有较高的发病率和死亡率。早期识别和治疗，特别是细菌性脑膜炎和疱疹性脑炎，可以改善患者预后。中枢神经系统感染的全球负担对低收入国家有严重影响。对于细菌性脑膜炎，每年估计有 300 万例，其中低收入国家发病率最高可达每 100 000 人中 85 例，而高收入国家中每 100 000 人仅有 6 例[252]。

▌脑膜炎

脑膜炎是引起覆盖在中枢神经系统表面的软脑膜发炎的严重疾病。病原体在不同的患者人群中有所不同。社区感染通常是由肺炎链球菌、流感嗜血杆菌、李斯特菌、脑膜炎奈瑟菌和 B 族链球菌引起的。脑膜炎奈瑟菌在青少年中尤为常见。自从儿童疫苗接种计划问世以来，脑膜炎在高收入国家中已变得十分罕见，在 1 岁以下的儿童中发病率最高。在低收入国家，贫困和难以获得医疗保健导致感染率持续升高，报告的病原体存在地区差异。在美国，流感嗜血杆菌主要影响成年人，但其他致病菌往往会影响所有

年龄段。在世界范围内，肺炎链球菌和脑膜炎奈瑟菌是成人中最常见的病原体。病毒感染通常表现为亚急性。免疫功能低下的患者应考虑真菌性脑膜炎。与此相反，在神经外科手术患者中主要发生院内感染，特别是在使用脑室引流时，感染的病原体包括革兰氏阴性杆菌和葡萄球菌[253]。

初步评估应包括基本复苏、对 GCS 较低的患者应注意气道处理，及败血症评估。诊断特点表现为发热并伴有典型的颈项强直和精神状态改变；畏光、视乳头水肿和新发的癫痫较少见。皮疹是脑膜炎球菌感染的典型症状。检测应包括脑脊液细胞计数、蛋白质、葡萄糖、革兰氏染色和培养，但先前使用任何剂量的抗生素都可能降低敏感性，使用扩增的聚合酶链反应（PCR）可能能够识别样品中的少量 DNA。也可以考虑检测病毒 PCR、免疫球蛋白、真菌抗原和培养。如有可能应始终记录开放压力。只有当患者有颅内占位性病变、脑卒中、局部感染，近期有癫痫发作，或免疫功能低下等病史时，才推迟行腰椎穿刺而使用 CT 检查[254]。同样，有视乳头水肿、意识水平下降，或局灶性神经功能丧失的迹象也提示需要 CT 检查以避免腰穿引起脑疝形成。脑膜炎患者可出现脑水肿，并可导致精神状况急性恶化，ICP 监测可提示[255]。

应迅速开始治疗，只有在紧急取样作革兰染色和细菌培养时才能暂停治疗。如果革兰染色难以作出鉴别时，可使用第三代头孢菌素开始经验性的抗生素治疗（如头孢曲松或头孢噻肟），并联合万古霉素，直到获得细菌学和药敏试验结果。这种方法涵盖了许多社区获得性病原体，但应针对个别患者和其他潜在病原体制订个体化的方案。院内或与创伤相关的感染可能需要更广泛的抗生素覆盖范围。类固醇是细菌性脑膜炎有用的辅助用药，已显示可减少并发症但不能降低整体死亡率[256-257]。脑膜炎预后取决于患者因素、致病生物体的致病性，及开始有效治疗的时间。

▌脑炎

脑炎表现为发热、头痛和意识改变。可能也有谵妄、局灶性缺陷，及癫痫发作。混合性脑膜脑炎的患者可出现颈项强直，而单纯的脑炎患者多无此症状。伴随的特征表现是可能出现带状疱疹样的水泡疹（尽管没有小疱疹也不能排出带状疱疹的可能）、西尼罗河病典型的双侧麻痹、疑似流行性腮腺炎的腮腺炎，及狂犬样的活动亢进、恐水征和咽肌痉挛[253, 258]。

许多既非病毒性又非感染性因素引起的脑炎可能会混淆诊断，包括不断增多的自身免疫性脑炎、脉管

炎、系统性红斑狼疮、脑卒中、立克次体和寄生虫感染，及由药物引起的脑炎。仔细检查临床特征、病史和实验室数据是必要的。应抽取脑脊液做病毒 DNA 聚合酶链反应以及常规生化、培养和细胞计数等检查。MRI 造影剂可用于识别难以在 CT 上看到的脱髓鞘和水肿。血清学有助于诊断爱泼斯坦－巴尔病毒、腮腺炎和西尼罗河病，它们是脑炎的来源。如脑脊液 PCR 无效，推荐配对取样本以供随后的比较。脑活检被认为是金标准，但在 CSF PCR、培养和血清学被证明为阴性之后，脑活检已成为最后选择[259]。

单纯型 1 型疱疹感染如果不尽快治疗则预后很差，因此建议经验性静脉注射阿昔洛韦，直到排除疱疹感染为止。其他病毒病因学治疗主要是支持性的，包括呼吸道管理和癫痫发作处理[255]。西尼罗河和寨卡病毒等其他由蚊子传播的病毒感染在全球范围内也在增加。

病原体大部分仍未被发现，这时患者的预后往往取决于临床特征的分型，伴有顽固性惊厥和脑水肿的患者往往提示预后不良。而自限性的惊厥发作则提示可迅速恢复。在无法解释的脑膜炎和脑炎，高通量 DNA 测序技术的出现提高了检测病毒病原体和发现病毒的能力[260]。

神经外科术后监护

许多神经外科手术时间长，并且涉及对大脑的严重损伤。因此，术后进入 ICU 对于避免继发性损伤和监测术后并发症（如颅内出血，脑水肿或癫痫发作）非常有必要。开颅手术后 0.5% 的出血发生率与手术期间和术后血压升高相关（SBP > 160 mmHg；MAP > 110 mmHg），并且主要发生在最初 24 小时内[261]。

如果可能，应在手术后立即拔管，因为对清醒患者进行全面的临床和神经系统评估是发现颅骨切开术后并发症的最佳方法。手术时间极长，术前 GCS 低，颅后窝或靠近脑干的大手术或发生脑水肿的风险较高可能有例外。脑室内肿瘤患者术后并发症的发生率较高[262]。早期拔管结合紧密的神经系统监测是安全的，并且不需要常规的术后 CT 检查[263]。在手术后 1 小时内无法进行计划的拔管的患者，应立即进行 CT 检查，因为这些患者术后并发症的风险很高，并且可能需要紧急的神经外科手术干预[263]。

开颅手术后疼痛往往被低估并且由于担心通气不足而避免使用麻醉药品，这些可能增加 ICP[264]。因此，必须开始使用视觉模拟量表（VAS）对疼痛进行仔细评估，并使用非甾体类抗炎药和阿片类药物进行充分治疗。使用局部麻醉药行头皮阻滞也可减轻术后疼痛。

开颅手术后的患者术后恶心和呕吐的风险很高。由于恶心和呕吐令患者非常不舒服，并增加了再出血的风险，因此应使用选择性 5- 羟色胺拮抗剂（如昂丹司琼和格拉司琼）结合低剂量皮质类固醇的药物进行预防[265]。

开颅手术后长达 30 天，3% 的患者发生 DVT 和肺栓塞，术后第三天的发生率最高。在大多数情况下，可以在手术后 1 天开始进行肝素预防[266-267]。

脑死亡

脑死亡的诊断仍然是神经重症监护中最具挑战性和争议性的领域之一。医师必须对脑死亡宣告的原则进行充分的培训和理解，并能够不折不扣地应用它们而不会妥协（请参阅第 83 章）。

脑死亡标准最初依据的是 1986 年制定的哈佛标准，随后的修改内容包括允许将脑死亡的概念从包括脊髓在内的整个神经系统死亡中单独分离出来[268-269]。所有这些诊断均建立在对神经系统功能进行周密的临床检查基础之上，包括检查脑和颅神经对高碳酸血症、疼痛、光照、温度变化，及中耳姿态反射等不同刺激的反应；同时检测眨眼、咳嗽、呕吐等反射。神经系统功能障碍不可逆原因的机制应明确。应在患者全身氧合和灌注正常的情况下进行检查。诸如低温、代谢 / 内分泌紊乱和持续镇静或作用于神经肌肉的药物的混合因素应加以校正。其中一项测试应包括责任医生在场的情况下进行的适当的呼吸暂停试验，操作中 $PaCO_2$ 的变化范围应适当。如果出于任何原因不能以安全的方式或不能使负责的医生满意地完成任何检查，则应根据标准政策进行辅助检查。医院应具有经机构认证的方案，用于宣布脑死亡和进行任何辅助检查。此外，进行定期审查和质量改进至关重要。

适当的培训以及对行政和法律政策的了解至关重要，因为医院、地区和国家之间可能会有差异。关于成人和儿童病例的检查项目和检查人员的指南可能有所不同[270-271]。另外，医师资格可能会因神经内科、神经外科或神经重症监护方面的培训而有所不同。与脑死亡的诊断相比，更重要的也许是与医疗团队和患者家属进行沟通。

关于伦理的思考

神经重症监护病房经常遇到伦理问题（见第 8 章）。不幸的是，在许多患者和家庭不希望积极治疗的情况下，会发生重大的改变生命的死亡率[272]。对致力于治愈和挽救生命的医生而言，他们很难认同这样的观点。然而，西方文化的伦理价值核心就在于维护个体的自主性（以及无害、仁慈与公平的原则），这一原则已经扩展到了医疗决策的范畴。这可能会在医疗团队内部由于对治疗目标存在观念分歧，而导致决策和交流上的不愉快，患者和亲属也可能会有非常不同的想法。

下面的一些策略可能有助于避免或减轻这些困难：

- 对预后的评估应该建立在最佳的利用现有证据的基础之上。这可能包括在与家属沟通前，医疗团队成员内部应作好计划和讨论。即使是被请求的，也应避免随便发表个人意见。
- 团队内部的关系应该是开放和平等的，并充分尊重公开讨论的原则。这样可以避免对治疗目标和态度的误解，使得与家属的沟通更具有一致性，因为他们因发现治疗团队成员之间存在分歧而感到困扰。
- 如果能得到患者的事先声明则好处多多。神经

危重症监护病房应建立自己的收治协议，其中应包括要求所有具有自主意识的患者考虑表达出他们自己的态度或订立遗嘱。

- 如果可能，应定期与家属 / 患者沟通病情及预后判断，为他们提供一个消除误解的机会，并让家属能逐步了解可能预期出现的问题。
- 应在内部从制度上建立一套机制，以便及时提出问题并检讨自己的工作。如有医院伦理委员会则更加有利，他们能检查问题、促进学术性探讨，并帮助达成共识。
- 所有决策应有仔细和完整的记录。
- 对限制或取消治疗的医嘱应有明确的书面记录，并尽可能符合医院的规章制度。

在其他重要领域亦可能发生冲突，本文中不可能一一列举，但读者可就下列问题展开思考：

- 有关脑死亡患者和无心搏患者器官捐赠的问题（图 84.8）

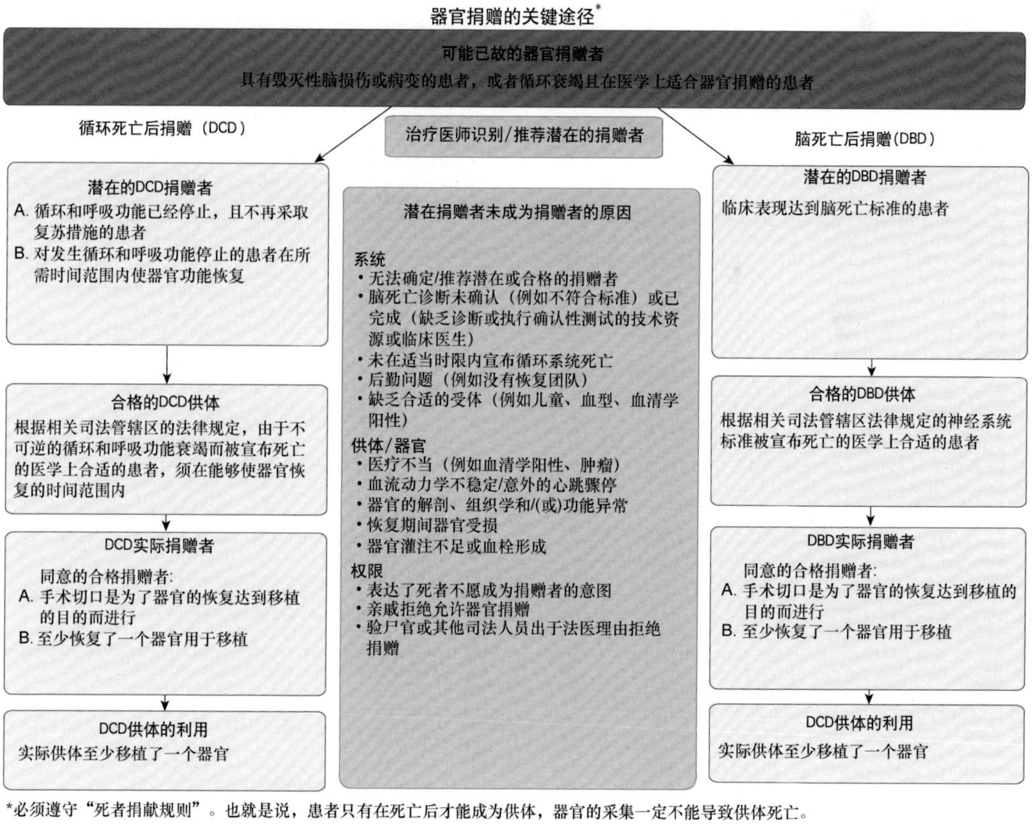

器官捐赠的关键途径*

图 84.8　世界卫生组织颁布的脑死亡和循环死亡后器官捐赠的关键途径。（From Dominguez-Gil B，Delmonico FL，Shaheen FAM，et al. The critical pathway for deceased donation：reportable uniformity in the approach to deceased donation. Transplant Int. 2011；24：373.）

*必须遵守"死者捐献规则"。也就是说，患者只有在死亡后才能成为供体，器官的采集一定不能导致供体死亡。

- 对无自主决策能力、又无家属的患者如何作出停止治疗的决策问题
- 有关死亡证明的医院规章和国家法规，无论它是神经系统标准还是心血管标准

总结

神经危重症的监治要求对神经系统及支持神经系统的各器官系统的生理学、药理学和病理学都有全面的理解。要获得最佳的治疗效果，需要多学科的协作，以及适当关注有关的复杂病理过程的细节，并在危重症治疗医师的指导下，对它们进行最佳的整合。

致谢

编辑和出版商要感谢以下作者：Michael J.Souter 和 Arthur M.Lam 对先前的版本所做的贡献；它是这一版的基础。

参考文献

1. Zygun D. Curr Opin Crit Care. 2005;11:139.
2. Suarez JI, et al. Crit Care Med. 2004;32:2311.
3. Afsar B, et al. Eur J Intern Med. 2016;36:7–12.
4. Quilez ME, et al. Curr Opin Crit Care. 2012;18:23–28.
5. Sharshar T, et al. Crit Care. 2005;9:37–44.
6. Maramattom BV, et al. Neurology. 2004;63:2142.
6. Kalmar AF, et al. Br J Anaesth. 2005;94:791.
7. Michinaga S, Koyama Y. Int J Mol Sci. 2015; 16:9949–9975.
5. Klatzo I. Acta Neuropathol (Berl). 1987;72:236.
6. Jones PA, et al. J Neurosurg Anesthesiol. 1994;6:4.
8. Beaumont A, et al. J Neurotrauma. 2001;18:1359.
9. Venkat P, et al. Croat Med J. 2016;57:223–228.
10. Corps KN, et al. JAMA Neurol. 2015;72:355–362.
11. Bramlett HM, Dietrich WD. J Neurotraum. 2015;32:1834–1848.
12. Beez T, et al. Bmc Neurology. 2017;17.
13. Walia S, Sutcliffe AJ. Injury. 2002;33:339–344.
14. Mchugh GS, et al. J Neurotrauma. 2007;24:287–293.
15. Karanjia N, et al. Neurocrit Care. 2011;15:4.
16. Heuer JF, et al. Intensive Care Med. 2011;37:1182–1191.
17. Gonzalvo R, et al. Crit Care. 2007;11:216.
18. Young N, et al. Curr Opin Crit Care. 2010;16:45–52.
19. Nemer SN, et al. J Crit Care. 2015;30:1263–1266.
20. Diringer MN, Zazulia AR. Neurocrit Care. 2004;1:219.
21. Van Aken HK, et al. Curr Opin Anaesthesiol. 2012;25:563–565.
22. Claydon VE, et al. Spinal Cord. 2006;44:341.
23. Chapple LA, et al. Crit Care. 2016;20:6.
24. Carney N, et al. Neurosurgery. 2017;80:6–15.
25. Chiang YH, et al. J Neurotrauma. 2012;29:75–80.
26. Rau CS, et al. Int J Environ Res Public Health. 2017;14.
27. Hermanides J, et al. Crit Care. 2018;22:11.
28. Badjatia N. Curr Opin Crit Care. 2009;15:79–82.
29. Li J, Jiang JY. J Neurotrauma. 2012;29:96–100.
30. Wang H, et al. Front Neurosci. 2014;8:307.
31. Kilpatrick MM, et al. Neurosurgery. 2000;47:850.
32. Madden LK, et al. Neurocrit Care. 2017;27:468–487.
33. Shankaran S, et al. N Engl J Med. 2005;353:1574–1584.
34. Bernard SA, et al. N Engl J Med. 2002;346:557–563.
35. Andrews PJ, et al. N Engl J Med. 2015;373:2403–2412.
36. Smith M. Anesthesiology. 2018;128:401–415.
37. Citerio G, et al. Curr Opin Crit Care. 2015;21:113–119.
38. Kirkman MA, Smith M. Anesthesiol Clin. 2016;34:511–523.
39. Makarenko S, et al. J Clin Neurosci. 2016;26:8–13.
40. Teasdale G, et al. Lancet Neurol. 2014;13:844–854.
41. Anonymous. J Neurosurg. 1988;68:985–986.
42. Hunt WE, Hess RM. J Neurosurg. 1968;28:14.
43. Badri S, et al. Intensive Care Med. 2012;38:1800–1809.
44. Balestreri M, et al. Neurocrit Care. 2006;4:8.
45. Farahvar A, et al. Curr Opin Anaesthesiol. 2011;24:209–213.
46. Treggiari MM, et al. Neurocrit Care. 2007;6:104–112.
47. Chesnut RM, et al. New Engl J Med. 2012;367:2471.
48. Dawes AJ, et al. J Trauma Acute Care Surg. 2015;78:492–501; discussion 501-492.
49. Maclaughlin BW, et al. Am J Surg. 2015;210:1082–1086; discussion 1086-1087.
50. Talving P, et al. J Neurosurg. 2013;119:1248–1254.
51. Alali AS, et al. J Neurotrauma. 2013;30:1737–1746.
52. Stocchetti N, et al. Acta Neurochir (Wien). 2014;156:1615–1622.
53. Guiza F, et al. Intensive Care Med. 2015;41:1067–1076.
54. Smith M. Anesth Analg. 2008;106:240–248.
55. Sahuquillo J, et al. J Neurosurg. 1999;90:16.
56. Aries MJ, et al. Crit Care Med. 2012;40:2456–2463.
57. Rosenthal G, et al. J Neurosurg. 2011;114:62–70.
58. Akbik OS, et al. Curr Neurol Neurosci Rep. 2016;16:72.
59. Aaslid R, et al. J Neurosurg. 1982;57:769.
60. Willie CK, et al. J Neurosci Methods. 2011;196:221–237.
61. Bouzat P, et al. Curr Opin Crit Care. 2014;20:153–160.
62. Czosnyka M, et al. Neurocrit Care. 2014;21(suppl 2):S95–S102.
63. Jaeger M, et al. Crit Care Med. 2006;34:1783–1788.
64. Sorrentino E, et al. Neurocrit Care. 2011;14:188–193.
65. Lazaridis C. Andrews CM. Neurocrit Care. 2014;21:345–355.
66. Weigl W, et al. J Cereb Blood Flow Metab. 2016;36:1825–1843.
67. Zeiler FA, et al. J Neurotrauma. 2017;34:3224–3237.
68. Rivera-Lara L, et al. Crit Care Med. 2017;45:695–704.
69. Robertson CS, et al. J Neurotrauma. 1995;12:891–896.
70. Stocchetti N, et al. Anesth Analg. 2004;99:230.
71. Robertson CS, et al. J Neurosurg. 1987;67:361.
72. Artru F, et al. J Neurosurg Anesthesiol. 2004;16:226.
73. Stocchetti N, et al. Intensive Care Med. 2015;41:412–417.
74. Ponce LL, et al. Neurosurgery. 2012;70:1492–1502; discussion 1502-1493.
75. Van Den Brink WA, et al. Neurosurgery. 2000;46:868–876; discussion 876-868.
76. Lin CM, et al. Biomed Res Int. 2015;2015:529580.
77. Spiotta AM, et al. J Neurosurg. 2010;113:571–580.
78. Nangunoori R, et al. Neurocrit Care. 2012;17:131–138.
79. Bohman LE, et al. Neurocritical Care. 2011;14:361–369.
80. Ghosh A, et al. Anesth Analg. 2012;115:1373–1383.
81. Holmgaard F, et al. Br J Anaesth. 2018;121:1203–1211.
82. Colak Z, et al. Eur J Cardiothorac Surg. 2015;47:447–454.
83. Harilall Y, et al. Heart Lung Circ. 2014;23:68–74.
84. Hutchinson PJ, et al. Intensive Care Med. 2015;41:1517–1528.
85. Kirkman MA, Smith M. Anesthesiol Clin. 2012;30:269–287.
86. Carteron L, et al. Front Neurol. 2017;8:601.
87. Timofeev I, et al. Brain. 2011;134:484–494.
88. Larach DB, et al. Neurocrit Care. 2011;15:609–622.
89. Clausen T, et al. J Neurosurg. 2005;103:233–238.
90. Chamoun R, et al. J Neurosurg. 2010;113:564–570.
91. Helmy A, et al. J Cereb Blood Flow Metab. 2011;31:658–670.
92. Afinowi R, et al. J Neurosci Methods. 2009;181:95–99.
93. Guerit JM. Curr Opin Crit Care. 2010;16:98–104.
94. Vespa PM, et al. Crit Care Med. 2007;35:2830–2836.
95. Claassen J, et al. Intensive Care Med. 2013;39:1337–1351.
96. Schramm P, et al. J Crit Care. 2017;39:62–65.
97. Hartings JA, et al. Lancet Neurol. 2011;10:1058–1064.
98. Dreier JP, et al. J Cereb Blood Flow Metab. 2017;37:1595–1625.
99. Zandbergen EG, et al. Neurology. 2006;66:62–68.
100. Le Roux P, et al. Intensive Care Med. 2014;40:1189–1209.
101. Lazaridis C, Robertson CS. Neurosurg Clin N Am. 2016;27:509–517.
102. Caldwell M, et al. PLoS One. 2015;10:e0126695.
103. Thelin EP, et al. PLoS Med. 2017;14:e1002368.
104. Dupont SA, et al. Neurocrit Care. 2009;11:71–75.
105. Smith ML, et al. Surg Neurol. 2005;63:229–234; discussion 234-225.
106. Beare R, et al. PLoS One. 2015;10:e0125687.
107. Padroni M, et al. PLoS One. 2016;11:e0147910.
108. Maas AI, et al. Lancet Neurol. 2008;7:728–741.
109. Olesen J, et al. Eur J Neurol. 2012;19:155–162.
110. Butcher I, et al. J Neurotrauma. 2007;24:281–286.
111. Mushkudiani NA, et al. J Neurotrauma. 2007;24:259–269.
112. Kim KA, et al. Neurosurgery. 2005;57:737.
113. Marmarou A, et al. J Neurotrauma. 2007;24:270–280.
114. Rached M, et al. Injury. 2018.

115. Mattioli C, et al. *J Neurosurg.* 2003;98:37.
116. Murray GD, et al. *J Neurotrauma.* 2007;24:329.
117. Maas AI, et al. *J Neurotrauma.* 2007;24:303–314.
118. Helmy A, et al. *Br J Anaesth.* 2007;99:32–42.
119. Butcher I, et al. *J Neurotrauma.* 2007;24:294–302.
120. Rickard AC, et al. *Emerg Med J.* 2014;31:679–683.
121. Coles JP, et al. *Crit Care Med.* 2007;35:568–578.
122. Hutchinson PJ, et al. *N Engl J Med.* 2016;375:1119–1130.
123. Cooper DJ, et al. *N Engl J Med.* 2011;364:1493.
124. Edwards P, et al. *Lancet.* 2005;365:1957.
125. Cremer OL, et al. *Lancet.* 2001;357:117–118.
126. Kolenda H, et al. *Acta Neurochir (Wien).* 1996;138:1193–1199.
127. Morris C, et al. *Anaesthesia.* 2009;64:532–539.
128. Chourdakis M, et al. *JPEN J Parenter Enteral Nutr.* 2012;36:108–116.
129. Hartl R, et al. *J Neurosurg.* 2008;109:50–56.
130. Acosta-Escribano J, et al. *Intensive Care Med.* 2010;36:1532–1539.
131. Denson K, et al. *Am J Surg.* 2007;193:380.
132. Pastorek RA, et al. *J Neurotrauma.* 2014;31:1737–1743.
133. Ollerton JE, et al. *Emergency Medicine Journal.* 2006;23:3–11.
134. Wilson JR, et al. *Spinal Cord.* 2012;50:840–843.
135. Dvorak MF, et al. *J Neurotrauma.* 2015;32:645–654.
136. Ruiz IA, et al. *J Neurotrauma.* 2018;35:461–466.
137. Amzallag M. *Int Anesthesiol Clin.* 1993;31:87–102.
138. Walters BC, et al. *Neurosurgery.* 2013;60(suppl 1):82–91.
139. Smith BW, et al. *World Neurosurg.* 2018;109:e502–e509.
140. Moerman JR, et al. *J Trauma.* 2011;70:1485–1488.
141. Ahuja CS, et al. *Neurosurgery.* 2017;80:S9–S22.
142. Martirosyan NL, et al. *Clin Neurol Neurosurg.* 2017;154:79–88.
143. Krishnamurthi RV, et al. *Lancet Glob Health.* 2013;1:e259–281.
144. Feigin VL, et al. *Lancet Neurol.* 2009;8:355–369.
145. de Rooij NK, et al. *J Neurol Neurosurg Psychiatry.* 2007;78:1365.
146. Ingall T, et al. *Stroke.* 2000;31:1054–1061.
147. Feigin VL, et al. *Stroke.* 2005;36:2773–2780.
148. Schievink WI, et al. *Neurology.* 1995;45:871–874.
149. Vergouwen MD, et al. *Neurology.* 2016;86:59–63.
150. Okazaki T, Kuroda Y. *J Intensive Care.* 2018;6:28.
151. Fujii M, et al. *Transl Stroke Res.* 2013;4:432–446.
152. Egawa S, et al. *J Crit Care.* 2016;32:52–55.
153. Lord AS, et al. *Neurology.* 2012;78:31–37.
154. Inagawa T, et al. *Surg Neurol.* 1987;28:93–99.
155. Larsen CC. Astrup J: *World Neurosurg.* 2013;79:307–312.
156. Tang C, et al. *PLoS One.* 2014;9:e99536.
157. Connolly Jr ES, et al. *Stroke.* 2012;43:1711.
158. Diringer MN, et al. *Neurocrit Care.* 2011;15:211.
159. Haley Jr EC, et al. *Stroke.* 1992;23:205–214.
160. Molyneux A, et al. *Lancet.* 2002;360:1267–1274.
161. Molyneux AJ, et al. *Lancet.* 2005;366:809.
162. Murphy-Human T, et al. *World Neurosurg.* 2011;75:269–274.
163. Human T, et al. *Neurocrit Care.* 2018;28:169–174.
164. Ransom E, et al. *Neurocritical Care.* 2007;6:174.
165. Graff-Radford NR, et al. *Arch Neurol.* 1989;46:744–752.
166. Hall A, O'Kane R. *World Neurosurg.* 2018;109:381–392.
167. Ogura T, et al. *Neurol Res.* 2012;34:484–490.
168. Mayer SA, et al. *Stroke.* 1999;30:780–786.
169. Manninen PH, et al. *J Neurosurg Anesthesiol.* 1995;7:12.
170. Zaroff JG, et al. *J Am Soc Echocardiogr.* 2000;13:774–779.
171. Zaroff JG, et al. *Stroke.* 2006;37:1680–1685.
172. Hravnak M, et al. *Stroke.* 2009;40:3478–3484.
173. Gruber A, et al. *J Neurosurg.* 1998;88:28–37.
174. Van Der Bilt IA, et al. *Neurology.* 2009;72:635–642.
175. Geraghty JR, Testai FD. *Curr Atheroscler Rep.* 2017;19:50.
176. Macdonald RL. *Nat Rev Neurol.* 2014;10:44–58.
177. Rabinstein AA, et al. *Stroke.* 2005;36:992–997.
178. Fisher CM, et al. *Neurosurg.* 1980;6:1.
179. Claassen J, et al. *Stroke.* 2001;32:2012–2020.
180. Frontera JA, et al. *Neurosurgery.* 2006;59:21.
181. Kissoon NR, et al. *J Stroke Cerebrovasc Dis.* 2015;24:2245–2251.
182. Treggiari MM, et al. *J Neurosurg.* 2003;98:978–984.
183. Macdonald RL, et al. *Lancet Neurol.* 2011;10:618.
184. Dorhout Mees SM, et al. *Cochrane Database Syst Rev.* 2007:CD000277.
185. Allen GS, et al. *N Engl J Med.* 1983;308:619–624.
186. Petruk KC, et al. *J Neurosurg.* 1988;68:505–517.
187. Ohman J, Heiskanen O. *J Neurosurg.* 1988;69:683–686.
188. Lennihan L, et al. *Stroke.* 2000;31:383–391.
189. Egge A, et al. *Neurosurgery.* 2001;49:593.
190. Raabe A, et al. *Neurosurgery.* 1998;42:510.
191. Bejjani GK, et al. *Neurosurgery.* 1998;42:979.
192. Elliott JP, et al. *J Neurosurg.* 1998;88:277.
193. Harrigan MR. *Neurosurgery.* 1996;38:152–160.
194. Qureshi AI, et al. *Neurosurgery.* 2002;50:749.
195. Woo CH, et al. *Neurocrit Care.* 2009;11:228–234.
196. Go AS, et al. *Circulation.* 2013;127:e6–e245.
197. Roger VL, et al. *Circulation.* 2012;125:e2.
198. Powers WJ, et al. *Stroke.* 2018;49:e46–e110.
199. Nogueira RG, et al. *N Engl J Med.* 2018;378:11–21.
200. Saver JL, et al. *JAMA.* 2016;316:1279–1288.
201. Albers GW, et al. *N Engl J Med.* 2018;378:1849–1850.
202. Kansara A, et al. *J Neurointerv Surg.* 2012;4:274.
203. Castillo J, et al. *Stroke.* 2004;35:520–526.
204. Korpelainen JT, et al. *Stroke.* 1996;27:2059–2063.
205. Orlandi G, et al. *Acta Neurol Scand.* 2000;102:317–321.
206. Britton M, et al. *Acta Med Scand.* 1979;205:425–428.
207. Yaghi S, et al. *JAMA Neurol.* 2015;72:1451–1457.
208. Stone JA, et al. *Curr Treat Options Neurol.* 2017;19:1.
209. Kirchoff-Torres KF, Bakradze E. *Curr Pain Headache Rep.* 2018;22:24.
210. Wijdicks EF, et al. *Stroke.* 2014;45:1222–1238.
211. Vahedi K, et al. *Lancet Neurol.* 2007;6:215–222.
212. Juttler E, et al. *N Engl J Med.* 2014;370:1091–1100.
213. Alberts MJ, et al. *Stroke.* 2005;36:1597–1616.
214. Van Asch CJ, et al. *Lancet Neurol.* 2010;9:167–176.
215. Hemphill 3rd JC, et al. *Stroke.* 2015;46:2032–2060.
216. Cusack TJ, et al. *Curr Treat Options Neurol.* 2018;20:1.
217. Hemphill 3rd JC, et al. *Stroke.* 2012;32:891–897.
218. Rost NS, et al. *Stroke.* 2008;39:2304–2309.
219. Anderson CS, et al. *N Engl J Med.* 2013;368:2355–2365.
220. Anderson CS, et al. *Lancet Neurol.* 2008;7:391–399.
221. Qureshi AI, et al. *N Engl J Med.* 2016;375:1033–1043.
222. Frontera JA, et al. *Crit Care Med.* 2016;44:2251–2257.
223. Steiner T, et al. *Lancet Neurol.* 2016;15:566–573.
224. Baharoglu MI, et al. *Lancet.* 2016;387:2605–2613.
225. Tapia Perez JH, et al. *J Stroke Cerebrovasc Dis.* 2015;24:2521–2526.
226. Mendelow AD, et al. *Lancet.* 2005;365:387.
227. Hanley DF, et al. *Lancet.* 2017;389:603–611.
228. Lu RJ, et al. *Epilepsy Res.* 2017;136:12–17.
229. Hocker SE. *Continuum (Minneap Minn).* 2015;21:1362–1383.
230. Glauser T, et al. *Epilepsy Curr.* 2016;16:48–61.
231. Zeiler FA, et al. *Seizure.* 2016;35:23–32.
232. Kofke WA, et al. *Anesthesiology.* 1989;71:653.
233. Sutter R, et al. *Crit Care Med.* 2018;46:138–145.
234. Ancona P, et al. *J Crit Care.* 2018;45:58–64.
235. Willison HJ, et al. *Lancet.* 2016;388:717–727.
236. Van Den Berg B, et al. *Nat Rev Neurol.* 2014;10:469–482.
237. Rees JH, et al. *N Engl J Med.* 1995;333:1374–1379.
238. Musso D, et al. *Lancet.* 2015;386:243–244.
239. Cosi V, Versino M. *Neurol Sci.* 2006;27(suppl 1):S47.
240. Hughes RA, Cornblath DR. *Lancet.* 2005;366:1653.
241. Walgaard C, et al. *Ann Neurol.* 2010;67:781–787.
242. Walgaard C, et al. *Neurocrit Care.* 2017;26:6–13.
243. Fourrier F, et al. *Crit Care.* 2011;15:R65.
244. Van Den Berg B, et al. *Neurology.* 2014;82:1984–1989.
245. Gilhus NE, et al. *N Engl J Med.* 2016;375:2570–2581.
246. Gilhus NE, Verschuuren JJ. *Lancet Neurol.* 2015;14:1023–1036.
247. Carr AS, et al. *BMC Neurol.* 2010;10:46.
248. Al-Bassam W, et al. *J Crit Care.* 2018;45:90–94.
249. Juel VC. *Semin Neurol.* 2004;24:75.
250. Wu JY, et al. *Neurocrit Care.* 2009;10:35–42.
251. Gilhus NE. *Nat Rev Neurol.* 2011;7:132–134.
252. Robertson FC, et al. *J Neurosurg.* 2018:1–20.
253. Ziai WC, Lewin 3rd JJ. *Neurol Clin.* 2008;26:427–468. viii.
254. Tunkel AR, et al. *Clin Infect Dis.* 2004;39:1267–1284.
255. Gaieski DF, et al. *Neurocrit Care.* 2017;27:124–133.
256. Brouwer MC, et al. *Cochrane Database Syst Rev.* 2015:CD004405.
257. Figueiredo AHA, et al. *Neurol Clin.* 2018;36:809–820.
258. Boucher A, et al. *Med Mal Infect.* 2017;47:221–235.
259. Armangue T, et al. *Curr Opin Neurol.* 2014;27:361–368.
260. Kennedy PGE, et al. *Viruses.* 2017;9.
261. Jian M, et al. *Br J Anaesth.* 2014;113:832–839.
262. Schar RT, et al. *World Neurosurg.* 2018;113:e769–e776.
263. Schar RT, et al. *PLoS One.* 2016;11:e0153499.
264. Mordhorst C, et al. *J Neurosurg Anesthesiol.* 2010;22:202–206.
265. Latz B, et al. *J Neurosurg.* 2011;114:491–496.
266. Scheller C, et al. *J Neurol Surg A Cent Eur Neurosurg.* 2014;75:2–6.
267. Chaichana KL, et al. *Neurol Res.* 2013;35:206–211.
268. Wijdicks EFM. *Neurology.* 2003;61:970.
269. Dominguez-Gil B, et al. *Transpl Int.* 2011;24:373–378.
270. Wijdicks EF, et al. *Neurology.* 2010;74:1911.
271. Nakagawa TA, et al. *Pediatrics.* 2011;128:e720.
272. Buchanan KM, et al. *Neurosurgery.* 2000;46:831.

85 体外膜肺氧合和心脏辅助装置

JAMES G. RAMSAY，KENNETH SHELTON，GASTON CUDEMUS

武平 译 闻庆平 审校

要 点

- 体外膜肺氧合（extracorporeal membrane oxygenation，ECMO）由特定的心肺机组成，可为患有严重但潜在可逆的呼吸、心力衰竭或两者兼有的患者提供循环支持和（或）气体交换。尽管体外生命支持（extracorporeal life support，ECLS）一词可以描述得更准确些，但实际上 ECMO 却是最常用且被普遍接受的。

- 针对特定的器官衰竭和病情严重程度（例如呼吸衰竭、心源性休克、与呼吸衰竭相关的心源性休克、与右心室衰竭相关的呼吸衰竭），可以使用不同的 ECMO 配置，例如，静脉–静脉（venovenous，VV）、静脉–动脉（venoarterial，VA）、静脉–肺动脉（venous to pulmonary artery，V-PA）。紧急启动 ECMO 的最快方法（不包括接受心脏手术的患者）是外周 VA 置管。

- 现阶段 ECMO 只作为"过渡"疗法使用，其预期结果是恢复或替代衰竭的心脏和（或）肺。在启动 ECMO 之前，应使用最近发布的评分系统评估患者生存可能性，以及患者有心脏移植、安装人工心脏的潜在候选资格。理想情况下，应由团队而不是个人决定是否使用 ECMO 进行治疗。

- 目前，由于病毒或细菌感染，急性呼吸窘迫综合征（acute respiratory distress syndrome，ARDS）的成年人应用 VV ECMO 的总体存活率约为 60%，而在患有严重心力衰竭的成年人中应用 VA ECMO 的存活率约为 40%。在紧急启动 ECMO 进行体外心肺复苏（extracorporeal cardiopulmonary resuscitation，ECPR）的成年人其生存率为 29%。

- 血管通路是 ECMO 的一个重要方面，是由于不同的部位再结合患者的自身心肺功能，将产生不同的血流和气体交换特征。另外血管并发症也很常见，其中动脉并发症比静脉并发症发生概率更高且严重。

- 抗凝管理因机构而异，并且取决于管路的性质（ECMO 管路中有多少能被肝素结合）、流量（流量较低时需要更强的抗凝措施），及随时可用的凝血功能检测。出血和凝血并发症在实际操作中很常见。

- 心脏麻醉科医师在对患者插管和拔管的操作、急诊床旁操作中镇静剂和心脏支持药物的使用、为手术操作提供麻醉，及提供超声心动图评估插管位置和心脏功能等方面都起着重要作用。麻醉科医师–重症监护医师是重症监护治疗病房（intensive care unit，ICU）管理团队中不可分割的一部分，在 ICU 和手术室，可通过 ECMO 管理以及潜在过渡到高级疗法来提供连续的护理。

引言

体外膜肺氧合或 ECMO 是指体外循环和（或）呼吸支持的一系列配置。随着技术的发展，机械循环支持（mechanical circulatory support，MCS）和体外生命支持（extracorporeal life support，ECLS）等其他配置也投入了使用，但在北美，ECMO 仍然是用于描述该装置最常用的称呼，该装置包括驱动泵、管路和氧合器，可以通过长期补充氧气和从循环血液中清除二氧化碳来执行心脏和肺的工作。静脉–静脉（venovenous，VV）ECMO 抽取静脉血并将已氧合血液返回右心，单纯支持呼吸功能；静脉-动脉（venoarterial，VA）ECMO 抽取静脉血液并将已氧合血液返回到动脉系统，从而支持呼吸和循环功能。另一种装置是静脉-肺动脉（venous-pulmonary artery，VPA）ECMO，在发生右心衰竭和呼吸衰竭时可行右心辅助，但不能辅助左心系统。

ECMO 环路包括插入大血管以从患者体内抽取血液的插管，连接到产生无搏动血流的离心泵的管道，以及氧气与空气的混合气体流经血液的氧合器，在该处气体与血液的接触可被称为"拂过"。这是一个没有储液器的封闭系统，其部分或全部管路组件表面均肝素化，并且被设计成可使用几天乃至几周时间。这与手术室中用于体外循环（cardiopulmonary bypass，CPB）的体外管路不同，后者使用更大直径和更长的管路（更大的"灌注"体积），并且是一个开放式系统，带有一个储液器，其设计目的是不仅接收来自静脉导管的血液，还可接收来自手术区域的血液。这样的 CPB 回路可以与肝素结合或者不结合，用于短时程手术（数小时）。肺移植文献中有一些证据表明，在外科手术过程中使用 ECMO 可能比使用传统 CPB 引起的全身炎症反应更小[1]。

无泵体外肺辅助系统（pumpless extracorporeal lung assist，pECLA）或 Novalung，利用患者自身的动脉压力而不是泵驱动血液通过体外氧合器。因此，它仅支持呼吸功能。与传统的 ECMO 相比，该设备虽然对抗凝作用需要较少，但由于较低的流速和膜面积，其氧合作用也更有限[2]。通过泵连接肺动脉至左心房，已被用于支持等待肺移植的肺动脉高压患者[3]。无泵体外肺辅助系统在北美有售，但使用频率不及 ECMO，因此不再赘述。

体外心脏呼吸支持的历史

ECMO 的历史与心脏外科 CPB 的发展密不可分。1953 年 Gibbon 为一名 18 岁患者行房间隔缺损修复术，这是 CPB 首次在人类成功应用[4]。次年，Warden 及其同事公布了使用体外循环进行心脏手术[5]，此后，许多医疗中心发布了越来越多的同类病例报道。这些早期报道中的主要局限性是使用"气泡"氧合器，即氧气通过血液储罐产生氧气气泡实现气体交换。而此种氧合器与血液成分的破坏和长期使用导致凝血功能障碍有关[6]。带有膜的氧合器把流动的呼吸气体与血液分开，从而减少了这些影响，使氧合器能够长期使用。膜式氧合器已在心脏外科手术中取代了气泡式氧

合器，1972 年 Hill 和他的同事[7]在一名 24 岁的创伤患者中成功使用膜式氧合器，为膜式氧合器在手术室外成功实施长期支持治疗的首次报道，同年 Bartlett 在新生儿心脏手术后也成功使用了膜式氧合器[8]。1985 年，Bartlett 及其同事报道了 ECMO 成功用于 11 例新生儿呼吸衰竭的治疗[9]。在随后的二十年中，许多其他试验验证了 ECMO 在新生儿呼吸衰竭中的益处，其中最明确的一项试验是由英国 ECMO 协作试验组于 1996 年发表的在 185 名婴儿中进行的临床试验[10]。同年，Green 及其同事[11]发表了一项试验结果，证明 ECMO 对患有呼吸衰竭的年龄稍大的儿科患者也具有类似的益处。在最初十几年中，该设备大部分用于呼吸衰竭患者，并且使用的是 VV ECMO。在此期间，体外生命支持组织（ELSO）首次于 1989 年在密歇根大学成立，随后欧洲 ELSO 小组于 1991 年成立。该组织在记录全球 ECMO 使用情况，及在人群中开创各种 ECMO 支持的教育、研究和开发方面发挥了关键作用。图 85.1 和表 85.1 说明了 1990 年以来 ECMO 的使用增加情况和生存数据（www.ELSO.org）。

呼吸衰竭的 ECMO 支持（VV ECMO）

与之前所述的 ECMO 在新生儿和小儿呼吸衰竭中的经验相反，证明在成年人中受益花费了更长的时间，部分原因是 Zapol 及其同事[12]在 1979 年发表了一项针对 90 名成人呼吸衰竭患者的试验。该试验存在许多局限性，包括使用 VA 而非 VV ECMO、患者选择、抗凝技术和出血并发症，及当时使用标准通气方式，及相对高的潮气量和低呼气末正压（positive end-expiratory pressure，PEEP）。负面的试验结果阻止了 ECMO 用于成人的时间超过二十年之久。从 2001 年开始到 2006 年的六年间，英国全国范围内进行了一项临床多中心随机对照研究 CESAR，以评估 VV ECMO 在成人呼吸衰竭患者治疗中起到的作用[13]。这项研究是在 H1N1 流感流行期间进行的，该研究将患有严重呼吸衰竭的患者转移到提供专业 ECMO 治疗的中心，并被随机分配到 ECMO 组或标准治疗组。尽管在研究方法和统计学上有一定的局限性，但结果表明在专门中心进行 ECMO 治疗的方式可以提升患者的生存率：ECMO 治疗与标准治疗相比，生存率分别提高到 63% 和 43%。同时，澳大利亚和新西兰（ANZ ECMO）[14]报道了成人因 H1N1 导致的严重急性呼吸窘迫综合征（ARDS）应用 VV ECMO 的病例（病例系列报道）。该研究发现，接受 ECMO 治疗患者，其 30 天住院生存率可达 79%。2018 年发表了[15]一项针

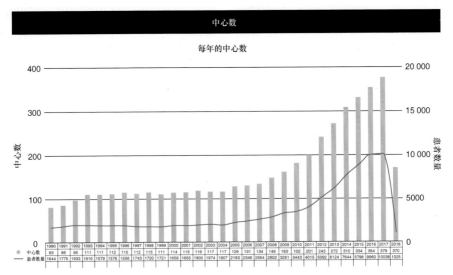

图 85.1 1990—2018 年（前 6 个月）来自体外生命支持组织（ELSO）的使用体外膜肺氧合（ECMO）的案例和中心的国际注册记录。（红柱：案例，Y 轴在右侧；绿线：中心，Y 轴在左侧）（From ELSO website，www.ELSO.org.）

表 85.1 ECMO 的国际注册；按年龄（新生儿、儿童、或成人）和适应证［肺、心脏，或 ECPR（心肺复苏 ECMO）］统计的 ECMO 和住院治疗生存率		
总体结果		
人数	体外生命支持存活数	出院或转院
新生儿		
呼吸支持	30 934	25 990（84%）	22 662（73%）
循环支持	7794	5063（64%）	3281（42%）
ECPR	1718	1140（66%）	708（41%）
儿童		
呼吸支持	8820	5953（67%）	5131（58%）
循环支持	10 462	7177（68%）	5447（52%）
ECPR	3946	2262（57%）	1675（42%）
成人		
呼吸支持	16 337	10 857（66%）	9649（59%）
循环支持	15 942	8865（55%）	6747（42%）
ECPR	4952	1896（38%）	1443（29%）
合计	100 905	69 203（68%）	56 743（56%）

From ELSO website，www.ELSO.org

对患有重度 ARDS 的成年人行 VV ECMO 治疗的大型多中心试验，即 EOLIA 试验。作者得出结论：ECMO 与传统疗法相比 60 天死亡率无差异：35%∶46%（$P = 0.09$），对照组中有 28% 的患者在随机分组后

转入 ECMO 组，而该组的死亡率为 57%。该研究的编辑在评述中对其研究结论持不同意见，认为在患有 ARDS 的成年人中早期使用 ECMO 是有益的[16-17]。ELSO 数据库报告成人呼吸衰竭接受 ECMO 治疗出院生存率为 60%，该百分比在 15 年内保持相对稳定[18]。

呼吸衰竭应用 VV ECMO 的指征

框 85.1 列出了呼吸衰竭时接受 VV ECMO 治疗的常见指征。由于 VV ECMO 仅支持呼吸功能，因此如果患者患有右心衰竭或左心衰竭，须联合应用其他配置进行支持治疗。最常见的适应证是因病毒或细菌感染导致的 ARDS。如上节所述，研究最多的人群是 H1N1 病毒性肺炎患者。针对 ARDS 严重程度的评估，较常使用的工具是 Murray 评分，该评分基于四个标准：PaO_2/FiO_2 梯度，PEEP 值，胸部 X 线片上显示的受影响象限数量和肺顺应性[19]。2012 年发布了 ARDS 柏林诊断标准，如果同时存在其他指标，则根据 PaO_2/FiO_2 将 ARDS 的严重程度定为轻度、中度或重度[20]。一般而言，重度 ARDS（$PaO_2/FiO_2 < 100$ mmHg，PEEP > 5）的患者很可能会是使用 ECMO 的候选人之一，因为这类患者如果没有应用 ECMO 的话，其死亡率约为 40%[20]。如本文 ECMO 的伦理部分中所述，有一些研究评估了应用 ECMO 是否能提高患者生存的可能性，这可以帮助指导决策。还应当引起注意的是，上述 CESAR 试验中[13]，如果正在考虑进行 VV ECMO

框 85.1　VV ECMO 指征
■ 重症 ARDS
■ 默里氏评分 2.5 分 [19]
■ 柏林标准 [20]
■ 与下述相关的呼吸衰竭：
■ 最大程度地减少了侵入治疗仍出现的难治性低氧血症
■ 例如，$FiO_2 > 90\%$，$PEEP > 15\ cm\ H_2O$，俯卧位通气
■ 难治性高碳酸血症（例如 $PaCO_2 > 80$）伴酸中毒
■ 肺保护性潮气量下的有害通气压力（例如，气道平台压 $> 30\ mmHg$）
■ 常见临床情况
■ 重症肺炎（病毒性或细菌性）
■ 吸入性肺炎
■ 任何原因引起的 ARDS
■ 肺挫伤
■ 哮喘持续状态
■ 严重漏气综合征
■ 吸入性损伤
■ 气道阻塞（例如，纵隔肿块）
■ 肺移植前后

框 85.2　VA ECMO 指征
■ 心源性休克
■ 低血压 / 最大量药物治疗下的组织灌注不良 ＋ / 一球囊泵
■ 合并呼吸循环衰竭
■ 心源性休克伴肺水肿和低血氧症
■ 呼吸衰竭紧急启动 ECMO
■ 作为实施 VV ECMO 之前的临时措施
■ 常见临床情况
■ 任何原因引起的难治性心源性休克
■ 无法脱离体外循环
■ 作为使用长期心室辅助装置或进行移植之前的过渡治疗
■ 术中肺移植
■ 不稳定性心律失常
■ 过敏性反应
■ 大量肺栓塞
■ 无法恢复自主循环的心搏骤停

VA ECMO，动静脉体外膜肺氧合；VV ECMO，静脉-静脉体外膜肺氧合

的患者不在 ECMO 中心或具备 ARDS 专业管理经验机构，即使在之前没有接受过 ECMO 的情况下，转移到这样的机构接受治疗也可能会受益。尽管尚未进行正式研究，但许多报告表明，早期实施 ECMO 可以改善患者转归，其中部分原因是当应用 ECMO 支持呼吸时可以应用保护性肺通气策略 [21]。

下一节将讨论用于肺移植的 ECMO。

VV ECMO 的禁忌证

根据 ELSO 指南 [18]，成人 VV ECMO 没有绝对禁忌证，详见框 85.2。即使接受 ECMO 治疗，有些情况仍与不良预后相关。因此在启动 ECMO 之前应将这些情况考虑在内。这些情况包括：已进行 7 天或更长时间的损伤性机械通气、使用大量免疫抑制药物，及近期或进行性的颅内出血。还应考虑患者的具体情况。尽管禁忌证中不包括对具体年龄的限制，但患者年龄增长的确会增加风险发生可能 [18]。体重指数（body mass index，BMI）超过 40 ～ 45 可能与操作困难以及无法实现足够血液流量的风险有关。VV ECMO 是作为恢复或肺移植的过渡治疗，如果判断不存在这些情况，则不建议启动 ECMO。

等待肺移植和肺移植的 ECMO 支持

如前所述，ECMO 主要应用于急性或慢性疾病急性发作期的严重呼吸衰竭患者，康复效果是可预知的。另一类应用人群是等待肺移植的终末期慢性肺病患者。这些患者通常肺功能缓慢（以年计）恶化，对氧气支持的需求逐渐增加，直至晚期病情急性恶化，其中标准的机械通气治疗通常以失败告终。建立 ECMO 以延长患者生存期直至移植、在移植手术中使用 ECMO，及原发性移植物功能障碍（primary graft dysfunction，PGD），或其他适应证患者中启动 ECMO，均已成为该先进疗法的普遍适应证。从 2010 年开始，人们开始担心 ECMO 的使用会降低肺移植患者长期生存期 [22]，但 2018 年开始这种认识发生了变化。据病例报道、单中心报道和调查研究均表明，移植前使用 ECMO（有时持续数月）常伴随更高的移植成功率和良好的预后 [23-24]。Raleigh 及其同事比较了 10 项关于肺移植患者术前使用 ECMO 的研究，发现不需要 ECMO 支持的患者预后相似 [25]，Loor 及其同事阐述了有助于此类人群移植后生存的因素 [26]。与 CPB 相比，术中使用 ECMO 还可以减少炎症反应并减少 PGD，即使与术中不使用 CPB 或 ECMO [28] 相比，也能够改善患者短期和长期预后 [1, 26-27]。术前 ECMO 可能是 VV、VA，或 VPA，但术中由于心脏外科手术操作影响血流动力学及终末期肺部疾病和肺血管压力升高的患者需要实施单肺通气，通常会使用 VA ECMO。术后可能会因为 PGD、右心、左心或其合并症，选择 ECMO 支持移植肺。术后的 ECMO 支持也与良好的预后相关 [28]。

循环衰竭的 ECMO 支持（VA ECMO）

VA ECMO 可以给接受侵入性心脏病学检查的心功能差的患者提供暂时的心脏支持，及向无法与 CPB 分离的心脏手术患者提供心肺支持，以及用于伴有呼

吸衰竭或者无呼吸衰竭的难治性心脏衰竭的患者。这些状况也发生在由急性可恢复疾病（例如心肌炎）引起的，或因长期应用心室辅助装置以及心脏移植后慢性心力衰竭急性发作期，经评估需进一步治疗的患者。在一些医疗中心，院内心搏骤停（in-hospital cardiac arrest，IHCA）的急性发作时也会紧急使用ECMO。最后，由于 VA ECMO 可以在床旁应用而无须成像，因此它在很大程度上是用于任何形式的呼吸或心力衰竭的紧急血管插管的首选技术。一旦患者稳定下来，就可以有选择性地转换为另一种模式（例如VV ECMO）。

ELSO 注册中心在 2016 年的报告中，从历史视角阐述了将 VA ECMO 用于成人心脏或心肺功能支持的观点[29]。成人心脏 ECMO 起步于 1990 年，直到 2006 年使用开始呈指数性增长，使用量开始大幅增加。2015 年，ELSO 收到了 2000 多例成人心脏ECMO 的使用报告，在所有 ECMO 使用比例中不断增加（图 85.2）。这一指数增长有赖于在新生儿科和儿科的成功使用，ECMO 环路、泵和氧合器的改进，以及 VV ECMO 在成人呼吸衰竭中成功使用的经验。在过去 10 年中，因心脏适应证接受 ECMO 治疗的成年人的总体生存率约为 40%，并且有轻微增加的趋势[29]。

VA ECMO 的适应证

仅用于心脏围术期的支持的短期装置，例如经皮左心室辅助设备（left ventricular assist device：LVAD，例如 Impella 或 TandemHeart）是其中的一种类型；另一种是常用于外周（股动脉）VA ECMO 的短期ECMO。心脏病学领域对临时循环支持设备的最新综述中，比较并总结了在不同环境中使用不同支持方式的风险、收益和结果[30-31]。VA ECMO 对左右心室均可提供支持，而短期 LVAD 仅能对一个心室提供支持。外科医生在心脏术后心脏衰竭的情况下更倾向于使用 VA ECMO，部分原因是由于手术插管熟练（或存在中心血管插管），也因其可同时为心室和肺部提供支持。ECMO 用于心脏术后的相关回顾表明，出院后患者生存率约为 30%[32-33]。

对于持久性 LVAD 或移植的潜在候选人，或已经接受了进一步治疗评估的难治性终末期心衰的患者，短期 LVAD（Impella 或 TandemHeart）和 ECMO 均有利弊。这些患者常需要左心室的支持，但是如果右心功能和肺功能良好，也可能适合应用短期经皮 LVAD。如后文所述，这些设备相对于 VA ECMO 的显著优势是减少左心室做功。如果经腋动脉/锁骨下动脉置管，则患者在使用这种装置时可以活动。但是，如果右心或肺以及两者都需要支持的时候，则 VA ECMO 最为合适。另一个问题是紧急程度或敏锐度：外周 VA ECMO 可以在床旁应用而无须成像，这比使用临时辅助装置更为迅速。但主要的问题是如果这种支持需要数天乃至数周，股动脉置管会影响患者的活动。最近的系统性回顾分析（2006—2016 年之间的出版物）对

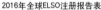

2016年全球ELSO注册报告表

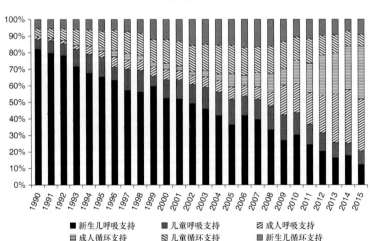

图 85.2　1990—2016 年之间按患者年龄和适应证（呼吸支持或循环支持）统计的体外膜肺氧合（ECMO）使用趋势分布（来自 ELSO 注册中心的数据）。在早期，ECMO 大部分用于新生儿呼吸支持，而在最近几年，更多用于成人的心脏和呼吸支持。（From Thiagarajan RR，Barbaro RP，Rycus PT，et al. Extracorporeal Life Support Organization Registry International Report 2016. ASAIO J. 2017；63（1）：60-67.）

短期循环支持可作为持久的 LVAD 或移植（或恢复）的过渡进行了报道，该报道指出了支持天数的范围很广（单一研究长达 47 天），以及患者出院后的整体生存率为 45% ～ 66%[34]。另外该报道也指出，与接受外围 ECMO 的患者相比，接受中心 ECMO 的患者后续需继续接受长期 LVAD 或移植并存活出院的比例更高。

对于急性可恢复性心肌病，例如心肌炎，VA ECMO 的生存率约为 67%[35]。这比其他心脏适应证的结果更好，可能反映了此类患者的年龄较小，或可能因为在心源性休克或停搏之前就建立了 ECMO。

在 2016 年 ELSO 年度报告中，成人使用 ECMO 进行心肺复苏（cardiopulmonary resuscitation，CPR）或体外心肺复苏（extracorporeal cardiopulmonary resuscitation，ECPR）约占所有成人 ECMO 的 15%[29]。向注册中心报告的所有医疗中心中有 66% 表示 ECMO 有一定的用途。因呼吸和心力衰竭推荐使用 ECMO 的情况通常是比较紧急的，因此在床旁 CPR 的情况下，ECMO 需要非常迅速地建立；从开始 CPR 到启动 ECMO 的时间是决定患者良好预后的重要因素[36-37]。这将它的应用限制在能够快速启动支持治疗的团队的机构中。不足为奇，在所有应用 ECMO 中，此类出院患者占所有应用 ECMO 的最低比例，即成年人（29%）和儿童（41%）[29]。已发表的研究将 ECLS 与标准 CPR 进行比较，证据质量较低，且存在很大的异质性[37]。

框 85.2 概括了 VA ECMO 的适应证。根据 2013 年 ELSO 指南[18]，成人心力衰竭患者中，VA ECMO 最常见的适应证是尽管已经使用了双重正性肌力药和大量升压药治疗，仍存在心源性休克和终末期器官灌注不足，这包括伴有或未伴有心肌梗死的心源性休克、暴发性心肌炎、围产期心肌病、失代偿性慢性心力衰竭、右心衰竭、药物或毒性药品应用过量，及心脏术后心源性休克等。

VA ECMO 的禁忌证

VA ECMO 的绝对禁忌证包括急性颅内出血或严重的卒中、活动性出血、重度主动脉瓣关闭不全。相对禁忌证（因不同研究中心而异）可能包括禁忌抗凝治疗、高龄、肥胖、癌症进展期、自杀倾向、慢性血液透析、终末期肝病、主动脉夹层和缺乏社会支持。与 VV ECMO 一样，如果持久治疗（LVAD 或移植）没有恢复或者候选的可能，则不应启动 VA ECMO。

ECMO 的伦理

当最积极的治疗仍然无法挽救心脏或肺或联合衰竭时，启动任何形式的 ECMO 均可能帮助挽救生命。但这是一种创伤严重、技术难度高的治疗方法，并伴有严重的并发症，可能患者需在 ICU 治疗几天，几周甚至几个月。随着实践的发展，许多治疗小组已尝试在开始治疗之前就适当解决患者已存在的问题，包括可能的排除标准和在治疗前对预后的评估。一个基本的考虑是，ECMO 是一种过渡疗法，不能被视为长期治疗方案；框 85.3 列出了 ECMO 作为各种可能情况的过渡疗法。以下讨论仅限于解决个体患者的伦理困境，而不是考虑先去讨论 ECMO 应用的复杂程度、人力财力的大量花费、高强度的工作，及对卫生保健系统的整体影响。

当相对年轻且健康的患者由于急性严重疾病导致急性心力衰竭和休克（例如病毒性心肌病）或急性难治性肺衰竭（例如病毒性肺炎）时，就要明确做出启动挽救生命的体外支持作为"恢复前的过渡治疗"的决定。同样，患有任何终末期疾病的患者如果已经处于"无法复苏"状态并且心脏严重衰竭，则很大可能不会成为接受 ECMO 治疗的候选人。不幸的是，潜在候选人的临床范围是介于这两种情况之间。从患者和家人，到各级护理人员和决策者，都需要使用工具来评估使用这种先进疗法的必要性和治疗成功的可能性。

ELSO 注册数据库已被用于在启动 ECMO 前研究呼吸衰竭（表 85.2）[38] 和心力衰竭（表 85.3）[39] 患者存活的可能性。这些出版物中有许多共同要素，包括呼吸支持的持续时间和程度、年龄、其他器官功能和酸中毒。这些论著可以用作整体的指导，并可以在临床环境下用于指导医生和家属，同时维持患者生命治疗的决策必须坚持个体化原则。Courtwright 及其同事[40] 指出，有必要向患者家属强调 ECMO 治疗"过渡"的本质，并且必须在开始或早期就要明确治疗目标。由于需要抗凝治疗以及有出血或血栓形成的风

框 85.3　体外膜肺氧合作为"桥梁"治疗

决策时过渡	在评估恢复可能性或是否提供高级治疗之前紧急启动
恢复时过渡	在确定器官衰竭可恢复时启动
高级持久治疗时过渡	接受设备（例如 VAD）或移植资格后启动
无合适的治疗选择时启动	在不确定是否可恢复或者不具有接受高级治疗资格时启动

VAD，心室辅助装置

表 85.2　ECMO 前使用 "RESP" 评分预测因呼吸衰竭而启动 VV ECMO 的 30 天生存率

参数		评分
年龄，岁		
18 ～ 49		0
50 ～ 59		−2
≥ 60		−3
免疫受损状态 *		−2
启动 ECMO 之前机械通气时间		
< 48 小时		3
48 小时～ 7 天		1
> 7 天		0
急性呼吸系统疾病诊断组（仅选择 1 个）		
病毒性肺炎		3
细菌性肺炎		3
哮喘		11
创伤与烧伤		3
吸入性肺炎		5
其他急性呼吸系统疾病诊断		1
非呼吸及慢性呼吸系统疾病诊断		0
中枢神经系统功能障碍 †		−7
急性相关（非肺部）感染 ‡		−3
ECMO 前使用神经肌肉阻滞剂		1
ECMO 前使用一氧化氮		−1
ECMO 前输注碳酸氢盐		−2
ECMO 前出现心搏骤停		−2
$PaCO_2$, mmHg		
< 75		0
≥ 75		−1
吸气压峰值，$cm\ H_2O$		
< 42		0
≥ 42		−1
总分		−22 至 15
RESP 总分	**风险分级**	**生存率**
依据风险分级的住院生存率评估		
≥ 6	I	92%
3 ～ 5	II	76%
−1 至 2	III	57%
− 5 至 − 2	IV	33%
≤ − 6	V	18%

在线计算器可从 www.respscore.com 获得。

* "免疫受损" 定义为血液系统恶性肿瘤，实体瘤，实体器官移植，人类免疫缺陷病毒和肝硬化。

† "中枢神经系统功能障碍" 诊断为合并神经外伤，卒中，脑病，脑栓塞以及癫痫和癫痫综合征。

‡ "急性相关（非肺部）感染" 定义为另一种不涉及肺部的细菌，病毒，寄生虫或真菌感染。

ECMO，体外膜肺氧合；RESP，呼吸支持下 ECMO 生存预测。

From Schmidt M, Bailey M, Sheldrake J, et al. Predicting survival after extracorporeal membrane oxygenation for severe acute respiratory failure. The Respiratory Extracorporeal Membrane Oxygenation Survival Prediction（RESP）score. Am J Respir Crit Care Med. 2014; 189（11）: 1374-1382

表 85.3　进行 ECMO 前使用 "SAVE" 评分预测因心脏衰竭而启动 VA ECMO 的 30 天生存率

参数	评分	
急性心源性休克诊断组（选择 1 个或多个）		
心肌炎	3	
难治性 VT/VF	2	
心脏或肺移植后	3	
先天性心脏病	−3	
其他需要 VA ECMO 的心源性休克的诊断	0	
年龄（岁）		
18 ～ 38	7	
39 ～ 52	4	
53 ～ 62	3	
≥ 63	0	
体重（Kg）		
≤ 65	1	
65 ～ 89	2	
≥ 90	0	
启动 ECMO 之前出现的急性器官衰竭（选择 1 个或多个）		
肝衰竭[*]	−3	
中枢神经系统功能障碍[†]	−3	
肾衰竭[‡]	−3	
慢性肾衰竭[§]	−6	
启动 ECMO 之前的插管持续时间（小时）		
≤ 10	0	
11 ～ 29	−2	
≥ 30	−4	
吸气峰压 ≤ 20 cm H_2O	3	
ECMO 前心搏骤停	−2	
ECMO 前舒张压 ≥ 40 mmHg[¶]	3	
ECMO 前脉压 ≤ 20 mmHg[¶]	−2	
ECMO 前 HCO_3 ≤ 15 mmol/L[¶]	−3	
添加到 SAVE 评分所有计算中的常数值	−6	
总分	−35 至 17	
SAVE 总分	**风险分级**	**生存率（%）**
依据风险分级的住院生存率评估		
＞ 5	I	75
1 ～ 5	II	58
−4 ～ 0	III	42
−9 ～ −5	IV	30
≤ −10	V	18

可在 www.save-score.com 上获得在线计算器。
* 肝衰竭定义为胆红素 ≥ 33 μmol/L 或血清氨基转移酶（ALT 或 AST）升高 ＞ 70 UI/L。
† 中枢神经系统功能障碍诊断为合并神经外伤，卒中，脑病，脑栓塞以及癫痫和癫痫综合征。
‡ 肾功能不全定义为伴或不伴 RRT（肾替代治疗）的急性肾功能不全（例如肌酐 ＞ 1.5 mg/dl）。
§ 慢性肾病定义为肾损害或肾小球滤过率 ＜ 60 ml/min/1.73 m^2 并且 ≥ 3 个月。
¶ 在 ECMO 插管前 6 个小时内较差的结果。
VA ECMO，动静脉体外膜肺氧合；VF，心室颤动；VT，室性心动过速。
From Schmidt M，Burrell A，Roberts L，et al. Predicting survival after ECMO for refractory cardiogenic shock：the survival after veno-arterial-ECMO（SAVE）-score. Eur Heart J. 2015；36（33）：2246-2256

险，即使在使用较少甚至不使用抗凝剂结合套管，管道、泵头和氧合器方面积累了很多的经验，但不宜接受抗凝治疗（例如颅内出血）的患者通常也不适合接受 ECMO 治疗。伴有潜在严重疾病的患者，在接受或不接受 ECMO 治疗的情况下其预期存活时间均少于预定时间（即 6 个月或 1 年）时，则不太可能被视为候选患者。是否应针对某个患者启动 ECMO，并非由某一个内科医生或外科医生来确定，尤其当该请求来自于院外时。通常大部分机构会将这一决定交由一个熟悉并管理 ECMO 治疗的小委员会（3 人左右）共同完成[41]。

成人呼吸和心脏 ECMO 的总生存率分别约为 60% 和 40%。尽管这对于以前患有无法继续治疗的疾病无疑是一个重大进步，但另一方面，死亡率仍然保持在 40% 和 60%。这种治疗开始时，在适当的可行的情况下，采用姑息治疗和（或）伦理委员会和其他咨询服务是很有意义的[40-41]。考虑使用 ECMO 治疗，但对恢复的可能性或晚期是否需要持续性治疗不确定时，应参考与家属和护理人员进行"不复苏"的讨论，同样也进行患者的价值和治疗目标评估[42]。为 ICU 护理人员和家属提供咨询，包括尸检报告，对帮助医护人员处理患者临终问题非常有价值。在极少数情况下，停止治疗会迅速导致患者死亡，患者看起来神经功能完好但却处于"不可逆的昏迷状态"时，一旦停止 ECMO，可能会给所有相关人员带来极大的麻烦。

ECMO 的机制

泵

ECMO 的输送包括离心泵和膜氧合器，膜氧合器通过导管连接泵及患者的流入 / 流出套管。与泵相关的插管说明如下：流入的插管从患者端抽取静脉血到驱动泵，流出的插管从泵向患者输送动脉血。图 85.3 和图 85.4 介绍了目前常用的两种 ECMO。图 85.3 显示了 Maquet Cardiohelp 设备（Getinge Group, Wayne, NJ），

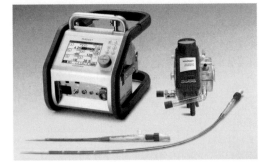

图 85.3 Maquet 的 "Cardiohelp" 系统显示了泵，组合的泵头 / 氧合器以及动脉和静脉套管。（Courtesy MAQUET Cardiovascular, LLC, Wayne, NJ.）

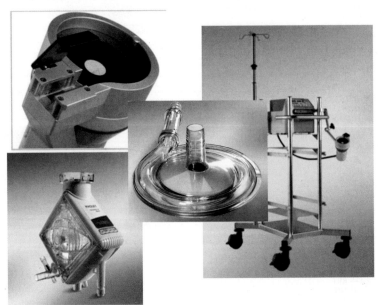

图 85.4 Thoratec 的带手推车 / 控制面板（右上方）的 "CentriMag" 泵（左上方），泵头（中央）和氧合器（左下方）（Courtesy Thoratec Switzerland GmbH, Zürich, Switzerland.）

泵头和氧合器组合为一个一次性装置。图 85.4 为 Thoratec CentriMag 泵，泵头和氧合器可分开。这两种泵的工作方式类似，都采用磁驱动转子。值得注意的是，泵上唯一可调节的变量是每分钟转数（revolutions per minute，RPM）。在给定的转速下产生的流量取决于充盈（前负荷）和喷射阻力（后负荷）[43]。在心脏中，有人认为静脉回流是维持足够心输出量的最重要因素[44]。同样，对于从患者中心静脉和右心房输入血液的离心泵，最重要的决定流量的因素是静脉循环的容量状态和套管的内径。在 VA ECMO 中，因为高血压会减少泵的流量，所以平均动脉压也很重要。虽然在 ECMO 中使用的离心泵对红细胞的损伤相对较小，但在高 RPM 设置下也会出现溶血现象。为了在低 RPM 时最大程度地增加流量，减少溶血，需在保证足够前负荷的基础上减少后负荷。尽可能使用最大的动脉或流出套管以减少溶血，但要考虑套管需与患者的血管大小相平衡。

目前在生理上仍不清楚需要多大 ECMO 流量才能使组织得到充分灌注。这是一个复杂的问题，答案可能因患者当前的生理状态而异（例如先天的心脏功能、败血症、缺血）[45]。大多数医疗中心已将 2.2 ～ 2.4 L/（min·m²）的"正常心输出量"设置为 ECMO 流量并作为最初目标，但是由于套管尺寸限制，在大体重的患者中可能无法实现。使用终末器官灌注标志物（精神状态改变、乳酸、混合静脉血氧饱和度、肝功能检查、肌酐），改变血流目标是可行和必要的[46]。ECMO 的一个非常重要的特点是其血流量不一定取代患者自身的心输出量，不管是左心还是右心系统。使用 VV ECMO 时，其环路可能只氧合全部静脉回流血液的一小部分，因此仍将有大量低氧血液分流至肺部。严重心力衰竭患者使用 VA ECMO 时，回路可提供大部分血流，但随着心脏功能的改善，自身血流可能占总血流的很大一部分。在这种情况下，类似于 VV ECMO，通过肺部的自身血流将减少 VA ECMO 提供气体交换的益处。

对于短期 CPB 运行和长期持续性 LVAD，研究的是持续血流而不是生理脉动血流对脉管系统和器官的影响，但在 ECMO 患者中，对于中等持续时间（例如几天到几周）的影响并不明显。应用持久性 LVAD 机体的改变包括主动脉瓣反流增加（如果未开启），主动脉组织学改变使其硬化，胃肠道黏膜改变并发出血和动静脉畸形，获得性血管性血友病[47]。尽管如此，连续流量无脉冲泵由于其简单、耐用和对血液成分损伤少而在所有体外支持装置中取代了脉动泵；脉动性修饰或替代治疗尚未投入临床应用，目前仅处于研究

阶段。在连续流动管路中，溶血和与凝血相关事件是需要密切关注的问题[48]。乳酸脱氢酶、结合珠蛋白、胆红素和游离血红蛋白仍是用于评估 ECMO 溶血的重要实验室参数[49]。

氧合器

膜氧合器的构造是为了分离血液流经的膜微管周围的气流，并带有允许进行热交换的附加电路。传统上，"流量"是指流经 ECMO 环路的血流量，流经氧合器的空气–氧气混合气称为"拂过"气流。血液的氧合取决于拂过气体中的 FiO_2，而二氧化碳的去除取决于每分钟拂过气体的量，通常在 1 ～ 5 L/min 的范围内，这取决于患者的代谢状态、体型、自体肺功能和呼吸机设置。氧气的运输在正常血流中是高效的，当拂过气流为 100% 氧气时，流经氧合器后的血液标本通常显示的氧分压（partial pressure of oxygen，pO_2）会大于 300 mmHg。如前所述，患者的血气值由含有二氧化碳和氧气的 ECMO 血流以及患者的自身循环和气体交换决定。图 85.3 和图 85.4 为在北美应用最广泛的膜式氧合器，即 Getinge 公司生产的 Quadrox（氧合器和泵头与 Maquet 为一体）。由于纤维蛋白和微血栓或大血栓的形成，氧合器的气体交换效率会逐渐降低（几天到几周）。需要增加 FiO_2 或拂过气流时，需预先对跨膜压、氧合后血气值进行评估。

VA ECMO 的搏动性

搏动性是用于描述接受 ECMO 和长期使用 LVAD 患者的动脉波形时使用的术语。长期使用 LVAD 的患者，与心动周期同步的搏动可能与左心室射血（即独立于 LVAD）以及由于左心室收缩而增加心室辅助装置的充盈有关。这种情况下，即使主动脉瓣瓣没有开启也可以检测到搏动。使用 VA ECMO，流经 ECMO 回路的血液来自静脉端，因此任何搏动完全来自于左心室的射血。当心脏代偿启动 VA ECMO 时，通常搏动很微弱，但是随着左心室功能的恢复，自身左心室射血增加，动脉波形会逐渐恢复。使用 VV ECMO 时，左心室充盈正常，动脉搏动不受影响。

VV ECMO 的流量和气体交换生理

如彩图 85.5 所示，在使用两个单独的插管建立 VV ECMO 时，有两个主要的条件限制其有效性。第一个限制条件是患者的自身心输出量可能等于或大于

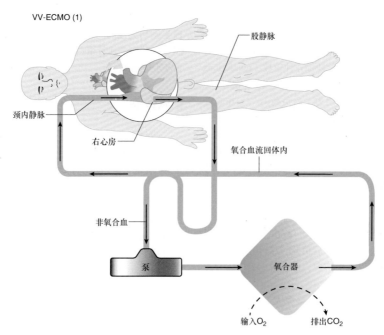

VV-ECMO (1)

股静脉

颈内静脉

右心房

氧合血流回体内

非氧合血

泵

氧合器

输入O₂ 　 排出CO₂

彩图 85.5　经右侧股静脉–颈内静脉 VV ECMO 模式示意图

ECMO 流量，这会导致较多的功能性肺分流。尽管泵和氧合器的功能看起来是正常的，但可能会导致氧合不足。第二个限制条件是由于插管接近右心房时，其中一部分被泵送到患者体内的含氧血液，不通过三尖瓣就被吸回到流入的套管中。这也将导致气体交换不良[50-51]。使用 Avalon 双腔插管（彩图 85.6 和彩图 85.7），静脉血分别从上腔静脉和下腔静脉开口引出体外，通过插管中间的开口（使用经食管超声心动图指

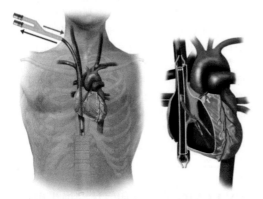

彩图 85.6　使用 Maquet Inc 的 Avalon 套管进行 VV ECMO 插管。将双腔导管放置在右颈内静脉中，静脉血从上下腔静脉（蓝色箭头）抽取到体外膜肺氧合环路中，血液在其中被氧合并顺着三尖瓣（红色箭头）方向抽回到右心房（Courtesy MAQUET Cardiovascular，LLC，Wayne，NJ.）

导），使其正对三尖瓣口而注入右心室，大大减少了心房内的无效循环。进行 VV ECMO 改善气体交换至少会部分缓解肺动脉高压，从而可能避免需要右心室辅助装置（即 V-PA 或 VA ECMO）。如果由于再循环或自身心输出量问题而无法充分改善氧合作用，则可以采取增加 PEEP 和（或）俯卧位等额外的肺部治疗措施，或达到更高的血红蛋白来改善氧输送。也可以考虑添加第二个 ECMO 环路。

VA ECMO 的流量和气体交换生理

外周 VA ECMO 通常行股静脉到右心房的静脉插管和终止于髂内动脉的股动脉插管（图 85.8）。这种动脉血流的生理机制很复杂，因为它不仅与自身左心室射血竞争，而且还增加了衰竭的左心室的后负荷[52-53]。治疗心脏衰竭的原则之一是减少室壁张力、心肌耗氧量和降低肺动脉压；这与 VA ECMO 原理相悖。如前所述，如果不能通过使用正性肌力药物充分改善左心室功能或保持较低的循环压力，则可能需要使用 Impella 或经手术放置左心室引流管降低左心室压力。与左心室射血的竞争意味着经髂动脉的 ECMO 血液达不到主动脉弓水平，如果患者同时存在肺功能不全，可能导致氧合不足的血液被灌注到患者的心脏和脑。ECMO 血流与自身血流（来自左心室–主动脉瓣）在主动脉的

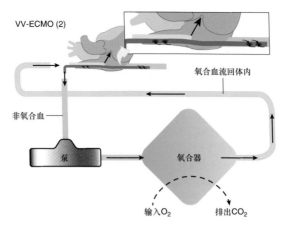

彩图 85.7　采用 Avalon 套管（Maquet Inc.）的单静脉 VV ECMO 模式示意图

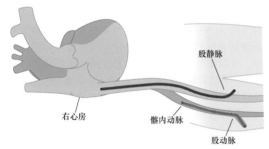

彩图 85.8　经股动脉插管的 VA ECMO 模式示意图。静脉套管（深蓝色）置入下腔静脉和右心房的交界处，然后连接至环路的泵流入侧；动脉套管（红色）置入髂动脉，并连接至环路的氧合器/泵流出侧

汇合处有时被称为"混合云"；理想情况下，这个部位要尽可能靠近心脏。基于以上结论，选择的采样位置应该是反映最靠近心脏和大脑的主动脉血流的右侧桡动脉，而不是左侧桡动脉[54]。大脑和上半身的氧合不佳，但下半身的氧合良好的现象称为"Harlequin 综合征"（与自主神经相关的不对称的上半身出汗和潮红）。解决方法之一是中心插管（需要进行胸骨切开术/开胸术），将动脉插管置于升主动脉中，另一种方法是将动脉管路分出一支经右颈内静脉进行右心房灌注，从而转流部分经 ECMO 血流，这种方法称为 VAV ECMO[55]。这存在心房再循环以及由于肺循环阻力低而导致从主动脉和全身循环转移的血流过高的风险。夹闭部分套管以增加阻力将有助于将血液驱动至全身套管。

右心衰竭的 ECMO 支持

仅右心室衰竭需要机械辅助治疗的临床情况比

左心室或两个心室都衰竭的情况要少。例如，肺动脉高压合并右心室衰竭的肺移植前患者，或长期放置 LVAD 后立即出现右心室衰竭的患者。V-PA ECMO 可以单独支持右心室，其中静脉套管位于右心房中，而"动脉"（流出）套管通过外科手术将人造血管置入肺动脉中（彩图 85.9）。如果肺功能正常，则可能不需要氧合器，可通过经皮设备（TandemHeart 或 Impella）、手术放置 ECMO，或使用更为恰当的不需氧合器的右心室辅助设备（right ventricular assist device，RVAD）回路实现对右心室的支持。如果患者存在呼吸衰竭，则可以在回路中添加氧合器，以提供真正的 ECMO。后一种联合治疗 LVAD 后右心衰，为相对独立的管理 RV、肺和 LV 提供了灵活的方法[56]。

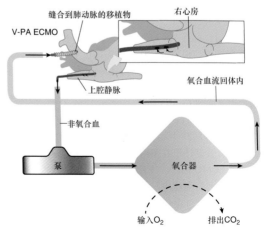

彩图 85.9　静脉-肺动脉 ECMO 回路显示静脉套管通过颈内静脉放置到右心房，而动脉套管放置在缝合到肺动脉的移植物中

ECMO 的血管通路

血管插管的位置和技术取决于所需支持的类型，如患者的年龄、体型、临床状况，及对成像的需求。现有的放置技术包括应用导丝导引、应用扩张器最后应用套管的经皮血管穿刺术（Seldinger 技术）。另一种方法是手术切开并直接暴露外周血管。最后，需要行胸骨切开术／开胸术进入右心房、肺动脉和升主动脉。对于经皮穿刺方法，超声无疑是一种非常有价值的辅助设备。尽管超声应用于 ECMO 的相关理论支持很少，但在其他情况下，已经有了令人信服的证据[57-58]。

TEE 对于检查静脉插管是否正确放置在右心房或上、下腔静脉与右心房的交界处非常有用；同样，在外周血管放置导丝时，使用 TEE 确定主动脉或右心房中导丝的位置也是非常有帮助的。最后，可应用放射线成像引导经右颈内（right internal jugular, RIJ）静脉放置导丝从而置入双腔导管（AVALON）（见下文），并使用 TEE 成像以验证套管放置位置是否正确。血管插管尤其是动脉插管，在插管过程中需要肝素化，通常需要 2 名外科医师完成，或行经皮穿刺（一个人来处理导丝，扩张器和间断性夹闭血管）或行切开术（除了处理导线和导管以外还需要提供手术协助）。

VV ECMO 的插管

在成人 VV ECMO 的原始描述中，使用了两个部位插管：一个通常插入右股静脉并前进至下腔静脉和右心房之间，另一个插入右颈内静脉前行经过上腔静脉进入右心房（图 85.5）。使用尽可能大的套管以使流量最大化（见下文）。当在技术上无法进行颈内静脉插管时，可行 VV ECMO 支持的另一种配置即双侧股静脉插管。引流静脉插管的尖端位于下腔静脉，而流出插管的尖端位于右心房。任何一种双套管技术在再循环方面都有一个主要的缺点，即返回右心房的混合血液又回到 ECMO 系统。

Avalon ELITE 是当代 VV ECMO 中使用的双腔插管，许多医疗中心在可能的情况下都将其作为首选。该套管设计于右颈内静脉放置，其中一个管腔用于流入 ECMO 回路。设计目的是使供血液吸入的端口同时位于上腔静脉内，而不是右心房。引流泵流出的第二个内腔设计定位于右心房内，并对准三尖瓣（图 85.6）。通过使用上腔静脉的流入端口和指向三尖瓣的右心房的流出端口，可以最大程度地减少再循环血量。使用超声心动图放置套管很重要，其能够确保流入和流出端口都位于正确的位置。TEE 在确定流向三尖瓣的血液的流出方向时非常有用。除了单一血管通路和最小化再循环的优势外，Avalon ELITE 导管还提高了患者的舒适度并促进了患者早期活动和康复。它还可以降低与腹股沟插管相关的感染风险。该套管的主要限制条件是泵流入的最大内径，这也是流速的主要决定因素。

VA ECMO 的插管

VA ECMO 的目的是为体循环提供含氧血液，因此流出套管需插入大动脉中。通常首选股动脉，只有在特定情况下（例如烧伤、开放性伤口、严重的周围血管疾病）才使用锁骨下动脉或腋动脉。因此，最常用的方法是使用静脉插管经股静脉进入下腔静脉／右心房交界处，动脉插管经股动脉并使其尖端位于髂总动脉中，从而完成外周 VA ECMO 的血管插管（图 85.8）。与 VV ECMO 一样，可实现的最大流量主要由静脉套管的内径和长度决定。与放置静脉套管一样，可以使用 Seldinger 技术和连续扩器或外科手术切开来放置股动脉套管。静脉插管由置入者预估下腔静脉／右心房连接处的位置从而放置套管，位置可根据需要调整。锁骨下或腋动脉的插管需要手术切开暴露。

为了减少插管腿远端肢体缺血的发生率，可以将小型导管（通常称为远端灌注导管）放置在 ECMO 动脉插管的远端，向下对准腿部（图 85.10）。远端肢体动脉分支的不同部位可作为插管部位，股动脉最常用，也可应用股浅动脉或胫后动脉。另一种减少远端肢体缺血的方法是在股动脉上缝合合成的人造血管，并将套管放置在人造血管而不是自身血管上。这种方

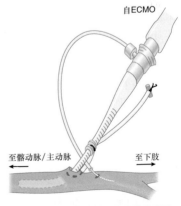

图 85.10　股动脉中的"远端灌注套管"的示意图。将 ECMO 动脉套管经股动脉置入，并前进至髂内动脉；在动脉远端同时置入远端灌注导管以提供额外的灌注

法常用于锁骨下 / 腋下插管。有些医疗中心行同侧股动脉和静脉插管；在另外一些医疗中心则在不同肢体放置套管，以避免同一肢体的动脉灌注减少和增加静脉阻塞的风险。

与股动脉插管相比，VA ECMO 经锁骨下 / 腋动脉插管有利有弊。与股动脉相比，锁骨下动脉很少受动脉粥样硬化病变的影响；丰富的侧支循环可以降低远端肢体缺血的风险，在该解剖区域内细菌污染的可能性较小，并且它可以向远端主动脉弓（比髂总动脉更近）进行全身顺行灌注。缺点包括在肥胖患者中或存在胸壁水肿的情况下手术分离可能具有挑战性；因锁骨下动脉比股动脉细，有报道提示使用此种方法会增加四肢过度灌注（而不是低灌注）的风险[59]。因锁骨下插管置管耗时，因此不用于紧急情况插管（例如不稳定的心源性休克或心搏骤停）。对于腋动脉插管，通常将静脉插管放置在右颈内静脉中以便于患者的活动。

直接使用 CPB 套管的经心脏和主动脉插管 VA ECMO（中心 ECMO）通常用于在手术室无法脱离 CPB 的患者。短而大口径的静脉插管可实现良好的静脉引流。随着氧合的血液返回至升主动脉，上半身低氧血症的发生风险就会减少。可能使用中心 VA ECMO 的其他情况包括由于血管大小或病变经外周置管不能获得足够的血流、氧合改善不足（通常是上半身）或外周 VA ECMO 引起的血管并发症。如果胸壁稳定，则经中心插管也可以让患者适当的活动（例如下床）。

VPA ECMO 的插管

当右心室功能不全或衰竭但左心室功能正常时，最好避免外周动脉插管（即 VA ECMO）。如果肺功能正常，可以使用临时 RVAD（例如 Impella）。如果除了右心室辅助之外还需要肺部支持，则有两种选择：① VPA ECMO，通过手术将人造血管放置在肺动脉以便血液流出，并使用股静脉或右颈内静脉静脉插管；② 使用 Pro-Tek Duo（心脏辅助公司，宾夕法尼亚州匹兹堡）类似于 Avalon 的双腔插管，但设计使其尖端位于肺动脉而不是下腔静脉。该套管通过右颈内静脉放置，流入端口在右心房，流出端口在肺动脉。它可以为肺循环提供氧合和心输出量，但不需要全身性（动脉）套管。尽管 Protek Duo 双腔插管的应用经验比 Avalon 少，但未来的应用前景更为广泛[60]。

改变插管策略

在使用 ECMO 支持期间，插管策略可能不会固定；因为患者的生理或临床状况以及需求可能会随时间而变化，有时可能需要对 ECMO 配置进行调整。当出现下述情况时，应积极将最初的 ECMO 策略转换为其他方式：患者灌注不足，无法达到其他治疗目标，或者出现由于插管而引起的并发症，例如股动脉 VA ECMO[61] 引起的上肢低氧血症或 VA ECMO 引起的左心室扩张。

从 VV 到 VA 或从 VA 到 VV ECMO 的转换，或使用"混合"模式，可能是可取或必要的。使用 VV ECMO 的患者可能会出现血液动力学不稳定（继发于右、左或双心室衰竭），并需要心脏支持。这可以通过在回路中增加动脉灌注套管来实现。这种 ECMO 配置［也称为静脉-动脉-静脉（VAV）ECMO］通过经股动脉或锁骨下动脉引入的动脉插管提供循环支持，被称为混合疗法[62]。在股 VA ECMO 无法为上半身提供足够的氧合血液的情况下（harlequin 综合征或南 / 北综合征），可以通过右颈内静脉向右心房引入额外的流出套管，将氧合的血液引入肺循环（VAV ECMO 混合方法）[63]。或者，股动脉插管可以转到中心（主动脉近端）位置，此时需要切开胸骨或开胸。当存在 VA ECMO 引起的左心室扩张无法用正性肌力药物纠正时，则可能需要手术在左侧流入口（通常位于左心房或肺静脉）放置套管或插入 Impella。使用额外的套管会加重出血和凝血并发症，任何一种附加套管的放置都需谨慎，并且需要监测插管的流量。

ECMO 的监测

驱动泵压力和流量

了解回路中的压力和流量是 ECMO 患者管理的关键。Maquet 心脏辅助装置具有内置压力传感器，可测量驱动泵前压力（静脉压力）、氧合器前驱动泵后压力，及氧合器后压力（流出压力）。流出套管上有一流量探头，流入套管上有一空气监测探头。为了产生流量，驱动泵会在静脉侧产生负压，并且会在控制台上显示该压力数值。当负压值增大，就需要关注患者的容量状况或套管故障。对于相同的流量，较小的套管将需要较大的负压。较大的负压通常出现在静脉导管"颤振"现象之前，"颤振"是由于患者容量不足，当流入口［上腔静脉和（或）右心房］被塌陷静脉壁阻塞时，血流会间歇性减少或停止。

氧合器上的压力变化用来指示由于纤维蛋白或血凝块的积聚而发生阻塞的可能性。同时可显示流出套管的压力，套管阻塞或高动脉压可使流出套管压力升高。较小的插管相对较大的插管需要更高的压力才能产生流量。Maquet 心脏辅助设备在流出套管（后氧合器）上也有一个采样口，可在分析膜功能的同时进行血气分析；pO_2 下降或二氧化碳分压（carbon dioxide partial pressure，pCO_2）升高表明需要更换氧合器。Maquet 静脉侧无采样口；如前文所述，当怀疑有再循环时，可能对 VV ECMO 有用，但在动力泵之前设置采样点可增加空气流入管路的风险。流量探头可连接到回路流出套管的分支处。例如，可以将探针连接到外周 VA ECMO 中使用的远端灌注套管，或者连接到中心插管患者的左心室出口。如果血流量突然下降，则可能是纤维蛋白 / 血栓形成阻塞了管路。

血管内压力

动脉置管为此类患者提供连续的血压监测和血气分析采样。如前文所述，目前所有形式的机械循环支持（除了主动脉内球囊反搏）均可提供连续的血流支持。在使用 VA ECMO 的患者中，动脉血压提供有关自身心脏（搏动灌注）与 ECMO 泵（非搏动灌注）的相对支持的实时信息。用袖带测量血压（手动或自动）无法提供这种连续监测，并且在没有搏动的情况下可能根本无法测量出患者血压。在 VA ECMO 患者中，动脉导管的位置也很重要；根据"混合云"的位置，左上肢导管的血气样本可能无法反映冠状动脉和大脑的血液灌注。

中心静脉导管可为血管收缩药和正性肌力药提供给药途径，虽然在右心房附近或右心房中有较大的插管（ECMO 泵从中抽取血液）可能会影响压力测量，但这种监测还是有其实用性的，尤其是在断流期间可监测其趋势的变化。虽然肺动脉导管在严重心力衰竭或心脏手术以外的情况下的使用已大大减少，但它在 VA ECMO 患者的治疗中提供了非常有用的信息。如前文所述，VA ECMO 存在的一个问题是后负荷增加引起左心室扩张；肺动脉压升高可能是先于肺水肿甚至肺出血第一个出现的症状。平均肺动脉压升高可能会引发使用正性肌力药物治疗或 Impella 装置放置的讨论，并用于监测此类治疗的有效性。在脱机试验中，当 ECMO 泵流量逐渐减少时，肺动脉导管能够提供左右心室压力和功能的信息。

组织血氧测定法

组织血氧测定法已经在心脏手术室使用多年，主要用于评估栓灌注是否充分。一些 ECMO 中心现在正在使用这项技术来评估脑氧合（镇静患者）和血管插管患者远端肢体灌注情况[64]。应用于下肢的组织血氧测定可提醒术者有插管的肢体和没有插管的肢体血氧差异。这些信息结合临床评估（肢体的状态和脉搏）和应用于环路的血流探针，可用于指导调整血流流量或套管复位 / 移位。如果有水肿或间隔综合征，有必要要考虑减少肢体的灌注。

抗凝

使用 ECMO 时，管路表面作为异物与患者血液之间持续接触。非生物表面实际上会促进血栓的形成，增加环路组件血栓形成的风险和患者出现栓塞并发症的风险，并会降低泵的有效性。Maquet 和 Thoratec（Thoratec Corp，Pleasanton，CA）都试图通过在环路组件的血液接触表面涂抹专有的肝素或肝素-白蛋白结合物，从而解决部分血栓形成的问题。在某些情况下，可以完全不使用抗凝剂或仅使用低剂量的抗凝剂来运行 ECMO，目前还没有研究得出相对完善的解决方案[65-66]。

膜氧合器和用于股动脉插管的远端灌注导管是最常报道易形成血栓的部位。为了防止血栓形成，北美的标准做法是将抗血栓治疗的目标控制在用于 CPB 抗血栓治疗的水平以下。目标是保证管路最小的血栓形成风险和患者最低的出血风险[67]。抗凝作用的靶点可能会因缺少循环涂层、流速（为较低流速提供较高靶点）和患者的特殊因素如血小板减少或其他凝血障碍而改变。

普通肝素（unfractionated heparin，UFH）是 ECMO 最常用的抗凝剂。肝素通过结合抗凝血酶 3（antithrombin 3，AT3）起作用；随后，肝素 -AT3 复合物会抑制凝血酶和 Xa 因子[68]。患者在插管前通常预先推注 50 ～ 100 U/kg 的 UFH。UFH 的给药剂量和抗凝状态的测定具有机构特异性。使用 UFH 可能会遇到的问题包括相对不可预测的生物利用度、维持 AT3 水平的必要性，及发生肝素诱导的血小板减少症（thrombocytopenia with thrombosis，HITT）伴血栓形成[67, 69]。如果血浆中的 AT3 浓度低，即使使用大剂量肝素也可能发生出血。因此应当监测 AT3 的水平，尤其是当需要增加肝素的剂量来达到预期的抗凝效果时。低 AT3 水平可以通过给予新鲜冷冻血浆或重组 AT3 治疗。

普通肝素的监测治疗（表 85.4）

激活全血凝固时间

激活全血凝固时间（activated clotting time，ACT）目前仍然是 ECMO 最常用于指导 UFH 剂量的检测指标，一部分原因是它可提供即时结果（point-of-care，POC）全血检测[70]。ACT 的结果可能受 UFH 以外的因素影响，包括贫血、血纤维蛋白原缺乏症、血小板减少和凝血因子缺乏、体温过低和血液稀释。通过 UFH 滴定将 ACT 维持在特定水平，通常为正常水平的 1.5 倍（180 ～ 220 s）[18]。

活化部分凝血酶时间

活化部分凝血活酶时间（activated partial thromboplastin time，aPTT）是一种实验室标准化测试，面向使用中等剂量 UFH 的成人患者，许多成人 ECMO 方案使用 aPTT 代替 ACT。在重症监护室，aPTT 似乎能更准确地反映肝素的抗凝作用[71]。

尽管可以使用 POC 设备，但是在大多数机构中，aPTT 测试是在医院实验室中进行的，因此在获得结果方面有延迟性。也可以使用床旁测量 aPTT 医疗设备，但是这些测试使用的是全血样本，可能不会像实验室检测结果那样可靠。实验室 aPTT 检测结果可能也会受到肝素以外如因子缺乏或抑制剂的存在的影响。如果患者的血小板或白细胞计数高，或高凝状态，则可能需要大量肝素以维持目标 aPTT。对于血小板减少症，肾衰竭或存在循环纤维蛋白裂解产物的患者，则降低 aPTT 指标可能更为合适。

抗凝血因子 Xa（"肝素水平"）

一些机构采用抗凝血因子 Xa（anti-factor Xa，anti-Xa）监测作为监测治疗性 UFH 剂量的金标准[72]。抗 Xa 检测是基于 UFH-AT3 复合物抑制 Xa 的能力[68]，不是用来测量 UFH 浓度，而是测量 UFH 效应。与 ACT 和 aPTT 相比，抗 Xa 检测对 UFH 的抗凝血作用具有特异性，不受凝血病、血小板减少症或稀释作用的影响[73]。对此类患者的研究表明，抗 Xa 检测与 ACT 的相关性较差，这表明抗 Xa 检测更为可取。此外，在许多临床环境中，抗 Xa 活性比 aPTT 准确性和重复性更强[74]。

肝素诱导性血小板减少症

肝素诱导性血小板减少症（heparin induced thrombocytopenia，HIT 或 HITT）是一种相对少见但较为严重的 UFH 治疗相关的并发症。很多原因（多器官功能障碍、败血症、ECMO 管路血小板激活和消耗、出血、血液稀释）可导致血小板减少，这给 ECMO 患者的诊断带来了相当大的挑战。HITT 包括两种类型，分别是：Ⅰ型风险相对小，非免疫起源，发病早，不形成血栓。尽管用肝素持续治疗，但通常可自行消退；Ⅱ型（HITT）具有致命性、免疫起源、迟发性的特点。该综合征可导致静脉和（或）动脉血栓形成[75]。

HITT 治疗包括停止 UFH 输注以及与任何形式的肝素的接触，避免血小板输注，以及使用抗凝替代治疗，如可应用阿加曲班或比伐卢定。阿加曲班经肝代谢，比伐卢定一部分经肾代谢；对于危重患者，这两种药物必须仔细调整剂量并监测。Maquet 系统为肝素结合管路；Thoratec CentriMag 系统可以使用非肝素结合管路。肝素结合管路对 HITT 的发展或维持的影响尚未完全清楚。因此，如果诊断为 HITT，则应尽力

表 85.4　抗凝策略

药物	特点	绝对 / 相对禁忌
无须抗凝	避免对高危患者进行抗凝治疗（出血性脑血管意外，术后出血等）	血栓 / 栓塞 / 回路寿命短的高风险
普通肝素	最常使用	HITT
低分子量肝素	不常使用	很大程度上取决于患者肾功能和体重，HITT
阿加曲班	无须担心 HITT	肝清除
比伐卢定	无须担心 HITT，半衰期短	肾清除
肝素化环路	减少环路纤维蛋白沉积	HITT

HITT，肝素引起血小板减少和血栓形成

改用非肝素结合管路[76]。

ECMO 的撤除

VA ECMO 的撤除

VA ECMO 的撤除既是一门科学，也可以说是一种艺术，因为每个患者都有个体差异，而且肺部和心脏脱机都可能是必需的。心脏手术室中用于将患者与 CPB 分离的许多原理同样适用于 VA ECMO 患者。在 ICU 中，对 ECMO 患者进行管理的一部分工作是对 VA ECMO 患者进行"变速"试验，该试验以分级方式减少 ECMO 支持，同时监测血压、充盈压、氧合和连续的超声心动图检查[56]。降低 ECMO 流量时观察动脉压力波形以及影响因素也很重要。变速试验的理想反应是患者在最少的正性肌力药和升压药支持下保持稳定的血压和搏动性，而充盈压没有明显增加，同时通过超声心动图评估以维持心室正常功能。另一个重要的考虑因素是在进行变速试验之前解决肺部充血或水肿的问题。通常，一旦患者准备好撤机，就应该已经具备了良好的搏动性，这表明心输出量正在灌注升主动脉和大血管；右侧桡动脉的血气可反映出肺的功能状况。在动脉血气分析的指导下，通过减少拂过气流的 FiO_2 及拂过气流本身来确认患者可以用肺进行充分氧合和通气。在进行变速试验之前，适当的抗凝治疗很重要；通常在试验前先推注小剂量肝素（例如 1000 U），一般而言，在 ICU 中进行 VA ECMO 的床旁变速试验不会使血流量降低至 2 L/min 以下。需要注意的是：在变速试验期间（远端灌注套管或左心室出口），其他导管从主 ECMO 管路中脱落时也会显示流量减少。医护人员在处理高危肢体或有危险肢体［大动脉套管和（或）与远端灌注套管本身相关的技术问题］的患者时应注意这个问题。一旦明确变速试验成功，就可以将患者带到手术室拔除导管，通常应用 TEE 对患者进行监测，并重复进行变速试验。在一些机构中，可以在 ICU 的床边拔除导管并使用类似手术室的装置对动脉进行手术修复。

VPA ECMO 的撤除类似于 VA ECMO，但更侧重关注右心而不是左心，同时也需关注患者肺的功能，保证自身肺能够进行充分的气体交换。

VV ECMO 的撤除

VV ECMO 变速试验通常更容易实施，因为无须改变回路流量就可以知晓有关患者肺部氧合和通气能力的大部分信息。VV ECMO 回路的目的是进行气体交换，但与 VA ECMO 不同的是，VV ECMO 不支持心脏功能；因此，脱机试验只需要改变跨膜的气体运输即可。降低拂过气流 FiO_2 以减少氧合支持，降低拂过气流自身以减少"通气"（CO_2 去除）是评估肺功能充分性所需要的全部条件。完全停止氧合 / 空气通过膜可以作为拔管前的最后一步。这被称为"盖帽"试验，即在膜气门气体输送入口处盖封。然而，此过程可能会损坏氧合器，如果试验失败，就需要更换氧合器。一般来讲，除了前面短暂（几分钟）的时间之外，拂过气流不应低于 0.8 L/min。通常可以在 ICU 移除静脉 ECMO 套管，而无须进行血管修复。

独立使用 RVAD、LVAD 和 ECMO 的撤除

一些双心室衰竭和肺水肿的患者，可以在 CentriMag LVAD，CentriMag RVAD 和 连接到 RVAD 回路的氧合器的配置中获得心肺支持。这种插管策略的优点在于提供了单独的双心室支持，并在 VV ECMO 配置（即 LVAD 加 VPA ECMO）中增加了氧合器。它提供了在变速试验期间对自身肺功能、右心功能和左心功能进行分别评估的能力。可以按照上述方法进行 VV ECMO 脱机试验，而无须改变 LVAD 或 RVAD 血流。在动脉血气监测下可以降低拂过气流 FiO_2 以及自身流量来确定可以撤除氧合器，但仍保留对双心室的支持。之后根据患者自身右心和左心功能分别进行 RVAD 和 LVAD 的撤机。

ECMO 并发症

现阶段使用任何类型的 ECMO 都会伴有众多的并发症，这已经成为了一个普遍发生的状况。这些并发症已成为 VA ECMO 和 VV ECMO 近期系统评价的主题，并且在 ELSO 的年度报告中也有介绍。VPA 和 VAV ECMO 装置的实践经验较少，但是这些更复杂的回路也会存在许多类似的问题。血管插管并发症、出血、抗凝过度或不足、凝血管理不当引起的神经系统损伤（例如颅内出血）、感染等发生率都很高。使用 VA ECMO 时，大多数血管并发症发生在动脉。VV ECMO 尤其是双腔 Avalon 引起的血管并发症较少见。在启动 ECMO 前或运行期间发生的肾损伤主要与预后不良有相关性[77]。

Vaquer 及其同事[78]进行了一项系统回顾和荟萃分析，选择了 2000 年至 2015 年的 12 项研究，包括 1042 名因 ARDS 而接受 VV ECMO 治疗的患者。在这些研究中，住院死亡率平均为 38%，并发症死亡率平均为 7%。他们发现 40% 的患者在治疗过程中出现了并发症，其中最常见的是各种原因诱发的出血（29%）。其中颅内出血发生率为 5%。2016 年 ELSO 报告显示，对于因患有呼吸系统适应证应用 ECMO 的成人患者，其出血发生率相似。ELSO 报告中指出管路感染的发生率为 10%，Vaquer 和同事[78]报道感染的发生率为 17%。ELSO 报告并未指出并发症引起的死亡率，但指出了呼吸道（VV）ECMO 的总死亡率为 38%，医院死亡率为 42%[18]。

对于大部分股动脉插管的 VA ECMO，与 ECMO 本身相关的并发症的总发生率高于 VV ECMO。2016 年 ELSO 报告以及最近的两份独立报告（一项单中心研究报告和一项荟萃分析报告）对此进行了说明。在所有成人心脏 ECMO 的 ELSO 报告中，VV ECMO 总的出血发生率为 42%，而非 32%。感染并发症与其相当，但肾衰竭和高胆红素血症发生率更高。在 2005 年至 2012 年间对 1866 例因心脏骤停或心源性休克接受 VA ECMO 的患者进行的荟萃分析中，Cheng 及其同事[35]发现主要并发症出血的发生率为 40%，如果心脏手术后采用中心 ECMO 治疗，出血并发症导致的再次开胸发生率也与其相似。总体上，严重感染的发生率为 30%。最引人注意的是，急性肾损伤的发生率为 55%，其中 46% 需要透析治疗。他们还发现下肢缺血的发生率为 17%，间隔综合征需行筋膜切开术的发生率为 10%，截肢的发生率为 5%。在报告中没有提及 ECMO 导致的死亡率。在 Kaushal 及其同事[79]撰写的单中心报告中发现与院内死亡率相关的因素包括增加的年龄、心搏骤停应用 ECMO 的指征、ECMO 运行时间延长、ECMO 启动前需透析治疗（不是在 ECMO 启动期间）和肢体缺血等。

肢体缺血

如前文所述，肢体缺血（间隔综合征需外科切开引流或截肢处理）是 VA ECMO 外围插管的重大风险因素。减少这种并发症的方法包括、仔细选择套管尺寸、在套管置入时采用精细技术防止血管损伤，及采取干预措施以改善流向远端的流量，例如放置远端灌注套管或使用动脉人造血管。间隔综合征可能是由于静脉流出量与动脉流入量不匹配所致，可以通过将静脉和动脉套管放置在不同的肢体来避免这种情况。除

了使用这些措施外，还需密切观察插管肢体的循环状态，如动脉搏动、水肿、疼痛、组织张力和温度等。发现肢体缺血时，应尽早干预。如前文所述，一些医疗中心使用血氧饱和度仪监测比较插管和非插管的肢体状况。

过度灌注是一种相对不常见的并发症，通常与股动脉或腋动脉的人造血管相关，其向肢体提供过度灌注，从而导致充血、患者不适、及潜在的间隔综合征。Chameogeorgakis 及同事[59]报告，使用腋动脉（套管位于动脉侧端人造血管中）时，20% 的患者会发生高灌注综合征，其中 20% 的患者会发展为间隔综合征。这就是腋动脉不作为 VA ECMO 首选血管的原因。我们在一例年龄较小的女性患者的下肢也发现了这种情况，该患者由于动脉管腔较小而接受了动脉移植，同时，静脉插管置入了同侧的股静脉内。

许多报告已经讨论了远端灌注导管[80-81]和动脉人造血管而不是血管插管[82-83]的有效性；尽管这些方法减少了缺血并发症，但并不能完全避免。因此护理团队要时刻保持警惕，及早干预以改变插管策略，这对于防止截肢至关重要。

麻醉科医师在 ECMO 中的作用

在许多机构中，心脏或胸外科医师负责整个 ECMO 插管、管理和拔管。在其他情况下，即使由外科医生进行插管，呼吸 ECMO 仍由 ICU 团队管理。ICU 的 ECMO 管理对需要心脏支持的患者要包括心脏病专家，对需要呼吸支持的患者要包括呼吸内科医师，及有 ECMO 使用经验的重症监护医师均参与进来。由于 ECMO 的许多方面都与 CPB 有关，因此训练有素的重症监护麻醉科医师是管理这类患者的理想人选。在一些机构中，危重症护理小组的非手术成员可能也会参与 ECMO 的插管、启动，及持续的管理。本章的两位作者描述了 ECMO 团队的概念，认为心脏麻醉科医师和重症监护麻醉科医师的专注支持与全程参与，可以显著改善 ECMO 的结果[84]。对于"ECMO 会诊"来说，这可能特别重要。因为 ECMO 中心的团队要前往院外启动和管理 ECMO，以及在转运患者的过程中给予其他生命支持模式。与美国相比，欧洲的经验表明麻醉科医师在此过程中的作用更为突出[85]。对行外科手术的患者提供心肺呼吸支持管理是心胸麻醉实践的重要组成部分，TEE 评估和监测不仅可以有效评估患者心功能，而且对放置和纠正导管位置也能提供宝贵的术中指导[86]。同样，在心脏 ECMO 拔管的过程中，超声心动图在去除辅助支持期间和之后对心脏的评估有着至关重要的作用。

致谢

所有编辑及出版商感谢 Zaccaria Ricci、Stefano Romagnoli 和 Claudio Ronco 在上一版本中对此章节做出的贡献。它为本章节提供了基础。

参考文献

1. Nazarnia S, Subramaniam K. *J Cardiothorac Vasc Anesth*. 2017;31(4):1505–1508.
2. Ju Z, et al. *Exp Ther Med*. 2018;15(2):1950–1958.
3. Vasanthan V, et al. *Can J Cardiol*. 2017;33(7):950.e11–950.e13.
4. Kirklin JW, et al. *Ann Surg*. 1956;144(1):2–8.
5. Warden HE, et al. *J Thorac Surg*. 1955;30(6):649–656. discussion, 656-7.
6. Iwahashi HK, et al. *J Artif Organs*. 2004;7(3):111–120.
7. Hill JD, et al. *N Engl J Med*. 1972;286(12):629–634.
8. Bartlett RH. *Asaio J*. 2017;63(6):832–843.
9. Bartlett RH, et al. *Pediatrics*. 1985;76(4):479–487.
10. UK collaborative randomised trial of neonatal extracorporeal membrane oxygenation. UK Collaborative ECMO Trail Group. *Lancet*. 1996;348(9020):75–82.
11. Green TP, et al. *Crit Care Med*. 1996;24(2):323–329.
12. Zapol WM, et al. *JAMA*. 1979;242(20):2193–2196.
13. Peek GJ, et al. *Lancet*. 2009;374(9698):1351–1363.
14. Davies A, et al. *JAMA*. 2009;302(17):1888–1895.
15. Combes A, et al. *N Engl J Med*. 2018;378(21):1965–1975.
16. Mi MY, et al. *N Engl J Med*. 2018;379(9):884–887.
17. Bartlett RH. *Crit Care Med*. 2019;47(1):114–117.
18. ELSO. https://www.elso.org/; 2018
19. Murray JF, et al. *Am Rev Respir Dis*. 1988;138(3):720–723.
20. Ranieri VM, et al. *JAMA*. 2012;307(23):2526–2533.
21. Combes A, et al. *Curr Opin Crit Care*. 2017;23(1):60–65.
22. Mason DP, et al. *J Thorac Cardiovasc Surg*. 2010;139(3):765–773.e1.
23. Salam S, et al. *Asaio J*. 2017;63(5):e66–e68.
24. Tsiouris A, et al. *Asaio J*. 2018;64(5):689–693.
25. Raleigh L, et al. *Semin Cardiothorac Vasc Anesth*. 2015;19(4):342–352.
26. Loor G, et al. *J Thorac Dis*. 2017;9(9):3352–3361.
27. Machuca TN, et al. *J Thorac Cardiovasc Surg*. 2015;149(4):1152–1157.
28. Hoetzenecker K, et al. *J Thorac Cardiovasc Surg*. 2018;155(5):2193–2206.e3.
29. Thiagarajan RR, et al. *Asaio J*. 2017;63(1):60–67.
30. Gilotra NA, Stevens GR. *Clin Med Insights Cardiol*. 2014;8(suppl 1):75–85.
31. Touchan J, Guglin M. *Curr Treat Options Cardiovasc Med*. 2017;19(10):77.
32. Khorsandi M, et al. *J Cardiothorac Surg*. 2017;12(1):55.
33. Wang L, et al. *J Cardiothorac Vasc Anesth*. 2018;32(5):2087–2093.
34. den Uil CA, et al. *Eur J Cardiothorac Surg*. 2017;52(1):14–25.
35. Cheng R, et al. *J Card Fail*. 2014;20(6):400–406.
36. Debaty G, et al. *Resuscitation*. 2017;112:1–10.
37. Holmberg MJ, et al. *Resuscitation*. 2018;131:91–100.
38. Schmidt M, et al. *Am J Respir Crit Care Med*. 2014;189(11):1374–1382.
39. Schmidt M, et al. *Eur Heart J*. 2015;36(33):2246–2256.
40. Courtwright AM, et al. *Ann Am Thorac Soc*. 2016;13(9):1553–1558.
41. Abrams D, et al. *Intensive Care Med*. 2018;44(6):717–729.
42. Brodie D, et al. *Lancet Respir Med*. 2017;5(10):769–770.
43. J H. Adult cardiac support Ann Arbor, Michigan. In: 4th ed. Annich GM, Lynch WR, MacLaren G, et al., eds. *ECMO. Extracorporeal Cardiopulmonary Support in Critical Care*; 2012:323–330.
44. Sunagawa K. *J Physiol Sci*. 2017;67(4):447–458.
45. R B. Physiology of extracorporeal life support Ann Arbor, Michigan. In: Annich GM, Lynch WR, MacLaren G, et al., eds. *ECMO. Extracorporeal Cardiopulmonary Support in Critical Care*. 4th ed. ; 2012.
46. Tominaga R, et al. *J Thorac Cardiovasc Surg*. 1996;111(4):863–872.
47. Patel SR, Jorde UP. *Curr Opin Cardiol*. 2016;31(3):329–336.
48. Slaughter MS. *J Cardiovasc Transl Res*. 2010;3(6):618–624.
49. O'Brien C, et al. *J Pediatr Surg*. 2017;52(6):975–978.
50. Xie A, et al. *J Crit Care*. 2016;36:107–110.
51. Pierrakos C, et al. *J Crit Care*. 2017;37:60–64.
52. Fuhrman BP, et al. *Artif Organs*. 1999;23(11):966–969.
53. Brasseur A, et al. *J Thorac Dis*. 2018;10(suppl 5):S707–s715.
54. Bartlett RH. Management of blood flow and gas exchange during ECLS Ann Arbor, Michigan. In: Annich GM, Lynch WR, MacLaren G, et al., eds. *ECMO. Extracorporeal Cardiopulmonary Support in Critical Care*. 4th ed. ; 2012:149–156.
55. Cakici M, et al. *Interact Cardiovasc Thorac Surg*. 2018;26(1):112–118.
56. Reynolds HR, Hochman JS. *Circulation*. 2008;117(5):686–697.
57. Seto AH, et al. *JACC Cardiovasc Interv*. 2010;3(7):751–758.
58. Schmidt GA, et al. *Intensive Care Med*. 2019.
59. Chamogeorgakis T, et al. *J Thorac Cardiovasc Surg*. 2013;145(4):1088–1092.
60. Ravichandran AK, et al. *Asaio J*. 2018;64(4):570–572.
61. Biscotti M, et al. *Asaio J*. 2014;60(6):635–642.
62. Ius F, et al. *Interact Cardiovasc Thorac Surg*. 2015;20(6):761–767.
63. Werner NL, et al. *Asaio J*. 2016;62(5):578–583.
64. Steffen RJ, et al. *Ann Thorac Surg*. 2014;98(5):1853–1854.
65. Galvagno SM, et al. *Perfusion*. 2019. 267659119826828.
66. Raman J, et al. *J Heart Lung Transplant*. 2019.
67. Kawahito K, Nose Y. *Artif Organs*. 1997;21(4):323–326.
68. Hirsh J, et al. *Chest*. 2001;119(suppl 1):64s–94s.
69. Annich GM. *J Thromb Haemost*. 2015;13(suppl 1):S336–S342.
70. Horton S, Augustin S. *Methods Mol Biol*. 2013;992:155–167.
71. De Waele JJ, et al. *Intensive Care Med*. 2003;29(2):325–328.
72. Becker RC. *J Thromb Thrombolysis*. 2005;20(1):65–68.
73. Delmas C, et al. *J Intensive Care Med*. 2018. 885066618776937.
74. Burki S, et al. *BMJ Open*. 2018;8(6):e022943.
75. Koster A, et al. *Ann Thorac Surg*. 2007;83(1):72–76.
76. Natt B, et al. *J Extra Corpor Technol*. 2017;49(1):54–58.
77. Kilburn DJ, et al. *Biomed Res Int*. 2016;2016:1094296.
78. Vaquer S, et al. *Ann Intensive Care*. 2017;7(1):51.
79. Kaushal M, et al. *J Cardiothorac Vasc Anesth*. 2018.
80. Ranney DN, et al. *Asaio J*. 2018;64(3):328–333.
81. Lamb KM, et al. *J Vasc Surg*. 2017;65(4):1074–1079.
82. Calderon D, et al. *Tex Heart Inst J*. 2015;42(6):537–539.
83. Jackson KW, et al. *Ann Thorac Surg*. 2012;94(5):e111–e112.
84. Dalia AA, et al. *J Cardiothorac Vasc Anesth*. 2018.
85. Nwozuzu A, et al. *J Cardiothorac Vasc Anesth*. 2016;30(6):1441–1448.
86. Combes A, et al. *Am J Respir Crit Care Med*. 2014;190(5):488–496.

86 心肺复苏与高级心脏生命支持

YAFEN LIANG，ALA NOZARI，AVINASH B.KUMAR，STEN RUBERTSSON

杨涛　丁玲　译　谢淑华　王国林　审校

要　点

■ 严重心搏骤停是一项世界性的重大公共卫生问题。尽管复苏科学取得了长足的发展与进步，然而心搏骤停患者的生存率仍处于较低水平。提升患者的生存机会和神经预后有赖于制定并贯彻实施一系列说服力强并且基于循证医学的复苏指南，这些指南涉及基础生命支持（basic life support，BLS）、高级心血管生命支持和心搏骤停后治疗的相关内容。

■ 如果心搏骤停没有合并缺氧性因素，那么在心搏骤停发生时肺内的氧含量通常足以维持心肺复苏（cardiopulmonary resuscitation，CPR）最初几分钟内的动脉血氧含量。针对CPR期间冠状动脉、脑和体循环氧供受限的因素，改善血流比增加动脉血氧含量更重要。因此，在突发心搏骤停（sudden cardiac arrest，SCA）后立即实施胸外按压比进行人工呼吸更为重要。

■ "胸泵理论"或者"心泵理论"能够解释胸外按压产生血液流动的原因。与优先进行气道干预、延后胸外按压相比，发生SCA后进行不间断的、高质量的胸外按压复苏无论对成人还是小儿患者均具有更好的生存机会和神经预后。

■ 在发现心搏骤停后应尽可能早地实施单次电除颤复苏，随后立即恢复胸外按压，无须进行电击后的心脏节律分析。研究未能证明在单次电击或者一连串电击除颤前先实施一段时间的胸外按压对预后有益。

■ 复苏期间在不影响实施不间断的、高质量的胸外按压的前提下，可以使用血管升压药物。心搏骤停患者推荐使用标准剂量的肾上腺素（每3～5 min给予1 mg）。血管加压素作为肾上腺素的替代药物在心搏骤停治疗中并无优势，已从成人心搏骤停救治流程中删除。与单纯使用安慰剂和肾上腺素相比，类固醇联合一种血管升压药物或者联合肾上腺素及血管加压素用于治疗院外心搏骤停更有利于自主循环恢复（return of spontaneous circulation，ROSC）。

■ 连续血流的左心室辅助装置能够实现一种新奇独特的生理状态：无脉搏和心电活动但血流动力学依然维持稳定。在决定是否需要循环辅助（如胸外按压）时，最重要的因素是评估组织灌注是否充足。全人工心脏（total artificial hearts，TAHs）对胸外按压、抗心律失常药物和电疗法均不敏感。TAHs患者禁用血管升压药物，因为它会增加心脏后负荷，导致血流动力学完全衰竭以及肺水肿，并且恶化TAH的功能。

■ 考虑到阿片类药物过量应用的流行病学，对于已知或怀疑阿片类药物成瘾的患者，一旦发生心搏或者呼吸骤停，除了接受标准的BLS治疗外，还应接受静脉注射、肌内注射或者经鼻内等途径的纳洛酮治疗。

■ 对于不可电击复律的患者，其救治关键是早期识别并纠正其可逆的潜在性原因。超声技术可以用来评估此类患者的病因和治疗效果以及预测ROSC的可能性，并且有助于指导复苏的终止。然而，应用超声技术不应妨碍其他复苏措施如胸外按压的进行。

- 相较于原发性心脏事件而言，窒息是导致婴幼儿患者发生心搏骤停更为常见的原因，因此在小儿患者复苏过程中，气道管理和通气更为重要。然而，为了便于对复苏指南进行培训、记忆和实施，小儿复苏指南遵循与成人指南类似的原则。
- 目标导向体温管理（targeted temperature management，TTM）用于院外心搏骤停后复苏成功的昏迷患者，能够显著改善幸存出院者的神经功能预后。建议将目标温度保持在 32℃ 至 36℃ 之间维持至少 24 h，而超过此窗口时间后应维持体温正常（为了治疗发热）。对患者预后的判断应在 ROSC 的 72 h 后进行，如果实施 TTM，则应在 TTM 完成 72 h 后进行判断。
- 由 SCA 导致的成人和小儿死亡大多数发生在第 1 个 24 h 以内。协调复苏后治疗，包括冠状动脉导管置入和其他多种重症监护治疗手段，如实施 TTM，将为 SCA 幸存者获得较理想的神经和心脏康复创造良好机会。
- 新技术如个体化 CPR、体外 CPR、全身控制性自动再灌注（controlled automated reperfusion of the whole body，CARL）和为延迟复苏的紧急保护，可能会为心搏骤停患者提供生存机会。

突发心搏骤停与心肺复苏

历史简介和生理机制的思考

心搏骤停是一项重大的公共卫生问题，在美国每年有超过 50 万人因此丧生[1-3]。70% 的院外心搏骤停（out-of-hospital cardiac arrests，OHCAs）发生在家中，其中约 50% 的患者未能被及时发现。尽管复苏科学取得了重大进展，但是 OHCA 和院内心搏骤停（in-hospital cardiac arrest，IHCA）患者的生存率仍然很低。仅有 10.4% 的非创伤性心搏骤停成人患者在接受了急救医疗服务（emergency medical services，EMS）的复苏治疗之后可以幸存至出院[4]。相比之下成人 IHCA 患者的预后要好一些，有 22.3% ~ 25.5% 的比例可以幸存至出院[5]。欧洲的统计数据与美国相似，OHCA 也是心搏骤停的主要死因之一，其总生存率为 2.6% ~ 10.7%[6-8]。

突发心搏骤停（sudden cardiac arrest，SCA）是一个复杂的动态过程。心搏骤停后全身动脉血会继续向前流动，直至主动脉和右心房之间的压力差值达到平衡。同样，心搏骤停后肺动脉和左心房之间的前向肺血流也会发生一个类似的过程。此时，随着动、静脉压力梯度消失，左心充盈下降，右心过度充盈，静脉容量血管随之逐渐扩张。当动、静脉压力达到平衡时（时间大约在心搏骤停后 5 min），冠状动脉灌注和脑血流即终止。因此，心肺复苏（cardiopulmonary resuscitation，CPR）的目标就是维持重要脏器的氧供和血供，恢复自主循环，最大程度地减轻复苏后的器官损伤，最终改善患者生存质量和神经功能预后。

CPR 的历史可以追溯至圣经时代。然而，当代 CPR 方法则被认为始于 20 世纪 50 年代[9]。当时 James Elam 和 Peter Safar 的研究表明，早期采用胸外按压和手臂抬高的复苏方法疗效甚微，而口对口人工呼吸不仅简便易学而且救治效果显著。约翰·霍普金斯大学的 William B. Kouwenhoven 发明了一套正式的胸外按压系统。凯斯西储大学的 Claude Beck 和贝斯以色列医院的 Paul Zoll 则发明了电除颤用以终止心室颤动。1966 年美国科学院国家研究委员会提出了 CPR 的统一执行标准，开启了 CPR 的新纪元。

胸外按压产生血流的机制可以用胸泵或心泵理论来解释。胸泵理论假设，当胸腔内血管压力超过胸腔外压力时，由胸腔内血管向胸腔外血管系统的血流随之产生[10]。静脉瓣能够在胸腔入口处阻止血液逆向流动，为血液从静脉端向动脉端的流动方向提供保障[11-12]。心泵理论则认为，按压胸骨和脊柱之间的心脏是导致血液泵出的原因。临床 CPR 期间使用经食管超声心动图（transesophageal echocardiography，TEE）监测，可以帮助我们直视心腔和瓣膜功能的变化以及血流方向。在胸外按压时，三尖瓣和二尖瓣关闭，左、右心室容积减少，血液射入动脉系统[13-14]。在 CPR 减压阶段，体循环静脉系统和胸腔之间的压力差促使血液向心腔回流。CPR 期间的全身血流取决于有效的胸外按压和静脉血向心脏的回流。因此，如果 CPR 期间发生过度通气，即使后者引起胸内压升高的幅度并不大，也会妨碍静脉回流，不利于体循环、冠状动脉和脑灌注，从而降低了自主循环恢复（return of spontaneous circulation，ROSC）的可能性。

CPR 期间有效的、不间断的胸外按压，可以使心排血量达到正常自主循环的 25% ～ 30%。如果心搏骤停时没有合并缺氧性因素（如溺水、窒息），那么心搏骤停后肺内的氧含量足以维持 CPR 最初几分钟内的动脉血氧含量。针对 CPR 期间冠状动脉、脑和体循环氧供受限的因素，改善血流比增加动脉血氧含量更重要。因此，在 SCA 后立即实施胸外按压比进行人工呼吸更为重要。

了解 SCA 和 CPR 的病理生理学机制至关重要。然而，想要切实改善患者预后则有赖于制定并贯彻实施一系列说服力强并且基于循证医学的复苏指南。最新被推荐的指南是 "2015 年美国心脏协会心肺复苏和急诊心血管治疗指南［2015 年美国心脏协会（American Heart Association，AHA）CPR 和心血管急救（Emergency Cardiovascular Care，ECC）指南］"，它是由 AHA 和欧洲复苏委员会就复苏问题所达成的第四次国际性复苏指南与共识；因此这些指南在许多国家和医疗机构都得到了实践执行。近期，指南的更新发生了重大的变化。它不再如同往常每 5 年更新一次，而是基于对证据的持续采集和评估每年进行一次更新，最新的版本是 2017 年 AHA CPR 和 ECC 更新指南。基于最新版本的指南内容，本章旨在对基础生命支持（basic life support，BLS）和高级心血管生命支持（advanced cardiovascular life support，ACLS）技术的历史、理论基础，及当前对 BLS 和 ACLS 的理解进行综述。

基础生命支持

按照卡耐基安全研究所的理论，BLS 是发生心搏骤停后挽救生命的基础。成人 BLS 的基本内容包括快速识别 SCA 和启动急救反应系统、早期 CPR，及使用自动体外除颤器（automated external defibrillator，AED）进行快速除颤等方面。对心脏病发作和脑卒中的初步识别并及时做出反应也被视为 BLS 的一部分。所有 BLS 的干预措施对预防 SCA、终止 SCA 或 SCA 后循环支持直至自主循环恢复，都有时间敏感性。针对医疗保健提供者的成人 BLS 流程步骤如图 86.1 所示。

2015 年 AHA CPR 和 ECC 指南中关于 BLS 的部分继续强调了简化通用的成人 BLS 流程。指南建议单人施救的顺序是首先进行胸外按压然后再实施人工呼吸［循环、气道、呼吸（C-A-B）而不是气道、呼吸、循环（A-B-C）］，其目的是在未能判断心搏骤停是否由窒息引起的情况下，减少有效胸外按压的延误情况。单人施救时，以每 30 次胸外按压之后进行

2 次人工呼吸为一个循环。此外，该指南同时强调了要由训练有素的急救人员组成综合团队在医院等适用环境下，来执行胸外按压、气道管理、人工呼吸、心律监测和除颤（如有指征）这一系列连贯熟练的操作以期达到最佳的救治效果。就当前的心律分析技术而言，救助人员想要准确地分析患者心律仍需暂停胸外按压，但在心律分析或除颤结束后应立即恢复按压。表 86.1 中总结了 BLS 提供者进行高质量 CPR 的关键点。

心搏骤停的识别

在处理心搏骤停时，对其进行快速识别是必不可少的首要环节。研究表明，无论非专业人员还是医疗保健提供者都很难检测到微弱的脉搏[15]。医疗保健提供者检查脉搏的时间不应超过 10 秒，如果救助人员在此期间无法感受到确切的脉搏，则应立即开始胸外按压。理想条件下，检查脉搏应与检查呼吸或喘息同时进行，从而尽量减少对识别心搏骤停和开始 CPR 的延误。心搏骤停患者有时可表现为癫痫样活动或濒死样喘息，这可能会混淆普通救助人员的判断。如果患者无反应并且呼吸消失或无正常呼吸，则救助人员应认为该患者此时处于心搏骤停状态。

目击者心肺复苏

对于 OHCA 患者而言，影响其生存率的关键性决定因素是目击者能否及时实施高质量的 CPR，以及在出现有除颤指征的心室颤动或无脉性室性心动过速（pulseless ventricular tachycardia，VT）时能否及时除颤。与前者类似，对于 IHCA 患者来说，影响其生存率的重要决定因素是对有除颤指征的心律进行早期除颤并进行高质量的 CPR，以及对病情不断恶化且可能会出现心搏骤停的患者做出早期的识别和反应。本章下一节将讨论及时实施 CPR 的意义。高质量 CPR 的组成部分包括：以适当的频率和深度按压胸部，每次按压后保证胸廓充分回缩，尽量减少按压中断，避免过度通气。

如前所述，胸外按压可以通过增加胸腔内压和直接按压心脏来产生血流。2015 年 AHA CPR 和 ECC 指南建议按压胸部的频率为 100 ～ 120 次 / 分钟（更新前为至少 100 次 / 分钟），成人按压胸部的深度至少为 2 英寸（5 cm）但不超过 2.4 英寸（6 cm）。尽管推荐胸外按压时应 "用力快速按压"，但大多数 CPR 反馈装置都表明，按压幅度往往是过于小而不是过大[16]。在临床实践中，如果不使用反馈装置很难判断胸外按压的深度，并且想要确定按压深度的上限也可能极具

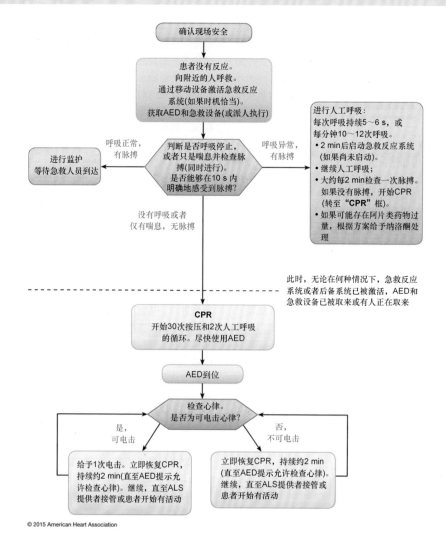

图 86.1　成人心搏骤停后医疗保健提供者实施基础生命支持的流程——2015 年更新。AED，自动体外除颤器；CPR，心肺复苏。(From Kleinman ME, Brennan EE, Goldberger ZD, et al. Part 5: Adult Basic Life Support and Cardiopulmonary Resuscitation Quality: 2015 American Heart Association Guidelines Update for Cardiopulmonary Resuscitation and Emergency Cardiovascular Care. Circulation. 2015；132 [18 suppl 2]：S414–S435.)

挑战性。增设胸外按压频率的上限是基于一项经注册的大型研究，该研究分析发现如果按压频率过快（大于 140 次 / 分钟）往往会导致按压深度不够[17]。按压胸部过快还会影响胸廓回缩和静脉回流，对患者的生存和预后具有潜在的不良影响。

　　复苏期间胸外按压的总次数是心搏骤停患者能否实现 ROSC 以及幸存且伴有良好神经功能的重要决定性因素[18-19]。胸外按压的实施次数取决于按压频率（每分钟胸外按压的次数）和按压比例（胸外按压占总 CPR 时间的比例）。显然这二者的增加会使按压总

数也相应增加。提高胸外按压占 CPR 比例可以通过减少按压中断的次数和时间（例如保护气道，实施人工呼吸或进行 AED 分析）来实现。

　　对于未经培训的救助人员来说，在 CPR 过程中仅进行胸外按压是很容易的，而且调度人员也可以通过电话对其进行有效的指导。此外，对于心源性因素所致心搏骤停的患者而言，在 EMS 到达前对单一胸外按压和胸外按压复合人工呼吸这两种 CPR 方式进行比较，二者生存率相似[20-21]。然而，凡是经过培训的非专业救助人员，仍建议胸外按压和人工呼吸这两种操

Table 86.1 Summary of Components of High-Quality Cardiopulmonary Resuscitation

Component	Adults and Adolescents	Children (Age 1 Year to Puberty)	Infants (Age Less Than 1 Year, Excluding Newborns)
Scene safety	Make sure the environment is safe for rescuers and victim		
Recognition of cardiac arrest	Check for responsiveness No breathing or only gasping (i.e., no normal breathing) No definite pulse felt within 10 s (Breathing and pulse check can be performed simultaneously in less than 10 s)		
Activation of emergency response system	If you are alone with no mobile phone, leave the victim to activate the emergency response system and get the AED before beginning CPR Otherwise, send someone and begin CPR immediately; use the AED as soon as it is available	*Witnessed collapse* Follow steps for adults and adolescents on the left *Unwitnessed collapse* Give 2 min of CPR Leave the victim to activate the emergency response system and get the AED Return to the child or infant and resume CPR; use the AED as soon as it is available	
Compression-ventilation ratio *without advanced airway*	*1 or 2 rescuers* 30:2	*1 rescuer* 30:2 *2 or more rescuers* 15:2	
Compression-ventilation ratio *with advanced airway*	Continuous compressions at a rate of 100-120/min Give 1 breath every 6 s (10 breaths/min)		
Compression rate	100-120/min		
Compression depth	At least 2 inches (5 cm)*	At least one-third AP diameter of chest About 2 inches (5 cm)	At least one-third AP diameter of chest About 1 1/2 inches (4 cm)
Hand placement	2 hands on the lower half of the breastbone (sternum)	2 hands or 1 hand (optional for very small child) on the lower half of the breastbone (sternum)	*1 rescuer* 2 fingers in the center of the chest, just below the nipple line *2 or more rescuers* 2 thumb–encircling hands in the center of the chest, just below the nipple line
Chest recoil	Allow full recoil of chest after each compression; do not lean on the chest after each compression		
Minimizing interruptions	Limit interruptions in chest compressions to less than 10 s		

*Compression depth should be no more than 2.4 inches (6 cm).
AED, Automated external defibrillator; *AP*, anteroposterior; *CPR*, cardiopulmonary resuscitation.
From Kleinman ME, Brennan EE, Goldberger ZD, et al. Part 5: Adult Basic Life Support and Cardiopulmonary Resuscitation Quality: 2015 American Heart Association Guidelines Update for Cardiopulmonary Resuscitation and Emergency Cardiovascular Care. *Circulation*. 2015;132[18 suppl 2]:S414–S435. https://ecc-guidelines.heart.org/index.php/circulation/cpr-ecc-guidelines-2/part-5-adult-basic-life-support-and-cardiopulmonary-resuscitation-quality/.

（由于授权限制，本表保留英文）

作都执行，尤其是对窒息因素所致心搏骤停或需要进行长时间 CPR 的患者。小儿患者也应同样强调人工呼吸的重要性。实施胸外按压是非专业救助人员对心搏骤停患者施救的最低标准。救助人员应持续进行 CPR 直到 AED 到达并准备使用，或者 EMS 提供者接管患者或者患者开始活动。

2015 年 AHA CPR 和 ECC 指南强调开始胸外按压应早于通气治疗（即从 A-B-C 到 C-A-B 顺序的改变）。循环（C）优先于通气反映了恢复血液流动对成功复苏的头等重要性以及延迟人工呼吸（B）的内在需求。生理状况下，在大多数 SCA 病例中，由于在 SCA 发生时机体有足够的动脉血氧含量，因此对辅助通气的需求不那么迫切。这种氧气的存留以及可以通过喘息和胸外按压（假设气道畅通）来进行气体交换的方式，是 CPR 期间可以进行单一胸外按压并且实现氧气被动输入的理论基础。

首先电击还是胸外按压？

早期的指南推荐对未及时发现的心搏骤停或者心搏骤停至开始 CPR 超过 4 min 的患者，在除颤之前先实施一段时间的胸外按压。然而，近期的两项随机对照试验均未能证明在除颤前实施 CPR 对患者有益（ROSC 或幸存至出院）[22-23]。因此，2015 年 AHA CPR 和 ECC 指南建议，当可以立即获得 AED 时，对于及时发现的成人心搏骤停患者，应尽快使用除颤器。如果是未及时发现的成人心搏骤停患者或无法立即获得 AED 时，应该在开始胸外按压的同时，让其他人去获取 AED 准备使用，并且视患者情况，应在 AED 设备就绪后立即尝试进行除颤。

自动体外除颤器和手动除颤

对于及时发现的成人心搏骤停，其发生期间最常见的心律失常是心室颤动（ventricular fibrillation，VF）和无脉性 VT。CPR 通过向心肌组织提供氧气和能量底物，可以改善心肌组织的活力和 VF 的持续时间，但是大多数情况下 CPR 并不能将 VF 逆转为正常心律。除颤可以将电流递至心肌从而中断杂乱的心脏活动并且恢复心肌组织的正常节律[24]。

世界上第一台 AED 于 1979 年问世[25]。针对可能发生 SCA 的患者使用 AED，可以分析心脏节律，并且如果检测到 VF 和快速 VT 时会进行自动除颤。受过培训的急救人员只需将除颤电极板黏贴于患者胸部，启动 AED，当 AED 提示有除颤指征时按压按钮实施除颤。这样设计的目的就是为了让经过培训的普通救助人员如保安、警察和普通市民等能够更加容易地实施早期快速除颤。

当复苏时使用标准手动除颤仪时，救助人员需要进行心律分析并且在合适的时机进行除颤。如果是使用单相除颤，那么应该选择单次 360 焦耳（joule，J）的能量进行除颤。当使用双相除颤时，因其能够对患者所产生的电阻进行补偿和校正，故通常较低的能量水平（150 ～ 200 J）也足以终止心律失常。如果救助人员对所使用的波形或制造说明书不熟悉时，则默认使用该除颤仪的最大能量。没有证据表明首次除颤时双相除颤波形设定或者其能量水平在终止 VF 方面具有优越性。对于后续的除颤，根据特定制造商的说明书对使用固定能量或者递增能量进行合理的选择。

手动除颤器应遵循与 AED 相同的原则：①强调当除颤电极板放置好还未进行节律分析的期间，应当实施不间断的胸外按压；②在除颤后立即实施胸外按压；③在胸外按压和人工呼吸 2 min 后再次进行心脏节律分析；④只有在出现 VF 和快速性 VT 时进行电除颤[26]。

单次与重复除颤

2015 年 AHA CPR 和 ECC 指南建议，对于持续性 VF 患者，应在每次除颤后实施 2 分钟的胸外按压，而不是立即进行连续除颤[27]。这样做的基本原理是，当 VF 终止时，通常会出现短暂的心搏骤停或无脉性电活动（pulseless electrical activity，PEA），正常的窦性节律不太可能立即出现，因此需要进行胸外按压以

实现器官灌注并且保证 ACLS 相关药物进入循环系统以发挥作用。将单次除颤后随 2 分钟 CPR 的复苏方案与以往的初始 3 次重复除颤伴随 1 分钟 CPR 的复苏方案进行比较，发现两者在 1 年生存率或 VF 复发频率方面并无差异[28-29]。近期一项研究表明，对于及时发现的伴有 VF/VT 的院内心搏骤停患者，快速进行重复除颤能够提高 ROSC 率和幸存至出院的概率[30]。由于缺乏进一步的研究数据，目前的 AHA 指南推荐以单次除颤（而不是重复除颤）作为合理的除颤方案。重复除颤仅在心脏手术期间或在具备有创监测和除颤电极的心脏导管介入实验室中考虑实施。

心肺复苏效果的评估

心搏骤停后即刻，当分钟通气量不变与二氧化碳（carbon dioxide，CO_2）生成量不变时，呼气末二氧化碳（partial pressure of end-tidal CO_2，$P_{ET}CO_2$）的变化可作为监测肺血流量和心输出量的可靠指标。关于这一点已在大量心搏骤停、CPR 和 ROSC 后的动物和人体研究中得到了证实[31-33]。通过利用 CO_2 波形图来定量监测控制通气时的 $P_{ET}CO_2$ 以及利用有创技术监测全身动脉压应当能够对 CPR 的效果进行最佳评估。这些参数可以连续监测而无须中断胸外按压。上述任一项参数突然提高均提示着 ROSC。2015 年 AHA CPR 和 ECC 指南将 $P_{ET}CO_2$ 监测作为 I 类推荐用于已具备气管导管（endotracheal tube，ETT）或声门上气道（supraglottic airway，SGA）装置的成人 SCA 患者。此外，冠状动脉灌注压、动脉舒张压和中心静脉血氧饱和度也有助于评估心肺复苏的效果，但这些监测技术需要更复杂的导管或设备[34-35]。在 CPR 期间通过单个或一组生理学参数对复苏效果进行滴定能否提高患者的生存率和神经预后，目前尚无任何临床试验对此进行研究。然而，2010 年 AHA CPR 和 ECC 指南建议将 $P_{ET}CO_2$ 维持在 10 mmHg 水平以上[36]，而数学模型则提示，在插管后 5 ～ 10 分钟内的任意时间点进行检测，$P_{ET}CO_2$ 的最大值均大于 20 mmHg 能够很好地预测 ROSC[37]。

心搏骤停后气道管理和通气的知识点更新

当发生心搏骤停时，机体需要充足的氧供来恢复心脏和其他重要器官的能量代谢，因此通气就成了复苏过程中必不可少的一部分。然而，仍需要强调的是，在心搏骤停后的最初几分钟内，CPR 期间组织的氧供更多是由血流和低心输出量决定，而不是动脉血氧含量[38]。CPR 期间的低心输出量导致肺对氧的摄取下降，反过来减少了在低流量状态下患者对通气的需

求。因此，心搏骤停时首先应该实施胸外按压，除非患者是由于窒息、溺水等原因导致的心搏骤停（在这种情况下必须在胸外按压之前首先进行人工通气[39]）。

心搏骤停时保健医疗提供者必须确定能够支持通气和氧合最佳方式。可选方式包括标准气囊-面罩通气和放置高级气道（即 ETT 或 SGA）。在大多数情况下，在最开始控制气道时建议通过仰头举颏法或仰头托下颌法进行面罩通气。目前没有充足的证据可以证实，与气管内导管或其他高级气道设备相比，气囊-面罩通气在生存率或更佳神经预后方面存在差异[40-41]。同样也没有足够的证据表明与其他高级气道相比，使用气管内导管效果更好[42]。因此 2015 年 AHA CPR 和 ECC 指南建议，在院内或院外实施 CPR 期间气囊-面罩装置或高级气道均可用于氧合和通气，前提是救助人员具有丰富的经验，能在尽量不中断胸外按压的情况下插入气道装置并且验证其位置合适。选择气囊-面罩装置还是放置高级气道取决于救助人员的技术与经验。

关于吸入氧浓度，2015 年 AHA CPR 和 ECC 指南建议在 CPR 时使用最高的吸入氧浓度。由于氧气输送取决于血流和动脉血氧含量，而在 CPR 期间血流通常受限，因此理论上来讲，利用最高吸入氧浓度使动脉血氧含量最大化是非常重要的。有证据表明高氧可能会对心搏骤停后即刻的患者产生不良影响，然而这类证据并不适用于 CPR 期间的低血流状态，因为在这种状态下氧气不太可能供大于求或者引起组织内 PO_2 升高。因此，在获得更多证据之前，相关生理学证据和专家共识一致支持在 CPR 期间应给予最高的吸入氧浓度。

ETT 完成后，确认其位置是否正确非常重要，尽管由于患者的体态特征、低血流状态和其他复苏措施的干扰等因素使其非常具有挑战性。除了观察胸廓起伏、听诊肺和胃以外，推荐 CO_2 波形图作为确定与监测 ETT 正确位置的最可靠方法[43]。然而，假阳性结果（插入了食管检测到 CO_2）仍然可能发生，尤其是在最初的几次呼吸内，这是由于在面罩通气期间空气 /CO_2 被吹入了胃内。当存在肺栓塞（pulmonary embolism，PE）、低心输出量或严重阻塞性肺疾病的情况下，可能出现假阴性结果（即气管插管状态下无 CO_2 呼出）。如果无法进行连续 CO_2 波形图监测，有经验的操作人员可以选择使用非波形 CO_2 检测仪、纤支镜、食管探测器或超声设备。

如果选择气囊-面罩通气，则在单人和双人 CPR 期间，在胸外按压 30 s 之后进行 2 次呼吸，前提是救助人员接受过 CPR 培训。每次呼吸大约持续 1 s。在放置高级气道之后，建议每次呼吸持续 6 s（10 次 / 分钟），与此同时持续进行胸外按压。正如积极复苏期间发生过度通气这般常见，通气时应特别注意避免气道压力过高，因为这会影响心搏骤停患者的静脉回流。

高级心脏生命支持：心搏骤停的处理

对于心搏骤停的患者，BLS，ACLS 和心搏骤停后治疗是 AHA "生存链" 中不可或缺的步骤。而 CPR 几乎总是不可避免地会迅速进展至 ACLS 干预和后续治疗阶段。由于上述每个阶段的治疗工作都会进展至下一个，因此这些步骤之间存在重叠，但是通常 ACLS 的治疗级别包括 BLS 和心搏骤停后治疗之间的治疗层级。2015 年 AHA CPR 和 ECC 指南中的成人心搏骤停救治流程如图 86.2 所示。本节基于心电图所示的心律、心搏骤停期间使用的药物、心搏骤停时的特殊情况，及为促进复苏和改善患者生存而开发的新技术，对处理心搏骤停患者所采取的不同干预措施进行了综述。

心搏停止

心搏停止是一种心脏电活动完全消失的状态，预示着患者的预后极为不佳。心搏骤停患者发生心搏停止时的处理与 PEA 的处理相同（后续进行讨论）。首要优先事项也类似：遵循 ACLS 无脉性心搏骤停的处理流程步骤，寻找并纠正任何可治疗的、导致心搏停止的根本原因。对于绝大多数患者而言，心搏停止并不可逆。但在实施有效的胸外按压后，立即启动氧疗和静脉注射（intravenous，IV）肾上腺素进行复苏，这对于及时发现的心搏骤停往往行之有效。阿托品不再推荐用于治疗心搏停止。此外，心搏停止应与阵发性心动过缓和心室颤动进行鉴别。

无脉性电活动

PEA 指的是一种存在有序的心脏电活动而脉搏却无法触及的心律状态。必须首先鉴别可能引起 PEA 的可逆因素，通常将其称为 5 个 Hs（缺氧、低血容量、低体温、高钾或低钾血症、氢离子或酸中毒）和 5 个 Ts（心脏压塞、张力性气胸、中毒、肺血栓和冠状动脉血栓形成）。当发生 PEA 时，应根据患者个体情况首先怀疑是否有上述原因的存在。呼吸系统急症引起的严重低氧血症可以导致 PEA。对于创伤患者而言，低血容量、心脏压塞和张力性气胸是引起心搏骤停的可能原因，必须加以考虑并紧急处理。术中和术后期

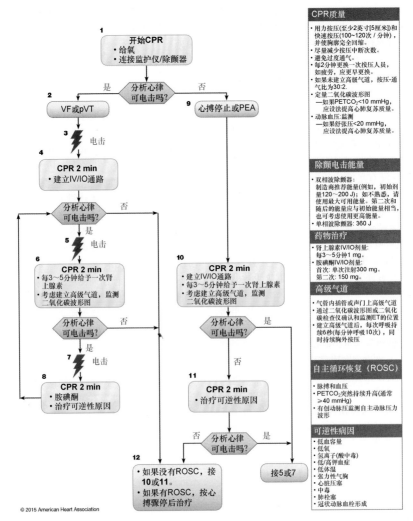

图 86.2　2015 年 AHA 成人高级心血管生命支持流程。CPR，心肺复苏；IO，骨内注射；IV，静脉注射；PEA，无脉性电活动；VF，心室颤动；VT，室性心动过速（From Link MS，Berkow LC，Kudenchuk PJ，et al. Part 7：Adult Advanced Cardiovascular Life Support：2015 American Heart Association Guidelines Update for Cardiopulmonary Resuscitation and Emergency Cardiovascular Care. Circulation. 2015；132［18 suppl 2］：S444-S464.）

间意外发生的心搏骤停，应考虑急性大面积肺栓塞或空气栓塞的可能性。电解质和代谢紊乱，如严重高钾血症、代谢性酸中毒或药物（如洋地黄类、β-受体阻滞剂、钙通道阻滞剂、三环类抗抑郁药）过量，经常会导致心室自主节律。一旦识别导致 PEA 的原因，在能够提供更多明确的治疗方式前，应迅速启动胸外按压并给予肾上腺素 1 mg 临时处理。针对上述每一种突发状况都应有相应的干预措施，PEA 如不纠正将会发展为心搏停止或心室颤动。

无脉性室性心动过速或心室颤动

无脉性 VT 和 VF 都可进行除颤治疗，因此无论是在院内还是院外，只要这两类心律失常能处理得当，将立竿见影，患者将立即起死回生，并长期存活。早期除颤而非药理学干预，能够改善 VF 所致心搏骤停患者的生存率。因此，公共场所都放有 AED，以确保救助人员能够尽早实施除颤。

一旦发生无脉性 VT 或 VF，应在第一时间进行除颤。电击之后应立刻继续进行胸外按压，除非有明显证据支持患者出现 ROSC 的迹象，再次评估潜在心脏节律之前，必须持续胸外按压 2 min。没有证据支持哪个双相波优于其他双相波。除颤能量应递增，直至 VF 被终止。经除颤终止的无脉性 VT 或 VF 再次复发者，再次除颤时应使用之前成功除颤的能级。

如果在尝试初次除颤后未出现 ROSC，那么在复查节律之前应先以 30 次胸外按压、2 次通气（非插管患者）的比例进行 5 个 CPR 循环。在这段间隔时间窗内，可以考虑放置 SGA 装置或进行气管插管。如果尚未开通周围静脉通路，则应在不中断胸外按压的前提下尝试建立静脉通路。

心搏骤停患者的复苏用药

肾上腺素 心搏骤停时使用肾上腺素对患者有益，主要是因其 α 肾上腺素能激动作用，能够在 CPR 期间增加冠状动脉灌注压和脑灌注压。肾上腺素的 β 肾上腺能激动作用对治疗心搏骤停的效果存在争议，因其可能增加心肌做功并且减少心内膜下的血流灌注。因此，标准剂量的肾上腺素（每 3 ~ 5 min 给予 1 mg）推荐用于心搏骤停患者。而大剂量肾上腺素则不推荐用于心搏骤停的常规治疗。上述的推荐使用剂量存在例外情况，如 β - 受体阻滞剂和钙通道阻滞剂过量或者根据实时监测的生理学参数滴定肾上腺素的剂量。

关于肾上腺素的给药时机，多项试验研究表明，心搏骤停发生不可除颤性心律时（心搏停止或 PEA），早期给予肾上腺素可以提高患者 ROSC、幸存至出院，及神经功能完善状态幸存的概率[44-45]。对于可除颤的心律（VF 或无脉性 VT），仍缺乏充足的证据推荐肾上腺素的最佳给药时间，特别是与除颤有关的时间。因此，建议对于因不可除颤性心律所致的心搏骤停应尽早使用肾上腺素。

血管加压素 血管加压素是一种非肾上腺素能的外周血管收缩剂，也会引起冠状动脉和肾血管收缩。有研究对 OHCA 后使用标准剂量肾上腺素、血管加压素（静脉注射 40 U）或血管加压素与肾上腺素联用进行了比较，发现单独使用血管加压素或其与肾上腺素联用时，无论患者是否具有良好神经预后，其对 ROSC 或患者幸存至出院均无益处[46]。血管加压素作为肾上腺素的替代药物在心搏骤停治疗中并无优势，因此已将其从成人心搏骤停处理流程中删除。

抗心律失常药物 对于电击无效性 VF/ 无脉性 VT，使用抗心律失常药物有助于恢复和维持自主灌注节律、协同电击终止 VF，而不是直接将其转复为有

序的灌注节律。某些抗心律失常药物可增加 ROSC 率和幸存至入院的概率，但是没有药物被证实能够提高远期存活率或良好神经功能存活率。因此，2015 年 AHA CPR 和 ECC 指南建议，在 ACLS 阶段对 CPR、除颤和血管升压药物不敏感的 VF/ 无脉性 VT 可考虑使用胺碘酮；利多卡因可作为其替代药物。不推荐使用镁剂对 VF/ 无脉性 VT 的成人患者进行常规治疗，也不建议任何心搏骤停患者常规使用碳酸氢钠。

糖皮质激素 在 IHCA 和 OHCA 两种情况下，对糖皮质激素在心搏骤停中的应用进行了评估。在 IHCA 中，与使用生理盐水安慰剂和肾上腺素的患者相比，将糖皮质激素与血管加压素联用或糖皮质激素与肾上腺素、血管加压素联用的患者，其 ROSC 率更高[47]。然而，上述治疗策略在被推荐成为常规疗法之前，仍需进一步研究证实。对于 OHCA 患者而言，有研究表明在 CPR 期间单独使用糖皮质激素是否有益尚不确切，因此不建议常规使用。

机械循环支持患者的心肺复苏

使用机械循环支持的患者（mechanical circulatory support, MCS）发生心搏骤停已成为一类日益常见的临床案例，因为其在终末期心衰患者中的使用越来越频繁。由于机械支持的特殊性，此类患者的体征与非 MCS 患者有所不同。本节简要介绍医疗保健提供者可能遇到的常见 MCS 设备类型，并且提出近期 AHA 指南中基于专家共识的建议，用于指导疑似发生心血管衰竭或心搏骤停的成年 MCS 患者进行评估和复苏[48]。

MCS 中的心室辅助装置（ventricular assist devices, VADs）可以通过双心室辅助设备来支持左心室（left ventricle, LV）、右心室（right ventricle, RV）或者双心室的功能。全人工心脏（total artificial hearts, TAH）能够替代心脏本身。目前，大多数出院回家的 MSC 患者都有一个长期的左心室 VAD（left ventricular VAD, LVAD）。连续血流 LVAD 是目前最先进的 VAD。它会产生一种独特的生理状态即血流动力学稳定的 PEA，我们将其称为伪 PEA。伪 PEA 状态下的无创血压或血氧饱和度等生命体征难以测得。上述这些因素很容易混淆医疗保健提供者的判断。使用连续血流 LVAD 的患者常常没有脉搏，不能认为其正处于心搏骤停或低血流、低灌注状态。

对组织灌注充足的评估是决定是否需要循环辅助措施（如胸外按压）的最重要因素。皮肤颜色和毛细血管再充盈时间等临床体征能够合理预测血流和灌

注是否充足。如果受过培训的救助人员确定患者有LVAD并且无生命迹象，则推荐即时目击者进行包括胸外按压在内的CPR。LVAD患者对多种快速性心律失常具有良好的耐受性，尽管右心室充盈会受其影响。与无VADs患者类似，如果LVAD患者发生VT或VF，基于对患者精神状态和组织灌注的充分评估之后再决定是否需要进行心脏复律或除颤。图86.3概述了现场救助人员对LVAD患者进行评估的共识性建议。

对于TAH患者，原本的心室已被完全移除；因此去极化电位消失，ECG随之无法监测。机械性心室坚硬且无法被压缩，因此胸外按压无效。抗心律失常药物和电疗法（如起搏、除颤/心脏复律）也因类似原因而无效。在ALCS中使用的标准血管升压药如肾上腺素或血管加压素是禁止使用的，因为其会增加心脏后负荷，导致血流动力学完全衰竭并伴有肺水肿，甚至使TAH的功能恶化。唯一的治疗方法是尝试恢复设备原有的机械功能。应经静脉给予1升生理盐水，以纠正可能存在的低血容量状态。根据需要进行辅助通气，并尽快将患者转送至医院。TAH患者发生精神状态改变、无反应或呼吸窘迫时的评估和治疗流程如图86.4所示。

机械心肺复苏装置在心肺复苏中的应用

为心搏骤停患者提供高质量的胸外按压以期达到ROSC并维持重要脏器的灌注，这对于改善患者生存率和神经功能预后至关重要。然而，传统的手动胸外按压常受多种因素影响，如疲劳、技术水平及受训情况、除颤及轮换救助人员期间的暂停和遵循规程等[49]。在患者转运期间，高质量的胸外按压更加难以得到保证[50]。有研究表明，手动胸外按压充其量只能实现正常心输出量的30%[51]。因此，机械胸外按压装置应运而生，以期改善CPR质量。此类装置能够实现恒

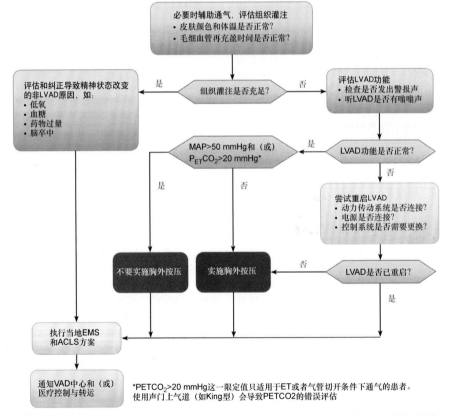

图86.3　左心室辅助装置（left ventricular assist device，LVAD）患者发生昏迷或其他精神状态改变时的反应处理流程。ACLS，高级心血管生命支持；EMS，急救医疗服务；ET，气管内导管；MAP，平均动脉压；$P_{ET}CO_2$，呼气末 CO_2 分压；VAD，心室辅助装置。（From Peberdy MA，Gluck JA，Ornato JP，et al. Cardiopulmonary Resuscitation in Adults and Children With Mechanical Circulatory Support：A Scientific Statement From the American Heart Association. Circulation. 2017；135［24］：e1115-e1134.）

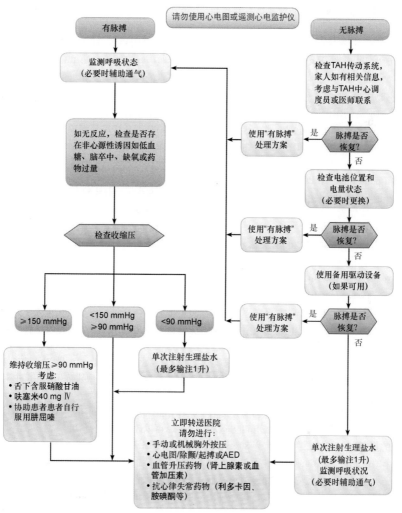

图 86.4　全人工心脏患者（total artificial hearts，TAH）发生意识状态改变、昏迷、呼吸窘迫时的反应处理流程。AED，自动体外除颤器；BP，血压；IV，静脉注射；NS，生理盐水；SBP，收缩压。（From Peberdy MA，Gluck JA，Ornato JP，et al. Cardiopulmonary Resuscitation in Adults and Children With Mechanical Circulatory）

定频率和深度的胸外按压，消除疲劳因素，并且减少了按压中断的次数与持续时间。

初步实验研究表明，与手动 CPR 相比，机械胸外按压装置能提高器官灌注值、增加脑血流量，及呼气末 CO_2 浓度[52-53]。然而，最近的一项大型多中心随机对照试验显示，相较于指南指导的手动 CPR 而言，机械胸外按压与除颤结合的处理流程对患者生存率改善无任何优势[54]。尽管机械胸外按压装置能够减少按压中断的次数，并且能够在持续胸外按压期间实现除颤，但是与手动 CPR 相比，两者在心搏骤停后 6 个月内的生存率和神经预后方面并无差异。

上述前期研究和后期大型临床试验之间存在差异的原因可能是，应用该种机械装置会导致胸外按压的长时间暂停（设备运行时间的中位数为 36.0 秒），而胸外按压的暂停显然意味着更糟的临床预后。因此，2015 年 AHA CPR 和 ECC 指南建议，仍然将手动胸外按压作为治疗心搏骤停的标准方式，而机械 CPR 装置可作为替代方案供受过良好培训的人员在特定环境下使用，特定环境是指当救助人员向患者提供高质量的手动胸外按压可能存在难度或者危险的情况［例如，救助人员数量有限、长时间 CPR、低温心搏骤停期间、体外 CPR（extracorporeal CPR，ECPR）准备期

间]。今后应重点对上述机械装置的部署进行精简和适当的安排。

超声心动图在心搏骤停中的应用

对于不可除颤的心律,早期发现并纠正其可逆性的潜在病因是必要环节,如前所述 PEA 所致心搏骤停时的 Ts 和 Hs。超声心动图彻底改变了我们对这些病因的评估能力以及对这类患者的处理方式。然而,在临床心搏骤停时,超声心动图的操作与诊断往往十分困难。

现场即时(point-of-care,POC)聚焦超声心动图有助于评估容量状态、心室功能、瓣膜疾病、心脏压塞、PE,及张力性气胸。与经胸超声心动图相比,TEE 能够在胸外按压期间持续显示心脏结构,并能实时反馈心脏收缩力和按压的质量。TEE 受体态特征、皮下空气和胸部运动的影响较小。一些研究已经对 TEE 在心搏骤停患者中实施的可行性及其临床影响进行了评估。TEE 对心搏骤停原因的诊断具有中等程度的敏感性和特异性,并可能进一步影响治疗 [55-56]。然而,尚不清楚这些益处是否能够转化用以改善患者预后。因此,2015 年 AHA CPR 和 ECC 指南建议,如果有具备资质的超声医师在场,并且应用超声不会影响到心搏骤停的标准治疗方案,那么可以将超声视为对患者进行标准评估和复苏的辅助手段。

最近,POC 焦点超声也已用于预测心搏骤停患者的短期预后。近期的荟萃分析表明,心脏有自主运动对预测 ROSC 的敏感性为 95%,特异性为 80%,对幸存至入院概率的敏感性为 90%,特异性为 78% [57]。若超声心动图提示无自主心脏运动则往往提示预后不良,这有助于制定决策终止复苏。应注意,超声对自主心脏运动的判断仍然非常依赖于操作医师。此外,显著的心动过缓可能被超声心动图识别为两次心脏收缩之间的心搏停止。

阿片类药物过量引起的心搏或呼吸骤停

2013 年美国有 16 235 人死于处方阿片类药物中毒,另有 8257 人死于海洛因过量 [58]。2012 年阿片类药物过量已成为美国 25 至 60 岁人群意外伤害性死亡的主要原因,甚至多于车祸死亡人数 [59]。而这些死亡中大多数都与处方阿片类药物有关。考虑到这一流行病学史,2015 年 AHA CPR 和 ECC 指南建议,对于已知或疑似阿片类药物成瘾的患者,如果无反应且无正常呼吸但有脉搏时,那么经培训的非专业人员和 BLS 提供者除了为患者提供标准的 BLS 治疗外,还可以肌内注射(intramuscular,IM)或鼻内给予纳洛酮

治疗。

纳洛酮的理想剂量尚不清楚。2010 年 AHA CPR 和 ECC 指南建议,纳洛酮的经验性起始剂量为静脉注射或肌内注射 0.04 ~ 0.4 mg,以避免阿片依赖患者出现严重的戒断反应,并根据临床情况考虑相应的剂量范围。如未达到预期治疗效果,则建议经静脉注射或肌内注射途径重复给予上述剂量或逐步增加至 2 mg。无论治疗方式和给药途径如何,治疗的首要目标都是要恢复并维持气道通畅与通气,防止呼吸或心搏骤停,并且不引起严重的阿片类药物戒断反应。

疑似脑卒中的识别与紧急处理

全世界每年约有 650 万人死于脑卒中,欧盟 15 个国家中约有 100 万人死于脑血管疾病 [60-61]。2013 年全球疾病负担研究表明,脑卒中是全世界导致伤残调整寿命年(1.13 亿伤残调整寿命年)下降的第二大疾病,仅次于缺血性心脏病,是致残的主要原因,也是仅次于阿尔茨海默病的第二大痴呆原因。对可疑脑卒中的临床体征进行鉴别至关重要(如面部、手臂或腿部突然无力或麻木,尤其是发生在身体一侧;突然意识混乱、语言或理解能力障碍;单眼或双眼突然视物障碍;突然行走困难、头晕、平衡或协调性丧失;或突然原因不明的剧烈头痛),因为在上述症状出现后的几个小时内必须对患者进行溶栓治疗 [62-63]。社区和专业人员的宣教对于早期识别和治疗脑卒中十分必要,可以改善患者的预后。

AHA 和美国麻醉医师协会发起了一项面向社区的"脑卒中生存链"行动,将患者、家庭成员和医疗保健提供者联动起来,以期最大程度地促进脑卒中恢复。这条生存链的重要组成部分包括对脑卒中预警信号的快速识别和反应、快速的 EMS 调度、转运患者和预先通知医院,及到达医院后的快速诊断和治疗。疑似脑卒中患者的处理流程如图 86.5 所示。

心律失常的识别与处理

本节重点介绍相关建议,用以治疗伴有急性症状的心律失常患者。需要强调的是,应在评估患者总体状况之后再行心电图和节律进行分析。例如,当呼吸衰竭和严重低氧血症患者血压降低并出现心动过缓时,心动过缓并不是造成患者病情不稳定的主要原因。假如此时不纠正低氧血症而只是治疗心动过缓,则患者的病情不太可能得到改善。如果 ACLS 医疗人员仅根据心律来做出治疗决策,忽略了对特定患者的整体临床评估,则很可能会发生诊治错误。

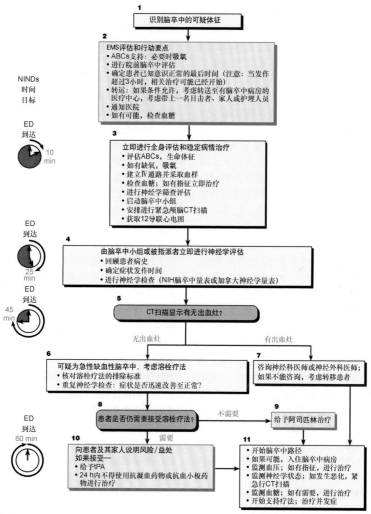

图 86.5 美国心脏协会对可疑脑卒中患者的处理流程。ABC，气道，呼吸，循环；BP，血压；CT，计算机断层扫描；EMS，急救医疗服务；IV，静脉注射（From ECC Committee，Subcommittees and Task Forces of the American Heart Association：Part 9：Adult Stroke：2005 American Heart Association Guidelines for Cardiopulmonary Resuscitation and Emergency Cardiovascular Care. Circulation. 2005；112：IV-111-IV-120. ）

　　一般来说，"不稳定性心律失常"可见于两种情况，一是发生在因心脏收缩力减弱和心输出量不足而导致的重要脏器功能严重受损时，另外则是出现在心搏骤停当时或其即将要发生之时。当心律失常导致患者血流动力学不稳定时，应立即对其进行干预。"症状性心律失常"则是指心律失常引起患者轻微的症状，如心悸、头晕或呼吸急促，但患者血流动力学稳定，故不处于迫在眉睫的危险之中。在这种情况下，制订最佳干预措施的时间更为充裕。因以上两种情况，医疗保健提供者必须能够正确判断心律失常的所属类型。只有找到导致患者血流动力学不稳定的具体原因，才能对其进行正确的治疗。

缓慢型心律失常

　　心动过缓的定义是心率低于 60 次 / 分。但是，当心动过缓引起患者症状时，心率通常低于 50 次 / 分。对于某些患者而言，心率缓慢可能是正常的生理学现象，而对其他人来说，即使心率超过 50 次 / 分也不足以维持其机体的正常所需。因此，50 次 / 分只是一个相对数字，评估患者的临床表现也很重要。

根据心律失常的起源不同，缓慢性心律失常可分为室上性心律失常［窦性、交界性或不同程度的房室（atrioventricular，AV）传导阻滞］或室性心律失常（完全性心脏传导阻滞伴非常缓慢的室性自主逸搏心律）。窦性（或交界性）心动过缓和二度 I 型（AV结）房室传导阻滞通常由迷走神经张力亢进引起。AV传导阻滞可分为一度、二度和三度。一度 AV 传导阻滞是指 PR 间期延长（＞0.20 秒），通常是良性的。二度 AV 传导阻滞分为莫氏 I 型和 II 型。在莫氏 I 型传导阻滞中，传导阻滞位于 AV 结处，通常为暂时性的且无症状。在 II 型 AV 传导阻滞中，阻滞通常位于 AV 结以下的希氏束-浦肯野纤维系统内；这种传导阻滞通常伴有临床症状，并且有可能进展为完全（三度）AV 传导阻滞。三度 AV 传导阻滞可能发生在 AV结、希氏束或左右束支。当发生三度 AV 传导阻滞时，心房和心室的电活动完全分离。三度 AV 传导阻滞既可以是永久性的，也可以是暂时性的，这取决于其发病的根本原因。

由于低氧血症是心动过缓的常见原因，因此对心动过缓患者的初步评估应关注与呼吸做功增加相关的体征（如呼吸急促、肋间隙凹陷、胸骨上窝凹陷、反常的腹式呼吸）以及脉搏血氧饱和度的测定。一旦出现氧合不足或患者呼吸做功增加的体征，则应尽快补充氧气。同时应为患者配备监护仪用以监测血压、ECG 和血氧饱和度，并建立静脉注射通道。如条件允许，监测 12 导联 ECG 以便更好地辨析心律。在开始治疗的同时，应评估患者的临床状况并找到其潜在的可逆性病因。

医疗保健提供者必须对组织灌注不足的体征和症状进行鉴别，并确定这些体征是否可能由心动过缓引起。如若不是，则应重新评估其发生的根本原因。当患者无症状或症状轻微时不一定需要治疗，除非怀疑可能出现症状加重或进展为更严重的心律失常时（如急性心肌梗死时发生莫氏二度 II 型 AV 传导阻滞）则需要给予相应的治疗。如果怀疑心动过缓是导致患者精神状态改变、缺血性胸痛、急性心衰、低血压或其他出现休克体征的原因时，则应立即接受治疗。

阿托品仍然是治疗伴有急性症状的心动过缓的一线药物。其治疗心动过缓的推荐剂量为每 3～5 分钟静脉注射 0.5 mg，总的最大剂量不超过 3 mg。当硫酸阿托品的剂量小于 0.5 mg 时可能会引起反常性心动过缓。阿托品对心脏移植患者可能也无效，因为移植的心脏缺乏迷走神经支配。由于阿托品是通过逆转副交感神经系统的毒蕈碱效应来发挥作用，因此它不作为二度 II 型或三度房室传导阻滞的首选药物，也不是三度房室传导阻滞伴新发宽 QRS 波群患者的首选药物，因为其阻滞位置可能在 AV 结以下更远端的位置。阿托品对上述这些缓慢性心律失常都不太可能有效，应先采用经皮心脏起搏（transcutaneous pacing，TCP）或 β- 肾上腺素能受体激动剂等手段作为暂时性治疗措施，从而为患者经静脉心脏起搏做准备。

当阿托品治疗心动过缓无效时，可考虑静脉输注 β 肾上腺素能受体激动剂（多巴胺、肾上腺素）。多巴胺是一种兼具 α- 和 β- 肾上腺素能效应的儿茶酚胺类药物。临床上可以将其滴定至目标值从而选择性地发挥增加心率与收缩血管的作用。小剂量的多巴胺对心肌收缩力和心率具有选择性正性作用；而当大剂量使用＞10 μg/（kg·min）时，多巴胺还具有血管收缩效应。如前所述，肾上腺素也是一种兼具 α- 和 β-肾上腺素能作用的儿茶酚胺类。而异丙肾上腺素则是一种 β- 肾上腺素能药物，能够激动 β-1 和 β-2 受体，导致心率增加和血管扩张。异丙肾上腺素的成人推荐剂量为静脉输注 2～10 μg/min，以滴定至患者出现适当的心率和心律为止。

TCP 可以利用多功能起搏器 / 除颤电极板来实现。TCP 过程伴有疼痛感，因此所有清醒患者都应考虑给予镇静处理。TCP 仅作为一种临时的治疗手段，患者应始终做好经静脉起搏的准备，并且应尽快寻求专家意见。经食管心房调搏技术能够有效治疗术中发生的缓慢型室上性心律失常，如窦性或交界性心动过缓。而且该设备可与大多数外部起搏设备以及除颤器兼容。然而就目前该设备的配置情况而言，经食管起搏仅对心房起搏有效，对于 AV 传导有问题的患者，如完全性心脏传导阻滞，此类干预措施则无效。另外，机体正常的酸碱平衡状态以及电解质浓度对于心脏的有效持续起搏至关重要；因此，如果患者未能成功起搏，则需要纠正酸中毒以及如严重高钾血症之类的电解质紊乱状态。

2015 年 AHA CPR 和 ECC 指南中推荐的缓慢型心律失常治疗流程如图 86.6 所示。

快速型心律失常

快速心律失常的定义为心率超过 100 次 / 分钟的心律失常，但与之前定义心动过缓一样，只有当心率超过 150 次 / 分钟时患者才有可能会出现临床症状。如患者发生心动过速，首先应明确心动过速是否为当前症状的主要原因，或者当前症状和心动过速均为某种潜在疾病的继发表现。

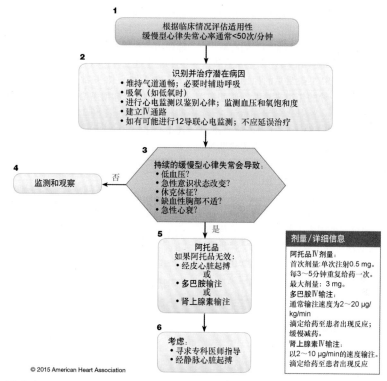

1
根据临床情况评估适用性
缓慢型心律失常心率通常<50次/分钟

2
识别并治疗潜在病因
- 维持气道通畅；必要时辅助呼吸
- 吸氧（如低氧时）
- 进行心电监测以鉴别心律；监测血压和氧饱和度
- 建立IV通路
- 如有可能进行12导联心电监测；不应延误治疗

3
持续的缓慢型心律失常会导致
- 低血压？
- 急性意识状态改变？
- 休克体征？
- 缺血性胸部不适？
- 急性心衰？

4
监测和观察

否

是

5
阿托品
如果阿托品无效：
- 经皮心脏起搏
或
- 多巴胺输注
或
- 肾上腺素输注

6
考虑
- 寻求专科医师指导
- 经静脉心脏起搏

剂量/详细信息

阿托品IV剂量：
首次剂量：单次注射0.5 mg。
每3～5分钟重复给药一次。
最大剂量：3 mg。
多巴胺IV输注：
通常输注速度为2～20 µg/kg/min
滴定给药至患者出现反应；
缓慢减药。
肾上腺素IV输注：
以2～10 µg/min的速度输注。
滴定给药至患者出现反应

© 2015 American Heart Association

图 86.6　美国心脏协会关于有脉搏的缓慢型心律失常患者的处理流程。IV，静脉注射（From Link MS，Berkow LC，Kudenchuk PJ，et al. Part 7：Adult Advanced Cardiovascular Life Support：2015 American Heart Association Guidelines Update for Cardiopulmonary Resuscitation and Emergency Cardiovascular Care. Circulation. 2015；132［18 suppl 2］：S444-S464.）

根据 QRS 波群形态、心率，及其规整性，心动过速可分为若干类型。窄 QRS 波群的心动过速［室上性心动过速（supraventricular tachycardia，SVT），QRS < 0.12 s］包括窦性心动过速、房颤、房扑、AV 结折返伴旁路介导的心动过速、房性心动过速（包括自发型和折返型）、多源性房性心动过速和交界性心动过速。宽 QRS 波群心动过速（QRS ≥ 0.12 s）包括 VT、VF、SVT 伴差异性传导、预激性心动过速（Wolff-Parkinson-White 综合征）和心室起搏节律。

低氧血症是导致心动过速的常见原因，因此与心动过缓患者类似，对于任何心动过速患者的初步评估都应关注呼吸做功增加的体征以及血氧饱和度的测定。同时应密切监测患者，并吸氧治疗。12 导联 ECG 能够更好地辨析心律，一旦患者出现生命体征不稳定的状况，应立即复律，不应因 ECG 监测而延误。

如果在吸氧以及给予气道和通气支持治疗之后，患者缺氧的体征和症状仍然存在，则此时医疗保健提供者应对患者病情的不稳定程度进行评估，并且进一步明确这种不稳定性是否与心动过速有关。如果患者

表现出与心率相关的心血管受损体征及症状，如急性精神状态改变、缺血性胸部不适、急性心衰、低血压或其他疑似由快速性心律失常引起的休克体征，则医疗保健提供者应立即实施同步电复律，从而阻断潜在的折返通路来终止快速性心律失常。房颤电复律推荐初始双相波能量值为 120 ～ 200 J；而心房扑动和其他 SVT 复律通常需要的较小的能量值，50 ～ 100 J 的初始能量通常足够。如果 50 J 起始电击复律失败，则应逐步增加能量值。在初始能量为 100 J 时，脉搏存在的单一型 VT 对单相或双相波电复律（同步）治疗反应良好。如果患者出现多形性 VT，应将其按照 VF 处理，并给予高能量非同步电击复律（除颤时的能量值）治疗。

若心动过速患者病情稳定，则需明确患者的心动过速是否为窄 QRS 波群型或宽 QRS 波群型，心律是否规整；若为宽 QRS 波群型，则 QRS 波形态是单一型还是多形性。后续治疗需要按上述情况做出相应调整。对于节律规整的窄 QRS 波群型 SVT，应首先采用刺激迷走神经的方法，如颈动脉窦按摩或 Valsalva

手法来终止心律失常。如若无效，则选用腺苷作为终止节律规整的快速型室上性心动过速的药物。腺苷能够减慢窦房结和 AV 结传导，延长不应期，因此对于终止阵发性 SVT（paroxysmal SVT，PSVT）非常有效，毕竟 AV 结内折返通路乃 PSVT 最常见的原因。腺苷还可通过短暂阻滞 AV 结传导的作用来诊断不明起源的快速型心律失常（如房颤、房扑）的潜在机制。若腺苷或刺激迷走神经均未将 PSVT 转复为窦性心律，或 PSVT 转复后又复发，或这些治疗方法用于诊断某种不同类型的 SVT（如房颤或房扑），则应选用长效 AV 结阻滞剂，如非二氢吡啶类钙通道阻滞剂（维拉帕米和地尔硫䓬）或 β - 受体阻滞剂。

在对患者进行药物或电复律治疗之前或期间，应始终寻找导致 VT 的可逆性因素。低氧血症、高碳酸血症、低钾血症或低镁血症（或两者兼有）、洋地黄中毒以及酸碱平衡紊乱均是导致 VT 的显著病因，应针对上述原因进行快速评估，并且一旦发现应立即予

以纠正。如需进行抗心律失常治疗，则推荐使用普鲁卡因胺、胺碘酮或索他洛尔。需要注意的是，每次只能使用一种药物，未经专家指导不得随意加用第二种药物。上述三种药物均会引起不同程度的低血压。

快速型心律失常的评估和处理方法在 2015 年 ACLS 针对有脉搏型心动过速处理流程图中进行了说明（图 86.7）。表 86.2 和表 86.3 中列举了用于治疗快速型心律失常的常用药物。

复苏后干预措施

除引起心搏骤停的病因外，在心搏骤停及复苏期间出现的低氧血症、缺血，及再灌注，都可能对多器官系统造成损伤。因此，有效的心搏骤停后治疗包括识别并治疗心搏骤停的突发病因，同时评估并减少多器官系统的缺血再灌注损伤。这种损伤的严重程度在不同患者及每个患者的不同器官系统中变化极大。应

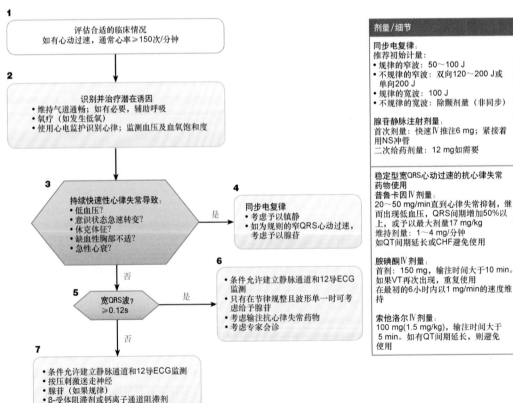

图 86.7 2015 年美国心脏协会成人心动过速治疗流程图。IV，静脉注射；NS，生理盐水；VT，室性心动过速（From Link MS, Berkow LC, Kudenchuk PJ, et al. Part 7: Adult Advanced Cardiovascular Life Support: 2015 American Heart Association Guidelines Update for Cardiopulmonary Resuscitation and Emergency Cardiovascular Care. Circulation. 2015；132［18 suppl 2］: S444-S464.）

Table 86.2　Summary of Medications Used for Supraventricular Tachycardia

Drug	Characteristics	Indication(s)	Dosing	Side Effects	Precautions or Special Considerations
Adenosine	Endogenous purine nucleoside; briefly depresses sinus node rate and AV node conduction; vasodilator	■ Stable, narrow-complex regular tachycardias ■ Unstable narrow-complex regular tachycardias while preparations are made for electrical cardioversion ■ Stable, regular, monomorphic, wide-complex tachycardia as a therapeutic and diagnostic maneuver	6 mg IV as a rapid IV push followed by a 20 mL saline flush; repeat if required as 12 mg IV push	Hypotension, broncho-spasm, chest discomfort	Contraindicated in patients with asthma; may precipitate atrial fibrillation, which may be very rapid in patients with WPW; thus a defibrillator should be readily available; reduce dose in post-cardiac trans-plant patients, those taking dipyridamole or carbamazepine and when administered via a central vein
Diltiazem, Verapamil	Non-dihydropyridine calcium channel blockers; slow AV node conduction and increase AV node refractoriness; vasodilators, negative inotropes	■ Stable, narrow-complex tachycardias if rhythm remains uncontrolled or unconverted by adenosine or vagal maneuvers or if SVT is recurrent ■ Control ventricular rate in patients with atrial fibrillation or atrial flutter	Diltiazem: Initial dose 15-20 mg (0.25 mg/kg) IV over 2 min; additional 20-25 mg (0.35 mg/kg) IV in 15 min if needed; 5-15 mg/h IV maintenance infusion (titrated to AF heart rate if given for rate control) Verapamil: Initial dose 2.5-5 mg IV given over 2 min; may repeat as 5-10 mg every 15-30 min to total dose of 20-30 mg	Hypotension, bradycardia, precipita-tion of heart failure	Should only be given to patients with narrow-complex tachycardias (regular or irregular). Avoid in patients with heart failure and preex-cited AF or flutter or rhythms consistent with VT
Atenolol, Esmolol, Metoprolol, Propranolol	β-Blockers; reduce effects of circulat-ing catecholamines; reduce heart rate, AV node conduction and blood pressure; negative inotropes	■ Stable, narrow-complex tachycardias if rhythm remains uncontrolled or unconverted by adenosine or vagal maneuvers or if SVT is recurrent ■ Control ventricular rate in patients with atrial fibrillation or atrial flutter ■ Certain forms of polymorphic VT (associated with acute ischemia, familial LQTS, catecholaminergic)	Atenolol (β1 specific blocker) 5 mg IV over 5 min; repeat 5 mg in 10 min if arrhythmia persists or recurs Esmolol (β1 specific blocker with 2- to 9-min half-life) IV loading dose 500 mcg/kg (0.5 mg/kg) over 1 min, followed by an infusion of 50 mcg/kg per min (0.05 mg/kg/min); if response is inadequate, infuse second loading bolus of 0.5 mg/kg over 1 min and increase maintenance infusion to 100 mcg/kg (0.1 mg/kg) per min; increment; increase in this manner if required to maximum infusion rate of 300 mcg/kg [0.3 mg/kg] per min Metoprolol (β1 specific blocker) 5 mg over 1-2 min repeated as required every 5 min to maximum dose of 15 mg Propranolol (nonselective β-blocker) 0.5-1 mg over 1 min, repeated up to a total dose of 0.1 mg/kg if required	Hypotension, bradycardia, precipita-tion of heart failure	Avoid in patients with asthma, obstruc-tive airway disease, decompensated heart failure and pre-excited atrial fibrillation or flutter
Procain-amide	Sodium and potas-sium channel blocker	■ Preexcited atrial fibrillation	20-50 mg/min until arrhythmia suppressed, hypotension ensues, or QRS prolonged by 50%, or total cumulative dose of 17 mg/kg; or 100 mg every 5 min until arrhyth-mia is controlled or other condi-tions described above are met	Bradycardia, hypoten-sion, torsades de pointes	Avoid in patients with QT prolongation and CHF
Amiodarone	Multichannel blocker (sodium, potassium, calcium channel, and noncompetitive α/β-blocker)	■ Stable irregular narrow-complex tachycardia (atrial fibrillation) ■ Stable regular narrow-complex tachycardia ■ To control rapid ventricular rate due to accessory pathway con-duction in pre-excited atrial arrhythmias	150 mg given over 10 min and repeated if necessary, followed by a 1 mg/min infusion for 6 h, followed by 0.5 mg/min. Total dose over 24 h should not exceed 2.2 g.	Bradycardia, hypoten-sion, phle-bitis	

Table 86.2　Summary of Medications Used for Supraventricular Tachycardia—cont'd

Drug	Characteristics	Indication(s)	Dosing	Side Effects	Precautions or Special Considerations
Digoxin	Cardiac glycoside with positive inotropic effects; slows AV node conduction by enhancing parasym-pathetic tone; slow onset of action	■ Stable, narrow-complex regular tachycardias if rhythm remains uncon-trolled or unconverted by adenosine or vagal maneuvers or if SVT is recurrent ■ Control ventricular rate in patients with atrial fibrillation or atrial flutter	8-12 mcg/kg total loading dose, half of which is administered initially over 5 min, and remaining portion as 25% fractions at 4- to 8-h intervals	Bradycardia	Slow onset of action and relative low potency renders it less useful for treatment of acute arrhythmias

AF, Atrial fibrillation; *AV,* atrioventricular; *CHF,* congestive heart failure; *IV,* Intravenous; *LQTS,* long QT syndrome; *SVT,* supraventricular tachycardia; *VT,* ventricular tachycardia; *WPW,* Wolff-Parkinson-White syndrome.
From https://eccguidelines.heart.org/index.php/tables/2010-iv-drugs-used-for-tachycardia-2/. （由于授权限制，本表保留英文）

Table 86.3　Summary of Medications Used for Ventricular Tachycardia

Drug	Characteristics	Indication(s)	Dosing	Side Effects	Precautions or Special Considerations
Procainamide	Sodium and potassium channel blocker	■ Hemodynamically stable monomorphic VT	20-50 mg/min until arrhythmia suppressed, hypotension ensues, or QRS prolonged by 50%, or total cumulative dose of 17 mg/kg; or 100 mg every 5 min until arrhythmia is controlled or other conditions described previously are met	Bradycardia, hypotension, torsades de pointes	Avoid in patients with QT prolongation and CHF
Amiodarone	Multichannel blocker (sodium, potassium, calcium channel, α- and noncompetitive β-blocker)	■ Hemodynamically stable monomorphic VT ■ Polymorphic VT with normal QT interval	150 mg given over 10 min and repeated if necessary, followed by a 1 mg/min infusion for 6 h, followed by 0.5 mg/min. Total dose over 24 h should not exceed 2.2 g.	Bradycardia, hypotension, phlebitis	
Sotalol	Potassium channel blocker and nonselective β-blocker	■ Hemodynamically stable monomorphic VT	In clinical studies 1.5 mg/kg infused over 5 min; however, U.S. package labeling recommends any dose of the drug should be infused slowly over a period of 5 h	Bradycardia, hypotension, torsades de pointes	Avoid in patients with QT prolongation and CHF
Lidocaine	Relatively weak sodium channel blocker	■ Hemodynamically stable monomorphic VT	Initial dose range from 1 to 1.5 mg/kg IV; repeated if required at 0.5-0.75 mg/kg IV every 5-10 min up to maximum cumulative dose of 3 mg/kg; 1-4 mg/min (30-50 mcg/kg/min) maintenance infusion	Slurred speech, altered conscious-ness, seizures, bradycardia	
Magnesium	Cofactor in variety of cell processes including control of sodium and potassium transport	■ Polymorphic VT associated with QT prolongation (torsades de pointes)	1-2 g IV over 15 min	Hypotension, CNS toxicity, respiratory depression	Follow magnesium levels if frequent or prolonged dosing required, particularly in patients with impaired renal function

CHF, Congestive heart failure; *CNS,* central nervous system; *IV,* intravenous; *VT,* ventricular tachycardia.
From https://eccguidelines.heart.org/index.php/tables/2010-iv-drugs-used-for-tachycardia-2/.　（由于授权限制，本表保留英文）

针对影响每个患者的特定疾病及功能障碍制订个体化的治疗方案。因此，每个患者可能需要本章节内下述的几个、多个或者全部特定治疗方式。

紧急经皮冠状动脉介入治疗

急性冠脉综合征是无明显心脏外诱因成年人 OHCA 发生的常见病因，也是一部分 IHCA 发生的原因。一项针对连续一系列怀疑有心血管病因的心搏骤停后患者的研究发现，在后续的冠脉造影中有 96% 的 ST 段抬高以及 58% 的非 ST 段抬高患者中存在冠状动脉损伤[64]。因此实施紧急冠状动脉造影并

且使任一梗死相关动脉迅速再通，对于提高患者生存率、改善神经学预后，及防止再发心搏骤停至关重要。

关于心搏骤停后即刻冠脉造影的时间（定义多样，但均在 24 小时内）证据仅限于观察性研究。对超过 3800 名 ECG 显示 ST 段抬高的心搏骤停后 ROSC 患者的研究表明，紧急冠状动脉造影能提高患者幸存到出院的概率，同时超过半数的研究表明神经学预后也有改善[65-67]。对于心搏骤停后初始 ECG 未提示 ST 段抬高的患者，其冠状动脉造影评估的研究较为少见。有两项研究证明患者行紧急冠脉造影后幸存至出院的概率和神经学预后均得到改善[65, 68]。在这

些研究中，患者是否接受干预会受到很多因素影响，例如患者年龄、CPR 时长、血流动力学不稳定、即刻心律、到院时神经系统情况，及可能的心源性病因。2015 年 AHA CPR 和 ECC 指南推荐对怀疑心源性病因及 ECG 显示 ST 段抬高的 OHCA 患者行紧急冠脉造影（而不是住院之后实施或不实施）。对于昏迷的可疑心脏病因但 ECG 无 ST 段抬高的一些成年 OHCA 患者（如电生理或血流动力学不稳定）应考虑紧急冠脉造影。总的来说，对具备冠脉造影指征的心搏骤停后患者，无论患者精神状态怎样，都应行冠脉造影。2015 年急性冠脉综合征处理流程如图 86.8 所示[69]。

目标导向温度管理

严重的神经损伤尤其是缺氧性脑损伤在心搏骤停后患者中十分常见。多年来，大量的药物干预，包括类固醇、巴比妥类和尼莫地平都已被尝试用于预后不良患者的脑保护。直到有开创性论文指出在 OHCA 2 小时内降低全身体温至 33℃ 并维持 12 或 24 小时治疗能够改善幸存者的预后[70-71]。低体温对脑保护的作用机制十分复杂，但可能与其降低脑代谢率有关。脑温每降低 1℃，代谢率就会降低 6%。通过限制代谢需求以及降低耗氧和葡萄糖的利用，目标导向温度管理（targeted temperature management，TTM）减少能量耗竭的风险，保护离子通道的完整性，降低触发神经元凋亡通路的钙离子内流[72]。实际上，已经有动物模型用于评估低体温对导致兴奋性中毒、凋亡、炎症和自由基产生通路的抑制作用，以及它在保护血脑屏障完整性、神经元活性及神经学预后中的重要性[73]。TTM 包括治疗性低体温，控制性正常体温及治疗发热。

HACA 试验是首个阐述临床获益的目标患者队列研究[71]。继该研究发表之后，大量其他研究也评估了现在已被广泛应用且纳入国际指南的心搏骤停后低体温。值得注意的是，一项名为心搏骤停后目标导向体温管理（或 TTM）的试验发现，在收集的 939 例 OHCA 患者中，体温降至 33℃ 与控制性体温维持 36℃ 相比，神经学预后并无明显区别[74]。但这项试验中所有患者都涉及了 TTM，而不是无 TTM。因此，TTM 试验可能强调了 ROSC 后积极体温管理的重要性。2015 年 AHA CPR 和 ECC 指南推荐无论初始心律如何（可电击与否），对所有心搏骤停 ROSC 昏迷（如对口头指令缺少有意义的反应）的成年患者都应行 TTM。推荐目标体温在 32℃ 至 36℃ 之间至少维持 24 小时。同时还推荐在此时间窗之后持续监测体温并

维持正常体温（治疗发热）。对患者预后的判断应在 ROSC 的 72 h 后进行，如果实施 TTM，则应在 TTM 完成 72 h 后进行判断。

实验室研究表明在心搏骤停后数小时内给予有效的低体温治疗能最大程度发挥神经保护作用，损伤后 6 小时或更早就可能受益。尽管人体研究尚未明确心搏骤停后能改善神经学预后的施行 TTM 的关键时间窗，但已经在队列研究中证实与使用降温毯、风扇或降温包的表面降温方式相比，使用鼻内、体表或血管内体温调节装置（伺服控制或内在反馈机制）可以更快地实现目标体温。当使用这些装置时发生降温过度的可能性也更小。血管内热交换导管是目前 ROSC 后短期达到目标体温最有效的技术，它也可以与表面降温调节联合使用[75]。然而该技术涉及有创操作，存在血管损伤、出血，及血栓形成这些风险，所以其应用受限。除此之外，尚无证据表明使用这些创伤更大的设备能够使幸存者获益。不推荐在院前使用冷盐水辅助治疗，因为 RINSE 试验数据表明对心搏骤停患者院前静脉注射冷液体不能改善预后，但可能在 ROSC 后首个 24 小时内增加肺水肿的发生率[76]。

复苏后氧合及通气治疗

在前期临床研究中，高氧血症与加重氧化应激、自由基产生，及器官功能障碍相关[77]。重要的是，Kilgannon 及其同事报道了高氧血症与心搏骤停患者心肺复苏后院内死亡率相关[78]。因此，AHA 指南推荐当具备可靠的氧合及通气监测条件时，应降低吸入氧浓度以避免高氧血症[69, 77]。值得注意的是，在 ROSC 后即刻全身血管剧烈收缩可能导致脉搏血氧饱和度不准确，因此获取并使用动脉血气分析来指导治疗应成为管理策略的一部分。

心搏骤停后患者发生 ARDS 风险升高。其中可能因素包括吸入性肺炎、过度 CPR 后肺挫伤、呼吸机相关性肺损伤，及心搏骤停后综合征中的肺部表现。然而，心搏骤停后最佳机械通气策略尚未确定。尽管还需要更多研究数据，目前根据急性呼吸窘迫综合征协助网（ARDSNet）的相关研究，推荐 ARDS 患者应使用低潮气量通气策略[79]。

过度通气和低碳酸血症会对预后产生不利影响，因为它会导致脑血管收缩并减少血流量，尤其是在 ROSC 后无再灌注或低灌注区域。近期一项收集了至少八项实验数据的系统性回顾研究发现低碳酸血症及高碳酸血症均与心搏骤停后患者神经学预后不良相关[23]。因此，心肺复苏后推荐 $PaCO_2$ 维持

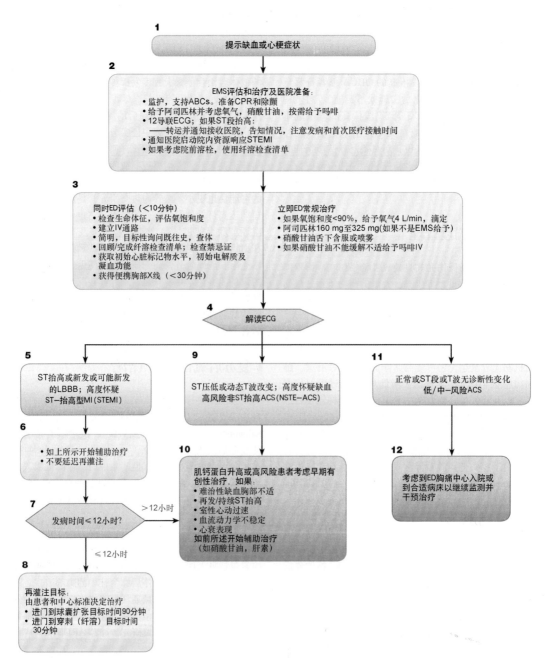

1
提示缺血或心梗症状

2
EMS评估和治疗及医院准备：
- 监护，支持ABCs。准备CPR和除颤
- 给予阿司匹林并考虑氧气，硝酸甘油，按需给予吗啡
- 12导联ECG；如果ST段抬高：
　　——转运并通知接收医院，告知情况，注意发病和首次医疗接触时间
- 通知医院启动院内资源响应STEMI
- 如果考虑院前溶栓，使用纤溶检查清单

3
同时ED评估（＜10分钟）
- 检查生命体征，评估氧饱和度
- 建立IV通路
- 简明，目标性询问既往史，查体
- 回顾/完成纤溶检查清单；检查禁忌证
- 获取初始心脏标记物水平，初始电解质及凝血功能
- 获得便携胸部X线（＜30分钟）

立即ED常规治疗
- 如果氧饱和度＜90%，给予氧气4 L/min，滴定
- 阿司匹林160 mg至325 mg(如果不是EMS给予)
- 硝酸甘油舌下含服或喷雾
- 如果硝酸甘油不能缓解不适给予吗啡IV

4
解读ECG

5
ST抬高或新发或可能新发的LBBB；高度怀疑ST-抬高型MI（STEMI）

6
- 如上所示开始辅助治疗
- 不要延迟再灌注

7
发病时间≤12小时？

8
再灌注目标：
由患者和中心标准决定治疗
- 进门到球囊扩张目标时间90分钟
- 进门到穿刺（纤溶）目标时间30分钟

9
ST压低或动态T波改变；高度怀疑缺血高风险非ST抬高ACS(NSTE-ACS)

10
肌钙蛋白升高或高风险患者考虑早期有创性治疗，如果：
- 难治性缺血胸部不适
- 再发/持续ST抬高
- 室性心动过速
- 血流动力学不稳定
- 心衰表现
如前所述开始辅助治疗
（如硝酸甘油，肝素）

＞12小时

≤12小时

11
正常或ST段或T波无诊断性变化
低/中-风险ACS

12
考虑到ED胸痛中心入院或到合适病床以继续监测并干预治疗

© 2015 American Heart Association

图 86.8　2015 年美国心脏协会急性冠脉综合征处理流程。ABC，气道，呼吸，循环；CPR，心肺复苏；EMS，紧急医疗救助；IV，静脉输注（From O'Connor RE, Al Ali AS, Brady WJ, et al. Part 9: Acute Coronary Syndromes: 2015 American Heart Association Guidelines Update for Cardiopulmonary Resuscitation and Emergency Cardiovascular Care. Circulation. 2015; 132 [18 suppl 2]: S483-S500. https://eccguidelines.heart.org/index.php/circulation/cpr-ecc-guidelines-2/part-9-acute-coronary-syndromes/.）

在正常生理水平（$P_{ET}CO_2$ 30～40 mmHg，或 $PaCO_2$ 35～45 mmHg）并根据体温变化矫正[69]。

心搏骤停后患者血糖控制

由于 ROSC 后短期内反馈调节激素作用等诸多因素，高血糖在心搏骤停幸存者中十分常见。血糖管理欠佳的患者会出现不良神经学预后，尤其是病危患者。高血糖通过加重细胞内酸中毒、增加自由基生成、增加细胞外谷氨酸水平，及破坏血脑屏障等方式引起二次损伤。另一方面，血糖严格控制在较低水平会增加低血糖发生频率及患者不良预后[80]。尽管心搏骤停后患者血糖控制具体数据尚不明确，但在此类患者中应监控血糖水平，避免极端血糖。

心搏骤停后病因及损伤程度确定

实验室检查

实验室检查可能会对心搏骤停的病因提供线索，帮助明确潜在的可逆和（或）可干预因素，也可以评估终末器官损伤程度。除了常规实验检查如血常规、电解质及乳酸水平、动脉血气分析和心肌酶检查外，应复查心电图以明确缺血变化并用于直接指导紧急再灌注治疗。在心搏骤停后患者中心律失常并不少见，如果管理不当可能会引起患者再次停搏。值得注意的是，除了冠脉缺血之外，心肌病和电生理传导异常也是心搏骤停的主要病因。QT 间期延长可能提示原发性心律失常的发生，如 Brugada 综合征、先天性 QT 间期延长综合征等，也可能是病危患者获得性 QT 间期延长病因的早期表现，如药物、低体温、电解质紊乱和心动过缓。对一些特定患者进行毒理学检测可能对排除可卡因或甲基苯丙胺中毒有意义。过量使用抗抑郁药、镇静剂和阿片类药物可能加速心肺功能障碍，导致严重的低氧血症触发心搏骤停。

胸片

胸片的诊断学价值在过去的几十年中逐渐减弱。然而，胸片在快速诊断如气胸或确认 ETT 及中心静脉导管位置时仍有价值。肺实质及纵隔疾病应该需要其他影像学检查，如计算机断层扫描（CT）。

CT

CT 在心肺复苏后诊断是否存在肺栓塞及检查吸入性肺炎或肺水肿程度具有价值。头颅 CT 也有助于明确是否存在颅内出血、大面积脑缺血或脑水肿。

头颅 MRI

MRI 在心搏骤停后患者评估中的作用在本节讨论。

超声心动图和重症治疗的超声检查

超声心动设备的普及及其在重症治疗中的熟练应用使得早期识别心搏骤停重要的可治疗病因成为可能。例如：

- 心包填塞。应注意的是，心包积液相对常见，根据心包积液量的多少难以进行心包填塞的诊断，而心包积液的增长速度可以影响心包填塞的病理生理改变。在超声诊断时可以看到心室舒张期，通常压力最低的右心房开始出现异常。
- 急性心肌缺血伴有新发的局部心室壁运动障碍。
- 急性 PE。超声心动图在肺栓塞的早期诊断中具有重要价值，尤其是当患者病情不稳定不能转运进行 CT 扫描时。超声心动图重要的发现包括描述 McConnell 征（中间游离心壁运动丧失而 RV 尖部运动正常）或者其他 RV 张力模式，如胸骨旁长轴切面右心室直径大于 30 mm，或在四腔心切面右心室相对于左心室面积增大。室间隔变平（D-形间隔）是诊断急性大面积 PE 的另一征象。
- 张力性气胸。超声心动图提供了另一种临床诊断张力性气胸的更敏感方式。"海滩征""B 线"彗星尾和"肺脉搏"这些描述可明确紧贴的壁胸膜和脏胸膜，排除气胸。
- 严重低血容量。血管内循环血容量不足通常是非心源性心搏骤停的常见原因。超声或超声心动图能够快速评估血管内血流状态并快速识别血流波动情况，从而指导心搏骤停后患者管理。然而，应注意依据静态指数评估容量状态的误差。

终止复苏-自主循环恢复后预后不良的指征

2015 年 AHA CPR 和 ECC 指南讨论了使用临床检查、电生理检查、影像检查，及检查血或脑脊液中脑损伤标记物来评估心搏骤停后昏迷患者神经学预后及能否确定终止复苏。由于心搏骤停后患者 TTM 期间使用的镇静剂或神经肌肉阻滞剂可能代谢更为缓慢，并且受损的大脑可能对各种药物的抑制作用更为敏感，残留的镇静或肌松作用可能影响临床检查的准确性。大量研究建议应在未接受 TTM 患者 ROSC 后至少 72 小时或接受 TTM 患者体温正常后一段时间再进行预后评估，以减少假阳性结果。在很多病例中，临床医师会在心搏骤停后 5 到 7 天完成最终预后评估。

研究表明诸如患者心搏骤停前合并症等因素与患者低生存率和不良预后相关。初始心律、无血流（心搏骤停）和低血流（CPR）时间及胸外按压的质量（通过 $P_{ET}CO_2$ 评估）也与患者预后相关。临床检查如角膜和瞳孔对光反射消失、伸肌姿态和肌阵挛状态都是预后不良的指征。无论昏迷患者是否接受 TTM 治疗，与其他临床检查指征相比，心搏骤停后 72 小时或更长时间瞳孔对光反射消失是神经学预后不良假阳性率（false-positive rate，FPR）最低的指征，为 0 ～ 1% [69]。区分肌肉挛与肌阵挛状态也十分重要，因为出现肌肉挛并不是功能性预后不良的指征，而心搏骤停后 72 小时内出现肌阵挛状态（持续反复出现的肌阵挛抽搐时间 30 分钟及以上）FPR 为 0 [69]。

即使缺少标准化 EEG 术语限制了 EEG 在研究和实践中的应用，但它被广泛应用于心搏骤停后诊断癫痫和判断预后。在接受 TTM 治疗的心搏骤停后昏迷患者中，在心搏骤停后 72 小时对外界刺激无 EEG 反应且复温后持续爆发抑制者 FPR 为 0。难治及长期（大于 72 小时）持续癫痫状态对外界刺激缺少 EEG 反应也是预后不良的指征。在未接受 TTM 的心搏骤停后昏迷患者中，心搏骤停后 72 小时或更长时间 EEG 显示爆发抑制者，当合并其他指征时 FPR 为 0，可以用于判断预后不良。无论是否接受 TTM 治疗，心肺复苏后昏迷患者心搏骤停 24 到 72 小时或复温后双侧缺少 N2O 体感诱发电位是预后不良的指征（FPR 为 1%）。

脑部影像学检查，包括 CT 或 MRI 扫描可以明确是否存在结构性脑损伤或发现局部损伤。在心肺复苏后昏迷且未接受 TTM 治疗患者中，心搏骤停后 2 小时脑 CT 出现明显的灰-白质比例降低，及心搏骤停后 2 到 6 天脑 MRI 出现广泛的扩散受限均是预后不良的指征。然而，需要指出的是这两种影像学检查与临床检查相比 FPR 更高且置信区间更宽，因此需要与其他可靠的预测指标联合使用来判断神经学不良预后。目前还没有可靠的脑损伤实验室标记物来预测神经学预后。

小儿心肺复苏

小儿心搏骤停与成人一样预后不良。从 2005 年至 2007 年由美国和加拿大 11 个急救系统组成的复苏预后协会得到的数据表明，幸存至出院的概率与年龄相关，婴儿（小于 1 岁）为 3.3%，儿童（1 岁～ 11 岁）为 9.1%，青少年（12 岁～ 19 岁）为 8.9% [81]。最近，该机构公布的数据表明全年龄组幸存至出院的概率为 8.3% [82]。然而在最近十年小儿 IHCA 的预后已明显好转。从 2001 至 2009 年，小儿 IHCA 的幸存至出院的概率由 24% 提升至 39% [83]。延长 CPR 时间并非总是徒劳，在接受超过 35 分钟 CPR 的患者中 12% 幸存至出院，并且这些幸存者中 60% 神经学预后较好 [84]。IHCA 生存率的提高可能与很多因素有关，包括对高质量 CPR 的重视及复苏后治疗的进步。

小儿复苏需要的临床经验包括理解其独特的病理生理、临床意义、及治疗手段。即使窒息是引起小儿心搏骤停的首位原因并且要依据初始观察和治疗，但小儿心肺复苏指南紧随成人指南以便于其培训、记忆和执行。例如，应重视有效实行胸外按压且尽量避免中断，通气，及迅速电除颤以改善心搏骤停预后，这些也应该一直是心肺复苏努力的重点。

小儿基础生命支持

在婴儿和儿童心搏骤停原因中窒息比原发性心脏事件更为常见，因此气道管理和通气在小儿心肺复苏中更为重要。动物研究 [85-86] 和小儿研究 [87-88] 数据表明窒息后心搏骤停联合使用通气及胸外按压复苏预后更好。因此，既往推荐的 CPR 顺序是 A-B-C（气道-呼吸-循环）。然而，全年龄组患者通用的 CPR 准则能在 CPR 训练中减少复杂性的同时保证一致性。除此之外，在患者预后方面没有足够数据明确先通气（A-B-C）或先按压（C-A-B）两种复苏方式哪种更好。2015 年 AHA CPR 和 ECC 指南保留了 2010 指南的变化，推荐使用 C-A-B 顺序以缩短胸外按压的开始时间并减少急性小儿心搏骤停中"无血流"时间。

2015 年 AHA CPR 和 ECC 指南中小儿基础生命支持将单人施救与双人或多人施救区分开，以便在心肺复苏初期提供更好指导（图 86.9 和图 86.10）[89]。当今时代通话手机很普及，这项技术使得单人施救者开始 CPR 的同时能够激活急救反应系统。这些准则也强调及时发现突发意外时快速获得 AED 的重要性，因为这种事件可能存在心源性病因。

2015 年 AHA CPR 和 ECC 指南中小儿基础生命支持仍强调高质量 CPR 的五个组成部分，包括：

- 确保足够的胸外按压频率
- 确保足够的胸外按压深度
- 两次按压之间胸廓充分回弹

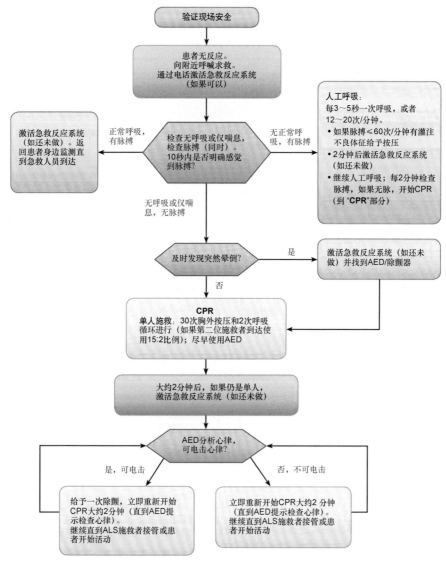

© 2015 American Heart Association

图 86.9　2015 年美国心脏协会小儿心搏骤停单人施救复苏流程。AED，自动体外除颤器；CPR，心肺复苏。(From Atkins DL, Berger S，Duff JP，et al. Part 11：Pediatric Basic Life Support and Cardiopulmonary Resuscitation Quality：2015 American Heart Association Guidelines Update for Cardiopulmonary Resuscitation and Emergency Cardiovascular Care. Circulation. 2015；132［18 suppl 2］：S519-525.)

- 减少胸外按压中断
- 避免过度通气

指南推荐与成人按压相同频率：100 次 / 分至 120 次 / 分。婴儿心肺复苏时救助人员应将两手指放于胸骨乳头连线下。儿童胸外按压应用单手或双手按压在胸骨下半段（避开剑突）。指南还推荐对婴儿按压深度至少为胸腔前后径的 1/3。这个深度婴儿大约为 1.5 英寸（4 厘米），儿童大约为 2 英寸（5 厘米）。一旦儿童到达青春期，青少年达到成年人平均体型，指南推荐按压深度至少 5 厘米但是不超过 6 厘米。小儿心搏骤停应给予传统 CPR（胸外按压及人工呼吸）。指南同时推荐使用反馈设备来帮助救助人员优化按压频率及深度。呼气末 CO_2（$ETCO_2$）监测可以评估胸外按压的质量，但是并未发现对指导儿童治疗有特殊意

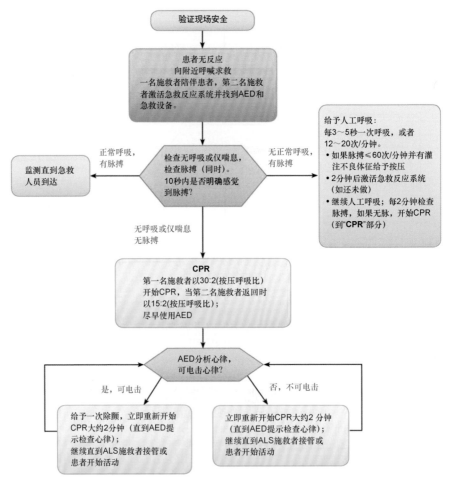

图 86.10 2015 年美国心脏协会小儿心搏骤停双人及以上施救者复苏流程。AED，自动体外除颤器；CPR，心肺复苏（From Atkins DL，Berger S，Duff JP，et al. Part 11：Pediatric Basic Life Support and Cardiopulmonary Resuscitation Quality：2015 American Heart Association Guidelines Update for Cardiopulmonary Resuscitation and Emergency Cardiovascular Care. Circulation. 2015；132［18 suppl 2］：S519-S525.)

义。对于那些在心搏骤停时伴有有创血流动力学监测的患者，救助人员可以使用血压来指导 CPR 质量。

大部分小儿心搏骤停的本质是窒息，这就要求有效 CPR 必须包含通气。近期一项大型研究证实了这种生存获益。该研究发现联合使用胸外按压及人工呼吸的 CPR 幸存至出院的概率高于无 CPR 或单纯胸外按压 CPR[90]。然而，由于在合并原发性心脏事件的患者中使用单纯胸外按压 CPR 是有效的，如果救助人员不愿意或不能人工呼吸，婴儿和儿童心搏骤停后推荐使用单纯胸外按压 CPR。

室颤可能是儿童突然晕厥的原因。对于婴儿来说，如果受过训练的救助人员发现可除颤心律时更推荐手动除颤。对 8 岁以下小儿，AED 应该包含一个小儿衰减器和一套小儿除颤电极板。小儿除颤电极板应前后位放置。当小儿心搏骤停时，初始除颤能量为 2 J/Kg，需要再次除颤时能量升至 4 J/Kg。对随后能量水平，4 J/Kg 的能量是合理的，也可考虑更高能量，但是不能超过 10 J/Kg 或成年人最大能量值。如果没有小儿除颤仪可用，那应毫不犹豫地使用成人除颤仪。

小儿高级生命支持

事实上，在婴儿和儿童心搏骤停的病因中，窒息比原发性心脏事件更常见，因此有效的基础和高级气道管理，氧合，及通气尤为重要。然而与成人心搏骤停一样，不能因为气道管理而延长胸外按压的中断。同样，需要使用 CO_2 监测和双侧呼吸音来确保高级气道的位置。如果婴儿和儿童已插管，通气频率为 6 ～ 8 秒一次（8 ～ 10 次 / 分钟），同时不打断胸外按压。

由于为病危患儿建立静脉通路极具挑战，并且静脉和骨内（IO）通路给予循环药物同等有效，骨内通路在这些患者中也是一种选择。所有的复苏药物和血制品都可以通过骨内导管注射。由于液体从骨内导管进入骨内腔存在阻力，必须加压使液体进入循环。

和成年人一样，ECG 监测可以立即识别骤停心律或骤停前心律。及时干预和纠正后者可能会阻止缺氧导致的心搏骤停。对于小儿患者，不同的威胁生命的心律失常的治疗，PEA 停搏 / 停跳、或 VF/VT 停搏与成人相同，不同的是小儿剂量（除颤 / 药物）是体重依赖的。推荐使用实际体重计算初始复苏药物的剂量。2015 年 AHA CPR 和 ECC 指南中小儿心动过缓、心动过速和无脉骤停的 ACLS 如图 86.11 至图 86.13[91] 所示。

对于心动过缓，继续做气道支持、通气、氧合，及胸外按压。如果心动过缓是由于完全心脏传导阻滞或窦房结功能异常对上述的治疗和药物无反应，尤其

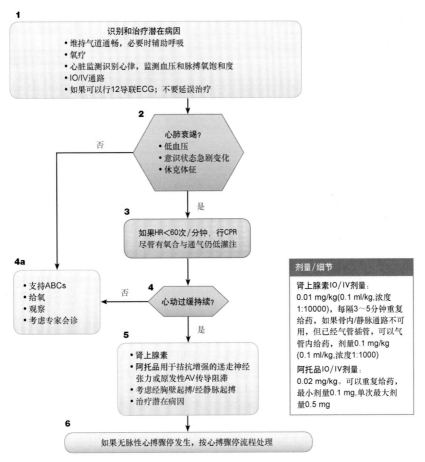

© 2015 American Heart Association

图 86.11　2015 年美国心脏协会小儿心动过缓有脉低灌注处理流程。ABC，气道，呼吸，循环。AV，房室；CPR，心肺复苏；IO，骨内；IV，静脉内（From de Caen AR，Berg MD，Chameides L，et al. Part 12：Pediatric Advanced Life Support：2015 American Heart Association Guidelines Update for Cardiopulmonary Resuscitation and Emergency Cardiovascular Care. Circulation. 2015；132［18 suppl 2］：S526-S542. ）

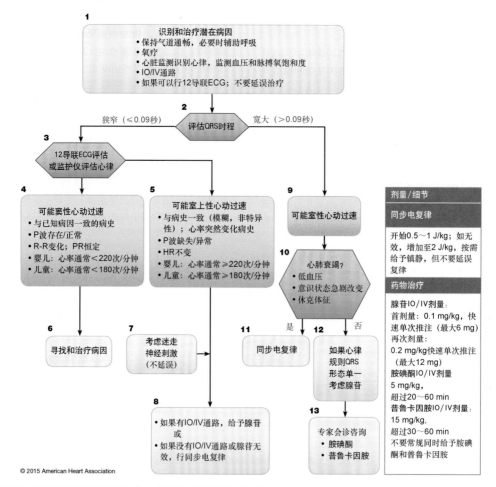

图 86.12　2015 年美国心脏协会小儿心动过速有脉低灌注处理流程。IO，骨内；IV，静脉内（From de Caen AR，Berg MD，Chameides L，et al. Part 12：Pediatric Advanced Life Support：2015 American Heart Association Guidelines Update for Cardiopulmonary Resuscitation and Emergency Cardiovascular Care. Circulation. 2015；132［18 suppl 2］：S526-542.）

是与先天性或获得性心脏病有关时，紧急 TCP 可能挽救生命。对于 SVT，首先尝试迷走神经刺激，除非患者血流动力学不稳定或治疗流程可能延迟药物或电复律。先给予腺苷首次剂量为 0.1 mg/kg，静脉 / 骨内通路单次快速注射，如果失败，给予第二次剂量 0.2 mg/kg 单次快速注射，第二次注射最大剂量为 12 mg。维拉帕米，剂量 0.1 mg/kg ～ 0.3 mg/kg，也能有效终止大龄儿童 SVT，但是无专家会诊时不能用于婴儿，因为它可能会引起潜在的心肌抑制、低血压，及心搏骤停。当不稳定 SVT 提示需要心脏复律时，可予以初始剂量 0.5 J/kg 至 1 J/kg。如果无效，可以提高至 2 J/kg。如果 SVT 患者对迷走神经刺激和腺苷和（或）电复律无反应，可以考虑胺碘酮 5 mg/kg 静脉 / 骨内或普鲁卡

因 15 mg/kg 静脉 / 骨内；对血流动力学稳定患者，强烈推荐在治疗前先行专家会诊。对宽大 QRS 波（＞0.09 秒）心动过速，镇静后给予初始剂量 0.5 J/kg 至 1 J/kg 电复律。如果无效，可以增加至 2 J/kg。

在复苏药物中，小儿心搏骤停可以使用肾上腺素。对休克难治性 VF 或持续性 VT，可以使用胺碘酮或利多卡因。当不存在低钙血症、钙离子通道阻滞剂过量、高镁血症或高钾血症时，不推荐在小儿心搏骤停时使用钙剂。不推荐常规使用碳酸氢钠。紧急插管之前可以使用 0.02 mg/kg 阿托品。

一项机构的小儿 IHCA 观察性数据表明对合并心脏外科诊断患者使用 ECMO 心肺复苏（ECPR）可以提高幸存到出院的概率[92]。对合并潜在心源性疾病

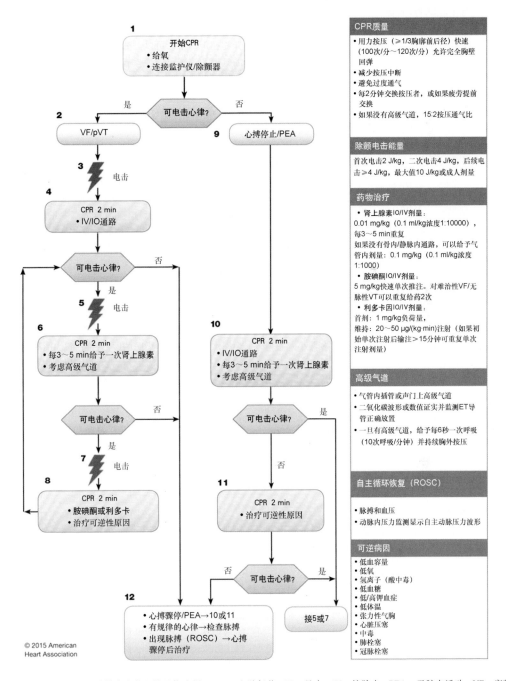

图 86.13　2015 年美国心脏协会小儿心搏骤停流程。CPR，心肺复苏；IO，骨内；IV，静脉内；PEA，无脉电活动；VF，室颤；VT，室性心动过速（From de Caen AR，Berg MD，Chameides L，et al. Part 12：Pediatric Advanced Life Support：2015 American Heart Association Guidelines Update for Cardiopulmonary Resuscitation and Emergency Cardiovascular Care. Circulation. 2015；132［18 suppl 2］：S526-S542.）

的患儿，当开始 ECPR 具备重症监护设备时，即使传统 CPR 超过 50 分钟后仍有长期存活报道[93]。当心搏骤停期间使用 ECPR 时，有潜在心源性疾病患儿的预后比无心源性疾病患儿的预后好[94]。因此 ECPR 可对合并心源性疾病且在有 ECMO 规程、专家和设备的 IHCA 患儿使用。

对 OHCA 后仍昏迷的婴儿及儿童，维持连续正常体温（36℃～37.5℃）5 天或初始 2 天连续低体温（32℃～34℃）后 3 天连续正常体温是合理的。ROSC 后发热（38℃或更高）应使用退热药和降温设施积极治疗。

心肌功能异常和血流动力学不稳定在心搏骤停复苏后十分常见[95]。ROSC 后，推荐使用静脉液体和（或）正性肌力药物或血管活性药物维持收缩压高于同年龄百分之五。如果条件具备，推荐使用连续动脉血压监测来识别并治疗低血压。

强调与成人心肺复苏的相似或区别

小儿和成人 BLS 的相似和区别之处如表 86.1 所示，并在基础生命支持章节中讨论。大多数小儿心搏骤停的窒息本质要求 CPR 时包含有效通气。对小儿心搏骤停应给予传统 CPR（人工呼吸及胸外按压）。对于婴儿，受过训练的救助人员发现可除颤心律应给予手动除颤。对 8 岁以下儿童最好使用有儿科衰减器的 AED。如果均不具备，可以使用无剂量衰减的 AED。如前所述，除颤能量及复苏药物剂量都与体重相关。

气道异物阻塞

尽管识别和管理水平已经提升，气道异物（FBA）在儿童中仍十分常见。所有年龄的儿童都可能出现 FBA，最高发的是 4 岁以下儿童，且发生的峰值在 1 岁至 2 岁之间[96]。液体是导致婴儿窒息的最常见原因，而小物体（如小球，食物）是大多数儿童窒息的原因[97]。根据异物的位置及阻塞程度不同临床表现及体征亦不同。异物在呼吸道内移动可导致临床表现随时间变化。

如果儿童发出声音或者咳嗽，成人应谨慎观察但不干预。如果出现窒息，应冲击腹部（Heimlich 手法）或后背拍打直到梗阻缓解。无论哪种情况，当窒息婴儿或儿童出现无反应，应立即启动 CPR，实施 30 次胸外按压，随后进行气道检查来确定异物的存在。尝试两次人工呼吸。如果气道梗阻没有解除，应再次开始 CPR 并持续直到气道阻塞解除。如果喉镜检查时异物在声门上可见，可以尝试使用 Magill 钳取出。如果异物在声门下，可以尝试将异物推向远端来重建开放的气道。这样可能挽救氧合及通气，以备更多决定性治疗。

溺水

溺水是引起儿童 OHCA 的重要原因，在美国每年大约导致 1100 儿童死亡[98]。在全世界范围内溺水仍是导致儿童和青少年死亡的首要原因之一。较短的溺水时间、盐水溺水对比淡水溺水，及从获救到接受 CPR 的时间都是影响积极预后最重要的因素[99-100]。因此院前治疗在改善患者预后方面至关重要。

当溺水婴儿或儿童只有单人施救时，救助人员寻求帮助前应给予 2 分钟 CPR，按压呼吸比为 30 : 2。如果双人或多人施救，应立即寻求帮助。由于呼吸骤停通常是首发病因，应尽早给予氧气和通气。Heimlich 手法不适用于溺水患者，因为可能会延长插管时间并可能导致误吸[101]。推荐进行气管插管，因为溺水导致肺损伤后肺的顺应性降低。由溺水间接导致的心搏骤停幸存者的预后通常比其他呼吸系统病因好[102]。然而，从最初的临床表现来判断预后十分困难，因为年轻人恢复期间会出现很多未预料的生理过程。因此，对溺水患者必须给予积极复苏直到 ROCS 或到达急诊，在那里可以开始像 ECMO 等进一步的治疗。

突发不明原因死亡

婴儿及儿童未预期及无法解释的死亡是心源性和非心源性病因的结果。由于基因突变导致的离子通道功能障碍而引起的心律失常是常见的心源性病因，但传统的尸检方法不易检出。在心源性猝死的 2%～10% 的婴儿或儿童，及 14%～20% 的年轻人中尸检发现了离子通道疾病[103-104]。未预期猝死儿童的一级或二级亲属应进行基因检测以明确是否患有离子通道疾病。非心源性病因包括癫痫、感染 / 非感染性上呼吸道梗阻所致呼吸骤停、热性惊厥、感染、代谢紊乱，及海马体病变[105]。

小儿心肺复苏的终止

小儿心搏骤停期间准确可靠判断 CPR 无效时可

以停止，而对有潜在良好预后的患者应鼓励继续行 CPR。已发现一些 ROSC 后因素可用于预判心搏骤停后幸存及神经学预后。这些因素包括低血压、血清神经学标记物和血清乳酸值。尽管这些因素与较好或较差预后相关，但还没有单一因素能足够准确地预测预后以指导终止或继续 CPR。2015 年 AHA CPR 和 ECC 小儿 ACLS 指南推荐尝试使用多种因素判断心搏骤停预后。

两项小儿研究数据表明心搏骤停后首个 7 天内 EEG 连续及反应性曲线与出院后较好的神经学预后相关。相反，EEG 显示不连续或等电位曲线与出院后较差神经学预后相关[106-107]。因此小儿心搏骤停后首个 7 天的 EEG 可以用于判断出院时神经学预后，但很明显它不能作为单独标准。

复发或难治性 VF 或 VT 患儿可以考虑延长复苏，尤其是可以使用 ECMO 且引起心搏骤停的原因可逆时[108]。

复苏科学和治疗的未来

个体化心肺复苏

正如本章前文所述，心搏骤停患者的存活及神经学预后与"无血流"停搏时间（心搏骤停未胸外按压）及"低血流"期间 CPR 胸外按压的质量密切相关。因此，无论何种病因导致的心搏骤停，早期高质量的胸外按压及使用各种手段进行早期 ROSC 十分重要。然而近期研究表明，除了这种常规操作，针对特定条件或生理范围的干预也可以影响 ROSC 的机会和幸存。尽管已改良现有指南、增加 AED 可及性和救助人员训练，心搏骤停后预后仍较差，因此这种个体化 CPR 方案愈加重要。

ECG 过滤技术及纤颤分析技术的应用已经能够明确 VF 成功除颤的最佳时间。伴随而来的问题是需要停止胸外按压来分析心律，这对连续的胸外按压效果会产生不利影响。最近发展的"透视"技术可以从 ECG 中选择出 CPR 人工脉冲，它在 ECG 分析期间允许连续胸外按压，但是由于其与 AED 诊断性算法不兼容导致的准确性相对较低受到质疑[109]。振幅谱（amplitude spectral area，AMSA）是分析除颤后室颤波形以预测 ROSC 的指标。Nakagawa 及其同事发现电除颤前 ASMA 的变化（change in AMSA，Δ AMSA）能可靠预测 285 名 VF 患者 ROSC[110]。Segal 及其同事发现在猪的 CPR 期间 ETCO2 和 AMSA 呈一定的正

相关[111]。

正如在 2015 年 AHA CPR 和 ECC 中有关 ACLS 更新内容所述，救助人员在 CPR 期间的表现反馈也可以帮助提高 CPR 质量。尽管缺少有力证据，但条件允许时应使用定量波形心电图、动脉血压监测、及中心静脉氧饱和度监测以提高 CPR 质量及指导血压治疗。Gonzalez-Otero 及其同事最近报道了 CPR 期间使用一项基于加速计的实时反馈系统来指导救助人员可以提高对已发表复苏指南的遵循度。胸壁加速度的光谱分析用于计算胸外按压的深度和频率[112]。使用一种新的 CPR 卡片反馈设备也被证实可以提高胸外按压的质量[113]。

除了针对提高胸外按压质量的干预措施，近期研究表明可以通过强化通气策略来优化缺血组织的氧气运输。通过对压力支持通气模式重新设定设计的胸外按压同步通气（chest compression synchronized ventilation，CCSV）可以检测胸外按压的效果并可以给予瞬时吸气压力。它包含了一个反向触发器、循环机制及可达 60 mbar 的更高吸气压力。Kill 及其同事发现在复苏猪时 CCSV 与间歇正压通气（Intermitted Positive Pressure Ventilation，IPPV）相比可以获得更高 PaO2，同时不引起动脉血压下降[114]。他们还发现 CCSV 与较好的通气参数有关，并可以使过度吸气压力最小化，从而减少了 CPR 期间可能导致的肺损伤[115]。

体外膜肺氧合

CPR 使用 ECMO（ECMO with CPR，ECPR）仍是治疗复发性心搏骤停的一种手段[116]。在过去的几年中它的使用明显增多，同时有新的技术来增强其可行性和通路[117]。在一项对近期十份论文的荟萃分析中，Kim 及其同事发现与传统 CPR 相比，ECPR 可以改善短期生存率和神经学预后[118]。Debaty 及其同事发现在院期间更短的低血流期、可电击心律、更高的动脉 pH 及更低的血清乳酸值与 OHCA 后 ECPR 接受者更好的预后相关[119]。Dennis 及其同事证实在特定的难治性心搏骤停患者中，ECPR 可以为复苏干预或自主循环恢复提供暂时支持。使用 ECMO 前乳酸值预测死亡的患者中三分之一都有较好的生存及神经学预后[120]。

全身受控自动再灌注（controlled automated reperfusion of the whole body，CARL）是一种新型体外循环设备，它可以根据患者个体化信息用再循环血液不断调整再灌注情况。它将控制动脉血压及血流的技术与 TTM 结合，还可以控制酸碱状态、氧含量、渗透压，及电

解质，以减少缺血再灌注损伤。基于实验研究数据，最近 Trummer 及其同事对一位 CPR 后 120 分钟体温正常患者成功使用 CARL。除了由于脊髓损伤导致的下肢无力，该患者幸存后未出现神经系统损伤[121]。

为延迟复苏紧急保留（emergency preservation for delayed resuscitation，EPR）或假死是另一种有希望使传统复苏技术抢救无效患者无损伤存活的方法。它由匹兹堡大学 Safar 团队研发，能提供深低温以保留机体且避免不可逆器官损伤，并且为严重失血心搏骤停的患者获得外科止血争取足够时间。在许多大型动物研究中已经成功证实这一点，当数分钟内迅速深低温至 10℃ 后使用体外循环进行延迟复苏时，心搏骤停后无血流 2 小时仍可以全面恢复。Tisherman 及其同事最近报道了创伤后心搏骤停患者 EPR 的第一个多中心临床研究进展[122]。如果成功，EPR 也可以作为难治性术中出血心搏骤停患者的复苏方式。

协调复苏后治疗

复苏后综合征是由 Negovski 及其同事在 20 世纪 70 年代最先报道的复杂病理生理情况，并能够显著影响心搏骤停预后[123]。其特点是心肌功能障碍、神经学损伤和与缺血组织再灌注相关的系统紊乱。心搏骤停后治疗必须采纳能减少系统缺血再灌注损伤、改善心肌功能、阻止复苏后脑损伤及其他系统并发症的措施。推荐将心搏骤停后幸存者收入专科中心以便进行早期目标导向治疗，包括优化血流动力学及呼吸参数、紧急冠状动脉造影、及 TTM。必须指出在所有心搏骤停后昏迷患者都应考虑 TTM，应密切监测其体温（目标体温为 32℃ 至 36℃ 之间）至少 24 小时。在此时间窗之后仍推荐连续监测体温并维持正常体温（治疗发热）。应直到 ROSC 后 72 小时或提供 TTM 时完成 TTM 后 72 小时再进行预后判断。GO-FAR 评分是预测心搏骤停后预后的有用工具。它由遵循指南复苏（the Get With the Guidelines-Resuscitation）衍生，并识别出大量（28.3%）极低可能（< 2%）预后良好的患者[124]。控制癫痫也同样重要，但是神经保护剂如硫喷妥钠、镁剂和钙离子通道阻滞剂并不是常规使用，也未被证实可以改善预后。无论如何随着 ECPR 改革，已经出现大量对于识别有效神经保护剂的研究。例如腺苷 2A 受体（adenosine 2A receptor，A2AR）兴奋剂，已被证实能够减少 ECPR 期间缺血再灌注损伤[125]。A2AR 激活可以减少促炎介质、内皮附着分子表达，及通过抑制淋巴细胞、巨噬细胞、单核细胞、血小板和中性粒细胞而减少循环中炎症细胞转移进入组织。

吸入一氧化氮（inhaled nitric oxide，iNO）也是紧急治疗复苏后综合征的方法，可以降低缺血再灌注损伤。在脂多糖诱发低血压的猪心搏骤停模型中，Morgan 及其同事发现 iNO 肺血管舒张可以改善短期存活及停搏期间血流动力学[126]。应用于人体的研究即将来临，但目前尚无足够证据推荐这些新的治疗方法常规使用。

致谢

编辑和出版者感谢 Drs. Brian P. McGlinch 和 Roger D. White 在本书之前版本对该章节的贡献。这为现在的章节提供了基础。

参考文献

1. Meaney PA, et al. *Circulation*. 2013;128(4):417.
2. Stiell IG, et al. *Crit Care Med*. 2012;40(4):1192.
3. Abella BS, et al. *Circulation*. 2005;111(4):428.
4. Prevention CfDCa, et al. *2014 Cardiac Arrest Registry to Enhance Survival (CARES) National Summary Report*; 2014. https://mycares.net/sitepages/uploads/2018/2017flipbook/index.html
5. Mozaffarian D, et al. *Circulation*. 2015;131(4):e29.
6. Daya MR, et al. *Resuscitation*. 2015;91:108.
7. Wnent J, et al. *Scand J Trauma Resusc Emerg Med*. 2015;23:7.
8. Stromsoe A, et al. *Eur Heart J*. 2015;36(14):863.
9. Ristagno G, et al. *Crit Care Clin*. 2009;25(1):133. ix.
10. Criley JM, et al. *Circulation*. 1986;74(6 Pt 2):Iv42.
11. Kuhn C, et al. *Resuscitation*. 1991;22(3):275.
12. Deshmukh HG, et al. *Chest*. 1989;95(5):1092.
13. Redberg RF, et al. *Circulation*. 1993;88(2):534.
14. Higano ST, et al. *Mayo Clinic proceedings*. 1990;65(11):1432.
15. Bahr J, et al. *Resuscitation*. 1997;35(1):23.
16. Stiell IG, et al. *Circulation*. 2014;130(22):1962.
17. Idris AH, et al. *Crit care med*. 2015;43(4):840.
18. Christenson J, et al. *Circulation*. 2009;120(13):1241.
19. Vaillancourt C, et al. *Resuscitation*. 2011;82(12):1501.
20. Svensson L, et al. *N Engl J Med*. 2010;363(5):434.
21. Rea TD, et al. *N Engl J Med*. 2010;363(5):423.
22. Baker PW, et al. *Resuscitation*. Dec 2008;79(3):424.
23. Jacobs IG, et al. *Emergency medicine Australasia : EMA*. 2005;17(1):39.
24. Deakin CD, et al. *Curr Opin Crit Care*. 2011;17(3):231.
25. Diack AW, et al. *Med Instrum*. 1979;13(2):78.
26. Schneider T, et al. *Circulation*. 2000;102(15):1780.
27. Link MS, et al. *Circulation*. 2015;132(18 suppl 2):S444.
28. Jost D, et al. *Circulation*. 2010;121(14):1614.
29. Berdowski J, et al. *Circulation*. 2010;122(11):1101.
30. Davis D, et al. *J Hosp Med*. 2016;11(4):264.
31. Gudipati CV, et al. *Circulation*. 1988;77(1):234.
32. Sanders AB, et al. *Jama*. 1989;262(10):1347.
33. Callaham M, et al. *Crit Care Med*. 1990;18(4):358.
34. Sanders AB, et al. *Am J Emerg Med*. 1985;3(1):11.
35. Rivers EP, et al. *Annals of emergency medicine*. 1992;21(9):1094.
36. Meaney PA, et al. *Circulation*. 2013;128(4):417.
37. Einav S, et al. *Acad Emerg Med*. May 2011;18(5):468.
38. Kern KB, et al. *Crit Care Med*. 2000;28(11 Suppl):N186.
39. Travers AH, et al. *Circulation*. 2010;122(18 Suppl 3):S676.
40. Hasegawa K, et al. *Jama*. 2013;309(3):257.
41. Shin SD, et al. *Resuscitation*. 2012;83(3):313.
42. Tanabe S, et al. *J Emerg Med*. 2013;44(2):389.
43. Grmec S, et al. *Intensive care medicine*. 2002;28(6):701.
44. Donnino MW, et al. *BMJ (Clinical research ed.)*. 2014;348:g3028.
45. Goto Y, et al. *Critical Care (London, England)*. 2013;17(5):R188.
46. Gueugniaud PY, et al. *N Engl J Med*. 1998;339(22):1595.
47. Mentzelopoulos SD, et al. *Jama*. 2013;310(3):270.
48. Peberdy MA, et al. *Circulation*. 2017;135(24):e1115–e1134.

49. Wik L, et al. *Jama*. 2005;293(3):299.
50. Olasveengen TM, et al. *Resuscitation*. 2008;76(2):185.
51. Rubertsson S, et al. *Crit Care Med*. 1995;23(12):1984.
52. Rubertsson S, et al. *Resuscitation*. 2005;65(3):357.
53. Axelsson C, et al. *Resuscitation*. 2009;80(10):1099.
54. Rubertsson S, et al. *JAMA*. 2014;311(1):53.
55. Varriale P, et al. *Crit Care Med*. 1997;25(10):1717.
56. Memtsoudis SG, et al. *Anesth Analg*. 2006;102(6):1653.
57. Tsou PY, et al. *Resuscitation*. 2017;114:92.
58. Centers for Disease Control and Prevention. *Injury prevention and control: prescription drug overdose*. http://www.cdc.gov/drugoverdose/index.html.
59. Centers for Disease Control and Prevention. *Fatal injury data*. http://www.cdc.gov/injury/wisqars/fatal.html.
60. Feigin VL, et al. *Neuroepidemiology*. 2015;45(3):161.
61. Townsend N, et al. *Eur Heart J*. 2016;37(42):3232.
62. National Institute of Neurological Disorders and Stroke rt-PA Stroke Study Group. *N Engl J Med*. 1995;333(24):1581.
63. Hacke W, et al. *Lancet (London, England)*. 2004;363(9411):768.
64. Dumas F, et al. *Circ Cardiovasc Interv*. 2010;3(3):200.
65. Hollenbeck RD, et al. *Resuscitation*. 2014;85(1):88.
66. Cronier P, et al. *Critical Care (London, England)*. 2011;15(3):R122.
67. Zanuttini D, et al. *Am J Cardiol*. 2012;110(12):1723.
68. Bro-Jeppesen J, et al. *Eur Heart J Acute Cardiovasc Care*. 2012;1(4):291.
69. Callaway CW, et al. *Circulation*. 2015;132(18 suppl 2):S465.
70. Bernard SA, et al. *N Engl J Med*. 2002;346(8):557.
71. Hypothermia after Cardiac Arrest Study Group. *N Engl J Med*. 2002;346(8):549.
72. Steen PA, et al. *Anesthesiology*. 1983;58(6):527.
73. Yenari MA, et al. *Nat Rev Neurosci*. 2012;13(4):267.
74. Nielsen N, et al. *N Engl J Med*. 2013;369(23):2197.
75. Diringer MN. *Crit Care Med*. 2004;32(2):559.
76. Bernard SA, et al. *Circulation*. 2016;134(11):797.
77. Johnson NJ, et al. *Chest*. 2018;153(6):1466.
78. Kilgannon JH, et al. *JAMA*. 2010;303(21):2165.
79. Malhotra A. *N Engl J Med*. 2007;357:1113.
80. Finfer S, et al. *N Engl J Med*. 2009;360(13):1283.
81. Atkins DL, et al. *Circulation*. 2009;119(11):1484.
82. Sutton RM, et al. *Resuscitation*. 2015;93:150.
83. Girotra S, et al. *Circ Cardiovasc Qual Outcomes*. 2013;6(1):42.
84. Matos RI, et al. *Circulation*. 2013;127(4):442.
85. Berg RA, et al. *Crit Care Med*. 1999;27(9):1893.
86. Yannopoulos D, et al. *Crit Care Med*. 2010;38(1):254.
87. Kitamura T, et al. *Lancet (London, England)*. 2010;375(9723):1347.
88. Goto Y, et al. *J Am Heart Assoc*. 2014;3(3):e000499.
89. Atkins DL, et al. *Circulation*. 2015;132(18 Suppl 2):S519.
90. Naim MY, et al. *JAMA Pediatrics*. 2017;171(2):133.
91. de Caen AR, et al. *Circulation*. 2015;132(18 Suppl 2):S526.
92. Ortmann L, et al. *Circulation*. 2011;124(21):2329.
93. Morris MC, et al. *Pediatric Crit Care Med*. 2004;5(5):440.
94. Raymond TT, et al. *Pediatric Crit Care Med*. 2010;11(3):362.
95. Laurent I, et al. *J Am Coll Cardiol*. 2002;40(12):2110.
96. Reilly JS, et al. *Pediatr Clin North Am*. 1996;43(6):1403.
97. Tan HK, et al. *Int J Pediatr Otorhinolaryngol*. 2000;56(2):91.
98. Bowman SM, et al. *Pediatrics*. 2012;129(2):275.
99. Eich C, et al. *Resuscitation*. 2007;75(1):42.
100. Quan L, et al. *Resuscitation*. 2016;104:63.
101. Rosen P, et al. *J Emerg Med*. 1995;13(3):397.
102. Slomine BS, et al. *Resuscitation*. 2017;115:178.
103. Chugh SS, et al. *J Am Coll Cardiol*. 2004;43(9):1625.
104. Bagnall RD, et al. *N Engl J Med*. 2016;374(25):2441.
105. Hefti MM, et al. *Forensic Sci Med Pathol*. 2016;12(1):4.
106. Kessler SK, et al. *Neurocrit Care*. 2011;14(1):37.
107. Nishisaki A, et al. *Pediatric Crit Care Med*. 2007;8(1):10.
108. Kelly RB, et al. *ASAIO J*. 2005;51(5):665.
109. Affatato R, et al. *Curr Opin Crit Care*. 2016;22(3):199.
110. Nakagawa Y, et al. *Resuscitation*. 2017;113:8.
111. Segal N, et al. *Physiol Rep*. 2017;5(17).
112. Gonzalez-Otero DM, et al. *PLoS One*. 2018 (2):e0192810.
113. White AE, et al. *Singapore Med J*. 2017;58(7):438.
114. Kill C, et al. *PloS One*. 2015;10(5):e0127759.
115. Speer T, et al. *Adv Ther*. 2017;34(10):2333.
116. Amberman K, et al. *J Extra Corpor Technol*. 2010;42(3):238.
117. Richardson AS, et al. *Resuscitation*. 2017;112:34.
118. Kim SJ, et al. *Resuscitation*. 2016;103:106.
119. Debaty G, et al. *Resuscitation*. 2017;112:1.
120. Dennis M, et al. *Int J Cardiol*. 2017;231:131.
121. Trummer G, et al. *Scand J Trauma Resusc Emerg Med*. 2017;25(1):66.
122. Tisherman SA, et al. *J Trauma Acute Care Surg*. 2017;83(5):803.
123. Negovsky VA, et al. *Resuscitation*. 1972;1(1):1.
124. Ebell MH, et al. *JAMA Intern Med*. 2013;173(20):1872.
125. Mehaffey JH, et al. *Ann Surg*. 2019;269(6):1176.
126. Morgan RW, et al. *Am J respir Crit Care Med*. 2018;197(7):905.

第 8 部分

附属责任与问题

87 烧伤患者的急救与麻醉管理

EDWARD A. BITTNER, J.A. JEEVENDRA MARTYN, FOLKE SJÖBERG

戴茹萍 译 徐军美 审校

- 严重烧伤导致的病理生理变化影响几乎所有器官，从烧伤开始直到伤口愈合。麻醉科医师经常被要求对烧伤患者进行住院各阶段的治疗，包括紧急气道管理和复苏、术中麻醉管理、重症监护和术后疼痛的管理。

- 烧伤休克是典型的缺血/再灌注损伤。烧伤休克的初始缺血（衰退）阶段是一种低动力低血容量状态，伴随着血管内液体迅速丢失和心输出量减少，通常会持续到受伤后 24～48 h 内。成功复苏后大约 48 h，转为高动力高代谢阶段（涌流），发生心动过速、心输出量增加、高体温、高血糖和蛋白质分解代谢增加。

- 液体复苏的目标是通过补充从血管内丢失到血管外间隙的大量液体来维持器官的灌注。有多种估算液体需求量的液体复苏公式，并且对晶体和胶体输注量方面的建议有所不同。无论使用哪个公式，都只能作为一个指南，液体复苏应滴定到生理终点。

- 吸入性损伤是烧伤后发病率和死亡率的主要预后因素。吸入损伤的管理包括观察和监测。如果气道通畅性受到威胁应行气管插管或气管切开术。

- 严重烧伤患者常遭受非热性的创伤性伤害。在初步评估过程中未能诊断出这些相关伤害可能导致严重的发病率和死亡率。所有烧伤患者最初都应该作为多发伤患者处理。

- 根据涉及的总体表面积（total body surface area，TBSA）的百分比、烧伤深度，及是否存在吸入性损伤，对烧伤程度进行分类。需要准确估算烧伤程度以指导初始复苏策略、确定是否需要转诊至烧伤中心、是否需要手术，及评估预后。三种最常用的估计烧伤面积的方法是"九分法"、手掌法和 Lund-Browder 图。

- "液体蠕变"是指烧伤者过度复苏的趋势。过度液体复苏可能导致肺水肿、间隔综合征、多器官衰竭、院内感染、死亡率增加，及由于局部水肿导致的烧伤创伤范围加大。导致"液体蠕变"的因素包括过高估计烧伤面积、使用超生理血流动力学目标、增加阿片类药物的使用，及对组织灌注充足的患者并没有降低输液速度。

- 电击伤具有急性和慢性的影响，不会在其他类型的烧伤损伤时发生，而且其发病率远远高于仅根据烧伤面积大小估计的预期发病率。高压电击损伤通常表现为意识丧失、心律不齐、肌红蛋白尿和广泛的可导致间隔综合征的深部组织损伤。患者遭受电击伤时，应评估是否存在相关的外伤性损伤、横纹肌溶解综合征和间隔综合征。为了治疗这些并发症，患者可能会在受伤后 24 小时内入手术室。

- 烧伤患者的气道管理可能具有挑战性且需要特别考虑。气道评估的要点包括先前存在的气道异常、当前的气道损伤情况（即吸入性损伤）和声门梗阻的征象。气道异常的类型可能会因受伤的阶段而异。在急性烧伤情况下，由于水肿可能会限制下颌活动度和张口度，晚期可能会因面部、口腔、鼻孔、颈部和胸部出现明显的瘢痕和挛缩，使气道管理变得困难。

- 烧伤患者对大多数麻醉药和镇静剂产生耐受性，因此与没有热损伤的患者相比，其剂量需求要高得多。镇静剂和麻醉剂应在严密监测下滴定至有效。尤其在快速增加剂量的情况下，阿片类药物造成的不良反应，例如呼吸抑制、急性阿片类药物耐受和痛觉过敏，使得多模式镇痛越来越受到关注。
- 烧伤后肌松药的药理学发生明显且持续的改变。应用琥珀酰胆碱会导致严重的高血钾反应，从而引起心脏骤停。目前的建议是在烧伤后 48～72 h 内避免给予琥珀胆碱。烧伤后对琥珀酰胆碱这种危险反应的持续时间尚不清楚。
- 烧伤创面的外科切除往往伴有大量出血。手术团队迅速切除焦痂导致患者出现低血容量和低血压的情况并不少见。临床判断仍然是术中复苏的重要组成部分，如使用灌注指标、红细胞总量、凝血、脉搏或动脉波形作为关键评估工具。手术和麻醉小组之间良好的沟通以及限制手术时间和切除范围也是必要的。
- 严重烧伤患者的体温调节功能受损，因此需要密切监测体温。在手术室可以采用多种方法保持体温，包括使用充气式保温毯、水加温床垫、输血输液加温器、尽量减少皮肤表面暴露，及用塑料或热绝缘材料包裹头部和四肢。
- 与术前相比，烧伤患者术后的生理稳定性很可能较差。持续的出血可能被敷料掩盖，患者更容易出现低体温，苏醒期可能出现谵妄，并且镇痛需求量更大。在这个生理极其不稳定的时期，将监护仪、呼吸和血流动力学支持设备转移给重症监护治疗病房工作人员时尤其需要保持警惕。
- 烧伤通过多种机制导致免疫力下降，从而增加了感染的易感性，包括完整皮肤的物理屏障丧失、吸入性损伤导致的呼吸道黏膜损伤，及肠道通透性和功能的改变。预防感染的措施对烧伤患者至关重要，包括及早切除烧伤焦痂以改善局部灌注和防止微生物定植、谨慎使用侵入性设备、使用抗菌烧伤敷料，及严格遵守感染控制措施。
- 几乎烧伤护理的所有方面（例如换药、切除和移植手术、物理治疗和置管）都与疼痛有关。可能有持续的背景痛、周期性爆发痛、手术相关疼痛，并最终发展为慢性疼痛。标准化的疼痛和焦虑指南被用来为患者提供合适且持续的舒适医疗。

引言

烧伤是全世界造成伤害和死亡的主要原因之一，每年约有 1100 万烧伤患者寻求医疗超过 265 000 人死亡。95% 以上发生在中低收入国家[1]。在美国，每年约有 486 000 例烧伤患者在医疗机构接受治疗，其中 40 000 例需要住院治疗，约有 3275 例死亡[2]。

严重烧伤导致的病理生理变化影响几乎所有器官，从烧伤开始直到伤口愈合。病理生理学影响可能持续数年，尤其是在严重烧伤的患者，包括胰岛素抵抗、神经肌肉功能障碍、瘙痒、疼痛，及频繁因感染和心肌疾病住院治疗[3-5]。严重烧伤患者不同于其他重症监护患者，在液体复苏、代谢应激、围术期需求和其他特定的烧伤相关并发症等方面都存在挑战。大多数烧伤患者都到社区医院的急诊室就诊，这些医院没有指定的烧伤中心。在最初的急救处理之后，这些患者通常被转移到有专门烧伤中心的三级医疗机构。因此，在这些有急诊室的周边医院工作的麻醉科医师必须熟悉急性烧伤的病理生理和复苏的相关知识。此外，烧伤患者的治疗需要多次手术、频繁换药，及因长期的康复需求而延长住院时间。在烧伤医疗机构中，麻醉科医师需要具备专业知识来处理影响这些患者的病理生理变化，特别是了解这些患者围术期管理的独特特点。因此，这一领域需要有持续的专门的教学、培训和专业技能的培养[6]。

尽管烧伤相关损伤的发病率仍然很高，但先进的复苏方法、烧伤伤口的早期切除和移植、伤口覆盖方法的改进、麻醉和重症监护技术的提高、感染的早期诊断和积极治疗，及加强营养支持和心理保健等方法使得烧伤相关的发病率和死亡率大大降低。其他因素，包括即刻的院前护理、具有高级生命支持能力的早期紧急治疗，及二次转运至专门的烧伤单位均有助于提高生存率[7]。尽管治疗策略取得了重大进展，但烧伤患者的处理也将继续给临床医师带来多重挑战。

病理生理学

烧伤休克

烧伤可以造成大规模的组织破坏和炎症反应的激活，对局部和远离损伤部位产生显著的病理生理影响。了解病理生理改变及其时程变化对提供合适的复苏手段和围术期管理至关重要。

烧伤休克是典型的缺血 / 再灌注损伤[8]。烧伤休克的初始缺血（衰退）阶段是一种低动力低血容量的状态，伴随着血管内液体的迅速丢失和心输出量减少，通常会持续到受伤后 24 ～ 48 h 内。需要大量液体复苏来维持器官再灌注的血管内容量，急性稀释了血浆蛋白。成功复苏后大约 48 h，即使没有明显感染，由于创伤诱发损伤相关分子模式（damage-associated molecular patterns，DAMPS）的释放导致的全身炎症反应，转为高动力高代谢（涌流）阶段[9]。具体体现在心输出量、氧耗、肌肉蛋白分解代谢和体温均增加，持续到烧伤创面愈合后的数月至数年。如果烧伤休克不及时治疗，随之而来的就是生理衰竭和死亡。

液体复苏的目标是通过补充从血管内丢失到血管外间隙的大量液体来维持器官的灌注。造成这种液体丢失的主要原因有两个，这两个原因都得到了广泛的研究并有明确的时间模式。首先，烧伤组织存在负吸胀压力[10-13]，其次，血管通透性增加，伴随脉管系统和损伤部位的液体丢失[14]。在损伤部位，除了晶体液的丢失外，还有蛋白质从脉管系统丢失。在远处未损伤部位，毛细血管会留下蛋白质，仅丢失晶体液[15]。

负吸胀压力

在实验模型中，液体丢失不能完全用通透性的增加来解释，所以推测肯定有另一种机制来解释这些丢失。在 1960 年，Gösta Arturson 提出液体丢失可以用间质组织压力降低来解释[16]。随后，Lund 等用体外模型表明，在受损组织内存在明显的负性间质压力，导致间质负压在 − 50 ～ − 25 mmHg 范围内（图 87.1）[17]。这种梯度负压称为负吸胀压力，解释了早期大部分体液丢失的原因。负吸胀压力是一种负压，在这种压力下水或晶体被吸收，导致烧伤组织的容量大量增加，这与静水压和渗透压不同。Kinsky 等

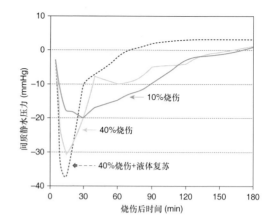

图 87.1 **负吸胀压力。** 图显示间质液体负压随着时间、烧伤范围和输液量的变化。

最近的体内研究证实了先前体外实验发现的负吸胀压力[18]。这种负吸胀压力在烧伤后立即显现，并持续几个小时。有趣的是，复苏过程中提供的液体似乎对负吸胀压力有不利影响（图 87.1）。给予大量的液体会导致更大的负吸胀压力，相应地产生更大的液体渗漏和对液体的总需求量。负吸胀压力发生的机制尚不清楚，可能是由于热能作用于组织整合素（组织整合素对调节间隙静水压力起重要作用），使其丧失了维持有利吸胀压力的能力。烧伤的严重程度似乎影响了这种缺陷，烧伤越严重，组织中的负压就越明显[13]。这就是早期尽管有液体治疗，仍然存在低血容量的原因。重要的是，大部分的血管内液体丢失在 24 ～ 48 h内消失[20]。然而，血管外水肿液体的再吸收需要更长的时间，详见后面的液体复苏策略部分。

烧伤的通透性效应

血管内液体的丢失也是由于血管通透性增加造成的。即使是 5% 的 TBSA 烧伤，这种效应也很明显，而且在受伤后不久就会出现，这就解释了即使是小的烧伤也会形成水泡的原因。关于微小的烧伤如何导致液体渗漏的详细机制尚不清楚，但似乎有许多推断出的介质（另见液体丢失的重要介质部分）。血管通透性的另一个重要方面是因为促炎细胞因子持续释放到受损组织中，使得大多数血管床出现血管扩张。这种血管扩张增加了微循环的静水压，导致液体进一步丢失至间质间隙。这里给出的 Starling 方程进一步描述了在液体滤出中起作用的不同因素[20]：

$$J_v = Kf(P_c - P_i) - \sigma(\pi_c - \pi_i)$$

其中 J_v 是液体量，Kf 是过滤系数，P_c 是毛细血管静水压力，P_i 是间隙静水压，σ 是反射系数，π_c 是毛细血管渗透压，π_i 是间隙渗透压。特别是，过滤系数通常显著增加，达 20 倍甚至更高的范围；对于公式的后半部分，由于血管扩张，毛细血管中的静水压增加；间质内压力（负吸胀压力）降低，同时毛细血管渗漏导致毛细血管的胶体渗透压降低，在此基础上，还增加了渗入间质的蛋白质增加的间质渗透效应。

虽然这些变化影响的大多数是血管腔隙，但从定量的角度来看，静脉末端的影响似乎更为重要。大多数穿过血管壁丢失的蛋白质是小分子，也有少数大分子会丢失。这种大分子蛋白质丢失值得注意，因为它有利于大面积烧伤时进行所谓"胶体抢救"的液体复苏，这减少了总胶体丢失（相应的减少总液体丢失），降低间隔综合征的风险[22]。需要强调的是，血管内液体流失是由于上述所有因素的改变造成的，这些因素对于通过毛细血管和小静脉壁的液体运输非常重要，因此会导致烧伤后损失大量液体。

在临床实践中，通透性的增加、复苏的稀释作用和蛋白质的丢失表现为血清白蛋白浓度的降低。烧伤急性期血管内胶体渗透压不仅依赖于白蛋白，还依赖于新合成的急性期蛋白。蛋白质在血管局部渗漏时间模式的不确定性意味着给予胶体的最佳时机尚不清楚。因此，关于胶体治疗在液体复苏过程中何时可以安全地开始仍存在激烈争论。现在，大多数烧伤临床医师都同意在烧伤后 8 ～ 12 h 开始使用胶体以减少液体总量（见胶体抢救治疗部分）。然而，值得注意的是，早期使用胶体可能导致其外渗进入血管外间隙，同时增加组织水肿。还必须指出的是，即使没有烧伤，也只有输注晶体液量的 20% 能停留在血管中，因此给予大量的晶体液会使血管内胶体渗透压降低，导致该部位液体进一步流失[23]。当对烧伤患者进行液体复苏时，必须了解这些相互关联的影响。然而，之前关于烧伤后 24 h 应该只含有晶体的言论已经站不住脚了。

烧伤时的液体丢失：时间方面

在处理烧伤患者时，了解液体丢失的时间以及推荐的体液管理方案是很重要的。尤其是因为最近的研究表明，在目前的指南中，液体丢失和液体容量方案之间在时间上存在着明显的不匹配。大多数由于负吸胀压力而流失的液体在烧伤后 3 ～ 4 h 内就会丢失。这和由于通透性增加而丢失液体的情况有些不同。最可靠的人体数据表明，因为通透性增加而丢失的液体在损伤发生时就开始了，时间可以长达 8 ～ 10 h[24-25]。由于烧伤后持续的全身性炎症反应，渗透效应即使在 48 h 后仍然存在，除非并发脓毒症，其程度明显较轻。

更重要的是，目前的液体复苏指南，尤其是仅基于晶体液的指南，并不能完全补充这种早期的液体丢失。因此在烧伤后的最初 12 ～ 16 h 内，患者可能处于可控的低血容量状态。组织水肿在损伤后 24 ～ 48 h 达到最大，此后增加的液体量缓慢地回到循环中并以尿液的形式排出，根据损伤的严重程度通常持续到烧伤后 7 ～ 14 d[26]。这也是液体重吸收形成高血容量导致肺功能障碍的时间。

液体丢失的重要介质

许多介质被认为在烧伤液体丢失的潜在机制中起重要作用，可能有几种介质以不同的方式发挥作用。最重要的介质是：5- 羟色胺、一氧化氮、血栓素、前列腺素，及其他一些物质如活性氧分子和促炎因子[27]。但分子介质并不是唯一参与渗透效应的物质，白细胞相关效应也被提出[28-29]。凝血和补体级联反应的早期激活起着重要作用。人们之所以对介质及其在液体丢失中可能的作用有兴趣，是希望找到一种能够阻止或减少这一过程的治疗方法。为此已经进行了一些尝试，其中最成功的是使用高剂量维生素 C（作为氧自由基的清除剂），在动物和人类的随机试验中，该疗法均减少了治疗组的液体丢失[30-31]。此外，注射维生素 C 能直接影响负吸胀压力[32]。

血流动力学改变

烧伤休克可导致显著的血流动力学改变并伴有器官功能障碍。严重烧伤休克本质上是分布性和低血容量性休克。增加的全身性血管阻力（SVR）（由于儿茶酚胺、抗利尿激素的释放和血液浓缩）加重了休克期的不良反应。

在严重的热损伤时心输出量减少常常发生，甚至是在可察觉的血浆容量减少之前，或在低血容量症已缓解时还会继续发生[33]。心脏功能障碍的特征是等容舒张期减慢、收缩力受损和左心室舒张期顺应性减低，通常持续 24 ～ 36 h[34-35]。与烧伤有关的左心室收缩和舒张障碍会随着烧伤面积的增加而增加，40% TBSA 烧伤的达到最低点[36]。这种心脏功能障碍是导致多器官功能障碍综合征（MODS）和死亡率增加的主要原因。

烧伤 48 ～ 72 h 后会出现高动力和高代谢状态，

表现为血管通透性下降、心率增加、SVR 下降，导致心输出量增加。烧伤后 3～4 d，心输出量通常增加到非烧伤健康患者的 1.5 倍以上。代谢率增加，大约是正常基础代谢率的 1.5 倍[37]。这种心输出量的增加与肝和肾血流量的增加有关，这意味着对血流依赖性药物清除会有影响，包括一些抗生素和麻醉药。脓毒症的发生可能进一步增加心输出量、降低 SVR。

吸入性损伤

病理生理学

除了年龄和烧伤程度，吸入性损伤是烧伤后发病率和死亡率的主要预后因素。吸入性损伤可分为三个亚类：对上呼吸道的直接热损伤；对下呼吸道（声门下）甚至肺泡的化学刺激；以及由特定的有毒化学物质引起的全身化学或代谢性损伤，或者这些因素的综合[38]。对上呼吸道直接的热和蒸汽损伤可导致面部、舌头、会厌和声门口的明显肿胀，从而引起上呼吸道阻塞。由于气道肿胀可能不会立即发生，而且可能会在几小时内发展（特别是同时进行液体复苏，会使情况变复杂），因此必须高度警惕并反复重新评估呼吸状态。会厌的烫伤可能会有类似会厌炎的症状[39]。

由于口咽和鼻咽高效的热交换系统、蒸汽的低比热，及刺激引起的喉部关闭反射，下呼吸道的热损伤是不常见的。吸入烟雾对下呼吸道和肺实质的损害往往是化学性的，而不是热性的。烟雾中的毒性物质损伤气道的上皮和毛细血管内皮细胞，导致炎症介质的释放，血管通透性增加，远端支气管和肺泡水肿。之前列出的许多介质也与此有关。受损的黏膜细胞产生大量富含蛋白质和坏死碎片的渗出物。烟雾中的化学物质促进中性粒细胞来源的氧自由基的形成从而导致炎症。气道纤毛运输功能的破坏和损伤导致管型积聚、气道堵塞、细菌和碎片清除障碍[40]。由于失去表面活性物质的产生或黏膜碎片堵塞小气道，可发生肺泡塌陷和肺不张。随着时间的推移，这些变化可导致支气管痉挛、气道梗阻、肺不张和肺炎，引起通气血流比例失调、气体交换功能受损和肺顺应性降低。吸入性损伤的严重程度可能与单独暴露于烟雾的程度不成正比。确切地说，损伤的严重性可能是由吸入物质和燃烧物质的组成、加上个体反应的差异性，及皮肤烧伤的叠加影响共同决定。

在没有吸入性损伤的情况下，严重的皮肤烧伤也可能导致呼吸道和肺的损伤。其机制包括来自烧伤部位炎症介质的作用，以及液体复苏和感染的影响。例如，没有烟雾暴露的烫伤患者可能发生急性肺损伤，其支气管镜下的特征类似烟雾引起的气道损伤[41-42]。

虽然烟雾中的气相成分不会对呼吸道造成直接伤害，但是它们会产生全身性的影响。其中最毒的气相成分是一氧化碳（CO）和氰化物，可导致很高的发病率和死亡率。CO 是一种无色无味的气体，与血红蛋白相同结合位点的亲和力比氧气高 200 倍[43]。CO 使氧合血红蛋白解离曲线左移并改变其形状。此外，CO 结合细胞色素氧化酶，损害线粒体功能和减少三磷酸腺苷（ATP）的生产。因此，CO 降低了血液携氧能力和组织水平上的氧解离能力，同时破坏了细胞氧化呼吸作用。当碳氧血红蛋白（HbCO）水平超过 15% 时，就会出现 CO 中毒的临床表现[44]。这些症状表现为典型的组织缺氧，最明显的是神经功能障碍和心肌功能障碍（最易受缺氧影响的器官系统）。没有一组症状的组合可用于证实或排除 CO 中毒的诊断。中毒的临床表现的强度各不相同并且不与 HbCO 水平密切相关。早期症状往往是神经系统的。中枢神经系统（CNS）损伤可导致进行性和永久性损伤。严重的心肌功能障碍可能发生，特别是先前存在冠状动脉病变的患者。临床诊断 HbCO 中毒应证实其水平升高。HbCO 水平升高表明大量暴露于烟雾中，这表明有可能发生化学性气道损伤。低 HbCO 水平并不总是意味着小剂量的接触，因为在早期阶段的氧疗可以降低转运到急诊室时患者的 HbCO 水平。CO 中毒引起的低氧血症不能通过脉搏血氧仪或氧分压（PaO_2）测量检测到，患者可能出现"樱桃红"而不是紫绀。做出诊断需要测量碳氧饱和度。CO 与血红蛋白的结合是稳定的，人吸空气时的半衰期为 4 h[45]。增加动脉血氧分压可加速血红蛋白分子中的 CO 置换，在大气压下给予 100% 的氧气可使半衰期缩短到平均 74 min[46]。高压氧疗法被推荐用于减少因 CO 毒性导致的神经系统后遗症的治疗。高压氧疗法排除 CO 的速度更快，对长时间暴露于 CO 的病例可能更有效，因为长时间暴露使结合细胞色素系统（例如，线粒体）的毒素更难被置换。高压氧治疗的缺点是在烧伤患者血流动力学和肺部情况不稳定的关键时期，需要将其转移到配备有高压氧舱的治疗机构。由于这些原因，只有严重神经系统受累和 HbCO 水平大于 50%、没有大面积烧伤或严重肺损伤、即使高流量氧疗后症状也没有改善的患者才考虑高压氧疗。在许多三级医疗中心，高压氧设备的缺乏也阻碍了它的应用。

氰化物（CN）是由含氮化合物燃烧释放的，这些含氮化合物存在于塑料、织物和纸张中。CN 通过与细胞色素氧化酶结合发挥作用，从而抑制线粒体呼吸链、细胞代谢和组织 ATP 的产生，从而造成细胞性缺氧和代谢性酸中毒。CN 毒性可与 CO 产生协同作用导致组织缺氧。大于 20 ppm 的 CN 浓度被认为是危险的，而 100 ppm 的浓度会导致癫痫发作、昏迷、呼吸衰竭和死亡[47]。对 CN 中毒的快速诊断测试尚未广泛使用；所以 CN 中毒的治疗通常基于临床怀疑。任何有烟雾吸入史，并且在氧输送明显充足的情况下还存在阴离子间隙代谢型酸中毒的患者均应怀疑 CN 中毒。阴离子间隙高的乳酸性酸中毒，由于线粒体不能使用组织氧，动静脉氧饱和度差小于 10 毫米汞柱均提示 CN 中毒[48]。然而，烧伤患者的乳酸性酸中毒可能是由于多种原因引起的，对氰化物中毒并没有特异性。CN 在血液中的半衰期短（约 1 h），使得难以准确判定为 CN 中毒，并且因血液采样延迟受到阻碍[49]。血液中的 CO 浓度与 CN 水平高度相关，因此可以作为 CN 中毒的指标。经验性治疗涉及高流量氧疗。提倡使用特定的解毒剂，尤其是羟基钴胺素，它可与 CN 结合且相对无毒；但是必须立即给药才能发挥作用[50]。CN 的有害作用也可以通过注射硫代硫酸盐来中和，硫代硫酸盐可以将 CN 转化为硫代氰酸盐，并通过尿液排出体外。外源性硫代硫酸盐起效比羟基钴胺素慢[51]。通过使用亚硝酸盐（例如亚硝酸戊酯）来治疗 CN 毒性已引起争议，因为这种治疗本身可能很危险[52]。亚硝酸盐诱导高铁血红蛋白血症，与 HbCO 一起可能会干扰氧气运输从而导致缺氧。

吸入性损伤的诊断

吸入性损伤的诊断是基于临床发现如患者的病史、体格检查和 HbCO 水平的综合判断。患者的病史应包括暴露的时间，如患者是否是在封闭空间发现的，现场有无意识，是否有广泛的皮肤烧伤。体征包括面部烧伤、鼻毛烧焦、上呼吸道损伤的体征（声音嘶哑、喘鸣、碳质痰、红斑和口咽肿胀）和下呼吸道受累的体征（呼吸困难、呼吸急促、喘息、氧饱和度降低）。喘鸣、呼吸困难、呼吸费力和发绀只有在严重气道狭窄时才会出现。

虽然胸片在早期诊断吸入性损伤时缺乏必要的敏感性，但是它们作为基线有助于明确未来的变化[53]。纤维支气管镜（FOB）提供了一种评估吸入性损伤严重程度的潜在方法，尽管它可能低估了实质性疾病的存在，并对可见黏膜损伤的严重程度是否可以预测临床结局的意义存在争议[54]。如果不太可能发生声门下异常则不需要 FOB。对于临床体征提示热损伤的患者，FOB 尽管不能显示肺泡损伤，但正常的内镜下表现可以令人放心。可以每隔一段时间或临床情况恶化时重复进行 FOB 检查。烟尘、黏膜水肿，黏膜充血和分泌物的存在均提示吸入性损伤，并提示需要密切观察并反复评估；更糟糕的体征包括喉入口狭窄、黏膜糜烂、溃疡和渗出[55]。虚拟支气管镜检查是诊断吸入性损伤的替代方法，但是这种方法并未得到广泛应用[56]。其他诊断方法包括氙气扫描、肺功能检查和计算机断层扫描（CT）[57-58]。吸入性损伤影响的最可靠指标是复苏开始后动脉血氧分压和吸入氧浓度之比（PaO_2/FiO_2）[59]。

喉损伤在烧伤患者中很常见，并且可能与远期的发病率有关[60-63]。对喉损伤的早期识别和专科医师的会诊可以影响治疗的选择（例如气管切开术）并降低发病率。由于麻醉科医师最有可能看到急性烧伤患者的喉部，因此无论在复苏还是全身麻醉的诱导过程中，喉部检查都必须作为初始插管检查的一部分。任何病理性喉镜检查结果都应记录下来。

治疗

烟雾吸入造成的上呼吸道烧伤的治疗包括观察和监测。

如果气道通畅性受到威胁，则需要行气管插管或气管切开术。口腔和声门上结构的热损伤可以导致水肿；严重的损伤情况下，上呼吸道水肿可以导致气道梗阻。临床上明显的梗阻也可以发生在液体复苏后，最明显的水肿通常出现在损伤后最初的数小时并持续数天。没有什么可以替代有经验的麻醉科医师的耐心和反复的气道评估，同时通过直立体位和避免过多的液体治疗以减少水肿的形成。一般来说，如果有指征，早期插管比发生气道肿胀后冒险困难插管更安全。虽然对吸入性损伤患者预先气管插管可以挽救生命，但必须有明确的适应证时才能操作。气管插管的原因包括：保护可预期的气道肿胀，治疗因肺损伤导致的氧合受损和（或）通气受损，在缺氧或 CO 中毒伴有神经损伤的情况下提供气道保护和最佳氧合。肺实质损伤的治疗本质上比皮肤烧伤的治疗更加复杂。坏死的皮肤可以切除，愈合部位可以直接观察。对比之下，受损的肺组织需要采取措施来防止进一步的损伤，允许宿主自身修复受伤的组织。肺部损伤的愈合是通过血气分析和 X 线片/CT 扫描来间接观察的。必须维持足够的氧合并保持支气管卫生。在无常见禁忌证的情况下，一些患者可受益于无创通气[64]。如果患者呼吸做功增加或气体交换功能减弱，则可能需要气管内插管。

同时合并皮肤烧伤和吸入性损伤的患者可能比没有吸入性损伤的患者需要更多的液体来复苏[65]。为了保持足够的尿量 [一般认为 0.5 ～ 1 ml/（kg·h）]，超过滴定的液体输入量，采取额外的液体复苏措施是不必要的，至少理论上应保持肺部"干燥"以优化气体交换[66]。

明智且关键的标准做法就是适度抬高床头，通过重力促进静脉和淋巴回流来帮助减轻气道水肿。患者应通过面罩供氧，以维持足够的动脉血氧饱和度。应吸引以清除气道内的碎片和分泌物，保持呼吸道通畅。由于儿童气道较小，气道梗阻的风险更大，颈部环形烧伤的患者同样风险很大。呼吸功能障碍的其他早期迹象和症状可能提示吸入性损伤很严重。

呼吸衰竭是吸入性损伤的结果；然而，严重烧伤患者往往有多种机制导致肺损伤，如烧伤损伤导致的全身炎症反应、液体复苏导致的肺水肿和脓毒症等。因此，吸入性损伤对烧伤患者预后的影响程度很难与其他影响肺部的损伤驱动因素区分开来。呼吸衰竭的处理通常包括机械通气和有效重复的肺清理。有大量的通气策略，但关于吸入性损伤患者最合适的通气方式，尚未达成共识[67]。在所有病例中，机械通气的目的应是优化氧合和通气，同时尽量减少潜在的呼吸机相关性肺损伤。呼吸机相关性肺损伤的机制包括：高气道压力导致的气压伤、肺泡过度膨胀导致的容量损伤、肺泡反复打开和关闭导致肺萎陷伤，及由促炎细胞因子释放引起的肺部炎症造成的生物创伤[68]。如果需要有创通气，推荐使用肺保护通气策略（例如潮气量为 5 ～ 8 ml/kg、平台压限制在 28 cmH$_2$O 以下、使用足够的呼气末正压以维持肺泡开放和足够的氧合）作为初始方法。研究表明，低潮气量的肺保护性通气可降低 ARDS 患者的死亡率，因此也推荐用于烧伤患者[69]。在其他危重患者中，俯卧位已被证明可改善烧伤伴严重 ARDS 患者的氧合[70]。采用允许性高碳酸血症，即血二氧化碳分压（PaCO$_2$）允许适度增加（< 60 mmHg）以限制平台压，除非患者合并神经功能损伤并怀疑有颅内高压。一般认为这些肺保护通气策略也适用于儿童患者，尽管还存在一些证据挑战这一假设[72-74]。有些烧伤中心用于管理吸入性损伤的其他策略包括使用高频冲击通气或高频振荡通气，这两种方法均可促进气道碎片和分泌物的清除[75-76]。高频冲击通气和高频振荡通气被认为是非常严重肺部疾病的"拯救模式"，尽管其效果仍未被证实。体外膜氧合（ECMO）越来越多地被用作难治低氧血症患者的抢救治疗，但目前没有足够的证据支持其在吸入

性损伤中具有有利之处[78-79]。

机械通气的共识推荐以及预防呼吸机相关性肺炎的策略同样适用于该类患者[80]。发生支气管痉挛时，可使用支气管扩张剂来帮助优化通气。支气管镜检查可以通过清除分泌物和脱落的上皮细胞来改善患者的肺内洁净程度和预后。虽然还没有常规在临床使用，有几个实验性药物制剂有望解决与吸入性损伤相关的生理变化。雾化外旋肾上腺素可作为支气管扩张剂、血管收缩剂和黏液溶解剂，以减轻化学性气管支气管炎引起的喘息和支气管痉挛[81-82]。雾化 N- 乙酰半胱氨酸 / 肝素联合制剂作为氧自由基清除剂和黏液溶解剂，也已成功地用于患有吸入性损伤的儿童和成人[83-85]。吸入型一氧化氮可选择性地舒张通气肺段血管，并可改善氧合和肺血流动力学的稳定[86-87]。

无创正压通气（NIV）已被成功地用于患有轻度吸入性损伤且几乎没有水肿迹象的患者，从而避免气管插管，或作为拔管后的呼吸支持策略[88, 88a]。NIV 的潜在好处有很多，包括允许患者自由交流，镇静程度轻，允许咳嗽和分泌物咳出，避免插管的其他潜在并发症，如口咽损伤、黏膜溃疡和呼吸机相关性肺炎。然而，必须严格选择病例。NIV 要求患者能咳嗽并具备保护自己气道的能力，在有气道梗阻风险患者中不能使用，由于需要紧扣面罩，因此有面部烧伤的患者也不能使用 NIV。此外，需要担心的是在吸入性损伤情况中 NIV 可能会隐藏呼吸道进行性阻塞的迹象。烧伤患者经常需要使用阿片类药物和镇静药物，由于其呼吸抑制作用，这些药物的使用可能使 NIV 的使用更加复杂。

高流量鼻导管给氧是一种呼吸支持模式，越来越多地用于急性呼吸衰竭的管理。该模式通过鼻导管以超过分钟通气的流速输送湿化气体。好处包括通过消除鼻咽无效腔减少呼吸做功，从而改善气体交换；减少湿化和加热呼吸气体所需的能量；并提供一定程度的正膨胀压力。关于它在吸入性损伤患者中应用的报道很少[89]。

急性期管理

患者评估

烧伤患者的最佳管理从受伤现场开始，持续到急诊科和转移到专门的烧伤病房。初步调查应采用一种系统的方法，首先根据高级创伤生命支持（ATLS）和高级烧伤生命支持（ABLS）指南确定对生命的最大

威胁[90, 90a]。这种方法需要联合气道评估和保护、开始复苏，及对并存损伤进行评估的综合策略。保护热损伤患者的气道是最重要的。早期插管适用于有症状的吸入性损伤患者，或任何面部、口腔或口咽部的热损伤会威胁气道通畅性（喘鸣、喉镜下肿胀、上呼吸道损伤、精神状态改变和呼吸窘迫）的患者[91]。目前院前插管的标准受到质疑，因为过度插管和入院后早期拔管的发生率很高[92]。尽管如此，气管插管和到达医院后调整治疗方法似乎比长时间转运途中遭受气道窘迫更安全。口咽部烧伤可迅速引起梗阻；严重呼吸衰竭的其他原因，如昏迷，需要立即诊断和治疗。一旦呼吸道安全，需要马上进行呼吸评估。听诊呼吸音以及确定呼吸频率和深度对于评估肺、胸壁和膈的状态，以及评估患者是否具备充分通气和氧合的能力是至关重要的。躯干或颈部的环形烧伤可能损害呼吸，需要在床旁进行焦痂切开术。连续监测心率、血压、脉搏血氧饱和度；临床评估未烧伤的皮肤颜色，应作为评价循环状态的参数。成人烧伤后，一定程度的心率增快（100 ～ 120 次 / 分钟）被认为在正常范围内；更高的心率应该怀疑是否存在低血容量、其他创伤和疼痛管理不足。循环评估需要评估所有四肢的灌注情况，尤其要注意环状烧伤的肢体。如果灌注不足，则建议行焦痂切开。静脉通路应通过外周、中心和（或）骨内途径获得，必要时可通过烧伤组织安全放置。辅助检查如超声可能有助于放置外周静脉导管。大口径外周通路是首选，特别是在较大的烧伤中，因为较小的留置针不允许液体快速的输注。

一旦完成了损伤的总体评估，就应该根据体重和烧伤面积来进行液体管理。遭受热损伤的患者往往表现为精神状态的改变，并可能出现相关损伤、药物使用、缺氧、吸入性损伤或先前存在疾病需要处理的情况。与创伤患者一样，格拉斯哥昏迷量表（Glasgow Coma Scale）利用语言、运动和睁眼反应来测量基线精神状态。为烧伤患者提供足够的环境温度至关重要，因为他们失去了调节自身温度的能力。患者必须完全暴露，以评估损伤程度并清除任何可能延长化学品或热源接触时间的污染物。温暖的环境和立即用干净的毯子覆盖可以尽可能避免检查期间的低体温。烧伤中心超过 5% 的患者还遭受非热性创伤[93]。因此，所有烧伤患者一开始都应视为多发外伤患者。当怀疑有相关损伤时，应进行全身 CT 检查并在超声心动图检查中进行重点评估。

此时应完成影像学检查、实验室分析和辅助措施如放置导尿管和鼻胃管等。必须快速完成初步评估，

并立即纠正发现任何的问题。一旦完成这些步骤，接着可能要做一个更彻底的热损伤评估。患者的完整病史采集应包括：损伤机制的探索，考虑虐待的可能性，身高和体重，CO 中毒的可能性和面部烧伤。此外，如有可能，应获取既往史（过敏史、用药史、既往病史和事件）。

一旦初级和二级评估已经确保热损伤患者的稳定，就可以开始将患者转运到能够为烧伤患者提供必须医疗支持的医疗中心。美国烧伤协会有转诊到专门烧伤中心的标准，包括患者和烧伤特征，如烧伤面积大小、深度和病因（框 87.1）[94]。患者部分皮层烧伤（Ⅱ度）面积大于 10%TBSA；面部、手、脚、生殖器、会阴或跨过主要关节有烧伤患者；以及任何大小的全层（Ⅲ度）烧伤均应转到更高级别的烧伤中心。有证据表明，烧伤患者如果及早转诊到能够提供高级烧伤处理的医疗中心，预后会得到改善[95-96]。因此，重要的是要准确地识别哪些患者是严重到需要转诊的，以使其预后得到优化。

建立烧伤中心是为了规范和优化烧伤患者的整体护理质量[97]。烧伤中心通过多学科团队提供急救处理，团队包括烧伤外科医师、烧伤亚专业的麻醉科医师、重症监护医师、受过烧伤培训的护士、理疗师和职业治疗师、药剂师和营养师。此外，烧伤幸存者的长期功能和心理预后以及生活质量的改善，是烧伤病区将理疗师、康复设施，及烧伤心理学家和运动治疗师整合在一起的结果。由于功能恢复的一个重要部分是重返工作或学校，烧伤团队的新成员还包括职业

框 87.1　美国烧伤协会烧伤中心转诊标准

- 年龄＜ 10 岁或年龄＞ 50 岁的患者中Ⅱ度、Ⅲ度烧伤＞ 10%TBSA
- 其他年龄组中，Ⅱ、Ⅲ度烧伤＞ 20%TBSA
- 包括面部、手、脚、生殖器、会阴和主要关节的Ⅱ、Ⅲ度烧伤
- 任何年龄组，Ⅲ度烧伤＞ 5%TBSA
- 电烧伤，包括闪电击伤
- 化学烧伤
- 吸入损伤
- 烧伤患者既往存在可能使治疗复杂化、延长康复期或影响死亡率的内科疾病
- 任何烧伤及伴随创伤（如骨折）的患者，其中烧伤使发病率或死亡率的风险增加最为显著；如果创伤造成更大的直接风险，患者可以先在创伤中心接受治疗，直到病情稳定后再转移到烧伤中心
- 没有合格的人员或设备来处理烧伤儿童的医院应将患者转诊到具有能力的烧伤中心
- 烧伤患者需要特殊的社会 / 情感和（或）长期康复支持，包括涉嫌虐待儿童和滥用药物

TBSA，总体表面积

顾问、娱乐治疗师、儿童生活专家和教师等。

烧伤面积和深度的估计

烧伤的严重程度根据涉及的总体表面积百分比（%TBSA）、烧伤深度，及是否存在吸入性损伤进行分类。需要准确估算烧伤程度以指导初始复苏策略，确定是否转诊至烧伤中心、是否需要手术，及评估预后[98]。尽管在第二次调查中对热损伤程度进行了详细评估，而在初步调查中需要对烧伤的面积和深度进行早期估计，以计算循环支持所需的初始复苏液体量。估计 %TBSA 最常用的三种方法是"九分法"、手掌法和朗-布劳德（Lund-Browder）图。"九分法"适用于成人，在儿童中不够准确。该方法将人体分为数个 9% 的体表面积（头部、各上肢、躯干前部、躯干后部、各下肢前部、各下肢后部）[99]。患者手掌（不包括手指）的表面积约为 TBSA 的 0.5%，用于估计轻度烧伤（< 10%TBSA）[100]。然而，这种方法对于较大面积的烧伤是不准确的。如果使用正确，Lund-Browder 图被认为是最准确的（图 87.2）[101]。它考虑到身体比例随年龄的变化，尤其适用于儿童。计算机化方法已得到发展，并显示出高度的相关性和可重复性[102]。

烧伤深度也被认为是决定预后的一个重要因素。Ⅰ度烧伤局限于皮肤的外层或表皮。皮肤通常呈现红色和干燥，触摸有疼痛，痊愈需要 3～5 d。Ⅱ度烧伤又分为浅表和深部部分皮层烧伤。浅表部分皮层度烧伤延伸到浅表乳头状真皮，呈红色，伴有明显的渗液和水疱。当施加压力时，它也会变白，通常不到两周的时间可以痊愈。深部部分皮层烧伤延伸到网状真皮，表现为黄色或白色，干燥，往往非常疼痛；然而，在某些情况下，深Ⅱ度烧伤的感觉可能会减弱。全层或Ⅲ度烧伤贯穿整个真皮层。这些皮肤可能看起来干燥、坚韧、黑色或白色，因为神经和末梢被破坏了，通常无疼痛，按压不会变白。虽然最初无疼痛感觉，但与皮肤深层烧伤相关的皮下炎症往往比皮肤表层烧伤更痛[103]。"Ⅳ度烧伤"指的是更深部结构的损伤，包括肌肉、筋膜和骨骼等。深Ⅱ度、Ⅲ度和Ⅳ度烧伤需要手术清创和植皮，而浅层烧伤则不需要。初始损伤后的前 2～3 d，由于凝血和缺血的影响，损伤区域可能会进一步发展，因此随后检查时，估计的烧伤深度可能比初始评估时更大。可能需要密切的重新评估，以确定实际烧伤的面积大小和深度。

液体复苏

现在的液体疗法是以 20 世纪获得的知识为基础的。Underhill 在 20 世纪 20 年代详细描述了烧伤患者的病理生理学，在液体管理方面取得了重大突破[104]。1940 年，在马萨诸塞州波士顿的椰子林夜总会灾难之后，第一次尝试用静脉输液来治疗一大批烧伤患者，结果死亡率大大低于预期。1953 年，Evans 提出了基于烧伤面积和患者体重的第一个液体公式[105]。目前使用最广泛的公式是 1974 年由 Charles Baxter 发表的，当时他在德克萨斯州达拉斯的帕克兰纪念医院（Parkland Memorial Hospital）工作。帕克兰公式要求在第一个 24 h 内给予 4 ml/（kg·TBSA%）乳酸林格液，其中一半在受伤后最初的 8 h 内给予[106]。帕克兰公式的主要优点是使用的液体（乳酸林格液）容易获得，成本低，治疗策略也容易开始和遵循。多年来已报告了若干其他公式，但没有一种公式具有帕克兰公式的全球影响力。表 87.1 中列出了一些比较常见的公式[107-108]。

现在在欧洲或美国，除了最初的帕克兰公式，很少有中心使用其他公式[109]。应根据患者的情况迅速采取适当的复苏措施，避免过度或过少的复苏措施。延迟或不充分的液体补充会导致低血容量、组织灌注不足、低血容量性休克和多器官衰竭。与过度复苏相关的并发症包括肺水肿、间隔综合征（肌肉间室、腹部和眼眶），甚至脑水肿。通常情况下，少于 15%TBSA 的烧伤可以通过口服或以 1.5 倍维持速度进行静脉输液来处理（框 87.2），并仔细注意水化状态。含葡萄糖的维持液体应加入小儿患者复苏液中，因为小儿禁食 12～14 h 肝糖原储备就会耗尽[110]。

而后，当胰岛素抵抗和相关的高血糖症出现时，应调整葡萄糖输液。胶体有可能增加胶体渗透压，从而减少液体转移和丢失。关于在烧伤复苏中开始胶体治疗的理想时间仍存在争议。现在普遍的趋势是比以前推荐的 24 h 更早开始使用胶体[109]。所有指导复苏的公式的目标都是维持尿量达到成年人 0.5 ml/（kg·h）和儿童 1.0 ml/（kg·h）。使用每小时尿量的原因是它很容易测量（一旦放置了 Foley 导尿管），它反映了肾小球滤过率和肾血流量，它是终末器官灌注的指标，并与心脏输出量间接相关。

液体治疗终点

无论使用哪个公式，都只能作为一个指南，液

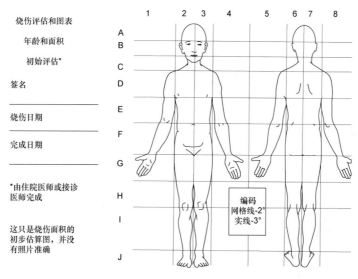

烧伤评估和图表

年龄和面积

初始评估*

签名

_____

烧伤日期

_____

完成日期

_____

*由住院医师或接诊
医师完成

这只是烧伤面积的
初步估算图,并没
有照片准确

编码
网格线-2°
实线-3°

面积	出生~1岁	1~4岁	5~9岁	10~14岁	15岁	成年	2°	3°	总和
头	19	17	13	11	9	7			
颈	2	2	2	2	2	2			
前躯干	13	13	13	13	13	13			
后躯干	13	13	13	13	13	13			
右臀	2.5	2.5	2.5	2.5	2.5	2.5			
左臀	2.5	2.5	2.5	2.5	2.5	2.5			
生殖器	1	1	1	1	1	1			
右上臂	4	4	4	4	4	4			
左上臂	4	4	4	4	4	4			
右下臂	3	3	3	3	3	3			
左下臂	3	3	3	3	3	3			
右手	2.5	2.5	2.5	2.5	2.5	2.5			
左手	2.5	2.5	2.5	2.5	2.5	2.5			
右大腿	5.5	6.5	8	8.5	9	9.5			
左大腿	5.5	6.5	8	8.5	9	9.5			
右小腿	5	5	5.5	6	6.5	7			
左小腿	5	5	5.5	6	6.5	7			
右脚	3.5	3.5	3.5	3.5	3.5	3.5			
左脚	3.5	3.5	3.5	3.5	3.5	3.5			
** 只有2°和3°烧伤包含在总体表面积烧伤百分比中									

图 87.2　**Lund-Browder 烧伤图表**。Lund-Browder 烧伤图和表格显示了不同年龄人群的不同体表面积比例。在初始评估时,应仔细填写烧伤图,包括伤口大小、位置和估计的烧伤深度。儿科患者可应用朗-布劳德烧伤图表,因为体表面积关系随年龄变化。TBSA,总体表面积

体复苏应滴定到生理终点。然而,烧伤患者的初始复苏最佳血流动力学目标仍不清楚。虽然传统指标如血压、尿量、心输出量等有一定的帮助,但不能充分反映局部灌注和微循环的充足性。即使大循环指标在治疗目标内,但组织灌注不足的迹象仍可能持续存在[112]。而且,在严重烧伤的患者中发现了微循环的改变,而这些改变的严重性与预后不良有关[113]。

为了解决局部灌注和微循环的不足,进行了"目标导向"复苏的临床试验,试验中增加液体使酸中毒恢复正常或达到正常的心输出量或氧利用水平[114-115]。这一方法最初似乎有效,但在随后的分析中,并没有证明优于传统的复苏方法,并导致输液量和相关并发症增加。这一经验证实了早期的研究结果,即无论采用何种复苏策略,烧伤后的心输出量和其他参数需要18～24 h 才能恢复正常[116]。因此,最佳的复苏策略似乎是将烧伤患者维持在可控的低血容量状态,目标

表 87.1　液体治疗的公式

公式	包含
帕克兰	乳酸林格液 2 ~ 4 ml/（kg·TBSA%）前 8 h 内给予液体容量的一半，剩下的在接下来的 16 h 给完
修改版布鲁克	乳酸林格液 2 ~ 4 ml/（kg·TBSA%）
布鲁克	乳酸林格液 1.5 ml/（kg·TBSA%）+ 胶体 0.5 ml/kg + 5% 葡萄糖溶液 2000 ml/24 h。PICCO 仪器测定的胶体可为白蛋白或新鲜冰冻血浆
高渗性溶液	
莫纳福	乳酸林格液含钠 250 mmol/L。容量足以产生 30 ml/h 尿量。因高渗效应不常使用

框 87.2　儿童液体维持量

- 低于 10 kg，100 ml/kg
- 体重在 10 kg 以上，在 11 ~ 20 kg 的范围内，加 50 ml/kg
- 体重在 20 kg 以上，每公斤加 20 ml/kg
  - 例：28 kg 儿童的液体维持量：1000 ml + 500 ml + 160 ml，即共 1660 ml/24 h

是使成人的尿量保持在 30 ~ 50 ml/h。中心循环变量，如使用脉搏指示连续心输出量监测（PiCCO，Pulsion 医疗系统，德国）系统时获取的胸腔内血容量指数（ITBVI）、使用肺动脉导管时获取的楔压或超声心动图显示的每搏量 / 心输出量，应表明在这一特定时期的低血量。PiCCO 仪器通过热稀释法测量心输出量和血管外肺水含量。因此，在吸入性损伤造成的肺漏气和通气灌注异常期间，可能不能做出正确的心输出量和血管外肺水含量的估计。当在损伤后 18 个小时评估循环时，这些心脏充盈和功能的中心循环变量将通过复苏策略恢复正常[116]。

在过去的几年中，有迹象表明，烧伤患者复苏不足的情况可能正在增加[118]。此外，最近对欧洲复苏策略的一项调查表明，在烧伤患者中使用血管收缩药和强心药以及早期使用胶体的情况有所增加[119]。虽然这些变化的影响仍然不明确，但利用这种战略有两个重要问题。首先，皮肤作为烧伤受损的器官，在其血管床具有极高密度的 α_1 受体；其次，此间隙接受很大一部分体液复苏提供的液体量，从而大大增加了烧伤创面从 II 度进展到 III 度的风险。有科学证据支持液体复苏后，在水肿组织里有皮肤缺血，这可能是加深烧伤损伤的一个重要风险[120]。

液体蠕变 / 复苏失败

一小部分患者对传统的液体复苏没有反应。复苏失败的迹象包括排尿量少，反复出现低血压或需要使用血管升压药，碱剩余情况恶化，或在最初 24 h 内输液超过预期的复苏需要量[121]。当液体需要量超过帕克兰公式的计算时，通常建议使用白蛋白或血浆（胶体抢救治疗）代替晶体或与晶体联合使用，以降低间隔综合征的风险[122]。当体液量超过 250 ml/（kg·24 h）时，发生腹腔间隔综合征（ACS）的风险明显增加[123]。

如果每 24 h 总液体量超过 6 ml/（kg·TBSA%），建议获取更多关于血管内容量和心脏功能的信息。这种情况通常发生在超越真皮的极深度烧伤。获取心功能信息的血流动力学监测方法包括经胸和（或）经食管超声心动图，测量心脏前负荷或液体反应性（例如每搏量变异度、ITBVI 或肺动脉楔压、心脏指数），氧气输送和（或）消耗的测量[例如中心静脉氧饱和度（ScvO$_2$）]，血清标志物（如碱剩余、乳酸），和细胞代谢的测量（如胃张力测定法）。这些措施未被证实是烧伤人群复苏的有效目标终点，且多个目标终点可能导致液体输注过量，限制了它们在所有液体复苏中的常规使用。

在大容量复苏时，应定期监测腹部、眼部和肢体筋膜室的压力。最常用的监测腹腔内压力的方法是通过插入膀胱的导管测量膀胱内压力进行监测。正常的腹内压范围小于 5 ~ 12 mmHg。大于 25 mmHg 通常需要干预，而介于 12 ~ 25 mmHg 之间的数值则需要密切观察[124-125]。ACS 被定义为持续的腹腔内压超过 25 mmHg 并伴有新发的器官衰竭，如少尿或肺顺应性下降。不仅在严重烧伤的患者中，在那些接受液体复苏量远远超过基于体重和烧伤大小预测量的患者中也应高度警惕 ACS 的发生。对于有症状的腹腔内压升高或 ACS，需要通过穿刺、腹腔镜或剖腹手术减压。

"液体蠕变"是指烧伤患者过度复苏的趋势[126]。过于激进的液体输注可能导致肺水肿、间隔综合征、多器官衰竭、院内感染、死亡率增加，及由于局部水肿导致的烧伤创伤范围延展[127]。造成"液体蠕变"的因素包括过高估计烧伤面积，强调实现超生理血流动力学目标[如碱剩余、乳酸、心脏指数和（或）心输出量，以及替代指标，如每搏量变异度]，以及增加阿片类药物的使用量（阿片类药物蠕变）[128-129]。对于有充分组织灌注证据的患者，如成人尿量大于 0.5 ml/h 或儿童尿量大于 1.0 ml/kg 的患者，做出降低液体输注速度的决策似乎也在液体蠕变中起作用[130]。计算机化的决策支持工具可能有助于减少晶体的输入量，从而减少液体蠕变及其并发症的发生率。当尿量足够时，这样的系统通过快速下调滴定液体容量来减少过度复苏。

限制液体蠕变的策略可能包括在早期复苏时给予白蛋白，更常见的是在烧伤后的早期（12～24 h）开始"胶体抢救"治疗，这时毛细血管的完整性被认为是可以恢复的。高渗盐水在限制液体量方面也可能是有益的，但需要仔细监测，因为高钠血症与急性肾衰竭的发展有关[132-133]。大剂量抗坏血酸（维生素 C）可有效减少严重烧伤患者的复苏液体量和完成复苏的时间。由于对渗透性利尿、肾衰竭，及与假性高血糖相关性的顾虑，它的应用还没有得到广泛的关注。有研究者尝试过换血疗法（血浆置换），但目前未应用[137]。

电损伤

电烧伤占烧伤中心入院人数的 4%[138]。电烧伤后损伤的严重程度取决于电压（V）、电流、电流类型（交流电或直流电）、电流路径、接触时间、相关组织的电阻和个体的敏感性[139]。小于 1000 V 为低压电损伤，可损伤接触部位的组织。高压损伤的特征是超过 1000 V，可使损伤延伸到周围组织，特别是长骨周围的肌肉。暴露于产生的电流还能通过将电能转换成热能而造成皮肤损伤。损伤范围从局部红斑到全层烧伤。由闪电引起的烧伤很常见，但由于电源与受害者之间的接触时间很短，因此通常损伤很表浅[140]。

电损伤应作为多系统损伤来处理。应该对相关的创伤损伤进行评估，尤其是脊髓损伤，包括与事件相关的胸部或腹部钝性创伤的评估[141-142]。高压损伤患者也应评估横纹肌溶解综合征。四肢应评估是否存在需要筋膜切开术的间隔综合征。对于这些并发症的治疗，患者可在受伤后 24 h 内来到手术室。在高压电损伤中，紧急手术可能是挽救生命的，是保肢机会最大所必需的。烧伤创面初步切除后，可能需要进一步清创，以确保在重建前切除足够的坏死组织。高压损伤的创面处理通常需要分阶段清创，因为早期往往难以确定肌坏死的程度，而且随着时间的推移，肌坏死可能会延伸。伤口闭合通常需要使用局部或远端皮瓣移植。高压电损伤严重的可以导致截肢。持续的电刺激引起的肌肉强直性收缩可能导致包括椎体骨折在内的骨损伤。

电损伤通过直接引起心肌坏死和诱发心律失常来影响心血管系统[143]。最常见的节律紊乱是窦性心动过速，常伴有非特异性 ST 段和 T 波改变。传导缺陷，如心脏传导阻滞也很常见。心脏停跳和心室颤动是电损伤最严重的心脏并发症。就诊时心电图没有改变的

患者不太可能发生危及生命的心律失常[144]。电击后的心肌损伤表现更像心脏挫伤而不是心肌梗死，一般血流动力学影响很小。心脏损伤的酶标志物可能会引起误判，因为血液循环中正常的酶浓度并不能排除传导系统损伤导致节律紊乱的可能性[145]。

重度电烧伤患者应进行个性化液体复苏。深部组织损伤，包括外溢进入血管外腔的内脏损伤，由于表面烧伤只是所有损伤的一部分，因此基于公式的复苏通常是不充分的[146]。此外，电流引起的肌肉损伤可导致横纹肌溶解和肌红蛋白释放，它可以沉淀在肾小管引起急性肾损伤。因此，如果存在肌红蛋白尿，尿量应保持在 1～2 ml/（kg·h），直到尿液不再显色，此时尿量可滴定至 1 ml/（kg·h）[147]。用碳酸氢钠、甘露醇和速尿辅助治疗可促进肌红蛋白排泄，防止肾小管损伤。患有严重电烧伤的患者遭受长期的神经心理后遗症的情况并不少见，如慢性疼痛和需要在长期的康复过程中需要处理的抵抗治疗的心理症状等[148]。

化学烧伤

化学烧伤仅占烧伤中心入院人数的 3%，但是发病率的一个重要来源[138]。中等或高收入国家的大多数化学烧伤发生在工作场所，部分继发于攻击，特别是对面部的攻击。与热烧伤相比，化学损伤有一些重要的生化差异。在热损伤中，由于不可逆的交联反应，组织蛋白会迅速凝固，而在化学烧伤中，由于水解机制，蛋白破坏持续的时间更长[150]。只要致病因子的痕迹存在，这些机制就会延长，尤其是在皮肤的深层。此外，一些化学制剂可产生全身毒性。化学物质与皮肤接触的时间是决定损伤严重程度的主要因素。化学烧伤的严重程度还取决于化学剂的浓度、化学剂的组织渗透性和作用机制[150]。

任何化学品暴露的初始管理是在不污染医护的情况下迅速去除有毒化学品。去除有毒化学物质包括脱掉衣服和用水彻底冲洗[152]。在大多数情况下，中和化学物质是禁忌的，因为额外产生的热量会进一步导致组织损伤[153]。因此治疗的关键是稀释而不是中和有毒物质。有两个情况例外：氢氟酸（用 10% 葡萄糖酸钙的痂下注射）和白磷（用 1% 或 2% 硫酸铜浸泡在水中）。敌腐特灵是一种新的螯合剂，已显示出初步有望用于化学烧伤的治疗[155]。一些化学损伤的潜在危害是使损伤能够长时间地进展，以致最初看起来很浅的伤口最终需要手术治疗。在较大的化学事故中，特别需要注意的是，不要让可疑化学物质污染急

诊科。最初清洗化学物质是在医院外进行的，这些程序应在《医院灾害管理规程》中有执行计划[156]。

烧伤患者的一般支持和护理包括液体复苏，使用尿量监测评估器官灌注充分性。全身中毒患者会发生体内酸碱紊乱[153]。应进行血气和电解质分析，直到代谢紊乱得到治疗和控制。在冲洗和清创术后，化学烧伤可用局部抗菌药物和敷料治疗。尽管在评估这些损伤的烧伤深度时存在明显的困难，但早期切除和移植可能是必需的。如果化学品被雾化，也可能发生和存在吸入性损伤，这种损伤的处理同烟雾吸入性损伤。

冻伤

当组织暴露在冰点以下（通常为-0.55℃）一段时间时，就会发生冻伤[158]。损伤的严重程度取决于许多因素，包括绝对温度、暴露时间、湿冷或干冷、浸泡和患者的合并症，如周围血管疾病、神经病变、吸烟、精神健康问题和药物滥用等[159]。

冻伤最常发生在远端肢体或面部暴露部位。它可以导致广泛的损伤范围，从可完全消除的小损伤到需要截肢的大损伤。冻伤的进程是随着时间的推移而演变的。伤口最初可能表现为水疱，看起来并不深。在几天到几周的时间里，由于对微血管系统的损伤，可以发展到全层缺损；脚趾和手指可能会在很长一段时间后变干瘪。

到达医院后，在治疗冻伤的四肢之前，必须评估和处理潜在的不稳定的合并症、创伤或低体温。应使中度或重度低体温患者的核心温度纠正至35℃以上再开始复温冻疮。四肢复温时会变得非常疼痛，所以应该使用止痛剂[160]。理想情况下，使用温度范围为37℃～39℃的漩涡浴设备，可以减少患者的疼痛，虽然会稍微减慢复温的时间。可以一直持续复温，直到皮肤出现红色/紫色，并且肢体组织变得柔韧。长时间的正常体温后仍感觉丧失是预后很差的一个指标[158]。

如果缺血的冰冻肢体在复温后不能再灌注，早期血管造影、溶栓和抗凝治疗可能是必要的[162-163]。静脉血管扩张剂（硝化甘油或罂粟碱）与溶栓联合使用可能有效，以治疗经常伴随冻伤的血管痉挛。磁共振血管造影可能有助于预后，因为它可以直接显示闭塞的血管和周围的组织，并可以显示出更清晰的缺血组织的界限[163]。伤口处理一般是保守治疗，允许缺血组织在切除前显出边界。伤口闭合通常需要皮肤和局部或远端皮瓣移植。由于冻伤本身不是容易产生破伤风的伤口，因此不建议预防性使用抗生素。

史蒂文斯-约翰逊综合征 / 中毒性表皮坏死松解症

中毒性表皮坏死松解综合征（Toxic epidermal necrolysis syndrome，TENS）和史蒂文斯-约翰逊综合征（Stevens-Johnson syndrome，SJS）是由免疫反应引起的严重的皮肤和底层结构脱落的疾病，通常由药物或病毒综合征引起[165]。引起 SJS 和 TENS 的常见诱因是暴露于抗惊厥药物、抗生素和别嘌呤醇[166]。这两种综合征的区别在于疾病的严重程度，以表皮脱落和黏膜糜烂的程度为特征。SJS 中涉及的 TBSA 小于10%，SJS-TENS 中涉及的 TBSA 介于 10%～30%，TENS 中涉及的 TBSA 大于 30%。患者结局因累及的 TBSA 和年龄的不同而不同。TENS 死亡率约为15%，而 SJS 的死亡率小于 5%[167]。与热烧伤一样，年龄也是影响这些患者预后的主要因素[168]。引起死亡的主要原因是感染和多器官衰竭。因为烧伤中心有专门的人员来处理热损伤导致的皮肤缺损，所以它经常收治 SJS 和 TENS 的患者。初始治疗先停用任何可疑药物，还包括必要的气道保护、液体复苏、营养支持和密切监测感染并发症和眼睛护理[169]。应用局部抗菌药物可防止伤口干燥和重复感染，也可考虑有选择地使用伤口贴膜。在治疗 TENS 中已尝试了许多其他辅助治疗，包括皮质类固醇、环孢素、环磷酰胺、血浆置换、戊硫氧嘧啶、n-乙酰半胱氨酸、乌司他丁、英夫利昔单抗和粒细胞集落刺激因子（如果存在 TENS 相关性白细胞减少）；然而，它们的有效性还不确定[170]。

特别注意事项

小儿

儿童烧伤的治疗不同于成人，包括气道管理、液体复苏和药物治疗[171]。儿童的体表面积与体重之比比成人大，导致液体复苏的需求量增加（基于体重），蒸发的水分更多，使他们更容易体温过低。此外，儿童的皮肤更薄，这可能导致在较低的温度下深度烧伤的风险。较薄的皮肤使最初的烧伤深度评估变得困难，因为烧伤最初可能表现为部分深度，但实际上可能是全层损伤，或可能发展为全层损伤。

婴儿和儿童的循环系统也不同于成人。婴儿心脏收缩力有限，依靠心率增加心输出量。此外，如果没有把所有输注的液体（冲洗液、药物、载液）考虑在内，尤其是年幼的儿童更容易出现液体超负荷。在外科手术过程中，皮下注射的液体容量是供皮区和烧伤区肿胀的重要原因。小婴儿的肾浓缩能力较弱。小儿静脉留置针的长度短和患者活动频繁可引起外渗，出现烧伤后水肿。儿童的中心静脉可能会影响四肢的血液循环，需要额外的监护。由于导管错位或脱落、或针头插入部位周围的液体泄漏会引起间隔综合征，骨内输液可导致截肢。

应密切监测儿童的体温，并提高检查室的环境温度，防止低体温。在这种情况下，加温静脉输液和加温毯是有用的辅助疗法。基于液体的对流加热床垫会特别有效。应避免湿冷敷料和静脉输注冰冷液体，以减少身体热量的损失。

儿童气道和肺部的注意事项包括他们的气道小，如出现气道水肿可迅速受损，导致气流受阻。婴幼儿的肺储备也不及大孩子和成人。烫伤儿童，即使没有吸入性损伤，在液体复苏期间和之后，也可以发生呼吸衰竭[172]。喘鸣和吸气性凹陷应作为气道损伤和需要气管插管的征象。哮喘在儿童中普遍存在，吸入烟雾可能会加重病情。支气管痉挛，常见于儿童吸入性损伤，应及早积极治疗。

儿童易患与复苏相关的脑水肿，可导致癫痫发作或脑疝[173-174]。有实验室证据表明，在严重烧伤后，儿童的血脑屏障可能更容易被破坏，从而可能导致更大的神经功能障碍的风险。

评估儿童的疼痛和焦虑是一项挑战，因为许多儿童无法用语言表达他们的诉求。与成年人相比，在幼儿中阿片类药物耐受似乎发展得更快[175]。应根据年龄特异性的疼痛和焦虑量表指导护理。一般来说，孩子在烧伤后应该会伤心和哭泣。一个奄奄一息或反应迟钝的孩子很可能处于休克状态，需要立即关注。在伤口护理和换药过程中，孩子们常常不配合。在此期间，应给予适当剂量的抗焦虑药物和止痛药，包括氯胺酮和苯二氮䓬类药物。然而，一旦刺激停止，就需要特别注意儿童是否会过度镇静，因为药物的半衰期比痛苦的换药过程持续时间更长。

多达 20% 的儿童烧伤是由于虐待或忽视造成的。对于有烧伤的儿童，应始终考虑虐待问题，特别是当伤害模式与所提供的病史不符时，存在不同时期的多重损伤时，或有证据表明延误寻求治疗时。体检指标包括烧伤深度一致，边缘锐利；对称孤立的下肢及臀部损伤；保留皮褶；无飞溅痕迹；联合无关损伤；一个被动的、内向的、害怕的孩子也应该引起怀疑，并由专门的虐待儿童小组筛查。

老年人

老年人更容易受到烧伤损害，当烧伤发生时，他们的代偿能力也更弱[176-177]。年龄是除 TBSA 外最重要的预后因素。与此同时，死亡率和并发症的严重程度在这组患者中更为明显。老年患者的烧伤倾向可能是灵活度和行动能力受损、视力受损、协调能力下降的结果，这也削弱了他们面临危险时迅速反应和到达安全区域的能力。

老年人往往有更多合并症，因此服用多种药物，这会减弱他们对烧伤的生理应激反应，并增加并发症的风险。共存心肺疾病可以导致与液体复苏相关的并发症，包括肺水肿、充血性心力衰竭和肺炎。在液体复苏期间，应严密监测老年人的呼吸和心血管参数。对于大面积皮肤烧伤的老年患者，尤其在有吸入性损伤的情况下，应该仔细权衡复苏决定，因为其死亡率可超过 90%[178]。应尽早查阅预嘱，咨询医疗代理人和家属。老年烧伤患者由于肺功能储备的减少，在治疗过程中需求呼吸机支持的门槛较低。既往的肾病可导致患者对肾毒性药物更敏感。老年患者的免疫应答也发生了改变且有所受损，从而更易发生感染[179]。

老年患者的皮肤较薄，更容易成为深度烧伤。此外，真皮和表皮再生能力受损，因此，由于伤口愈合不良，供皮的采集尤其是重复采集不太可能实现。在正常情况下，老年患者的静息代谢率较低，在烧伤后可能无法在代谢反应上产生足够的增长。即使是轻微的烧伤，他们也可能受益于营养支持，且可能在外科治疗前的营养康复中获益[180]。肠内营养有误吸的危险，尤其在神志不清的老年烧伤患者中，应予以注意。老年患者在烧伤后的疼痛缓解往往是不充分的，且疼痛随着年龄的增长会有所减轻的假设是没有根据的[181]。最后，老年患者可能独自生活或其配偶不能提供出院后所需的护理，包括伤口护理、转运和提供支持。

肥胖患者

对病态肥胖患者的管理提出了许多临床挑战，包括准确测量烧伤面积、复苏需求、机械通气设置、药物剂量、活动及有效的营养目标。在复苏过程中，肥胖烧伤患者需要更长的时间才能达到复苏目标，使代谢紊乱恢复至正常[182]。这一发现与肥胖人群的创伤文献报道一致[183]。这类患者在复苏阶段可能存在持续性代谢性酸中毒，并且有更大风险发展为更严重的多器官功能衰竭[182]。这些因素可能导致病态肥胖烧伤患者更高的死亡风险[182, 185]。目前还不清楚是实际体重还是理想体重适合用来准确估计液体需要量。根据复苏公式，使用实际体重来给予复苏液体量可能会导致这些患者过度复苏[187]。然而，实际体重和 TBSA 提供了一个合理的起始用量，在此之后，每小时的体液输注率应该逐渐降低以满足个体需求，同时防止烧伤休克或其他并发症。不知为何，与病态肥胖相比，轻度肥胖患者似乎更容易存活[188]。

感染控制

感染是烧伤患者发病和死亡的主要原因，由于各种机制导致他们对感染的易感性增加，包括免疫力的改变、皮肤完整的物理屏障的丧失、吸入损伤对呼吸道内膜的损害、肠道通透性的改变，及侵入性设备。这些设备含气管内导管（ETTs）、血管内导管和导尿管，它们绕过了机体正常的防御机制。可引起医院获得性感染的微生物来源包括患者的内源性菌群、外源性环境来源和医护人员的传播。肺炎、中心静脉导管和烧伤伤口是血源性感染最常见的来源，通常在受伤后一周内发生。

预防感染的措施对烧伤患者至关重要，包括早期切除烧伤焦痂以改善局部灌注和防止微生物定植、谨慎使用侵入性设备、应用抗菌烧伤敷料，并严格依从感染控制措施。为了避免耐药性菌群的产生，不应预防性使用广谱抗生素[189]。对于有明确感染的患者，应以药敏培养为指导抗生素使用。了解特定病原体菌群的发病率和敏感性有助于更准确地根据经验使用抗生素。剂量应根据器官功能的改变进行调整。规律监测抗生素水平非常重要，因为有证据表明，许多患者并未达到推荐的抗生素治疗浓度。

局部抗菌剂由多种制剂组成，旨在通过控制伤口表面的微生物污染来降低伤口感染的发生率。局部抗菌治疗的一个优点是能够在局部形成活性物质的高浓度。全身用药在治疗局部感染方面不太成功，由于血管微血栓的形成和伤口水肿，大部分药物通常不能到达烧伤创面形成高浓度。应该平衡焦痂渗透、安全性、预期抗菌谱、患者耐受程度，及预计治疗时长[190]。硝酸银、磺胺嘧啶银和银基敷料是最常用的敷料。银的作用很快，且可能具有最广泛的抗菌谱，包括革兰氏阳性菌、革兰氏阴性菌和真菌。磺胺米隆是一种替代的局部制剂，对深度烧伤的焦痂渗透有额外益处。尽管少见，但磺胺类药物过敏的患者对磺胺米隆可发生不良反应，碳酸酐酶抑制引起的代谢性酸中毒也有报道[191]。

早期发现和治疗脓毒症可以减少并发症的发生率，提高生存率。鉴于对烧伤的高动力性、高代谢和促炎反应，识别脓毒症具有挑战性。全身炎症反应综合征的诊断标准与烧伤患者感染的相关性较差，90% 以上患者符合诊断标准，而无论临床稳定性或感染情况如何[192-193]。烧伤患者的脓毒症及感染相关的诊断标准于十多年前制定[194]。烧伤患者关于脓毒症的特异性标准包括（有明确感染且包含以下三项）：体温高于 39℃ 或低于 36.5℃，心率大于 110 次 / 分钟或超过 2 个年龄标准偏差，进行性呼吸困难（自主呼吸：频率 > 25 次 / 分钟或需行机械通气），无糖尿病时高血糖（血糖 ≥ 230 mg/ml），血小板减少（在首次复苏后 3 d 内此项不适用；血小板数 ≤ 100 000 μ/L），以及无法行肠内营养超过 24 h。脓毒症的其他临床指标可能包括液体需求量增加、低血压、精神状态改变和肾状况恶化。在临床上诊断比较困难的情况下，使用多种脓毒症指标可能会提高脓毒症早期诊断的敏感性和特异性[195]。

烧伤的伤口已知特别容易感染破伤风。已经接种疫苗情况的患者不需要进一步治疗，而接种疫苗情况不明或不充分的患者除接种破伤风免疫球蛋白外，还应接种破伤风类毒素[196-197]。

代谢因素

烧伤后的高代谢反应比任何其他形式的创伤更为严重和持久。烧伤患者的静息能量消耗增加，心肌耗氧量增加，明显心动过速，体温升高，糖酵解、蛋白水解、脂解增加，底物循环无效[198]。儿茶酚胺、糖皮质激素、胰高血糖素和多巴胺的显著且持续分泌增加被认为启动了一系列事件，导致急性高代谢反应和随后的分解代谢状态。DAMPS 在这种高分解代谢状态中的作用还没有被阐明[199]。大于 40%TBSA 烧伤患者入院时代谢率可超过非烧伤水平的 180%，创面完全愈合时代谢率可超过 150%[200]。此外，烧伤后的高代谢反应远远超出了伤口闭合的范围，代谢和炎症变化可延续至损伤后 3 年内，尤其是在严重烧伤的儿童中[201]。这种高代谢需求和能量消耗导致了瘦肌肉组织的分解代谢，这对整个恢复过程可能有重要的不利影响[198]。

烧伤后高代谢和炎症效应的相关性包括胰岛素抵抗延长、骨折风险增加、脂肪变性导致的肝体积增加、发育障碍、心脏做功增加和功能障碍、蛋白质分解代谢状态、肌肉力量受损、激素异常和感染风险增加。因此，严重烧伤不是一种急性疾病，而是一个慢性健康问题。许多策略已被用来修正这一灾难性反应，包括早期切除和移植、体温调节和早期积极的肠内营养。有几种已证实的药理学方法可以减轻烧伤的高代谢时期。肾上腺素能受体阻滞剂（最常见的非选择性 β 受体阻滞剂，普萘洛尔）有利于影响心率、静息能量消耗、耗氧量和净肌肉蛋白平衡[203]。胰岛素治疗能维持肌肉细胞群和改善供体部位的愈合，而不增加肝三酰甘油的合成。它还能减弱炎症反应[204-206]。氧化甲基双氢睾酮是一种合成的雄激素，已经被证明可以增加肌肉蛋白的合成和肌肉力量以及提高骨骼矿物质含量，现今在烧伤治疗指南中被推荐使用[207]。尽管有这些药物治疗，烧伤引起的肌肉萎缩仍会持续数年。需要更多的研究来更好地处理这些功能性缺陷。

营养

营养对烧伤患者至关重要。据估计，患者的基础能量需求受益可高达 200%[208]。营养支持不仅部分减轻高代谢反应和减轻肌肉蛋白损失，而且调节应激激素水平，改善肠黏膜完整性，促进伤口愈合，降低应激性溃疡的风险。越来越多的证据表明，早期营养是安全有效的，并带来更好的结局。此外，有证据表明，延迟肠内营养会导致肠黏膜萎缩、微生物易位，从而导致脓毒症和多器官功能衰竭。早期营养的潜在缺点是，当患者从烧伤休克中复苏过来时，并发症的风险更高。胃肠梗阻在早期并不少见，进食可能导致较高的误吸风险。此外，还有一种顾虑，即仍处于休克状态的烧伤患者如果进食，可能有肠坏死的风险。

肠内营养支持应优先于肠外营养支持。肠外营养应给那些有长期肠梗阻和肠内营养不耐受的患者。经口进食优于肠内进食（通过鼻肠管给予液体配方），因为既降低了成本，又减少了并发症。然而，严重受伤的人不能吃进足够的食物来满足高代谢反应。虽然营养不足可能导致并发症，但重要的是要认识到，过度的营养支持几乎没有提供额外的好处，可能是有害的。过量进食会导致体液和电解质失衡、高血糖和肝脂肪变性。虽然存在预测总热量需求的公式，但这些公式往往导致在能量利用率最高的时期营养不足，在治疗过程的后期过度喂养。由于个体间也有很大的差异，实际的热量需求应该通过间接测热法测量静息热量消耗来确定[209]。

大面积烧伤的患者往往要在全身麻醉的情况下进行多次手术。既往来看，进行全身麻醉要求患者在择

期手术日前的午夜期间开始进行禁食（不经口进食任何东西，NPO）。这种做法可能会导致烧伤患者在热量支持上的空白。在整个手术过程中持续肠内营养的可行性和安全性已经有研究涉及[210]。使用幽门后管的肠内营养已经成功，前提是通过气管插管或气管切开术（以防止胃内容物误吸）来保证气道安全[211-212]。然而，当有可能使腹部压力增加（如俯卧位或腹部手术）或需要进行气管切开等气道操作时，应谨慎地进行肠内营养。

麻醉管理

术前评估

在烧伤的早期阶段患者经常转运至手术室，这时他们正在经历明显的体液分布，并伴有相应的心血管不稳定性和（或）呼吸功能不全。早期切除死亡 / 坏死组织并暂时或永久覆盖开放区域，对于减轻创面定殖负荷和全身性脓毒症很重要。除了标准的术前评估外，烧伤患者的病史和体格检查有其特定的特点，值得进一步关注。特点包括烧伤的时间和程度、气道评估、吸入损伤的存在、接受的液体量、目前的复苏方案和患者的反应、血管通路 / 部位、肠内营养的耐受性和 NPO 状态（框 87.3）。与外科医师和重症监护团队的沟通对于与重症监护病房（ICU）治疗目标相符合的方式实施围术期的管理至关重要。手术计划的细节，包括手术的范围和预期的持续时间，对于估计出血量、设计适当的血管通路、有创监测、

框 87.3　烧伤患者围术期主要注意事项
■ 患者年龄
■ 烧伤程度（全身体表面积、深度和部位）
■ 损伤机制
■ 损伤经过时间
■ 合并伤
■ 吸入性损伤和 / 或肺功能障碍
■ 复苏充分性
■ 共存疾病
■ 气道通畅性
■ 血管通路建立困难
■ 胃潴留
■ 药物反应改变
■ 精神状态改变
■ 疼痛 / 焦虑
■ 存在器官功能障碍
■ 存在感染
■ 易受感染
■ 血液系统问题（贫血、凝血障碍）
■ 手术级别

体温调节和配置适当的血液制品也至关重要。与照顾患者的护士交谈将提供有关患者目前状况的有价值的信息。

术中管理

气道管理

气道管理在烧伤患者可能具有挑战性，需要特别考虑（图 87.2）。气道评估的主要特征包括既往存在的气道异常、当前的气道损伤（即吸入性损伤），及声门梗阻的征象。气道异常的类型可能因损伤的阶段而异。在急性烧伤的情况下，下颌骨的活动度和张口度可能会因水肿或之后进展为挛缩而受到限制。麻醉前评估气道的通畅性和软组织的顺应性是至关重要的。触诊颈部和下颌下间隙可能发现张力，这将限制舌头和软组织移入到下颌下区域，使喉镜暴露具有挑战性。敷料和鼻胃管可能使面罩密封困难。面部伤口可能会疼痛，渗出物和局部抗生素可能会导致皮肤表面光滑，难以固定面罩。已经过了急性阶段的烧伤患者，可能有明显的脸、面部、鼻孔、颈部和胸部的瘢痕和挛缩，导致气道管理非常困难[213-214]。烧伤、吸入性损伤或气管切开术的气道后遗症还包括声门下狭窄、气管软化、肉芽肿形成、鼻孔阻塞和颈部屈曲固定等。如果怀疑患者难以进行面罩通气，明智的做法是在使用停止呼吸的药物之前确认面罩可以通气，或在整个诱导和插管过程中保持自主呼吸。传统改善面罩通气的工具方法，如口咽通气道、鼻咽通气道、托颌法、举颏法和双手面罩通气等，在烧伤患者中的应用可能受到限制。对于有小口畸形的患者，可能难以插入口咽通气道，对于有鼻孔瘢痕的患者，可能难以插入鼻咽通气道。由于瘢痕和挛缩可能会限制颈部的伸展和下颌的前移位，抬头举颏法和托颌法可能无效。

喉罩通气（LMA）是一种声门上气道装置，已成功地用于替代气管插管或者作为烧伤患者的抢救气道装置（图 87.3）[215]。使用 LMA 进行气道管理可能有助于避免气管插管引起的进一步喉损伤，也可以作为纤支镜插管的一种辅助。然而，挛缩引起的小口畸形和颈部屈曲固定会限制其应用。小口畸形会影响 LMA 进入口咽。颈部屈曲固定使其插入困难，因为 LMA 的远端紧靠胸壁。严重病例可能需要在插管前于局部麻醉下行手术以解除颈部挛缩。

如果术前检查发现上呼吸道通畅、活动度或面罩

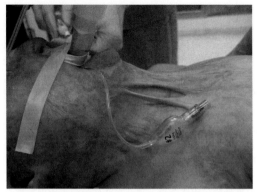

图 87.3　烧伤患者合并严重颈部挛缩用喉罩进行全身麻醉

通气存在问题，应考虑在维持自主通气的同时进行纤维支气管镜引导插管。如果患者不配合，吸入诱导或使用氯胺酮保留自主通气可能允许纤支镜的进入。重要的是要在纤支镜插管时避免干呕和喉痉挛。传统的预防干呕表面麻醉气道的方法包括诱导前使用雾化利多卡因或利多卡因漱口液和诱导后经纤支镜直接将利多卡因喷洒于声带。视频喉镜是一种替代的插管工具，也可以评估下咽和声门解剖。对于儿童，清醒插管不是一个合适的选择。氯胺酮诱导镇静 / 麻醉维持咽肌张力，可用于儿童纤支镜插管。完全在局部麻醉下做气管切开术有时也是可行的选择（彩图 87.4）。当处理可预料的困难气道患者有任何问题时，能够进行潜在困难气管切开术的外科医师应在旁待命。扭曲的解剖结构可能使外科气管切开手术在择期或紧急情况下都很困难。

胃排空在烧伤患者中可能延迟，也可能不延迟[216]。脓毒症、肠道水肿和阿片类药物可减慢胃排空，增加

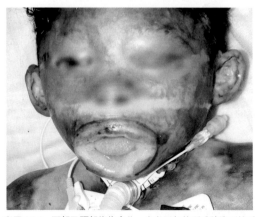

彩图 87.4　**面部及颈部烧伤患儿**。患者因气管严重肿胀而接受早期气管切开术

误吸的风险。如果考虑有肠梗阻，一般需要快速顺序诱导。在胸部或腹部顺应性降低的情况下使用 LMA，可导致通气容积从肺重新定向到胃。在这些情况下，胃内容物的反流会使手术严重复杂化。

固定好 ETT 以避免意外拔管是非常重要的。传统的用胶带或绑带固定的方法不适合面部烧伤患者，因为胶带或绑带穿过烧伤区域会刺激伤口或造成移植物损伤。在患者头部周围打一个环形绑带，用丝线把管子固定在牙齿上，或使用拱形杆都可以使管子安全固定[217-220]。

无论是在手术室还是在重症监护室，在小儿烧伤群体中推荐使用带套囊的 ETTs，无论儿童年龄大小[221]。由于喉部、气管和支气管的水肿，在患者住院的整个急性过程中，气道直径会有相当大的波动。随着气道直径的波动，ETT 套囊可能需要重新调整，以方便没有漏气的机械通气，也要防止因套囊压力过高导致气管软化。

严重烧伤者可能需要进行气管切开，因为长时间经喉气管插管行机械通气可能会出现并发症。气管切开的最佳时机和适应证尚未确定[222]。一般来说，如果预期会延长机械通气时间（吸入性损伤、高龄、慢性肺部疾病、其他重要的全身合并症和大面积烧伤），则应考虑早期气管切开。并发症可能会发生，尤其是在非可选择条件下，通过烧伤组织或存在水肿的情况下行气管切开时。气管切开相关的吞咽困难、发声困难和其他喉部疾病在烧伤患者中已有描述[223]。

血管通路

烧伤患者的血管通路建立具有挑战性。经典的建立血管通路部位的解剖结构会被烧伤损伤所扭曲，而且在急性损伤的情况下，患者可能会出现低血容量，使得静脉通路在技术上难以建立。此外，复苏可导致水肿。在儿科患者中，这项任务可能更加困难。可能需要通过烧伤组织或伤口放置血管导管。有时，可能需要外科医师在放置血管导管之前进行清创。如果没有静脉通路，任何年龄的患者都可以安全放置临时骨内插管。这项技术避免了静脉切开的需要，可以在紧急情况下使用。由于复苏液体与药物、血液和高营养的需求不相容，大面积烧伤患者通常需要多孔中心静脉导管。当难以建立时，超声引导下的血管定位可用于放置周围和中心导管[224]。

由于烧伤患者在住院期间要经历多次手术治疗，因此通路需要多次使用。中心静脉导管可以在不更换

的情况下放置超过 7 ~ 14 d，前提是在插入和使用过程中要进行严格的无菌操作。当需要新的导管时，置管部位可以在颈静脉、锁骨下静脉和股静脉中做轮换。对于切除和移植手术，在手术开始前确保足够的血管通路是必要的，因为失血可能是快速和大量的。

呼吸机管理

由于烧伤产生的炎症介质、液体复苏的影响和感染，吸入性损伤引起严重烧伤后，呼吸衰竭很常见。在术中提供机械通气时，必须遵循 ICU 中使用的相同注意事项以避免气压伤。虽然这一概念还没有在这一人群中进行测试，但越来越多的证据支持即使在手术室中也要施行肺保护性通气策略。在高代谢状态（烧伤后 48 ~ 72 h 开始），氧消耗和二氧化碳的产生可以显著增加。因此，对于大面积烧伤的成人患者，分钟通气量可超过 20 L/min。

广泛的切除和移植手术可能会导致明显生理障碍以至术后需要机械通气。术中肿胀液的再吸收以及手术导致的细菌和细胞因子的释放可加重肺功能障碍。术后决定停止机械通气和拔管的指征与非烧伤患者相同。当血流动力学不稳定、代谢紊乱、体温过低、脓毒症或肺功能恶化时，不应拔除导管。拔管前的评估应包括评估上呼吸道和声门的水肿情况。气管内套囊放气后是否存在良好的漏气，可间接判断是否有足够的声门开口。在手术室内进行有计划地脱机拔管前，可以使用直接喉镜或可弯曲的 FOB 直视下进行。

监测

与任何多器官功能障碍的患者一样，烧伤患者的术中监护取决于患者的生理状态和计划手术的大小。当标准位置被烧伤或在手术区域时，损伤本身就使放置这些监测器具有挑战性。由于受伤部位渗出的液体或外用抗生素药膏的存在，黏贴标准心电图电极可能会遇到困难。使用针电极或手术钉固定电极是有效的。或者，将电极置于背部或相关部位，以固定电极。放置脉搏血氧饱和度探头也可能是困难的，可能需要放置在替代位置，如耳朵、鼻子或舌头。对于大面积烧伤的患者，可能需要将血压计袖带直接套在受伤或新近植皮的组织上。在这种情况下，应极为小心以保护其下区域且应使用无菌袖带。如果预期快速或大量出血，应考虑动脉置管进行连续血压监测和采血。此外，动脉压波形及其与呼吸相关的变化提供了

关于液体反应性和心输出量的连续血流动力学信息，并可用于指导容量和血管活性治疗[225]。体温监测是必要的，因为这些患者容易发生低体温且不能耐受低温。监测体温对术中输血反应（体温升高2℃）的监测也很有用。接受神经肌肉阻断药物的患者需要进行神经肌肉功能监测，因为剂量需求可以显著改变。然而，在烧伤手术中很少需要持续使用肌肉松弛剂。多孔中心静脉导管可同时监测中心静脉压力和输注药物和液体。应仔细注意防止所有现有或计划使用的导管被外源性物质所污染。

药物因素

烧伤会引起心血管、肺、肾和肝系统的病理生理变化，以及由于内源性介质的释放而引起的循环血浆蛋白浓度的变化，而所使用的激素和外源性配体会影响受体的可塑性。这些变化导致许多药物的药动学和药效学反应的改变，这些反应可能因烧伤的严重程度和受伤后经过的时间而异[226-227]。

烧伤后心血管和代谢反应的两个不同阶段对药动学的影响是不同的。在急性损伤期（0～48 h），血管内的液体快速流失，导致心脏输出量减少、流向器官和组织的血液减少。尽管有足够的复苏，患者的心输出量和肝肾血流量可能会继续减少。在这个阶段，肾和肝会减少一些药物的排出。由于肠道血流量减少，口服药物的吸收也会延迟。复苏阶段后，高动力阶段开始，其特征是心输出量增加、流向肾和肝的血流增加。依赖于器官血流量的药物将会有更高的清除率；药物剂量可能必须相应地向上调整。

两个主要药物结合蛋白，白蛋白和α1-酸性糖蛋白（AAG），在烧伤后以相反的方式改变[227]。白蛋白主要与酸性和中性药物结合，在烧伤患者中白蛋白的浓度降低，而与阳离子药物结合的AAG是一种急性期反应物，其浓度在这些患者中增加了两倍或更多[229]。阳离子类药物（利多卡因、普萘洛尔、肌肉松弛剂和一些阿片类药物）与AAG结合，导致游离药物百分比下降。很可能与白蛋白水平下降和从烧伤伤口和（或）复苏液中液体持续渗漏有关，几乎所有研究药物（丙泊酚、芬太尼、肌肉松弛剂）的分布容积都增加了。此外，靶器官药效学的变化改变了药物受体之间的相互作用，导致对药物的反应发生多变和有时不可预测的变化。因此，为了确保疗效、患者安全或避免毒性，可能需要改变药物的常用剂量或完全不用其他药物（如琥珀酰胆碱）。

肝高度摄取的药物的清除主要依赖于肝血流，对

蛋白结合的改变相对不敏感。因此，高度摄取药物（如丙泊酚、芬太尼）的清除可能在烧伤后早期由于低血容量和低血压导致的低灌注而减少，随后在肝血流增加的高动力期增加[230, 231]。在高代谢期，肾血流量和肾小球滤过率增加。因此，某些药物［抗生素（庆大霉素、头孢菌素）和H2受体拮抗剂（雷尼替丁）］的肾清除将会增强[232-233]。相反，肝摄取系数低的药物的清除不受肝血流变化的影响，但对血浆蛋白水平的变化敏感，因为是未结合部分参与药物代谢。烧伤患者的肝酶活性似乎也发生了变化[226]。I期反应，包括氧化、还原、羟基化和去甲基化，在烧伤后受损（如地西泮）。涉及偶联、硫脲和硫酸化的II期反应似乎相对不受影响（如劳拉西泮）[235]。此外，全身性用药可能会通过烧伤伤口漏出，手术期间的失血可能会增大药物的消除。

麻醉药物

许多吸入和静脉药物已成功地用于烧伤患者麻醉的诱导和维持[230]。药物的选择应基于患者的血流动力学和肺的状态以及在保护患者气道方面的潜在困难。由于七氟烷起效快，刺激性小，对于气道不正常的儿童或成人，或没有静脉通路的患者，七氟烷具有提供顺畅吸入诱导的优点。挥发性麻醉药的选择似乎不影响这些患者的预后。长期重复麻醉的后遗症在儿科患者是未知的。

丙泊酚的清除和容量分布在严重烧伤患者的高动力阶段是增加的[230]。因此，与非烧伤患者相比，严重烧伤患者可能需要更大剂量的丙泊酚和（或）更高的输注速度来达到或维持治疗性血浆药物浓度。注意大剂量丙泊酚会引起血流动力学的改变是肯定的。

阿片类药物

阿片类药物是这个群体患者镇痛的基石，因为①它们是强有力的镇痛药物；②大部分医护人员熟悉使用这些药物的益处和风险；③它们提供剂量依赖的镇静作用，这对缓解伤口护理过程中引起的痛苦和焦虑是有益的[238]。可供临床使用的广谱阿片类药物提供了给药的灵活性（即不同的给药途径、生效时间、镇痛持续时间），可以针对疼痛特点和背景用药。例如，延迟全身吸收的口服阿片类药物（如吗啡缓释、芬太尼贴剂）或延长终末半衰期的口服阿片类药物（如美沙酮）对治疗背景疼痛有效。相反，起效快的短效药物（如静脉注射芬太尼、阿芬太尼）更适合于手术疼痛的缓解。在急性损伤阶段，强效阿片类药物

如硫酸吗啡、氢吗啡酮和芬太尼应静脉注射，并根据患者反应滴定。目前还不清楚哪一种阿片类药物的副作用会比另一种更少。

许多患者在手术前接受阿片类药物和镇静剂的持续输注。这些输注维持已达到稳定的效果，不应停止。术中止痛可通过增加这些输注或使用其他药物来实现。芬太尼在手术室中常用作止痛剂，在烧伤治疗病房中常用作镇静剂。烧伤后芬太尼的分布容积和清除增加，部分解释了该药物剂量需求增加的原因[239-240]。据报道，在烧伤患者中吗啡的分布容积和清除减少，预计消除半衰期增加[241]。然而，其他文献表明，在有烧伤和无烧伤的成年人之间，吗啡的药动学没有显著差异[242]。

经静脉注射阿片类药物的患者自控镇痛（PCA）已被证明是一种安全有效的阿片类药物给药方法，可用于儿童和成人烧伤患者的急性或手术相关疼痛的治疗[243, 246]。PCA 也提供了好处，允许患者保留对其医疗护理的某种程度的控制权。

阿片类药物的镇痛效果随时间的延长而降低，需要增加剂量才能达到相同的效果。阿片类药物耐受是患者在反复接触阿片类药物后阿片类药物镇痛效果减弱现象，可早在不间断使用阿片类药物 1 周后出现[175]。常见这些患者表现出阿片类药物耐受需要的剂量远远超过标准教科书的建议[248]。对烧伤动物的研究表明是因为内在的阿片受体的药效学发生了改变。这些改变包括 μ 受体的脱敏和下调，蛋白质激酶 C-γ 和天门冬氨酸（NMDA）受体的上调[249]。鉴于 NDMA 在烧伤后的上调，麻醉患者氯胺酮的需要量在烧伤后也有所增加就不奇怪了[250]。阿片类药物的副作用，包括呼吸抑制、急性阿片类药物耐受和痛觉过敏，特别是需要迅速增加剂量的情况下，已引起对多模式策略的更多关注。有学者发现可乐定、右美托咪定、氯胺酮和美沙酮可以有效治疗对吗啡耐受度极高的患者的疼痛[251-252]。

各种非阿片类镇痛药可以有效治疗烧伤疼痛，它们的益处和副作用与阿片类镇痛药不同（表 87.2）。

非甾体抗炎药

对乙酰氨基酚和非甾体抗炎药（NSAIDs）是有效治疗轻度烧伤的一线止痛剂[253]。然而，NSAIDs 和对乙酰氨基酚在剂量-反应关系中表现出天花板效应，使它们不能作为治疗严重烧伤疼痛的单一药物。NSAIDs 也会产生有害的影响，包括出血风险、胃肠道、心血管和肾并发症。因此，NSAIDs 通常被避免用于严重烧伤的患者。

α2 受体激动剂

可乐定或右美托咪定（α2-受体激动剂）可以有效镇痛而不会引起呼吸抑制[254]。然而，高剂量 α2-受体激动剂可引起低血压和低血容量，因此，这些药物不应该用于血流动力学不稳定的患者。右美托咪定已被用于为烧伤患者提供镇静镇痛和减少阿片类药物的需求[255]。然而，α2-受体激动剂被报道提高了热敏感皮肤痛觉受器的兴奋性，但这一发现在烧伤患者的临床意义尚不清楚[256]。最近报道右美托咪定用于 ICU 镇静时可降低发生谵妄的风险，特别是与苯二氮䓬类药物相比[257]。

抗焦虑药

人们认识到焦虑会加剧急性疼痛，因此增加了抗焦虑药物和阿片类镇痛药的联合使用。伤口护理前联合应用苯二氮䓬类药物和阿片类药物对减少患者与操作相关的预期焦虑尤其有效。最可能从这种联合治疗中获益的患者是那些在手术时高度焦虑或基线疼痛评分较高的患者[258]。长期服用苯二氮䓬类药物咪达唑仑似乎增大了对阿片类药物的耐受性[259]。

表 87.2　镇静镇痛治疗指南				
损伤阶段	背景性焦虑	背景性疼痛	操作性焦虑	操作性疼痛
急性烧伤期机械通气	咪达唑仑输注或右美托咪定输注 抗精神病药物 丙泊酚输注	吗啡输注	咪达唑仑单次给药 右美托咪定高速输注 抗精神病 丙泊酚单次给药	吗啡单次给药 注射氯胺酮静
急性烧伤期非机械通气	按计划口服或静脉氯硝西泮或右美托咪定	按计划口服或注射吗啡	口服或静脉劳拉西泮	口服或静注吗啡
慢性急性烧伤	按计划劳拉西泮或抗精神病药物（口服）	按计划给予吗啡或美沙酮	劳拉西泮或抗精神病药物（口服）	口服吗啡或羟考酮

加巴喷丁

加巴喷丁是一种抗惊厥药，越来越多地用于治疗慢性和神经性疼痛，并作为一种辅助止痛药，可能在调节中枢敏化和痛觉过敏方面发挥作用。几项研究表明加巴喷丁作为这类人群阿片类镇痛疗法的补充治疗是有益的[260-261]。

氯胺酮

氯胺酮是一种分离性麻醉剂，能引起迅速而深度的镇静、镇痛和遗忘。它导致边缘系统和皮质系统之间的功能性分离，产生一种恍惚的木僵状态，影响对疼痛刺激和记忆的感觉识别。此外，作为一种非竞争性的 NMDA 受体拮抗剂，它被认为可以防止中枢痛觉敏化的诱发和"上扬"（windup）现象，从而减少阿片类药物耐受性和痛觉过敏的发生和维持。氯胺酮是一种在所有烧伤阶段广泛使用的止痛剂，作为主要或者其他止痛方案的辅助用药[262]。静脉注射氯胺酮通常用于需要深度镇静的操作，如换药和拆线，因为它起效快，作用时间短，这是由于迅速重新分布导致的。氯胺酮静脉输注可以在 ICU 转出后继续在病房中安全使用。氯胺酮也可长期使用，但会随着时间的推移而产生耐受性。另一个优点是，即使在长期使用后，也能迅速停用而不产生不良后果[263]。

氯胺酮在烧伤患者麻醉的诱导和维持方面有许多潜在的优势[264]。氯胺酮与血流动力学稳定性、保留对低氧和高碳酸反应能力以及降低气道阻力有关。氯胺酮对烧伤和脓毒症患者可发挥有益的抗炎作用。此外，氯胺酮可引起周围血管收缩，对有低体温风险的患者可能是有利的[265]。严重烧伤患者是否会发生外周血管收缩，是否会导致失血减少，目前尚不清楚。尽管氯胺酮可引起儿茶酚胺的释放，但大剂量氯胺酮仍可引起某些烧伤患者的低血压，这一点很重要。这是因为这些患者的儿茶酚胺水平居高不下，导致 β 受体的脱敏和下调[266]。因此，氯胺酮的直接心肌抑制作用得以凸显。

氯胺酮的另一个重要特点是，与其他麻醉剂不同，它保留了肌肉张力和气道保护性反射。因此，如果想要避免辅助通气，氯胺酮可能是一个选择（例如，在放置新的面部移植物后，用于取出支架或敷料，或用于简单的操作如换药或拆线，或用于青少年患者）。

氯胺酮给药会导致一系列副作用，包括恶心和呕吐、幻觉、情绪变化、怪异的梦和出现谵妄。当氯胺酮作为单一药物使用时，大剂量或快速使用时，往往

会出现谵妄。苯二氮䓬与氯胺酮联用已被证明可降低苏醒期反应出现的频率和严重程度[267]。

区域麻醉

区域麻醉针对烧伤疼痛的特定方面具有优势。最简单的形式是局部麻醉，可以在取皮前注射到供皮区，也可以采皮下导管灌注、周围神经阻滞或中枢椎管内阻滞的形式[268-271]。虽然区域麻醉可以作为外科烧伤护理的主要麻醉管理手段，但它也经常被用作镇痛辅助手段，节省阿片类药物并改善术后镇痛。操作时必须考虑到皮肤供皮区和损伤区往往位于不同的解剖位置，而且患者厚皮片供皮区术后的疼痛往往比植皮的烧伤创面更为强烈。

中枢椎管内神经技术（蛛网膜下腔、硬膜外）作为主要麻醉技术和术后辅助用药手段效果良好[272-274]。然而，由于对感染菌密集定殖的患者发生颅内感染的担忧，医师不愿在烧伤的组织上进行麻醉穿刺，以及手术解剖的不兼容性（例如，需要植皮到下肢，但供体位置在上肢或躯干）可能限制了它们的使用。没有报道表明硬膜外脓肿在烧伤患者中更常见，但有报道表明，如果将血管内导管放置在烧伤组织或其附近，则更容易感染[275]。通过硬膜外导管给予局部麻醉药[和（或）阿片类药物]对下肢烧伤患者似乎有好处，可用于背景和手术镇痛，以及引起自主交感神经阻滞和周围血管扩张。

躯干阻滞[椎旁和腹横平面（TAP）阻滞]可以非常有效地为供皮区的取皮提供镇痛作用，而且这两种阻滞技术也适用于放置导管以延长术后镇痛时间[276]。至于中枢椎管内导管，理论上在这类患者有放置异物（即导管）会增加感染的顾虑，但此类感染尚未见报道。而且理论上椎旁或 TAP 导管感染可能比中枢椎管内导管（如硬膜外脓肿）感染的后果轻。

股外侧皮神阻滞经特别适用于烧伤患者，因为它是支配区域内（外侧大腿）唯一的感觉神经，这也是常用的厚皮片移植供皮区[277-278]。有时因为取皮的范围，需要覆盖大腿前侧和内侧，因此也可以进行髂筋膜阻滞。

烧伤患者局部麻醉药的药理学可能会因肝功能、蛋白结合和容量分布的变化而改变[279]。局部麻醉药的副作用发生率或耐受性在烧伤患者本身并没有发生改变，但在危重症烧伤患者使用这些潜在的神经或心脏毒性药物时，建议谨慎。近年来随着局部麻醉药的发展，如脂质体包裹的利多卡因和布比卡因，可能提供更长的持续时间和更大的安全性（比如局麻药仅在局部起效），但是针对烧伤患者的专门研究还

没有完成[280]。

肌松剂

　　肌松药的药理学在烧伤后发生了显著而持续的改变[281]。烧伤患者使用琥珀酰胆碱可导致严重的高血钾反应，可以引起心跳骤停。目前的建议是避免在烧伤后 48 ～ 72 h 给予琥珀胆碱[282-283]。在用琥珀酰胆碱去极化过程中，神经肌肉接头外的乙酰胆碱受体释放钾的数量增加是高钾血症发生的原因。高血钾反应的持续时间很可能随着损伤的严重程度和伴随的危重疾病以及肌肉恢复的程度而变化。加重因素的出现，如失用性挛缩、因长期卧床而无法活动、营养不足，及可能的 ICU 肌病也可能导致这些变化，并可能使高钾血症的发生率增加[281]。与琥珀酰胆碱导致的高钾血症相平行，伴随的是对非去极化肌松弛剂（NDMRs）的神经肌肉效应敏感性降低。据报道，烧伤 463 d 后的儿童患者对 NDMRs 耐药，这表明琥珀酰胆碱的高血钾反应也可能持续一年以上[284]。虽然可见琥珀酰胆碱引起的高血钾反应，但如此长时间后是否会达到致死水平仍是未知数。对于可能用于治疗喉痉挛的小剂量（0.1 mg/kg）琥珀酰胆碱，高钾血症发生是否减少的研究还不够充分[285]。

　　NDMRs 是烧伤患者的首选松弛剂。然而，达到有效肌松所需的剂量和起效时间会大幅增加，而肌松的持续时间则缩短。NDMRs 反应性改变的原因是多方面的：① 乙酰胆碱受体表达上调，包括胚胎的和α7（神经元类型）乙酰胆碱受体在肌肉膜的表达上调；② 与 AAG 的结合增加，增加 NDMRs 在肾上腺和肝的清除[286-287]。抗 NDMR 程度与烧伤的程度和烧伤后的时间高度相关[288]。

　　由于烧伤患者使用琥珀酰胆碱存在禁忌，需要肌松迅速起效时罗库溴铵是首选药物。推荐高剂量的罗库溴铵 1.2 ～ 1.5 mg/kg 用于重度烧伤患者的快速顺序诱导[289-290]。然而需要注意的是，即使罗库溴铵的剂量为 1.5 mg/kg，烧伤患者肌松起效时间约为 90 s，而非烧伤患者剂量为 0.9 mg/kg，肌松起效时间不到 60 s（图 87.5）。即使在较高的剂量下，罗库溴铵的作用时间也可能有很大的变化；因此，在重度烧伤患者中，监测神经肌肉功能对于明确重度烧伤患者的剂量需求和肌力恢复的充分性至关重要。初步证据表明，舒更葡糖钠是一种改进的环糊精，用于逆转罗库溴铵和维库溴铵诱导的非去极化肌肉阻滞，可用于烧伤患者，其肌肉活动恢复时间与其他类型的患者相似[291]。

　　阿曲库铵，被与肝肾无关的途径（如霍夫曼消

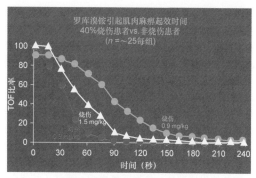

图 87.5　成人烧伤和非烧伤患者罗库溴铵剂量−反应曲线和达到最大效应时间。平均 40%TBSA 烧伤患者和对照组患者，烧伤后至少 1 周进行研究罗库溴铵剂量与时间对抽搐抑制百分比。在未烧伤的患者中，罗库溴铵剂量为 0.9 mg/kg，引起 95% 的抽搐抑制时间 ≤ 60 s。在重大烧伤后，同样剂量罗库溴铵大于 120 s 的开始引起 95% 的抽搐抑制。增加罗库溴铵剂量使剂量-反应曲线向左移动。然而，即使在 1.5 mg/kg 剂量下，95% 的抽搐抑制开始时间仍然 > 90 s。TOF 值是指 2 Hz 神经刺激肌肉过程中记录的四个成串刺激的比率

除）分解，在烧伤患者应用中也表现出神经肌肉阻滞效应的降低[292]。表明耐 NDMRs 的主要原因本质上是药代动力学。目前还没有研究专门指出顺式阿曲库铵在烧伤后的作用。然而，可以推断顺式阿曲库铵可能也有一个变化的药代动力学，并因此需要相应的调整剂量。对烧伤患者用乙酰胆碱酯酶抑制剂（如新斯的明）逆转神经肌肉阻滞的药理学没有引起特殊问题[283]。已观察到在血清浓度下神经肌肉阻滞的恢复会在未烧伤患者中 100% 引起抽搐抑制。

切除手术术中液体管理和失血

　　术中液体输注必须谨慎优化，避免复苏不足或复苏过度，这两种情况都可能导致术后并发症的发生。术中液体管理应考虑包括烧伤面积切除的大小（大面积切除导致更多的失血）、烧伤的深度（Ⅱ度烧伤切除比Ⅲ度烧伤切除或筋膜切除有更多的失血）、具体使用的止血技术（例如局部或皮下肾上腺素），及给予肿胀液的量。应尽量减少向幼儿患者烧伤处或供体部位注射肿胀液的量，因为几小时后肿胀液逐渐吸收可导致肺水肿[294]。

　　麻醉诱导前必须纠正血管内容量。手术和麻醉团队之间的良好沟通、限制手术时间和切除范围可以防止此类问题的发生。在开始切除大面积烧伤前，应准备好输血。

　　外科手术切除烧伤往往伴有大量出血。高心排状

态和炎症性充血加重了失血。有文献报道,烧伤切除手术的失血量为每切除 1%TBSA 对应 3.5%～5% 的血容量[295]。手术医师如此迅速地切除焦痂以致患者出现低血容量和低血压的情况并不少见。有时出血增加是因为组织弥漫性出血是切除手术的目标,这提示该组织是可存活的。在烧伤切除过程中很难估计失血量,因为吸引器桶无法有效收集失血,止血海绵可能被止血剂预先浸泡,大量出血可能被大块敷料遮挡而无法发现。与最初的液体复苏一样,在补液滴定治疗时没有单一的生理终结点可依赖。临床判断仍然是一个重要的组成部分,使用低氧血症、灌注(碱剩余、血清乳酸)、红细胞总数、凝血和脉搏或动脉波形作为关键的评估工具。临床实践中,在正常血容量患者一般通过连续红细胞蛋白值决定术中输血的必要性。与其只关注单一的输血阈值因素,血液成分治疗应该留给有明显生理需要的患者使用。预期持续失血可能就需要输血以防严重的贫血,而不是等它发生时再治疗。

最近关于大量出血的住院患者和部队战伤的治疗经验表明,早期更加积极地使用新鲜冷冻血浆可降低死亡率[296]。大量出血的标准包括 24 h 内失血达总血容量,1 h 内输 4 U 红细胞,或每分钟持续失血超过 150 ml,这在大面积烧伤患者的创面切除手术中并不罕见。虽然烧伤患者接受液体复苏的临床经验并不完全等同于非烧伤创伤患者的失血性休克,但可以合理地假设,更积极地使用新鲜冷冻血浆来预防凝血功能异常,也可能同样适用于经历大量失血的烧伤患者。大量的失血可能需要输注血小板,但输血的终点仍不清楚。利用血栓弹力图对凝血障碍进行有针对性的校正可以减少烧伤创面手术切除时的输血需求,因为它可以指导输注血制品的种类[297]。

在切除烧伤创面过程中应减少外科出血,以减少并发症,维持血流动力学稳定,减少输血次数。输血量的增加与预后较差相关。减少出血有几种方法,包括局部应用或皮下注射稀释的肾上腺素在烧伤伤口和供皮区,进行肢体手术时四肢抬高和使用止血带,使用压缩敷料,局部应用凝血酶和纤维蛋白原。此外,较快的手术进程对于止血是很有帮助的。

体温管理

严重烧伤患者的体温调节能力受损,因此需要严密监测体温。麻醉导致的血管扩张和使用乙醇进行手术准备可能加剧热量的丢失。大面积烧伤引起的炎症反应使下丘脑体温调定值升高,代谢率增加以维持这一升高的温度。因此,机体很难耐受低体温,因为它

会导致氧耗的过度增加,并加剧机体对损伤的分解代谢反应。在烧伤创面切除术中体温过低的后果还包括心输出量减少、心律失常、缺氧性肺血管收缩消失、血红蛋白解离曲线左移、干扰正常的凝血机制、肝肾功能下降,及正性肌力作用下降等影响。术中体温过低($< 36.0 ℃$)与烧伤手术中大量失血、伤口感染和急性肺损伤有关[298-299]。术后体温过低的后果包括寒战、药物清除障碍和掩盖低血容量。此外,寒战会使皮瓣移位,耗氧量增加 500%,导致心肺系统需求增加和营养需求改变[300]。

维持这类患者的体温是一项挑战。在手术室可以采用多种方法保持体温,包括使用充气式加温毯、水加温床垫、输血输液加温器、尽量减少皮肤表面暴露,及用塑料或热绝缘材料包裹头部和四肢[298]。从效能的角度来看,水加温床垫提供对流加热,具有显著优势[302]。手术室的温度通常保持在 $27 ℃～38 ℃$,这取决于患者年龄和烧伤严重程度。虽然炎热的手术室可能会让手术室的工作人员感到不适,但它通常是保持患者体温的必要条件。诱导前环境温度也应保持在正常水平以上,患者在转运时应盖上温暖的毯子。儿童的体表面积与体重之比更大,导致热量流失更快。

手术相关注意事项

麻醉科医师应对烧伤患者的手术处理有一个大致的了解,这对于烧伤患者的计划和围手术期处理是非常重要的。合适的手术计划应考虑到烧伤的程度、部位和深度;患者的一般身体情况;以及治疗患者的团队资源。一般情况下,第一次切除手术将在受伤后 72 h 内进行(早期切除)。早期切除严重烧伤患者的坏死组织可减少并发症,包括降低感染率、改善心功能、减少输血总量、减少高代谢反应和降低总死亡率。然而,在某些情况下,为了稳定患者病情和(或)确定有多少烧伤会二期愈合而不需要手术,手术可能要推迟进行。第一次切除手术的主要目的是切除和覆盖大部分的深度烧伤,并选择可以安全切除的最大区域。通常,这些区域是躯干的前部或后部或四肢的大片区域。对于某些患者,显著减少失血和体温降低的前提下,一次手术可安全切除多达 50% 的 TBSA。然而,对于有基础疾病或全身情况不稳定的患者,最安全的治疗方式通常是适度范围、间隔几天重复手术切除,直到全部Ⅲ度烧伤被切除(分阶段切除)。计划切除的范围应充分利用自体或异体移植皮瓣,以便烧伤切除后伤口能立即闭合。充分的伤口闭合也能促进术后达到最佳的止血效果。外科医师必须持续监控整个过

程，以防患者情况变得不稳定，必要时暂停手术，这就需要与麻醉科医师进行密切沟通。

烧伤焦痂切除最重要的目的是切除创面直到只剩下可存活组织的程度。烧伤创面的切除可分为削痂切除或筋膜切除[303]。削痂切除以连续方式去除烧痂至可接受植皮可存活组织的深度，这允许尽可能多地保留可存活组织，通常提供比筋膜切除更好的美容效果。筋膜切除术涉及切除皮肤的全层和皮下组织深至肌肉筋膜的水平。筋膜切除术通常用于需要快速切除危及生命的大面积烧伤，这在老年人群中并不少见。与削痂切除相比，筋膜切除的优点包括：易于剥离，更少的失血，以及血管化良好的筋膜层适合植皮。缺点包括轮廓畸形，永久失去所有皮肤感觉和切除淋巴管导致远端淋巴水肿。

在烧伤伤口的切除或清创术后，至关重要的是要覆盖伤口床，因为它为侵入性感染创造了一个潜在的开放门户。此外，大量的液体、电解质和蛋白质可能从清创后的烧伤伤口丢失。自体皮瓣移植是最理想的覆盖方式；然而，在大面积烧伤中，可以使用同种异体移植或皮肤替代物来临时覆盖伤口床，直到自体移植供皮位置可用。暂时的皮肤替代物提供短暂的生理上的伤口愈合，保护伤口免受机械损伤，减少水分的蒸发和热量的损失，并作为隔离细菌的物理屏障。这些皮肤替代物也可以作为供体部位的敷料以减少疼痛、增强上皮化，在等待其下网状自体移植皮瓣愈合的同时为供皮区提供临时的封闭。目前还没有理想的永久性皮肤替代物，尽管有许多技术正在使用，包括培养的上皮细胞和真皮类似物[306-307]。

术后护理

烧伤患者术后的重要考虑因素包括是否在手术室拔管，是否可以安全转移到 ICU，与 ICU 人员交接以及术后镇痛。手术结束之前应提前打电话给烧伤病房，让护理团队有足够的时间来提高病房温度，准备必要的用品和设备（如输液、呼吸机）等待患者到达烧伤病房。患者进出手术室需要一个系统的方案，以保障患者的生理状态安全。监测患者的生理状态、运输途中氧气供应与适当的呼吸支持、保持患者体温、足够的转运人员、复苏药物和一个合适的静脉给药途径都是安全转运的必要条件。转运过程中需要机械通气的患者至少需要两名麻醉科人员或一名麻醉科医师和另一名临床医师来管理通气、观察监护仪并在运输过程中给药。由于转移过程中患者的躁动和拔管可能是灾难性的，因此在医院内转移和将患者转移到床上

或从床上转移到担架上或转移到手术台上时，提供足够的镇静和镇痛是至关重要的。运输过程中应尽量减少低体温。

与术前相比，烧伤患者术后的生理稳定性较差。持续出血可能被敷料掩盖，患者更容易出现低体温，苏醒期可能出现谵妄，并且镇痛需求更大。在这个生理极其不稳定的时期，将监护仪、呼吸机和血流动力学支持设备转移到 ICU 时，尤其需要保持警惕。患者应该在一个预热过的房间里恢复，因为在运输过程中会产生相当大的热量损失。辐射加热器、液体加热器和保温毯在保持正常体温方面很有用。

手术室拔管的标准要点应含有针对烧伤患者的注意事项，包括评估气道通畅程度、代谢状况、术中液体量、持续出血的可能性，以及患者何时会再次手术。术后机械通气一般适用于术前就接受机械通气的患者，以及在面部或颈部进行精细整片植皮的患者，以尽量减少术后最初几天的体动和植皮被破坏。

疼痛和焦虑不全控制会对术后护理产生不利影响，增加血流动力学不稳定，导致呼吸机人机对抗，影响伤口愈合，对心理健康产生负面影响。存在新近切除组织和供皮区，疼痛非常明显。随着时间的推移，烧伤患者对镇静剂和镇痛药的耐受性越来越强，因此可能需要比正常大得多的剂量，特别是在术后[308]。静脉单次注射氯胺酮（大约 0.25 mg/kg），有时可以很好地缓解术后似乎对阿片类药物没有反应的持续性疼痛[309]。皮下注射的液体和血管加压素在术后被缓慢吸收，有可能会导致高血压和肺水肿的出现。

疼痛管理

与烧伤有关的疼痛管理是极具挑战性的，在愈合的多个阶段，疼痛的强度和性质随之改变[310]。与活动性疼痛相比，静息疼痛通常不是一个很大的挑战。烧伤护理的所有方面（如换药、切除和再植手术、物理治疗和通路置入）都与疼痛有关。可能有持续的静息疼痛，周期性爆发痛，与操作相关的疼痛，最终可能形成慢性疼痛[311]。此外，无论是成人还是儿童，烧伤引起的疼痛总是得不到足够的治疗，特别是当换药和伤口护理时[312-313]。疼痛可与瘙痒合并发生并不罕见[314]。

烧伤本身的疼痛和痛苦的创伤过程往往导致患者的恐惧和焦虑，这可能使他们的急症治疗和康复复杂化，并可能导致发病率、死亡率和住院时间的增加。据报道，焦虑和疼痛的治疗不足导致的创伤后应激障碍在严重烧伤患者中发生率高达 30%。疼痛治疗不足

也可能导致慢性疼痛的发生。

烧伤患者疼痛的发病机制是多因素的，涉及炎症级联反应和通路，构成组织和神经损伤后病理生理过程的一部分[315]。过量产生的介质，包括降钙素基因相关肽和 P 物质，以及 NMDA 受体的激活可以引起 A-delta 和 C 感觉神经纤维的敏化[316]。由于这些过程，患者可能发展为原发性和继发性痛觉过敏，引起对疼痛刺激的敏感性改变或增加[317]。即使是正常的皮肤也会产生异常的敏感性。重复的组织创伤和疼痛刺激，例如在切除和植皮过程中，以及在频繁换药过程中，结合炎症过程和感染，可导致中枢神经系统的神经可塑性适应，特别是导致脊髓背角的过度兴奋。疼痛传入的感觉冲动经过促进和放大到一个预定的刺激，导致慢性或持续性疼痛的产生和维持。此外，这些患者往往表现出不同的药效和药代动学药物反应，需要高度个性化的疼痛管理计划，有效的管理往往需要结合多种镇痛模式。

为了给患者提供合适持续的舒适状态，标准化的疼痛和焦虑指南被许多烧伤中心采用[318-319]。基于指南的疼痛和焦虑治疗方法的有效性已经得到很好的证实。这些指南常常采用多模式的方法包括使用阿片类和非阿片类止痛药，个体化滴定，明确推荐药物选择、剂量和增加剂量，使用一致的、准确的、适龄的疼痛评估工具，有限的配方以促进员工熟悉药物使用和持续评估指南本身。在伤口急性期和康复期，非药物技术可以作为辅助手段，减少疼痛和焦虑。这些方法包括认知行为疗法、注意力转移、放松技巧、虚拟现实和催眠[320, 321]。

麻醉人员在制定和完善镇痛指南、协调多学科疼痛管理团队和辅助烧伤病房工作人员和患者教育方面起着至关重要的作用。关于疼痛评估、疼痛控制、药物治疗和不良反应的教育可以采取会诊主导的疼痛查房、教学会议和（或）轮科培训计划的形式，这些已被证明在改善疼痛评估和提供镇痛方面是有效的[322]。

随着烧伤创面愈合，疼痛刺激减少，对镇痛药的需求也逐渐减少。当患者需要停药时，应逐渐减少阿片类药物和其他镇静剂的剂量，以防止戒断症状，同时仍能提供足够的镇痛和抗焦虑[323]。患者即使接受阿片类药物注射，仍可安全拔管。瘙痒是这些患者在治疗过程中常见且苦恼的问题[324]。可以导致患者衰弱和干扰睡眠及日常生活，并可能因为搔痒抓挠新生的上皮组织或移植的皮瓣从而导致损伤和进一步的疼痛[325]。搔痒的原因是多因素的，经常被阿片类药物、热、身体活动和压力引发或加剧。瘙痒通常随时间逐渐减少，但有时在伤口完全愈合后仍会持续。有多种方法可以控制瘙痒，包括全身抗组胺药、保湿乳液和穿着宽松的衣服。中枢作用的药物如加喷丁和普瑞巴林也可能对改善瘙痒症状有益[326]。

结论

烧伤患者对急诊和围术期医疗处理提出了多方面的挑战。尽管在治疗策略方面取得了重大进展，例如改善复苏、提高伤口覆盖率、适当的感染控制和改善吸入性损伤的治疗，严重烧伤仍然是几乎影响每个器官系统的破坏性损伤，并有着很高的发病率和死亡率。发达国家烧伤发生率的下降减少了医师对于烧伤患者的接触，凸显出对急诊和围术期管理医护人员进行烧伤培训的必要性。在烧伤患者的住院治疗中，麻醉科医师经常被邀请进行协助治疗，包括急性呼吸道管理和复苏、术中麻醉管理、重症监护和术后疼痛的处理。要最优化治疗这一具有挑战性的患者群体，需要了解、鉴别和预测烧伤患者独特的术前、术中和术后问题，这些问题促成了烧伤患者的高发病率和死亡率。

参考文献

1. World Health Organization. Burns: Fact sheet. http://www.who.int/en/news-room/fact-sheets/detail/burns. (Last accessed 7/28/2018)
2. American Burn Association Fact Sheet. http://ameriburn.org/wp-content/uploads/2017/04/nbaw-fact-sheet-rev.pdf. (Last accessed 7/28/2018)
3. Hundeshagen G, et al. Lancet Child Adolesc Health. 2017;1(4):293–301.
4. Duke JM, et al. Burns. 2017;43(2):273–281.
5. Browne AL, et al. Clin J Pain. 2011;27(2):136–145.
6. Tevlin R, et al. Burns. 2017;43(6):1141–1148.
7. Jeschke MG, et al. Crit Care Med. 2015;43(4):808–815.
8. Cuthbertson DP. Lancet. 1942;239:433–437.
9. Rani M, et al. Burns. 2017;43(2):297–303.
10. Lund T, et al. Am J Physiol. 1989;256(4 Pt 2):H940–H948.
11. Lund T, et al. Am J Physiol. 1988;255(5 Pt 2):H1069–H1074.
12. Lund T, et al. Acta Physiol Scand. 1987;129(3):433–435.
13. Soussi S, et al. Anesthesiology. 2018. [Epub ahead of print].
14. Nielson CB, et al. J Burn Care Res. 2017;38(1):e469–e481.
15. Demling RH. J Burn Care Rehabil. 2005;26(3):207–227.
16. Arturson G. Acta Chir Scand Suppl. 1961;(suppl 274):1–135.
17. Lund T, et al. Am J Physiol. 1988;255(5 Pt 2):H1069–H1074.
18. Kinsky MP, et al. J Burn Care Rehabil. 1998;19(1 Pt 1):1–9.
19. Deleted in proofs.
20. Demling RH. J Burn Care Rehabil. 2005;26(3):207–227.
21. Deleted in proofs.
22. Atiyeh BS, et al. Ann Burns Fire Disasters. 2012;25(2):59–65.
23. Hahn RG. Anesthesiology. 2010;113(2):470–481.
24. Sjoberg F. Acta Anaesthesiol Scand. 2008;52(6):725–726.
25. Bak Z, et al. J Trauma. 2009;66(2):329–336.
26. Zdolsek HJ, et al. Intensive Care Med. 2001;27(5):844–852.
27. Evers LH, et al. Exp Dermatol. 2010;19(9):777–783.
28. Johansson J, et al. Burns. 2009;35(8):1185–1197.
29. Johansson J, et al. J Burn Care Res. 2015;36(4):484–492.
30. Tanaka H, et al. Burns. 1999;25(7):569–574.
31. Tanaka H, et al. Arch Surg. 2000;135:326–331.
32. Matsuda T, et al. J Burn Care Rehabil. 1992;13(5):560–566.
33. Bak Z, et al. Burns. 2008;34(5):603–609.

34. Adams HR, et al. *Am Heart J.* 1984;108(6):1477e87.
35. Abu-Sittah GS, et al. *Ann Burns Fire Disasters.* 2012;25(1):26e37.
36. Barber RC, et al. *Shock.* 2008;30(4):388–393.
37. Nielson CB, et al. *J Burn Care Res.* 2017;38(1):e469–e481.
38. Foncerrada G, et al. *Ann Plast Surg.* 2018;80(3 Suppl 2):S98–S105.
39. Kudchadkar SR, et al. *J Emerg Med.* 2014;46(2):e43–e46.
40. Enkhbaatar P, et al. *Lancet.* 2016;388(10052):1437–1446.
41. Bittner EA, et al. *Anesthesiology.* 2015;122(2):448–464.
42. Zak AL, et al. *J Burn Care Rehabil.* 1999;20:391–399.
43. Rodkey FL, et al. *Clin Chem.* 1974;20:83–84.
44. Winter PM, Miller JN. *JAMA.* 1976;236:1502.
45. Ernst A, Zibrak JD. *N Engl J Med.* 1998;339(22):1603–1608.
46. Weaver LK, et al. *Chest.* 2000;117(3):801–808.
47. Weiss SM. *Clin Chest Med.* 1994;15(1):103–116.
48. Hsiao PJ, et al. *Intern Med.* 2015;54:1901–1904.
49. Baud FJ, et al. *N Engl J Med.* 1991;325:1761–1766.
50. MacLennan L, Moiemen N. *Burns.* 2015;41:18–24.
51. Hall AH, et al. *Ann Emerg Med.* 2007;49(6):806–813.
52. Petrikovics I, et al. *World J Methodol.* 2015;5(2):88–100.
53. Putman CE, et al. *Am J Roentgenol.* 1977;129(5):865–870.
54. Spano S, et al. *J Burn Care Res.* 2016;37(1):1–11.
55. Ikonomidis C, et al. *Burns.* 2012;38:513–519.
56. Kwon HP, et al. *Burns.* 2014;40(7):1308–1315.
57. Yamamura H, et al. *Crit Care.* 2013;17(3):R95.
58. Walker PF, et al. *Crit Care.* 2015;19:351.
59. Ryan CM, et al. *Crit Care Med.* 2012;40:1345–1346.
60. Fang-Gang N, et al. *Burns.* 2015;41(6):1340–1346.
61. Gaissert HA, et al. *Ann Surg.* 1993;218:672–678.
62. Cobley TD, et al. *Burns.* 1999;25:361–363.
63. Casper JK, et al. *J Burn Care Rehabil.* 2002;23:235–243.
64. Endorf FW, Dries DJ. *J Burn Care Res.* 2010;31:217–228.
65. Dai NT, et al. *Burns.* 1998;24(7):671–675.
66. Saffle JI. *J Burn Care Res.* 2007;28(3):382–395.
67. Chung KK, et al. *J Burn Care Res.* 2016;37(2):e131–e139.
68. Slutsky AS, Ranieri VM. *N Engl J Med.* 2013;369(22):2126–2136.
69. ISBI Practice Guidelines for Burn Care. *Burns.* 2016;42(5):953–1021.
70. Hale DF, et al. *J Trauma Acute Care Surg.* 2012;72(6):1634–1639.
71. Sheridan RL, et al. *J Trauma.* 1995;39(5):854–859.
72. Erickson S, et al. *Pediatr Crit Care Med.* 2007;8:317–323.
73. Sousse LE, et al. *J Am Coll Surg.* 2015;220:570–578.
74. Khemani RG, et al. *Intensive Care Med.* 2009;35:1428–1437.
75. Chung KK, et al. *Crit Care Med.* 2010;38(10):1970–1977.
76. Greathouse ST, et al. *J Burn Care Res.* 2012;33(3):425–435.
77. Walia G, et al. *J Burn Care Res.* 2011;32(1):118–123.
78. Asmussen S, et al. *Burns.* 2013;39(3):429–435.
79. Nelson J, et al. *J Burn Care Res.* 2009;30(6):1035–1038.
80. Deutsch CJ, et al. *Burns.* 2018;44(5):1040–1051.
81. Lopez E, et al. *Crit Care Med.* 2016;44(2):e89–e96.
82. Lange M, et al. *Crit Care Med.* 2011;39:718–724.
83. Desai MH, et al. *J Burn Care Rehabil.* 1998;19:210–212.
84. Miller AC, et al. *J Burn Care Res.* 2009;30:249–256.
85. Elsharnouby NM, et al. *J Crit Care.* 2014;29:182. e181-184.
86. Musgrave MA, et al. *J Burn Care Rehabil.* 2000;21:551–557.
87. Sheridan RL, et al. *J Trauma.* 1997;42:629–634.
88. Endorf FW, Dries DJ. *J Burn Care Res.* 2010;31:217–228.
88a. Warner P. *J Burn Care Res.* 2009;30:198–199.
89. Byerly FL, et al. *Burns.* 2006;32(1):121–125.
90. ATLS Subcommittee; American College of Surgeons' Committee on Trauma; International ATLS working group. *J Trauma Acute Care Surg.* 2013;74(5):1363–1366.
90a. Advanced Burn Life Support Course Provider Manual https://evidencebasedpractice.osumc.edu/Documents/Guidelines/ABLSProviderManual_20101018.pdf.
91. Badulak JH, et al. *Burns.* 2018;44(3):531–538.
92. Cai AR, et al. *J Burn Care Res.* 2017;38(1):e23–e29.
93. Rosenkranz KM, Sheridan R. *Burns.* 2002;28(7):665–669.
94. American Burn Association. Burn Center Referral Criteria. http://ameriburn.org/wp-content/uploads/2017/05/burncenterreferralcriteria.pdf. Last accessed 7/30/2018.
95. Sheridan R, et al. *J Burn Care Rehabil.* 1999;20:347–350.
96. Palmieri TL, et al. *Pediatr Crit Care Med.* 2015;16(4):319–324.
97. Dimick AR, et al. *J Burn Care Rehabil.* 1993;14:284–299.
98. Jeschke MG, et al. *Crit Care Med.* 2015;43(4):808–815.
99. Knaysi GA, et al. *Plast Recon Surg.* 1968;41:560–563.
100. Sheridan RL, et al. *Burns.* 1995;16:605–606.
101. Lund C, Browder N. *Surg Gynecol Obstet.* 1944;79:352–359.
102. Benjamin NC, et al. *J Burn Care Res.* 2017;38(1):e254–e260.
103. Atchison NE, et al. *Pain.* 1991;47(1):41–45.
104. Underhill FP. *JAMA.* 1930;95:852–857.
105. Evans EI, et al. *Ann Surg.* 1952;135:804.
106. Baxter CR, Shires T. *Ann N Y Acad Sci.* 1968;150:874–894.
107. Herndon D. *Total Burn Care.* 5th ed. ; 2018. Edinburgh, London, New York, Oxford, Philadelphia, St Louis, Sidney.
108. Jeschke MG, Kamholz LP, Sjöberg F, Wolf SE. *Handbook of Burns 1.* 2nd ed. Wien: Springer; 2018. Vol. (in Press).
109. Greenhalgh DG. *Burns.* 2010;36(2):176–182.
110. Romanowski KS, Palmieri TL. *Burns Trauma.* 2017;5:26.
111. Deleted in proofs.
112. Soussi S, Legrand M. *Best Pract Res Clin Anaesthesiol.* 2016;30(4):437–443.
113. Lorente JA, et al. *Crit Care Med.* 2000;28(6):1728e35.
114. Barton RG, et al. *J Burn Care Rehabil.* 1997;18(1 Pt 1):1–9.
115. Holm C, et al. *Burns.* 2004;30(8):798–807.
116. Bak Z, et al. *J Trauma.* 2009;66(2):329–336.
117. Deleted in proofs.
118. Soussi S, et al. *Ann Intensive Care.* 2016;6(1):87.
119. Soussi S, et al. *Crit Care.* 2018;22(1):194.
120. Samuelsson A, et al. *Crit Care.* 2006;10(6):R172.
121. Brownson EG, et al. *Crit Care Clin.* 2016;32(4):567–575.
122. Saffle JR. *Crit Care Clin.* 2016;32(4):587–598.
123. Oda J, et al. *Burns.* 2006;32(2):151–154.
124. Kirkpatrick AW, et al. *World J Surg.* 2009;33(6):1142–1149.
125. Malbrain ML, et al. *Best Pract Res Clin Anaesthesiol.* 2013;27(2):249–270.
126. Pruitt Jr BA. *J Trauma.* 2000;49(3):567–568.
127. Klein MB, et al. *Ann Surg.* 2007;245(4):622–628.
128. Saffle JR. *Crit Care Clin.* 2016;32(4):587–598.
129. Sullivan SR, et al. *Burns.* 2004;30(6):583–590.
130. Cancio LC, et al. *J Trauma.* 2004;56(2):404–413.
131. Salinas J, et al. *Crit Care Med.* 2011;39(9):2031–2038.
132. Belba MK, et al. *Am J Emerg Med.* 2009;27(9):1091–1096.
133. Huang PP, et al. *Ann Surg.* 1995;221(5):543–554.
134. Tanaka H, et al. *Arch Surg.* 2000;135:326–331.
135. Lentz CW, et al. *J Burn Care Res.* 2002;23:S107.
136. Sartor Z, et al. *J Burn Care Res.* 2015;36(1):50–56.
137. Klein MB, et al. *J Burn Care Res.* 2009;30(2):243–248.
138. American Burn Association. Burn Incidence Fact Sheet. http://ameriburn.org/who-we-are/media/burn-incidence-fact-sheet/. Last accessed 7/31/2018.
139. Sheridan RL, Greenhalgh D. *Surg Clin North Am.* 2014;94(4):781–791.
140. Arnoldo BD, et al. *J Burn Care Rehabil.* 2004;25:479–484.
141. Arévalo JM, et al. *Burns.* 1999;25(5):449–452.
142. Foris LA, Huecker MR. *Electrical Injuries.* StatPearls [Internet]. Treasure Island (FL): StatPearls Publishing; 2018.
143. Fineschi V, et al. *Int J Cardiol.* 2006;111(1):6–11.
144. Waldmann V, et al. *BMJ.* 2017;357:j1418.
145. Deleted in proofs.
146. Culnan DM, et al. *Ann Plast Surg.* 2018;80(3 suppl):S113–S118.
147. Culnan DM, et al. *Ann Plast Surg.* 2018;80(3 suppl 2):S113–S118.
148. Andrews CJ, Reisner AD. *Neural Regen Res.* 2017;12(5):677–686.
149. American Burn Association. Burn Incidence Fact Sheet. http://ameriburn.org/who-we-are/media/burn-incidence-fact-sheet/. (Last accessed 7/31/2018).
150. Palao R, et al. *Burns.* 2010;36(3):295–304.
151. Deleted in proofs.
152. Tan T, Wong DS. *Burns.* 2015;41(4):761–763.
153. Palao R, et al. *Burns.* 2010;36(3):295–304.
154. Cartotto RC, et al. *Can J Surg.* 1996;39(3):205–211.
155. Lewis CJ, et al. *J Plast Reconstr Aesthet Surg.* 2017;70(5):563–567.
156. Clarke SF, et al. *Prehosp Disaster Med.* 2008;23(2):175–181.
157. Deleted in proofs.
158. Handford C, et al. *Extrem Physiol Med.* 2014;3:7.
159. Handford C, et al. *Emerg Med Clin North Am.* 2017;35(2):281–299.
160. Cheung SS. *Temperature (Austin).* 2015;2(1):105–120.
161. Deleted in proofs.
162. Sheridan RL. et al. *N Engl J Med.* 2009;361(27):2654–2662.
163. Heil K, et al. *Br Med Bull.* 2016;117(1):79–93.
164. Deleted in proofs.
165. Cartotto R. *Clin Plast Surg.* 2017;44(3):583–595.
166. Mockenhaupt M, et al. *J Invest Dermatol.* 2008;128:35–44.
167. Hsu DY, et al. *J Invest Dermatol.* 2016;136(7):1387–1397.
168. Finkelstein Y, et al. *Pediatrics.* 2011;128(4):723–728.
169. Dodiuk-Gad RP, et al. *Am J Clin Dermatol.* 2015;16(6):475–493.
170. Schneider JA, Cohen PR. *Adv Ther.* 2017;34(6):1235–1244.
171. Palmieri TL. *Crit Care Clin.* 2016;32(4):547–559.
172. Rocourt DV, et al. *J Pediatr Surg.* 2011;46(9):1753–1758.
173. McManus WF, et al. *J Trauma.* 1974;14(5):396–401.

174. Flierl MA, et al. *Crit Care*. 2009;13(3):215.
175. Anand KJ, et al. *Pediatrics*. 2010;125(5):e1208–e1225.
176. Jeschke MG, et al. *EBioMedicine*. 2015;2(10):1536–1548.
177. Abu-Sittah GS, et al. *Ann Burns Fire Disasters*. 2016;29(4). 249-245.
178. Ryan CM, et al. *N Engl J Med*. 1998;338(6):362–366.
179. Agarwal S, Busse PJ. *Ann Allergy Asthma Immunol*. 2010;104(3):183–190.
180. Prelack K, et al. *Burns*. 2007;33(1):14–24.
181. Sigakis MJ, Bittner EA. *Crit Care Med*. 2015;43(11):2468–2478.
182. Rae L, et al. *J Burn Care Res*. 2013;34(5):507–514.
183. Winfield RD, et al. *Crit Care Med*. 2010;38(1):51–58.
184. Deleted in proofs.
185. Sayampanathan AA. *Burns*. 2016;42(8):1634–1643.
186. Deleted in proofs.
187. Liu NT, et al. *J Trauma Acute Care Surg*. 2017;83(1 suppl 1):S112–S119.
188. Jeschke MG, et al. *Ann Surg*. 2013;258(6):1119–1129.
189. Ramos G, et al. *J Hosp Infect*. 2017;97(1):105–114.
190. Hill DM, et al. *Clin Plast Surg*. 2017;44(3):521–534.
191. Lee JJ, et al. *J Burn Care Rehabil*. 1988;9(6):602–605.
192. Lavrentieva A, et al. *Burns*. 2007;33(2):189–194.
193. Hogan BK, et al. *J Burn Care Res*. 2012;33(3):371–378.
194. Greenhalgh DG, et al. *J Burn Care and Research*. 2007;28:776–790.
195. Greenhalgh DG. *J Burn Care Res*. 2017;38(6):e990–e991.
196. Karyoute SM, Badran IZ. *Burns Incl Therm Inj*. 1988;14(3):241–243.
197. Rhee P, et al. *J Trauma*. 2005;58(5):1082–1088.
198. Porter C, et al. *Lancet*. 2016;388(10052):1417–1426.
199. Rani M, et al. *Burns*. 2017;43(2):297–303.
200. Hart DW, et al. *Surgery*. 2000;128:312–319.
201. Jeschke MG, et al. *PLoS One*. 2011;6(7)e21245.
202. Deleted in proofs.
203. Flores O, et al. *J Trauma Acute Care Surg*. 2016;80(1):146–155.
204. Jeschke MG, et al. *Am J Respir Crit Care Med*. 2010;182:351–359.
205. Varon DE, et al. *J Burn Care Res*. 2017;38(5):299–303.
206. Gore DC, et al. *JPEN J Parenter Enteral Nutr*. 2002;26:271–277.
207. Rousseau AF, et al. *Clin Nutr*. 2013;32(4):497–502.
208. Pereira CT, et al. *J Burn Care Rehabil*. 2005;26:194–199.
209. Núñez-Villaveirán T, et al. *Nutr Hosp*. 2014;29(6):1262–1270.
210. Jenkins ME, et al. *J Burn Care Rehabil*. 1994;15(2):199–205.
211. Imeokparia F, et al. *Burns*. 2018;44(2):344–349.
212. Varon DE, et al. *J Burn Care Res*. 2017;38(5):299–303.
213. Prakash S, Mullick P. *Burns*. 2015;41(8):1627–1635.
214. Han TH, et al. *Int J Burns Trauma*. 2012;2(2):80–85.
215. McCall JE, et al. *Paediatr Anaesth*. 1999;9(6):515–520.
216. Hu OY, et al. *Crit Care Med*. 1993;21:527–531.
217. Gray RM, Rode H. *Burns*. 2010;36(4):572–575.
218. Rooney KD, Poolacherla R. *Burns*. 2010;36:e143–e144.
219. Davis C. *Plast Reconstr Surg*. 2004;113:982–984.
220. Fleissig Y, et al. *Int J Oral Maxillofac Surg*. 2014;43:1257–1258.
221. Dorsey DP, et al. *Burns*. 2010;36(6):856–860.
222. Aggarwal S, et al. *Burns*. 2009;35(7):962–966.
223. Clayton N, et al. *Burns*. 2010;36(6):850–855.
224. Sheridan RL, et al. *J Burn Care Rehabil*. 1997;18:156–158.
225. Lavrentieva A, Palmieri T. *Burns*. 2011;37:196–202.
226. Jaehde U, Sörgel F. *Clin Pharmacokinet*. 1995;29(1):15–28.
227. Blanchet B, et al. *Clin Pharmacokinet*. 2008;47(10):635–654.
228. Deleted in proofs.
229. Martyn JA, et al. *Clin Pharmacol Ther*. 1984;35(4):535–539.
230. Han TH, et al. *J Clin Pharmacol*. 2009;49(7):768–772.
231. Han T, et al. *J Clin Pharmacol*. 2007;47(6):674–680.
232. Martyn JA, et al. *Clin Pharmacol Ther*. 1992;51(4):408–414.
233. Udy AA, et al. *Adv Drug Deliv Rev*. 2018;123:65–74.
234. Deleted in proofs.
235. Martyn J, Greenblatt DJ. *Clin Pharmacol Ther*. 1988;43:250–255.
236. Cancio LC, et al. *Int J Burns Trauma*. 2013;3(2):108–114.
237. Deleted in proofs.
238. Wiechman Askay S, et al. *Int Rev Psychiatry*. 2009;21(6):522–530.
239. Deleted in proofs.
240. Kaneda K, Han TH. *Burns*. 2009;35(6):790–797.
241. Furman WR, et al. *J Burn Care Rehabil*. 1990;11:391–394.
242. Perreault S, et al. *Ann Pharmacother*. 2001;35(12):1588–1592.
243. Choiniere M, et al. *Anaesthesia*. 1992;47(6):467–472.
244. MacPherson RD, et al. *Clin J Pain*. 2008;24(7):568–571.
245. Prakash S, et al. *Anesth Analg*. 2004;99(2):552–555.
246. McDonald J, Cooper MG. *Burns*. 1991;17(5):396–399.
247. Deleted in proofs.
248. Bittner EA, et al. *Anesthesiology*. 2015;122(2):448–464.
249. Wang S, et al. *Pain Med*. 2011;12:87–98.
250. Cancio LC, et al. *Int J Burns Trauma*. 2013;3(2):108–114.
251. Griggs C, et al. *Clin Plast Surg*. 2017;44(3):535–540.
252. Holtman Jr JR, Jellish WS. *J Burn Care Res*. 2012;33(6):692–701.
253. Richardson P, Mustard L. *Burns*. 2009;35:921–926.
254. Scibelli G, et al. *Transl Med UniSa*. 2017;16:1–10.
255. Asmussen S, et al. *Burns*. 2013;39(4):625–631.
256. Drummond PD. *Eur J Pain*. 2009;13(3):273–279.
257. Keating GM, et al. *Drugs*. 2015;75(10):1119–1130.
258. Patterson DR, et al. *Pain*. 1997;72:367–374.
259. Song L, et al. *Brain Res*. 2014;1564:52–61.
260. Rimaz S, et al. *Arch Trauma Res*. 2012;1(1):38–43.
261. Gray P, et al. *Pain*. 2011;152(6):1279–1288.
262. McGuinness SK, et al. *Pain Med*. 2011;12(10):1551–1558.
263. White MC, Karsli C. *Paediatr Anaesth*. 2007;17(11):1102–1104.
264. Ceber M, Salihoglu T. *J Burn Care Res*. 2006;27(5):760–762.
265. Ikeda T, et al. *Anesth Analg*. 2001;93:934–938.
266. Wang C, Martyn JA. *Crit Care Med*. 1996;24(1):118–124.
267. Sener S, et al. *Ann Emerg Med*. 2011;57(2):109–114.e2.
268. Gupta A, et al. *Burns*. 2007;33(1):87–91.
269. Bussolin L, et al. *Anesthesiology*. 2003;99:1371–1375.
270. Hernandez JL, et al. *J Burn Care Res*. 2013;34:e257–e262.
271. Shank ES, et al. *J Burn Care Res*. 2016;37(3):e213–e217.
272. Sen IM, Sen RK. *Arch Trauma Res*. 2012;1(3):135–136.
273. Mayhew JF, et al. *Paediatr Anaesth*. 2009;19(7):715.
274. Arqués Teixidor P. *Rev Esp Anestesiol Reanim*. 1989;36:288–290.
275. Tao L, et al. *Burns*. 2015;41(8):1831–1838.
276. Bittner EA, et al. *Anesthesiology*. 2015;122(2):448–464.
277. Shteynberg A, et al. *Burns*. 2013;39(1):146–149.
278. Deleted in proofs.
279. Fruncillo RJ, DiGregorio GJ. *J Pharm Sci*. 1984;73(8):1117–1121.
280. Dissanaike S, et al. *Clin Case Rep*. 2017;6(1):129–135.
281. Martyn JAJ, et al. *Int Anesth Clin*. 2006;44:123–143.
282. Martyn J, et al. *Anesthesiology*. 1999;91:321–322.
283. Bittner EA, et al. *Anesthesiology*. 2015;122(2):448–464.
284. Martyn JA, et al. *AnesthAnalg*. 1982;61:614–617.
285. Martyn J, Ritchfield M. *Anesthesiology*. 2006;104:158–169.
286. Deleted in proofs.
287. Lee S, et al. *Anesthesiology*. 2014;120:76–85.
288. Marathe PH, et al. *Anesthesiology*. 1989;70:752.
289. Han T, et al. *Anesth Analg*. 2004;99(2):386–392.
290. Han TH, Martyn JA. *Br J Anaesth*. 2009;102(1):55–60.
291. Rodríguez Sánchez ME, et al. *Braz J Anesthesiol*. 2015;65(4):240–243.
292. Dwersteg JF, et al. *Anesthesiology*. 1986;65(5):517–520.
293. Deleted in proofs.
294. Fuzaylov G, Fidkowski CW. *Paediatr Anaesth*. 2009;19(3):202–211.
295. Housinger TA, et al. *J Trauma*. 1993;34:262–263.
296. Bhangu A, et al. *Injury*. 2013;44(12):1693–1699.
297. Schaden E, et al. *Br J Anaesth*. 2012;109(3):376–381.
298. Rizzo JA, et al. *J Burn Care Res*. 2017;38(1):e277–e283.
299. Oda J, et al. *J Trauma*. 2009;66(6):1525–1529.
300. Alfonsi P. *Minerva Anestesiol*. 2003;69(5):438–442.
301. Deleted in proofs.
302. Kjellman BM, et al. *Ann Surg Innov Res*. 2011;5(1):4.
303. Daugherty THF, et al. *Clin Plast Surg*. 2017;44(3):619–625.
304. Desai MH, et al. *Ann Surg*. 1990;211(6):753–759.
305. Ong YS, et al. *Burns*. 2006;32(2):145–150.
306. Rowan MP, et al. *Crit Care*. 2015;19:243.
307. Nyame TT, et al. *Surg Clin North Am*. 2014;94(4):839–850.
308. Summer GJ, et al. *J Pain*. 2007;8(7):533–548.
309. Weinbroum AA, et al. *Anesth Analg*. 2003;96(3):789–795.
310. Griggs C, et al. *Clin Plast Surg*. 2017;44(3):535–540.
311. Wiechman Askay S, et al. *Int Rev Psychiatry*. 2009;21(6):522–530.
312. McGarry S, et al. *Burns*. 2014;40:606–615.
313. Deleted in proofs.
314. Bell L, et al. *J Burn Care Rehabil*. 1988;9:305–308.
315. Herndon DN, et al. *Pain Med*. 2018;19(4):641.
316. Laycock H, et al. *Eur J Pharmacol*. 2013;716(1-3):169–178.
317. Holtman Jr JR, Jellish WS. *J Burn Care Res*. 2012;33(6):692–701.
318. Gamst-Jensen H, et al. *Burns*. 2014;40(8):1463–1469.
319. Faucher L, Furukawa K. *J Burn Care Res*. 2006;27(5):659–668.
320. de Jong AE, et al. *Burns*. 2007;33(7):811–827.
321. Morris LD, et al. *Clin J Pain*. 2009;25(9):815–826.
322. Richardson P, Mustard L. *Burns*. 2009;35:921–936.
323. Brown C, et al. *Am Surg*. 2000;66(4):367–370; discussion 370-1.
324. Bell PL, Gabriel V. *J Burn Care Res*. 2009;30(1):55–61.
325. Bell L, et al. *J Burn Care Rehabil*. 1988;9:305–308.
326. Kaul I, et al. *Burns*. 2018;44(2):414–422.

88 职业安全、感染控制和药物滥用

CHRISTOPHER CHOUKALAS，MARILYN MICHELOW，MICHAEL FITZSIMONS
都义日　石海霞　曹珑璐　雍芳芳　杜伟　译　于建设　贾慧群　容俊芳　审校

要　点

- 临床工作中不可避免地会暴露于麻醉废气。在美国，废气暴露的标准极限（界值）由国家职业安全与健康研究所（国家职业安全卫生研究所）（the National Institute for Occupational Safety and Health，NIOSH）设定，其中氧化亚氮推荐标准为时间加权平均值 25 ppm，挥发性麻醉气体最高限度为 2 ppm。

- 尽管各种研究对暴露于低于 NIOSH 规定界值浓度的麻醉气体是否影响健康或身体状况的结论不一致，但在临床工作中是经常超过这些界值的。如果能闻到麻醉气体的味道，说明暴露量已高出安全界值数倍。

- 放射线的职业暴露主要来自于患者和周围设备的 X 线散射。建议与患者保持 3 英尺的距离，以尽量减少职业暴露的生理伤害；与患者保持 6 英尺的距离，相当于 2.5 毫米铅板提供的保护。

- 手术时产生的烟雾越来越被意识到是潜在的感染源和致癌物质；在产生烟流的地方应该使用排空设备。

- 疾病可以通过直接接触、飞沫或空气悬浮颗粒传播。有些疾病仅在直接接触宿主血液或体液才会传播。应根据疑似感染类型选择适当的个人防护设备以防止职业性疾病的传播。

- 为减少职业性病原体暴露，应始终采取基本标准防护。插管时适当的防护措施包括眼部防护、外科口罩和手套。

- 为防止暴露于血源性病原体，应注意锐器的安全使用，包括使用安全的可缩回针头和无针系统。

- 导致人类免疫缺陷病毒（HIV）、乙型和丙型肝炎病毒（HBV 和 HCV）职业暴露的最常见原因是经皮损伤。此类疾病传播的风险通常很低，但是如果被中空的针头损伤，或者针头上可见血污染，或者暴露于高病毒滴度的患者，则传播风险极大。

- 建议在职业暴露于 HIV 或 HBV 后进行暴露后预防（postexposure prophylaxis，PEP）。PEP 的推荐指南可在疾病控制和预防中心网站上获得。拨打临床咨询中心 PEP 电话服务（1-888-448-4911）可获得 PEP 的免费专家指导。

- 偏爱和易获得强效阿片类药物是麻醉科医师群体中药物滥用发生率高的原因。麻醉科医师药物相关死亡率超内科医师两倍。

- 尽管很多康复的麻醉科医师重返工作岗位，但有明显的复发率。如果医师在职业生涯早期即对强效麻醉性镇痛药成瘾，则复发的概率极高。成功康复需要有终身接受治疗的决心。在某些病例，改变专业是唯一的解决方法。

- 睡眠剥夺会对医师的情绪、认知功能、反应时间和警觉性产生不良影响。虽然睡眠剥夺和疲劳会对临床工作状态产生不利影响，但尚不能确定是否会全面影响患者的预后。

相较于其他医学专业，麻醉专业人员有许多特殊的暴露风险。有些风险是可以感知的或是身体上的，如麻醉废气和传染性疾病，而另一些风险则更加隐蔽，如压力、疲劳和药物滥用问题。每一种风险都能被减轻，但可能无法完全消除。

针对身体上的暴露，如麻醉废气，辐射和血源性感染，在目前的麻醉实践中已通过广泛使用有效的废气清除系统、铅防护、防刺伤静脉输液针、标准预防措施（standard precautions，SP）和暴露后预防（postexposure prophylaxis，PEP）方案来预防。越不容易感知的风险，越难降低其造成的危害。限制工作时长可能会减轻住院医师的疲劳，但是这种做法可能不利于改善患者预后，尤其是当这样的限定未应用于实习医师时。药物滥用由多种因素导致，目前仍无明确解决方案。本章将逐一阐述与以上环境危害相关的风险，并对如何避免这些风险的措施加以综述。

身体暴露

吸入麻醉药

挥发性吸入麻醉药是麻醉工作中不可或缺的一部分，但也有可能对患者和使用这些药物的医师造成伤害。考虑到挥发性吸入麻醉物可能影响患者健康，如幼儿神经发育、成人术后认知功能障碍，及对各年龄段患者的免疫抑制作用[1]，人们自然会对这些化合物是否会对每天接触他们的医务工作者造成伤害产生疑虑。

这一疑问目前依然没有明确的答案。由于很难将暴露进行随机化，以往认为暴露于麻醉废气与不孕症以及其他健康问题相关的研究在方法学上存在严重缺陷。关于暴露对认知能力和对健康的影响的话题，仍是疑问远多于答案。

如果没有麻醉废气清除系统，氧化亚氮（N_2O）和吸入麻醉药的浓度可分别高达 3000 ppm 和 50 ppm[2]。此处涉及安全实践指南，指南曾提出的暴露界值远低于上述数值（如 N_2O 低于 25 ppm，任何吸入麻醉药都低于 2 ppm）[3]。虽然适当的麻醉废气清除系统可以有效控制麻醉废气浓度，但在日常实践中麻醉废气浓度仍经常超过 NIOSH 的推荐阈值[4-5]。由于儿科麻醉中经常使用面罩诱导和无套囊气管导管，因此儿科麻醉的麻醉气体暴露更为常见。但随着喉罩通气道用于麻醉，可能导致成人麻醉手术室的废气暴露增加。一项关于成人使用七氟烷和 N_2O 吸入诱导及维持的研究

发现，超过一半时间的麻醉废气浓度均高于 NIOSH 标准[6]。

对麻醉实施者健康的影响

20 世纪 70 年代，Bruce 和 Bach 的实验是最早研究亚麻醉浓度的吸入麻醉药对认知能力影响的实验之一。他们发现在低至 50 ppm N_2O，复合或不复合 1 ppm 氟烷的实验室中，健康志愿者的智力操作能力均下降。同一研究还表明，25 ppm N_2O 联合 0.5 ppm 氟烷则不会产生这种效应[3, 7]。随后，另外三组研究人员在实验室中对志愿者进行研究，却无法证实先前的发现。由于调查人员之间未达成共识，导致一些观点认为："在实验室中的研究不能令人信服地证明未安装废气清除设备的手术室中的麻醉药浓度会对健康个体智力操作性能产生影响[8]。"一项对手术室内从事正常临床工作的志愿者的研究发现，N_2O 和氟烷的痕量浓度分别在 0 ～ 2300 ppm 和 0 ～ 37 ppm，志愿者的智力操作能力未受影响[9]。另一些研究结论正好相反，暴露于亚麻醉浓度的 N_2O、异氟烷和七氟烷的健康志愿者的智力操作能力降低。有些研究还提示，在 N_2O 浓度低至 10% 和七氟烷浓度低至 0.4% 时，健康志愿者的智力操作能力的降低呈剂量依赖性[10-12]。通过对比，10% 的 N_2O 相当于 100 000 ppm，显著高于推荐的安全界值，也明显高于 Bruce 和 Bach 研究的暴露浓度。这些研究方法是否能高度模拟临床实践中的职业暴露是值得商榷的，但是必须承认，正如后面讨论得那样，职业暴露可能远远超过了可接受的安全水平。

对胎儿健康的影响

麻醉药与癌症、自然流产、基因和发育异常的发生有关。20 世纪 60 年代末，俄罗斯的 Vaisman 报道麻醉药可能的伤害：女麻醉科医师流产率增高，31 例妊娠中有 18 例发生流产，人们才开始充分意识到长期暴露于麻醉废气可能会对健康造成不良影响[13]。在这份初次报道之后，又有很多回顾性研究。其中，20 世纪 70 年代和 80 年代在美国和英国进行的三项大规模研究都得出结论，女麻醉科医师流产的发生率高于在手术室外工作的女医师[14-17]。同一时期的研究还表明，男、女麻醉科医师的子女中先天畸形的发生率也明显高于对照组的医师[18-20]。除了对生育的影响外，综合 6 项早期研究进行荟萃分析，结果显示麻醉气体暴露与男性麻醉科医师的肝病发生[21]，以及女性麻醉科医师宫颈癌、肝病、肾病的发生有关[22]。

许多采用相似方法学的研究未能发现暴露与健康之间的关系[23-25]。尽管这些早期的研究在方法学上有很大的局限性[14-15, 21]，1997 年的一篇文章对 1984 ～ 1992 年期间完成的 19 项以上研究进行了荟萃分析，结果显示暴露于麻醉气体的女性流产的相对风险为 1.48[置信区间（CI）95%，1.4-1.58][26]。

美国麻醉科医师协会（ASA）手术室工作人员职业健康委员会痕量麻醉气体专题调查组分析了所有可获得的流行病学研究数据。研究中的方法学缺陷使得工作组难以得出麻醉废气职业暴露与不良健康影响之间的关系。他们的报告发表于 2002 年[27-28]，引用了来自 11 500 名英国女医师的一份前瞻性调查数据，记录了她们的职业、工作实践、生活方式、医疗和产科病史，接触麻醉废气的时长和是否使用净化设备等。报告显示，女麻醉科医师不孕症、自然流产和先天性儿童畸形的发生率与其他医师无差异[29]。ASA 的观点是"没有证据表明痕量浓度的麻醉废气会对已安装麻醉废气清除系统场所的工作人员健康产生不利影响"和"一般说来当前使用的麻醉剂……没有致突变的可能性"[27-28]。考虑到这些证据，以及临床实践中的暴露通常都是超过健康和管理部门认为的安全水平，所以这一再次保证也几乎没有起到安慰作用[4-5]。工作组的文件还总结了职业安全与健康管理局（Occupational Safety and Health Administration，OSHA）同期提出的建议：建议从雇员的"知情权"出发，"暴露于麻醉废气有可能会产生不良后果，如自然流产和儿童先天性畸形[27-28]"。

随后，又有几项研究支持宫内效应的可能性。一项对加拿大护士的分析发现，同工作环境暴露于麻醉废气可能性较低的护士相比，那些暴露于麻醉废气的护士的后代发生先天畸形的概率更大[30]。随后的研究使用染色体和分子 DNA 分析确定了暴露和基因毒性效应之间的相关性（例如，姐妹染色单体交换、DNA 断裂和染色体异常）[31-33]，但没有检查后代的临床转归。然而，这些最新的流行病学和遗传学研究并没有量化暴露程度，而是从认为存在暴露的环境中选择认为已经发生暴露的医护人员。

因为研究的局限性、缺乏共识或更新的 ASA 指南，及经常超过吸入麻醉药安全水平的事实，所以必须意识到发生危害的可能性。麻醉工作站制造商、卫生保健系统和临床医师必须对此保持警惕以降低其风险。

减轻对健康的影响

可以通过建立麻醉废气清除系统，确定安全暴露水平，监察暴露水平，并在麻醉气体暴露的区域（如手术室、准备间和恢复区）强制按推荐的频率进行空气交换，减轻麻醉气体职业暴露对健康的潜在影响。

虽然废气清除系统的全面使用对当今麻醉工作的安全至关重要，但它会导致手术室人员产生错误的安全感。Kanmura 等[34]调查了 402 例在麻醉过程中发现环境中 N_2O 浓度异常增高的病例，其中 42% 是面罩通气所致，19.2% 是未连接废气清除系统，12.5% 是小儿气管导管周围泄漏，11.5% 是设备漏气。研究中所有废气清除系统未连接均是人为失误而非设备故障所致[34]。由于大多数麻醉机没有配备自动识别清除系统断开的相关设备（大多数现代麻醉机已经纠正了这一错误），因此旧机器上的系统故障可能不会被及时发现。精心维护和全面了解废气清除系统，才能遵守 NIOSH 标准，减少手术室废气暴露。新的证据显示各种活性碳化合物可以吸收麻醉蒸汽[35]，但是这些技术尚处于实验阶段，目前还未上市。

一些政府机构制定了有关工作场所安全的规章制度和建议。OSHA 是美国劳工部下属的国家机构，负责制定和实施相关规定以确保"安全和健康的工作环境"。疾病控制和预防中心（Centers for Disease Control and Prevention，CDC）和 NIOSH 都是研究健康和工作场所安全并提出建议的联邦机构。与 OSHA 不同，CDC 和 NIOSH 不是监管机构。州和地方卫生部门以及医院感染控制部门也都承担制定和执行医疗工作场所安全标准的任务。

20 世纪 70 年代，NIOSH 提出了氧化亚氮和氟烷的暴露界值，规定"任何工作人员都不应接触浓度超过 2 ppm 的卤代麻醉药或 25 ppm 的氧化亚氮[3]"。然而这些暴露界值至今没有更新，也没有加入新的挥发性麻醉药。这些暴露界值是根据当时已知的可引发副作用（50 ppm N_2O 或 1 ppm 氟烷会对牙科专业学生造成认知障碍）的最低浓度[36]以及在临床中特别容易达到的浓度确定[37]。随后，意识到这些数据来源于对镇静药物可能更为敏感的摩门教徒，可能不具有概括性[38]；近期的一项小样本研究显示，50 ppm 的 N_2O 会导致认知障碍[39]，这是研究中经常被发现的水平[4-5, 40-41]，也远远高于 NIOSH 的暴露标准。氟烷的感知阈值从小于 3 ppm 到大于 100 ppm 不等[2]。如果可以闻到麻醉药的气味，那么其浓度肯定已经超出 NIOSH 推荐的暴露界值数倍。

职业暴露并不局限于手术室工作人员，因为患者在术后 5 ～ 8 小时内继续呼出痕量的 N_2O[42]。Sessler 和 Badgwell 使用翻领剂量计测量恢复室护士的麻醉废气暴露浓度，这些护士护理吸入麻醉结束后一小时内的患者。研究结果显示，37% 接受异氟烷、87% 接受地氟烷和 53% 接受 N_2O 麻醉的患者，其呼出麻醉浓度均超过 NIOSH 推荐值[43]。最近一项相似的研究报道了加拿大的 PACU 麻醉恢复期患者呼吸区域的 N_2O 平均浓度要低得多（3.1 ppm）[42]，但仍高于推荐的安全暴露水平。这些研究都证明了 PACU 适当通风的重要性。虽然 Sessler 和 Badgwell 都报导了 PACU 房间的空气交换为每小时 8 倍房间容量，但是大部分空气是再循环的。如果空气交换每小时达到 20 倍房间容量，且每次交换更新 25% 的新鲜气体，则 N_2O 的浓度就可以降低到检测不出的水平[27]。虽然 OSHA 目前没有关于 N_2O 和吸入麻醉药暴露的规定，但提供了减少职业暴露的指南，包括适当的安装和监测废气清除系统、探查和纠正机器漏气、安装有效的通风系统[44]。手术室内推荐的空气交换率为每小时至少 15 倍房间容量，而且至少有 3 倍是室外空气交换。根据所测得的暴露数值分析，层流优于湍流[4]。在 PACU，推荐每小时至少 6 倍空气交换，而且至少 2 倍是室外空气交换。OSHA 建议每年两次空气采样，对麻醉废气进行测量，记录空气采样的方法、位置、日期、测量的浓度以及麻醉机漏气试验的结果，且保存 20 年。虽然 OSHA 是一个政府机构，但这些建议并无法律效应[27-28]。

总之，临床实践中经常接触到的麻醉废气浓度可能导致人体机能和健康方面的缺陷，必需谨慎对待，应尽可能避免临床医师的职业暴露。

辐射

麻醉科医师经常暴露于电离和非电离的电磁辐射。前者主要是 X 射线，偶尔是放射性核素释放的伽马射线，后者来源于激光。而接触放射性核素释放的 α 和 β 射线较为少见。电离辐射有足够的能量，能破坏组织中电子的稳定轨道，在组织中产生自由基和离子化的分子。如果辐射暴露足够严重，会造成组织破坏或染色体变异而引发恶性增殖。非电离辐射可以激发电子在分子内从基态移动到更高的轨道，但电子仍留在分子中。此时，吸收辐射后产生的热量可能会对组织造成损害。

电离辐射：X 射线

在过去，大部分在手术室内接触的辐射都是由于使用便携式透视和 X 线机。相对于传统的手术室病例，随着血管内手术、杂交心脏手术、电生理学研究和其他成像手术的发展，麻醉人员暴露于电离辐射的机会显著增加[45]。由于辐射不能被人体察觉，所以

了解其特征会减少个体的暴露。

西沃特（Sv）用于测量辐射对所有组织造成的生物损害[46]。1Sv 等于 100 雷姆（roentgen equivalents man，rem）。自然界的辐射暴露剂量各不相同，主要取决于地理位置。美国的平均水平为每年 0.8 至 2 mSv［80 ～ 200 毫西沃（mrem）］。自然辐射主要来自宇宙射线（海平面大约 0.4 mSv，每增加 1000 英尺增加 0.1 mSv），以及在土壤、砖和混凝土中发现的放射性化合物。大多数医师接触的职业辐射量不超过自然辐射量。OSHA 规定了职业暴露（以 rem 表示）的限值，各个身体部位不同；手的允许限值高于全身、性腺或身体造血部位[47]。一个简单的近似法则是每年 5 rem（50 mSv），每个季度不超过 1.25 rem（12.5 mSv）。2007 年，国际非营利性组织国际辐射防护委员会（International Commission on Radiological Protection）提出了比 OSHA 更严格的暴露限值（表 88.1），两者都同意孕妇的界值应该更低[48-49]。

辐射职业暴露主要来自患者和周围设备散射的 X 射线，而不是 X 射线机本身[50]。一次胸片，患者接触约 25 mrem 的射线；需要多次拍片时，有时会接触 1 rem 以上的射线。在透视过程中产生的辐射量取决于 X 线束的长度。就像光遇到物体表面发生反射一样，X 射线遇到物体后也会发生反射，而这种散射是职业暴露的主要原因。研究发现麻醉工作者的典型暴露程度各不相同，但多数研究显示暴露程度较低[45, 51-53]。最近的研究比较了麻醉科医师的工作位置及 X 线束照射位置的风险。使用假想患者和麻醉科医师模型进行模拟照射研究，证明床头附近（相对于床两侧而言）暴露剂量更大，或射线从侧面照射时暴露剂量更大（如经床侧位像）[54]。在进行经导管主动脉瓣膜置换手术时，实时监测经食管超声心动图（TEE）检查操作医师，发现其接受的辐射是其他临床医师的 5 倍[55]。此外，使用倾斜角度照射时暴露增加。值得注意的是，通过使用额外的屏蔽设备（如安装在天花板上的丙烯酸铅屏蔽层），可以将暴露减少 80% 以上。

表 88.1	X 射线的相关暴露限值			
		OSHA*		ICRP†
部位	rem	mSv	rem	mSv
头，眼睛，性腺	5	50	2	20
手，手腕	75	750	50	500
全身皮肤	30	300	50	500
孕妇	0.5	5	0.1	1

* 职业安全和健康管理局[47]
† 国际放射防护委员会[48]

减轻对健康的影响

针对辐射暴露，放疗科医师建议患者和医师遵循"满足治疗的最低剂量"的指导原则。而成像技术和工业设计领域的技术创新也可能会进一步限制暴露[56-57]。

因为散射辐射的强度与距发射源距离的平方成反比，所以最好的保护措施是物理隔离。一般建议医师与患者距离至少 3 英尺（0.91 m）。6 英尺（1.83 m）的空气可以提供相当于 9 英寸（22.86 cm）的混凝土或 2.5 mm 的铅的保护作用[58]。最近的一项系统性综述发现，使用实时放射性测量计和假想患者进行模拟研究时，距离 X 射线源 4.9 英尺（1.5 m）时，只能检测到背景辐射暴露[51]。这一结果已经在部分临床研究中得到证实[45, 52]。因此，上述综述的作者开始质疑麻醉科医师穿戴铅衣的必要性，然而这一观点与 OSHA 的建议相矛盾[59]。尽管可能穿着并不舒适，但是含有 0.25 ~ 0.5 mm 厚度铅层的铅衣可以有效阻挡大多数散射辐射，推荐在任何有暴露风险情况下穿戴[60]。铅衣未覆盖的区域，如眼睛的晶状体，仍受伤的风险。而且眼睛受到的辐射剂量会因手术类型、麻醉医师相对于与患者及 X 射线场的位置而不同[54, 61]。OSHA 建议在"直接 X 射线场"中的医护人员使用不透明的护目镜[59]。

非电离辐射：激光

激光（laser）是 light amplification by stimulated emission of radiation 的缩写，意思是受激辐射式光频放大器。激光可以产生红外线、可见光或紫外线。手术用激光可产生高强度聚焦电磁辐射，用于切割或损毁组织。尽管来自激光的辐射不会导致电离，但由于激光的强度以及治疗过程中从组织里释放的物质，激光仍具有潜在的危险性。

在临床常用的激光器中，二氧化碳和钕：钇铝石榴石（Nd：YAG）激光器分别发出远红外和近红外波长的光，氩和可调谐染料激光器则发出可见光[62]。

对于在激光器附近工作的人员而言，眼睛受伤是最大的威胁。基于当前的认识，已经制定了严格的保护标准，但这一标准需要定期修订。直接暴露和反射辐射均可引起眼部损害，包括角膜和视网膜灼伤、黄斑或视神经损害以及白内障形成。特别设计的护目镜可过滤特定类型的激光，同时保证视野清晰。例如，透明塑料镜片可阻挡二氧化碳激光器产生的远红外（10 600 nm）辐射，但对钕：钇铝石榴石（Nd：YAG）激光器产生的近红外（1064 nm）辐射没有任何保护作用。特定的过滤片所提供的保护类型在护目

镜的镜框上都有标注，使用前应仔细检查。有划痕的过滤片不能继续使用。由于特定的过滤片可能会阻挡部分可见光，所以在手术前应确认可以通过护目镜看清患者的监测仪。建议所有的暴露人员都佩戴护目镜，因为反射辐射与直接辐射同样危险；并且，不同于 X 射线辐射，在普通手术室中反射辐射的强度并不会因为传播距离的增加而明显降低[62]。

除了激光的直接损害，医师也要避免激光产生的烟雾[63-65]。在实验条件下，已经从激光照射的烟雾中检测到了活菌[66]，以及致癌物和环境毒素[63]。在激光治疗跖疣和生殖器尖锐湿疣产生的烟雾中[67-68]以及治疗医师的手套上[69]，已经检测到完整的人乳头瘤病毒（HPV）的 DNA。在人类免疫缺陷病毒（HIV）阳性细胞培养物的激光蒸发烟雾中找到了 HIV 前病毒 DNA[70]。虽然这些使用组织培养物的实验并非常规临床环境的复制，但是强调了严格清除烟雾的重要性。模拟实验证实了无论房间的通风情况如何，在操作范围附近，激光产生的颗粒物浓度都高于房间内的其他位置，有时可以高达 4 倍[64]。

举一个极端的例子，有报道称一位激光外科医师感染了喉乳头状瘤。这位医师以前治疗过几例感染了肛门湿疣的患者，但在治疗过程中均未使用激光除烟设备[71]。该医师的喉部肿瘤组织中含有 HPV DNA 6 型和 11 型——这与肛门-生殖器湿疣中常见的病毒类型相同。因此，清除所有汽化碎屑至为重要。

手术烟雾

暴露于电刀和超声刀产生的手术烟雾对健康的影响日益引发关注[72]。数据提示尽管电刀产生的烟雾量很少，但含有具有传染性的细菌和恶性细胞，以及致癌物[73]。超声刀产生的烟雾中含有活细胞，研究发现，如果将其中的恶性细胞注射入小鼠体内，随后可进展为癌症[74]。

NIOSH 针对医护人员的调查数据显示，大多数手术室工作人员没有常规使用局部通风排气设备（例如术野的排烟器）[75]。受访者还表示，缺少相关保护策略的原因在于缺乏制度规范、认为暴露量极小或无关紧要。麻醉科医师都非常熟悉手术操作中的各种常见气味，因此，如果嗅到电刀烧灼皮肉的气味，手术室内的人员应该意识到他们正暴露于潜在的有害物质之中。

减轻暴露于手术烟雾的影响是一项关键的举措。大多数标准外科口罩只能阻挡最大的烟雾颗粒[76]，而且，标准外科口罩显然不能过滤激光产生的颗粒[77-78]。

即便是激光专用口罩，其清除烟雾颗粒的效率也比对照组（防护等级为 FFP 2 级的防灰尘和细颗粒口罩）低很多倍[77]。在手术期间获取的烟雾样本中，烟雾颗粒的直径中值为 0.31 μm（范围为 0.1 ~ 0.8 μm）。即便过滤掉直径大于 0.5 μm 的颗粒，使用二氧化碳激光器治疗的组织中排出的烟雾仍可在实验动物中引起肺部病变。如果清除了所有直径大于 0.1 μm 的颗粒，则不会造成肺损伤，因此强调认真清除烟雾的重要性[70, 79]——这一举措也是 CDC、OSHA 和围术期注册护士协会共同倡导的做法。

使用专门为清除这类烟雾而设计的排烟及过滤设备可降低手术室工作人员被激光散布的 HPV 的 DNA 污染的可能性[67]。不过，无论何时使用激光，医师都应佩戴激光专用外科口罩；医疗机构也应经常评估在术野使用排烟器的情况（表 88.2）。

感染性暴露

了解感染控制的基本原则对安全非常重要，也是麻醉工作的职责所在。

感染预防

在过去的 50 年中，随着洗手规范的引入、个人防护设备（personal protective equipment，PPE）的应用、环境控制措施的实行，及安全锐器设备的落实，感染控制标准已发生了巨大的变化。

从 1985 年起，为应对 HIV/AIDS 的流行，CDC 向所有暴露于血液或体液的医护人员发布了关于"通用预防措施"的建议，该建议不区分患者是否感染[80]。1996 年，这些建议被延伸为"标准预防措施（standard precautions，SP）"的概念，适用于任何情况下的任何患者。同时，针对经特定途径传播的疾病，CDC 还引入了基于空气传播、飞沫传播、接触传播的预防指南[80]。

标准预防措施

标准预防措施（SP）包括每一次接触患者时、无菌操作前，及接触体液后的手部卫生。手部卫生包括流水下使用普通肥皂或抗菌肥皂洗手，以及使用无水的乙醇凝胶清洁手。除非双手被明显弄脏，乙醇凝胶清洁手一般有着更强的抗菌效果，优于肥皂和流水[81]。估计每例麻醉至少涉及 25 次手部清洁的时机和上百次与患者或麻醉操作环境的接触，但麻醉科医师仅在 1% ~ 10% 的时间内遵循手部卫生方面的建议[82-83]。重要的是，不能因为佩戴手套而忽略手部卫生，因为 1% ~ 2% 的检查手套有微孔，细菌可以通过这些微孔进入手套[84]。

标准预防措施还包括在可能使医护人员接触到患者血液或分泌物的护理过程中适当应用 PPE，例如隔离衣、手套、口罩或护目镜。对 PPE 的需求因面临的具体任务不同而不同。在插管过程中，建议麻醉科医师提前进行手部消毒，并佩戴手套、口罩和护目镜[85]。一项研究显示，在插管、拔管、静脉置管过程中，主治麻醉科医师使用手套的频率仅占 10%，而实习麻醉科医师也仅达到 50%[86]。

表 88.2 职业暴露、风险和安全措施			
暴露	来源	潜在风险	保护方法
吸入麻醉剂	游离气体 面罩诱导麻醉 使用 LMA 麻醉剂泄漏 清除不足	不孕症 精神运动能力下降 癌症 自发性流产 肝疾病 先天性畸形	清除设备 通风换气 正确进行面罩诱导麻醉 活性炭过滤器
电离辐射	可移动式透视设备 多功能复合手术室介入治疗室	癌症 眼损伤 不孕症	距离辐射源 3 英尺以上 铅衣 铅板 铅手术帽 定期检查辐射设备
非电离辐射	激光	眼损伤 细菌或病毒汽化	护目镜 激光手术专用口罩
烟雾中的微小碎片	电刀 超声刀	暴露于细菌、病毒和致癌物	手术烟雾清除器 FFP 2 级防微粒口罩

当患者确诊或疑似患有通过特定途径传播（如接触传播、空气传播或飞沫传播）的传染病时，除了标准预防措施，还应采取针对该传播方式的相应预防措施。这些措施将在后文详细讨论。

转运需要针对传播方式采取相应预防措施的患者时，要对患者具有传染性的区域进行隔离。例如，患有经空气传播的活动性结核病的患者应佩戴 N95 或更高防护级别的口罩；应使用隔离衣、床单遮盖患有接触性传播疾病的患者，参与转运人员也应在转运过程中穿戴洁净的 PPE[80]。

环境控制

环境控制是用于防止经空气传播的传染性颗粒扩散的附加安全措施，如医院中管理通风的工程系统（如负压病房）、高效微粒空气（HEPA）过滤装置、高频率的空气交换，及在房间上部或通风管道中对空气进行紫外线照射[87-88]。相对于走廊而言，手术室保持正压（防止将感染性颗粒引入无菌区），所以应推迟患有活动性结核病或其他经空气传播疾病患者的择期手术。如果无法推迟手术，则应在建有缓冲前室的手术室中进行手术[89]。应在 Y 型连接器后的回路中安装 HEPA 过滤器，以防麻醉机被污染。

针刺伤和锐器安全

通用预防和标准预防的一个关键因素是防止锐器和安全注射操作导致的伤害。据 CDC 估计，2000 年医护人员全年遭受针刺伤和其他皮肤破损超过 600 000 次[90]。OSHA 已经制定了防止卫生保健人员暴露于血源性传染病病原体的标准。这些标准在《2000 年联邦针刺安全和预防法案》获得通过后，于 2001 年进行了更新[91]。OSHA 标准要求用人单位配备安全的锐器设备，安全的锐器处置方法，适当的 PPE；向接触了潜在的传染性体液的卫生保健人员提供免费的乙型肝炎病毒（HBV）疫苗；对接触了血源性传染病病原体的卫生保健人员进行医学评估并提供 PEP[92]。随着安全锐器设备的使用，与 2000 年前比较，2004 年后总体针刺伤害率已经明显下降，在一些研究中甚至下降了 50% 以上[93]。

锐器伤的风险与医学专业和临床经验有关。杜克健康和安全监测系统研究对各类卫生保健人员因皮肤破损而暴露于患者体液的风险进行了量化。在这项研究中，每 100 名麻醉住院医师每年会发生 19 次针刺伤；但对于全部麻醉科医师群体，每 100 名每年只出现 6.9 次针刺伤，而每 100 名全职雇员每年仅出现 3.9 次针刺伤[94]。另外，夜班和持续 24 小时以上的轮班会增加针刺伤发生率[95]。

中空针头所造成的伤害占锐器伤的一半以上[90]。使用锐器期间和之后均可能发生皮肤损伤。佩戴手套或双层手套，避免使用双手回套针帽等方法可以降低针刺伤的风险[90, 96]。另外，使用带有持针器的弯形缝合针比使用手持式直形缝合针更安全[97]。

意外针刺伤事件的实际例数要多于报告例数，CDC 估计仅有约 54% 的经皮肤暴露上报给职业健康部门，这其中的原因或许是担心报告会耗费时间或不够保密[98]。所有的职业针刺伤和暴露均应向医院的职业健康管理部门报告，以便进行评估、检测并提供可行的 PPE。

疫苗可预防的疾病

CDC 免疫接种顾问委员会建议所有的医疗机构针对各种可疫苗预防的疾病提供疫苗，以降低职业暴露和病原体传播的风险（表 88.3）。

表 88.3　推荐卫生保健人员采取的免疫接种

传染病	卫生保健人员面临的风险	免疫接种	特殊注意点
乙型肝炎	皮肤或黏膜接触到传染性血液 / 体液	0、1、6 个月连续 3 针剂	约 1% 的接种者在完成 3 针接种后不能建立完全免疫
流行性感冒	飞沫传播	每年接种 1 次	免疫效果逐年而异
麻疹，流行性腮腺炎，风疹	飞沫传播，空气传播	2 针剂麻腮风三联疫苗（通常已在婴幼儿时期接种）	1% 的卫生保健人员可在接种后失去免疫力
百日咳	接触传播，飞沫传播	每 10 年接种 1 次（通常为百白破疫苗）	已建立起免疫的卫生保健人员仍需要暴露后预防
水痘	接触传播，空气传播	连续 2 针剂（既往感染过水痘不可接种）	

Information from Immunization of health-care personnel, recommendations of the Advisory Committee on Immunization Practices (ACIP), Centers for Disease Control and Prevention 2011-REF 20.

可从 CDC 官网上获取最新的感染控制指南[99]。ASA 职业健康委员会感染控制工作组已经发布针对麻醉操作的感染控制建议[6]。

传染性病原体的传播

麻醉人员暴露于多种传染性病原体，包括细菌、病毒、真菌、寄生虫，及朊病毒。病原体传播的三条主要途径有接触传播、飞沫传播和空气传播。HIV、HBV 等血源性传染病病原体可能通过经皮肤损伤、破损的皮肤或黏膜直接接触带有感染物的血液或其他体液而传播给医护人员（表 88.4）[100-101]。

接触传播

接触传播是最常见的传播途径[80]，既可以通过与被感染者直接接触的方式传播，又可以通过接触手术室里被污染的媒介（如手术室喉镜手柄等）间接接触的方式传播[102]。当患者患有可通过接触传播的感染时，医护人员应当全程执行接触预防措施。这些措施包括使该患者和相邻病床的患者保持至少 3 英尺的距离，接触患者时穿戴隔离衣和手套。常见的通过接触传播的微生物包括呼吸道合胞病毒、单纯疱疹病毒、金黄色葡萄球菌（包括耐甲氧西林金黄色葡萄球菌）和疥螨[80]。

在医疗机构中，艰难梭菌是流行病学上一种重要的接触传播病原体。它是一种革兰氏阳性有芽孢厌氧菌，可引起腹泻和假膜性结肠炎。广谱抗生素，例如头孢菌素、克林霉素，及万古霉素的使用，可能与艰难梭菌感染有关。需要注意的是乙醇手消毒液不能杀死艰难梭菌的芽孢。因此如果医务人员接触疑有艰难梭菌感染的患者时需全程使用接触预防，并在接触后用水和肥皂洗手[80]。

诺如病毒是一种单链 RNA 病毒，主要通过接触传播，是医疗机构中急性胃肠炎的最常见原因[103]。卫生保健人员只要在与出现腹泻症状的患者接触时，就应按照标准的传染病接触流程，采取接触预防措施。感染诺如病毒的医护人员应遵守医疗机构的感染控制制度，并要求感染的医护人员在症状消除后至少 24 小时内不参与工作[103]。

虱子和疥疮引起的寄生性皮肤病也通过接触传播。麻醉科医师应意识到这些疾病的高度传染性，与患有未经诊断的皮疹或怀疑携带寄生虫的患者进行接触时应穿隔离衣和戴手套。通常不常规推荐暴露后预防[104]。

飞沫传播

飞沫传播是指病原体离开传染源的呼吸道，经过一个短的距离，直接到达易感者的黏膜表面[80]。气管插管、气道吸引，及患者咳嗽或打喷嚏时，可能发生飞沫传播[105]。距离感染者 3 英尺以内飞沫传播的风险最大。因此，面对具有飞沫传播风险的感染者，应采取相应的预防措施：包括与患者保持至少 3 英尺的距离，并要求所有密切接触者佩戴口罩。

通过飞沫传播的微生物通常包括流感病毒和其他呼吸道病毒、A 组链球菌和脑膜炎奈瑟菌[80]。

甲型和乙型流感病毒会导致人类轻度到重度呼吸系统疾病（甲型流感通常会导致更严重的疾病）。甲型流感病毒的亚型以其表面抗原命名：H（血凝素）和 N（神经氨酸酶）。这些表面抗原会随时间发生变化（称为抗原漂移），使得先前获得的免疫力部分丢失。更为罕见的是，如果表面抗原发生显著改变（抗原转移），由于人群对新病毒株没有免疫力，可引起疾病大流行。2009 年的甲型流感病毒株 H1N1 大流行，导致约 6000 万美国人患病[106]。

由于流感病毒亚型每年都在变化，因此 CDC 建议所有年龄大于 6 个月的个体每年均应接种疫苗[107]。接种流感疫苗不会引起流感感染[107]。麻醉科医师由于密切接触鼻咽分泌物，因此特别容易感染流感。越来越多的医疗保健组织将每年的流感疫苗接种作为医学认证的强制性条件[108]。

百日咳由百日咳鲍特菌引起，侵袭性脑膜炎球菌病由脑膜炎奈瑟菌引起，两者都是呼吸道疾病，均经飞沫传播，因此推荐暴露医疗人员进行暴露后预防[80, 105]。由于插管和吸入被认为是这些感染的高风险暴露因素，因此如果参与感染患者的医疗活动，即使接种了疫苗的麻醉科医师也应注意药物预防的必要性[24]。CDC 建议百日咳暴露后使用大环内酯类药物 5～7 天，侵袭性脑膜炎球菌病[109-110]暴露后采用单剂量口服丙沙星或肌内注射头孢曲松。

若腰穿过程中医务人员不佩戴口罩，口腔菌群从医疗人员经飞沫传播到达患者，被认为是引起细菌性脑膜炎的原因[80, 111-113]。麻醉科医师在进行有创操作如穿刺和放置导管（包括穿刺蛛网膜下腔、硬膜外或中心静脉）时应戴口罩，以降低传染性病原体经飞沫传播的风险。

空气传播

传染性颗粒被携带进入空气中，随时间和距离变化仍保持传染性，例如当被感染的液滴干燥变成更

表 88.4　特定传染病的感染预防措施 *

传染病	感染预防措施类型	特殊注意点
艾滋病	标准预防	标准预防措施包括针刺伤预防 一些接触需要进行暴露后预防
曲霉病	标准预防	
艰难梭菌	接触传播预防	接触患者后必须洗手（乙醇凝胶不能去除手上的芽孢）
体表寄生虫（例如虱子、疥螨）	接触传播预防	
肠胃炎	标准预防	对于感染轮状病毒、使用尿布或失禁的患者，还需采取接触传播预防
肝炎（甲乙丙丁戊型）	标准预防	经皮肤接触乙肝病毒需要进行暴露后预防
单纯疱疹病毒 　严重原发性黏膜皮肤感染 　所有其他感染（包括脑炎）	接触传播预防	
标准预防	直至病损干燥、结痂	
带状疱疹（水痘–带状疱疹） 　局部 　播散	标准预防 空气传播预防，接触传播预防	如果已建立免疫的医护人员人手充足，未建立免疫的医护人员不应进入病房
流行性感冒	飞沫传播预防	某些情况下需要进行暴露后预防
麻疹	空气传播预防	如果已建立免疫的医护人员人手充足，未建立免疫的医护人员不应进入病房
流行性脑脊髓膜炎	飞沫传播预防	某些情况下需要进行暴露后预防
流行性腮腺炎	飞沫传播预防	如果已建立免疫的医护人员人手充足，未建立免疫的医护人员不应进入病房
多药耐药微生物（包括 MRSA、VRE、ESBLs）	标准预防或接触传播预防	建议在有持续传播迹象的病区、急救病区或伤口无法被敷料覆盖的环境中采取接触预防措施
百日咳	飞沫传播预防	某些情况下需要进行暴露后预防
朊病毒病	标准预防	对污染的手术器械按照特殊程序进行灭菌
呼吸道合胞病毒	接触传播预防	根据标准预防措施，建议咳嗽频繁的患者佩戴口罩
鼻病毒	飞沫传播预防	
风疹	飞沫传播预防	如果已建立免疫的医护人员人手充足，未建立免疫的医护人员不应进入病房
严重急性呼吸综合征（SARS）	空气传播预防 飞沫传播预防 接触传播预防	
金黄色葡萄球菌（不包括 MRSA） 　严重的引流伤口 　小伤口或感染	接触传播预防 标准预防	
链球菌（A 族）	飞沫传播预防 接触传播预防（仅针对严重伤口）	严重的感染（包括呼吸道感染）需要采取飞沫传播预防措施； 轻度或局限性感染则采取标准预防措施
结核病（活动性） 　肺部 　肺外	空气传播预防 气溶胶传播预防，接触传播预防 *	如果存在活动性引流病变，则另需采取接触传播预防措施
病毒性出血热（包括埃博拉出血热、马尔堡出血热和拉沙热）	飞沫传播预防 接触传播预防 空气传播预防	

* 摘自附录 A。针对特定传染病和情况建议采取的预防措施类型和持续时间。疾病控制与预防中心（CDC）2007 年隔离预防措施指南：在医疗机构中防止传染病病原体传播[80]。
MRSA，耐甲氧西林金黄色葡萄球菌

为细小的粒子，称为液滴核，或产生小的传染性粒子（即孢子）时，就会发生空气传播。这些小颗粒（＜ 5 μm 颗粒）更容易进入下呼吸道并引起严重感染。应将疑有空气传播感染的患者安置在具有特定空气过滤要求的负压房间内。所有照看患者的人员需采取空气传播预防措施，均应佩戴 N95 或更高级别的呼吸过滤器[80, 87]。这些呼吸过滤器需可过滤 ≥ 0.3 μm 的颗粒且过滤效率不低于 95%。口罩的密封性对口罩的正常功能至关重要，因此，医疗机构必须对医护人员定期开展关于呼吸器密封性能测试[88]的培训。

通过空气传播途径传播的微生物包括结核分枝杆菌、风疹病毒（引起麻疹）和水痘带状疱疹病毒（引起水痘）[80]。

TB（tuberculosis, TB）是由结核分枝杆菌感染所致，结核分枝杆菌是耐酸细菌，其导致人体致病已有 4000 多年的历史。当人体吸入细小的、具有感染性的、含细菌的空气颗粒时，就会发生结核分枝杆菌感染。这些称为飞沫核的颗粒大小为 1 ～ 5 μm，可在空气中存活很长一段时间，并在整个房间或建筑物中播散[88]。感染结核分枝杆菌的风险与接触感染源的距离以及时间长短有关。麻醉科医师面临的结核病暴露风险特别高，据报道，支气管镜检查和气管插管是两种导致卫生部门工作人员皮肤测试转阳的最高风险操作[89, 114]。

感染结核分枝杆菌的健康个体，通常在感染后 2 ～ 12 周内产生免疫反应，此时结核病的免疫学检查呈阳性[88]，但是细菌可以在体内保留多年，这种情况称为潜伏性结核病。潜伏性结核无症状，无传染性。感染结核分枝杆菌的患者中有 5% ～ 10% 会在其后续生命中发展为活动性结核病[115]。免疫系统受损的患者，感染结核分枝杆菌后发展为活动性 TB 的风险要高得多，例如，患有艾滋病、糖尿病或接受免疫抑制治疗的患者[88]。尽管大多数结核病如能得到妥善治疗是可治愈的，但未经治疗的结核病可能在 5 年内导致 50% 以上的病例死亡[35]。目前，世界卫生组织估计有 17 亿人，即世界上约四分之一的人口感染了结核分枝杆菌[115]。其中 95% 的感染病例和死亡病例发生在发展中国家。

美国 2016 年报告了 9287 例新的结核病病例，发病率为 2.9/10[116]。TB 在 20 世纪 90 年代激增之后，由于 CDC 实施相关感染控制措施到位，美国结核病发病率持续下降[88]。所有医疗机构必须制定结核病感染控制计划，以识别和治疗结核病患者，教育和筛查有感染结核病风险的医护人员，制定环境控制措施，例如建立隔离房间和负压通风系统，完善呼吸保护计划以减少医护人员的暴露风险[88]。

常用的结核菌素皮肤试验（纯化蛋白衍生物）提供了结核病暴露的定性指标。现有一种较新的结核病定量检测方法，可以检测非典型的生物体，但需要血液样本[88]。所有存在结核病高危暴露风险的医疗人员在从业时均应进行皮肤检测，并且每年重新进行一次检测以确定是否有新的暴露。对于先前检查或结核暴露后 1 年以上仍呈阴性的人员，建议进行两步检查，因为潜在的 TB 感染会因迟发型超敏反应减弱而导致最初的假阴性结果。对于真正暴露者来说，第一次检测将"增强"反应，导致第二次检测得到阳性结果[88]。

结核菌素皮肤试验阳性的医疗人员需要进行临床评估和胸部 X 线检查。如果活动性结核病诊断成立，应立即按照推荐的指南开始治疗。根据《传染病报告法》，通常要求在 24 小时内通知当地或国家疾控部门。如果排除了活动性结核病，建议由专业的卫生人员与传染病医师进行会诊，对潜伏性结核的医疗人员进行药物治疗。治疗潜伏性结核的标准药物疗法是 6 ～ 9 个月的异烟肼或 4 个月的利福平[88]，但对有肝损伤史的潜伏性结核感染患者应慎重。潜伏性结核即使不进行治疗也不会传染，因此麻醉科医师通常不需要终止正常医疗活动。

复合传播

微生物通常通过多种途径传播。例如，呼吸道合胞病毒最常通过接触传播，也可通过飞沫传播[80, 117]，医疗人员必须使用防护设备来预防这两种形式的传播。通常采用的呼吸支持疗法，例如无创正压通气，已经显示与呼吸道疾病（如流感）的气溶胶播散有关。

发生在 2003 ～ 2004 年之间的严重急性呼吸综合征（severe acute respiratory syndrome, SARS）病毒暴发，传染颗粒通常通过飞沫气溶胶传播或接触传播是其特征。SARS 是一种呼吸系统疾病，报道的死亡率为 6%[80]。在某些中心，高达 50% 的 SARS 病例是护理 SARS 患者的卫生保健人员[25]。气管插管、气管内吸引和护理无创正压通气的患者被认为是卫生保健人员感染的危险因素[80, 105, 118]。

血液传播

麻醉科医师经常面临针刺或其他锐器伤的风险，或者不完整的皮肤或黏膜表面接触患者的血液或其他血清衍生体液的风险。意外暴露于血液或体液会导致传染病传播，根据暴露类型（经皮风险最高）、暴露设备（中空针比实心缝合针的风险更高）、针刺深度、病原体类型，及所接触的传染颗粒数量，感染的风险不同。职业暴露后，应使用肥皂和清水清洗暴露区域。尚未证明使用杀菌液或试图挤出伤口部位的体液能有效降低感染率[119]。建议采用暴露后预防措施降低血清转化的风险。HBV、丙型肝炎病毒（hepatitis C virus，HCV）和 HIV 是对麻醉科医师构成最大职业风险的三种血液传播病原体（表 88.5）[85]。

HBV 是急性病毒性肝炎的病因，可通过经皮或黏膜接触被感染的血液或体液而获得。重要的是，HBV 可以在体外存活长达 7 天，甚至没有任何可见血液的针头也可能具有感染性[119-120]。在未接种疫苗的个体中，根据传染源的传染性和与血清的接触类型，经皮接触 HBV 后发生血清转化的风险在 6%～30% 之间[121-122]。超过 50% 的急性感染是无症状的，但急性感染的体征包括发热、黄疸、疲劳和腹痛。虽然非常罕见，但急性乙肝病毒感染也会导致暴发性肝炎。在成年人中，初次感染后高达 95% 的病例会完全清除病毒[120]。但是，慢性 HBV 会引起肝硬化和肝细胞癌。在慢性感染 HBV 的人群中，有 25% 的人死于肝病[120]。

在美国，每年大约有 2 万例新的 HBV 感染病例，估计有 85 万～220 万人患有慢性乙型肝炎[123]。全球每年有近 90 万例与 HBV 相关的死亡。在 20 世纪 80 年代引入乙型肝炎疫苗之前，乙肝病毒对麻醉科医师而言是一种重大的职业危害。一项 20 世纪 80 年代对麻醉科住院医师进行的多中心研究发现，在 267 名接受测试的住院医师中，17.8% 表现出暴露于 HBV 的血清学证据[124]。疫苗在极大程度上改变了 HBV 的流行病学和职业风险。1982—2010 年，医护人员 HBV 感染人数下降了 98%[119]。

强烈鼓励卫生保健人员完成三次序贯乙肝疫苗注射。OSHA 要求卫生保健机构免费提供疫苗[125]。拒绝乙肝疫苗接种的人员必须签署拒绝接种疫苗的声明。由于免疫力会随着时间的延长而减弱，且某些个体对该疫苗完全不产生应答，因此，如果没有免疫力，则在疫苗接种和再次接种后进行抗乙肝表面抗原的血清学检测，可能是许多医院职业健康策略的一部分[119]。

如果发生意外暴露，应根据有关知情同意的法律对感染源患者（如果已知）进行 HBV 检测。对完成三剂疫苗序贯接种且通过血清学检测证明具有免疫力的医疗保健人员，无须对感染源患者进行 HBV 检测，也无须进行暴露后管理[119]。如果医疗保健人员没有血清免疫的证据，应对其进行免疫检测。在没有免疫力和未接种疫苗的人员中，可以给予乙肝免疫球蛋白（hepatitis B immune globulin，HBIG）进行暴露后预防，如果有指征，可同时接种乙肝疫苗[119]。HBIG 能提供暂时性保护，在 3～6 个月内免受 HBV 感染[119]。

HCV 与 HBV 一样，是一种血液传播的病毒，可引起急性病毒性肝炎。但是，与 HBV 不同，HCV 不能通过经皮暴露于感染的血液而有效传播。意外经皮接触 HCV 后血清转化的发生率在 0.5%～2% 之间[126]。在接触 HCV 并发展为急性感染的人员中，只有 15%～25% 的病例可以清除感染[126]。大多数 HCV 感染会演变为慢性病程，经过长期发展，有 5%～20% 的感染会导致肝硬化[126]。

在美国，2016 年报告了 2967 例急性 HCV 病例。美国有 300 万～400 万人患有慢性 HCV[123]。遗憾的是，目前尚无 HCV 疫苗或有效的 HCV 暴露后预防方法，但却有有效的治疗方法，如应用具有直接作用的抗病毒药物，可使 90% 以上治疗者完全清除感染[127]。

HCV 是可以治疗的，所以意外接触 HCV 的医护人员应在接触后 48 小时内进行 HCV 抗体检测。从首次接触开始至 3 周或更长时间内，要对无先前暴露证据的人员重复进行 HCV RNA 检测。如果有 HCV 感染的证据，并且原发感染没有清除，推荐对这些医疗保健人员进行专业的监测和治疗。

许多医疗机构相关的 HBV 和 HCV 传播暴发事件，都与把一支大剂量安瓿药物分给多个患者使用有关，特别是丙泊酚安瓿。在 2006 年一件引人注目的案例中，发现 5 例 HBV 和 6 例 HCV 感染都与一名内镜检查中心的麻醉科医师有关，该医师被发现曾使用接触过慢性感染患者的注射器多次接触丙泊酚安瓿，从而污染了安瓿[128]。随后其他患者使用该安瓿内的丙泊酚，导致了 HBV 和 HCV 的传播。安全注射方法是标准感染预防措施的一部分。CDC 建议，切勿将

表 88.5	血源性病原体	
	经皮暴露后发生血清转化的风险 *	进展为慢性病
HBV	6%～30%**	5% 具有免疫能力的成年人
HCV	0.5%～2%	75%～85%
HIV	0.3%	100%

* 风险取决于暴露类型和宿主的传染性。
** 在无血清免疫的人群中。
血清转化的风险与以下因素有关：暴露深度，患者病毒载量，暴露类型（中空的针头为最高风险），针头上有可见血液

使用过的注射器再次插入安瓿，即使使用新的针头或套管针也无济于事。当前患者治疗区域内的药物应始终保持单次使用[80, 85]。

HIV 是一种 RNA 反转录病毒，可以通过血液或体液传播。HIV 一旦进入宿主体内，就会与带有 CD4＋表面抗原的细胞（例如辅助 T 淋巴细胞）结合，通过将其病毒 DNA 整合到宿主细胞 DNA 中而进行复制，形成持续性感染[129]。根据联合国艾滋病毒／艾滋病联合规划署的统计，2016 年约有 3670 万人感染艾滋病毒，其中感染最严重的地区是撒哈拉以南非洲。HIV 大多通过无防护措施的肛门或阴道性交在人与人之间传播。艾滋病毒也可以通过母婴传播，和艾滋病患者共用针头、或意外暴露于被艾滋病毒污染的针头而传播。

如果医护人员经皮暴露于艾滋病毒，其感染的风险很低，约为 0.3%。黏膜暴露后传播的风险（例如感染的血液溅入眼睛或口中）更低（约 0.09%）[130]。患者病毒载量较高、中空针头损伤，及较深的损伤更可能导致 HIV 传播。

HIV 感染的急性期发生于暴露后 3～6 周，表现为非特异性发热性病毒综合征，类似于流感感染或单核细胞增多症，持续 2～6 周[129]。之后，感染进入无症状期，可持续数年，直至出现免疫缺陷症状。在初次感染后的 8 周内，大多数患者的 HIV 抗体筛查测试呈阳性[129]。

卫生保健人员高风险暴露于 HIV 感染患者之后，应立即联系当地职业卫生部门，进行暴露后管理。临床医师咨询中心暴露后预防电话服务（the Clinician Consultation Center PEP line service）有临床医师提供免费的疾病传播风险评估和暴露后预防建议[130]。意外职业暴露后，在遵守当地有关 HIV 测试知情同意的法规的前提下，应使用快速 HIV 检测检查感染源患者的感染状态。CDC 认为快速艾滋病毒检测具有较高的敏感性和特异性，无须进行其他检测，即可确定是否需要进行暴露后预防[131]。

暴露后预防应使用抗反转录病毒药物，越早使用效果越好，通常在 72 小时内使用[50]。是否采用暴露后预防必须慎重，是否预防取决于暴露的可能性（如已知感染源是艾滋病毒感染者，强烈建议使用暴露后预防；相反，若感染源状况不确定或感染源来自锐器盒，则需慎重）。暴露后预防应尽快启动且应持续，直至获得更多信息或专家会诊后方可中止。暴露后预防的整个疗程通常为 28 天，使用替诺福韦、恩曲他滨和拉替拉韦（或多替拉韦）三种抗反转录病毒药物。暴露后预防最常见的副作用是胃肠道不适、疲劳、头痛和失眠，这些副作用也是暴露后预防依从性差的原因。替诺福韦可能引发肾毒性，肾功能受损的患者相对禁用。

无论是否启用 PEP，CDC 都建议在 72 小时内重新对被感染的卫生保健人员进行评估，并至少在接触后 6 周、12 周和 6 个月对被感染者进行后续艾滋病毒检测[131]。一项对 PEP 的系统回顾发现，在接触 HIV 后接受 PEP 的动物感染 HIV 的风险比未接受 PEP 的动物低 89%[132]。一项针对暴露于艾滋病毒的卫生保健工作者单独使用叠氮胸苷（zidovudine，ZDV）进行 PEP 的小型回顾研究表明，使用 PEP 可使艾滋病毒血清转化的风险降低 81%[133]。

新出现的疾病

一些情况下，可能出现新的病原体、以前无害的传染病病原体发生变异或变得更具致病性，这些会引发公共和卫生保健部门的焦虑和不确定性。在出现这种疫情暴发的情况下，医疗中心必须有针对传染源、工作人员教育和保护工作人员不受感染的预案和流程。

朊病毒病由异常致病因子引起，可使大脑中正常细胞蛋白异常折叠，导致不可治愈的进行性神经退行性疾病，通常在出现症状后一年内死亡。克雅病（CJD），2016 年在美国造成约 500 人死亡，95% 的病例是散发性或家族性的[134]。然而，也出现了医源性传播克雅病的情况，主要通过人源性生长激素、硬脑膜和角膜移植，及使用受污染的神经外科设备[80]。幸运的是，自从完善了常规消毒措施以来，美国没有发生与设备有关的病例[135]，也没有病例与经皮暴露或经血传播有关[80]。变异型疯牛病（vCJD）是一种单独的退行性疾病，由引起牛海绵状脑病（疯牛病）的同一病原体引起。vCJD 的传播在很大程度上与英国人摄入受污染的肉类有关；然而，有 2 例血源性 vCJD 传播的报导[80]。在看护疑似或确诊朊病毒病的患者时，应使用 SP。世界卫生组织对用于治疗朊病毒患者手术设备的再处理有专门的指南。

埃博拉病毒是引起病毒性出血热综合征的一组病毒之一，这些病毒包括马尔堡病毒、拉沙病毒、登革热和黄热病[80]。2014 年至 2016 年期间及 2018 年，西非爆发了埃博拉病毒（Ebola virus disease，EVD），至少有 28 652 例埃博拉病例和 11 325 例疑似死亡病例[135a]。EVD 可通过直接接触（通过破损的皮肤或黏膜，例如眼睛、鼻子或口腔）受感染者的血液或体液而感染，但不通过气溶胶飞沫传播[80]，容易传播给卫生保健人员。疾病控制中心建议所有照顾 EVD 患者的人员除采取全面接触和飞沫预防措施外，还应使用 N95 或更高级别的口罩，以防止黏膜意外接触到受污染的体液。照顾病毒性出血热患者的卫生保健工作者应接受穿脱防护装备方面的特殊培训，并由训练有素的观察员监督，确保设备安全移除而不污染周围区域。

药物滥用问题

医务人员每天都要治疗因为使用药物而致精神障碍（substance use disorders，SUDs）的患者。这种疾病导致明显的精神和社会影响。如果伴发 HCV、HIV、菌血症和心内膜炎，还需要最高级别的护理。卫生保健工作者也不能逃脱这一类疾病。毕业后医学教育认证委员会（The Accreditation Council for Graduate Medical Education，ACGME）共同项目需求指出，麻醉科住院医师理解这些药物会导致伤害；但是，Warner 等最近的研究表明，这个问题实际上可能正在加剧，每年都有前途大好的年轻医师因为药物滥用而失去生命[136-137]。导致卫生保健人员发生 SUDs 的因素包括：接触强效药物、暴露于高压力的环境、长时间工作、频繁倒班，及自我药物治疗的传统。发现 SUDs 是较困难的，因为工作可能是最后一个受影响的区域。自我监督一直是检测的主要方式，但各个组织目前正在纳入更客观的检测措施，如监督医疗记录和进行药物检测。当怀疑一个人受到伤害，特别是有 SUDs 时，会威胁到住院医师和患者的安全，此时及时和富有同情心的干预是至关重要的。对于被诊断为 SUD 的患者，综合治疗至关重要。

流行病学

麻醉人员中包括乙醇滥用在内的 SUDs 的发病率与普通人群相同，为 10%～20%。长久以来，麻醉科医师滥用或依赖乙醇以外的药物的比率一直保持在 1%～2% 之间[138-141]。一项来自加拿大住院医师指导项目的调查显示了相似的比例，为 1.6%。Bell 等调查了 2500 名执业麻醉科护士，发生率为 9.8%[143]。研究员的比率较低（0.4%）。麻醉人员中的 SUDs 问题不仅限于美国，澳大利亚、新西兰和巴西的研究[144]也有类似的结果[145-147]。

多项研究发现（表 88.6）[137-140，145-147]，麻醉人员最常见的滥用药物是阿片类药物。在过去的几年里，其他药物的滥用有所增加，包括丙泊酚、氯胺酮、瑞芬太尼，及挥发性麻醉药[148]。

自 1986 年丙泊酚上市以来，丙泊酚的滥用发生率似有所增加。在 2007 年一项对 126 个学术型麻醉学培训项目的调查中，Wischmeyer 等[149]回顾了 25 例丙泊酚滥用，并确定了每 10 年的发生率为 0.1%，比 Booth 等先前的一项研究增加了 5 倍[140]。死亡发生率为 28%。滥用丙泊酚的卫生保健人员往往是女性，她们接受过麻醉科医师或麻醉科护士的培训，在手术室工作[150]。往往在丙泊酚滥用的早期就会发生令人印象深刻的事件，如机动车事故或急性中毒导致其他的身体损伤。

氯胺酮占滥用药品的 2%～4%[137，139]。氯胺酮有幻觉和镇静效应[148，151]。氯胺酮滥用人群的死亡相关风险可能低于阿片类药物，但妄想、精神错乱和混乱的急性效应有可能导致损伤。长期影响包括记忆障碍、注意力障碍、耐受性和致幻性。

吸入麻醉药滥用约占麻醉科医师滥用药物的 2%～5%[137，139，146，148]。2008 年的一项调查显示，22% 的麻醉培训项目中至少有一人因吸入麻醉药而受到伤害，其中 26% 的被伤害者死亡[152]。N_2O 是最常见的滥用药物，其次是挥发性麻醉药。只有 22% 滥用吸入麻醉药的人最终能够重返工作岗位。报告指出，只有 7% 的麻醉科有存放吸入麻醉药的药房。

麻醉科医师可能会滥用苯二氮䓬类药物来缓解压力和治疗失眠[148]。SUD 的麻醉科医师中，有 5%～15% 首选苯二氮䓬类药物，是 SRNAs 受损的首选药物[137，139，143，145-146]。瑞芬太尼是 1997 年引入临床的阿片类药物，起效快，降解速度快。瑞芬太尼具有典型的阿片效应，但与芬太尼相比，其活性持续时间明显缩短，使其较芬太尼的滥用概率降低。Baylon 等认为瑞芬太尼不太可能"在街头"使用，但如果获得药物和输液泵的机会增加，成瘾表现不明显，滥用可能会增加[153]。有报导一名住院医师在滥用阿片类药物之前曾尝试使用瑞芬太尼[154]。

病因学

麻醉人员应该更清楚地意识到 SUDs 的风险，他们的 SUDs 潜在病因仍未明确。没有研究能明确指出个体化的因素，而那些经常被引用的因素并不是麻醉学科的特异因素。SUDs 的危险因素可能包括生物的、心理的或职业的[155]。

根据动物研究，Hiroi 和 Agatsuma 推测某些个体在遗传上易受外界影响，他们更有可能从药物使用发展成依赖[156]。

此外，SUDs 的家族史也被确定为成瘾者复发的风险[157]。在美国接受医疗教育人群的发病率高于其

表 88.6 最常见的滥用药物

研究（年份）	群体（年份）	最常用的药物
Ward（1980）	美国 289 个麻醉学项目 1970—1980 年	哌替啶 芬太尼 吗啡 地西泮 其他如乙醇
Menk（1990）	美国 159 个麻醉学项目 1975—1989 年	注射用阿片类药物 地西泮 乙醇 吸入麻醉剂
Weeks（1993）	澳大利亚和新西兰的麻醉学培训项目 1981—1991 年	阿片类药物 大麻 可卡因 乙醇 苯二氮䓬类 巴比妥酸盐
Bell（1999）	2500 名美国注册护士麻醉科医师 1999 年	苯二氮䓬类 丙泊酚 吸入麻醉剂 阿片类药物 分离性药物（氯胺酮）
Booth（2002）	学术麻醉学项目 1990 年 7 月—1996 年 7 月（居民） 1990 年 7 月—1996 年 6 月（工作人员）	芬太尼 瑞芬太尼 可卡因 氧化亚氮 哌替啶 咪达唑仑 地西泮 氯胺酮 氟烷 丙泊酚 其他
Fry（2005）	澳大利亚和新西兰的麻醉科医师（128 个麻醉科） 1994 年—2003 年	阿片类药物 诱导剂 苯二氮䓬类 乙醇 吸入麻醉剂
Palhares-Alves（2012）	在巴西接受参考治疗的麻醉科医师 2002 年—2009 年	阿片类药物 苯二氮䓬类 乙醇 大麻 安非他命 可卡因
Warner（2013）	来自 ABA，DANS，NDI 的麻醉学训练记录 1975 年—2010 年	阿片类药物 乙醇 大麻 / 可卡因 苯二氮䓬类 丙泊酚
Fry（2015）	澳大利亚和新西兰的麻醉实习生 1981 年—2013 年	阿片类药物 丙泊酚 苯二氮䓬类 乙醇 娱乐性毒品
Zuleta-Alarcon（2017）	Pubmed 上 2016 年 4 月 11 日前的文献检索。 Ovid medline 上检索 1946—2016 年 4 月麻醉护理员。 Pubmed 关键词：麻醉学，麻醉人员，药物相关障碍。 Ovid 关键词：麻醉学，或 OR 麻醉，或 OR 麻醉护士，或麻醉 护理提供者，或 OR 围术期护理，和药物相关疾病	非阿片类麻醉药 丙泊酚 苯二氮䓬类 吸入性麻醉药 氯胺酮

美国董事会协会（American Board Association，ABA）；纪律处分通知机构（Disciplinary Action Notification Service，DANS）；国家死亡指数（National Death Index，NDI）；手术室（operating room，OR）
（Table，Study Characteristics）Modified from Zuleta-Alarcon, A, Coffman JC, Soghomonyan S, et al. Non-opioid anesthetic drug abuse among anesthesia care providers: a narrative view. Can J Anesth/J Can Anesth. 2017；64：169-184.

他国家[158]。

性格可能在 SUDs 中发挥作用。Trinkoff 和 Storr 研究了护士中 SUDs 的发生率，发现急诊和危重护理人员的发生率高于其他科室[159]。这些部门的工作和麻醉科医师的工作类似。

麻醉科医师可以直接获取药物并给患者用药。佐治亚州医学会受伤医师计划回顾了因 SUDs 接受治疗的麻醉科医师的数据，发现该计划中 85% 的住院医师选择麻醉是因为可以获得药物[160]。急诊和危重症护士[159]、药剂师也有机会获得药物，SUDs 比例也很高[161]。

麻醉科医师和其他医师一样，经常自我治疗，而不是向其他医师寻求恰当的治疗。Christie 等报道在 1998 年，接受培训医师开具的处方有 50% 以上是开给自己的[162]。缺乏接触医疗服务者的机会[162-163]、没有计划、容易获得药物和了解医疗条件被认为是这种行为的潜在原因[159]。幸运的是，一项研究表明，自我治疗的发生率可能正在下降[164]。

影响

患有 SUDs 的卫生保健人员通常将药物从其工作的医疗场所中转移。国家药物转移调查人员协会将药物转移定义为"将处方药从制造商到患者的预定路径上移除的任何犯罪行为或不良行为。这可能包括彻底盗窃毒品，各种欺骗形式，如医师购药、伪造处方、假药和内部走私[165]"。

SUDs 会影响卫生保健人员的福利、职业和家庭。SUDs 者离婚率高，婚姻不和。康复和后续护理费用昂贵。医疗注册也经常出现问题。此外，SUDs 个体会因感到耻辱而受到伤害。患有 SUDs 的麻醉科医师的死亡率为 9% ～ 15%[138-139, 158]。

人们普遍认为，SUDs 的影响在很大程度上仅限于患有这种疾病的个人，但有越来越多的关于患者受到伤害的报道。Shaefer 和 Perz 报道了由于医务人员滥用药物使医院中传染性疾病暴发，如丙型肝炎、乙型肝炎和其他生物感染，使患者处于危险之中[166]。出现这种情况的原因是医务人员将工作药品转为己用。

预防和检测

在卫生保健人员预防 SUDs 发生，长期依赖采用的方法主要是教育，让他们懂得药物滥用带来的影响。包括播放视频，展示一名有前途的年轻住院医师的死亡和对其家庭的影响。经常邀请有 SUDs 病史的人分享他们药物滥用、发现和康复的故事。经常邀请州医师卫生服务部门的成员展示其材料来支持医师。Lutsky 等报道，1993 年只有 15% 的麻醉科医师报告在住院医师期间接受了一些伤害教育[167]。Booth 等报道，在他们整个研究过程中，教育增加了，但 SUDs 的发病率并未下降[140]。

传统上依赖于同事观察和报告可能提示 SUDs 的行为特征（表 88.7）来发现 SUDs。然而，许多医务人员不会报告，或者不会为受到伤害的同事寻求帮助。在一项对报告行为的调查中，只有 64% 的医师同意以下陈述："医师应该向他们的职业协会、医院、诊所或相关部门报告所有明显受到伤害或不能胜任工作的同事。"[168] 有人列举了不愿意报告的多种原因，包括认为报告不是他的责任或害怕受到报复。由于已证明依靠同事观察和报告是不可靠的，而且死亡经常是 SUDs 的最初表现，所以一些机构开始使用新的措施，包括麻醉记录监督、严格控制和检查返回的药物、对医务人员进行药物检测。

医疗记录监督是将麻醉记录与发给患者的药物进行对比。药剂师或其他医护人员人工检查记录，对比文件记录和返还药量；如果不一致就可能发生了药物转移。通过监视记录也能发现使用过程中的不一致性。Epstein 等回顾了一项商业药物分配系统的医疗记录，以评估可能提示发生药品转移的不一致性[169]。阿片类药物使用率高、药物浪费过多和取消手术后药物处理延迟都不意味着药物转移，但病例完成后处理较晚和处理发生在非用药地点与转移有关。作者认为，实时监控计划可能比传统的行为观察和报告方法更早地识别转移事件，其后来的前瞻性研究也证实了这一论断[170]。

大多数机构对管制药物采用见证处理的做法。一例手术结束后，第二个人要观察和记录残留的管控药物。这个系统依赖于下述几个步骤的完整性：销毁所有药物，两个工作人员都是诚实的，并且销毁药物的浓度适当。梅奥诊所的领导者意识到了这种做法的潜在弱点，发明了一个强有力的系统来防止转移。该系统要求将所有未使用的药物放回一个安全的、上锁的盒子。盒子要退回药房，并根据发药记录和麻醉记录进行审核。定期随机抽样进行毒理学分析。此过程在视频监控下进行，以防止药剂科转移药物[141]。目前，这个系统已成功识别多起卫生保健人员和其他人员的药物转移。

两个主要事件导致了尿液药检的广泛使用，以减少 SUDs 的发生。20 世纪 80 年代初，在美国"尼米兹"

表 88.7　可能指示药物滥用疾病的行为和征象

工作中的潜在征象	在家中的潜在征象	体格表现
行为的变化（广泛的情绪波动、愤怒、欣快、别人的流言蜚语）	远离家人和朋友的行为改变	针尖瞳孔扩散
麻醉用于麻醉管理的逐渐增加	情绪波动，愤怒	出汗，震颤
与药物有关的经常性文书错误	频繁，不明原因的疾病	有酒味
喜欢独自工作	风险行为-赌博，婚外情	体重减少
经常要求上厕所	性欲下降	穿着长袖长袍（以隐藏针迹或防止退缩寒战）
不寻常的愿意为他人提供休息或工作额外的轮班/呼叫	在家里发现毒品和注射器	
没有值班时，经常出现在医院	增加乙醇的使用	
在手术室的查房中睡着	增加与使用非法药物的和人的互动	
无法解释的缺席		
无法随叫随到		
患者术后过度疼痛		
直接观察使用情况		
突然死亡		

号飞机发生事故后进行的一次调查中发现，近 50% 的地勤人员非法药物检测呈阳性[171]。此外，1988 年通过的《无毒品工作场所法》要求所有联邦的契约商和联邦的受让人建立无毒品工作场所，同美国政府签订合同[172]。该法规定，从事安全敏感职业的个人要接受药物检测。麻省总医院（Massachusetts General Hospital，MGH）的麻醉、重症监护和疼痛医学科于 2008 年首次报道了对麻醉科医师进行药物测试的可行性[173]。在实施检测前，所有住院医师 SUDs 的发生率为 1%，在检测后第一年为 2.2%。在方案实施的前 4 年内，虽然检测结果没有统计学意义，但没有关于 SUDs 的报道。2010 年，Tetzlaff 等报道了他们在克利夫兰诊所麻醉研究所开发 SUDs 预防方案的经验[174]。该诊所实施了一项全面的药物滥用预防方案，包括随机尿检和在行为能力明显下降时进行的"有原因的"测试。对此预防方案的评估正在进行中。

　　药物检测计划的实施并非没有挑战和担忧。高级医师可能会认为，他们多年来没有问题，说明他们没有风险，不应该无缘无故地接受侵入性检查。虽然 Alexander 等报道麻醉科医师中 SUDs 最高发生率发生在医学院毕业后的前 5 年内，但这种风险永远不会消除，一直持续到个人职业生涯的高级阶段[175]。有些人认为，如果药物检测不符合合同上的条件，那么就不能要求去检测。最初，参加麻省总医院的药物检测计划是自愿的，但在 2005 年，所有医师都必须参加检测。

　　假阳性结果对受检者和项目管理者来说都是一个合理的担忧。例如，在麻省总医院的两次假阳性结果中，有一次可能是由于在测试当天早上吃的百吉饼含有罂粟籽。研究发现，吗啡的测试阈值（300 ng/dl）远低于联邦规定的 2000 ng/dl 的水平[176]。在第二个事件中，最初的酶联免疫吸附试验报告说存在氯胺酮，而确认性气相色谱 / 质谱法报告的结果是不确定的。政策规定，在原检测时要采集第二份样本。第二个样本被送到另一个认证实验室，结果是"阴性"[176]。有些检测结果可能是阳性的，原因是个人持有有效处方的合法用药。经认证的、公正的、按照卫生和人类服务药物滥用和精神健康服务管理中心预防药物滥用标准培训的医疗审查官应对所有结果进行审查[177]。

干预、治疗、预后和再就业

　　SUDs 缩短了麻醉科医师充满前途的职业生涯，甚至每年都会夺走一些生命[175]。研究表明，9% ～ 16% 的病例最初表现即为死亡[138-139, 178]。与没有 SUD 的同事相比，在培训期间有 SUD 的住院医师培训结束后的死亡风险明显增加[141]。

当发现或怀疑同时患有 SUD 时，要关心和同情他们，目的是帮助他们防止自身伤害以及对患者造成伤害。建立一个有组织的、有安排的、支持性的计划来关心受到伤害的个体是至关重要的。这样的"干预"比"冲突"更容易保持受伤害个体的信心，因为在"冲突"的过程中，个人感觉他被认定有罪[179]。在麻省总医院建议的方法是，组建一个稳定的包括 SUD 预防计划的主任、另外部门的领导和一个指定的熟悉 SUD 的精神病学家的干预团队，团队所有成员都应熟悉该部门的政策。如果需要还可包括其他人，如导师或认证的注册麻醉护士（CRNA）领导。干预团队在与每个个体会面之前都要进行讨论。以保密的方式解除被伤害个体的临床职责。干预团队以支持性和非冲突性的方式提出所关注的问题。如果有指征需要进行额外的药物检测，要有人陪同其进行检测。如果已入院或已证明 SUD，则需要治疗。如果个体拒绝接受治疗，要立即向医学注册委员会报告。当不确定 SUD 是否是表现不佳的原因时，在完成评估和测试之前要给予病假。在调查结果出来之前，在任何情况下都应限制其接触受管制药物和进入手术室。

因为"受伤害"的麻醉科医师不一定是"成瘾"的麻醉科医师[180]，所以考虑其他非 SUD 因素也是非常关键的。其他可引起不适当的或不安全的表现的疾病包括抑郁症、焦虑症、经济困难、家庭内部争斗和患其他疾病，这些表现都和 SUD 类似。对于那些每天都要接触滥用药物的专业人员来说，诊断为 SUD 后的治疗和康复非常复杂。加州医师分流计划[181]的一份报道中的数据表明，麻醉科医师占加州医师的 5%，但该项目中麻醉科医师占 17.4%。麻醉科医师康复率为 69%，且大多数都能重新开始麻醉工作（96%）。使用阿片类药物者的复发率为 16%。Paris 和 Canavan 的研究将麻醉科医师与其他专科医师进行了比较[182]。麻醉科医师复发率很高（40.6%），但与其他专业一样，当麻醉科医师进入其他专业后，复发的可能性较小。在对 1995 年至 2001 年间参加医师健康计划（physician health programs，PHPs）的医师进行的一项为期 5 年的纵向研究中，对 904 名医师中的 102 名麻醉科医师进行了亚群独立分析[183]。麻醉科医师主要因阿片类药物滥用而参加康复项目，而其他医师最常见的是乙醇。与其他医师相比，麻醉科医师在康复期间的死亡率、复发率或纪律处分率都不高。由于缺乏资源或监管不允许，48 个医师健康计划中只有 16 个参加了此研究，因此该研究的结论受到限制。还没有研究出与医师复发风险增加相关的特异性因素。Domino 等在 2005 年回顾了华盛顿医师健康

计划中医师的危险因素[157]。在参加该计划的 292 名卫生专业人员的队列研究中，74 人至少有一次复发（25%）。有家族 SUD 史、滥用药物主要为阿片类药物，且同时存在精神障碍的个体，复发的风险较高。具有全部三个风险因素——家族史、并发精神疾病和滥用药物主要为阿片类药物的个体，复发风险最高。

国家、医院和部门经常依靠医师健康计划的帮助来指导受到各种伤害的医师的康复，尤其是 SUDs。医师健康计划不是成瘾计划，但确实提供积极的个案管理，并指导诊断、治疗、康复和重返社会整个过程。患有 SUDs 的个体必须与医师健康计划签署合同，并同意在康复期间进行治疗（通常是住院）、随访、监测和其他规定。医师健康计划在管理的初始阶段提供了一个临时的避风港。医师健康计划与国家医疗委员会密切合作，以确保医师遵守全面康复程序的要求[184]。

治疗患有 SUDs 医师的专家已经确定了 6 条经验，似乎可以通过医师健康计划促进长期康复[185]：①成功的计划提倡对任何乙醇或其他非医疗原因用药的使用实行零容忍政策；②对个人的评估应该是完整的、全面的和以患者为中心的，而不仅仅是对每个患者重复同样的做法；③经常对乙醇和毒品进行随机抽查，可以时刻提醒个体接受治疗的义务；④医师健康计划利用与医疗委员会、医院和医疗集团之间的杠杆作用，起到遏制复发的作用；⑤医师健康计划定义了什么是复发，并迅速而肯定地采取有意义的行动；⑥最后，那些通过医师健康计划进行康复的人通常必须参与 12 步计划，如戒酒匿名会或戒麻醉品匿名会。

使用纳曲酮可能会减少麻醉科医师在康复中复发的概率。佛罗里达州规定，根据合同要求，因阿片类药物障碍的麻醉科医师必须使用纳曲酮 2 年[186]。纳曲酮的副作用有头痛、疲劳、失眠、焦虑、紧张等，这些情况都会影响患者表现。在一项小型前瞻性研究中，11 名接受纳曲酮治疗的麻醉科医师与 11 名对照组进行了比较：在纳曲酮治疗方案中，只有 1 人复发，而未治疗组中 11 人有 8 人（72%）复发。纳曲酮治疗的个体重返麻醉工作的比率也较高。

患有药物使用障碍的麻醉专业的住院医师是否重回培训项目，还是接受其他专业或其他职业的再培训，这个问题争议更大。在对接受治疗的药物依赖的住院医师的结果审查中，大多数项目主任（80%）至少有一个受损害的学员，19% 的项目主任报告了治疗前的死亡事件[187]。试图重返麻醉工作的学员比例很高（92%），但最终只有 46% 完成了培训。死亡率为 9%。对 2007 年麻醉学住院医师培训项目的调查显示，

近 2/3 的项目主任至少有一名住院医师需要 SUDs 治疗[188]。治疗后复发率是 29%，死亡率为 10%。尽管有这些统计数据，43% 的人认为应该允许住院医师继续他们的培训。Bryson 和 Levine 进行了一个为期 12个月的强化治疗后计划，使用一个麻醉模拟器，让治疗后的医师逐步重新开始麻醉临床实践[189]。5 名住院医师参加了该项目，有 3 人（60%）顺利完成了培训计划。其中 2 人在 3 年和 6 年后仍在康复中，1人在 9 年后复发。

很难决定是返回还是再培训，具体情况因人而异。与已培训毕业的医师相比，住院医师往往缺乏社会和经济支持，他们接触风险药物的时间或许超过 40 年。此外，他们的年轻可能使他们倾向于否认这种疾病。

麻醉医师中的 SUDs 仍然是一个问题。应继续加强教育和药物管控措施。还应在其他方面，如药物测试，进行探索。当个人被怀疑或发现有 SUDs 时，需要及时、富有同情心和专业的干预，以确保个体和患者的安全。

疲劳

由于睡眠不足、身体疾病或其他原因造成的过度劳累会导致疲劳。一般来说，由于患者护理或工作结构导致医师工作环境的特殊性，很难补偿他们不足的睡眠或让其完全从疾病中恢复。疲劳可能会将患者置于危险的境地，也影响麻醉科医师的健康和安全。接受培训人员的疲劳已成为公众关注的问题，这与一项涉及 Libby Zion 的案件有关。法庭裁定这名年轻妇女的不幸死亡与为她提供护理的医师已连续工作 36 小时有关。医师应该了解疲劳的原因、对患者和自身的影响，及如何在困难和不可预测的工作环境中应对不断出现的挑战。

发生率和影响

很少有关于疲劳对麻醉工作人员影响的研究。Gravenstein 等对麻醉科医师、住院医师和注册麻醉护士进行了一项调查，其中住院医师和麻醉护士指出，他们偶尔会超越身体极限进行工作，而且他们也会犯和过度疲劳有关的错误[190]。10 年后，Cao 等评估了住院医师在白班和夜班的表现差异。住院医师在值夜班的时候情绪比较消极，虽然两班的工作量评分和警报反应时间没有区别[191]。最近，Husby 等研究了中短期院内呼叫电话对麻醉师的影响[192]。值班

时间超过 18 小时后，反应时间明显变差，而较短值班时间后则没有变化。不良事件的发生概率在当天晚些时候更高，发生率最低的是上午 9 点，最高的是下午 4 点[193]。

疲劳对医师自身安全的影响可能是显著的。实习生工作时间的延长与经皮损伤的增加有关[194]。注意力不集中和疲劳是最常见的原因。夜班比白班更容易受伤。抑郁、疲劳和嗜睡与住院医师机动车事故发生率较高有关[195]。睡眠不足和疲劳也可能会影响接受培训者的个人生活和幸福感。对五个学术医疗中心的149 名住院医师的研究显示，许多住院医师认为，睡眠不足和疲劳严重影响了他们的个人生活，如个人和社会活动被推迟或延误[196]。

ACGME（毕业后医学教育认证委员会）已经尝试限制工作时间。限制工作时间的好处尚不清楚，但可能会对患者护理和教育产生负面影响。关于限制值班时长影响的早期研究表明，当睡眠剥夺的情况减少时，医疗差错也减少，患者住院时间和进行实验室检查的需求也减少[197]，但这项发现并不具有一致性，而且限制值班时间和护理质量之间的关系仍然存在争议[198]。

指南

对住院医师的培训需要平衡患者和住院医师自身的安全，同时也要保证达到最佳的教育效果。2003 年，ACGME 对受训者实施了工作时长限制，并在 2011年对此进行了更新。这些限制的核心内容包括每周工作 80 小时，两班之间休息 10 小时，连续工作不超过24 小时，6 小时就要进行护理和教育轮换[199]。预计会有许多潜在的好处，包括改善患者护理效果，提高住院患者的生活和健康质量，并降低因疲劳所致人身伤害的风险[200]。在实施限制工作时间这项举措时，许多医师预想到会有几种非计划的情况发生，包括护理中断，主治医师工作负担加重，对专业精神和职业观念造成负面影响，在独立执业时临床准备不充分，接受教育机会减少，以及重大的经济影响（表 88.8）。

对这些变化所造成的影响已进行了多项研究。Ahmed等系统性回顾了限制值班时间对外科的影响[201]。患者的医疗安全并没有得到显著提升。他们分析发现，在 2003 年的指南实施后，医师健康状况有所提高，疲劳和倦怠有所减少，但在 2011 年修改指南后，并没有看到进一步的改善。对教育和培训的影响不是变糟

就是没有改变，外科的笔试成绩没有改变，但口试测验通过率有所下降。

需求和建议

ACGME 麻醉学毕业后医学教育项目要求包括公开的努力教育全体教师和住院医师识别疲劳、警觉性管理，及如何缓解疲劳。该项目还要求提供充足的休息设施和下班后安全可行的交通方式[202]。专业睡眠协会睡眠障碍委员会（The Association of Professional Sleep Societies' Committee）关于大灾难、睡眠及公共政策协会制定了一份共识报告，认为人类在凌晨 1 点到 8 点之间表现最脆弱，下午 2 点到 6 点之间次之（表 88.9）[203]。另外，睡眠时间少于 7 小时会影响到包括警惕性、注意力、快速反应速度和工作记忆在内的认知表现，建议每晚至少睡 7 ~ 8 小时[204]。睡眠不足及与慢性睡眠剥夺相类似的情形会引起更多身体机能的损伤。建议见表 88.9。

梅奥诊所的科研人员研究了对住院医师管理的患者数量设置上限是否会改善他们对工作量的看法[205]。这些变化改善了住院医师对工作量合适程度的评分以及会议出勤率。违反值班时间规定的情形有所减少，患者重新入院的情况也减少，但其他安全结果，如快速反应团队和"医疗急救（code bule）"事件的等级没有改变。

鸣谢

编辑、出版商和 Christopher Choukalas 博士感谢 Theodora Nicholau 博士在本著作上一版中对本章的贡献。它是本章的基础。

表 88.8 ACGME 对值班时间的规定和修改	
2003 年 ACGME 工作时间标准	**2017 年 ACGME 临床经历与教育修订**
每周小于 80 小时（平均 4 周以上）	在家完成的临床工作必须计入每周 80 小时的工作上限
两次轮班之间休息 10 小时（建议）	所有住院医师在完成 24 小时临床工作后，必须有至少 14 小时的休息
连续值班不超过 24 小时加上 6 小时实习过渡期	所有住院医师连续临床工作时间不得超过 24 小时
7 天中有 1 天无须承担任何义务	
每 3 个晚上最多 1 次值班电话	
某些情形下可选择要求另外增加 8 小时	基于合理的教育需要，RRC 最多可破例批准临床工作时长 88 小时
	移交工作的住院医师在特殊情况下可灵活地进行工作，以利于患者治疗。时数必须计入每周 80 小时的工作时间内

ACGME，毕业后医学教育认证委员会；RRC，住院医师考核委员会

表 88.9 专业睡眠学会委员会给出的建议	
观察	**建议**
凌晨 1 点至 8 点，是人类医疗和行为更有可能发生严重问题的时间段。下午 2 点至 6 点是第二个脆弱期，但不太明显	提高认识是必要的。敦促决策者考虑到可能会影响人类行为表现的睡眠生理学中的相关问题
睡眠不足，即使只少 1 ~ 2 小时，也会极大增加脆弱期出现错误的概率	应制订方案，识别在车辆驾驶时与睡眠相关的错误的症状，特别是那些有责任减少事故和为了公共健康和安全而努力的行业
	影响公共安全的行业和服务机构应强调劳动者的生理需求
	应注意辨别那些最不适宜的轮班工作时间表，并实施促进健康和安全的工作时间表

Modified from Mitler MM, Carskadon MA, Czeisler CA, et al. Catastrophes, sleep, and public policy: consensus report. Sleep. 1988；11：00-109.

参考文献

1. Yuki K, Eckenhoff RG. *Anesth Analg.* 2016;123(2):326.
2. Barker JP, Abdelatti MO. *Anaesthesia.* 1997;52(11):1077.
3. National Institute for Occupational Safety and Health. *Criteria for a Recommended Standard: Occupational Exposure to Anesthetic Gases and Vapors;* 1977.
4. Herzog-Niescery J, et al. *Anesth Analg.* 2015;121(6):1519.
5. Chaoul MM, et al. *Inflamm Res.* 2015;64(12):939.
6. Hoerauf KH, et al. *Anesth Analg.* 1999;88(4):925.
7. Bruce DBM. *Br J Anaesth.* 1976;48:871.
8. Smith G, Shirley AW. *Br J Anaesth.* 1978;50(7):701.
9. Gambill AF, et al. *Anesth Analg.* 1979;58(6):475.
10. Zacny JP, et al. *Anesth Analg.* 1996;82(1):153.
11. Janiszewski DJ, et al. *Anesth Analg.* 1999;88(5):1149.
12. Beckman NJ, et al. *Drug Alcohol Depend.* 2006;81(1):89.
13. Vaisman AI. *Eksp Khir Anesteziol.* 1967;12(3):44.
14. Spence AA. *JAMA.* 1977;238(9):955.
15. Tannenbaum TN, Goldberg RJ. *J Occup Med.* 1985;27(9):659.
16. Spence AA, Knill-Jones RP. *Br J Anaesth.* 1978;50(7):713.
17. Vessey MP. *Anaesthesia.* 1978;33(5):430.
18. Knill-Jones RP, et al. *Lancet.* 2:807.
19. Cohen EN, et al. *Anesthesiology.* 1971;35:343.
20. Rosenberg P, Kirves A. *Acta Anaesth Scand Suppl.* 1973;53:37.
21. Buring JE, et al. *Anesthesiology.* 1985;62(3):325.
22. Burm AG. *Best Pract Res Clin Anaesthesiol.* 2003;17(1):147.
23. Rosenberg PH, Vanttinnen H. *Acta Anaesthesiologica Scandinavica.* 1973;22:202.
24. Axelsson G, Rylander R. *Int J Epidemiol.* 1982;11:250.
25. Tannenbaum TN, Goldberg RJ. *J Occup Med.* 1985;27:659.
26. Boivin JF. *Occup Environ Med.* 1997;54(8):541.
27. McGregor DG, et al. *Anesth Analg.* 1999;89(2):472.
28. McGregor DG. *ASA Newsletter.*
29. Maran NK-JRSA. *Br J Anaesth.* 1996;76(581P).
30. Teschke K, et al. 54:118.
31. Serkan Y, Çalbayram NÇ. *J Clin Anesth.* 2016;35(C):326.
32. Szyfter K, et al. *J Appl Genet.* 2016;57(3):1.
33. Santovito A, et al. *J Biochem Mol Toxicol.* 2015;29(5):234.
34. Kanmura Y, et al. *Anesthesiology.* 1999;90(3):693.
35. Mehrata M, et al. *J Environ Sci Health A Tox Hazard Subst Environ Eng.* 2016;51(10):805.
36. Bruce DL, et al. *Anesthesiology.* 1974;40(5):453.
37. Bruce DL. *Anesthesiology.* 1991;74(6):1160.
38. Bruce DL, Stanley TH. *Anesth Analg.* 1983;62(6):617.
39. Scapellato ML, et al. *Neurotoxicology.* 2008;29(1):116.
40. Trevisan A, Gori GP. *Am J Ind Med.* 1990;17(3):357.
41. Wiesner G, et al. *Int Arch Occup Environ Health.* 2001;74(1):16.
42. Nayebzadeh A. *Industrial Health.* 2006;45:334.
43. Sessler DI, Badgwell JM. *Anesth Analg.* 1998;87(5):1083.
44. Occupational Safety and Health Administration. *Directorate of Technical Support and Emergency Management.* Washington D.C.: Anesthetic Gases: Guidelines for Workplace Exposures; 2000.
45. Maghshoudi B, et al. *J Biomed Phys Eng.* 2017;7(3):1.
46. Voelz GL. *Occup Health Saf.* 1982;51(7):34.
47. Occupationl Safety and Health Administration. Occupational safety and health standards: Toxic and hazardous substances, ionizing radiation. https://www.osha.gov/pls/oshaweb/owadisp.show_document?p_table=STANDARDS&p_id=10098.
48. Wrixon AD. *J Radiol Prot.* 2008;28.
49. Bushong SC. *Radiologic Science for the Technologist: Physics, Biology, and Protection.* 4th ed. St. Louis: Mosby; 1988.
50. Dagal A. *Curr Opin Anesthesio.* 2011;24(4):445.
51. Rhea EB, et al. *Anaesthesia.* 2016;71(4):455.
52. Arii T, et al. *Anaesthesia.* 2014;70(1):47.
53. Kiviniitty K, et al. *Health Physics.* 1980;38(3):419.
54. Kong Y, et al. *Radiat Prot Dosim.* 2015;163(2):181.
55. Crowhurst JA, et al. *JAC.* 2018;71(11):1246.
56. Athwal GS, et al. *J Hand Surg.* 2005;30(6):1310.
57. Norbash A, et al. *J Neurointerv Surg.* 2011;3(3):266.
58. Barker D. *Radiography.* 1978;44(518):45.
59. OSHA Technical Manual. Washington DC. https://www.osha.gov/dts/osta/otm/otm_vi/otm_vi_1.html.
60. Mohr H. *Med Biol Eng.* 1973;11(4):396.
61. Vaes B, et al. 2017;31(2):303.
62. Holmes JA. A summary of safety considerations for the medical and surgical practitioner. In: Apfelberg DB, ed. *Evaluation and Installation of Laser Systems.* New York: Springer-Verlag; 1987:69.
63. Chuang GS, et al. *JAMA Dermatol.* 2016;152(12):1320.
64. Lopez R, et al. *J Occup Environ Hyg.* 2015;12(5):309.
65. Lippert1 JF, et al. *J Occup Environ Hyg.* 2013;11(6):D69.
66. Byrne PO, et al. *J Hosp Infect.* 1987;9(3):265.
67. Ferenczy A, et al. *Obstet Gynecol.* 1990;75(1):114.
68. Garden JM, et al. *JAMA.* 1988;259(8):1199.
69. Ilmarinen T, et al. *Eur Arch Otorhinolaryngol.* 2012;269(11):2367.
70. Baggish MS, et al. *Lasers Surg Med.* 1991;11(3):197.
71. Hallmo P, Naess O. *Eur Arch Otorhinolaryngol.* 1991;248(7):425.
72. Okoshi K, et al. *Surg Today.* 2014;45(8):957.
73. Mowbray N, et al. *Surg Endosc.* 2013;27(9):3100.
74. In SM, et al. *Br J Surg.* 2015;102(12):1581.
75. Steege AL, et al. *Am J Ind Med.* 2016;59(11):1020.
76. Nezhat C, et al. *Lasers Surg Med.* 1987;7(4):376.
77. Derrick JL, et al. *J Hosp Infect.* 2006;64(3):278.
78. Kunachak S, Sobhon P. *J Med Assoc Thai.* 1998;81(4):278.
79. Baggish MS, et al. *Lasers Surg Med.* 1988;8(3):248.
80. Siegel JD, et al. *AJIC: Am J Infect Control.* 2007;35(10):S164.
81. Boyce John M, Pittet Didier. *MMWR Recomm Rep.* 2002;51 (RR-16):1.
82. Scheithauer S, et al. *Am J Infect Control.* 2013;41(11):1001.
83. Silvia Munoz-Price L, et al. *Infect Control Hosp Epidemiol.* 2014;35(8):1056.
84. World Health Organization. *WHO Guidelines on Hand Hygiene in Health Care;* 2009. http://www.who.int/iris/handle/10665/44102.
85. ASA Committee on Occupational Health Task Force on Infection Control: Recommendations for infection control for the practice of anesthesiology (third edition). https://www.asahq.org/~/media/sites/asahq/files/public/resources/asa%20committees/recommendations%20for%20infection%20control%20for%20the%20practice%20of%20anesthesiology.pdf?la=en. Accessed December 28, 2017.
86. Goudra B. *AANA J.* 2014;82(5):363.
87. Lynne S, Chinn Raymond YW. *MMWR Recomm Rep.* 2003;52(RR-10):1.
88. Jensen Paul A, Lambert Lauren A. *MMWR Recomm Rep.* 2005;54(RR-17):1.
89. Tait AR. *Anesth. Analg.* 1997;85(2):444.
90. NIOSH ALERT. *Connecticut Nursing News.* 2000;73(1):8.
91. U.S. Department of Labor. *Occupational Safety and Health Administration: Occupational Exposure to Bloodborne Pathogens; Needlestick and Other Sharps Injuries; Final Rule: (29 CFR, Part 1910);* 2001.
92. American College of Physicians. *OSHA Bloodborne Pathogens Requirement;* 2014. www.acponline.org/running_practice.
93. Jagger J, et al. *J Infect Public Health.* 2008;1(2):62.
94. Dement JM, et al. *Am J Ind Med.* 2004;46(6):637.
95. Ayas NT, et al. *JAMA.* 2006;296(9):1055.
96. Tanner J, Parkinson H. *Cochrane Database Syst Rev.* 2006;3:CD003087.
97. Centers for Disease Control and Prevention. 1997;46(2):25.
98. Schillie S, et al. *MMWR Recomm Rep.* 2013;62(RR-10):1.
99. https://www.cdc.gov/infectioncontrol/guidelines/index.html. Accessed Jan 2018.
100. Shefer Abigail, et al. *MMWR Recomm Rep.* 2011;60(7):1.
101. Bolyard Elizabeth A, et al. *Infect Control Hosp Epidemiol.* 1998;19(6):407.
102. Williams D, et al. *J Hosp Infect.* 2010;74(2):123.
103. MacCannell T, et al. *Infect Control Hosp Epidemiol.* 2011;32(10):939.
104. Weber DJ. *Crit Care Med.* 2010;38(suppl 1):S314.
105. Fowler RA, et al. *Am J Respir Crit Care Med.* 2004;169(11):1198.
106. Grohskopf L, et al. Chapter 12: influenza. In: Hamborsky J, Kroger A, Wolfe S, eds. *Epidemiology and Prevention of Vaccine-Preventable Diseases.* 13th ed. Washington D.C.: Centers for Disease Control and Prevention; 2015:187.
107. Grohskopf LA, et al. *MMWR Recomm Rep.* 2017;66(2):1.
108. Talbot TR, et al. *Infect Control Hosp Epidemiol.* 2010;31(10):987.
109. Tiwari T, et al. CDC National Immunization Program. *MMWR Recomm Rep.* 2005;54(RR-14):1.
110. Cohn AC, et al. *MMWR Recomm Rep.* 2013;62(RR-2):1.
111. Trautmann M, et al. *Eur J Clin Microbiol Infect Dis.* 2002;21(1):43.
112. Couzigou C, et al. *J Hosp Infect.* 2003;53(4):313.
113. Baer ET. *Clin Infect Dis.* 2000;31(2):519.
114. Catanzaro A. *Am Rev Respir Dis.* 1982;125(5):559.
115. World Health Organization. *Global Tuberculosis Report 2017.* Geneva. Licence: CC BY-NCSA 3.0 IGO.
116. Schmit KM, et al. *MMWR Morb Mortal Wkly Rep.* 2017;66(11):289.
117. Leclair JM, et al. *N Engl J Med.* 1987;317(6):329.

118. Hui DSC, et al. *Hong Kong Med J.* 2014;20(suppl 4):9.
119. Schillie S, et al. *MMWR Morb Mortal Wkly Rep.* 2013;62(10):1.
120. Centers for Disease Control and Prevention. Chapter 10: Hepatitis B. In: Hamborsky J, Kroger A, Wolfe S, eds. *Epidemiology and Prevention of Vaccine-Preventable Diseases.* Washington D.C.: Public Health Foundation; 2015:149–174.
121. Gerberding JL. *N Engl J Med.* 1995;332(7):444.
122. Díaz JC, Johnson LA. *Am J Infect Control.* 2016;44(12):1738.
123. Centers for Disease Control and Prevention. *Surveillance for Viral Hepatitis – United States;* 2015.
124. Berry AJ, et al. *Anesth Analg.* 1985;64(7):672.
125. Occupational Safety and Health Administration, Final rule. *Federal Register.* 2001;66(12):5318.
126. U S Public Health Service. *MMWR Recomm Rep.* 2001;50(RR-11):1.
127. Chung RT, et al. *Hepatology.* 2015;62(3):932.
128. Gutelius B, et al. *Gastroenterology.* 2010;139(1):163.
129. German Advisory Committee on Blood, Subgroup 'Assessment of Pathogens Transmissible by Blood'. *Transfus Med Hemother.* 2016;43(3):203.
130. http://nccc.ucsf.edu/clinical-resources/pep-resources/pep-quick-guide/. Accessed in January 2018.
131. Kuhar DT, et al. *Infect Control Hosp Epidemiol.* 2013;34(9):875.
132. Irvine C, et al. *Clin Infect Dis.* 2015;60(suppl 3):165.
133. Cardo DM, et al. *N Engl J Med.* 1997;337(21):1485.
134. Centers for Disease Control and Prevention. https://www.cdc.gov/prions/cjd/occurrence-transmission.html
135. Rutala WA, Weber DJ. *Infect Control Hosp Epidemiol.* 2010;31(2):107.
135a. Centers for Disease Control and Prevention. https://www.cdc.gov/vhf/ebola/outbreaks/2014-west-africa/index.html. Updated 6/22/2016. Accessed 3/6/2018.
136. www.acgme.org. Accessed August 25, 2014.
137. Warner DO, et al. *JAMA.* 2013;310:2289.
138. Ward CF, et al. *JAMA.* 1983;250:922.
139. Menk EJ, et al. *JAMA.* 1990;263:3060.
140. Booth JV, et al. *Anesth Analg.* 2002;95:1024.
141. Berge KH, et al. *Mayo Clin Proceed.* 2012;87:674.
142. Boulis S, et al. *Can J Anesth.* 2015;62:964.
143. Bell DM, et al. *AANA J.* 1999;67:133.
144. Palhares-Alves HN, et al. *Rev Bras Anestesiol.* 2012;62:356.
145. Weeks AM, et al. *Anaesth Intensive Care Med.* 1993;21:151.
146. Fry RA. *Anaesth Intensive Care.* 2005;43:111.
147. Fry RA, et al. *Anaesth Intensive Care.* 2015;43:530.
148. Zuleta-Alarcon A, et al. *Can J Anaesth.* 2017;64:169.
149. Wischmeyer PE, et al. *Anesth Analg.* 2007;105:1066.
150. Earley PH, Finver T. *J Addict Med.* 2013;7:169.
151. Moore NN, Bostwick JM. *Psychosomatics.* 1999;40:356.
152. Wilson JE, et al. *Anaesthesia.* 2008;63:616.
153. Baylon GJ, et al. *J Clin Pharm.* 2000;20:597.
154. Levine AI, Bryson AO. *Anesth Analg.* 2010;110:52405.
155. Wright EL, et al. *AANA J.* 2012;80:120.
156. Hiroi N, Agatsuma S. *Mol Psychiatry.* 2005;10:336.
157. Domino KB, et al. *JAMA.* 2005;293:1453.
158. Warner DO, et al. *Anesthesiology.* 2015;123:929.
159. Trinkoff AM, Storr CL. *Am J Public Health.* 1998;88:581.
160. Gallegos KV, et al. *Qual Rev Bull.* 1988;14:116.
161. Kenna GA, Wood MD. *Am J Health-Syst Pharm.* 2004;61:921.
162. Christie JD, et al. *JAMA.* 1998;280:1253.
163. Gross CP, et al. *Arch Intern Med.* 2000;160:3209.
164. Guille C, Sen S. *Arch Intern Med.* 2012;172:371.
165. National Association of Drug Diversion Investigators. htttp://www.naddi.org
166. Schaefer MK, Perz JF. *Mayo Clin Proceed.* 2014;89:878.
167. Lutsky I, et al. *Can J Anaesth.* 1993;40:915.
168. DesRoches CM, et al. *JAMA.* 2010;304:187.
169. Epstein RH, et al. *Anesth Analg.* 2007;105:1053.
170. Epstein RH, et al. *Anesth analg.* 2011;113(1):160.
171. Reinhold R. New York Times; 1981.
172. http://www.dol.gov/elaws/asp/drugfree/require.htm.
173. Fitzsimons MG, et al. *Anesth Analg.* 2008;107:630.
174. Tetzlaff J, et al. *J Clin Anesth.* 2010;22:143.
175. Alexander BH, et al. *Anesthesiology.* 2000;93:922.
176. Fitzsimons MG, et al. *J Clin Anesth.* 2013;25:669.
177. Department of Health and Human Services. Medical Review Officer Guidance Manual for Federal Workplace Drug Testing Programs. www.Samhsa.gov. Accessed February 27, 2018.
178. Gravenstein JS, et al. *Anesth Analg.* 1983;62:467.
179. Skipper GE. *Mayo Clin Proc.* 2009;84:1040.
180. Rose GL, Brown RE. *J Clin Anesth.* 2010;22:379.
181. Pelton C, Ikeda RM. *J Psychoactiv Drugs.* 1991;23:427.
182. Paris RT, Canavan DI. *J Addict Disease.* 1999;18:1.
183. Skipper GE, et al. *Anesth Analg.* 2009;109:891.
184. DuPont RL, et al. *J Subst Abuse Treat.* 2009;36:159.
185. DuPont RL, Skipper GE. *J Psychoactive Drugs.* 2012;44:72.
186. Merlo LJ, et al. *J Addict Med.* 2011;5:279.
187. Collins GB, et al. *Anesth Analg.* 2005;101:1457.
188. Bryson EO. *J Clin Anesth.* 2009;21:508.
189. Bryson EO, Levine A. *J Clin Anesth.* 2008;20:397.
190. Gravenstein JS, et al. *Anesthesiology.* 1990;72:737.
191. Cao CG, et al. *Hum Factors.* 2008;50:276.
192. Husby T, et al. *Acta Anaesthesiol Scand.* 2014;58:177.
193. Wright MC, et al. *Qual Saf Health Care.* 2006;15:258.
194. Ayas NT, et al. *JAMA.* 2006;296:1055.
195. West CP, et al. *Mayo Clin Proc.* 2012;87:1138.
196. Papp KK, et al. *Acad Med.* 2004;79:394.
197. Gottlieb DJ, et al. *Arch Intern Med.* 1991;151:2065.
198. Bolster L, Rourke L. *J Grad Med Educ.* 2015;7(3):349.
199. www.acgme (Duty hours reference).
200. Peets A, Ayas N. *Crit Care Med.* 2012;40:960.
201. Ahmed N, et al. *Ann Surg.* 2014;259:1041.
202. www.asahq.org. Accessed August 25, 2014.
203. Milter MM, et al. *Sleep.* 1988;11:100.
204. Watson NF, et al. *Sleep.* 2015;38:1161.
205. Thanarajasingam U, et al. *Mayo Clin Pro.* 2012;87:320.

89 临床研究

KATE LESLIE，COR J. KALKMAN，DUMINDA N. WIJEYSUNDERA

雷翀 译 熊利泽 审校

要 点

- 临床研究针对人类疾病和损伤的特征与机制，研究药物、设备、诊断方法和干预措施，目的是提供高质量的证据用于指导临床实践，改善患者的生活。
- 研究者由于只能根据受试的患者、医疗人员或医疗系统得出结论，而不能根据整体的相关人群得出结论，这就会产生随机、系统性和设计性误差，从而影响到内部和外部的有效性。
- 观察性（或非实验性）研究允许按照自然病程或临床实际医疗情况进行，而不会因为研究的需要进行任何重大调整。然而，非实验性设计容易出现系统错误，如选择和信息偏倚。
- 在实验研究中，研究者不让疾病按照自然病程（或临床实际的诊疗方式）发展，而是通过积极干预来测试新的干预方法。随机化和盲法减少了实验研究中随机和系统错误的风险，但可推广性是有限的。
- 系统综述使用所有读者都可以复制和更新的透明搜索策略综合分析医学文献，同时通过荟萃分析对治疗效果进行总体估计。
- 精心设计的方案是所有临床研究的基础，便于项目的审查、实施和最终发表。预先规划样本量和统计分析策略是必要的。
- 合理的伦理、注册和监管，财务、数据和人力资源管理，患者安全监测和数据整合方案，发表结果和共享数据的方案，对于临床研究的产出至关重要。
- 形成一个包含反思、反馈和借鉴的指导方案用于提高研究质量是很有益的。让患者有机会对他们参与的研究发表评论，能够为研究者提供新的见解并开辟新的研究方向。

衡量一个科学思想的伟大之处，在于它在多大程度上激发了人们的思考和开辟新的研究领域。

PAUL A.M. DIRAC

引言

研究是为了创造公识而进行的系统性探索。临床研究针对人类疾病和损伤的特征与机制，研究药物、设备、诊断方法和干预措施。临床研究还包括调查医疗卫生专业人员、学生和其他利益相关者与医疗卫生保健和医疗卫生教育系统的相互关系。大多数研究关注医疗或教育质量的一个方面，如安全性、有效性、患者的中心地位、及时性、效率和公平性[1]。

《米勒麻醉学》参考了数以万计的临床研究。本章的主要目的是描述这些研究是如何设计和实施的。本章与第91章直接相关，阐述了如何解读和使用证据进行临床决策。其他相关的章节包括第1章、第2章、第4章、第5章、第8章和第30章。我们的目的是描述如何开展临床研究，并激励读者创造和使用高质量的证据，这对于指导改善患者生存的临床实践至关重要。

关键原则

研究者希望获得对临床医生改善患者生活有意义的结果。但由于得出的结论只能基于受试者人群而不是整体的研究对象，因此有所限制[2]。通过研究一个样本产生的随机、系统和设计误差会影响结果的信度，研究中发现的相关性可能真正代表暴露和结局的因果效应（"内部有效性"）和影响将结果外推至取样人群和整个目标人群（"外部有效性"）[3-4]。在此将简要讨论这些误差，并将在本章的后续部分着重描述。

随机误差

暴露和结局之间的随机误差（或"偶然性"）是由研究的个体之间和个体随时间的变化，以及研究中测量值之间和测量值内部的变化引入的[5-6]。随机误差导致错误接受或者错误拒绝零假设（即无效假设）的概率相同。得出错误结论的风险随着样本量的减少和统计测试的增加而增加。

系统误差

系统误差（或"偏倚"）对于明确暴露与结局之间真正的因果关系也会产生影响。可因自然（混杂）、研究的选择特征（选择偏倚），或研究的测量特征（信息偏倚）产生。随机误差可能双向影响研究结果，与其不同的是，系统误差对结果的影响是单向的（即，接受或拒绝假设）。

混杂

混杂是一种偏倚，当暴露和结局之间的关联没有考虑到与其相关的第三个因素（"混杂因素"）时就会出现[5-6]。混杂因素可以是风险因素、预防因素或结局的另一个原因的替代标志，但它们不能是暴露和结局产生的中间步骤。它们可能是已知的可测量的（"已知的已知"），已知的不可测量的（"已知的未知"），或者未知的不可测量的（"未知的未知"）[7]。在观察性研究中，设计（如，抽样限制、匹配）和分析（如，统计校正）选项只处理可测量的混杂因素。随机化将可测量和不可测量的混杂因素平均分配至不同的组（更大的研究信度增加）[8]。隐瞒分配可防止选择性纳入，当分组可改变医疗或行为过程时盲法可以防止混杂[9]。

混杂的重要性因研究类型而不同。在关注因果关系的研究（如，是否吸烟导致肺癌）中，研究者试图收集和管理所有可能的混杂因素，但他们必须时刻注意剩余的混杂或使用随机和盲法确保已知和未知的混杂因素在组间得到平衡。在关注预后的研究（如，预测患者接受计划手术后存活可能性的研究）中，任何可能改善预测的变量都应用于预测模型[10]。

选择偏倚

通过选择目标人群、确认和取样受试人群、招募和纳入患者，以及分享研究结果都可产生偏倚[4]。观察性研究在选择暴露和未暴露的患者或病例和对照时容易产生偏倚。患者和治疗团队基于暴露和结局决定参与或不参与研究也可引入偏倚。前瞻性队列研究和随机研究失访存在差异时容易产生偏倚[2]。研究方案和统计分析方案没有预先计划和公开的研究容易产生偏倚，因为容易选择结局来报告（偏向选择组间存在统计学显著性差异的结局），首要指标在组间没有发现差异的（"阴性"）研究可能导致"发表偏倚"，那就是，可能不投稿或者杂志编辑选择不发表[11]。

信息偏倚

此类偏倚可由测量不准确或对暴露、结局和其他测量变量的错误分类产生。当调查工具和诊断测试无效或不可靠时可出现此误差，对不同组的影响可能有差异（组间影响不同）或无差异（组间影响相似）[2]。当回忆暴露史时，患者可能因为是否出现了结局事件而产生回忆偏倚。当受试者根据他们对调查者和社会期望来回答时，就会产生社会期望反应偏倚。未能评估患者的首要观察指标（即，其信息"丢失"）时可造成随机或系统误差，可通过敏感性分析进行评估[12]。

设计误差

设计误差因影响研究的普适性，即使研究没有随机和系统误差，对临床医生而言其应用也存在一定的限制[3]。此类设计误差的例子包括研究昂贵或难以实施的暴露因素；将新疗法与安慰剂或较弱的疗法、而与不是现行最佳疗法进行比较；评估与患者和社区无关的结局；试图证明新疗法优于旧疗法，而实际上证明其等效或非劣效更有用[3]。

统计推断

P 值是"在特定的统计模型下，数据的统计结果（例如，两组之间的样本均值差异）相等或更极端的概率"[13]。例如，$P = 0.05$ 表示在零假设下，观察到的结果有 5% 的概率至少和研究中的一样极端[14]。P 值可表示数据与特定统计模型间的不相容程度，但不能度量研究假设为真或数据仅由随机误差产生的概率[13]。置信区间比 P 值更适合反映治疗效果的大小和精度：95% 置信区间是指，如果相同的研究重复很多次，每次按照相同的方法计算置信区间，95% 的区间将包括真正的治疗效果[14]。在评估置信区间时，最小临床重要差异很重要。如果置信区间的下限不包括最小临床重要差异，那么治疗的效果很可能是重要的[14]。贝叶斯推断克服了 P 值和置信区间的一些限制[15]。贝叶斯推断并没有解释现象的频率，而是将将先前的证据、生物学上的合理性和先前存在理念融入到治疗效果概率计算中[14]。

研究设计

图 89.1 和框 89.1 中概述了临床研究中采用的研

究设计。本章，我们使用术语"回顾性"和"前瞻性"来描述测量暴露和结果的时间与研究开始之间的相关性，而不是描述研究探寻的方向（即，结局→暴露或暴露→结局）。我们使用美国国家卫生部对临床试验的定义（"任何前瞻性地分配受试者或者受试人群进入一种或多种与医疗卫生相关的干预，以评估对医疗健康结局的效应"）[16]。

观察性研究

观察性（或非实验性）研究包括允许自然或临床医疗自然发生，根据临床实践常规进行干预，而不

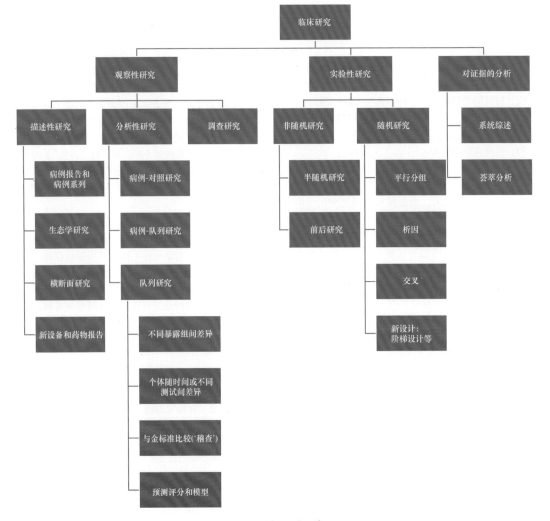

图 89.1　临床研究设计

框 89.1　临床研究设计：麻醉深度和术中知晓

病例研究报道一例浅麻醉患者发生术中知晓。

生态研究报道院内每例患者吸入麻醉药物用量低或高时术中知晓的发生率。

调查研究询问麻醉医生在其常规临床实践中浅麻醉和深麻醉术中知晓的发生率。

病例-对照研究确定发生术中知晓患者，用没有发生术中知晓的患者进行匹配，明确患者的麻醉深度是浅麻醉还是深麻醉。

病例-队列研究确定接受浅麻醉患者，匹配深麻醉患者，明确是否发生术中知晓。

回顾性队列研究检查已有病历记录确定接受浅麻醉和深麻醉患者术中知晓的发生率。

前瞻性队列研究纳入接受全身麻醉患者，随访患者确定接受浅麻醉和深麻醉术中知晓的发生率。

患者内对照两次 EEG 监测的结果确定每次监测结果预测术中知晓的能力。

稽查比较现行的临床实践和国家循证指南对全身麻醉术中知晓的预防。

预测研究报告根据大样本接受浅麻醉和深麻醉患者队列建立术中知晓的风险评分。

前后研究纳入一个接受麻醉但未进行 EEG 监测的患者队列，然后纳入另一接受麻醉同时行 EEG 监测的患者队列，比较术中知晓的发生率。

随机对照研究随机将患者分配至浅麻醉或深麻醉组，然后比较每组患者术中知晓的发生率。

系统综述搜索研究浅麻醉和深麻醉与术中知晓关系的临床试验，然后进行**荟萃分析**确定接受浅麻醉和深麻醉患者术中知晓发生的合并风险。

EEG，脑电图

因研究相关程序，如招募或数据收集，进行任何重大修改[17]。观察性研究不是临床试验，因此应避免使用矛盾的术语"观察性试验"。出于伦理和实际情况的考虑通常意味着观察性设计是回答研究问题的唯一方法。例如，由于将吸烟作为干预进行分配是不符合伦理标准的[18]，大部分评估吸烟对肺癌的影响的研究采用非实验性方法[18]。总体而言，观察性研究可发现暴露和结局之间的相关性，但是不能证明两者之间的因果关系。必须仔细考虑很多因素，包括多个高质量研究结果的一致性、生物学合理性，及暴露与结局之间是否存在明确的剂量-反应和时间关系[19]。吸烟就是这样的例子：观察性研究的重要性最终确定吸烟是导致肺癌的一个原因[18]。

由于大多数生物医学研究在设计上是观察性的，已经采取了一些措施来改进研究的实施和报告。例如，《加强流行病学观察性研究报告》（Strengthening the Reporting of Observational Studies in Epidemiology，STROBE）声明对报告三种具体类型的观察性研究，即横断面研究、病例-对照研究和队列研究提出了建议[20]。但缺乏强有力的证据显示这些工具改善了观

察性研究的设计和报告[21]。

描述性研究

描述性研究是描述样本中患者的特征，比如基线特征（如，年龄、性别、并存疾病），医疗过程（如，麻醉类型），和结局（如，死亡率，脑卒中）。不像分析性研究，描述性研究的目的不是寻找这些特征之间的关系。

病例报告和病例系列　病例报告描述个体患者的暴露和结局，而病例系统提供一组患者的信息。病例报告和系列适用于描述新发现的不常见的暴露和结局，如药物相关的不良反应[22]。由于这些研究的重点是有特定暴露或结局的个体，不能与未暴露或没有发生结局的个体进行直接比较。除外这些局限性，病例报告和病例系列对医学发展有重要的贡献。例如，一项病例报告首次明确脂肪乳能成功治疗局麻药物心脏毒性[23]和一个病例系列因为报道了一个家庭中发生的麻醉相关死亡病例从而首次证实了药物遗传性疾病恶性高热[24]。

描述新的干预　此类研究是属于病例报告和病例系列的一种亚类，描述新的干预（如，药物、设备、诊断产品、监测、医疗套餐、调查工具、指南），不与对照组进行比较。此类研究为医学发展提供了有价值的信息。重要的实例包括第一次使用非去极化肌松剂[25]和最初使用喉罩的临床经验[26]。至于诊断测试，"测试研究"确定测试本身的性质（即，敏感性、特异性、似然比、阳性预测值和阴性预测值）。但预测值尤其依赖于研究人群中结局的发生率。一种更好的方法（"诊断研究"）确定与现有的诊断标准相比，增加新的诊断测试可以在多大程度上提高正确诊断的可能性[27]。诊断测试应该始终使用这两种方法进行评估，特别是如果新的测试比现有的测试更简单、更便宜、对患者的侵入性更小或负担更轻[28]。

分析性研究

分析性研究为了明确暴露和结局的相关性。与描述性研究中所有患者都有特定的暴露（如，喉罩气道[26]）和（或）结局（如，局麻药心脏毒性后成功复苏[23]）不同，分析性研究中需要有和没有目标暴露（如，童年早期暴露于麻醉）和目标结局（如，学习表现不佳）的患者，目的是为了评估那些偶然之外的相关性[29]。

生态学研究　生态学研究或"聚合风险研究"将

暴露状态和结局状态作为不同群体的平均值进行测量。特别适用于在人群中常规测量的暴露和结局。这个方法的主要局限性是暴露状态和结局状态可能在个体水平不相关，产生"生态学谬误"，而群体水平单位内发生目标结局的个体可能不是存在目标暴露的个体。一项院内使用椎管内麻醉行髋部骨折手术的研究明确显示了这种偏倚的可能性[30]。更高的院内椎管内麻醉率与较低的总体死亡率相关，但没有证据显示该相关性在个体水平依然存在。实际上，椎管内麻醉率更高的医院，所有髋部骨折手术患者无论采取何种麻醉方式，术后预后都更好，提示医院水平的影响而非椎管内麻醉的使用是该因果关系的因素。

横断面研究 横断面研究在同一时间（或在一个短的稳定的时间段）从个体水平评估暴露状态和结局状态。适用于暴露不随时间发生变化的情况，如基因决定的特征或慢性稳定的健康状态。横断面方法用于确定胫神经超声是否能发现糖尿病外周神经病变[31]和是否术前筛查问卷能发现阻塞性睡眠呼吸暂停[32]。大部分问卷（见后）调查是横断面研究，因为填写问卷者通常在一个时间点完成问卷。横断面研究不适合建立因果联系，因为"因果关系困境"（即，不能清晰地描述假定暴露和结局之间的时间联系）。例如，对接受口腔治疗的儿童和陪伴的父母进行焦虑的检测，发现40%儿童和60%父母术前存在焦虑，但是研究者不能确定这些焦虑状态是否与结局相关，而且如果存在相关，也不明确产生了怎样的影响[33]。

病例-对照研究 病例-对照研究根据结局将受试者分组，即，发生结局的患者（病例）和未发生结局的患者（对照）。分组后回顾患者的暴露状态（图89.2A）。病例-对照研究花费低，可快速实施，适于研究罕见结局，如术后脑卒中[34]和缺血性视神经病变[35]。然而，易于发生选择偏倚，特别是对照患者的选择应该从与病例相同的人群中选择[36]。因此，假设一项心脏手术后脑卒中的研究，在行复杂主动脉弓手术的人群中选择病例和在冠状动脉旁路移植手术人群中选择对照是不合适的。研究者可根据重要的预后相关特征（如，年龄、性别）将病例与多达5个对照进行匹配，通过多个对照组、严格测量病例和对照的暴露状态（避免信息偏倚）等方法进一步减少选择偏倚。

队列研究 队列研究根据受试者的暴露因素分组，然后随访患者是否出现结局事件。暴露和结局应该都比较常见，这样可以使队列研究的样本量不会特

别大。队列研究可以是前瞻性和回顾性的。前瞻性研究，在实验开始时将受试者分组并随访至将来（图89.2B）。这样研究者可以仔细测量暴露状态（不会因已知的结局出现回忆偏倚）；明确暴露和结局的先后关系；可实施标准随访。当结局可能出现遗漏或基线特征可能影响结局的监测时，标准化随访尤为重要。例如，发现心肌梗死和损伤需要标准的肌钙蛋白测定，因为这些结局可能无症状，且一些患者不太可能去检查（如，女性，低风险患者）[37]。前瞻性队列研究比病例-对照研究和回顾性队列研究花费更高，完成研究需要的时间也更长。

在回顾性队列研究中，队列的分组和随访都发生在过去（图89.2C）。大型数据库可以提供罕见的暴露因素和结局，适合于该设计。研究所需的数据（即，患者特征，医疗过程和结果）可以从一个或多个已经

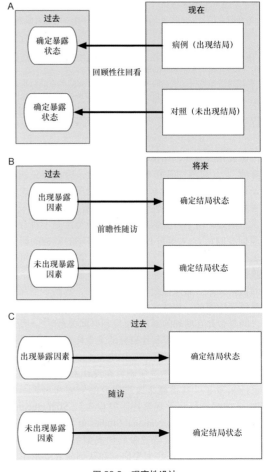

图 89.2 观察性设计

存在的数据源中获取，包括纸质和电子医疗记录、行政和法律数据库、政府和临床登记，及为研究目的而建立的数据库。在麻醉界，越来越方便地获取这些数据源促进了此类研究的发展[38-40]。与前瞻性队列研究相比，回顾性队列研究所需时间和花费更少，但也因为数据源而受到限制，数据源在完整性和精确度上存在差异且受随访的影响较大。例如，采用标准化监测的前瞻性研究和使用常规临床实践中的登记信息进行的回顾性研究所报道的术后心肌梗死发生率差异非常大[37, 39]。

病例–队列研究　病例–队列研究是队列研究中的一种类型，将暴露的患者与未暴露的患者匹配，然后随访并测量结局。可以是前瞻性或回顾性的，也适于研究罕见的暴露。匹配可减少重要预后相关特征（如，年龄，合并状态）在暴露和未暴露个体中存在差异带来的影响。例如，回顾性队列研究评估童年早期接受麻醉对学习结局的影响，根据出生时的孕周、母亲生产时年龄、年龄、性别和居住地等特征将暴露和未暴露的儿童进行匹配[29]。匹配大量的基线特征通常不可行，这样确定合适的个体将非常困难。在这种情况下可以进行倾向性评分匹配，产生暴露和未暴露个体在基线特征上非常相似的匹配队列[41]。但重要的是，倾向性评分匹配不能去除因组间不可测定混杂因素不平衡产生的偏倚[41]。

研究评估个体变化或差异　一些研究对个体进行一系列的测量，从而评估其随时间的变化。实例包括麻醉药物的药代动力学和药效动力学[42-43]或术后急性疼痛病程[44]。这些研究属于队列研究的子类型，在结局测量时整合了纵向重复测量。这些数据的统计分析必须考虑个体随时间的相关测量[45]。其他研究在个体进行平行测量评估这些测量的差异。实例包括比较手术时不同凝血测定方法[46]或术后残疾评分工具[47]。当比较测试时，Bland-Altman分析法测试研究者评定一致性的差异是一种合适的分析技术[48]，而量表通常使用效度、可靠性和响应性等指标的相关性进行比较[49]。这些研究中的一部分也可以被描述成"实验性"（见后），因为研究者控制干预。

评估比较临床实践和金标准的研究（"稽查"）　稽查是队列研究的变体，通过纳入一个患者队列并确定临床实践是否符合外部标准。"稽查"一词有时被不准确地用来描述那些检测临床实践是否达到某种标准的研究（即，评估），或将临床实践与研究者制定的标准进行比较（即，研究）。可以根据不同的暴露来比较符合标准的程度。稽查的实例包括评估静脉血栓[50]和手术部位感染[51]的预防措施是否符合国家指南。此类研究一个重要的问题是确定外部标准在更广的范围内是合理有效和被接受的。

建立和验证预测工具的研究　此类研究的目的是开发可准确预测个体患者预后结局的工具（如，评分、预测模型、风险计算器）。好的临床预测工具使用简单，展现出良好的辨识度（即，工具正确地将更高的预测风险赋予发生结局个体的程度），显示出可接受的校准度（即，观察到结局事件发生率与工具预测事件发生率的一致性程度）[52]。此类研究首次在一个患者队列中用统计学方法评估暴露（如，基线特征，医疗过程）和结局之间的相关性；利用结果建立评分系统或预测模型；然后在另一个患者队列中进行验证[52]。倾向于使用队列研究的数据集作为建模队列，因为随机对照研究的数据集推广性不强[53]。不同的统计方法用于建立这些评分和模型，包括对分类变量结局的逻辑回归模型[54]，将时间–事件结局用Cox比例风险模型[55]，分类决策（即，决策树分析）[56]，和机器学习技术（如，人工神经网络）[52]。围术期实例如在加泰罗尼亚手术患者评估呼吸风险（Assess Respiratory Risk in Surgical Patients in Catalonia，ARISCAT）评分预测术后肺部并发症[57]，美国外科医师学会国家外科质量改进计划（National Surgical Quality Improvement，NSQIP）用于预测手术风险的计算器[58]，和急性生理和慢性健康评估（Acute Physiology and Chronic Health Evaluation，APACHE）评分用于预测危重患者的院内死亡率[59]。

调查

调查是从个体（患者、家庭、员工、学生）或组织（医院、大学、雇主）获取有关事实和态度的信息[60]。大多数横断面研究在同一时间评估暴露和结局。事实调查需要信息或测试。态度调查会询问态度、信仰和意图。调查可以是描述性（描述整个群体的反应）或分析性的（对比亚组的反应）。调查必须仔细规划和执行，以保护参与者并提供可靠的结论[60-61]。响应偏倚（无响应、不正确的响应或不真实的响应）是调查研究中的一个特殊问题，在调查设计和报告中必须明确考虑[61-63]。系统性回顾发表在6本麻醉学杂志的240项调查研究发现，研究报告并不一致，特别是在阐明假设、描述设计、计算样本大小、提供置信区间，及对无应答者的解释方面尤为突出[64]。遵从设计和报告核对清单可能提高调查研究的质量[20, 61-62]。

健康服务研究

健康服务研究（也称为健康系统研究或健康政策和系统研究）定义为"多学科的科学调查，研究社会因素、经费系统、组织架构和程序、医疗卫生技术和个人行为如何影响医疗的获取、医疗卫生保健的质量和成本，并最终影响我们的健康。其研究范畴包含个体、家庭、组织、机构、社区和人群[65]。"典型的临床研究关注与特定疾病（如，缺血性心脏病、术后呼吸衰竭）相关的流行病学、风险因素、预后和干预，健康服务研究关注于提供医疗卫生保健。健康服务研究和临床研究的关注点不同的，但是其研究方法有很多重叠之处（即，为回答特定的研究问题如何进行研究设计）。因此，健康服务研究也采用调查、观察性设计（如前述）和实验性设计（将在下一节阐述）。此外，也采用定性研究方法，如个别访谈和关注小组的主题分析。定性方法特别适合于在医疗卫生行业中识别临床医生和患者行为可能的潜在原因。围术期健康服务研究的例子包括一项回顾性队列研究评估大手术术前医疗会诊率的变化[66]、一项关于大手术后重症监护使用的前瞻性队列研究[67]、混合定性-定量方法研究标准化手术室与重症监护病房交接过程[68]，和阶梯设计整群随机试验多层面实施围术期安全指南[69]。

实验性研究

在实验性研究中，研究者不会让患者按照自然病程（或临床医疗步骤）进行，而是通过主动干预来测试新的干预方法。实验性研究绝大多数情况下是平行设计，研究者将患者或整群患者分配至干预或对照治疗组（即，安慰剂、常规治疗、或现行最佳实践），然后测量结局（表 89.1）。新的设计包括整群随机、

表 89.1 对照研究设计的优缺点

资料收集时间	分配	
	随机	非随机
干预后	任何基线差都可能对结果产生偏倚	不同科室和机构在基线上的差异可能成为比较的混杂因素
干预之前和之后	允许对任何基线差异的净改变进行特定比较。允许在变化最多和最少之间进行比较	可能控制基线差异。与横断面研究相比，其资料受到的混杂因素影响较少

Modified from Brown C, Lilford R. Evaluating service delivery interventions to enhance patient safety. BMJ. 2008；337：a2764.

析因、阶梯和适应性研究。

非随机研究

如果研究者以一种非随机的方式将研究患者分配至干预或对照组，这就引入了选择偏倚，并可能造成组间基线不平衡，从而影响首要观察指标[70]，还可能高估或低估真实的治疗效应。

半随机研究　半随机研究（或半实验性）试图以一种不那么明显但仍然非随机的方式选择患者进入干预或对照组，例如，用手术专科、星期几、生日，或某些特征的截断值作为分组因素。半随机设计在当代临床研究中很少能够被接受，因为它很难隐藏分组，很难预防选择偏倚，也很难确保盲法。一些半随机设计可能允许对因果关系进行有限的推断（如，为了建立可比性在干预组和对照组中进行预测试）。有时随机化是不可能的，半随机化设计可能是解决研究问题的唯一方法[70]。干预的非随机研究偏倚风险（the risk of bias in non-randomized studies of interventions, ROBINS-I）工具帮助读者评估那些未采用随机方法观察干预措施效应的观察性研究的质量[71]。

前后对比研究是一种简单而有吸引力的研究设计，几个世纪以来一直用于比较使用新的干预治疗前后患者的状况。例如，John Snow 比较了伦敦附近地区拆除当地水泵把手前后霍乱发病率[72]。现代研究中，此类研究可以是完全前瞻性、部分前瞻性（干预"后"组）、部分回顾性（干预"前"组），或完全回顾性[73]。干预"前"通常是现行的治疗方法而干预"后"通常为新的治疗方法。例如，结肠癌切除患者术后加速康复路径与传统的方法相比可减少阿片类药物用量、早期恢复肠道功能，减少住院时间[74]。该方法学的挑战是时间的影响：这些改善可能是由于新的方法或由于患者混杂的或未测量的同步发生的其他医疗改进带来的影响。如果由于同步发生的改进措施效应足够大，甚至可能掩盖新方法实际上对患者预后产生的较坏影响。双重差分方法可用于处理结局中时间相关的影响。这些方法假设两组中与暴露无关的趋势是相同的[75]。前后对比研究非常容易发生 Hawthorne 效应（即，人们知道自己被观察时，表现得会更好）。前面已经阐述了对于观察性研究设计，个体患者的数据要在干预发生前后收集。

交叉研究　交叉研究是另一种更有说服力的前后研究设计。每例患者接受所有的干预和对照治疗，每次治疗中间有洗脱期用于消除前次治疗的效应[76]。交叉研究非常适于长期用药的患者（如，治疗慢性疼

痛的镇痛药[77]）。交叉设计的主要优点在于患者是自身的对照，消除了在平行分组设计中混杂因素的影响。患者接受干预或对照治疗的顺序可以非随机和随机决定（后者消除时间效应）。此外，可通过盲法隐藏给予的干预或对照治疗，消除安慰剂和无安慰剂效应[78]。

随机研究

大型简单随机试验是麻醉、重症监护和疼痛医学中最有力的初级研究形式，其优势根源在于循证医学发展[79]。高质量的随机对照试验的主要特点是成功的随机化和盲法和足够的样本量，以揭示临床治疗对以患者为中心结局的重要影响。

随机 许多观察性研究和非随机实验性研究的方法学问题都可以归结为混杂因素对其的影响（见上文）[80]。随机分配的目的是确保所有混杂因素（已知和未知的）在基线时平均分布到干预组和对照组。随机化能否成功地均匀分布这些特征，关键取决于研究的样本量。在成功随机化后，其余的基线特征差异都是由偶然概率产生的，干预组和对照组的患者发生首要结局的概率相同。研究因随机和系统性误差改变结果的可能性很小。这就是大样本随机研究被认为是医学实验性研究金标准的主要原因[79]。随机计划可通过简单、区组、分层或协变量修正技术产生[81]。隐藏分配是避免选择偏倚（即，知道下一例研究患者将使用何种治疗方式而纳入该患者）的关键步骤[82]。

盲法 随机可有效消除混杂，但不足以确保结果不发生偏倚。仅仅了解治疗分配就可以影响研究者的行为、随后的临床管理，甚至是患者的症状，这会在混杂因素中产生新的不平衡，从而抵消随机化带来的优势。此时的解决方法是盲法：对收集研究资料的观察者、患者，和（或）治疗团队隐藏治疗分配[83]。在III期和IV期药物试验中（框89.2），对观察者、患者和治疗团队成员实施盲法是标准程序，因为用盲法匹配实验药物和对照药物很容易（尽管不便宜）生产[84]。其他干预较难实施（如，静脉白蛋白溶液[85]）或无法实施盲法（如，对慢性疼痛患者给予硬膜外麻药物[86]）。这种情况下，应尽可能隐藏分组从而防止因为知晓分配信息对治疗程序产生的影响。在随机研究中应尽各种努力对结局的观测者实施盲法。

优效性、等效性和非劣效性 随机研究通常是为了展示干预组比对照组获得更好的结局（"优效性"）[87]。

框 89.2 临床研究分期

I 期
I 期临床试验在小样本的参与者中首次测试新的干预，评估安全性。

II 期
II 期临床试验纳入较多的参与者研究新干预的有效性和进一步评价安全性。

III 期
III 期临床试验在大的人群中通过与其他干预或常规治疗比较，研究新干预的有效性和监测不良反应。

IV 期
IV 期临床试验在干预上市后在整体人群中研究干预的有效性，收集不良反应信息，研究在不同条件下或与其他治疗联合的应用情况

但随机研究设计也可以展示两项治疗产生相同的结果（"等效"）[88]或一种治疗至少和另一种治疗一样好（"非劣效"）[89]。等效和非劣效设计在新干预措施比现行治疗更简单、安全，和（或）便宜时有用，证实等效性或非劣效性足以改变临床实践。

析因设计 析因设计可以在一个临床试验中测试多个干预[90]。与对每个干预和每个组合进行单独的随机试验不同，在析因研究中患者被分别随机分为两个或多个不同的干预组（即，他们没有接受任何、部分或全部实验干预）。该设计有效且允许比较不同干预措施之间的相互作用。例如，在一项析因设计中比较 6 种干预对于防治术后恶心呕吐的作用，4000 例患者随机进入 6 种止吐剂形成的 64 个组合之一[91]。此设计使研究者得出结论，这些止吐剂同样有效，并且独立起作用。另一个例子，5784 例患者随机接受阿司匹林或安慰剂，在一项部分析因设计中，这些患者中的 4662 例也随机进入氨甲环酸或安慰剂[92-93]。此研究中，研究者确定对于死亡、血栓性并发症后严重出血而言，干预方法之间没有相互作用。

整群随机设计 大多数研究在患者水平进行随机。当在患者水平进行随机无法实现或在方法上不合理时，需要整群随机试验设计。在治疗干预过程中尤其如此，因为干预的准确性依赖于治疗团队的执行，而盲法常常是不可能实现的[94]。实例如，在重症监护患者中选择性清理肠道的交叉整群随机试验（即使仅对随机至治疗组的患者实施干预，但对细菌定殖特性的改变将扩展到病区的所有患者）[95]和引入医疗急救团队治疗院内病情恶化的患者的随机试验[96]。

阶梯设计 整群随机意味着一些医院或者临床区

域实施新干预，另一些维持现行的医疗模式。研究前后受时间因素的影响，交叉整群随机试验的缺点是先被随机到新干预方案的群体必须恢复到现有的医疗模式。阶梯设计通过确保每个集群都接受对照干预然后交叉至新干预措施，从而避免了这些伦理和方法上的问题（图 89.3）[97-98]。这可改善中心和患者招募。这些周期的持续时间因每个集群而异，但在研究期结束时，对照期和干预期的数据量相同。这最大程度消除了时间因素的影响。阶梯设计最初用于疫苗研究，利用疫苗接种计划不可能在很短的时间内在整个地区推广的自然局限性[99]。它们被认为是复杂干预随机试验的替代方案，前提是干预产生积极效果的可能性很高，危害的风险非常低[97]。

分析发表的研究

系统综述

医学知识的爆炸式增长和对紧急临床问题的快速回答的要求意味着对医学文献进行可靠的综合性分析是无价的。传统的叙事性综述容易发生作者偏倚（有时甚至是更彻底的利益冲突），因为作者可以"挑选"支持自己观点的文献。系统性综述提出一个明确的研究问题，采用公开的透明检索策略，这一策略每个读者都可以复制和更新[100]。系统综述和荟萃分析优选报告项目（Preferred Reporting Items for Systematic Reviews and Meta-Analysis，PRISMA）声明可用于指

导撰写系统综述的作者[101]。然而，综述报告的质量和方法学的质量仍然良莠不齐[102]。

荟萃分析

当多个随机试验研究相似的问题、干预措施和结果时，结果可以在荟萃分析中进行数学整合[100]，其目标是评估干预的聚合效应。虽然荟萃分析的结果可能不一定与随后的大规模试验一致，但对大量高质量的随机研究进行高质量的荟萃分析是指导临床实践的最高等级的证据[103]。Cochrane 合作组织致力于实施系统综述和荟萃分析以指导临床实践。合作组织的软件工具（"RevMan"和"Covidence"）生成有关纳入研究质量的分析、图像和指标[104-105]。治疗效果对研究精度的漏斗图用于检测治疗效应大研究（通常为小样本研究）的发表偏倚（图 89.4）。

个体患者荟萃分析

荟萃分析一个更有力的形式整合个体患者的数据，而非使用纳入研究的整合数据[106-107]。该方法的优势是更好地描述结果和可能实施新的亚组分析。这种方法的挑战有：获得原始数据（有篇文章报道只有 25% 的荟萃分析提取了所有个体患者的数据[108]）和可靠地将包含原始资料试验数据库与新的聚合数据库进行合并。标准的聚合数据荟萃分析将显示是否个体患者数据荟萃分析能获得足够的新信息，值得花费额外的时间和精力。

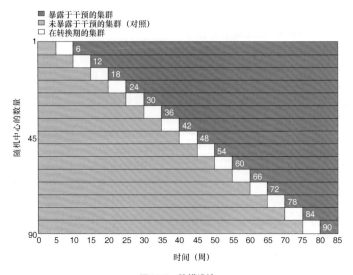

图 89.3 阶梯设计

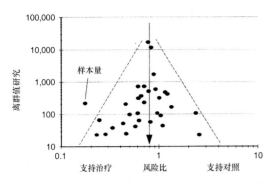

图 89.4　漏斗图显示发表偏倚：小样本资料显示大治疗效应的比例过高

研究方案

　　精心设计的方案是所有临床研究的基础，便于回顾、实施和最终发表研究（图 89.5）[109]。但研究方法常不完整，且与相应发表文章中报告不相符[110-111]。为此，世界卫生组织[112]、国际协调理事会[113]、国家研究基金机构[114]和赤道网络（标准方案项目：干预试验建议［the Standard Protocol Items：Recommendations for Interventional Trials，SPIRIT］声明[115-116]）制定了模板。模板对改善方案质量的效果有待确定。临床研究方案的修正必须经过协调中心的机构审查委员会（人类研究伦理委员会）批准，且必须在试验注册上有所体现。国际医学期刊编辑委员会建议在任何结果发表之前公开研究方案，例如在机构网站上发布或在同行评议的期刊上发表[117]。

假说

　　所有的临床研究——从病例报告到定量和观察性项目到多中心临床试验——都始于研究问题。这些问题来源多样：现有的文献，研究者之前的工作，与同事的互动，在临床工作中的观察，与患者和他们的家人的讨论。一个格式良好的研究问题可指导文献综述（确定研究的需要）；为研究设计、方法和样本量提供信息；并限制可能的误查和偏倚[118]。人群-干预-对比物-结局-时间界限-场景（population-intervention-comparator-outcome-time frame-setting，PICOTS）格式是在临床研究者中最常用的框架[119]，可提升研究问题的质量[118]。在观察性研究中，"干预"和"对比物"可以是以患者为基础（如，存在或不存在术中

低血压）或以治疗为基础（如，在大城市或乡村医院接受治疗）。在临床试验中，干预和对比物是随机的。在建立方案的过程中，研究问题转化成正式的假说。假说的结构取决于研究者是否能预测某一组的结局优于、等效于或非劣效于其他组。不考虑预测结果，优选双侧假设检验，那就是考虑标准治疗更优或治疗效应不等同的可能性[120]。

人群

　　受试者的选择取决于研究目的和环境，这是解释性和实效性研究的关键区分因素[121-122]。解释性（效力）研究，如新药和设备的观察性研究或 I 至 Ⅲ 期临床试验，包括在高度控制的条件下纳入经过高度选择的患者，以减少患者间的变异和获得最大的治疗效应，因此解释性研究的外推性受到限制。实效性（效果）研究，如Ⅳ期临床试验，包括接受真实世界治疗的典型患者[123]。通过接触所有有治疗适应证和准备接受治疗的患者进行随机抽样。但实际上，只能接触一部分患者。进一步的非随机选择发生于当患者拒绝参与或无法完成数据采集时[122]。尽管国家提倡应该让参与者具有多样性[124]，在临床研究中纳入的儿童、老年人、孕妇和哺乳期妇女（实际上所有妇女）、其他文化和语言人群，及残疾人仍然不足[125-127]。另一个因素是无法确定招募的受试者中比例比较低的人群情况（如，跨性别者）[128]。理想研究应该是有足够的检验效能允许对主要亚组效应进行分析[124, 126]。

干预和对比物

　　几乎所有的临床研究都包含干预（如，药物、设备、程序、诊断测试、成套治疗等）。在观察性研究中干预作为常规治疗的一部分，而在实验性研究中干预由研究者给予。许多包含干预的研究也包含对比物（如，安慰剂、常规治疗，或现行最佳实践）[129]。对比物应该是被证明的最好的干预，除非不存在这种干预[109]。这种情况下，就应该使用安慰剂。需要在开始时对常规治疗进行定义，并对随时间变化的情况进行监测。需要在研究过程中确定现行最佳实践并获得指南支持[129]。一项符合伦理的研究，就必须保证专家群体不确定干预措施和对比物的相对优点，且研究设计必须解决这一问题（临床平衡）[130]。围术期复杂的干预和对比物在实效性研究中不能完全或适当地实施，这一差异可能是非随机的。因此，患者通常根

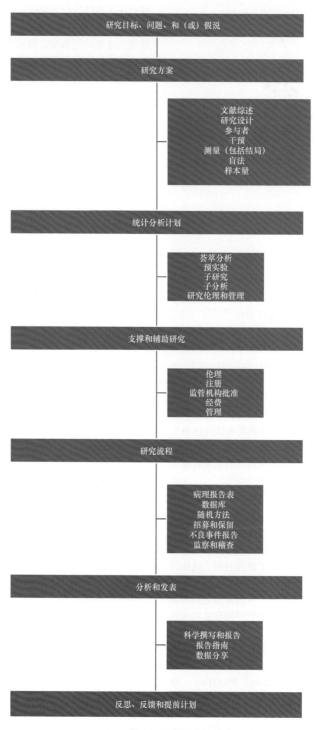

图 89.5 临床研究项目的生命周期

据他们被分配进入的组别进行分析（意向性分析）。

结局

结局是研究的干预导致的或与研究干预相关的事件。理想情况下，临床研究的结局可能会影响临床医生的医疗行为和患者的选择[131]。虽然患者报告的结果是主观的，但如果适当鼓励和应用可极大地增强研究的影响力[132-133]。以概率表示的二元结果比连续结果更容易解读，连续结果可以通过定义一个适当的截断值转换为二元结果[131]。复合结局可能是评估事件或干预的有用方法，但如果组成成分在频率、幅度、效果的方向或重要性等方面不同，则可能产生误导[134]。替代结局发生在事件或干预和真实结局之间，用于得出关于真实结局的结论。该方法在替代和真实结局之间的关系必须明确定义时才有效[135]。有时，替代结局说明干预效应对真实结局的方向和幅度（如，抗心律失常药物对室性异位搏动和心肌梗死后猝死的效果[136]）。首要结局是研究的关注点和样本量计算的依据。次要和安全性结局应该反映事件或干预的重要益处和不良反应。仔细定义结局和结局测量的时机是建立方案的基础。

样本量

研究需要足够数量的参与者提供有关特定结局和治疗效应的可靠结论。若研究参与者数量太少，研究者可能得出无治疗效应的不正确结论[137]。若研究参与者的数量太大，可能推迟获得对患者治疗非常重要的信息。两种情况都造成资源的浪费和将患者置于不必要的风险。因此样本量的计算应该在所有研究的设计阶段进行。在定量和观察性研究，研究者需要证明选择抽样框的理由（从中抽取样本的人群）[20]。这应基于可获得的受访者或适当格式的相关数据，或研究者对合格参与者数量的预期和（或）他们围绕首要结局发生率可接受的 95% 置信区间的估计[138]。在对比研究中，样本量的计算应该根据不同组间首要观察指标差异（效应大小）、效应大小的变异度（连续变量），和研究者可以接受结果为假阳性（α，1 类错误）和假阴性（β；2 类错误）的风险[139-140]。效应大小和变异度可通过文献、预实验、统计方法，或最小临床重要差异进行估计[141]。计划的样本量也取决于分组的数量、预计脱落的数量，和计划的统计分析方法。方案应该提供足够的信息允许重复定量样本量计

算[138,140]。在麻醉文献中通常情况并非如此[142]。用试验结果事后计算统计效能是不适当的；首要结局置信区间的宽度是体现结果可靠性更好的指标[140]。

数据分析方案

数据分析的细节超出了本章的范围，而且逐渐超出了临床研究者和综述者的范围[143]。为了达到监管机构、资助者和期刊所要求的卓越的统计水平，通常需要接受统计培训以及与生物统计学家或定性数据分析方面的专家或合作。在临床研究计划中统计输入是至关重要的，特别是在样本量计算方面。研究方案还应包括描述首要和次要结局的数据和分析、亚组和校正分析、敏感性分析，中期分析和终止规则，和适用的方案依从性的计划[115-116, 144-146]。针对大型观察性研究和临床试验的详细统计分析计划通常在揭盲数据之前发表，并且至少应该预先确定[147]。同行评审的期刊可能要求与文稿一起提交统计分析计划，要求提供统计核对表，并雇用统计编辑团队协助对文稿进行评估[143, 146]。

支撑研究

可行性和预研究

大多临床研究受之前某种研究的启发。然而，越来越多的前期工作被专门用来证明未来大规模观察或实验研究的可行性[148-149]。可行性研究测试将来的研究是否可行[150]，检查临床实践者的知识和兴趣、合格患者的可获取性、患者参与研究的意愿、实施干预和收集数据的便易性、首要结局的质量、研究的资源需求。预研究是可行性研究的一类，测试将来研究提出的假说，研究规模不足以测试干预的效果或相关的强度[130]。预研究通常用于为将来研究样本量的计算提供信息，虽然这一过程可能存在缺陷[151]。可行性研究本身样本量应该符合可行性目标，但不需要涉及正式的样本量计算[150]。预研究与最终研究需要遵守相同的伦理和监管要求。

子研究

子研究是使用大型临床试验中收集的参与者亚组的数据调查额外研究问题的有效方法。与主研究遵守相同的伦理和监管要求，理想情况是同时计划子研究与主研究。子研究可以调查与随机干预相关的其他结果，在这种情况下可被认为是嵌套随机试验[152-153]。子研究可以调查其他的非随机暴露（如，生物标志物）

与相同结局的相关性，在这种情况下被认为是嵌套队列研究[152, 154]。最后，子研究可以调查额外的非随机暴露与额外结果之间的关系：这些也是嵌套队列研究，是特定队列的有效使用[152, 155]。额外随机暴露的影响更适合用析因研究设计来评估。子研究主要的设计考虑因素包括足够的样本量和限制研究者和患者负担。

子分析

　　子分析是在一项大型临床研究中，针对一个额外的研究问题采用部分受试者的数据进行分析的有效方法。一些子分析在主要研究开始前就计划好了（如，人群的亚组分析）。其他的子分析是在数据收集后或主要研究已经发表后才计划的，可以分析意外的事件和发现。无论什么情况，统计分析方案应该在分析开始前就完成[147]。子分析可研究非随机暴露（如，基线特征、治疗过程、测量的变量）与首要和次要结局的相关性[156-157]，或随机干预对次要结局的具体效应[158-159]。倾向性评分方法越来越多地使用到测量受试者在特定基线特征的情况下接受非随机治疗的概率，并通过分层、匹配、加权或根据倾向评分进行调整来弥补[156, 160-161]。然而，这些方法很大程度依赖于收集适当和完整的基线数据，并且不能减少未测量或未知因素的混杂（如，麻醉师选择特定技术或维持特定血压的原因）[160-161]。

伦理和监管注意事项

伦理批准

　　所有关于人类的研究都必须确保参与者的安全和隐私[109, 113, 162-166]。这个体系可以是地方的、国家级或多国参与的。审查的严格程度取决于潜在的风险、不适、不便、负担和对隐私的威胁。根据管辖的范围，低风险的研究（例如，稽查和调查）可能不需要接受伦理审查[164, 166]。非低风险研究需要通过医院审查委员会的批准。委员会可能会同意知情同意的获取流程，对于风险较低的研究可能会豁免或有限的批准知情同意[109, 113, 162-165]。在一些对于急症治疗研究的审查中，延迟同意也是有可能的[166]。在手术的当天告知患者关于研究的内容对患者而言也是可以接受的[167-168]，但与手术前一天告知相比，患者的参与率更低一些[169]。

注册

　　为了应对发表偏倚和选择性报告等问题引入临床研究注册[170]。注册的目的还包括减少不必要的重复研究所造成的浪费，以及提高患者参与临床试验的可能性和临床结果[171]。初始的工作包括在纳入第一个患者前强制登记一小部分研究方案信息[117, 172]。随后的工作还要求公开汇总的试验结果，包括那些阴性或非结论性的结果[16, 109, 172-174]。这些工作没有完全成功[171]。例如，在一项有关麻醉研究注册的报告中，尽管注册率自2007 年以后有所改善，但 2015 年发表于 6 个专业期刊杂志的 62% 临床试验注册仍不完善[175]。需要进一步改变资助方、机构审查委员会、研究者和出版商对注册的认识[171, 176]。鼓励观察性研究进行注册[177]，但目前是自愿的，部分原因是担心注册可能扼杀探索性分析[178]。

监管机构批准

　　联邦、国家和州政府相关机构监管药品和医疗器械的生产、进出口、供应、销售和监督，目的是优化对安全和有效治疗产品的获取。各级政府之间有一些协调[179-180]。

　　未获批准的治疗产品进行临床试验（Ⅰ～Ⅲ 期试验）或在目前批准之外正进行的适应证试验（Ⅳ 期试验）需要获得监管授权[181]。主办方、机构审查委员会和监管机构合作共同保护临床试验中暴露于尚未批准治疗产品的患者。对于国际研究者发起的临床试验，这种合作保护机制可能特别复杂，必须在规划阶段仔细考虑。

数据分享

　　从科学、经济和伦理的角度来看，分享临床试验的患者数据符合公众利益[182]。第三方可能希望证实试验结果、纠正误差、探索新的假说，或使用个体患者数据进行荟萃分析[175]。资助机构、出版方、研究者和制药工业发布了关于数据分享的立场声明[182-185]。国际医学期刊编辑委员会（International Committee of Medical Journal Editors）最初提议强制数据共享[186]，但后来做出让步，目前要求研究人员在试验注册时加入数据共享方案，并在原始文稿中加入数据共享声明[184]。这些声明和方案中必须明确是否共享数据，以及什么数据将如何与谁共享等信息。目前缺乏保护患者和研究者利益的政策、资源和文化[184]。为了有效和负责任，必须从临床试验一开始就制订数据共享方案，因为它涉及在患者知情同意时告知该内容，构建适当的数据管理系统，并确保足够的资金[185, 187]。

研究管理

经费管理

良好的临床试验要求研究者和发起者对研究的经费方面进行记录并达成一致[113]。批准预算和合同是研究管理流程的一部分。所有的临床研究都是有成本的：即使病例报告也需要检索病历、准备插图和投入研究人员的时间。研究成本随着临床研究规模和复杂性增加。同时，医疗服务吸纳与患者治疗不直接相关的费用的能力正在下降。因此，研究者必须从其他来源获取经费，包括政府机构、商业企业、慈善组织。这个过程耗时费力[188]。研究表明试验主要负责人为了申请国家资助，需要花费 34 个工作日的时间才能准备一项新的研究提案[189]，而且其中只有 20% 的方案被资助。精简和灵活的申请程序，以及出台如何重新提交未能成功资助的研究方案的相关规定，可能会减少工作量和增加成功率[188-189]。

数据管理

方案中应该列出需要收集的数据、数据来源和数据测量时机[115]。伦理审查程序检查提出的数据收集方案是否满足了隐私和数据安全要求[113]。如 I～III 期临床试验等探索性研究中，收集的数据量可能很大，而实效性研究数据收据可能仅限于重要的测量值[190]。数据收集有三个主要选择：①病例报告表；②从现有的来源（如医疗记录、注册和管理数据库）进行数据提取；和③混合方法[190]。病例报告表可以是打印或者电子版，电子版能够确保数据完全和准确录入[191]。数据然后被转移到为研究专门建立的数据库中。越来越多的麻醉研究方案要求将患者个人或群体记录数据与研究不相关的数据库连接起来，这样可能需要医疗卫生信息学家的参与，并产生患者隐私和数据安全问题[192]。

人类资源管理

与临床研究相关的人力资源包括研究者、试验协调员、进行治疗的临床医生和患者。伦理和监管是为了明确这些人员的合法利益和权利在研究中是否得到保护[113]。研究者和试验协调员应具备研究相应的资格、经验和能力，理想情况下应具有国际协调会临床试验质量管理规范 E6 的认证（International Council for Harmonisation E6 Good Clinical Practice certification）[113]（某些经费资助方的要求[193]）。临床试验之间的广泛交流对于从业者的职业发展和促进合作方面具有重要作用。参与治疗的临床医生需要知道他们在方案实施中的作用，并应该努力确保研究的成功。这在需要医生长期参与的麻醉[194]和 ICU[85]相关研究中尤为重要。麻醉和重症治疗研究招募患者困难，因为受到时间的限制，以及可能需要优先考虑其他因素。一项关于招募策略的系统综述发现，采用开放而非盲法进行分组，书面邀请后再电话询问可能显著改善招募的情况[195]。麻醉和重症治疗研究失访率很低，因为数据收集的时间范围短，且大部分或全部研究中的患者都在手术室或者医院里[85, 156, 194]。关于在门诊环境下如何保留受试者的系统综述显示，只有金钱激励才能提高受试者的保留率[196]。

不良事件报告

不良事件报告是确保临床研究参与者安全的关键步骤（框 89.3）[197]。不良事件是指与药物使用有关的任何不利和意外事件，无论是否与该药物有关。不良事件可根据严重程度（强度）、严重性（对患者结局的影响）、可预见性（之前观察到的）和因果关系（药物的可归因性）进行分类[197]。迅速向监管机构和机构审查委员会报告不良事件是 I 至 III 期试验的重要内容[172, 198]。对于 IV 期试验，一般性安全问题和意外不良事件从试验数据报告并由安全监测委员会定期报告。只有在常规临床治疗过程中出现的严重意外事件才应该立即报告给监管机构和审查委员会。临床试验的主要报告应根据系统和（或）严重程度列出不良事件列表[172,198]。不良事件报告的工作繁重且花费昂贵，因此应该与药物产品对患者安全的风险相一致[199-201]。

监察和稽查

监察是"监督临床研究进程的行为"[113]。所有的临床研究需要某种程度的监察，确保参与者受到保护；研究按照已批准的方案实施；数据是完整、准确和可验证的[113]。监察内容包括从研究者发起的简单核查到资助者或机构对研究中心的监察。为了寻找数据和完整性的问题，集中监查用得越来越多[202]。稽查是"对试验相关活动和文件进行系统和独立的检

框 89.3 临床研究不良事件定义

不良事件： 与人类使用某种药物有关的任何不愉快的医学事件，无论是否被认为与药物有关。

疑似不良反应： 任何有合理可能由药物引起的不良事件。

意外： 研究者手册（或一般调查计划）中未列出的任何不良事件或疑似不良反应，或已观察到的特异性或严重性不良反应中也未列出的情况。

严重不良事件或疑似不良反应： 任何不良事件或疑似不良反应导致下列结局：死亡、危及生命的不良事件、住院治疗或延长现有住院治疗、持续或明显无能或进行正常生活能力受到显著影响，或先天性异常 / 出生缺陷。

危及生命： 使患者或受试者立即面临死亡风险的不良事件或疑似不良反应。不包括更严重的形式或已经导致死亡的不良事件或疑似不良反应

查”[113]。稽查由机构审查委员会、监管机构、和资助者实施，有时是在对研究产生顾虑后进行。在临床研究中，质量管理是数据和安全监管委员会的责任。委员会可以回顾非盲的数据和不良事件报告，评估研究中疗效和风险之间的平衡变化。委员会和委员会的成员都是独立的，他们越来越需要相关的培训从而承担重的学术、法律和伦理责任[203]。

研究报告

文稿

准确、完整、及时报告研究结果有助于体现研究的完整性和意义。报告指南广泛适用于各类研究方案和人群，一些期刊要求遵守这些指南并完成检查表和流程图[107, 204]。例如，STROBE 和报告试验的综合标准（Consolidated Standards of Reporting Trials，CONSORT）旨在改善观察性研究和随机试验的报告质量[20, 138-140]。报告随机对照试验的质量随时间已经得到提升，但是不确定是否是因为 CONSORT 声明[205]。一项研究期刊支持 CONSORT 声明对报告质量改善效果的系统综述发现，在 27 个项目中只有 5 个项目的报告有显著改善[206]，突出了研究要遵守指南的必要性[207]。只有在研究者与目标受众有效沟通的情况下研究才有用。除了报告指南[204]和期刊编辑的说明外[117]，建议研究者参考资料，学习如何写出清晰优美的文章。

署名

研究者可参与临床研究概念提出、设计、资助、监管、管理、数据收集、分析、和（或）结果报告。

国际医学杂志编辑委员会推荐作者署名应该根据对研究的实际贡献、文稿提交、及对各方面工作的负责程度[117]。因此，禁止对贡献未达到推荐要求的人给予荣誉署名（如，该工作所在科室的领导人或文稿的编辑人）。署名的标准和致谢非作者的贡献应该在研究开始时就确定下来，并在投稿时再次核实[117, 208]。随着作者数量、研究团队、及数据分享等情况在增加，致谢这种方法正在快速发展[208-210]。

发表

研究者应该仔细选择目标期刊，考虑研究的主题和潜在的影响，资助者对开放获取出版物的要求，以及目标期刊的信誉。合法的出版商应遵守公认的出版道德标准[117, 211]。在传统订阅期刊和合法开放获取期刊中，开放获取选项是收费的。所谓的"掠夺性"开放获取期刊通过"垃圾"邮件积极寻求投稿，不符合道德标准，并可能收取了高额费用而没有提供开放获取或实际上根本没有出版[212-213]。有很多资源可以帮助作者识别掠夺性期刊，但由于合法期刊和掠夺性期刊的数量都在增加，这些资源并不完善[212-214]。

研究诚信

研究诚信是"负责任的研究实践必须积极遵守伦理原则和专业标准"[215]。研究不端行为包括编造、造假、剽窃、误导性报道、重复发表、滥用作者身份、利益冲突侵权、资金侵权、同行评审过程中的欺诈行为以及不符合伦理的研究（特别是关于患者知情同意和保护的研究）[216-218]。研究不端行为损害了科学和科学工作者的名誉，威胁患者安全。一项系统综述关注了提升研究诚信的措施，结论表明这些措施有效的证据很少，质量很差，而且主要集中在短期结果上[219]。研究不端的行为中最常见的形式是剽窃[221]，其范围从粗心大意的窃取到自我剽窃（不是严格意义上的剽窃，但可能是重复发表）[220]。培训可以减少剽窃[219]，使用文本匹配软件进行常规筛查可以减少论文中的剽窃。

反思、反馈和提前计划

目前临床实践和医学教育的主流是持续的质量提升[222]。鼓励临床实践者和医学生对他们的经历进行反思；注意到在那些方面做得好和哪里可以改进；与老师或者导师讨论反思的结果；给同事或老师关于工

作环境质量或学习环境的反馈。在这个周期结束时，制定未来的计划。研究者可以从相似的反思、反馈和提前计划周期中获益。虽然包括《米勒麻醉学》在内的许多资源都提供了关于临床研究设计和实施相关的有用信息和培训，但每个研究人员都有独特的想法且在独特的环境下工作。我们建议研究人员将每个研究项目记录下来，在项目完成时反思自己的经历，并与同伴和资历较低的同事分享成功的策略。最后，让患者有机会参与研究设计的同时，也让患者有机会评论他们参与研究的结果，这可能给研究者新的见解并开辟新的研究途径。

参考文献

1. Institute of Medicine. Washington: National Academy Press; 2001.
2. Coggon D, et al. http://www.bmj.com/about-bmj/resources-readers/publications/epidemiology-uninitiated.
3. Keus F, et al. BMC Med Res Methodol. 2010;10:90.
4. Schwartz S, et al. Epidemiology. 2015;26:216.
5. Sessler DI, Imrey PB. Anesth Analg. 2015;121:1034.
6. Vetter TR, Mascha EJ. Anesth Analg. 2017;125.
7. Short T, Leslie K. Br J Anaesth. 2014;113:897.
8. Chu R, et al. PLoS One. 2012;7:e36677.
9. Zhao W. Contemp Clin Trials. 2013;36:263.
10. Moons KG, et al. BMJ. 2009;338:b606.
11. Song F, et al. Health Technol Assess. 2010;14:1.
12. Akl EA, et al. BMJ Open. 2015;5:e008431.
13. Wasserstein R, Lazar N. Am Stat. 2016;70:129.
14. Wijeysundera DN, et al. J Clin Epidemiol. 2009;62:13. e15.
15. Ioannidis JPA. JAMA. 2018 (in press).
16. World Health Organization. International clinical trials registry platform. international standards for clinical trial registries. http://apps.who.int/iris/bitstream/10665/76705/1/9789241504294_eng.pdf?ua=1&ua=1.
17. Sessler DI, Imrey PB. Anesth Analg. 2015;121:1043.
18. Doll R, Hill AB. BMJ. 1950;2:739.
19. Hill AB. Proc R Soc Med. 1965;58:295.
20. von Elm E, et al. PLoS Med. 2007;4:e296.
21. Rao A, et al. PLoS One. 2016;11:e0155078.
22. Kruger BD, et al. Anesth Analg. 2017;125:1898.
23. Rosenblatt MA, et al. Anesthesiology. 2006;105:217.
24. Denborough MA, et al. Br J Anaesth. 1962;34:395.
25. Griffith H, Johnson E. Anesthesiology. 1942;3:418.
26. Brain AI. Br J Anaesth. 1983;55:801.
27. Rodseth RN, et al. J Am Coll Cardiol. 2011;58:522.
28. Moons KG, et al. Clin Chem. 2004;50:473.
29. O'Leary JD, et al. Anesthesiology. 2016;125:272.
30. McIsaac DI, et al. Anesthesiology. 2018;128:480.
31. Riazi S, et al. Diabetes Care. 2012;35:2575.
32. Chung F, et al. Anesthesiology. 2008;108:812.
33. Busato P, et al. Sao Paulo Med J. 2017;135:116.
34. Bijker JB, et al. Anesthesiology. 2012;116:658.
35. Nuttall GA, et al. Anesth Analg. 2001;93:1410.
36. Wacholder S, et al. Am J Epidemiol. 1992;135:1019.
37. Devereaux PJ, et al. JAMA. 2017;317:1642.
38. Wijeysundera DN, et al. Lancet. 2008;372:562.
39. Liu JB, et al. Anesthesiology. 2018;128:283.
40. Ladha K, et al. BMJ. 2015;351:h3646.
41. Rubin DB. Stat Med. 2007;26:20.
42. Minto C, et al. Anesthesiology. 1997;86:10.
43. Schnider T, et al. Anesthesiology. 1999;90:1502.
44. Kannampallil T, et al. Pain. 2016;157:2793.
45. Ma Y, et al. Reg Anesth Pain Med. 2012;37:99.
46. Reynolds PS, et al. Anesth Analg. 2016;123:1400.
47. Shulman M, et al. Anesthesiology. 2015;122:524.
48. Abu-Arafeh A, et al. Br J Anaesth. 2016;117:569.
49. Fitzpatrick R, et al. Health Technol Assess. 1998;2(i–iv):1.
50. Hunt TD. BMJ Open. 2012;2:e000665.
51. Hooper TD, et al. Anaesth Intensive Care. 2015;43:461.
52. Wijeysundera DN. Can J Anaesth. 2016;63:148.
53. Rathore SS, et al. Circulation. 2003;107:811.
54. Kalkman CJ, et al. Pain. 2003;105:415.
55. Sheth T, et al. BMJ. 2015;350:h1907.
56. Goldman L, et al. N Engl J Med. 1982;307:588.
57. Canet J, et al. Anesthesiology. 2010;113:1338.
58. Bilimoria KY, et al. J Am Coll Surg. 2013;217:833.
59. Zimmerman JE, et al. Crit Care Med. 2006;34:1297.
60. American Statistical Association. What is a survey? www.amstat.org/sections/srms/whatsurvey.html.
61. Jones D, et al. Anaesth Intensive Care. 2006;34:245.
62. Tait AR, Voepel-Lewis T. Paediatr Anaesth. 2015;25:656.
63. Klabunde CN, et al. Eval Health Prof. 2012;35:477.
64. Story DA, et al. Anesth Analg. 2011;113:591.
65. Lohr KN, Steinwachs DM. Health Services Research. 2002;37:7.
66. Wijeysundera DN, et al. Anesthesiology. 2012;116:25.
67. Moonesinghe SR, et al. BMJ Open. 2017;7:e017690.
68. Lane-Fall MB, et al. BMC Surgery. 2014;14:96.
69. Emond YE, et al. Implement Sci. 2015;10:3.
70. Harris AD, et al. Clin Infect Dis. 2004;38:1586.
71. Sterne JA, et al. BMJ. 2016;355:i4919.
72. Paneth N, Fine P. Lancet. 2013;381:1267.
73. Ho AMH, et al. Anesth Analg. 2017.
74. Alvarez MP, et al. Surg Endosc. 2015;29:2506.
75. Streeter AJ, et al. J Clin Epidemiol. 2017;87:23.
76. Wellek S, Blettner M. Dtsch Arztebl Int. 2012;109:276.
77. Niesters M, et al. Br J Anaesth. 2013;110:1010.
78. Colloca L, Miller FG. Psychosomatic Med. 2011;73:598.
79. Sackett DL, Rosenberg WM. . J R Soc Med. 1995;88:620.
80. Roberts C, Torgerson D. BMJ. 1998;317:1301.
81. Suresh K. J Hum Reprod Sci. 2011;4:8.
82. Torgerson DJ, Roberts C. BMJ. 1999;319:375.
83. Wartolowska K, et al. F1000Res. 2017;6:1663.
84. Candiotti KA, et al. Anesth Analg. 2008;107:445.
85. Finfer S, et al. N Engl J Med. 2004;350:2247.
86. van Wijck AJ, et al. Lancet. 2006;367:219.
87. Mascha EJ. Anesthesiology. 2010;113:779.
88. Davidson AJ, et al. Lancet. 2016;387:239.
89. Connolly SJ, et al. N Engl J Med. 2009;361:1139.
90. Sessler DI, Imrey PB. Anesth Analg. 2015;121:1052.
91. Apfel C, et al. N Engl J Med. 2004;350:2441.
92. Myles PS, et al. N Engl J Med. 2016;376:136.
93. Myles PS, et al. N Engl J Med. 2016;374:728.
94. Brown C, Lilford R. BMJ. 2008;337:a2764.
95. de Smet AM, et al. N Engl J Med. 2009;360:20.
96. Hillman K, et al. Lancet. 2005;365:2091.
97. Hemming K, et al. BMJ. 2015;350:h391.
98. Ellenberg SS. JAMA. 2018;319:607.
99. The Gambia Hepatitis Study Group. Cancer Res. 1987;47:5782.
100. Moller AM, Myles PS. Br J Anaesth. 2016;117:428.
101. Moher D, et al. PLoS Med. 2009;6:e1000097.
102. Pussegoda K, et al. Syst Rev. 2017;6:131.
103. Sivakumar H, Peyton PJ. Br J Anaesth. 2016;117:431.
104. The Cochrane Collaboration. RevMan 5. London. http://www.cochrane.org.
105. The Cochrane Collaboration. Covidence. London. http://community.cochrane.org/tools/review-production-tools/covidence.
106. Debray TP, et al. Res Synth Methods. 2015;6:293.
107. Thomas D, et al. BMC Med Res Methodol. 2014;14:79.
108. Nevitt SJ, et al. BMJ. 2017;357:j1390.
109. World Medical Association. www.wma.net/en/30publications/10policies/b3/index.html. Accessed March 8 2018.
110. Pildal J, et al. BMJ. 2005;330:1049.
111. Hrobjartsson A, et al. J Clin Epidemiol. 2009;62:967.
112. World Health Organization. http://www.who.int/rpc/research_ethics/format_rp/en/. Accessed April 8 2018.
113. ICH Expert Working Group. https://www.ich.org/fileadmin/Public_Web_Site/ICH_Products/Guidelines/Efficacy/E6/E6_R2__Addendum_Step2.pdf. Accessed April 8 2018.
114. National Institutes of Health and Food and Drug Agency. https://grants.nih.gov/grants/guide/notice-files/NOT-OD-17-064.html. Accessed March 6 2018.
115. Chan AW, et al. Ann Intern Med. 2013;158:200.
116. Chan AW, et al. BMJ. 2013;346:e7586.
117. International Committee of Medical Journal. In: Recommendations for the Conduct, Reporting, Editing, and Publication of Scholarly work in Medical Journals. 2017. http://www.icmje.org/icmje-recommendations.pdf. Accessed April 7 2018.

118. Rios LP, et al. *BMC Med Res Methodol*. 2010;10:11.
119. Haynes RB. *J Clin Epidemiol*. 2006;59:881.
120. Nizamuddin SL, et al. *J Cardiothorac Vasc Anesth*. 2017;31:1878.
121. Loudon K, et al. *BMJ*. 2015;350:h2147.
122. Oude Rengerink K, et al. *J Clin Epidemiol*. 2017;89:173.
123. Sackett DL. *Pol Arch Med Wewn*. 2011;121:259.
124. National Institutes of Health. https://grants.nih.gov/grants/guide/notice-files/NOT-OD-18-014.html.
125. Geller SE, et al. *J Womens Health (Larchmt)*. 2011;20:315.
126. Spong CY, Bianchi DW. *JAMA*. 2018;319:337.
127. Hughson JA, et al. *Trials*. 2016;17:263.
128. Reisner SL, et al. *Lancet*. 2016;388:412.
129. Zuidgeest MGP, et al. *J Clin Epidemiol*. 2017;90:92.
130. Freedman B. *N Engl J Med*. 1987;317:141.
131. Welsing PM, et al. *J Clin Epidemiol*. 2017;90:99.
132. Kyte D, et al. *PLoS One*. 2014;9:e110229.
133. Calvert M, et al. *JAMA*. 2018;319:483.
134. Myles PS, Devereaux PJ. *Anesthesiology*. 2010;113:776.
135. Baker SG. *Stat Med*. 2018;37:507.
136. The CAST Investigators. *N Engl J Med*. 1989;321:406.
137. Halpern SD, et al. *JAMA*. 2002;288:358.
138. Vandenbroucke JP, et al. *PLoS Med*. 2007;4:e297.
139. Schulz KF, et al. *Trials*. 2010;11:32.
140. Moher D, et al. *J Clin Epidemiol*. 2010;63:e1–37.
141. Cook JA, et al. *Health Technol Assess*. 2014;18:1.
142. Abdulatif M, et al. *Br J Anaesth*. 2015;115:699.
143. Mascha EJ, Vetter TR. *Anesth Analg*. 2017;124:719.
144. ICH Expert Working Group. http://www.ich.org/fileadmin/Public_Web_Site/ICH_Products/Guidelines/Efficacy/E9/Step4/E9_Guideline.pdf.
145. Thomas L, Peterson ED. *JAMA*. 2012;308:773.
146. Lang TA, Altman DG. *Int J Nurs Stud*. 2015;52:5.
147. Eisenach JC, et al. *Anesthesiology*. 2016;124:998.
148. Thabane L, et al. *Trials*. 2011;12:48.
149. Story D. et al. *Anaesth Intensive Care*. 2018.
150. Eldridge SM, et al. *BMJ*. 2016;355:i5239.
151. Kraemer HC. et al. *Arch Gen Psychiatry*. 2006;63:484.
152. Kirkegaard H, et al. *JAMA*. 2017;318:341.
153. Bro-Jeppesen J. et al. *Circ Cardiovasc Interv*. 2014;7:663.
154. Frydland M, et al. *Am J Cardiol*. 2016;118:998.
155. Gilje P, et al. *Resuscitation*. 2016;107:156.
156. Devereaux P, et al. *N Engl J Med*. 2014;370:1504.
157. Sessler DI, et al. *Anesthesiology*. 2018;128:317.
158. Devereaux P, et al. *N Engl J Med*. 2014;370:1494.
159. Eikelboom JW, et al. *Anesthesiology*. 2016;125:1121.
160. Elze MC, et al. *J Am Coll Cardiol*. 2017;69:345.
161. Leslie K, et al. *Br J Anaesth*. 2013;111:382.
162. Department of Health and Human Services. https://www.hhs.gov/ohrp/regulations-and-policy/regulations/index.html. Accessed April 7 2018.
163. Canadian Institutes of Health Research. http://www.pre.ethics.gc.ca/pdf/eng/tcps2-2014/TCPS_2_FINAL_Web.pdf. Accessed April 7 2018.
164. Health Research Authority. https://www.hra.nhs.uk/planning-and-improving-research/policies-standards-legislation/uk-policy-framework-health-social-care-research/. Accessed April 7 2018.
165. Australian Government. https://www.nhmrc.gov.au/book/national-statement-ethical-conduct-human-research. Accessed April 7 2018.
166. European Commission. https://ec.europa.eu/health/sites/health/files/files/clinicaltrials/2012_07/proposal/2012_07_proposal_en.pdf. Accessed April 7 2018.
167. Australian Government. https://www.nhmrc.gov.au/_files_nhmrc/publications/attachments/e111_ethical_considerations_in_quality_assurance_140326.pdf. Accessed April 7 2018.
168. Murphy GS, et al. *Anesthesiology*. 2016;124:1246.
169. Chludzinski A, et al. *Mayo Clin Proc*. 2013;88:446.
170. Simes RJ. *J Clin Oncol*. 1986;4:1529.
171. Zarin DA, et al. *N Engl J Med*. 2017;376:383.
172. US Department of Health and Human Services. https://www.fda.gov/downloads/Drugs/GuidanceComplianceRegulatoryInformation/Guidances/UCM227351.pdf. Accessed April 7 2018.
173. European Federation of Pharmaceutical Industries and Associations. https://www.ifpma.org/wp-content/uploads/2010/11/Joint-Position-on-Disclosure-of-CT-Info-via-CT-Registries-Revised-Oct2017-vF.pdf. Accessed April 8 2018.
174. European Commission. Commission Guideline. https://ec.europa.eu/health//sites/health/files/files/eudralex/vol-10/2012_302-03/2012_302-03_en.pdf. Accessed April 8 2018.
175. Jones PM, et al. *Anesth Analg*. 2017;125:1292.
176. Nizamuddin J, et al. *Anesth Analg*. 2017;125:1098.
177. Loder E, et al. *BMJ*. 2010;340:c950.
178. Sorensen HT, Rothman KJ. *BMJ*. 2010;340:c703.
179. European Medicines Agency. Clinical trials in human medicines. http://www.ema.europa.eu/ema/index.jsp?curl=pages/special_topics/general/general_content_000489.jsp&mid=WC0b01ac058060676f. Accessed March 6 2018.
180. ICH Expert Working Group. http://www.ich.org/fileadmin/Public_Web_Site/ICH_Products/Guidelines/Quality/Q11/Q11_Step_4.pdf. Accessed April 8 2018.
181. Absalom AR, et al. *Anesth Analg*. 2016;122:70.
182. Institute of Medicine (IOM). http://nationalacademies.org/hmd/reports/2015/sharing-clinical-trial-data.aspx. Accessed March 6 2018.
183. Pharmaceutical Research and Manufacturers of America, European Federation of Pharmaceutical Industries and Associations. http://phrma-docs.phrma.org/sites/default/files/pdf/PhRMAPrinciplesForResponsibleClinicalTrialDataSharing.pdf. Accessed April 8 2018.
184. Taichman DB, et al. *BMJ*. 2017;357:j2372.
185. Ohmann C, et al. *BMJ Open*. 2017;7:e018647.
186. Taichman DB, et al. *N Engl J Med*. 2016;374:384.
187. Tudur Smith C, et al. *Trials*. 2017;18:319.
188. Herbert DL, et al. *BMJ Open*. 2014;4:e004462.
189. Herbert DL, et al. *BMJ Open*. 2013;3.
190. Meinecke AK, et al. Series: Pragmatic trials and real world evidence: paper 8. Data collection and management. *J Clin Epidemiol*. 2017;91:13.
191. Bellary S, et al. *Perspect Clin Res*. 2014;5:159.
192. Morgan DJ, Ho KM. *Anaesth Intensive Care*. 2016;44:237.
193. National Institutes of Health. https://grants.nih.gov/policy/clinical-trials/good-clinical-training.htm. Accessed April 8 2018.
194. Pearse RM, Harrison DA, MacDonald N, et al. *JAMA*. 2014;311:2181–2190.
195. Treweek S, et al. *Cochrane Database Syst Rev*. 2018;2:MRO00013.
196. Brueton VC, et al. *Cochrane Database Syst Rev*. 2013:MR000032.
197. ICH Expert Working Group. https://www.ich.org/fileadmin/Public_Web_Site/ICH_Products/Guidelines/Efficacy/E2A/Step4/E2A_Guideline.pdf. Accessed April 8 2018.
198. ICH Expert Working Group. http://www.ich.org/fileadmin/Public_Web_Site/ICH_Products/Guidelines/Efficacy/E2F/Step4/E2F_Step_4.pdf. Accessed April 8 2018.
199. Reith C, et al. *N Engl J Med*. 2013;369:1061.
200. Wallace S, et al. *Med J Aust*. 2016;204:231.
201. European Medicines Agency, Heads of Medicines Agencies. http://www.ema.europa.eu/docs/en_GB/document_library/Regulatory_and_procedural_guideline/2017/08/WC500232767.pdf. Accessed April 8 2018.
202. Pogue JM, et al. *Clin Trials*. 2013;10:225.
203. Fleming TR, et al. *Clin Trials*. 2017;14:115.
204. EQUATOR Network. http://www.equator-network.org/. Accessed April 8 2018.
205. Dechartres A, et al. *BMJ*. 2017;357:j2490.
206. Turner L, et al. *Cochrane Database Syst Rev*. 2012;11:MR000030.
207. Blanco D, et al. *BMJ Open*. 2017;7:e017551.
208. Fontanarosa P, et al. *JAMA*. 2017;318:2433–2437.
209. Bierer BE, et al. *N Engl J Med*. 2017;377:402.
210. US National Library of Medicine. http://www.nlm.nih.gov/bsd/authors1.html. Accessed April 8 2018.
211. Committee on Publication Ethics (COPE). Core practices. Washington. https://publicationethics.org/core-practices. Accessed March 6 2018.
212. Shen C, Bjork BC. *BMC Med*. 2015;13:230.
213. Moher D, et al. *Nature*. 2017;549:23.
214. Directory of Open Access Journals. Accessed April 8 2018.
215. Korenman SG. https://ori.hhs.gov/education/products/ucla/chapter1/page02.htm. Accessed April 8 2018.
216. Office of Science and Technology Policy. 2000;65:76260–76264.
217. A consensus statement on research misconduct in the UK. *BMJ*. 2012;344:e1111.
218. Haug CJ. Peer-review fraud - hacking the scientific publication process. *N Engl J Med*. 2015;373:2393–2395.
219. Marusic A, et al. *Cochrane Database Syst Rev*. 2016;4:MR000038.
220. Shafer SL. *Anesth Analg*. 2016;122:1776–1780.
221. Moylan EC, et al. *BMJ Open*. 2016;6:e012047.
222. Horsley T, et al. *BMJ Open*. 2016;6:e010368.

90 解读医学文献

ELIZABETH L. WHITLOCK，CATHERINE L. CHEN
陈园 张重 译 郭曲练 审校

要 点

- 医学文献可通过多种方式获取，从在 PubMed 等资源中检索的原始文献，到面向医学专业人员的资源，及通过普通出版社和社交媒体获取的资源。
- 医学文献的质量差异很大，据此解读和提炼而成的二手信息的质量也是如此。
- 医学知识发展迅速，传统的"证据金字塔"不再能有效反映医学知识的多样性和对临床治疗的影响。
- 理解研究的设计对于理解其结论的强度及含义至关重要。
- 不同的研究设计具有不同的评价工具（由 EQUATOR 网络维护）以协助评估研究的质量。
- 统计分析在原始研究手稿中很常见，但是对统计结果的解释（尤其是概率或"P 值"）被广泛误解和误用。
- 尽管原始医学文献经历了严格的同行评议过程以保证研究质量，但仍存在一些可能难以察觉的严重陷阱，包括掠夺性期刊以及审稿人的不端行为。

引言

对每一位执业的麻醉科医师，阅读和解释医学文献都是一项关键技能。过去几十年取得了许多科学进展，这使得麻醉科医师必须了解如何阅读、解释医学文献，并在日常实践的临床场景中加以应用。严格评价，这一概念最早出现于 20 世纪 80 年代初期[1]，指的是"对研究进行细致和系统的审查，以判断其可信度以及在特定背景下的价值和相关性的过程"[2]。"临床医生应该以一种将研究证据与临床技能、患者价值观和偏好相结合的方式来行医"，这种想法导致了一种治疗患者的新方式即"循证医学"，该词最早是由 McMaster 大学的 Gordon Guyatt 在 1990 年代初期创造[3]。

这种新的患者治疗方法认为最新发表的证据能取代常规方法（如医生资历、直觉或者以前治疗类似患者的经验）用于支持临床决策。为了回应这种新的措施，《美国医学协会杂志》（*Journal of the American Medical Association*）在 20 世纪 90 年代早期发表了一系列题为《医学文献的"用户"指南》（Users' Guides to the Medical Literature）的文章，这些文章现已经被编纂成同名教科书[4-5]。对于那些有兴趣将医学证据的系统评价纳入日常临床实践的人而言，本文是一个极好的资源。目前已有提供给非专业读者的资源，我们并不打算同它们一样用整个章节来描写怎样解读医学文献。

但是，本章旨在提供一些关于医学证据是如何创建和发表的基本信息、用于评价医学文献的有用工具，并强调一些在整理长篇累牍的信息时要避免的陷阱，无论这些信息是供医师还是供非专业公众使用。上一章节介绍了应用于临床研究的不同实验设计，以及它们的相对优势和劣势。本章节目的在于把上一章节提出的要点应用于麻醉科医生对研究结果的解释和应用中。

本章的目的

本章的目的是：①简要概述一份研究手稿是如何从提交到最终发表的；②提供实用的指南，指导怎样获取医学文献、评估医学文献的质量，及怎样应用从中获取的知识；③识别并避免不加选择地使用或误用已发表的证据。

出版过程

期刊类型

随着互联网的出现，研究者及读者在投稿和阅读原创工作时，有大量期刊可以选择。期刊的重点和目标读者各有不同。一些期刊被称为综合医学期刊，因其包含医学中许多不同领域的文章。例如《新英格兰医学杂志》（ *The New England Journal of Medicine*，*NEJM* ）[6]《美国医学会杂志》（ *Journal of the American Medical Association*，*JAMA* ）[7]《英国医学杂志》[*BMJ* （ *formerly known as the British Medical Journal* ）][8] 和《柳叶刀》（ *The Lancet* ）[9]。然而大部分期刊专注于特定的医学专业，或强调特定的主题，例如研究方法或健康政策。

可以通过期刊的印刷本和合订本获取期刊论文，也可以通过指定的网址获取论文，这些网址有免费或需要付费阅读的文献以供选择，这两种获取文献的方式也经常结合起来使用。不同期刊的质量和声誉可能相差很大——一些期刊仅需要极少的甚至无须同行评议，而且要预先付款以换取稿件的快速在线发表，这些稿件质量可疑（掠夺性期刊，见后文）。而其他期刊则在稿件接收和编辑审查方面保持着很高的标准。现在，一些有着悠久历史的传统印刷出版物以网络形式呈现，如果一篇论文在这些期刊上发表通常标志着这些论文已经通过了同行评议，并对医学文献做出了有价值的贡献。

许多麻醉学专业协会都出版了麻醉学相关的同行评议期刊，其中包括领域内一些最具声誉的期刊，如美国麻醉科医师协会（麻醉学，*Anesthesiology* ）[10]、英国皇家麻醉科医师学院 / 爱尔兰麻醉科医师学院 / 中国香港麻醉科医师学院（英国麻醉学杂志，*British Journal of Anaesthesia* ）[11] 和国际麻醉研究学会（麻醉与镇痛，*Anesthesia & Analgesia* ）[12]。

期刊论文的类型

尽管每本期刊的内容重点可能会有所不同，但大多数情况下，各期刊会发表几种类型相似的论文，可以分为以下几大类型：原始研究、综述、简报 / 读者来信、病例报告和社论。

原始研究是发表论文中最熟悉和最常见的类型。原始研究通常为一篇科学稿件，报告了一项研究的完整结果，并可以呈现任何类型的研究设计，这些科研设计见第 89 章。

综述是对某一既定主题现有科学研究的概括，是读者快速熟悉某一研究领域最新证据的一种好方法。综述文章内容全面，通常由该领域的专家所写，并且常由期刊编辑征集。作者通常会总结自己的在该领域所做的工作与他人同期所做的工作，并对该课题目前和未来的发展进行总结和展望。

简报和读者来信提供简要的研究报告以及时解决一个问题。如果在完整的原始研究手稿投稿之前发表简报和读者来信，还可促进进一步的研究。读者信件也给读者机会提出自己的论点，以扩展或反驳先前在该期刊上发表的文章。

病例报告研究让研究人员或临床医生分享某一个患者的罕见或意外临床发现，可这能会使更广大的读者获益。病例系列与病例报告类似，但描述了多个患者间类似的临床现象。

社论是包含作者对某个问题的观点（通常与主题相关），或强调同期刊上某篇原论文的重要科学贡献的短文。与综述文章类似，社论通常由期刊编辑征集，由该领域的专家撰写，并提供研究重要的来龙去脉，梳理原始研究文章。

同行评议过程

同行评议过程是发表原始研究的一个重要组成部分。无论是网络期刊还是传统印刷的期刊，大多数受推崇的期刊都建立了健全的同行评议过程。一旦作者提交了原始研究手稿，期刊编辑通常会迅速确定研究主题是否适合其读者，然后将通知作者，其投稿未经外审已被拒稿，或者引将稿件发送给至少两位该领域的专家进行审阅。审稿人要对稿件的各个方面进行评分，包括可读性、创新性、方法、结果的有效性、及对该领域的潜在影响。他们通常给作者提出建设性的反馈意见，使研究得到充分改善。然后，审稿人将对期刊编辑推荐该研究应该被接收、修改、重新提交或拒稿。在最终决定稿件的处理时，编辑将考虑审稿人的意见。

尽管不同的期刊的最终决定可能有不同的术语，但总体而言分为以下几类：书面接收、有条件的接收（即小修或大修后接收）、修改并重新投稿或拒稿。不经任何修改而接收的稿件是极为罕见的。有条件的接收，虽然通常被认为是积极的结果，但并不能保证接收。除非稿件作者能令人满意地解决一审结果信件中提出的所有重要问题，否则编辑仍将保留拒绝稿件的权利。更常见的决定是修改和重新提交。编辑可能会要求对原稿进行大量更改，并且通常需要提交一份新的稿件，并在文中清楚地标注出针对一审结果信件所做出的更改。大多数情况下，作者还要同时提交一份文件，对同行评议过程中编辑和审稿人提出的每点意见作出回复。最后，编辑将稿件送出审阅后，仍然可决定拒稿。

一旦稿件通过了同行评议并被认为可以被接收发表，期刊就会将整个稿件进行格式修改，以符合期刊风格。这通常包括对原稿提交的表格和图形进行重新创作和重定格式，以及对语法、标点符号和清晰度进行详细编辑。修改格式后的文章校样将发送给作者以获得最终批准，校样将展示文章最终印刷时的实际效果。同时，期刊将选择出版期号，以凸显被接收稿件的特色，并决定是否一同发表社论。然而从原始文章的接收到真正发表，印刷版期刊通常需要几个月的时间，期刊通常会设定一个较早的在线出版日期，通常被称为 "e-pub ahead of print"。通过电子方式在期刊网站上发表论文能加快原始研究成果的传播，使读者能够尽早获得感兴趣和及时的研究成果。

医学文献的获取

原始文献

过去，读者需要订阅期刊或访问医学图书馆才能阅读发表的文章。在这种情况下，主治医师通常会复印重要文章并将其分发给学生们。与许多其他领域一样，随着互联网的到来获取研究论文的方式也发生了变化，并且现在可以通过期刊网站或搜索引擎轻松地在线访问大多数论文。原始文献指的是由做实验的研究人员自行撰写并发表在同行评议期刊上的原始研究论文[13]。

大多数读者可能都熟悉 PubMed[14]，它是由位于美国国立卫生研究院[17]的国家医学图书馆[16]国家生物技术信息中心[15]维护的免费资源。通过 PubMed 可访问 MEDLINE[18]，MEDLINE 是一个在线数据库，包含了超过 2800 万篇生命科学期刊文章引文，重点在生物医学方面。该数据库包含自 1966 年以来发表的医学文献以及来自世界各地约 40 种语言的 5200 多个期刊上的引文，并且每天都会增加新的文章。搜索结果包含一个带有电子版全文链接（如果有全文）的引文列表。尽管 PubMed 最常被用于访问原始文献，但是它对于访问二次文献也很有帮助，这将在后续部分中进行介绍。PubMed 的检索（包括 PubMed Central 全文库）是免费的，无须订阅期刊，不是学术机构的读者也可阅读许多文章。PubMed 也提供了各种方式来访问在互联网上不能免费获得的文章，但可能需要付费。

二次文献

除了原始文献外，医生们还可以依靠其他资源来了解其领域的最新进展。"二次文献"一词是指原始文献的书面总结，这有助于综合或评估原始文献，以传播循证医学证据并将其应用于临床[13]。这些文章根据其研究目的，对原始文献进行不同程度和不同质量的总结。系统综述和荟萃分析本身被认为是高质量的研究，并且对医学文献具有重要贡献。例如，系统综述的 Cochrane 数据库[19]是著名的、备受重视的医疗系统综述资源。然而，读者应该注意，叙述性综述不同于系统综述，因为它们不一定提供公正的信息以反映现有知识的整体。但叙述性综述同样是有用的，也是有效的信息来源，尤其是其作者对现有文献有着专业性的掌握时。叙述性综述与系统综述在本质上有所不同，因为叙述性综述在筛选文献时不如系统综述严格和全面，在理解它们时必须考虑到这一点。综述和荟萃分析的类型在第 89 章进一步讨论。

临床实践指南也属于二次文献。这些通常是由专业团体或政府机构撰写，以帮助指导临床医师决策，并通常会指出支持这些实践建议的证据水平。同时还有更多对现有研究筛选后的提炼（仍为循证的研究），可以指导临床医师的床旁决策，包括 UptoDate[20] 和 WebMD[21] 等网站。

传统媒体和社交媒体

最后，医学文献可以通过传统媒体和社交媒体间接获取。传统媒体包括由作者所在机构发布或由印刷期刊协调发布的新闻稿，以使一项重要科学进展的影响力和新闻价值最大化。如果这些新闻稿对普通公众具有吸引力，主流新闻报纸或新闻杂志可能发表文章并且提及原始论文。然而，传统媒体也可能无意或有意地将文章的结论以不准确或耸人听闻的方式呈现出来，并可能不会被研究局限所调和。媒体报道同行评议文章时不一定是与文章作者合作撰写，即使引用了新闻稿和其他来源，媒体报道的结论也可能是失实的。如果要将一个外行对科学发现的理解用于临床实践，那我们必须比较他展示的结论和原始文献，验证是否准确。

现在，许多科学家和临床医师通过 Twitter[22] 和 Facebook[23] 等社交媒体网站或个人博客更新最新证据，顶级科学家、研究人员和临床医师可以在其中关联原始文献，并就最近发表研究的相对优缺点提出自己的陈述或评论。其他不太可靠但容易获取的资源包括众包网站，例如 Wikipedia[24]。然而，在个人博客或众包网站上显示的信息质量很大程度上取决于信息提供者的个人资质。尽管医学文献的民主化加速了新研究向科学受众和公众的传播，但对于每个临床医师而言，了解如何独立处理文献，从而区分宣传与研究本身的实际优缺点，仍然是十分重要的。

评估研究的方法学

理解一项研究的目的和具体方案，对于该理解该研究如何与医学科学进展相契合至关重要。临床研究的质量取决于实验设计的选择，而这些选择远远早于招募第一个患者或收集第一个数据记录；熟悉各种临床研究方法学将帮助医学专业人士批判性地评估已发表研究的结果是否适用于自己的实践决策。

首先，最容易做的事情是将研究设计分为两类：观察性和干预性，各自包括多种亚类和变体，它们对研究质量产生重要影响。此外，某些研究如荟萃分析，融合了这两种分类各自的某些的特点。与研究解读的旧观念相反，随机试验产生的证据并不总是比观察性（队列）研究更好，且荟萃分析也远非"证据等级的巅峰"，其好坏是由荟萃分析采用的证据质量决定。

"证据金字塔"以及其演变

以前对研究质量评价感兴趣的人经常会参考"证据金字塔"，而金字塔每上一个台阶都意味着与事实（或质量，或最佳证据）更为接近[25]（图 90.1）。

金字塔是一种醒目的视觉展示方式，强调了专家意见和观察性病例报道的不足之处（以及相对丰富的数量）、随机对照试验的重要性，及最近发展起来的总结性方法（包括构成证据质量顶点的系统综述和荟萃分析）的首要位置。但是，当今世界患者情况复杂，可能出现许多交叉的疾病，因此这种"金字塔"有些过于简化了。金字塔未标记的 y 轴可能被认为是"偏倚风险"或"内部真实性"，而不是靠近"真理"的过程，因此应进行修改[26]。

图 90.2A 和 B 是两种改进金字塔的尝试。图 90.2A 强调了单个类型研究设计中质量的可变性，以及总结性方法（如系统综述）对现有证据的依赖性[26]，

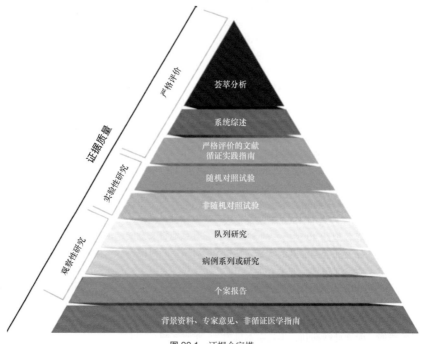

图 90.1　证据金字塔

图 90.2B 则完全回避了层次结构，强调数据必然来源于不同的方法，这可为科学知识提供坚实的基础[27]。2006 年 Walach 和同事对科学证据的形成方法提出了另一种图形再概念化的描述（图 90.2C），并且最近更新为"矩阵"概念：他们的"方法圈"提供了更颗粒化的分类，以区分效力及有效性，这是医学知识向"改变广大患者群体治疗"的演化过程中的一个重要概念[28]。

也许问题在于，没有任何一种单一图形能概括医学科学发展所依赖的常见实验设计的独特优势和局限性。完美的研究应当没有偏倚，并且外部真实性高，反映一些普遍适用的科学真理，但这大概是不可能的。相反，在不同的临床研究设计之间进行选择时，

研究人员需要在内部和外部效度、可行性（包括成本）和偏倚风险之间进行诸多权衡（图 90.3）。

基础研究设计

观察性和干预性设计之间的权衡将在第 89 章进行更充分的讨论。简单地说，传统的观察性研究包括队列研究、病例对照研究和横断面研究，这些研究因其非干预性的特点而归为一类。这会导致偏倚风险，通过合理的实验设计和分析选择可以降低偏倚风险（但不能消除）。干预性试验是生成数据以证明因果关系的最常用方法。观察性研究容易被各种观察到或未观察到的变量所混淆，但干预性试验可利用以下特点

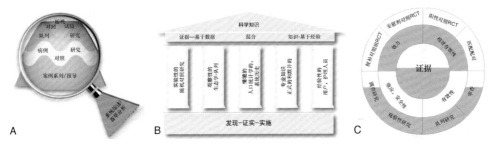

图 90.2 "证据金字塔"的改良提议，反映了科学界对于如何直观地概述证据产生方法之间的关系缺乏共识。（A）Murad 和他的同事提出的一个改进；（B）希腊神庙模型；（C）方法圈（[A]，Redrawn from Murad MH，Asi N，Alsawas M，Alahdab F. New evidence pyramid. Evid Based Med. 2016；21（4）：125-127.［B］Redrawn from Salvador-Carulla L，Lukersmith S，Sullivan W. From the EBM pyramid to the Greek temple：a new conceptual approach to guidelines as implementation tools in mental health. Epidemiol Psychiatr Sci. 2017；26（2）：105-114.［C］，Redrawn from Tugwell P，Knottnerus JA. Is the evidence pyramid now dead? J Clin Epidemiol. 2015；68（11）：1247-1250.）

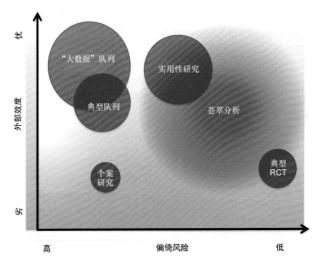

图 90.3 样本量（通常意味着更高的成本）、外部效度和偏倚风险之间的关系使得进行研究设计时需要权衡。此图中气泡大小与特定类型研究中典型的参与者人数成正比（气泡越大表示参与者越多）

将偏倚最小化：使用对照、随机化和盲法。理解实验设计在这三个方面进行选择的意义（在第 89 章中讨论），将加强我们对试验质量的评价。

如本章前文所述，总结性研究（系统综述和荟萃分析等）为客观地总结可用证据提供了另一种方法，第 89 章对此进行了进一步讨论。面向非专业人士的新闻站点上展示的对医学证据的总结，我们必须加以谨慎对待。同样，荟萃分析或系统回顾纳入的研究在质量和方法学上可能存在重要的差异，但这些问题可被证据的总结所掩盖，并且荟萃分析或系统回顾的质量高度依赖于作者的技巧和思维缜密程度[29]。如同它所总结的那些研究一样，生成证据的总结性方法中也有着诸多陷阱，并不是理解文献中的"科学真理"的简单方法。然而，如果是由熟练的分析人员完成，并选取了正确的分析材料，系统综述和荟萃分析可以提供重要的证据，且这些证据无法通过其他任何方式产生。

大数据和实用性临床试验

"大数据"研究在证据连续体中具有独特且不断上升的地位。随着电子病历的出现和广泛应用，在常规临床治疗过程中，每天都会记录大量数据。这导致了临床研究的两个主要进展：大型二级数据队列研究和它的干预性相关物：实效性临床试验。

传统上，前瞻性队列研究的数据收集取决于研究问题本身：例如，一项随时间推移的肺功能研究将收集每年一次的正式肺功能检测，以及所有预期的必要变量，包括身高、体重、肺功能结果、胸部 X 片检查、用药清单、锻炼习惯、尘螨暴露和详细的烟草使用史。从这些变量中，将选择一个混杂变量的列表（变量可能很广泛）并在数学模型中计算权重，从而对主要预测因子的"独立影响"进行评估，例如，空气污染的暴露对肺功能结局的影响。

然而，收集大量数据非常昂贵，还需要时间和资源。如果尘螨暴露和锻炼习惯没有被假设为特别重要的因素，可以将其排除在外吗？如果我们用当前的烟草使用情况替代全面的烟草使用史，可以不需要任何成本，只需要花费分析师从电子病历中提取数据的时间，而不用雇用临床研究护士来收集信息？而且如果我们觉得在正常临床治疗过程中收集的身高、体重、肺功能测试和吸烟史的质量足够高，也许我们可以根据患者与主干道的接近程度评估空气污染暴露水平，由于不必直接收集研究人群的任何具体数据，我们的目标人群可以扩展到我们电子病历系统中的所有人，

只要他们有这些变量有效值。于是，"大数据"研究应运而生。

"大数据"的更通用的术语是"二次数据"：出于研究人员预期问题之外的目的而收集的数据。传统队列研究与在"大数据"研究方法之间存在重要的根本性区别。折中的本质是从对每个参与者的详细和具体的特征转移到对个体参与者特征的更分散的印象，以及从较小的（可能是特定的）总体（损害外部有效性）转变为庞大且可归纳的群体。有些现象不能通过其他任何方法进行研究，因为它们涉及微妙的影响或罕见的结果，这需要研究大量人群来发现相关性，但这种相关性的强度不确定性超出了我们目前可接受的范畴——因此被称为"大数据"。某些现象特别适合使用此方法进行研究，因为（可接受的）高保真度的数据是在常规临床治疗过程中收集的。研究术后呼吸不良事件与术中机械通气参数之间的关联就是这样一个例子。医疗卫生的流行病学或经济成本研究，在很大程度上取决于二级数据的可获得性和质量。

人们逐渐认识到用于数据收集的日常医疗服务基础设施也可以用于大规模实用临床试验。尽管对实用性试验的原理描述比电子病历的广泛使用更早[30]，但是二次数据的增加极大程度上推动了实用临床试验研究。与典型的随机对照试验相反，一项实用性试验恰恰要避免严格的纳入标准以及高度流程化的治疗，从而更贴切地再现向个体患者提供医疗的真实方式。它们通常被归类为有效性试验，而不是效力试验。这意味着研究结果可能具有出色的外部效度（适用于更广泛的患者群体和环境）。但是，由于缺乏流程化可能会在治疗中引入随机或非随机变异，因此这些试验通常是大型试验，有成千上万参与者。除了使用二级数据带来的挑战之外（如前所述），在实用性试验中对临床医生和（或）参与者采用盲法可能是不现实或不可能的，因此与传统的随机试验相比，实用性试验可能更容易发生偏倚风险。

最近的一个与麻醉学相关的实用性试验是发表在《新英格兰医学杂志》上的 SMART 试验。该试验随机选取了 15 802 名重症患者接受生理盐水（0.9% 氯化钠）或平衡盐溶液注射[31]。该试验的实用性特征包括：采用群组随机设计，患者在哪个 ICU 内治疗决定了患者接受何种方液体输注（而不是个体随机化，这会带来附加的方案遵守问题）；使用电子病历来提示开医嘱的医生们考虑相对禁忌证，如果没有禁忌证则遵循方案（而不是仅由研究人员给予研究干预措施）；并通过电子病历收集结果和调节变量（即使用二次数据）。重要的是，这两种干预措施（需要静脉

注射晶体液时使用生理盐水或平衡溶液）都是治疗的标准方案，因此，在该试验中，无须获取参与者的知情同意。不到 2 年该研究即达到了目标样本量，并且从注册完成到发表不到 1 年。同时，研究者还进行了第二个补充性试验，比较在急诊科接受生理盐水或平衡晶体液静脉输液的非重症成人（SALT-ED 试验），使用类似的随机方案和数据收集方法招募了 13 000 多名患者[32]。这两项试验为解决长期以来困扰医学界的争论做出了很大的贡献，是实用性临床试验的典范。

基于以其他目的收集的数据来评价一个研究的质量既复杂且具有挑战性，这超出了本章的范围。偏倚、普遍性，甚至主要研究结果的根本差异可能是由较小的，甚至无法察觉的设计或分析选择造成的，例如地理上或社会经济受限的人群；由于激励措施不统一导致数据质量差异的系统性问题；关键混杂变量的表达包含或排除（通过选择或由于不可获得）；出现缺失数据及其处理；统计编码错误等。然而，二次数据研究支持的初步假设引发了无数的研究调查，使人类健康得到重大改善；使我们能够确定当今医疗服务的范围和成本；一些问题因为成本或伦理障碍完全无法加以研究，而通过二次数据研究，我们才得到解决这些问题的机会；在"个性化医疗"迅速发展的时代，二次数据研究有着巨大的前景。

确保研究质量的工具

认识研究报告标准的需求

研究论文是对数月或数年工作的极大简化，这些工作包含数千个乃至数百万个选择，被压缩成 3000 个或更少的单词。充分揭示研究的所有细节既不切实际也不可取；当前公认的标准是文章应当提供足够的细节，以便另一位研究人员能重复该研究。人们越来越认识到，即使发表的论文符合传统标准，但仍存在质量可疑的情况，这些论文往往缺乏足够的细节来解释研究结论的潜在偏倚和局限性。因此，为了实现系统化、基于清单的重要方法学呈现，报告指南从用于随机试验的报告试验的合并标准（Consolidated Standards of Reporting Trials，CONSORT）声明，发展到增强卫生研究的质量和透明（Enhancing the QUAlity and Transparency Of health Research，EQUATOR）网络[34]，该网络是确定各种研究类型报告指南的中心节点。

报告指南摘要

所有主要期刊出版社都迅速采用了这些指南，证实了人们对医学文献质量参差不齐（并且有时较差）的担忧[35-36]，而标准化报告则提高了研究的质量和透明度，因此也提高了医学研究的可信度和价值。表 90.1 列出了几种主要研究类型的相关指南。

重要的是，即使作者没有使用研究质量工具来构建自己的手稿，读者仍可以使用这些指南来了解哪些地方省略了重要信息，并自行判断报告的结果是否可靠（框 90.1）。

临床试验注册和研究方案

指南对评价已完成和已发表研究的质量虽然有所帮助，但并未解决所有的偏倚。越来越多的人进行临床试验注册（以防止选择性地发表特定的、偏好性假设的结果，或防止更改试验方案使得研究结果含糊或无效），此外，观察性研究方案的注册也在增加。进行注册的前瞻性队列研究比回顾性研究更多。2014 年，PLOS Medicine 进行了更新，要求观察性研究必须遵守适当的 EQUATOR 清单和数据共享要求；明确假设和分析方案，记录实际分析方法，并解释分析方案和实际分析方法之间的任何差异；并分享任何前瞻性研究的方案[37]。诸如此类的严格要求尚未普及，削弱了医学文献的质量。

表 90.1　研究类型及其相应的报告指南

研究类型	报告指南
随机试验	CONSORT
观察性研究	STROBE
系统综述	PRISMA
个案报告	CARE
定性研究	SRQR
诊断 / 预后研究	STARD
预测模型	TRIPOD
质量改进研究	SQUIRE
经济学研究	CHEERS
临床前动物研究	ARRIVE
研究方案	SPIRIT
系统综述和荟萃分析的方案	PRISMA-P
临床实践指南	AGREE

From equator-network.org：Reporting guidelines for main study types

框 90.1　确保发表高质量研究的步骤

出版前

鼓励将研究的报告方式统一（常见报告标准）

加强研究方式的透明度（研究注册、发布研究方案或在数据
　分析、共享过程中持续更新方法学注释）

预印：在提交至同行评议前，存放在资料库中以收集公众意
　见（和批评）

评议过程中

鼓励审稿人进行批判性和建设性的评审（开放式同行评议，
　审稿意见与完整手稿同时出版）

鼓励期刊根据方法学的严谨性而不是其研究发现来发表研究，
　其研究结果在接收时是未知的或未披露的（"注册报告"）

出版后

继续在公开论坛接受公众评论（例如：PubPeer）

公开标记正在接受调查的文章，并立即撤回那些后续发现未
　遵守严格规范的文章

鼓励与原始工作相关的重复研究

如果论文的发现是由方法学错误造成的、无法重复时，要减
　少作者识别和撤回自己文章的阻碍因素（即合理化做法）

研究分析的解读

　　许多人会快速浏览一项定量研究中的"统计分析"部分，然后将目光锁定在更感兴趣的结果和讨论部分。在某些情况下（如分析方法简单直接、高度标准化，或简单随机对照研究），这可能是一种可接受的省时的做法。然而作者的经验是，即便仔细阅读论文，读者通常也不能很好地理解较为复杂的统计分析方案。事实上，对大多数医学文献读者来说，通过培训得心应手地做到这一点也是不现实的，因此责任就落在期刊审稿人身上，他们要确保已发表文章中使用了合适的统计分析方案（参见出版过程）。在此，我们希望提供一些简短的入门知识，帮助读者理解研究设计中的共同点。

对 $P < 0.05$ 的担忧

　　以前，对许多基于定量的医学研究而言"$P < 0.05$"生死攸关，但现在人们逐渐认为"$P < 0.05$"是一个武断的阈值，几乎与临床意义无关，与某项发现是由偶然因素引起的可能性也无关。随着对 P 值滥用担忧的增加，美国统计学会（American Statistical Society）采取了异乎寻常的举措，于 2016 年 3 月发表声明[38]，以帮助引领科学进入"后 $P < 0.05$ 时代"[39]。

　　该声明涉及六项关键原则（表 90.2），指导对 P 值的理解。有兴趣的读者可以参考 Greenland 及同事发布的更全面的列表，该表列出了非统计学家可能遇到的 25 种误读 P 值的形式，帮助他们理解 P 值背后

表 90.2　美国统计学会关于 P 值的声明

6 项原则	解释
P 值可以表明数据与特定统计模型的不匹配程度	如果模型明显不匹配，P 值通常会很小（例如，因为不满足模型假设）。P 值小并不意味着所选模型与数据相关
P 值不能衡量所研究的假设的正确概率，也不能衡量数据仅由随机巧合产生的概率	潜在的分析选择（可能极其复杂）与模型选择和报告的统计检验一样，对分析的相关性产生很大影响
科学结论和商业或政策决策不应仅基于 P 值是否超过特定阈值	在 $P = 0.04$ 和 $P = 0.06$ 时结论的正确性是一样的；阈值是任意的
正确的推论需要完整的报告和透明度	P 值是统计分析方案和数据本身的产物；因此，所有假设的检验结果都应完整展示（包括那些被认为是"不显著"的 P 值），以防止选择性地或有偏倚地报告具有统计学意义的发现
P 值，或统计学显著性，并不能衡量效应量或结果的重要性	细微的、与临床无关的差异可能产生很小的 P 值，特别是在高精度测量和（或）样本量较大的情况下。如果测量不精确或样本量较小，临床上重要的差异可能是"不显著"的。统计学显著性不是反映临床相关性的指标
仅靠 P 值不能很好地提供衡量一个模型或假设的证据	P 值与其方法学的细节密不可分，如果没有上下文，效应量和不确定度的信息不足，则无法解释 P 值

的哲学[40]。

　　统计检验的报告至少应包括 P 值和效应值的度量（如 OR 值或绝对差值）以及不确定度（如置信区间）。衡量绝对或相对差异可得出效应最可能的幅度和作用方向（基于模型选择和假设）。置信区间可以表示估计的精确程度。甚至不用借助 P 值，读者也可以理解测量中的效应大小和不确定度，并可以自行决定统计结果是否有助于理解特定的现象。人们可能很快就不再谈及 P 值。

在研究设计中减少偏倚

　　一项研究的统计方案首先取决于选择的研究设计。简而言之，某些研究设计（例如随机对照试验），通过随机化来处理对照组和实验组之间基线差异带来的潜在偏倚，而其他研究类型必须以其他方式控制这种偏倚。

　　前瞻性试验用随机分组来控制两个或多个比较组

之间的偏倚，这在本书其他章节将进行更深入的讨论（参见第 89 章）。在其理想的应用中，它可以使两组的已测的和未测因素获得平衡，这样唯一的区别就是参与者是否接受干预处理。随机化是唯一可以明确解决未测量混杂因素的设计，这解释了为什么将随机对照视为高证据标准的设计。

然而，随机化并不完美。本质上，某些协变量可能（随机地）在组间并没有被很好地平衡。测量的协变量存在不平衡也意味着那些未知协变量中也存在不可测量的不平衡。在小规模试验中，这往往是一个更大的问题，因为样本量较小无法代偿随机变异。一种可能的选择是进行分层随机化，首先根据一个重要的临床预测因素（如吸烟状况）对试验参与者进行分层，然后随机化以确保各组保持吸烟状况的平衡。

如果某项"治疗"或特征不能进行随机分配（例如，童年时期的社会经济地位），研究人员可以设计一个配对研究，将每个参与者与另一位参与者进行匹配，使两者仅在是否接受治疗方面存在不同，但在其他方面相似，如年龄相近，性别相同，相似的医学合并症。这种平衡两组的方法用于配对队列研究和倾向评分配对中（即计算接受某种治疗的概率，并根据参与者是否接受治疗，将具有相似治疗概率的参与者进行匹配）。缺点是即使完美平衡了被测的混杂因子，也不能保证未测量的混杂因子能完美平衡，而这可能造成严重偏倚。

越来越多更复杂的统计方法可用于从数学上校正所测混杂因子的个体影响，并针对那些所测的混杂因子最终产生一个校正的效应值估计。与任何其他统计方法一样，必须满足一系列的假设（有些显而易见，有些微妙）模型才能得出准确的结果。然而与匹配一样，校

正也不能解决未测混杂因子，并且研究人员在模型选择（如包含哪些变量以及建立模型的策略）时还有一层额外的复杂性，它对效应值的估计、是否出现统计学意义，甚至效应方向都具有深远的影响，但这在稿件中鲜有讨论。常用的校正方法是线性回归和逻辑回归。

随机化区别于其他避免偏倚的方法在于理论上随机化能避免未测量混杂因素。因此，观察性研究（通常只能用匹配或数学校正解决混杂因素）极少能得到因果关系的有力证据。观察性研究可以证明一种关联或相关性，也就是说，经过某种治疗后某种结局出现得更加频繁，但无法证明此结局是由该治疗引起的。这对于能够（或应该）用何种语言来描述研究发现具有重大影响，然而遗憾的是，大众传媒在"翻译"发现了相关性的研究时，常常将相关性和因果混为一谈。

相关性和因果关系

更幽默的是，一个致力于说明相关性并不意味着因果关系的网站已经明确许多事件之间存在难以置信的数学上的关联，例如，非商业性航天发射的数量和美国授予的社会学博士学位数量相关（图 90.4）[41]。理解什么时候适合使用因果性的语言、什么时候事物之间的关系只会被视为相关性是很重要的，这个网站的荒谬例子更加强调了其重要性。此外，生成这些相关性的潜在机制就是多重比较的机制：作者使用公开的数据源和基于计算机的数据挖掘算法测试了数百万个相关性，并识别出具有"统计意义"的相关性。不幸的是，他的做法和那些不道德地关注 P 值的研究人员如出一辙。

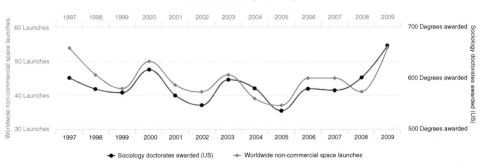

Fig.90.4　A strong, but spurious，correlation.（From Vigen T. Spurious Correlations. New York：Hachette Books；2015.）（由于授权限制，本图保留英文）

数据驱动的分析方法

由假设驱动的对医疗效果的研究是医学研究的基础。了解医学研究方法和潜在假设使我们能区分哪些已发表的研究是假设驱动的，哪些不是（通常被轻视为"数据挖掘"）。然而，数据驱动分析学是一门新兴学科，源于计算机科学而不是传统的流行病学或医学，它在管理临床工作中收集的海量数据并提出见解方面大有前途。许多分析方法只是寻找数据的模式，而不考虑已知的临床假设或生理上可能的相关性。传统的统计关注点，如统计效能、多重比较的校正、非随机缺失或错误数据，及对"统计上有希望的"相关性的选择性追求，都难以纳入这种新兴方法学的框架。

人工智能（AI）、机器学习和深度学习都是指结合了学习算法的数据驱动分析方法：这种学习算法会根据接收到的数据进行更改[42]。这些方法固有的复杂性和"学习性"（即算法随着时间改变，初始程序会根据所接收的数据发生演变）使得评估采用这些分析技术的研究质量变得极其困难。诸如 P 值、置信区间和点估计值之类的通用参数可能不再适用。理解传统"研究质量"的指标不再适用，但是随着人们逐渐接受这些技术，麻醉学必须继续发展对这些数据驱动方法提供的信息的理解。

医学文献的阴暗面

2005 年，John Ioannidis 发表了一篇开创性的论文，标题简洁而具有煽动性，题为《为什么大多数发表的研究结果都是错误的》（Why Most Published Research Findings Are False）[43]，这刺激了上文中旨在提高研究出版物质量的方案的激增（参见"确保研究质量的工具"）。20 年后，我们做得如何了？一项研究试图重复 2008 年在三份心理学期刊上发表的 100 篇知名研究论文，其结论令人沮丧，只有 39% 的论文可以重复[44]。心理学以外的学科也是一样。Ioannidis 博士的论文认为，大多数已发表研究的发现显然都是错误的[43]。

发表低质量研究的动机

对研究人员

研究人员的动机似乎显而易见。高学术产出（即论文发表）被明确地或隐晦地视为获得持续资助、晋升、终身任期和补偿金的条件。在低质量研究没被察觉（因为有意或无意地排除不符合某项假设的结果，

未披露或未发觉偏倚，成功掩盖的科研造假等）的情况下，已发表论文的数量和论文发表的期刊质量成为一种快速判断研究人员专业性的方法。

但除了学术声望之外，一些国家还明确对在《科学》[45]和《自然》[46]等知名期刊上发表的论文给予现金奖励。政府资助的现金奖励与 46% 的《科学》论文投稿数量增加有关，尽管研究的作者推断，由于接收率较低，现金奖励也鼓励了低质量研究的投稿[47]。最近对中国货币奖励制度的一项调查揭示了这些潜在奖励的规模：在最负盛名的期刊上发表论文所获得的现金奖励可能高达大学教授年薪的 20 倍[48]。

另一个动机与研究本身的结论以及发表的可能性有关。强大而令人惊讶的关联往往往更容易在顶级期刊上发表，而微妙的、不足为奇的，或复杂 / 相互依赖的发现更有可能被降级至较小的期刊，从而减少研究者的回报。"令人惊讶"的关联意味着根据我们在研究之前的认知，它的验前概率（即找到这种相关性的可能性）是很低的。但是，正如 Ioannidis 展示得那样，由于新发现的关联很可能是由于偶然和（或）偏倚所导致的，这种"令人惊讶"的关联只是增加了一些不太可能的关联的验后概率[43]。这项发现可能是错误的，特别是如果使用了灵活的数据分析方法，并且作者有意或无意地做出了选择性披露。尽管如此，新颖而具有统计学意义的结果可能会在期刊上找到一席之地，而数学建模研究向我们展示了如何通过看似可信的数据将虚假的结果"推崇"为事实而得以发表。由于人们对阴性研究结果发表持有偏见，使得论文发表的可能性取决于研究结果为阳性还是阴性[49]。

此外，以低偏倚风险进行有足够检验效能的实验需要人们付出努力。而小型试验工作量较低（具有较高的偏倚风险），反而更有可能产生新颖的阳性结果，而新颖的阳性结果更有可能得到发表。即便没有有意识的偏倚，低投入的方式也能产生学术成功的外界印象，但对可重复且有意义的医学研究没有帮助。

对医学期刊

1980 年，具有重要影响的《新英格兰医学杂志》上刊登了一封 101 字的给编辑的信，题为《使用麻醉药物治疗的患者罕见成瘾》（Addiction Rare in Patients Treated with Narcotics）。该报告未披露方法细节，也未提供纳入患者的信息，并使用了"有合理证据证明成瘾"的"非标准"解释，报告在接受麻醉处方治疗的大约 1.2 万名患者中有 4 人成瘾。这封信被持续引用了600 多次，并且可能为阿片类药物制造商的宣传提供了基本支持，误导了开处方的医生、阿片类药物的使用

者和监管者[50]。NEJM 网站上现在有一篇原始信件，编辑在信件上进行了标注，指出"出于公共健康的原因，读者应该知晓，这封信作为阿片类药物治疗很少会引起成瘾的证据，曾被'大量且不加批判地引用'"[51]。

即使是糟糕的科学研究，仍可以通过提高影响因子（一种饱受批评但仍然普遍使用的"最佳"期刊排名方法）来使其发表期刊得到回报，特别是论文支持的立场被后续工作频繁引用后。影响因子是两年内每篇论文的平均被引次数，因此频繁被引用的论文会增加期刊的影响因子。相反，重复性研究很少被引用，因此期刊缺乏发表它们的动力。期刊的影响因子是一个平均值，它显然并不直接反映单篇论文的质量，既不能用来从爆炸性领域内轰动性工作中筛选出高质量的研究，也不能区别论文的引用是否来自出版后研究界内提出的合理批评（如上文提到的 NEJM 信件的例子，在本章中我们特意避免引用）。

出版过程中的不端行为

通过互联网交流研究成果的方式彻底改变了学术出版行业，但其基本组成（严格的同行评议、编辑决策和出版服务）大致保持不变。在适当的同行评议后，仅以线上模式发表良好的研究，这是完全有可能甚至是可取的。并且，对于开放获取的出版物来说，收取费用以支撑评审和出版过程的开销以及期刊运营（开放获取期刊不收订阅费）也是完全恰当的。然而，也存在着对开放获取运动的利用行为：掠夺性期刊（通常为"开放获取"期刊），利用了合法开放获取期刊所需的出版费用（有时约为数千美元），在没有经过适当同行评议或编辑监督的情况下"发表"文章。期刊可能会承诺其同行评议过程异常迅速（当没有进行同行评议时这很容易完成），提供较低的出版门槛（例如豁免部分出版费用），在稿件被接收后才提及出版费用，或向作者约稿社论或综述，但没有特定的主题。

然而，仅仅依靠这些特点很难区分期刊的质量，因为合法期刊可能会进行快速同行评议（激励审稿人在短时间内审回稿件），在特定情况下豁免版面费，并就各种各样的主题发出约稿邀请。人们已经在尝试建立一份掠夺性期刊的列表和鉴别标准[52]。不幸的是，这种鉴别并不是非黑即白的，鉴别标准的列表可能有所帮助，比如 thinkchecksubmit.org 网站[53]，这是个由学术组织联盟（包括生物医学 BioMed Central[54]和出版伦理委员会[55]）建立的网站，提供期刊列表以帮助论文作者识别受信赖的期刊。从根本上说，医学文献读者必须意识到，在许多此类掠夺性期刊上发表

的文章并未通过任何的同行评议。

在评议过程中也存在一些明显的不当行为的潜在来源，因此出版伦理委员会主张用详细的流程表协助期刊编辑应对不端行为的指控，如剽窃、重复出版、数据编造、"代笔"或"赠与"作者身份，及审稿人剽窃作者的想法[56]。这些不道德行为已被详细描述，并且还在继续升级：审稿人欺骗是最近一种"新的"不端行为，即作者推荐审稿人时采用真实的科学家姓名或使用假名，但列出的却是虚假的电子邮件地址，因此出版社将审稿邮件发送给作者的同事或本人。然后，作者完成了"同行评议"，建议最低限度的修改或不进行修改。同其他"欺骗系统"的方式一样，此类欺诈行为极难被发现。自 2014 年《自然》杂志首次曝光以来，"欺骗系统"的方法无疑已进一步演变[57]。

2017 年，一个名为 Neuroskeptic 的《发现》杂志博客（a Discover Magazine blog）发表了一篇帖子，曝光一篇关于"星球大战"主题的恶搞稿件在掠夺性期刊的黑暗世界中大获成功[58]。这篇荒谬的论文与迷地原虫（一种虚构的细胞器，与绝地力量的传播密切相关）有关，用作者的话说它是"一堆荒谬的、与事实不符的错误、剽窃和电影语录"。论文被《美国医学和生物学研究杂志》（*American Journal of Medical and Biological Research*）接收（尽管随后被要求在出版之前付费，但博主并未支付），并在《国际分子生物学杂志：开放获取》（*International Journal of Molecular Biology：Open Access*）《奥斯汀药理学和治疗学杂志》（*Austin Journal of Pharmacology and Therapeutics*）和《美国生物科学研究杂志》（*American Research Journal of Biosciences*）发表。恶搞被曝光后，这些论文被撤回。

哪怕是粗略地阅读一下这篇论文，不熟悉《星球大战》的人也足以发现这篇论文没有重点，内容不清晰，使用怪异的俗语；当然，它也描写了一个虚构的细胞器，但任何对细胞生物学有一定经验的审稿人都应该能立即发现。即便如此，论文不仅在三家期刊上成功发表，稿件的第一作者 Lucas McGeorge 博士不久后还收到了加入另一家研究期刊编辑委员会[58]的主动邀请。这件奇闻令人痛心地证明了这些无德期刊的存在，以及医学文献是如何被轻易歪曲的。

检测研究不端行为的机制改进

我们该如何在稿件准备、评审和出版后过程中调整激励机制，以检查已出版的低质量研究的数量[59]？目前，医学文献的所谓"自我校正"的性质受到质疑[60]。要解决这个问题，可能需要从根本上改变医学界对研

究产生和使用的看法，但拒绝改变将破坏公众对这个庞大的、有意义的、必要的事业的信任。

2012 年，一段长达近 20 年、建立在捏造之上的麻醉学研究生涯被曝光[61]，此时距离作者的论文第一次被公开质疑已经过去了 10 年[62]。曝光者通过统计学方法比较了藤井善隆（Yoshitaka Fujii）及其同事进行的 168 个随机实验与其他作者的类似试验。尽管使用的可能不是最佳的统计分析方法，但 Carlisle 证明 Fujii 报告的参与者特征分布在自然界中基本上不可能被观察到，这些数值过于稳定地接近于群体平均值，没有显示出应有的变异度[63]。Fujii 所在的机构进行了调查，发现了普遍存在的数据造假现象，最终得出结论，"这就像一个人坐在桌子前，写了一本关于研究想法的小说"[64]。

结果，藤井善隆的 172 篇论文被撤回。其欺诈行为涉及的范围广泛，而不端行为的持续时间则更为惊人：他的造假行为持续了至少 10 年，其后的 10 年间，他的研究也遭到公开的质疑，但这些质疑并没有取得切实的成果。这种不当行为的著名案例促使人们呼吁广泛采用自动化方法在出版前后识别可疑的研究结果[65]。然而，出于统计和道德考虑，这些呼吁同样遭到强烈的抵制，抵制的重点在于，该方法未充分考虑研究参与者基线变量间存在可预期的相互依赖，以及其他方法学问题，并强调如果质疑学术诚信的方式不够细致入微，可能会污蔑诚实的研究人员[66-67]。最终，就像剽窃检查软件（在医学出版中广泛使用）一样，在这些技术的逐渐完善和被广泛接受的过程中，细致而冷静的人工解读将成为必要。

结论

医学知识的发展速度比以往任何时候都快。了解如何从研究设计到结论质量的各方面解读已发表的研究，对于从个人和系统水平改善医疗水平都是必要的。对不完整或不准确信息的已知预测因子保持警觉，将帮助临床医生和科学家继续创造有用的知识，并提供最佳的、循证的麻醉管理。

参考文献

1. Sackett DL. *Can Med Assoc J.* 1982;126(12):1373.
2. Burls A. What is critical appraisal? *What is...? Series.* 2009:1–8.
3. Smith R, Rennie D. *JAMA.* 2014;311(4):365–367. https://doi.org/10.1001/jama.2013.286182.
4. Oxman AD, et al. *JAMA.* 1993;270(17):2093–2095.
5. Gordon G, et al. *Users' Guides to the Medical Literature: A Manual for Evidence-Based Clinical Practice.* 3rd ed. McGraw-Hill Education; 2015.
6. The new england journal of medicine. https://www.nejm.org/.
7. Journal of the american medical association. https://jamanetwork.com/journals/jama/currentissue.
8. The BMJ. https://www.bmj.com/. Accessed May 8, 2018.
9. The lancet. https://www.thelancet.com/. Accessed May 8, 2018.
10. Anesthesiology. http://anesthesiology.pubs.asahq.org/journal.aspx. Accessed May 8, 2018.
11. British Journal of Anaesthesia. https://bjanaesthesia.org/. Accessed May 8, 2018.
12. Anaesthesia & Analgesia. https://journals.lww.com/anesthesia-analgesia/pages/default.aspx. Accessed May 8, 2018.
13. University of Illinois at Chicago's Library of the Health Sciences at Peoria. Evidence based medicine: levels of evidence. https://researchguides.uic.edu/c.php?g=252338&p=3950157. Accessed May 7, 2018.
14. PubMed. https://www.ncbi.nlm.nih.gov/pubmed/. Accessed May 8, 2018.
15. National center for biotechnology information. https://www.ncbi.nlm.nih.gov/. Accessed May 8, 2018.
16. U.S. National library of medicine. https://www.nlm.nih.gov/. Accessed May 8, 2018.
17. National institutes of health. https://www.nih.gov/. Accessed May 8, 2018.
18. MEDLINE: description of the database. https://www.nlm.nih.gov/bsd/medline.html. Accessed May 8, 2018.
19. Cochrane database of systematic reviews. http://www.cochranelibrary.com/cochrane-database-of-systematic-reviews/index.html. Accessed May 8, 2018.
20. UptoDate. https://www.uptodate.com/home. Accessed May 8, 2018.
21. WebMD. https://www.webmd.com/. Accessed May 8, 2018.
22. Twitter. https://www.twitter.com. Accessed May 8, 2018.
23. Facebook. https://www.facebook.com/. Accessed May 8, 2018.
24. Wikipedia. https://www.wikipedia.org/. Accessed May 8, 2018.
25. Evidence-based medicine: resources by levels of evidence. https://libguides.cmich.edu/cmed/ebm/pyramid. Accessed May 8, 2018.
26. Murad MH, et al. *Evid Based Med.* 2016;21(4):125–127.
27. Salvador-Carulla L, et al. *Epidemiol Psychiatr Sci.* 2017;26(2):105–114.
28. Walach H, et al. *BMC Med Res Methodol.* 2006;6:29.
29. Berlin JA, Golub RM. *JAMA.* 2014;312(6):603–605.
30. Roland M, Torgerson DJ. *BMJ.* 1998;316(7127):285.
31. Semler MW, et al. *N Engl J Med.* 2018;378(9):829–839.
32. Self WH, et al. *N Engl J Med.* 2018;378(9):819–828.
33. Consort statement. http://www.consort-statement.org/. Accessed May 8, 2018.
34. Enhancing the QUAlity and transparency of health research. http://www.equator-network.org/. Accessed May 8, 2018.
35. Thakur A, et al. *J Pediatr Surg.* 2001;36(8):1160–1164.
36. Chan AW, Altman DG. *Lancet.* 2005;365(9465):1159–1162.
37. PLOS Medicine Editors. *PLoS Med.* 2014;11(8):e1001711.
38. Wasserstein RL, Lazar NA. *The American Statistician.* 2016;70(2):129–133.
39. American Statistical Organization. www.amstat.org/asa/files/pdfs/P-ValueStatement.pdf. Accessed May 8, 2018.
40. Greenland S, et al. *Eur J Epidemiol.* 2016;31(4):337–350.
41. Vigen T. Spurious correlations. http://www.tylervigen.com/spurious-correlations. Accessed May 8, 2018.
42. LeCun Y, et al. *Nature.* 2015;521(7553):436–444.
43. Ioannidis JP. *PLoS Med.* 2005;2(8):e124.
44. Open Science Collaboration. *Science.* 2015;349(6251):aac4716. https://doi.org/10.1126/science.aac4716.
45. Science. http://www.sciencemag.org/. Accessed May 8, 2018.
46. Nature. https://www.nature.com/nature/. Accessed May 8, 2018.
47. Franzoni C, et al. *Science.* 2011;333(6043):702–703.
48. Quan W, et al. *Aslib Journal of Info Mgmt.* 2017;69(5):486–502.
49. Nissen SB, et al. *Elife.* 2016;5.
50. Leung PTM, et al. *N Engl J Med.* 2017;376(22):2194–2195.
51. Addiction rare in patients treated with narcotics, with editor's note. https://www.nejm.org/doi/10.1056/NEJM198001103020221. Accessed May 8, 2018.
52. Beall J. Criteria for determining predatory open-access publishers. https://scholarlyoa.files.wordpress.com/2012/11/criteria-2012-2.pdf. Accessed August 5, 2019.
53. Think Check Submit. https://thinkchecksubmit.org/. Accessed May 8, 2018.
54. BioMed central. https://www.biomedcentral.com/. Accessed May 8, 2018.

55. Committee on Publication Ethics (COPE). https://publicationethics.org/. Accessed May 8, 2018.
56. Committee on publication ethics flowcharts. https://publicationethics.org/resources/flowcharts. Accessed May 8, 2018.
57. Ferguson C, et al, Oransky I. *Nature*. 2014;515(7528):480–482.
58. Neuroskeptic. *Predatory Journals hit by 'Star Wars' Sting*. 2017.
59. Gorman DM, et al. *Sci Eng Ethics*. 2017.
60. Allison DB, et al. *Nature*. 2016;530(7588):27–29.
61. Carlisle JB. *Anaesthesia*. 2012;67(5):521–537.
62. Kranke P, et al. *Anesth Analg*. 2000;90(4):1004–1007.
63. Carlisle JB, et al. *Anaesthesia*. 2015;70(7):848–858.
64. Anesthesiologist fabricates 172 papers. https://www.the-scientist.com/?articles.view/articleNo/32312/title/Anesthesiologist-Fabricates-172-Papers/. Accessed May 7, 2018.
65. Loadsman JA, McCulloch TJ. *Anaesthesia*. 2017;72(8):931–935.
66. Kharasch ED, Houle TT. *Anesthesiology*. 2017;127(5):733–737.
67. Mascha EJ, et al. *Anesth Analg*. 2017;125(4):1381–1385.

索 引

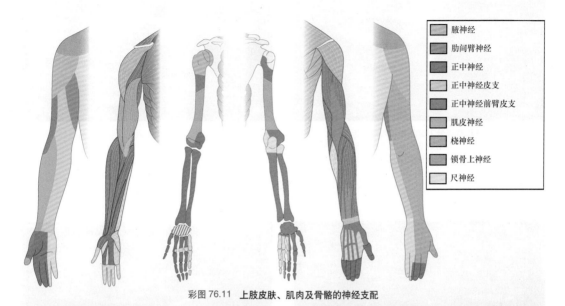

■	腋神经
■	肋间臂神经
■	正中神经
■	正中神经皮支
■	正中神经前臂皮支
■	肌皮神经
■	桡神经
■	锁骨上神经
■	尺神经

彩图 76.11 上肢皮肤、肌肉及骨骼的神经支配

外侧 内侧
胸锁乳突肌
中斜角肌
穿刺针 前斜角肌

C₅-C₆-C₇
臂丛神经根 颈动脉 颈内静脉

彩图 76.14 肌间沟入路臂丛神经阻滞的超声图像

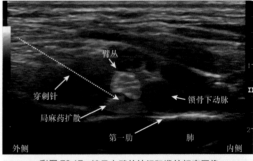

臂丛
穿刺针 锁骨下动脉
局麻药扩散
第一肋 肺
外侧 内侧

彩图 76.17 锁骨上臂丛神经阻滞的超声图像

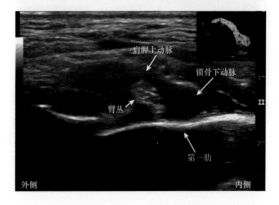

肩胛上动脉
锁骨下动脉
臂丛
第一肋
外侧 内侧

彩图 76.18 彩色多普勒下锁骨上臂丛神经阻滞的超声图像及
周围血管影

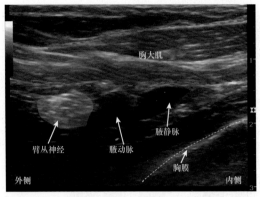

彩图 76.20 超声引导锁骨下臂丛神经阻滞，近端法。在该阻滞平面，胸大肌是血管神经束表面可视的主要肌肉，胸小肌位于远端。血管神经束中，腋静脉位于最内侧，动脉在中间，最外侧为臂丛神经

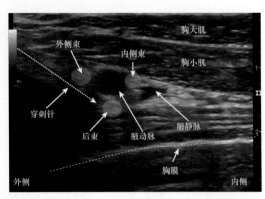

彩图 76.22 超声引导下喙突旁入路锁骨下臂丛神经阻滞超声图像

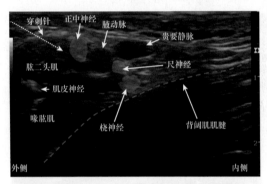

彩图 76.24 超声引导下腋路臂丛神经阻滞超声图像

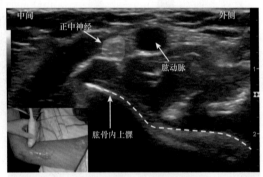

彩图 76.25 肘部正中神经超声图像

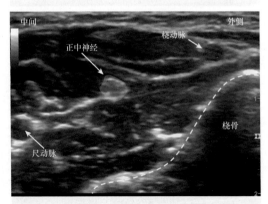

彩图 76.26 前臂正中神经超声图像

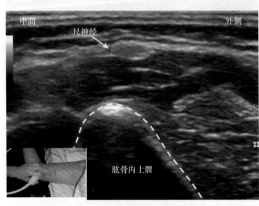

彩图 76.27 肘部尺神经超声图像